NOUVELLE BIBLIOTHÈQUE

DE

L'ÉTUDIANT EN MÉDECINE

PUBLIÉE SOUS LA DIRECTION DE

L. TESTUT

Professeur à la Faculté de Médecine de Lyon.

———

PSYCHIATRIE

PRINCIPAUX TRAVAUX DE L'AUTEUR

De la dynamie ou exaltation fonctionnelle au début de la paralysie générale progressive (Prix Esquirol, 1879).

La folie à deux ou folie simultanée (Prix des *Annales médico-psychologiques*, 1880).

Des hallucinations unilatérales (*Encéphale*, 1881; *France médicale*, 1882; *Journal de Médecine de Bordeaux*, 1893; *Congrès des Aliénistes et neurologistes de Nancy*, 1896).

De la pseudo-paralysie générale alcoolique (*Annales médico-psychologiques*, 1881; *Encéphale*, 1883).

La paralysie générale chez la femme (*France médicale*, 1882).

La paralysie générale prématurée (juvénile). (*Encéphale*, 1883 et 1885; *Journal de Médecine de Bordeaux*, 1895; *Annales médico-psychologiques*, 1898; *Archives de Neurologie*, 1900).

Article : Sympathique (folie) du *Dictionnaire encyclopédique des sciences médicales* (1885).

Les familles des aliénés au point de vue biologique, en collaboration avec le Professeur B. Ball (*Encéphale*, 1883).

Des intervalles lucides dans leurs rapports avec la capacité civile des aliénés (*Encéphale*, 1887).

Syphilis et paralysie générale (*Gazette médicale de Paris*, 1888; *Congrès international de médecine mentale*, 1889; *Congrès de médecine mentale de Rouen*, 1890; *Archives cliniques de Bordeaux*, 1893).

Les régicides dans l'histoire et dans le présent (*Archives de l'anthropologie criminelle*, 1889 et 1 vol. chez Storck, 1890).

L'obsession de la rougeur ou Ereutophobie (en collaboration avec le professeur Pitres, *Congrès de médecine mentale de Nancy*, 1896).

Les auto-intoxications dans leurs rapports avec les délires (Rapport au Congrès de la Rochelle, en collaboration avec le Dr Chevalier-Lavaure, 1893; Prix Aubanel, 1898; *Presse médicale*, 1898; *Journal de Médecine de Bordeaux*, 1898; *Archives de Neurologie*, 1899).

La médecine et le pessimisme contemporain (*Revue philomathique de Bordeaux*, 1898).

La descendance des paralytiques généraux (*L'Intermédiaire des aliénistes et neurologistes*, août-sept.-oct.-1899).

Etude médicale sur Jean-Jacques Rousseau (*La Chronique médicale*, 1900).

Le Délire onirique des Intoxications et des Infections (*Académie de médecine*, 1901).

Insolation et psychose (*Congrès de médecine mentale de Limoges*, 1901).

Les Obsessions et les Impulsions (1 vol. in-8° de 450 p. de la *Bibliothèque internationale de psychologie expérimentale* en collaboration avec le professeur Pitres (O. Doin, Paris, 1902); traduction espagnole (Daniel Jorro, édit., Madrid).

La folie dans l'art dramatique (Allier frères, Grenoble, 1902).

Paralysie générale et grossesse (*Journal de médecine de Bordeaux*, 1903).

Les délirants des hôpitaux (*Presse médicale*, 1903).

Manuel pratique de Médecine mentale, *Traduction anglaise sur la 2e édition,* par H. M. Bannister, (Utica, New-York, 1894).

PRÉCIS

DE

PSYCHIATRIE

PAR

E. RÉGIS

Professeur-adjoint à l'Université de Bordeaux,
Chargé du cours de clinique psychiatrique,

•

(Ouvrage couronné par la Faculté de Médecine de Paris, 1887

et par l'Académie de Médecine, 1895).

TROISIÈME ÉDITION, ENTIÈREMENT REFONDUE

Avec 82 figures et 6 tracés dans le texte.

PARIS

OCTAVE DOIN, ÉDITEUR

8, PLACE DE L'ODÉON, 8

—

1906

Tous droits réservés.

PRÉFACE

Lorsque, en 1884, je publiai la première édition de mon *Manuel pratique de Médecine mentale*, la psychiatrie était encore une partie isolée des sciences médicales, vivant presque sans changement sur ses découvertes cliniques de la première moitié du xixe siècle.

Il était donc relativement facile d'écrire, à l'usage des médecins et des étudiants, un petit livre résumant de façon simple et pratique nos principales connaissances en la matière.

Lors de la seconde édition, en 1892, les choses commençaient déjà de changer et une nouvelle poussée se dessinait, trop récente toutefois encore pour laisser deviner son importance future et pour nécessiter la transformation d'un ouvrage de pure vulgarisation. Je me bornai donc à revoir mon *Manuel* et à lui faire subir les modifications et additions nécessaires.

Mais, depuis 1893, il s'est produit en psychiatrie, dans tous les pays, un tel effort scientifique, un tel mouvement d'idées et d'opinions, que cette spécialité médicale s'est trouvée en dix ans modifiée pour ainsi dire de fond en comble.

Il m'a donc fallu aujourd'hui, pour mettre mon œuvre en harmonie avec les progrès réalisés et pour tâcher de la rendre digne du bienveillant accueil qu'elle a reçu jusqu'ici, non pas publier une troisième édition plus ou moins remaniée, mais écrire, du commencement à la fin, un livre entièrement nouveau.

Tout est nouveau en effet dans ce livre : son contenu, ses planches et figures, son caractère typographique, son format, son aspect extérieur, tout jusqu'à son titre même de *Précis de psychiatrie* qui, plus bref et plus net que le précédent, marque aussi son entrée dans cette importante bibliothèque de Précis médicaux qui porte le nom de COLLECTION TESTUT.

Parmi les chapitres entièrement neufs ou plus spécialement refondus et développés dans ce *Précis*, je citerai entre autres ceux consacrés à la *Symptomatologie générale* ; à la *Confusion mentale* et à la *Démence précoce* ; aux *Dégénérescences* et aux *Psychoses des dégénérés* ; aux *Psychoses d'auto-intoxications*, spéciales et générales, et aux *Psychoses d'infections*, aiguës et chroniques ; *à la Paralysie générale* ; à la *Pratique médicale, médico-administrative* et *médico-légale*, civile et militaire, de la psychiatrie.

L'ouvrage a pris ainsi des proportions plus grandes, mais qui sont loin d'être excessives lorsqu'il s'agit de condenser en un volume, même sommairement, les notions psychiatriques indispensables désormais à tant de personnes : aliénistes, futurs médecins des asiles, médecins des prisons, médecins experts et médecins légistes, médecins-inspecteurs départementaux des aliénés, médecins de l'armée, de la marine et des colonies, médecins praticiens, étudiants en médecine, magistrats, avocats, étudiants en droit, psychologues, etc., etc.

Les psychoses d'auto-intoxications et d'infections occupent ici une place importante et j'ai passé en revue, en autant d'articles distincts, les principales d'entre elles : psychoses des auto-intoxications gastro-intestinale, hépatique, rénale, cutanée, génito-urinaire, thyroïdienne, diathésiques, inanitionnelle, traumatique, post-opératoire, héliosique ; psychoses des infections typhique, grippale, pneumonique, polynévritique, variolique, rubéolique, scarlatineuse, diphtéritique, érysipélateuse, syphilitique, tuberculeuse, cancéreuse.

J'avais, pour ce faire, deux raisons majeures. La première c'est que les auto-intoxications et les infections jouent, cela est nettement établi aujourd'hui, un rôle très considérable en psychiatrie. La seconde, c'est que les psychoses des auto-intoxications et des infections représentent la presque totalité de ces innombrables psychoses symptomatiques auxquelles le praticien a particulièrement affaire et qu'il rencontre sur sa route pour ainsi dire à chaque pas.

Un des grands défauts de l'enseignement psychiatrique et des traités de psychiatrie, tels qu'ils ont existé jusqu'à ce jour, c'est, comme je l'ai dit ailleurs, d'avoir pris à peu près exclusivement pour thème les grandes *folies des asiles d'aliénés*, en laissant à l'arrière-plan les psychoses symptomatiques, celles que j'appelle, en raison du milieu où on les observe surtout, les *délires des hôpitaux*.

Or, il suffit de réfléchir pour comprendre que si le praticien a besoin de connaître les folies des asiles, c'est-à-dire les types classiques de vésanies, il a encore plus besoin de connaître les délires des hôpitaux, c'est-à-dire les psychoses symptomatiques, notamment les psychoses d'auto-intoxications et d'infections. Celles-ci en effet sont au premier chef de son domaine professionnel ; c'est à lui qu'incombera non seulement le soin de les observer, mais aussi de les traiter, du début jusqu'à leur terminaison.

Il est donc de toute évidence que si on enseigne à l'étudiant ce qu'est la lypémanie, ce qu'est la folie systématisée progressive, ce qu'est le délire des persécutés-persécuteurs, etc..., on doit lui enseigner aussi ce qu'est le délire de la pneumonie, de la fièvre typhoïde, de la grippe, de la variole, du paludisme, du shock traumatique et opératoire, de l'insolation, etc.

C'est cette lacune que j'ai voulu tenter de combler en orientant depuis longtemps mes travaux, ceux de mes élèves et mes leçons cliniques dans cette voie et en faisant aux psychoses symptomatiques, dans ce *Précis*, une part qui ne leur avait jamais été attribuée dans un ouvrage de ce genre.

On a dit avec juste raison que l'application des grandes théories modernes de l'infection et de l'auto-intoxication avait régénéré la psychiatrie et l'avait, plus que tous les efforts antérieurs, rapprochée enfin de la pathologie médicale, à laquelle elle appartient.

L'importance donnée dans ce livre aux psychoses d'auto-intoxications et d'infections a dès lors nécessairement aussi pour résultat de le rapprocher des livres courants de pathologie médicale.

Cette bibliothèque est destinée avant tout, comme son nom l'indique, aux étudiants en médecine : elle renferme toutes les matières qui, au point de vue théorique et pratique, font l'objet de nos cinq examens de doctorat.

Les volumes sont publiés dans le format in-18 colombier (grand in-18), avec cartonnage toile et tranches de couleur. Ils comporteront de 400 à 1.000 pages et seront

illustrés de nombreuses figures en noir ou en couleurs.
Le prix des volumes variera de 6 à 12 francs.

La Nouvelle Bibliothèque de l'Étudiant en Médecine comprend actuellement (le nombre pourra en être augmenté dans la suite) cinquante-trois volumes, qui se répartissent comme suit :

PREMIER ET DEUXIÈME EXAMENS

Précis d'Anatomie descriptive, par L. Testut, professeur d'anatomie à la Faculté de médecine de Lyon. 3e édit., 1 vol. de 820 p. .   8 fr.

Précis d'Histologie, par F. Tourneux, professeur d'histologie à la Faculté de médecine de Toulouse. 1 volume de 1.000 pages avec 489 figures dont 87 en couleurs dans le texte. . . . . 12 fr.

Précis d'Embryologie, par F. Tourneux, professeur d'histologie à la Faculté de médecine de Toulouse, 1 volume de 450 pages, avec 156 figures dans le texte, dont 35 tirées en couleurs. . . . 7 fr.

Précis de Technique histologique et embryologique (Guide de l'étudiant aux travaux pratiques d'histologie), par L. Vialleton, professeur d'histologie à la Faculté de médecine de Montpellier, 1 vol. de 440 p., avec 118 fig. dans le texte, dont 35 tirées en couleurs. 8 fr.

Précis de Physiologie, par E. Hédon, professeur de physiologie à la Faculté de médecine de Montpellier, 4e édition, 1 volume de 680 pages, avec 191 figures dans le texte. . . . . 8 fr.

Précis de Chimie physiologique et pathologique, par L. Hugounenq, professeur de chimie à la Faculté de médecine de Lyon, 2e édit. 1 volume de 612 pages, avec 111 figures dans le texte, dont 14 tirées en couleurs, et 6 planches chromolithographiques hors texte. 9 fr.

Précis de Physique biologique, par H. Bordier, professeur agrégé à la Faculté de médecine de Lyon, 2e édit. 1 volume de 650 pages, avec 288 figures dans le texte, dont 20 tirées en couleurs, et une planche chromolithographique hors texte. . . . . 8 fr.

Précis de Manipulations de physique biologique (Guide de l'étudiant aux travaux pratiques), par H. Bordier, 1 volume de 325 pages, avec 82 figures dans le texte . . . . 5 fr.

TROISIÈME ET CINQUIÈME EXAMENS

Précis de Pathologie générale, par J. Courmont, professeur à la Faculté de médecine de Lyon, médecin des hôpitaux. . 1 vol.

Précis de Pathologie externe, par E. Forgue, professeur de clinique chirurgicale à la Faculté de médecine de Montpellier. 2e édition, 2 volumes formant 1.930 pages, avec 500 figures dans le texte.   20 fr.

Précis d'Anatomie topographique, par L. Testut, professeur d'anatomie à la Faculté de médecine de Lyon. . . . .   1 vol.

Précis de Médecine opératoire (Manuel de l'Amphithéâtre), par M. Pollosson, professeur de médecine opératoire à la Faculté de médecine de Lyon, 2e édition, 1 volume de 410 pages, avec 144 figures dans le texte . . . .   6 fr.

Précis de Chirurgie opératoire, par T. Jeanbrau, professeur agrégé à la Faculté de médecine de Montpellier. . . . .   1 vol.

Précis de Thérapeutique chirurgicale, par L. Imbert, professeur de clinique chirurgicale à la Faculté de médecine de Marseille. 1 volume de 950 pages avec 292 figures dans le texte . .   10 fr.

Précis de Pathologie chirurgicale générale, par M. Vallas, professeur agrégé à la Faculté de médecine de Lyon, chirurgien des hôpitaux . . . .   1 vol.

Précis de Pathologie interne, par F.-J. Collet, professeur agrégé à la Faculté de médecine de Lyon, médecin des hôpitaux. 4e édition, 2 volumes formant 1.500 pages, avec 190 figures dans le texte, dont 32 tirées en couleurs . . . .   16 fr.

Précis de Pathologie exotique, par A. Le Dantec, professeur de pathologie exotique à la Faculté de médecine de Bordeaux, 2e édition entièrement revisée, 1 volume de 1.300 pages, avec 162 figures dont une partie en couleurs dans le texte, et 2 planches en chromolithographie hors texte. . . . .   12 fr.

Précis de Chirurgie d'armée, par J. Toubert, professeur agrégé au Val-de-Grâce, 1 volume de 550 pages, avec 234 graphiques ou figures dans le texte, dont 104 tirés en couleurs . . . . . .   8 fr.

Précis d'Auscultation et de Percussion, par E. Cassaët, professeur agrégé à la Faculté de médecine de Bordeaux, médecin des hôpitaux, 2e édition. (*Sous presse.*)

Précis d'Anatomie pathologique, par G. Herrmann, professeur à la Faculté de médecine de Toulouse . . . .   1 vol.

Précis de Diagnostic médical, par Paviot, professeur agrégé à la Faculté de médecine de Lyon. . . . .   1 vol.

Précis des Opérations d'urgence, par M. Gangolphe, professeur agrégé à la Faculté de médecine de Lyon, chirurgien en chef de l'Hôtel-Dieu, 1 volume de 450 pages, avec 138 figures en noir et en couleurs dans le texte. . . . .   7 fr.

Précis de Bactériologie, par J. Courmont, professeur d'hygiène, à la Faculté de médecine de Lyon, médecin des hôpitaux, 2ᵉ édition, 1 volume de 900 pages, avec 374 figures en noir et en couleurs dans le texte . . . . 10 fr.

Précis de Parasitologie humaine (parasites animaux et végétaux, bactéries exceptées), par Verdun, professeur de parasitologie à la Faculté de Médecine de Lille . . . . 1 vol.

Précis de Dermatologie, par W. Dubreuilh, professeur agrégé à la Faculté de médecine de Bordeaux, médecin des hôpitaux, 2ᵉ édition, 1 volume de 525 pages, avec figures dans le texte. . . . . 7 fr.

Précis des Maladies vénériennes, par V. Augagneur, professeur à la Faculté de médecine de Lyon, chirurgien en chef de l'Antiquaille. (*Sous presse*.). 1 vol.

Précis d'Ophtalmologie, par F. Lagrange, professeur agrégé à la Faculté de médecine de Bordeaux, chirurgien des hôpitaux, 2ᵉ édit. 1 vol. de 800 pages, avec 286 figures en noir et en couleurs dans le texte et 5 planches en chromolithographie hors texte. . 9 fr.

Précis des Maladies du larynx, du nez et des oreilles, par R. Lannois, professeur agrégé à la Faculté de médecine de Lyon, médecin des hôpitaux . . . . 1 vol.

Précis des Maladies du cœur et de l'aorte, par P. Gallavardin, médecin des hôpitaux de Lyon . . . . 1 vol.

Précis des Maladies du foie, par Ch. Mongour, professeur agrégé à la Faculté de médecine de Bordeaux. 1 volume de 636 pages avec 75 figures dans le texte. . . . . 8 fr.

Précis des Maladies des voies urinaires, par A. Pousson, professeur agrégé à la Faculté de médecine de Bordeaux, chirurgien des hôpitaux, chargé du cours complémentaire des maladies des voies urinaires, 2ᵉ édition, 1 volume de 1.000 pages, avec 253 figures dans le texte dont 25 tirées en couleurs . . . . 10 fr.

Précis de Médecine infantile, par E. Weill, professeur de clinique des maladies des enfants à la Faculté de médecine de Lyon, médecin des hôpitaux, 2ᵉ édition 1 vol. de 964 pages avec 81 figures dans le texte et 8 planches en chromolithographie hors texte. 10 fr.

Précis de Chirurgie infantile, par T. Piéchaud, professeur de clinique des maladies des enfants à la Faculté de médecine de Bordeaux, chirurgien des hôpitaux, 1 volume de 850 pages, avec 224 figures originales dans le texte et 2 planches en chromolithographie hors texte . . . . 9 fr.

Précis des Maladies des vieillards, par A. Pic, professeur agrégé de la Faculté de médecine de Lyon, médecin des hôpitaux. 1 vol.

Précis de Psychiatrie, par E. Régis, professeur-adjoint à l'Université de Bordeaux, chargé du cours de clinique psychiatrique,

3º édition. 1 volume de 1.100 pages, avec 82 figures et 6 tracés dans le texte . . . . 10 fr.

Précis des Maladies du système nerveux, par ABADIE, professeur agrégé à la Faculté de médecine de Bordeaux. . . . . 2 vol.

Précis d'Obstétrique, par CH. MAYGRIER, professeur agrégé à la Faculté de médecine de Paris, accoucheur de la Charité . 1 vol.

Précis de Gynécologie, par A. BOURSIER, professeur de clinique des maladies des femmes à la Faculté de médecine de Bordeaux, chirurgien des hôpitaux, 1 vol. de 1.050 pages, avec 286 figures dans le texte . . . . 10 fr.

Précis d'Hydrologie médicale, par A. FLORENCE, professeur à la Faculté de médecine de Lyon. . . . . 1 vol.

Précis des Maladies des Dents et de la Bouche, par J. TELLIER, ancien chef de clinique de la Faculté de médecine de Lyon. 1 vol.

Précis d'Hématologie et de Cytologie, par M. SABRAZÈS, professeur agrégé à la Faculté de médecine de Bordeaux . . . . . . 1 vol.

Précis d'Orthopédie, par NOVÉ-JOSSERAND, professeur agrégé a la Faculté de médecine de Lyon, chirurgien des hôpitaux 1 vol. de 600 pages avec 266 figures dans le texte et 8 planches en photogravure hors texte. 8 fr.

Précis des Maladies des reins, par CARLES, médecin des hôpitaux de Bordeaux . . . . 1 vol.

QUATRIÈME EXAMEN

Précis de Thérapeutique, par X. ARNOZAN, professeur de thérapeutique à la Faculté de médecine de Bordeaux, médecin des hôpitaux. 2ᵉ édit., 2 vol. formant 1.250 pages, avec fig. dans le texte. 15 fr.

Précis de l'Art de formuler, par B. LYONNET, médecin des hôpitaux de Lyon et B. BOULUD, pharmacien en chef de l'hôpital de l'Antiquaille, à Lyon. 1 vol.

Précis de Thérapeutique clinique, par A. PIC, professeur agrégé à la Faculté de médecine de Lyon, médecin des hôpitaux. 1 vol.

Précis d'Hygiène publique et privée, par J.-P. LANGLOIS, professeur agrégé à la Faculté de médecine de Paris, 3ᵉ édition, 1 volume de 650 pages, avec 78 figures dans le texte . . . . 8 fr.

Précis de Médecine légale, par L. LANDE, professeur agrégé et chef des travaux de médecine légale à la Faculté de médecine de Bordeaux, médecin expert des tribunaux . . . . 1 vol.

Précis de Matière médicale, par DE NABIAS, professeur de matière médicale à la Faculté de médecine de Bordeaux . . . . . 1 vol.

Précis de Déontologie médicale, par L. THOINOT, professeur agrégé à la Faculté de médecine de Paris . . . . 1 vol.

Précis d'Anthropologie, par G. PAPILLAULT, professeur à l'École d'anthropologie de Paris. . . . . , 1 vol.

Précis de Législation et d'Administration militaires, par le docteur A. BOISSON, médecin major à l'Ecole du service de santé militaire à Lyon. 1 volume de 672 pages, avec 26 figures dans le texte et une planche chromolithographique hors texte. . . 8 fr.

Les volumes pour lesquels il n'y a pas d'indication de prix ne sont pas parus, mais sont en cours de rédaction ou d'impression (octobre 1905).

C'est là le principal caractère de ce nouveau *Précis* qui constitue une tentative vers l'entrée définitive de la psychiatrie dans la médecine ordinaire par la voie des grandes doctrines de la pathologie générale actuelle, personnifiées par mon illustre maître, le professeur Ch. Bouchard.

Je n'ai plus maintenant qu'un mot à dire. La psychiatrie française, depuis quelques années, fait de larges emprunts à la psychiatrie étrangère, particulièrement à la psychiatrie allemande. Cela est logique, car la science vit de libre-échange et il est naturel que nous utilisions les progrès réalisés ailleurs, comme on utilise ailleurs les progrès réalisés dans notre pays.

Mais il y a un écueil à cela. C'est que la mode s'en mêle souvent, surtout en France, et que par une sorte d'entraînement progressif, par engouement, par snobisme, on en arrive à dépasser la mesure, à ne trouver rien de bien que ce qui nous vient du dehors, et à laisser s'effacer peu à peu sans le vouloir et sans le savoir, dans cet emprunt de théories, d'idées, de formules et de mots, les caractères de la personnalité nationale.

Or, il serait vraiment dommage qu'il en fût ainsi en psychiatrie, car là plus qu'ailleurs, la science française a apporté de tout temps ses incomparables qualités de fine observation, d'ordre, de méthode et de clarté.

Tout en faisant aux travaux étrangers, dans cet ouvrage, la large et légitime part qui leur est due, il m'a donc paru qu'il n'était pas nécessaire de tout leur emprunter, théories, idées et langage, et j'ai pensé que ce *Précis* pouvait donner un aperçu général de nos connaissances, théoriques et pratiques, en médecine mentale, bien que restant par ses traditions, par ses affinités, par sa terminologie, par son caractère, en un mot par ce quelque chose qui se dégage d'un livre aussi bien que d'un être vivant, un spécimen bon ou mauvais, réussi ou non, de la psychiatrie française.

E. Régis

Bordeaux, le 27 juillet 1905.

TRAITÉS ET OUVRAGES GÉNÉRAUX
SUR LA PSYCHIATRIE

FRANÇAIS

BAILLARGER (M.), *Recherches sur les maladies mentales*, 2 vol., Paris, 1890.

BALL (B.), *Leçons sur les maladies mentales*, Paris, 1890.

BALLET (G.), *Leçons de clinique médicale. Psychoses et affections nerveuses*, Paris, 1897.

BALLET (G.) (Publié sous la direction du Dr). *Traité de Pathologie mentale*, Paris, 1903.

CULLERRE (A.), *Traité pratique des maladies mentales*, Paris, 1890.

DAGONET, *Traité des maladies mentales*, Paris, 1894.

ESQUIROL, *Traité des maladies mentales*, 2 vol., Paris, 1838.

FALRET (J.), *Etudes cliniques sur les maladies mentales et nerveuses*, Paris, 1890.

GUISLAIN, *Traité de l'aliénation mentale et des asiles d'aliénés*, Amsterdam, 1826.

GUISLAIN, *Leçons orales sur les phrénopathies*, 3 vol., Gand, 1852, troisième édition, 1880.

KÉRAVAL (P.), *La pratique de la médecine mentale*, Paris, 1901.

LUYS (J.), *Traité clinique et pratique des maladies mentales*, Paris, 1881.

MAGNAN, *Leçons cliniques sur les maladies mentales*, Paris, 1893 et 1897.

MARCÉ, *Traité pratique des maladies mentales*, Paris, 1862.

MOREL (B.-A.), *Traité des maladies mentales*, Paris, 1860.

MOREL (B.-A.), *Etudes cliniques sur les maladies mentales*, 2 vol., Nancy, 1851-1852.

MOREL (A.-B.), *Traité des dégénérescences physiques, intellectuelles et morales de l'espèce humaine, avec Atlas*, Paris, 1859.

PARCHAPPE (MAX), *Traité théorique et pratique de la folie*, Paris, 1841.

PINEL, *Traité médico-philosophique sur l'aliénation mentale*, Paris, 1808.

VIII BIBLIOGRAPHIE

Rogues de Fursac, *Manuel de Psychiatrie*, deuxième édition. Paris, 1905.
Séglas (J.), *Leçons cliniques sur les maladies mentales et nerveuses* (Salpêtrière 1887-1894) recueillies et publiées par H. Meige, Paris, 1895.
Sollier (P.), *Guide pratique des maladies mentales*, Paris, 1893.
Voisin (A.), *Leçons cliniques sur les maladies mentales et sur les maladies nerveuses*, Paris, 1883.

ALLEMANDS

Arndt (R.), *Lehrbuch der Psychiatrie*, Vienne et Liepzig, 1883.
Griesinger, *Lehrbuch der psychischen Krankheiten*, traduction française de Doumic, Paris, 1873.
Kirchkoff (Th.), *Grundriss der Psychiatrie*, Leipzig, 1899.
Kræpelin (E.), *Psychiatrie*, sixième édit., Leipzig, 1899.
Krafft-Ebbing (R. von), *Traité clinique de psychiatrie*, traduction française de E. Laurent, Paris, 1897.
Leidesdorf, *Lehrbüch der psychischen Krankheiten*, Erlangen. 1865.
Mendel (E.), *Leitfaden der Psychiatrie*, Stuttgart, 1902.
Meynert (Th.), *Klinische Vorlesungen über Psychiatrie*, 1890-92.
Neumann, *Lehrbuch der Psychiatrie*, Erlangen, 1860.
Schüle, *Traité clinique des maladies mentales*, traduction française de J. Dagonet et G. Duhamel, Paris, 1888.
Wernicke (C.), *Grundriss der Psychiatrie in klinischen Vorlesungen*. Theil I, 1894.
Weygandt (G.), *Atlas-Manuel de Psychiatrie*, édition française par J. Roubinovitch, Paris, 1904.
Ziehen (Th.), *Psychiatrie*, 1894.

ANGLAIS

Bewan-Lewis, *A text-book of mental disease*, Londres, 1899.
Bucknill (J.-C.) et Hack Tuke (D.), *A manual of psychological medicine*, quatrième édition, Londres, 1879.
Clouston, *Clinical lectures on mental diseases*, Londres, 1887.
Hack Tuke (D.), *A Dictionnary of psychological medicine*. 2 vol., Londres, 1892.
Mercier, *Sanity and Insanity*, Londres, 1890.
Savage (G.-H.), *Insanity and allied Neuroses*, Londres, Paris et New-York, 1884.
Shaw, *Epitome of mental Disease*, 1892.
Spitzka, *Insanity, its classification, diagnosis and treatment*. New-York, 1892.

ITALIENS

AGOSTINI, *Manuale di psichiatria*. Milan.
BIANCHI (L.), *Trattato di psichiatria*, Naples, 1901, 1902.
MORSELLI (E), *Manuale di semejotica delle Malattie mentali*, 2 vol.,
    Milan. premier vol., 1885 ; deuxième vol., 1895.
TANZI (E.), *Trattato delle Malattie mentali*. 2 vol. Florence, 1901.

RUSSES

KORSAKOFF, *Traité de Psychiatrie* (en russe), 1893.

PRÉCIS
DE PSYCHIATRIE

INTRODUCTION HISTORIQUE

Pour aborder avec quelque fruit l'étude de la Psychiatrie, il me paraît nécessaire de résumer brièvement l'histoire de sa marche à travers les siècles. Cette histoire, envisagée dans son ensemble, comprend quatre époques distinctes :

La *première époque* ou *époque primitive* est ce temps d'ignorance et de superstition, antérieur à toute notion médicale, où la folie est considérée comme venant des dieux et son traitement confié aux mains des prêtres. Elle s'étend des premières origines du monde jusqu'à Hippocrate, qui marque l'avènement d'une ère nouvelle et avec qui commence la médecine mentale proprement dite.

La *seconde époque* est *l'époque médicale antique* qui part d'Hippocrate et finit à la décadence romaine après avoir successivement traversé trois périodes des plus brillantes : la *période hippocratique*, la *période alexandrine* et la *période gréco-romaine*.

La *troisième époque* ou *époque de transition*, dont le début est marqué par le retour aux superstitions primitives accommodées aux enseignements d'une religion nouvelle et qui ne commence à s'éclairer que vers ses derniers jours, comprend, elle aussi, deux périodes : le *Moyen Age* et la *Renaissance*. Elle va des premiers temps de l'ère chétienne à la fin du XVIIIe siècle, c'est-à-dire de Cœlius Aurelianus et de Galien jusqu'à Pinel.

La *quatrième époque* ou *époque moderne* est cette période scientifique par excellence qui commence à PINEL, c'est-à-dire à la grande et mémorable réforme de 1793, se continue avec ESQUIROL et ses élèves et peut être considérée à l'heure actuelle, comme arrivant par degrés à son apogée.

Telles sont les principales étapes de l'histoire de la Psychiatrie. Il nous faut maintenant les passer en revue et signaler rapidement les faits principaux relatifs à chacune d'elles.

§ 1. — PREMIÈRE ÉPOQUE : ÉPOQUE PRIMITIVE

S'il est un fait historique bien établi, c'est la prédominance de l'idée divine à l'origine des sociétés. Tous les peuples, à leur naissance, subissent le joug exclusif de la croyance religieuse, à ce point que la superstition semble être nécessairement l'une des phases initiales de leur évolution. Aux premiers temps de leur existence, tout est rapporté par eux à l'intervention céleste, et la folie elle-même, ils la considèrent comme la possession de l'homme par quelque divinité bienfaisante ou vengeresse.

Il en fut ainsi chez les Juifs, ainsi qu'en témoignent les épisodes relatifs aux emportements maniaques du roi SAÜL et à l'accès de lycanthropie de NABUCHODONOSOR.

Chez les Égyptiens[1], on retrouve des croyances et des pratiques analogues. Il existe à la Bibliothèque de Paris une stèle égyptienne datant du XIII° siècle avant J.-C. dont l'inscription rappelle le fait d'une princesse asiatique possédée d'un esprit qui fut guérie par l'intercession du dieu KHONS. On sait aussi

---

[1] Le cadre étroit de ce livre ne nous a pas permis de citer, à chaque page, tous les auteurs, français et étrangers, auxquels nous avons fait quelque emprunt d'idée ou d'expression, et nous ne pouvons que renvoyer, pour la bibliographie de chaque chapitre, aux traités spéciaux et aux articles des Dictionnaires. Nous ne pouvons nous empêcher de dire ici, cependant, combien nous nous sommes aidé, pour la rédaction de cet historique, des travaux de TRÉLAT, LASÈGUE et MOREL, MARCE, BALL, et surtout de l'excellent ouvrage de SEMELAIGNE.

qu'il existait, en Égypte, des temples dédiés à Saturne, où l'on purifiait les insensés dans le but de les guérir.

Dans la Grèce antique, il en est de même et les noms de δαιμονόληπτοι, θεόληπτοι, ἐνεργούμενοι, *démoniaques, possédés des dieux, énergumènes* qu'on donnait aux êtres privés de raison, prouvent assez à quelle origine on attribuait leur folie.

Tout le monde connaît l'histoire du malheureux MÉLÉAGRE, celles du parricide ORESTE, d'HERCULE, d'AJAX, etc., si admirablement mises à la scène par les grands tragiques grecs, et celle non moins célèbre des filles de PRÉTUS, roi d'Argos, qui, frappées par JUNON d'une sorte de lèpre, se crurent transformées en vaches et mugissaient à l'instar de ces animaux. La tradition rapporte qu'elles furent guéries par le berger MÉLAMPE à l'aide de l'hellébore, de purifications et de cérémonies religieuses.

Les fous n'étaient pas tous considérés, cependant, comme la proie des divinités infernales. Dans le nombre il s'en trouvait qui, en raison de leur exaltation délirante, passaient, au contraire, pour les amis des dieux, pour des inspirés, et qui prophétisaient l'avenir. Parmi ces derniers, la Pythie de DELPHES a été l'une des plus célèbres.

Avec de telles croyances sur la nature de la folie, le traitement des insensés devait évidemment consister en cérémonies religieuses et être confié à des prêtres. C'est ce qui avait lieu. En Grèce, les Asclépiades, sortes de prêtres médecins, qui dirigeaient les temples d'ESCULAPE, étaient spécialement chargés du soin de les guérir. HIPPOCRATE, qui flétrit plus tard ces prêtres charlatans et dénonça leurs pratiques curatives où la spéculation jouait évidemment le principal rôle, nous a laissé un récit détaillé du traitement qu'ils employaient à l'égard des aliénés.

La cérémonie avait pour prélude une adjuration à la divinité malfaisante ; on la sommait de sortir du corps du possédé. Après quoi, celui-ci était soumis à des purifications, des expiations, des jeûnes, des exorcismes, des ablutions avec de l'eau lustrale ou du sang d'une victime expiatoire.

Parfois, à ces cérémonies religieuses étaient jointes les pratiques de la plus sage hygiène : les spectacles, les distractions, la musique, les promenades, le séjour aux sources thermales,

les exercices dans les gymnases attenants. Aussi arrivait-il que certains malades guérissaient de leur délire, ce qu'on ne manquait pas alors d'attribuer à l'apaisement de la divinité offensée et ce qui aboutissait nécessairement à des offrandes du plus haut prix, dont les prêtres s'enrichissaient.

Tels étaient, dans les temps primitifs, les idées qu'on se faisait de la folie et les moyens de traitement qu'on employait pour les guérir. Il nous faut passer rapidement sur cette période, d'ailleurs confuse, de l'histoire de l'aliénation mentale, et, après avoir mentionné les philosophes pythagoriciens qui, aux IVe et Ve siècles avant J.-C., arrachèrent des mains des prêtres les notions médicales qu'ils possédaient pour les confondre tantôt avec la philosophie, tantôt avec la physique et la métaphysique, nous en arrivons à HIPPOCRATE, avec lequel commence réellement la médecine antique.

§ 2. — DEUXIÈME ÉPOQUE : ÉPOQUE MÉDICALE ANTIQUE

1° Période hippocratique. — HIPPOCRATE, le créateur de la médecine mentale, appartenait à cette famille de prêtres, les Asclépiades, qui prétendaient venir d'ESCULAPE et possédaient, ainsi que nous venons de le voir, dans la Grèce antique, le monopole de la cure de la folie.

Il naquit, comme on le sait, dans l'île de Cos, 460 ans avant J.-C. Bien qu'il n'ait point traité d'une manière spéciale de l'aliénation mentale, on peut aisément juger, à la lecture attentive de ses œuvres, qu'il avait une connaissance assez précise de ce genre de maladies. Même avant lui, des distinctions s'étaient produites à cet égard, car c'est à la tradition qu'il parait avoir emprunté les mots dont il fait usage : *phrénitis, manie, mélancolie, mal sacré.*

HIPPOCRATE décrit la *phrénitis* d'après son étymologie, à côté de la pleurésie et de la pneumonie, et il en place le siège au centre phrénique. Elle consistait, pour lui, en un délire continu dans une fièvre aiguë. Sa cause était l'échauffement du corps entier par le sang, échauffé lui-même par son mélange avec la bile, qui le déplace et le change en sérum, lui ôte son mouvement et sa constitution habituelle. Quant aux symptômes, ils se trouvent indiqués en entier dans cette formule aussi succincte que précise qui résulte du livre des Épidémies et des Affections : « Délire aigu avec fièvre intense, carphologie, pouls petit et serré. » L'affection, dont la durée variait entre les limites extrêmes de trois et de cent vingt jours, se terminait plus souvent par la mort que par la guérison.

Bien qu'il soit difficile de préciser ce qu'Hippocrate et les anciens entendaient par *phrénitis*, il est permis de penser qu'ils comprenaient sous cette désignation la plupart des *folies aiguës*, idiopathiques ou symptomatiques, et, en particulier, le *délire aigu fébrile*.

Si les indications relatives à la phrénitis sont confuses dans les livres hippocratiques, celles qui ont trait à la *manie* le sont bien davantage encore.

Scientifiquement, les auteurs anciens, y compris Hippocrate, considéraient la manie comme un délire violent, aigu ou chronique. Dans la collection hippocratique, on la trouve généralement confondue avec la phrénitis et la mélancolie.

La *mélancolie* n'avait pas non plus de signification bien précise. Ses deux principaux caractères, pour Hippocrate, paraissent avoir été la crainte et la tristesse. Le tableau différait d'ailleurs, suivant que l'altération du cerveau était produite par la pituite ou par la bile. Dans le premier cas, il n'y avait pas d'excitation ; dans le second, cet état général était, à divers degrés, le principal caractère de la maladie.

En dehors de la phrénitis, de la manie et de la mélancolie, Hippocrate paraît avoir connu la *folie de la grossesse* et la *folie alcoolique*. En tout cas, il semble en avoir observé des exemples.

Dans le domaine des maladies nerveuses, il possédait quelques notions vagues sur l'*hystérie*, mais c'est surtout l'*épilepsie* qu'il connaissait à fond et qu'il a décrite avec le plus grand soin. Il avait même remarqué que l'épilepsie pouvait se compliquer de délire.

Hippocrate n'eut pas seulement le mérite de reconnaître, le premier, la nature pathologique de la folie. Avec une insistance des plus louables, il s'appliqua à combattre les pratiques médico-religieuses des Asclépiades, pour leur substituer un traitement plus rationnel et plus médical. Dès lors, aux ablutions, aux exorcismes et aux incantations succédèrent la saignée, les purgations, les vomitifs, la balnéation, la diète végétale, les exercices hygiéniques, la musique, les voyages : en un mot, tous les moyens médicaux dont on pouvait disposer à cette époque. C'est lui qui régularisa l'usage de l'*hellébore* (veratrum album), employé empiriquement depuis la plus haute antiquité comme spécifique de la folie, et qu'on engageait les malades à aller cueillir eux-mêmes à Anticyre, petit village de la Thessalie, où croissait l'espèce la plus renommée. HIPPOCRATE paraît s'être également servi, comme médicament spécial, de la *mandragore*, dans les cas de mélancolie suicide.

Quant à la question de savoir ce qu'on faisait des aliénés, s'il existait pour eux des établissements spéciaux, et si on employait à leur égard des mesures coercitives dans les cas graves et difficiles, nous en sommes malheureusement réduits sur ce point, aux conjectures. Il paraît probable que les malades calmes et inoffensifs étaient laissés en liberté ou tout au moins dans leur demeure, sous la surveillance de leurs domestiques ou de leurs proches, et que certains étaient traités dans des maisons de santé (ιατρεια), ainsi que semble l'indiquer un passage de PLU-TARQUE relatif à ANTIPHON, médecin de Corinthe. De même, une histoire d'aliéné, rapportée par HÉRODOTE, permet de supposer que les moyens de contention les plus rigoureux étaient employés chez les anciens contre les aliénés dangereux. Il y est dit, en effet, que CLÉOMÈNE, roi de Lacédémone, étant tombé dans une phrénésie avec violente agitation, ses parents *l'avaient fait lier dans des entraves de bois.*

HIPPOCRATE résume à lui seul, au point de vue de l'histoire de la folie, la période hippocratique. Ses successeurs, qui ne furent d'ailleurs que ses imitateurs, n'ajoutèrent rien de nouveau à ses notions médicales sur l'aliénation, et, à l'époque du démembrement de l'empire d'ALEXANDRE, la tradition scientifique se trouva transportée en Egypte, où elle reprit un certain éclat sous le règne des Ptolémées.

2° Période alexandrine. — La période alexandrine représentée surtout par Hérophile et Erasistrate, qui vivaient environ trois cents ans avant l'ère chrétienne, n'est, en réalité, qu'une période intermédiaire entre Hippocrate ou le monde Grec, et Asclépiade et Celse, ou le monde Gréco-Romain.

Faute de documents, cette période est demeurée très obscure, et nous sommes réduits à en chercher les traces dans Galien, les ouvrages d'Erasistrate et d'Hérophile n'étant pas parvenus jusqu'à nous.

Mais, d'après ce que nous savons des connaissances scientifiques de ces hommes célèbres et des progrès qu'ils réalisèrent notamment dans le domaine de l'anatomie et de la physiologie nerveuses, il est permis de penser qu'ils possédaient des notions aussi exactes qu'étendues sur la folie, et qu'ils avaient repris et développé, à cet égard, les idées du père de la médecine.

Un siècle environ plus tard, sous Ptolémée Evergète II, le mouvement scientifique passa d'Alexandrie à Rome, grâce aux discordes survenues dans la famille des Lagides et à la dispersion des savants qui s'ensuivit. Mais ce fut surtout après la victoire de Lucullus et de Pompée en Asie que ce mouvement scientifique s'accentua dans l'empire romain.

3° Période gréco-romaine. — Cette période de l'histoire de la folie est surtout représentée par les noms d'Asclépiade, Celse, Arétée, Soranus, Cœlius Aurelianus et Galien. Elle se termine par Alexandre de Tralles, Paul d'Egine et les Arabes, qui forment comme une transition entre le monde antique et le moyen âge.

Asclépiade de Bythinie (80 ans avant J.-C.) d'abord rhéteur, puis médecin, partisan convaincu de la théorie philosophique des atomes, établit d'une façon formelle la démarcation de la folie admise implicitement par Hippocrate, et c'est à dater de lui que les auteurs la divisent en *aliénation aiguë* avec fièvre ou phrénitis et en *aliénation chronique* sans fièvre ou manie et mélancolie.

Asclépiade étudia aussi les *aperceptions* (visa) et les distingua très nettement en hallucinations et en illusions.

Enfin, le fait de la transformation d'une forme de folie en une autre le frappa, et c'est probablement sous l'influence de cette idée d'observation qu'il en arriva à essayer la médication substitutive, et à conseiller notamment l'ivresse dans le traitement général de l'aliénation mentale.

Celse (5 ans après J.-C.) n'a consacré à la folie qu'un petit nombre de pages. Au lieu du terme générique *alienatio mentis* employé par Asclépiade, il se sert du mot *insania* qu'il applique aux trois genres de folie dont sa classification est formée, savoir : la *phrénésie* (insania acuta), la *mélancolie*, qu'il attribue à l'atrabile, et enfin un troisième genre qu'il subdivise en deux espèces : 1° le *délire hallucinatoire* gai ou triste, sans délire (imaginibus non mente falluntur) ; 2° le *délire général et partiel* (animi desipiunt).

Celse s'étend plus longuement sur la question thérapeutique et il formule les règles les plus sages et les plus judicieuses du traitement hygiénique et moral. Malheureusement, une ombre existe à ce tableau, car il conseille formellement de recourir au jeûne, aux chaînes, aux châtiments, pour dompter l'aliéné, dès que ses actes ou ses paroles attestent sa déraison : « Ubi perperam dixit aut fecit, fame, vinculis, plagis coercendus est. »

Arétée de Cappaduce (80 après J.-C) appartenait à la secte des pneumatistes. Son plus grand titre de gloire est d'avoir laissé des diverses formes d'aliénation mentale, et notamment de la manie et de la mélancolie, des descriptions d'une exactitude et d'une vérité remarquables.

Arétée considérait la *mélancolie* comme une tristesse de l'âme avec concentration de la pensée sur une idée fixe, sans fièvre : « Melancolia in unâ re aliquâ est lapsus, constante in reliquis judicio. Animi angor in unâ cogitatione defixus atque inhœrens, absque febre et furore a phantasmate melancolico ortus. » C'était donc, pour lui, une folie à délire limité, circonscrit, ce qui la différenciait de la manie, qu'il considérait comme un trouble général de l'intelligence.

Arétée décrit longuement et très nettement la mélancolie, et signale notamment les symptômes physiques qui l'accompagnent,

tels que la constipation, la rareté de l'urine, les éructations, la
fétidité de l'haleine, la petitesse du pouls, etc.

Quant à la *manie*, il la considère, avons-nous dit, comme un
délire général, continu, sans fièvre et la différencie des délires
toxiques produits par le vin, la mandragore et la jusquiame,
par ce fait que ceux-ci surviennent soudainement et se dissipent
de même, tandis que la manie est stable et permanente. Dans
sa description de la manie, il signale cette exaltation intellectuelle qui, chez quelques malades, avive les facultés de mémoire
et d'imagination au point de les pousser à parler d'astronomie,
de philosophie, etc., et à faire de la poésie sans paraître avoir
appris.

ARÉTÉE établit, dans plusieurs passages, que la mélancolie est
un commencement ou une espèce de demi-manie, et que, d'autre
part, lorsqu'elle tend à se dissiper, elle se change parfois en
manie, plutôt par les progrès que par l'intensité du mal. Il fait
remarquer aussi que les accès de manie peuvent être suivis
d'une période dépressive.

La partie de l'œuvre d'ARÉTÉE consacrée au traitement, celle
notamment qui est relative au traitement du délire maniaque,
ne nous est pas parvenue. Il est permis de supposer cependant,
d'après ce qui nous reste de lui à cet égard, qu'une réaction
s'était déjà produite en faveur des aliénés depuis CELSE, car
ARÉTÉE ne mentionne nulle part ni liens ni ligatures dans ses
descriptions concernant les phrénétiques, même furieux.

SORANUS D'ÉPHÈSE (95 après J.-C.), dont les œuvres ont été
perdues, n'est connu que par COELIUS AURELIANUS qui s'en donne,
dans ses écrits, comme le traducteur et le commentateur.

Il est impossible de déterminer, dans l'œuvre admirable de
COELIUS AURELIANUS, ce qui appartient à l'auteur et ce qui revient
au commentateur. Il est probable cependant que COELIUS AURE-
LIANUS a dû, sur un grand nombre de points, exprimer des vues
absolument personnelles.

COELIUS AURELIANUS a vécu un siècle environ après SORANUS,
dont il fut, comme nous venons de le voir, le traducteur et le
commentateur.

Au point de vue de la pathologie mentale proprement dite,

1.

Cœlius Aurelianus a très peu ajouté aux magnifiques descriptions laissées par Arétée ; il s'est borné à compléter sur plusieurs points les idées de son prédécesseur. C'est ainsi qu'il signale la distinction entre la phrénésie ou délire fébrile et l'aliénation mentale proprement dite, et qu'il insiste sur les troubles des fonctions organiques qui accompagnent la mélancolie au sujet de laquelle il dit : « In melancholicis stomachus, in furiosis verò caput afficitur. »

Mais c'est surtout le chapitre relatif au *traitement* de la folie qui constitue la partie capitale de l'œuvre de Cœlius Aurelianus. Il y a là un admirable exposé des règles du traitement physique et moral des aliénés, un éloquent plaidoyer en faveur des mesures de douceur et, par suite, de la suppression des moyens de coercition ; en un mot l'énoncé complet de cette méthode qui devait ressusciter de nos jours sous le nom de *no-restraint*. Cœlius Aurelianus s'y élève avec force contre les médecins qui ont recours par principe aux moyens violents de contention. Il y a surtout un passage qui mérite d'être cité : « Ils semblent plutôt délirer eux-mêmes, dit-il de ces médecins, qu'être disposés à guérir leurs malades, lorsqu'ils les comparent à des bêtes féroces qu'on adoucit par la privation des aliments et par les tourments de la soif. Séduits sans doute encore par la même erreur, ils veulent qu'on les enchaîne cruellement, sans penser que leurs membres peuvent être meurtris ou fracassés, et qu'il est plus convenable et plus facile de les contenir par la main des hommes que par le poids souvent inutile des fers. Ils vont jusqu'à conseiller les violences corporelles, le fouet, comme pour forcer le retour de la raison par une pareille provocation : traitement déplorable qui ne fait qu'aggraver leur état, ensanglanter leurs membres et leur offrir le triste spectacle de leurs douleurs au moment où ils reprennent l'usage de leur intelligence. »

Dans un autre passage, Cœlius Aurelianus dit encore, après avoir conseillé de faire maintenir les malades difficiles et agités par des surveillants habitués : « Si la vue des hommes les irrite, et seulement dans des cas très rares, on emploiera des ligatures, mais avec les plus grandes précautions, sans aucune secousse, en recouvrant attentivement toutes leurs articulations, et avec le soin de ne se servir que des liens d'une texture molle et délicate, car les moyens de répression employés sans ménagement augmentent et même font naître la fureur, au lieu de l'apaiser. » On ne saurait plaider plus éloquemment la cause de l'humanité, ni formuler de plus sages préceptes au sujet des moyens de contention chez les aliénés.

GALIEN (150 ans après J.-C.), le célèbre médecin de Pergame qui écrivit cinq cents livres et dont les idées eurent une si immense influence sur son époque qu'elles retentirent avec la même puissance sur les quatorze siècles qui suivirent, a peu porté son attention sur l'aliénation mentale. Ce qui domine à ce point de vue dans ses écrits, c'est la division qu'il s'attache à établir entre la folie *idiopathique* et la folie *sympathique* ou par consensus, et l'importance qu'il accorde à cette dernière dans ses descriptions.

Après GALIEN, tout retombe dans l'obscurité et la confusion. ALEXANDRE DE TRALLES (560 après J.-C.) et PAUL D'EGINE (630 ans après J.-C,) n'exposent aucune vue nouvelle sur la folie, et quant aux médecins arabes, AVICENNE, RHAZÈS (x⁰ siècle), ils se bornent à développer les idées de GALIEN sur la folie par consensus, dont ils placent le siège dans les différents viscères, et surtout dans le foie et la rate.

§ 3. — TROISIÈME ÉPOQUE : ÉPOQUE DE TRANSITION

1º Moyen âge. — Pendant toute la durée du moyen âge, l'étude de la folie se perd dans le chaos, et on n'en trouve plus trace. La croyance aux démons domine toutes les imaginations : la superstition se répand de toutes parts ; c'est le règne de la sorcellerie, du sabbat, de la démonopathie, de la lycanthropie, de la possession démoniaque.

Aussi voit-on éclater, sur tous les points du territoire, ces terribles *épidémies de folie religieuse hystérique* dont CALMEIL nous a conservé l'histoire détaillée, et qui, toutes, après une série d'exorcismes et de cérémonies mystiques plus ou moins solennelles, aboutissent à la condamnation des aliénés, et à leur supplice par les tortures et le bûcher.

Des milliers de malheureux, victimes des préjugés populaires, payent de leur vie la perte de leur raison et deviennent la proie des flammes. Pas une voix ne s'élève pour les défendre ; les parlements eux-mêmes sont les plus acharnés dans cette lutte barbare contre de pauvres malades, et il faut arriver jusqu'au xv⁰ siècle pour renouer, au point de vue de l'histoire de la médecine mentale, la chaîne si longtemps interrompue. Encore les idées religieuses sont-elles tellement enracinées que les premiers médecins, AMBROISE PARÉ lui-même, malgré les protestations encore timides de NIDER, donnent de la folie des interprétations surnaturelles et l'attribuent à l'intervention des démons.

2⁰ Renaissance. — A la fin du xvi⁰ siècle, sous l'influence de l'impulsion donnée par ALCIAT, WIER, LELOYER, MONTAIGNE, les médecins reviennent peu à peu aux saines traditions, et, successivement, BAILLOU, NICOLAS LEPOIS, FÉLIX PLATER, SENNERT, SYLVIUS DE LE BOE, BONET, cherchent, sans toujours y réussir, à secouer le joug des préjugés si tenaces légués par les siècles précédents.

PAUL ZACCHIAS (1584-1659), proto-médecin du pape et des États romains consacre, dans son admirable livre intitulé : *quæstiones medico-legales,* un chapitre des plus importants aux divers états d'aliénation mentale. On y trouve développées et résolues, à côté de descriptions cliniques aussi exactes que concises, toutes les considérations médico-légales que soulève la folie, notamment en ce qui touche la capacité civile, la validité des actes, les intervalles lucides, la responsabilité morale et légale des aliénés.

SYDENHAM (1624-1689) ne traite que d'une manière incidente de la folie, mais il signale ce point intéressant de la manie développée à la suite des *fièvres intermittentes.*

WILLIS (1622-1675), dont les travaux sont plus importants et marquent un progrès sur ceux de ses devanciers, donne de bonnes descriptions de la manie et de la mélancolie qu'il divise en partielle et générale, de la stupidité, dans laquelle il réunit, comme on continua de le faire après lui, l'imbécillité, l'idiotie, la démence et même la stupeur. Ses descriptions sont malheureusement noyées dans de longues discussions sur les esprits animaux. Il signale la succession de la manie et de la mélancolie, et, dans cette indication, se trouvent les premières traces de ce qui a été décrit plus tard sous le nom de folie à double forme. WILLIS admet encore, quoique avec une certaine réserve, l'intervention des démons. Les règles du traitement qu'il expose sont remplies de sens ; malheureusement, il ne craint pas de conseiller, comme fréquemment nécessaires, les moyens de rigueur : « Prima indicatio curatoria disciplinam, minas, vincula æque ac medicinam requirit. Furiosi nonnunquam citiùs per supplicia et cruciatus, quam pharmacià aut medicamentis curantur. »

BONET (1620-1689), dans son *Sepulcretum*, insiste comme l'avaient fait GALIEN et les Arabes, sur l'importance des lésions viscérales dans l'aliénation mentale, et rapporte longuement les lésions trouvées à l'autopsie dans les divers organes.

A cette même époque, on fait quelques tentatives heureuses de médication, et on rapporte un cas de récidive de manie traitée et guérie par la transfusion du sang, ainsi que quelques autres, guéris aussi par la trépanation.

Au XVIIIᵉ siècle, l'étude de la pathologie mentale entre définitivement dans une voie nouvelle. Il se produit bien encore quelques épidémies de folie religieuse et hystérique soit parmi les calvinistes persécutés, soit sur la tombe du diacre PÂRIS, mais la nature maladive en est reconnue, et on leur oppose un traitement surtout médical.

VIEUSSENS (1641-1720), à part quelques névroses dont il fixe définitivement le siège dans le cerveau, ne cherche qu'à adapter ses connaissances en aliénation avec ses théories humorales.

BOERHAAVE (1668-1738) et son commentateur VAN SWIETEN (1700-1772) subordonnent également leurs idées en aliénation à leurs vues théoriques et font tout découler de la malignité du sang et de l'atrabile. Ils donnent pourtant çà et là quelques bonnes descriptions de la manie, de la mélancolie et indiquent notamment, dans la phrase suivante, les principaux caractères physiques de la mélancolie avec dépression profonde, c'est-à-dire de la stupeur : « Pulsus lentior ; frigus majus ; respiratio lenta ; circulatio per sanguinea vasa bona ; per lateralia minus bona ; hinc humorum secretiorum et excretiorum minor, tardior, cratior exitus ; minor consumptio, parcior appetitus. »

Mais bientôt, sous l'impulsion de Bonet, Vieussens, et surtout de Morgagni (1682-1771), l'anatomie pathologique fait des progrès rapides, et on tend de plus en plus à abandonner les théories humorales et chimiatriques pour s'attacher surtout à l'examen des solides.

Sauvages (1706-1767), nosologiste avant tout, divise à l'infini les diverses formes des troubles nerveux. Sa huitième classe, constituée par les *vésanies* ou maladies qui troublent la raison, est subdivisée elle-même en quatre ordres : 1° les *hallucinations* (vertige, berlue, diplopie, tintouin, hypocondrie, somnambulisme) : 2° les *morosités*, désirs ou affections dépravées (pica, boulimie, polydipsie, antipathie, nostalgie, terreur panique, satyriasis, fureur utérine, tarentisme, rage) ; 3° les *délires* (transports, démence, mélancolie, manie, démonomanie) : 4° les *folies anormales* (oubli, insomnie). Chacun de ces genres offre à son tour des divisions plus ou moins nombreuses.

Çà et là, on trouve dans Sauvages quelques tableaux cliniques exacts, notamment celui de la mélancolie anxieuse (mélancolia attonita). Mais son mérite a été surtout de réunir, sous le nom de vésanies, et dans un cadre complet, à peu près tout ce qu'on savait sur les maladies mentales à cette époque.

Lorry (1725-1772) donne aussi quelques bonnes descriptions, mais rendues confuses par son retour à une théorie moitié solidiste, moitié humorale.

Cullen (1712-1792) qui sert de transition entre l'époque de la Renaissance et l'époque moderne, rejette toute idée humorale et insiste sur la nécessité des recherches anatomo-pathologiques. Il range les maladies mentales parmi les *névroses* dont elles constituent, dans son ouvrage, la quatrième classe. Il décrit le *délire partiel*, tout en faisant remarquer combien il est rare de trouver la folie absolument limitée à un point unique, et n'admet, en fin de compte, que deux formes de folie primitive, dont il fait dériver toutes les autres : la *manie* et la *mélancolie*. Dans la partie consacrée au traitement, il vante le travail, les bains, les exercices du corps et n'autorise qu'avec une certaine réserve les moyens violents de répression.

Avec Cullen, nous sommes déjà bien loin de l'ignorance et de l'obscurité du moyen âge, et la science mentale a déjà réalisé d'immenses progrès. Mais la condition des aliénés est encore déplorable ; ils vivent toujours épars dans les prisons, dans quelques maisons de refuge ou d'indignes cabanons. Très peu sont hospitalisés, et encore les hôpitaux où on les renferme ne sont, en réalité, que des cachots. Aussi, leur étude est-elle difficile et incomplète tout autant que leur sort est misérable.

A. Paris, depuis un arrêt du Parlement en date du 16 septembre 1660, tous les fous passaient d'abord par l'Hôtel-Dieu, où deux salles leur étaient réservées. La salle Saint-Louis, celle des hommes, contenait dix lits à quatre places et deux petits lits ; la Salle Sainte-Martine, celle des femmes, contenait six grands lits et six petits lits. Quelques places de ces salles étaient réservées aux hydrophobes. C'était là que s'exécutait le traitement consistant invariablement en douches, bains froids et saignées répétées, avec adjonction d'hellébore, de purgatifs et d'antispasmodiques. Lorsque après quelques semaines les malades n'étaient pas guéris, et on comprend combien un pareil régime était peu fait pour les rendre à la raison, ils étaient considérés comme incurables et distribués de là soit aux Petites-Maisons, devenues plus tard l'hospice des Ménages, soit à la Salpêtrière, soit à Bicêtre.

Là, mal nourris, couvert de haillons, chargés de chaînes et de colliers de fer, confinés dans d'infects cabanons destinés jadis aux criminels, couchés sur de la paille pourrie, respirant un air méphitique, ils traînaient une vie misérable, exposés à la vue du public qui, les jours de fête, était admis, moyennant rétribution, à se repaître de leur spectacle et à les agacer comme des fauves, à travers les barreaux de leur cage.

En province et à l'étranger la situation était la même, sinon pire, et sir Bennet pouvait s'écrier encore vingt ans plus tard, à la chambre des Communes : « Si jamais établissement a couvert de honte l'Angleterre, c'est Bedlam ».

C'est à ce moment que parut Pinel et que s'accomplit la mémorable réforme de 1793, qui changea complètement le sort des aliénés et inaugura une ère nouvelle dans l'histoire de la Médecine mentale.

§ 4. — Quatrième époque : époque moderne

Ph. Pinel, né en 1755 à Saint-Paul près Lavaur (Tarn), et reçu docteur à Toulouse, devint médecin du service des aliénés, à Bicêtre, en 1793.

On a vu dans quel état il trouva les aliénés. Grâce aux éloquentes protestations qu'il fit entendre, il parvint à faire tomber leurs chaînes, et provoqua ainsi un mouvement général en faveur de ces malheureux. Aux mauvais traitements, aux violences brutales, aux coups et aux chaînes, il substitua les moyens de répression sagement combinés, vanta les effets de la fermeté unie à la douceur et à la patience, enfin, posa les premières bases du traitement moral. Il démontra la nécessité de créer pour les aliénés des établissements spéciaux, indiqua les principes qui devaient présider à leur construction, à leur organisation, à leur aménagement, à la séparation des malades en quartiers distincts d'après la nature même de leur affection mentale ; en un mot, il traça les premières règles de l'hospitalisation des aliénés et fit comprendre le rôle du médecin dans l'observation et la direction médicale et matérielle de ces malades. Il fut aidé dans les détails pratiques de sa réforme par le surveillant de la Salpêtrière, Pussin, collaborateur modeste, mais dont le rôle n'en fut pas moins actif, et que Pinel lui-même a associé, dans une certaine mesure, à l'honneur de sa glorieuse innovation.

Tel est, en substance, le récit de la réforme de Pinel. Un homme, par sa généreuse initiative et sa persévérante volonté, avait réalisé ce que plusieurs siècles avaient vainement poursuivi : la réhabilitation de l'aliéné et son élévation à la dignité de malade. Il faut reconnaître, pour être juste, que cette entreprise venait à son heure et qu'elle fut, pour ainsi dire, l'une des manifestations de l'immense mouvement de philanthropie qui entraînait tous les grands esprits à cette époque.

Au reste, la tentative de PINEL ne fut pas isolée. Au même moment des efforts analogues s'opéraient sur d'autres points. Déjà DAQUIN, en Savoie, avait prêché la même doctrine humanitaire dans une sphère plus modeste, tandis que CHIARUGGI, en Italie, publiait en 1794, son *Traité de la folie en général et dans l'espèce*, où il consignait les résultats des améliorations obtenues par lui à Florence, dans l'asile de San-Bonifacio.

En Angleterre, un simple citoyen de la ville d'York, WILLIAM TUKE, parvenait, par sa seule initiative, à faire mieux encore. Témoin des graves abus qui se commettaient dans les asiles, il décida ses coreligionnaires de la secte des Quakers ou « Société des amis », à fonder une maison de santé d'où seraient bannis la rigueur corporelle et les mauvais traitements. C'est ainsi que fut posée, dès 1792, la première pierre de *la Retraite* d'York qui, ouverte en 1796, devint le point de départ des améliorations successives réalisées en Angleterre dans l'assistance des aliénés [1].

Mais PINEL ne fut pas un simple réformateur, ce fut aussi un savant. Réunissant toutes les observations cliniques et thérapeutiques qu'il avait pu faire sur les aliénés, il publia en l'an IX son *Traité de la manie* dans lequel, après avoir rappelé les admirables travaux des anciens, il exposait ses vues médico-philosophiques sur l'aliénation mentale. Cet opuscule, dont CUVIER a dit à l'Institut que « ce n'était pas seulement un livre de médecine, mais un ouvrage capital de philosophie et même de morale », eut un grand retentissement et est demeuré, depuis, justement célèbre.

PINEL admit et décrivit quatre espèces de folie : la *manie*, la *mélancolie*, le *démence* et *l'idiotie*, dans laquelle il confondit,

---

[1] Cette quasi-simultanéité de réformes opérées dans divers pays n'a pas été sans soulever, comme il fallait s'y attendre, des questions de priorité plus ou moins irritantes, et on a voulu opposer DAQUIN, CHIARUGGI et TUKE à PINEL. C'est amoindrir de tels hommes que de discuter comparativement leurs mérites et il me semble préférable de les confondre dans une mutuelle admiration. Comme l'a dit HACK TUKE, le digne petit-fils du philanthrope anglais : « Il y a dans ce monde assez de maux pour le peu de réformateurs qui surgissent de temps à autre ; il n'est pas besoin de les mettre entre eux dans un état de rivalité hostile. »

comme l'avait fait Willis, l'idiotie, le crétinisme, et jusqu'à la démence et à la stupeur mélancolique.

Pendant ce temps, se fondait en Allemagne l'école qu'on a appelée *école psychologique allemande* et dont le point de départ fut la théorie spiritualiste de Stahl, pour lequel les maladies n'étaient, comme on le sait, que la perversion des tendances morales de l'âme produite par le péché. Le péché devint donc la cause première de la folie.

Langermann et son élève Ideler furent les fondateurs de cette école psychologique qui compta des noms illustres, et dont le plus célèbre représentant fut Heinroth (1773-1843), un des meilleurs disciples de Pinel, qui admit que la folie avait sa source dans l'absence de moralité, que son caractère essentiel était la perte de la liberté, et son meilleur préservatif l'attachement aux vérités de la religion chrétienne.

Les idées des psychologues allemands, par leur exagération, ne tardèrent pas à provoquer une réaction très vive dans un sens opposé. En Allemagne même, se fonda une école nouvelle : *l'école somatique*, qui eut pour chefs : Nasse, Friedreich, Vering, Amelung, Jacobi, Griesinger, et, en Hollande, Schroeder van der Kolk. Tous protestèrent successivement contre les doctrines spiritualistes outrées des psychologues et s'efforcèrent de prouver que la folie tient à des lésions physiques soit cérébrales, soit viscérales. Comme Galien et les Arabes, ils accordèrent la place d'honneur, en psychiatrie, aux folies sympathiques.

En France, Esquirol, né à Toulouse en 1772, avait succédé à Pinel, et l'importance de son action fut aussi grande sur la médecine mentale proprement dite que celle de Pinel l'avait été sur la condition morale et le traitement des aliénés.

Comme *philanthrope* et comme *réformateur*, il continua l'œuvre de Pinel, contribua à la construction et à l'organisation de nombreux asiles dont il dressa lui-même les plans, améliora de plus en plus le sort des aliénés, enfin, prépara de longue main, par ses voyages et ses écrits, le mouvement qui aboutit à la fameuse loi de 1838, qui a rendu de si grands services et à laquelle collaborèrent activement Falret père et Ferrus.

Comme *savant*, Esquirol quitta le domaine de la spéculation pure pour s'attacher surtout à l'observation et à la clinique, traça d'admirables tableaux des principales formes de folie auxquelles il ajouta la *monomanie*, enfin soupçonna l'existence de la *paralysie générale*.

Comme *maître*, il forma ou dirigea une magnifique pléiade d'élèves, qui s'illustrèrent à leur tour.

A Charenton, c'est Bayle, Delaye, Georget, Foville père et Calmeil, qui découvrent et décrivent les symptômes et les lésions de la *paralysie générale*.

A la Salpêtrière, c'est Trélat, qui trace l'histoire de la *folie lucide*; Félix Voisin, qui fait une étude approfondie de *l'idiotie*; Falret père, qui combat la doctrine des *monomanies* et saisissant toute l'importance de l'évolution dans les maladies mentales, met au jour sa *folie circulaire* à peu près au même moment où Baillarger produisait sa *folie à double forme* : c'est Leuret, le promoteur, trop attaqué peut-être, du *traitement moral*; c'est Baillarger, dont les découvertes cliniques, dans le domaine des vésanies comme dans celui de la paralysie générale, ne se comptent plus.

C'est encore Marc et Fodéré, les rénovateurs de la *médecine légale* des aliénés ; Ferrus, Parchappe, Renaudin, savants doublés d'aministrateurs habiles, qui réorganisent les asiles d'aliénés ; c'est, à l'étranger, Conolly, Guislain, Rush, Casper, Griesinger, etc., dont l'action sur l'étude et le traitement de l'aliénation mentale en Angleterre, en Belgique, en Amérique, en Allemagne, a été plus ou moins comparable à celle de Pinel et d'Esquirol.

Sous une telle impulsion, la Psychiatrie, dans la seconde moitié du siècle qui vient de finir a vu s'accumuler, en tous pays, les recherches et les progrès.

Parmi les grandes questions sur lesquelles se sont particulièrement portés les efforts, durant ce laps de temps, nous rappellerons : celles relatives à l'*hérédité*, aux *états dégénératifs*, au *myxœdème*; aux *délires systématisés*, à la *confusion mentale*, à la *démence précoce*; à l'étiologie, à la pathogénie, à l'anatomie pathologique, à la forme juvénile de la *paralysie générale*; aux *délires des névroses*, aux *idées fixes*, aux *obsessions*, aux *impulsions*, aux *perversions sexuelles*; aux *psychoses d'intoxications, exogènes et endogènes* et aux *psychoses d'infections*; à la *psychopathologie judiciaire*; au *traitement* législatif, hospitalier, familial, hygiénique, moral, médical et chirurgical des aliénés; enfin à l'*enseignement* des maladies mentales.

L'étude de ces différents problèmes, qui embrassent, comme on le voit, la presque totalité du champ psychiatrique, est due en grande partie à ceux qui furent ou sont encore nos maîtres, et parmi lesquels nous citerons, pour ne parler que des morts : BRIERRE DE BOISMONT, LUCAS, MOREAU de TOURS, MARCÉ, MOREL, CH. LASÈGUE, LEGRAND DU SAULLE, DELASIAUVE, JULES FALRET, LINAS, LUNIER, BILLOD, ACH. FOVILLE, COTARD, LUYS, BALL, CHARCOT, etc., pour la France ; MAGNUS HUSS, WESTPHAL, KRAFFT-EBING, HACK-TUKE, BIFFI, VERGA, SEGUIN, KORSAKOFF, INGELS, etc., pour l'étranger.

S'il était permis de dégager d'un mot la caractéristique de cet immense labeur d'hier et du mouvement actuel qui en résulte, nous dirions qu'elle consiste en une tendance croissante à appliquer à la psychiatrie les données et les méthodes scientifiques de la pathologie générale contemporaine.

La psychiatrie a cessé d'être un pur chapitre de la philosophie. Elle est maintenant et elle sera de plus en plus une branche à la fois psychologique, clinique, anatomique et sociologique de la science médicale, ou, pour mieux dire, de la biologie.

LIVRE PREMIER

PATHOLOGIE GÉNÉRALE

Sous le titre de pathologie générale, nous nous proposons de passer en revue les principales considérations d'ensemble relatives à la psychiatrie.

Nous diviserons ce livre en trois chapitres :

Dans un premier chapitre nous étudierons les *Généralités relatives aux psychopathies : étiologie, évolution, anatomie pathologique.*

Le second chapitre sera consacré à la *Symptomatologie générale ou Séméiologie.*

Le troisième et dernier chapitre exposera la *Classification* adoptée.

CHAPITRE PREMIER

GÉNÉRALITÉS RELATIVES AUX PSYCHOPATHIES

Dans les généralités relatives aux psychopathies, nous examinerons successivement, en trois articles distincts : 1° leur *étiologie générale* ; 2° leur *mode d'évolution* ; 3° leur *anatomie pathologique.*

ARTICLE PREMIER

ÉTIOLOGIE GÉNÉRALE

L'étiologie est une des parties les plus importantes de la Psychiatrie, à ce point que quelques auteurs, notamment Morel, en ont fait la base de leur classification.

A vrai dire, il n'est peut-être pas une condition pathogène, héréditaire ou acquise, individuelle ou collective, morale ou physique, externe ou interne, qui ne puisse devenir, dans des circonstances données, une cause de psychopathie.

Passer successivement en revue toutes ces causes, comme l'a fait TOULOUSE dans son bel ouvrage, serait trop long et sans utilité. Nous aimons mieux dire un mot seulement des principales d'entre elles, en continuant à les distinguer en *prédisposantes* et *déterminantes* ou *occasionnelles*, malgré ce que cette division peut avoir, à la rigueur, d'artificiel.

I. — CAUSES PRÉDISPOSANTES

A) GÉNÉRALES

1° Civilisation, races ;
2° Événements politiques, révolutions, guerres ;
3° Idées religieuses, superstitions ;

B) INDIVIDUELLES

1° Hérédité ;
2° Age ;
3° Sexe ;
4° Climat, saisons, phases lunaires, température ;
5° Etat civil ;
6° Profession ;
7° Education.

II. — CAUSES OCCASIONNELLES

A) CAUSES PSYCHIQUES

1° Surmenage, émotions, passions, chagrins ;
2° Imitation, contagion ;
3° Captivité, détention ;

B) CAUSES PHYSIOLOGIQUES

1° Puberté ;
2° Menstruation ;
3° Grossesse, accouchement, lactation ;
4° Age critique ;

C) Causes pathologiques

1° Intoxications (exogènes, endogènes) ;
2° Infections ;
3° Maladies du système nerveux ;
4° Maladies des viscères et des glandes à sécrétion interne ;
5° Maladies diathésiques, de la peau et du sang ;
6° Maladies chirurgicales, opérations ;
7° Maladies des organes des sens.

§ 1. — Causes prédisposantes

Les causes prédisposantes, comme il est indiqué dans le tableau ci-dessus, se divisent en *générales* et *individuelles*.

A) Causes prédisposantes générales

1° Civilisation, races. — On s'accorde à reconnaître que la *civilisation*, par les besoins qu'elle entraîne, les habitudes de luxe et de plaisirs qu'elle crée, enfin la lutte pour l'existence à laquelle elle condamne, favorise le développement de l'aliénation mentale.

D'une façon générale, en effet, on peut dire que la fréquence des psychopathies est proportionnelle pour les pays à leur degré d'avancement dans la civilisation, pour les localités à l'importance de leur vie psychique, pour les classes sociales au développement et au fonctionnement de leur cérébralité. C'est à une conclusion analogue qu'est arrivé WILLIAM A. WHITE dans un travail tout récent. Il dit aussi que les troubles mentaux sont d'autant plus fréquents qu'on considère un point où la population est plus dense, la civilisation plus grande, la lutte plus âpre. La folie est due pour lui au peu de résistance d'esprits soumis à des préoccupations exagérées et son extension se fait suivant les mêmes voies et dans le même sens que la civilisation.

Les statistiques sur la folie publiées depuis un siècle confirment ces faits, sans fournir toutefois de précision absolue, bien des causes, en particulier les progrès des recensements et surtout ceux de l'hospitalisation, influant de façon notable sur les résultats.

S'il est impossible de traduire en chiffres exacts l'influence de la civilisation sur la *fréquence* des psychopathies, en revanche son action sur la *forme* de ces psychopathies est beaucoup plus facilement constatable. On sait, en effet, que les folies pures ou vésaniques ont existé de tout temps et très probablement sans s'accroître d'une façon considérable. Parmi elles, les folies généralisées, manie et mélancolie, sont restées absolument identiques à ce qu'elles étaient autrefois, ainsi qu'on peut s'en convaincre en comparant les descriptions des auteurs de l'antiquité aux cas observés aujourd'hui. Quant aux folies partielles ou systématisées, tout en restant les mêmes au fond, elles varient comme expression suivant les époques et les milieux. L'alcoolisme, la folie alcoolique et d'une façon générale toutes les psychoses toxiques augmentent très notablement, en particulier dans certains pays comme la France, et dans les grands centres. Enfin la paralysie générale, absolument inconnue avant le siècle actuel, qu'elle existât ou non, devient de plus en plus fréquente, surtout chez la femme et l'adolescent. Mon éminent ami le regretté professeur KRAFFT-EBING, qui fut l'un des plus grands psychiatres du siècle écoulé, a pu dire au Congrès international de Moscou, en 1897, dans une formule saisissante : « L'étiologie de la paralysie générale se résume en deux mots : « Civilisation. Syphilisation ».

Il serait intéressant, à côté des effets de la civilisation en général, d'indiquer l'aptitude comparative des diverses *races* à l'aliénation mentale et à chacune de ses formes. Malheureusement des documents précis manquent à cet égard. Il résulte néanmoins de certains travaux, en particulier d'un important relevé fait en 1888 par les Drs BANNISTER et LUDWIG KEKTOEN, de l'Illinois, sur un nombre considérable d'aliénés traités dans leur asile, que la race juive tiendrait la tête, notamment pour la paralysie générale, la manie et la mélancolie. La race africaine, la race anglo-saxonne et anglo-américaine, la race latine, la race teutonique, la race celtique et la race scandinave viendraient après, avec des chiffres plus ou moins variables. Mais, je le répète, ces résultats, purement locaux, ne sauraient représenter dans son ensemble, la réalité.

2° Événements politiques, révolutions, guerres. —
On a exagéré de tout temps l'importance des *commotions politiques* et des *révolutions*, comme cause d'aliénation mentale. Les
statistiques d'Esquirol, de Belhomme, de Brierre de Boismont,
de Lunier ont même montré ce fait paradoxal que le nombre
des admissions dans les asiles a été au total moindre en 1789,
en 1848 et en 1870-1871, que dans les années précédentes, ce
qui s'explique d'ailleurs par une infinité de causes. Morel a été
jusqu'à dire que les Révolutions, en fin de compte, guérissaient
plus de nerveux et de déséquilibrés qu'elles n'en produisaient.
La vérité est que ces grands événements ont surtout pour effet
de faire surgir et de mettre en évidence un certain nombre de
psychopathes qui, en des temps non troublés, fussent passés
inaperçus, et aussi de communiquer aux idées délirantes du
moment une couleur spéciale (délire anxieux, délire obsidional
ou des assiégés, exaltation patriotique, folie des foules).

Nous aurons tout dit sur le compte des périodes politiques
agitées dont nous parlons quand nous aurons ajouté, avec
Morel, que les enfants conçus pendant ces périodes peuvent
subir le contre-coup des émotions violentes éprouvées par leurs
parents et devenir ainsi des candidats aux psychopathies.

Même en dehors des grandes commotions, la politique, comme
la religion, a ses mystiques et ses exaltés, attirés vers elle par
leur déséquilibration même et susceptibles d'y jouer un rôle
aussi actif que dangereux. Les sectes politiques outrées comptent
dans leurs rangs nombre de ces impondérés et quant aux *Régicides* et *Magnicides*, ces types de fanatiques meurtriers, ils se
réclament tous, on le sait, d'une des idées ou théories du moment, dont ils croient être les héros et les martyrs.

L'influence des *guerres* sur l'aliénation mentale a commencé
d'être sérieusement étudiée dans les dernières campagnes
hispano-américaine, transvalienne et russo-japonaise. Contrairement à l'opinion de Savage, pour qui la guerre abaisse plutôt
qu'elle n'élève les cas de folie, en fournissant une dérivation à
l'esprit, Clay Shaw, Richardson, Jacoby estiment que c'est là un
facteur important de psychopathies, agissant soit par voie directe,
soit en renforçant d'autres causes telles que hérédité, dégénéres-

cence, alcoolisme, paludisme, insolation, maladies incidentes diverses, masturbation, syphilis, etc. Jacoby montre que certaines grandes hécatombes et tueries des batailles modernes, navales et terrestres, sont comparables, au point de vue de l'effet psychique, à des catastrophes cosmiques, tremblement de terre, éruption volcanique, etc., et déterminent comme elles, des troubles cérébraux collectifs, à forme aiguë et contagieuse.

3° Idées religieuses, superstitions. — L'influence des *idées religieuses* sur la production de la folie varie suivant les époques, les pays et les milieux. Très active en France au moyen âge, au moment des guerres de religion, des réformes et des polémiques ardentes, elle est devenue beaucoup moindre aujourd'hui, sans cesser cependant d'être manifeste. Par contre, elle joue encore un rôle considérable dans les pays où les sentiments religieux occupent une des premières places. Rien n'est plus communicable que les idées de religion et de mysticisme ; c'est pourquoi les délires qu'elles engendrent revêtent le plus souvent, comme le montre l'histoire, même contemporaine, la forme épidémique.

Les idées religieuses déterminent surtout la folie chez les individus qui leur offrent le plus de prise, c'est-à-dire, d'une façon générale, chez les esprits faibles, les enfants, les femmes, les personnes nerveuses, mais surtout chez les religieux et les religieuses, et parmi ceux-ci, de préférence, chez ceux qui sont voués aux ordres mystiques et contemplatifs.

Elles ont également une action plus manifeste à certaines périodes de l'existence, surtout aux grandes époques de la vie génitale : la puberté et la ménopause. On sait, d'ailleurs, qu'il existe un lien étroit entre les idées mystiques et les idées érotiques et que, le plus souvent, ces deux ordres de conceptions se trouvent associées chez les aliénés.

Toutes les religions peuvent conduire à la folie. Le fanatisme religieux est surtout fréquent, cependant, dans certaines d'entre elles telles que le Bouddhisme, le Brahmanisme, l'Islamisme. Quoi qu'en ait dit Ellis, le protestantisme ne semble pas provoquer plus de psychoses religieuses que le catholicisme.

Ce qui est vrai, c'est que l'un favorise de préférence les délires de controverse religieuse, et l'autre les délires de culpabilité, de mauvaise confession, de damnation.

Les mystiques sont loin, d'ailleurs, de délirer toujours dans le sens des religions existantes. Souvent, ils en créent de nouvelles et c'est un sujet d'étonnement bien légitime que de voir leurs préceptes et leurs pratiques, pour si extravagants qu'ils soient, recruter aussitôt des adeptes et des fervents.

Le rôle des *superstitions* dans l'étiologie des psychopathies est à rapprocher de celui de la religiosité outrée. Bien des esprits ignorants, grossiers ou déjà débiles ne résistent pas à la peur ou au contact de la sorcellerie, du somnambulisme extra-lucide, du spiritisme, voire même de l'hypnotisme. Les victimes mentales de certains charlatans, qui spéculent sur la crédulité du public, ne se comptent pas et nous avons observé, mon élève DE PERRY et moi, nombre de sujets que la fréquentation de somnambules professionnelles a conduits à la névrose, à la psychose et jusqu'à l'impulsion homicide.

B) CAUSES PRÉDISPOSANTES INDIVIDUELLES

1° Hérédité. — L'hérédité, qui est sans contredit la plus importante de toutes les causes de folie, « la cause des causes », comme on l'a appelée, mérite de nous arrêter un instant.

a. *Définition*. — Par hérédité il faut entendre, en pathologie mentale, une prédisposition originelle aux psychopathies, transmise aux enfants par les parents.

b. *Nature, fréquence*. — La source de cette prédisposition peut être non seulement l'aliénation mentale elle-même, chez les ascendants, mais une foule d'autres facteurs tels que : l'excentricité, les névroses, l'alcoolisme, certaines diathèses, la mauvaise consanguinité, l'âge avancé, l'ivresse au moment de la conception, les shocks de tout ordre durant la grossesse, etc. C'est faute d'avoir ainsi compris l'hérédité dans son acception la plus large et la plus vraie, et pour l'avoir plus ou moins restreinte aux cas de transmission de la folie elle-même, qu'on n'a pu se mettre d'accord sur la fréquence exacte de cette cause en aliénation mentale. En réalité, on peut admettre, avec Marcé, que dans les neuf dixièmes des cas, on trouve un antécédent quelconque.

c. Caractères, formes, variétés. — L'hérédité provient le plus souvent des parents eux-mêmes, c'est-à-dire qu'elle est *immédiate*. Elle peut venir à la fois du père et de la mère, et, dans ce cas, elle est dite *double* ou à *facteurs convergents*. Ou bien, elle est isolément le fait du père ou de la mère, constituant ainsi l'hérédité *simple*, *paternelle* ou *maternelle*. Suivant Esquirol, cette dernière est la plus grave. Elle est aussi trois fois plus fréquente que l'hérédité paternelle, d'après Baillarger. D'autres auteurs, comme Orchansky, considèrent au contraire l'hérédité paternelle comme de beaucoup la plus commune, la mère tendant, lorsqu'elle est normale, suivant l'opinion de Le Gendre, à contrebalancer les effets de la constitution pathologique du père. Au fond, on ne sait rien de précis à cet égard, pas plus qu'on ne sait si la tare d'un ascendant se transmet indifféremment aux enfants des deux sexes ou de préférence à ceux de l'un d'eux, le similaire ou l'opposé.

L'hérédité peut provenir non plus des parents, mais des grands-parents, sans avoir passé par les ascendants immédiats. Elle est alors *médiate* ou *atavique*. Elle peut aussi provenir à la fois de plusieurs générations antérieures, et, dans ce cas, elle est dite *accumulée*.

L'hérédité est *directe* ou *collatérale*, suivant qu'elle tire son origine des parents ou grands-parents, ou des branches collatérales de la famille.

L'hérédité peut survenir chez les enfants au même âge que chez les parents ; dans ce cas, elle est dite *homochrone*. Elle peut aussi éclater chez les enfants plus ou moins longtemps avant de se manifester chez les parents. Elle doit être considérée alors comme *anticipée* par rapport à la folie des ascendants, restée jusqu'alors latente.

L'hérédité peut se traduire, chez les enfants, par une affection mentale identique à celle des parents. C'est le cas pour le suicide, les obsessions, les folies cycliques, etc. L'hérédité est alors *similaire* ou *homologue*. Elle est au contraire *dissemblable* ou *transformée* lorsqu'elle se modifie en passant d'une génération à une autre. C'est là le cas le plus fréquent, et alors elle peut : soit s'accentuer de plus en plus pour aboutir à la dégénérescence de la race, c'est-à-dire être *progressive* ; soit s'atténuer au contraire par une série de croisements heureux pour en arriver à disparaître, c'est-à-dire être *régressive*.

L'hérédité ne frappe pas indistinctement tous les membres d'une même famille. Un certain nombre d'entre eux peuvent échapper à cette influence. Il est même de règle, d'après MOREL, d'observer dans les familles d'aliénés des *types disparates*. Cette disparité peut quelquefois être poussée à ce point qu'à côté de dégénérés ou d'aliénés, on trouve dans ces familles, suivant la juste remarque de MOREAU, de Tours, des hommes de talent et même de génie (Parenté du génie et de la folie). Dans certains cas, l'hérédité frappe les enfants de même sexe et épargne les autres. Parfois enfin, deux ou plusieurs frères ou sœurs, réunis ou séparés, sont atteints simultanément et d'une façon identique. C'est la *folie à deux* et la *folie gémellaire*, expression, dans certains cas, d'une véritable maladie familiale, qui peut se traduire sous forme plus grave encore et dans plusieurs générations (psychose familiale).

D'une façon générale, les enfants les plus exposés à l'hérédité sont ceux dont la naissance se rapproche le plus des accès d'aliénation des parents. C'est surtout le cas des enfants nés d'une mère en accès de folie gravidique ou conçus par un père en état d'ivresse.

L'hérédité, en psychiatrie, paraît affecter plusieurs types dont les principaux sont : l'*hérédité vésanique*, ou hérédité de la folie pure, des vésanies ; 2° l'*hérédité cérébrale* ou congestive, c'est-à-dire l'hérédité des affections cérébrales et de la paralysie générale ; 3° l'*hérédité névrosique* ou névropathique, qui est celle des névroses ; 4° l'*hérédité infectieuse*, représentée, comme type, par l'hérédo-syphilis ; 5° l'*hérédité toxique*, représentée surtout par l'hérédo-alcoolisme. Jusqu'ici, ces divers types d'hérédité ont été à peu près confondus, et on ne tient guère compte des différences qui peuvent exister, dans l'ascendance comme dans la descendance, entre un vésanique, un alcoolique, un paralytique général.

2.

Or, ces différences sont, croyons-nous, suffisantes pour nécessiter une distinction. Qu'on étudie, par exemple, la descendance des paralytiques généraux. On n'y retrouvera ni les caractères de la descendance des vésaniques, ni ceux de la descendance des alcooliques ; en revanche, on y constatera nettement ceux de la descendance des syphilitiques : ce qui prouverait une fois de plus, s'il en était besoin, que la paralysie générale provient avant tout de la syphilis et produit de l'hérédo-syphilis.

Il y a donc plusieurs genres d'hérédité et par suite plusieurs genres de dégénérescence héréditaire, se traduisant par des stigmates différents.

La prédisposition aux psychopathies ne dérive pas toujours et exclusivement des parents ; elle peut émaner aussi de l'individu lui-même, sous l'influence des tares ou maladies subies accidentellement dans la vie fœtale ou la première enfance. C'est dans ces conditions que le sujet, suivant le mot de LASÈGUE, « hérite de lui-même ». Avec certains auteurs modernes, comme BOUCHEREAU, COTARD, CH. FÉRÉ, il faut donc faire la part à cette seconde hérédité. Nous pensons toutefois qu'elle doit être limitée aux accidents intra-utérins et infantiles, sous peine d'y comprendre peu à peu toutes les maladies susceptibles de frapper l'individu jusqu'à son âge mûr.

2° Age. — La fréquence de l'aliénation mentale est surtout marquée dans la période moyenne de la vie ; au-dessus et au-dessous, cette fréquence diminue et s'abaisse de plus en plus à mesure qu'on s'approche des limites extrêmes de l'existence. Au point de vue de la forme, les psychoses impulsives et dégénératives prédominent chez l'enfant et l'adolescent, les psychoses démentielles, simples ou organiques, chez le vieillard. Chez l'adulte, toutes les formes peuvent s'observer. C'est l'âge de choix, néanmoins, pour la paralysie générale.

3° Sexe. — Si l'on fait une statistique générale de l'aliénation mentale, le sexe masculin y figure pour un chiffre plus élevé que le sexe féminin : la proportion est de 114 à 129 hommes pour 100 femmes. Si l'on exclut de la statistique les cas d'idiotie et de crétinisme, plus fréquents chez les hommes. L'équilibre se trouve rétabli dans une certaine mesure, et si on sépare encore de l'ensemble les cas de paralysie générale et d'alcoolisme, on constate que la folie pure est, en résumé, plus fréquente chez la femme que chez l'homme. Il faut ajouter que certaines affections mentales, comme celles de la grossesse, sont spéciales à la femme et que certaines autres, communes aux deux sexes, se présentent chez elle avec des caractères particuliers.

4° Climats, saisons, phases de la lune, chaleur, froid, cataclysmes terrestres, grands accidents. Il n'est guère possible d'établir l'influence comparative des différents *climats* sur la production de la folie, en raison de la multiplicité et surtout de la diversité des causes qui se surajoutent à elle. Ce qui paraît plus certain, c'est la recrudescence des cas d'aliénation dans certaines *saisons* et notamment dans le semestre de mars à septembre. En examinant à ce point de vue 32.000 malades passés à l'infirmerie du Dépôt, à Paris, Planès a trouvé que le nombre des aliénés va toujours croissant de janvier à juin. A partir de juin, la décroissance se fait de même régulièrement ou à peu près avec une augmentation considérable en octobre. Legoyt et Ogle sont arrivés à des résultats analogues. Ce dernier, sur 42.630 suicides survenus en Angleterre et dans le pays de Galles, a trouvé le minimum en décembre et le maximum en juin. L'ordre d'importance des trimestres serait, d'après Planès : le deuxième, le troisième, le premier, le quatrième. Le maximum correspondrait non aux fortes chaleurs de l'été, comme on le croit généralement, mais à l'effervescence du printemps.

Les anciens, et plus près de nous, Esquirol, attachaient une certaine importance à l'influence des saisons, non seulement sur le développement, mais aussi sur le cours de la folie ; tels ou tels accès devaient, pour lui, guérir à telle époque ; passé ce temps, si la guérison ne survenait pas, le pronostic devenait plus grave.

Quant à l'influence des *phases de la lune*, regardée autrefois comme si profonde que dans certains pays, elle a même donné son nom aux aliénés (lunatic), elle n'est plus guère admise aujourd'hui. Il paraîtrait cependant qu'elle aurait une certaine action sur le retour des accès dans la folie intermittente, et notamment dans la folie à double forme.

L'action des conditions météorologiques, des *orages*, du *coup de chaleur*, de l'*insolation*, des grands *froids*, de l'excès de *lumière*, de l'*obscurité* peut être rapprochée de celle des facteurs précédents. Sans parler des cas isolés de délire qui leur sont attribuables et que certains drames coloniaux récents ont mis en lumière, on sait que les chaleurs tropicales et caniculaires peuvent produire de véritables épidémies de psychoses aiguës et il est impossible d'oublier, en ce qui concerne le froid rigoureux, combien de victimes firent, au point de vue mental, les neiges de la Russie parmi les soldats de la Grande Armée. Quant à l'insolation, elle comporte un paragraphe spécial, que nous lui consacrerons plus tard.

Signalons enfin, à côté de ces causes cosmiques, autant occasionnelles que prédisposantes et générales qu'individuelles, les grands *cataclysmes* terrestres, par exemple les *tremblements de terre* (PILEPS, 1904), qui, par l'état d'affolement universel qu'ils déterminent comme par les désastres qu'ils engendrent, donnent lieu à des cas plus ou moins nombreux de folie, ordinairement aiguë. Ce sont de véritables *psychoses traumatiques*, au même titre que celles produites par tous les désastres et grands accidents, en particulier par les *accidents de chemin de fer*.

5° État civil. — Toutes les statistiques s'accordent à reconnaître que la folie est plus fréquente chez les *célibataires* que chez les gens *mariés*. On explique ce fait en disant que la condition du célibat favorise la vie irrégulière et prive les individus d'appui moral. Il serait peut-être plus vrai de dire que la même cause qui porte certains individus à la folie, les porte également au célibat. Il semble, en effet, que les prédisposés, en raison même de leur tempérament spécial, sont souvent portés à s'éloigner du mariage et à rechercher la vie égoïste et solitaire. On a remarqué également que, par une sorte d'attraction souvent inconsciente, les prédisposés avaient une tendance à s'allier entre eux. Enfin, on s'accorde à dire que le *veuvage* a une influence positive sur le développement de la folie.

6º Professions. — Dans tous les pays du monde, mais principalement en Angleterre, ce sont les *militaires* de terre et de mer qui occupent la première place, pour le nombre, dans la statistique de l'aliénation mentale. La *paralysie générale* est surtout fréquente chez les officiers. Il n'est pas rare non plus d'observer dans les rangs de l'armée certaines formes de folie épidémique, telles que la *nostalgie* et le *suicide*.

Dans les *professions libérales*, ce sont les hommes de loi, les ecclésiastiques, les médecins, les écrivains, les artistes qui paraissent payer le plus large tribut à la folie. Suivant une croyance généralement répandue, les aliénistes et en général toutes les personnes qui vivent au contact des aliénés, auraient une tendance à devenir fous, sous l'influence de ce contact. C'est là, nous n'avons pas besoin de le dire, une erreur populaire, car le contact des aliénés ne peut agir que sur des esprits déjà prédisposés.

Dans les *professions manuelles*, les gens les plus exposés aux psychoses sont les ouvriers qui travaillent dans les substances toxiques ou dangereuses, surtout dans l'alcool ; ceux qui sont exposés à de fortes chaleurs comme les chauffeurs, les mécaniciens, les cuisiniers, les ouvriers des usines, etc.

7º Éducation. — Une éducation vicieuse, trop rigide ou trop débonnaire, comme aussi trop hâtive et trop précoce, peut faire naître chez l'enfant certaines tendances *à l'aliénation*, ou, ce qui est plus fréquent, développer certains germes déjà existants. Aussi l'éducation des prédisposés et des enfants d'aliénés offre-t-elle des indications spéciales et des règles à part, qui consistent avant tout, le plus souvent, à soustraire l'enfant au milieu familial et à le soumettre dans les conditions les meilleures, à une prophylaxie médico-pédagogique appropriée.

§ 2. — CAUSES OCCASIONNELLES

Nous diviserons les causes occasionnelles des psychopathies

en trois groupes : 1° *causes psychiques*; 2° *causes physiologiques*; 3° *causes pathologiques*.

A) Causes psychiques

1° Surmenage, passions, émotions, chagrins. — L'action des causes occasionnelles, psychiques ou physiques, sur le développement des maladies mentales est incontestable, mais elle ne doit pas être exagérée, et il faut bien savoir que sans une prédisposition déjà existante, sans le concours de la semence et du terrain, cette action resterait inefficace.

Les causes psychiques sont *intellectuelles* ou *morales*.

Parmi les *causes intellectuelles*, la plus souvent invoquée est le *surmenage*, qui peut être divisé en surmenage de la jeunesse ou *surmenage scolaire* et surmenage de l'âge adulte ou *surmenage professionnel*.

A mon sens, on a exagéré l'importance de ce facteur, que certains ont voulu placer à l'origine de la plupart des psychopathies. Le surmenage *intellectuel* ne s'observe guère que chez des sujets insuffisamment résistants et les accidents nerveux et cérébraux des adolescents ne sont pour la plupart, à y regarder de près, que des névroses ou des psychoses de prédisposés.

Le véritable surmenage est, en réalité, le surmenage *moral* et je crois, observation faite, que l'homme peut travailler beaucoup de son cerveau sans fatigue et sans danger, à condition que son labeur, si actif et si continu qu'il soit, ne se complique pas des déceptions, des tortures, des angoisses qui rompent l'équilibre et brisent les ressorts de l'organisme le mieux trempé.

Il faut ajouter que le surmenage ainsi produit paraît agir principalement en déterminant des perturbations nutritives, c'est-à-dire par *auto-intoxication*.

Il suit de là que les *causes morales* tiennent, en fait de causes psychiques, la première place, et, parmi elles, les *passions* et les *émotions*, qui les résument toutes, en définitive. Les passions dépressives ont une action bien plus puissante que les passions gaies. Celles qui agissent surtout sont les émotions violentes, la terreur, le choc moral qui résulte d'un attentat à la pudeur, l'impression des premiers rapports du mariage, la perte d'une femme aimée, les chagrins d'amour, les préoccupations d'affaires, les discussions et les brouilles, la misère, les émotions mystiques outrées, mais surtout les chagrins domestiques et les revers de fortune. Pour si brusque et si imprévue que soit l'action de ces causes, il est bien rare, comme on le croit généralement à tort dans le public, que la folie se manifeste immédiatement, au moins dans toute son intensité.

2° Contagion. — La contagion peut avoir une certaine action sur les esprits faibles ou impressionnables, en quête d'une influence occasionnelle. Elle peut se circonscrire à une sphère restreinte et se limiter à l'intimité de la famille et du foyer (folie à deux, suicide à deux, folie induite).

Elle peut également s'exercer à la fois sur un grand nombre d'individus, comme dans les fameuses épidémies de folie du moyen âge et comme dans ce que l'on appelle la *folie des foules*.

La « folie des foules » mérite une mention à part, par les conditions toutes spéciales dans lesquelles elle naît et se manifeste, aussi bien que par les graves conséquences, quelquefois d'ordre social, qu'elle entraine. Elle a été savamment étudiée dans ces dernières années et l'est encore, car la question est toute d'actualité, par Scipio Sighele, Fournial, Tarde, Gustave le Bon, Nina Rodrigues, etc.

Ces grands mouvements impulsifs sont soumis aux causes provocatrices habituelles de toute folie par contagion et il est certain que les uns sont de véritables impulsions communiquées par influence suggestive des actifs aux passifs, des meneurs aux menés, tandis que les autres sont des impulsions beaucoup plus soudaines, spontanées, nées pour ainsi dire brusquement et simultanément dans « l'âme des foules » sous l'influence d'une émotion commune.

Dans les deux cas, la contagion est d'autant plus rapide, d'autant plus intense, d'autant plus violemment extériorisée que les impressions, dans une foule, semblent, comme l'ont bien vu Sighele et Tarde, se totaliser et se décupler en proportion du nombre des individus qui la composent. Pris isolément, ces individus sont calmes et inoffensifs ; agglomérés, la moindre étincelle suffit à les enflammer, et à les porter aux pires actions.

D'autre part, cela est frappant dans les crimes des foules, le rôle prépondérant dans l'exécution, sinon dans l'inspiration, est joué par les faibles, ou pour mieux dire par les plus excitables et les plus impulsifs : les déséquilibrés et les femmes. Mon élève CAZANOVE vient, dans une excellente étude, de mettre en relief ce rôle de la « femme dans la foule », où il la montre avec toutes ses particularités intéressantes de *menée* et de *meneuse*.

Enfin, l'impulsivité, dans les réactions des foules, tourne facilement, du côté des femmes surtout, non seulement à la cruauté extrême, raffinée, mais encore au *sadisme*. Il suffit, pour s'en convaincre, de se rappeler les atroces mutilations infligées aux victimes de certaines échauffourées populaires et particulièrement les scènes inoubliables de flagellations et de violences sexuelles publiques sous la Révolution, récemment remises au jour par CABANÈS.

3° Détention. — Comme l'a dit LÉLUT, la fréquence plus grande de la folie dans une population criminelle et condamnée est un fait désormais acquis à la science comme à la loi. Mais s'il est vrai de dire que l'*emprisonnement*, surtout *cellulaire*, exerce une certaine influence sur l'état mental des détenus, il faut reconnaître que, le plus souvent, la véritable cause de la folie pénitentiaire réside non dans la prison, mais dans les prisonniers qui souvent étaient aliénés ou sur le point de le devenir au moment de leur condamnation, et qui, d'ailleurs, se recrutent en grand nombre parmi les demi-imbéciles, les pervers, les mal équilibrés. Le nombre des *aliénés méconnus et condamnés* devant les tribunaux, civils et militaires, est encore relativement considérable, ainsi qu'il résulte des chiffres établis par HENRI MONOD, par PACTET, COLIN, GIRAUD, TATY, GRANJUX, et tout récemment encore par mon élève LECALVÉ.

En dehors de ces faits, il reste avéré que la détention favorise l'éclosion de la folie.

Semal, de Mons, qui a procédé à une enquête minutieuse sur 905.000 prévenus et condamnés incarcérés de la Belgique (Congrès de Paris 1889), a établi que les prédispositions individuelles et en particulier l'hérédité, constituaient les facteurs principaux de l'aliénation chez les détenus. Quant aux causes occasionnelles, il les range dans l'ordre suivant : 1° l'alimentation insuffisante ; 2° l'isolement cellulaire ; 3° l'onanisme ; 4° la perte de la liberté, la sédentarité ; 5° les influences morales diverses. Le milieu aurait en outre suivant lui une action évidente sur l'évolution et surtout sur la forme des troubles morbides. La fréquence des hallucinations de l'ouïe, notamment chez les encellulés, en serait une preuve indéniable.

Penta a surtout trouvé, dans les prisons, des dégénérescences, sous toutes leurs formes, dans la proportion énorme de un tiers sur 2.080 criminels et Rudix a récemment appelé l'attention sur l'existence, chez les détenus, du délire de persécution à caractère aigu et hallucinatoire.

B) Causes physiologiques

La *puberté*, la *menstruation*, l'*âge critique*, la *grossesse*, l'*accouchement*, la *lactation* donnent souvent lieu à des troubles intellectuels, à des psychoses. Nous n'avons qu'à mentionner le fait ici, car entrer dans de plus amples détails serait faire double emploi avec les articles spéciaux que nous consacrerons plus tard à ces troubles et à ces psychoses.

C) Causes pathologiques

Il en est de même des causes pathologiques. Ces causes, qu'il s'agisse d'*intoxications, externes ou internes*, d'*infections*, de *maladies du système nerveux*, de *maladies des viscères et des glandes*, de *diathèses*, d'*affections chirurgicales* et de *shocks traumatiques*, etc., etc., ont avec les psychoses des rapports tellement importants, ainsi que les recherches modernes tendent à le démontrer, que ces rapports réclament de nous, pour chacune d'elles, une description à part. Il suffit donc, pour l'instant, de marquer aux causes pathologiques leur place dans l'étiologie générale des psychopathies.

ARTICLE II

MODE D'ÉVOLUTION DES PSYCHOPATHIES

Nous comprendrons sous ce titre : 1° la *marche* des psychopathies ; 2° leur *durée* ; 3° leur *mode de terminaison* et leurs *complications* ; 4° leur *pronostic*.

§ 1. — MARCHE

1° Distinction des psychopathies en aiguës et chroniques. — Les psychopathies peuvent se présenter à l'état *aigu* et à l'état *chronique*.

Celles que nous étudierons plus loin sous le nom de psychopathies-infirmités ou constitutionnelles, sont des états durables et permanents. Quant aux psychopathies-maladies ou accidentelles, c'est-à-dire aux psychoses, les unes affectent le type aigu, les autres le type chronique soit d'emblée, soit secondairement. La distinction des psychoses en aiguës et chroniques est des plus importantes, car les premières seules sont curables.

2° Début des psychoses, période prodromique. — Les psychoses chroniques débutent toujours d'une façon lente et progressive, par des changements qui portent surtout sur l'humeur, le caractère, les sentiments et les pensées des individus.

Les psychoses aiguës peuvent éclater subitement. Le fait est rare dans les vésanies, mais on l'observe souvent dans les névroses à accès, et dans les intoxications. D'habitude, elles s'établissent par une série de transitions graduelles.

On peut reconnaitre aux psychoses aiguës, comme à toutes les maladies, une marche en périodes distinctes : 1° la *période prodromique* ; 2° la *période d'état* ; 3° la *période de terminaison*.

La *période prodromique* ou de début est la plus importante à connaitre au point de vue pratique. Bien qu'elle varie suivant les formes morbides, on peut dire d'une façon générale qu'elle se traduit par un ensemble de signes portant sur la plupart des fonctions de l'organisme, aussi bien somatiques que psychiques. Ce sont des troubles digestifs, de l'insomnie, des sensations pénibles, de la tristesse, de l'inquiétude, de la défiance, de l'anxiété, de l'instabilité, de l'irritabilité, des idées fixes, des altérations du sens moral, de l'incapacité intellectuelle ou au contraire une exaltation cérébrale qui emporte les sujets bien au delà de leur activité habituelle.

3° Différents types d'évolution des psychoses. — Parvenue à sa période d'état, la psychose est *continue*, ce qui s'observe surtout dans les accès aigus, francs et curables, ou *rémittente* et *intermittente*, ce qui a lieu de préférence dans les formes chroniques, héréditaires et incurables. Le type rémittent est dans ce dernier cas le plus commun.

4° Rémission ou rémittence. — La rémission est une atténuation des symptômes de la maladie. Elle peut survenir soit dans le cours même d'un accès de folie, qui prend de ce fait une allure spéciale, soit à la fin d'un accès, comme signal d'une guérison prochaine, soit enfin entre deux accès qu'elle unit par une sorte de transition pathologique. La rémission est plus ou moins marquée, mais pour si profonde qu'elle soit, elle n'est qu'une atténuation et non une disparition des symptômes qui continuent à persister à un degré quelconque. C'est ce caractère qui la différencie de l'intermission, du moment lucide et de la guérison.

5° Intermission ou intermittence. — L'intermission ou intermittence est un retour complet à l'état normal compris entre deux accès de folie. Les folies caractérisées par le retour régulier d'accès séparés ainsi par une intermission portent le nom d'*intermittentes*. De ce nombre sont la manie intermittente, certaines variétés de folie à double forme, etc.

6° Moment lucide. — Le moment lucide est la suspension temporaire et complète des symptômes de la folie. Il diffère de la rémission en ce qu'il n'est pas une simple atténuation mais une disparition complète des symptômes, et de l'intermission, en ce qu'il ne sépare pas deux accès différents, mais qu'il interrompt seulement, comme une lueur momentanée, le cours du même accès.

Toutes ces particularités de la marche des maladies mentales, mises surtout en lumière par Doutrebente dans un travail spécial, ont une importance considérable en médecine légale.

§ 2. — Durée

1° Forme suraiguë, forme transitoire. — La psychose est une maladie dont l'évolution est rarement rapide. Ce n'est que dans quelques formes particulières, comme le délire aigu et le délire transitoire, que sa durée se limite à quelques jours. Le plus souvent, elle embrasse un temps plus ou moins long, même dans les cas aigus.

2° Forme aiguë. — Il est très rare qu'un accès de manie franche dure moins d'un mois; il en est de même de la mélancolie aiguë, de la confusion mentale, etc. Ordinairement, c'est du deuxième au douzième mois que la guérison se manifeste, si elle doit survenir.

3° Forme chronique. — Quant aux formes chroniques et incurables de l'aliénation mentale, elles ont d'habitude une durée très longue. Certaines manies, et surtout les folies systématisées sont, pour ainsi dire, interminables. Il n'est pas très rare de rencontrer, dans les asiles d'aliénés, de vieux vésaniques toujours délirants, vivant là depuis trente, quarante ans, et même plus.

§ 3. — Terminaison, complications

Les trois terminaisons possibles des psychopathies sont : *la guérison*, *l'incurabilité* et *la mort*.

1° Guérison. — La guérison, qui n'a lieu que dans les formes aiguës, peut survenir de plusieurs façons différentes : 1° *brus-*

quement, instantanément, ce qui est une terminaison peu franche et plus spéciale aux folies intermittentes et aux malades héréditaires et dégénérés : 2° par *une série d'oscillations graduelles* aboutissant au retour complet à l'état normal : 3° par *une diminution progressive* des symptômes. Ces deux derniers modes de guérison sont assez fréquents, et, le plus souvent, de bon aloi.

2° Incurabilité, passage à l'état chronique et à la démence. — *L'incurabilité* peut être *primitive*, comme dans les psychopathies constitutionnelles, les folies généralisées chroniques et les folies systématisées, ou *secondaire* et consécutive au passage des psychoses aiguës à l'état chronique.

Les psychoses aiguës peuvent passer, au bout d'un certain temps, à *l'état chronique* : à dater de cet instant, elles cessent d'être curables. Le moment précis où un état de manie, de mélancolie ou de confusion mentale, etc., passe à l'état chronique est très difficile à déterminer, et cependant, ce point a, en pratique, une importance capitale. L'absence de rémission dans la maladie, la persistance, l'uniformité, le rétrécissement des conceptions délirantes, la tendance à des habitudes stéréotypées, le fléchissement du niveau mental, la transformation du caractère aigu de l'excitation, de la dépression, de la confusion en caractère subaigu, certaines colorations terreuses ou bronzées que prend la peau, mais surtout le retour isolé des forces et de l'embonpoint, qui tranche avec le défaut d'atténuation des troubles intellectuels et semble indiquer que le physique, cessant d'être solidaire du moral, commence désormais une vie à part, indépendante, tels sont les signes qui permettent, en général, de se prononcer d'une façon à peu près certaine.

Toutes les psychoses chroniques, incurables, tendent à verser finalement dans la *démence*, qui représente l'affaiblissement définitif, la dissolution des facultés. S'il est difficile de saisir le passage d'une psychose à l'état chronique, il est non moins difficile de saisir son passage à la démence. Beaucoup de malades, même après des années de délire, ne sont pas, comme on a tendance à le croire, de vrais déments. Il serait important de fixer les signes permettant de reconnaître, chez un aliéné, l'envahissement de la démence. Nous pensons que l'état de la mémoire est, jusqu'à plus ample informé, ce qui peut le mieux nous guider dans cette constatation.

3° Mort. — La mort est quelquefois — mais cela n'a guère lieu que dans certaines folies suraiguës, comme le délire aigu, ou dans quelques cérébropathies, comme la paralysie générale, — la conséquence de la maladie mentale elle-même. Le plus souvent, elle est le résultat d'une complication ou d'une maladie incidente.

4° Complications, maladies incidentes, crises. — D'une façon générale, la *mortalité* est plus fréquente chez les aliénés que dans le reste de la population. Mais l'équilibre se rétablit si l'on déduit du nombre des aliénés les paralytiques généraux, fatalement condamnés à mourir à brève échéance.

Les *complications* les plus ordinaires chez ces malades sont la pneumonie, la gangrène pulmonaire, la tuberculose, assez commune pour qu'on en soit venu à réclamer actuellement dans les asiles des pavillons spéciaux pour les aliénés tuberculeux, les maladies du cœur, des organes génito-urinaires, la fièvre typhoïde, la diarrhée, et certaines intoxications alimentaires telles que la pellagre, qui tendent, par suite de l'amélioration croissante de l'hygiène des asiles, à devenir de plus en plus rares aujourd'hui.

Les *maladies intercurrentes* affectent souvent, chez l'aliéné, une marche oscillatoire ou même une forme fruste, torpide, qui fait qu'elles peuvent passer inaperçues et n'être reconnues qu'à l'autopsie.

Un fait curieux, c'est l'*immunité* quelquefois très grande dont jouissent les aliénés chroniques vis-à-vis des influences atmosphériques et des maladies accidentelles, endémiques ou épidémiques, et cela, malgré les imprudences inconscientes qu'ils commettent si fréquemment. La fameuse héroïne de la Révolution, Théroigne de Méricourt, pour ne citer que cet exemple, restait nue impunément, même pendant les plus grands froids.

Une autre particularité également curieuse, c'est l'*action salutaire* qu'exercent parfois sur la marche de la folie les affections intercurrentes, agissant ainsi par une sorte de dérivation. Cette action a été mise en lumière sous le nom de *crise* par Esquirol qui est allé jusqu'à déclarer qu'il n'y avait de guérison sérieuse de la folie que celle qui s'opérait par crise.

Il est certain — et tous les aliénistes en ont observé des exemples — qu'on peut voir guérir une psychose, même ancienne et réputée à peu près chronique, sous l'influence d'une maladie fébrile, d'une suppuration, etc. Cela est si vrai que c'est sur ce fait d'observation qu'on s'est basé pour appliquer aux psychoses le traitement par les abcès de fixation et celui par les injections de virus atténués. Wagner von Jauregg, qui a expérimenté cette dernière méthode, en aurait retiré de bons résultats.

§ 4. — Pronostic

Le pronostic est un des points les plus importants de la pathologie mentale. Il se tire des caractères de l'état psychopathique et de certaines particularités relatives au malade lui-même.

1° Pronostic tiré des caractères de l'état psychopathique. — Les *psychopathies-infirmités* (dégénérescences et démences), ne sauraient guérir. Ce sont là des états pathologiques constitutionnels, définitifs, qui peuvent tout au plus s'atténuer dans une certaine mesure, mais non disparaître complètement.

Les *psychopathies-maladies* ou *psychoses* sont les unes *curables* à divers degrés, les autres *incurables*. Les psychoses les plus curables sont la *manie*, la *mélancolie*, la *confusion mentale* et, de façon générale, les *psychoses toxiques et infectieuses*.

Les psychoses les moins curables sont les *folies intermittentes* et les *folies systématisées progressives ou essentielles*.

En principe, plus la psychose est *généralisée* et franchement *aiguë*, plus le pronostic est favorable. C'est à ce point que la manie typique guérit, dit-on, au moins sept fois sur dix. Bien entendu, il faut exclure les cas suraigus, à cause des complications fébriles.

Plus la maladie a éclaté *brusquement* et plus vite elle atteint son apogée, plus elle présente de chances de guérison. Au contraire, plus la période d'incubation et de début a été *longue* et traînante, et plus la maladie sera grave.

D'autre part, si l'état d'excitation, de dépression ou de confusion reste longtemps *stationnaire*, immobile, les chances de guérison seront moins grandes que s'il survient de temps à autre des *lueurs*, des moments de calme. De même, comme nous l'avons indiqué plus haut, le retour de l'*embonpoint*, ne coïncidant pas avec une amélioration parallèle de l'état mental, est un signe de fâcheux augure. Enfin, l'existence d'hallucinations persistantes, surtout de l'ouïe, la création de mots nouveaux, l'adoption, par le malade, d'un langage pathologique, d'un costume, d'attitudes spéciales, sa tendance à ramasser des objets, à en remplir ses poches, à s'en parer, sont autant d'indices d'incurabilité prochaine. Nous n'avons pas besoin de signaler les troubles de la menstruation, la ménopause, et l'existence des maladies incidentes dont l'action, variable d'ailleurs, peut, dans certains cas, influer sur la marche du délire.

Plus la maladie mentale *dure*, et moins, évidemment, elle est curable. C'est dans le *premier semestre* que les chances sont les plus grandes. Dans le *second* elles sont déjà deux fois moindres ; dans la *deuxième année* les chances de guérison tombent à environ un sixième du chiffre du premier semestre. Après la *quatrième année*, on peut les considérer comme à peu près nulles et les cas que l'on a cités de guérisons plus ou moins *tardives* sont des faits absolument exceptionnels qui ne détruisent pas la règle. Il faut tenir compte du reste, à cet égard, de la forme morbide : c'est ainsi que les états de *confusion mentale* et de *stupidité* me paraissent conserver plus longtemps que les autres psychoses leur curabilité.

La *cause* de la maladie influe également sur le pronostic. En général, une cause unique et accidentelle laisse après elle de grandes chances de guérison ; les causes multiples ou permanentes ont une action toute opposée. De même, le pronostic est plus ou moins favorable suivant que les causes occasionnelles l'emportent sur les causes prédisposantes ou inversement.

2° Pronostic tiré du malade lui-même. — *L'âge* du malade n'est pas indifférent pour le pronostic. Plus le sujet est jeune et plus facilement il peut guérir, exception faite toutefois pour l'époque climatérique de la puberté, trop souvent critique. Le *sexe* a également quelque influence. La femme, en effet, guérit proportionnellement plus que l'homme, ce qui tient surtout, chez elle, à la rareté de la paralysie générale. En revanche, elle est plus fréquemment sujette aux récidives. Mais la cause inhérente au malade qui influe le plus sur le pronostic est, sans contredit, l'absence ou l'existence de *prédisposition* ou *d'hérédité*. Non pas que les héréditaires ou les prédisposés guérissent moins facilement, mais parce que, chez eux, la guérison est rarement complète et définitive.

3° Rechutes, récidives. — D'après la plupart des auteurs, les *rechutes* se présenteraient dans la proportion de 12 ou 14 p. 100, et seraient surtout communes dans la première année. Outre la prédisposition héréditaire, les rechutes reconnaissent pour origine le retour des mêmes causes, les émotions trop vives, la misère, et, chez les aliénés indigents, les difficultés qu'ils éprouvent à se procurer du travail et à vivre à leur sortie de l'asile. Le plus souvent, c'est la même forme de folie qui se reproduit, parfois avec les mêmes caractères.

Quant aux *récidives*, plus fréquentes peut être dans les psychoses que dans les autres états morbides, elles s'observent principalement dans les psychoses héréditaires, névrosiques, toxiques, diathésiques, c'est-à-dire dans les folies généralisées intermittentes, les psychoses alcoolique, puerpérale, arthritique, etc.

ARTICLE III

ANATOMIE PATHOLOGIQUE

Dans cet article et sous cette rubrique, nous dirons un mot : 1° de l'anatomie pathologique proprement dite ; 2° de la chimie, de l'histo-chimie, de la microbiologie et de l'expérimentation dans les psychopathies.

3.

1° Anatomie pathologique. — La folie répond-elle, oui ou non, à des lésions matérielles ?

Pour résoudre cette question, il faut d'abord nettement délimiter le sujet et en exclure tous les états pathologiques, tels que alcoolisme, paralysie générale, névroses, etc., dans lesquels la folie n'entre qu'à titre de symptôme ou de complication.

Reste l'aliénation mentale proprement dite, comprenant les psychopathies constitutionnelles ou infirmités psychiques et les psychopathies fonctionnelles ou psychoses.

A. ANATOMIE PATHOLOGIQUE DES PSYCHOPATHIES-INFIRMITÉS. — Les psychopathies-infirmités, congénitales ou acquises, c'est-à-dire l'idiotie, l'imbécillité, le crétinisme, la démence, s'accompagnent, en général, d'altérations matérielles manifestes, portant sur l'ensemble de l'individu et plus particulièrement sur le crâne et les centres nerveux. Ce sont, pour ne citer que les principales, l'absence et la faiblesse d'un organe, d'un sens ; la conformation vicieuse du crâne, l'asymétrie de la face, l'aplatissement des oreilles, la structure ogivale de la voûte palatine, le prognathisme, les anomalies des organes génitaux, l'impuberté et l'absence de poils ; la petitesse du cerveau, surtout l'absence ou l'amoindrissement de certaines régions ou circonvolutions, la porencéphalie, le ramollissement de certaines parties, les lésions des cellules, des vaisseaux, de la névroglie, etc., etc. Ici, il existe des lésions matérielles, souvent même grossières.

B. ANATOMIE PATHOLOGIQUE DES PSYCHOSES. — Quant aux psychopathies fonctionnelles, c'est-à-dire aux psychoses, la question est plus délicate à résoudre, et, sur ce point, les opinions sont très divisées.

a. *Psychoses aiguës*. — Il paraît certain que, dans la grande majorité des cas, les *folies aiguës* ne laissent pas de traces. Tout au plus peut-on supposer que les états maniaques ou d'excitation correspondent à une *hyperhémie* et les états mélancoliques ou de dépression à une *ischémie* de certaines régions du cerveau. Encore, ces désordres purement fonctionnels disparaissent-ils habituellement à l'autopsie, ce qui ne permet pas toujours de les constater. Dans un grand nombre de cas, d'ailleurs, l'hyperhémie et l'ischémie cérébrales, c'est-à-dire la congestion et l'anémie, sont impuissantes à provoquer la folie. Il faut donc avouer que les lésions échappent, et l'on connaît l'histoire de cette malade d'ESQUIROL qui, tuée à coups de sabot en pleine manie aiguë, par une autre malade, ne présenta aucune altération évidente à l'autopsie.

A côté des hyperhémies et des stases sanguines, on observe parfois dans les folies aiguës des *effusions séreuses*. On a même voulu faire de l'œdème cérébral la lésion caractéristique d'une forme particulière de psychose : la stupidité. On trouve aussi parfois, de petites *hémorrhagies*, les unes méningées, les autres corticales.

En somme, ainsi que le disent ANGLADE et BALLET, dans leur récent article du *Traité de Pathologie mentale*, il n'y a pas, dans la *manie*, de lésions macroscopiques et quant aux lésions microscopiques : prolifération nucléaire, dégénérescence graisseuse et pigmentation des cellules, ébauches de prolifération névroglique, elles ne sont pas plus significatives.

Dans la *mélancolie*, l'anatomie pathologique ne nous donne également, d'après ces auteurs, que peu de renseignements et tout ce qu'on peut dire, c'est qu'il y existe des altérations, au moins secondaires, du système nerveux : lésions des cellules de l'écorce et des cellules radiculaires antérieures de la moelle, lésions scléreuses (cordons postérieurs), lésions de névrite parenchymateuse et interstitielle dans les nerfs périphériques.

Dans la *confusion mentale*, dont CHASLIN a si justement fait une psychose mixte, intermédiaire entre les vésanies ou folies sans lésions connues et les psychopathies organiques, comme la paralysie générale, les altérations abondent dans toutes les parties et dans tous les éléments constituants du système nerveux : cerveau, moelle, cellules, vaisseaux, névroglie, nerfs périphériques. Mais, si, comme il le paraît, et c'est notre opinion, la confusion mentale est la psychose par excellence des états d'intoxication et d'infection, ce sont là les lésions habituelles de ces états et non celles de la confusion.

b. *Psychoses chroniques*. — Si les autopsies de folie aiguë sont le plus souvent négatives, il n'en est pas de même, au moins en général, dans la *folie chronique*.

Souvent, ici, la maladie laisse son empreinte sur la *forme extérieure* du cerveau. C'est une atrophie de certaines régions, un aplatissement des circonvolutions cérébrales, surtout à la partie antérieure, des lacunes, des pertes de substance remplies d'un liquide trouble. On a noté aussi l'irrégularité de la 1re et de la 2e frontales, l'hypertrophie du lobule paracentral, l'élargissement des sillons, etc. Le poids du cerveau est presque toujours diminué ; de plus, contrairement à ce qui a lieu à l'état physiologique, l'hémisphère droit parait l'emporter le plus souvent sur l'hémisphère gauche.

Comme *troubles circulatoires*, on peut rencontrer l'athéromasie artérielle, l'état variqueux et la dégénérescence graisseuse des capillaires, des altérations vasculaires de la pie-mère avec injection de son réseau, de petites apoplexies, des ecchymoses sous-méningées, des varicosités des vaisseaux, des taches laiteuses, un épaississement des membranes, des adhérences des méninges entre elles et à la substance corticale, des hématomes de la dure-mère, etc., etc.

Comme *lésions cérébrales* proprement dites, on observe surtout la dégénérescence des cellules et des tubes nerveux, la sclérose de la névroglie et sa prolifération plus ou moins grande, des altérations vasculaires des couches opto-striées, de la protubérance et du bulbe, le ramollissement ou la sclérose de certaines origines nerveuses, etc., etc.

2° Chimie, histo-chimie, microbiologie, expérimentation. — A côté des recherches anatomo-pathologiques, il faut placer celles qui relèvent de la chimie, de l'histo-chimie, de la microbiologie, de l'expérimentation.

a. *Chimie et histo-chimie*. — Nous ne faisons que mentionner ici les nombreux travaux poursuivis dans ces dernières années sur la composition des différentes humeurs, sécrétions et excrétions de l'organisme : sang, suc gastrique, salive, urine, etc., et dont nous aurons à reparler plus loin. Nous mentionnons seulement aussi l'*histo-chimie* qui n'est encore, au moins en psychiatrie, qu'à son début, mais qui est incontestablement une méthode d'avenir, susceptible peut-être, comme l'a dit PIERRET, de donner la formule exacte des psychoses par intoxication.

b. *Microbiologie, expérimentation.* — La *microbiologie* s'est déjà un peu plus avancée et certains auteurs, à la suite de BRIAND, n'ont pas hésité à attribuer le *délire aigu* infectieux à la présence d'un agent microbien. BIANCHI et PICCININO affirment même avoir isolé, dans une forme de délire aigu, un bacille particulier qui en serait l'agent pathogène. CABITTO aurait également trouvé un microbe dans les périodes d'attaques ou d'ictus de la paralysie générale.

Quant aux *recherches expérimentales*, elles s'organisent et se multiplient de jour en jour. Citons celles relatives à la toxicité de l'urine, du sang et des autres liquides de l'organisme dans les diverses formes de psychoses ; celles sur le pouvoir bactéricide du sang et son pouvoir agglutinatif ; celles, toutes nouvelles, sur le traitement des phases aiguës de la démence précoce par des cultures atténuées de streptocoque (LEWIS C. BRUCE et PEEBLES : celles qui ont trait à la composition et à la toxicité du liquide céphalo-rachidien, particulièrement dans la paralysie générale, celles enfin, à peine commencées, sur l'action des rayons N dans les psychopathies (BALLET).

CHAPITRE II

SYMPTOMATOLOGIE GÉNÉRALE
DES PSYCHOPATHIES

Avant d'entreprendre la description des diverses formes de psychopathies, il est nécessaire d'étudier tout d'abord les éléments morbides qui les constituent.

Pour procéder avec un peu d'ordre et de méthode, nous diviserons ces éléments en deux catégories : 1° ceux qui concourent à former les *Psychopathies-Maladies* ou *Psychoses* et qui lèsent l'organisme dans son fonctionnement ; 2° ceux qui concourent à former les *Psychopathies-Infirmités* et qui lèsent l'organisme dans sa constitution. Dans la première catégorie, nous envisagerons séparément : 1° les troubles psychiques ; 2° les troubles physiques ; dans la seconde : 1° les signes ou stigmates psychiques ; 2° les signes ou stigmates physiques.

Cette revue des symptômes et syndromes constitutifs des psychopathies occupe ici une place beaucoup plus considérable que dans les précédentes éditions. Leur importance de premier ordre nous a paru la justifier.

Il est impossible, en effet, de bien saisir les caractères cliniques des maladies mentales et de les retenir si l'on est pas familiarisé au préalable avec les éléments constitutifs de ces maladies et avec leurs dénominations. Aussi considérons-nous la connaissance de ce chapitre de symptomatologie générale comme une introduction nécessaire à l'étude individuelle des psychopathies.

Il ne s'agit malgré tout, ici, que d'une sorte de résumé plus ou moins sommaire. On trouvera, s'il est besoin, des détails plus complets sur certains points de la Séméiologie des psychopathies dans l'important chapitre consacré à ce sujet par SÉGLAS dans le grand *Traité de pathologie mentale* de BALLET et dans les deux volumes du *Manuel de Séméiotique* des maladies mentales de MORSELLI.

SECTION PREMIÈRE

PSYCHOPATHIES-MALADIES

Les troubles symptomatiques des psychopathies-maladies se divisent en deux parties :
1° Les *troubles psychiques ;*
2° Les *troubles physiques.*

PREMIÈRE PARTIE

TROUBLES PSYCHIQUES

Parmi les troubles psychiques importants des psychopathies-maladies ou psychoses, nous avons à envisager : 1° les troubles de l'idéation (délire) ; 2° les troubles des perceptions (hallucination) ; 3° les troubles de l'affectivité (obsession anxieuse) ; 4° les troubles de la conscience et de la personnalité ; 5° les troubles de l'activité (excitation, dépression, impulsion).

ARTICLE PREMIER

TROUBLES DE L'IDÉATION

Les troubles de l'idéation envisagés ici sont : 1° l'*idée délirante* et le *délire ;* 2° les *troubles de la mémoire et de l'attention.*

§ 1. — IDÉE DÉLIRANTE ET DÉLIRE

1° Définition. — L'*idée délirante* est très difficile à définir. En effet si, dans certains cas, l'idée délirante est absurde et impossible, dans d'autres cas nombreux, elle n'a rien par elle-même d'absurde ou d'incompatible avec l'ordre naturel des choses ; elle est seulement contraire à l'évidence des faits réels, et sans raison d'être dans la bouche de celui qui parle. Un homme se croit changé en beurre, c'est une conception délirante, et, en même temps, une absurdité ; un autre se croit déshonoré, ruiné, damné : c'est là une idée qui repose sur une chose possible et qui n'est délirante que par rapport à celui qui l'émet. Leuret disait avec raison : « j'ai cherché soit à Charenton, soit à Bicêtre, soit à la Salpêtrière, l'idée qui me paraîtrait la plus folle ; puis, quand je la comparais à bon nombre de celles qui ont cours dans le monde, j'étais tout surpris et presque honteux de n'y pas voir de différence. »

La conception délirante n'est pas seulement difficile à définir parce qu'elle est loin d'être toujours absurde par elle-même, mais aussi parce qu'il n'est pas aisé de la différencier de l'erreur. La différence ne consiste pas surtout, comme on l'a dit, dans ce fait que l'idée délirante ne se modifie pas malgré l'accumulation des preuves les plus péremptoires. Il est des erreurs, en effet, plus tenaces peut-être encore que le délire. La vérité est qu'il n'y a pas, à proprement parler, entre les deux de différence essentielle, et que l'idée délirante se sépare surtout de l'erreur par ses causes et ses conséquences, qui lui donnent un caractère pathologique que n'a jamais l'autre.

L'idée délirante se présente ordinairement en clinique combinée à d'autres de même nature, de façon à former un ensemble homogène d'idées délirantes. Cet ensemble d'idées, c'est le *délire*.

Une idée délirante peut cependant demeurer isolée, tantôt légère et fugace, tantôt et le plus souvent, intense et durable. On l'appelle alors *idée fixe*, idée prévalente (Wernicke). L'idée fixe n'est pas l'*idée obsédante*, que nous retrouverons plus loin en parlant de l'obsession. Elle en diffère, en effet, en ce qu'elle est acceptée comme vraie et identifiée à la conscience, tandis que l'idée obsédante est reconnue fausse, étrangère et en discordance avec le *moi*.

L'idée fixe n'est donc en réalité autre chose qu'un délire rudimentaire, réduit à sa plus simple expression. Il faut savoir, d'ailleurs, que l'idée fixe finit, le plus souvent, par s'étendre, s'organiser et par suite tourner au délire proprement dit.

L'idée délirante doit également être distinguée de l'*interprétation délirante*. Tandis que la première est erronée jusque dans son fondement, la seconde a un point de départ exact ; mais le malade tire faussement de cette donnée vraie des déductions et des conséquences illogiques. L'interprétation délirante est donc en quelque sorte à l'idée délirante ce que l'illusion est à l'hallucination.

L'interprétation délirante est très fréquente dans les psychoses car c'est elle, en somme, qui transforme une perception ou une conception justes en une conviction pathologique. Elle joue même dans certaines folies systématisées un rôle si important qu'on a pu admettre et décrire à titre de forme spéciale, *un délire d'interprétation* (SÉRIEUX.)

D'une façon générale, les délires sont en rapport de nature avec le caractère de l'individu, la tendance dominante de son esprit, ses sentiments, sa profession, son milieu, ainsi qu'avec les causes provocatrices de la psychose. Dans certains cas, cependant, le délire est au contraire en opposition complète avec les idées et les sentiments du sujet et tel, par exemple, chaste et réservé au plus haut point, tombe dans un délire absolument érotique et grossier. C'est là le *délire par contraste*, qu'on trouve surtout dans les états anxieux.

Les délires sont *primitifs* ou *secondaires*, suivant qu'ils surviennent d'emblée ou consécutivement à d'autres délires, ou encore, ainsi que le dit SÉGLAS, suivant qu'ils sont antérieurs ou postérieurs aux autres troubles psychiques de la maladie.

Les délires sont *uniques* ou *multiples* chez le même individu. Dans ce dernier cas, ils peuvent ne pas relever du même processus pathologique. C'est là ce que MAGNAN et ses élèves ont étudié sous le nom de « coexistence de plusieurs délires d'origine différente ».

Les délires ne sont jamais que des *symptômes* et n'appartiennent exclusivement à aucune psychose déterminée. Toutefois, si chacun d'eux peut s'observer sous forme d'idées plus ou moins coordonnées et plus ou moins durables dans nombre de folies, presque toujours il est une de ces folies dans laquelle ce délire se manifeste avec une organisation et une importance supérieures, sous son type le plus parfait. Dans les premières, il est représenté seulement par des *idées délirantes* ; dans la dernière, il est *le délire*. Ainsi, il peut y avoir des idées de persécution, des idées de négation, des idées d'auto-accusation, etc., dans bien des psychoses, mais dans une seule existe un délire systématique de persécution, de négation, d'auto-accusation, etc.

2° Division. — On peut diviser les délires de façons diverses.

D'après leurs caractères constitutifs, ils sont *absurdes* ou *vraisemblables, cohérents* ou *incohérents, généralisés* et *diffus* ou *circonscrits* et *systématisés*.

D'après leur évolution, ils sont *aigus* ou *chroniques*.

D'après leur mode de formation ou mécanisme pathogénique, Morselli les classe en : *délires d'inférence* ou par raisonnement (ex : délires systématisés d'interprétation, de déduction logique) ; *délires de perception immédiate* ou par hallucinations et illusions (ex : délires mystiques nés de voix surnaturelles impératives) ; *délires de symbolisme verbal* ou par association de mots (ex : délires d'états maniaques).

On pourrait légitimement étendre cette énumération et admettre, notamment : des *délires cénesthésiques* ou par sensations internes (ex : délire hypocondriaque d'animaux dans le corps, de négation d'organes) ; des *délires de subconscient* ou par état second et par rêve (ex : idées fixes insconscientes d'hystériques de P. Janet, délire onirique d'intoxication de Régis) ; des *délires de contagion* ou par communication d'un sujet à un autre (délire à deux) etc., etc.

Les délires se groupent enfin d'après leur contenu même, c'est-à-dire d'après la nature des idées qui les composent.

Ball et Ritti reconnaissent, à ce point de vue, les catégories suivantes :

1° Les *idées de satisfaction, de grandeur, de richesse ;*
2° Les *idées d'humilité, de désespoir, de ruine, de culpabilité ;*
3° Les *idées de persécution ;*
4° Les *idées hypocondriaques :*
5° Les *idées religieuses ;*

6° Les *idées érotiques* ;

7° Les *idées de transformation corporelle*.

MORSELLI énumère dix formes communes d'idées morbides chez les aliénés. Pour les délires, il distingue : 1° les *délires concernant la conscience de soi-même ou moi*, soit dans le sentiment, soit dans l'intelligence ; 2° les *délires concernant la conscience des rapports entre le moi et les conditions extérieures*, soit entre le moi et l'ambiant, soit entre l'ambiant et le moi. Rationnellement, il accepte la nomenclature de MERCIER comme la plus complète et la meilleure ; pratiquement toutefois, il convient qu'on peut réduire les types de délires à huit, qui ne sont autres que ceux cités plus haut de BALL et RITTI, avec, en plus, les *délires des actes* (impulsions).

SÉGLAS, pour sa part, énonce dix formes principales, savoir :

1° Les *idées délirantes d'auto-accusation* ;

2° Les *idées délirantes de persécution* ;

3° Les *idées délirantes de défense* ;

4° Les *idées délirantes de grandeur* ;

5° Les *idées délirantes d'hypocondrie* ;

6° Les *idées délirantes de négation* ;

7° Les *idées délirantes d'énormité* ;

8° Les *idées délirantes mystiques* ;

9° Les *idées délirantes érotiques* ;

10° Les *délires palingnostique, métabolique, de transformation corporelle*.

Ces classements, on le voit, sont à peu de chose près, les mêmes. Ils n'ont d'ailleurs d'autre intérêt, dans un ouvrage comme celui-ci, que de présenter en une vue d'ensemble les grandes modalités délirantes des psychoses. C'est pourquoi nous nous bornerons, devant y revenir plus tard, à dire quelques mots de généralités sur les plus importantes, réunies en quelques groupes compréhensifs.

a. *Idées délirantes de satisfaction, de grandeur, de richesse, d'invention*. — Ces idées délirantes correspondent à une exaltation du *moi* et, en général, à un sentiment de force, de puissance, de bien-être, de supériorité.

Elles varient depuis la simple idée de contentement personnel, jusqu'aux conceptions vaniteuses les plus fantastiques et les plus outrées.

On peut les rencontrer à l'état de simples idées morbides dans un grand nombre de psychoses, particulièrement dans les *états maniaques, intermittents et circulaires.*

A l'état de délire, on les observe surtout dans la *paralysie générale* où elles sont, comme l'a dit J. FALRET, absurdes, mobiles, incohérentes, contradictoires et dans la *folie systématisée ambitieuse,* longtemps dénommée, pour ce motif, *mégalomanie.*

b. *Idées d'humilité, de désespoir, d'incapacité, de ruine, d'indignité, d'auto-accusation.* — Ces idées délirantes constituent essentiellement les délires tristes. Elles correspondent à un sentiment de dépression, d'amoindrissement de l'individu.

Elles se traduisent sous mille formes, ayant pour caractère commun de tout rapporter à soi en mal, et non en bien comme dans les délires vaniteux. C'est l'humilité, l'indignité, la confession de fautes imaginaires, l'attente de châtiments humains et divins inéluctables.

Ces conceptions sont à peu près spéciales aux *états mélancoliques.* Cependant, les idées d'auto-accusation peuvent s'observer ailleurs, notamment dans les psychoses des alcooliques, des dégénérés, des hystériques, surtout sous la forme appelée *auto-dénonciation* (RÉGIS) c'est-à-dire d'aveux faits aux autorités, avec sa variante *l'auto-hétéro-dénonciation,* signalée par DUPRÉ chez les hystériques.

c. *Idées hypocondriaques, de négation, de transformation corporelle, d'énormité.* — Les idées hypocondriaques sont les idées d'inquiétude délirante du sujet par rapport à son organisme soit corporel (hypocondrie physique), soit mental (hypocondrie morale), soit à la fois corporel et mental, ainsi que cela est pour ainsi dire de règle dans la *nosophobie* des *psychasthéniques.*

L'idée hypocondriaque peut, on le comprend, revêtir mille formes et viser telle ou telle partie de l'individu. Tous les appareils et toutes les fonctions lui servent de matière. Cependant, l'appareil digestif est celui sur lequel les idées hypocondriaques se portent de préférence.

Le plus souvent, à la base de l'idée hypocondriaque, existe un trouble réel de l'organe, de l'appareil ou de la fonction. Le délire hypocondriaque n'est alors, comme nous le disions plus haut, qu'un délire d'interprétation. Tel est le *délire de possession corporelle* par des animaux, des êtres vivants, des démons, ayant souvent pour point de départ des tumeurs abdominales, de la dilatation d'estomac avec zones douloureuses de HEAD, des contractions intestinales ou de simples borborygmes bruyants.

Les idées hypocondriaques s'observent dans une foule de psychoses, en particulier dans celles des *mélancoliques*, des *psychasthéniques*, des hystériques, des *dégénérés*, des *intoxiqués*, des *paralytiques généraux*.

Les idées hypocondriaques revêtent parfois une forme particulière qui se traduit par la croyance à l'obstruction, au non-fonctionnement, à l'inexistence même de certains organes. Les malades disent, par exemple, qu'ils n'ont plus d'œsophage, d'intestin, d'anus, qu'ils n'ont plus de pouls, de cœur, parfois même qu'ils sont morts. C'est ce qu'on appelle, depuis COTARD, le *délire de négation*, susceptible de se présenter, sous forme d'idées simples, dans les *psychoses des dégénérés*, de la *paralysie générale*, etc., et, sous forme d'un délire systématique, auquel j'ai donné, en souvenir de son auteur, le nom de *syndrome de Cotard*, dans une variété de *mélancolie anxieuse*.

Les idées de négation corporelle, comme les idées hypocondriaques, dont elles font partie, paraissent en rapport avec des troubles organiques, particulièrement avec des altérations de la sensibilité interne ou cénesthésie. On comprend très bien en principe, qu'un individu qui, sous l'influence d'une anesthésie cénesthésique ne sent plus son estomac, soit porté, si sa raison n'intervient pas, à s'en croire privé, comme l'individu qui ne sent plus son bras croirait ne plus l'avoir si sa vue ne corrigeait pas cette absence d'impression.

Le délire de négation, de même encore que le délire hypocondriaque, peut être intellectuel et se traduire par l'idée d'absence de pensée, de cerveau, etc.

A côté de l'idée de négation, il faut faire une part à *l'idée de transformation* soit corporelle, soit totale, consistant à se dire

changé, dans le premier cas, en verre, en bois, en pierre, etc.,
dans le second en chien, en loup, en démon, en femme, etc.
C'est le délire dit *métabolique de la personnalité*.

Enfin le malade peut ne plus percevoir les êtres et les choses
du dehors sous leur aspect réel. Ou il les voit mal, ou il ne les
voit plus. Cette disposition psychique due, pensait COTARD, à
une perte de la vision mentale, constitue le *délire métabolique* proprement dit. Elle existe surtout dans les *psychoses avec anxiété*.

Quant aux *idées d'énormité*, ce sont les idées délirantes mélancoliques poussées jusqu'à la grandeur. Les sujets déclarent
devoir des millions et des milliards, être cause de tous les
malheurs de l'humanité, passés, présents ou futurs, etc. L'une
des idées d'énormité les plus fréquentes est l'idée d'immortalité malheureuse, c'est-à-dire la condamnation à ne mourir
jamais, comme le Juif-Errant. C'est cette idée d'immortalité
pénible qui termine souvent le délire de négation de COTARD et
on voit par là comment cette idée, avec son apparence ambitieuse, n'est en réalité qu'une idée grandement triste, une sorte
de *mégalo-mélancolie* (RÉGIS).

d. *Idées de persécution, de jalousie, idées de défense*. — Les
idées délirantes de persécution sont celles qui font croire aux
malades qu'ils sont tracassés, calomniés, poursuivis, frustrés,
dépouillés, en un mot attaqués dans leur honneur, leurs intérêts,
leur personne, leur santé, leur existence. Elles vont de la simple
idée de défiance, de suspicion vague, jusqu'au thème délirant le
plus net, le mieux organisé et le plus précis.

Les *idées de jalousie* sont les idées de persécution affective.
Elles comprennent les délires jaloux des persécutés, des alcooliques, visant le conjoint, la maîtresse ou l'amant, les obsessions jalouses des dégénérés, des hystériques et jusqu'à la jalousie enfantine s'objectivant sur un individu quelconque.

Les idées de persécution diffèrent suivant les auteurs, la nature
et les moyens de persécution : êtres réels ou imaginaires,
isolés ou réunis, imputations fausses, injures directes ou
indirectes, allusions par des sourires et des gestes significatifs,
trous dans les murs, électricité, téléphone, phonographe, sorcellerie, diablerie, empoisonnement, etc.

Elles diffèrent encore suivant que les malades subissent leurs persécutions ou cherchent à s'en préserver, c'est-à-dire qu'ils sont passifs ou actifs. Parfois, ils se croient, en même temps qu'attaqués, défendus par des protecteurs, vivants ou non, qui luttent en leur faveur. Ou bien, ils luttent eux-mêmes et prononcent des mots, exécutent des gestes, accomplissent des actes auxquels ils attribuent un pouvoir de préservation. C'est là ce que Séglas, qui en a fait une étude spéciale, appelle les *idées de défense*.

Les idées de persécution sont fréquentes dans les psychoses. A l'état de délire organisé, elles se présentent sous deux formes principales : 1° *le délire de persécution typique et classique*, syndrome de la *folie systématisée progressive*, avec ses hallucinations et son évolution caractéristiques ; 2° *le délire de persécution raisonnant* ou *des dégénérés*, sans hallucinations, sans évolution progressive, limité à un thème circonscrit. Le type de ce dernier est le *délire processif* ou *Querulanten Wahnsinn* des Allemands, le délire des persécutés-persécuteurs de J. Falret, reposant comme l'a fait remarquer Krafft-Ebing, sur un sentiment du droit et de la justice faussement appliqué et donnant lieu à des revendications de toute sorte.

e. Idées religieuses ou mystiques. — Ainsi que l'observe Morselli, les idées religieuses ou mystiques rentrent le plus souvent dans l'une des catégories de délires que nous venons d'énumérer, en particulier dans les *délires mélancoliques* (culpabilité religieuse, sacrilèges commis, damnation), dans les *délires hypocondriaques* et *métaboliques* (possession corporelle par le diable, transformation en démon, en Antéchrist) (Démonomanie), dans les *délires de persécution* (attaques par les puissances infernales, défense par les puissances célestes) dans les *délires de grandeur* (Prophète, élu de Dieu, Pape, Jeanne d'Arc, Jésus-Christ, fondateurs de religion, Dieu lui-même).

Comme les autres idées délirantes, les idées religieuses revêtent cependant, dans certains cas, une sorte d'autonomie qui permet de les conserver à titre indépendant. A ce point de vue, on peut distinguer deux formes principales de délire religieux : 1° *le délire religieux de persécution*, celui dans lequel le malade se

croit poursuivi, possédé par Satan, extérieurement ou intérieurement (démonopathie externe et démonopathie interne); 2º le *délire
religieux d'orgueil*, celui dans lequel il se considère, dans le domaine religieux, comme un personnage important (théomanie).

Ces formes correspondent aux délires de persécution et de
grandeur hallucinatoires, typiques et classiques, syndromes de
la folie systématisée progressive. A côté, il y a des *mystiques raisonnants* ou *dégénérés*, comme il y a des persécutés et des mégalomanes raisonnants ou dégénérés, qui ont un délire circonscrit,
fixe, sans hallucinations, avec tendance aux revendications.
Parmi eux, se placent ces mystiques raisonnants, politiques ou
religieux, qui tuent un roi, un grand de l'Etat ou de l'Église au
nom de Dieu ou d'un principe, c'est-à-dire les *régicides* ou *magnicides* (RÉGIS).

f. *Idées érotiques*. — Les *idées érotiques* ou idées relatives au
sens génital pourraient, comme les idées religieuses, se répartir
à la rigueur dans les délires précédents. Elles méritent cependant quelques observations spéciales.

A l'exemple de SÉGLAS, nous pouvons distinguer : 1º celles qui
sont en relation avec un état d'excitation générale de l'organisme, comme le stade de *dynamie fonctionnelle de la paralysie
générale* où elles sont la conséquence de l'éréthisme génital et se
traduisent à la fois par des conceptions et des actions libidi-
neuses (onanisme, exhibitionnisme, priapisme, bestialité, etc.):
2º celles qui font partie d'un délire organisé quelconque, tel
que le *délire de persécution* (persécutés génitaux, jaloux), le *délire
hypocondriaque* (hypocondrie génitale), le *délire hystérique* ou
religieux (possession sexuelle onirique par des humains ou des
êtres surnaturels) etc. ; 3º celles qui constituent un *délire spécial*
ou une *perversion caractérisée* (délire érotique proprement dit
ou érotomanie, chaste ou non, perversions sexuelles).

§ 2. — TROUBLES DE LA MÉMOIRE
ET DE L'ATTENTION

Nous pourrions nous borner, en ce qui concerne les troubles
de l'idéation dans les psychoses, à ce que nous venons de dire

concernant les idées délirantes. Il serait superflu, en effet, de passer en revue toutes les modifications qu'y peuvent subir les différentes facultés intellectuelles. Ce serait faire plutôt de la psychologie générale que de la psychiatrie. Nous nous contenterons donc de dire un mot des principaux troubles susceptibles d'être observés, dans les psychoses, du côté de la mémoire et de l'attention.

1° Troubles de la mémoire. — Nous n'avons à parler ici, bien entendu, que des troubles de la mémoire des psychopathies-maladies ou psychoses. Quant à ceux des psychophathies-infirmités (dégénérescences et démences), nous les signalerons à l'occasion de la symptomatologie générale de ces dernières.

Envisagée au sens vulgaire du mot, la *mémoire* est souvent très bonne chez les aliénés et on en voit qui, après des années et des années, l'ont conservée à peu près intacte dans tous ses modes, en dépit de leurs apparences de déments. Aussi, convient-il de ne pas se hâter de ranger un vésanique, même chronique, dans la démence, si, comme nous le disions plus haut, l'état de la mémoire est, à ce point de vue, l'un des meilleurs signes révélateurs.

Les troubles de la mémoire, mieux connus aujourd'hui depuis les importants travaux de RIBOT, de SOLLIER et d'autres auteurs, peuvent consister, dans les psychoses, en *hypermnésie, dysmnésie, amnésie, paramnésie,* c'est-à-dire en exaltation, obtusion, inhibition, perversion des fonctions mnémoniques.

Chacun de ces troubles est susceptible d'intéresser l'un des éléments constituants de la mémoire : fixation, conservation, évocation ou reproduction, localisation.

Chacun d'eux aussi peut être total ou partiel, c'est-à-dire affecter l'ensemble des souvenirs ou une partie plus ou moins considérable et plus ou moins systématique.

a. L'*hypermnésie* est la suractivité fonctionnelle morbide de la mémoire. Cette suractivité, dès longtemps signalée dans certaines psychoses, n'est pas illusoire, elle est réelle.

Elle est totale dans les états psychopathiques essentiellement caractérisés par de l'excitation intellectuelle, à savoir dans celle forme de *manie* dite *excitation* ou *exaltation maniaque*, que l'on trouve surtout dans les *psychoses intermittentes* et *circulaires*, dans la *paralysie générale* au début, l'*hystérie*, les *intoxications* légères. Il y a là une résurrection, un réveil de souvenirs d'une étendue, d'une richesse, d'une précision souvent inouïes. Particularité à remarquer, c'est la mémoire involontaire qui fait les principaux frais de cette hypermnésie. Le sujet subit la poussée éruptive de ses réminiscences bien plus qu'il ne la provoque et ces réminiscences, à y regarder de près, s'opèrent surtout par le jeu automatique des associations, très surexcité dans les cas de ce genre.

L'hypermnésie peut également être partielle. Cela a lieu chez beaucoup d'individus atteints de *délire systématisé* de *persécution* ou de *grandeur*, qui, pour bâtir et édifier leur construction délirante, vont chercher souvent des matériaux jusque dans les infiniment petits de leur vie passée, de celle de leur famille ou même de l'histoire. Ici, ce n'est plus la mémoire automatique, c'est la mémoire volontaire qui est en cause.

b. La *dysmnésie*, diminution ou obtusion de la mémoire, est également totale ou partielle et porte alors plus ou moins spécialement sur les noms, les chiffres, les langues, les faits récents ou anciens.

Lorsqu'elle n'est pas l'indice d'un commencement d'affaiblissement mental, de démence, et par suite le *début* d'une amnésie progressive, elle caractérise plus spécialement la *psychasthénie* ou la *confusion mentale*.

La dépression de la mémoire, dans la *psychasthénie*, est très fréquente et caractéristique. Les malades se plaignent d'oublier le passé, de n'avoir plus d'idées, de ne pouvoir rien retenir. Au fond, leurs craintes sont excessives, mais il n'en est pas moins vrai que c'est cette préoccupation, devenue chez eux obsédante, qui les pousse surtout à la phobie si commune de la folie, de la démence.

C'est là, à la fois, une *dysmnésie d'évocation* et une *dysmnésie de fixation*, qui n'est pas sans compliquer le problème déjà difficile du diagnostic de la psychasthénie et de la paralysie générale au début.

Dans la *confusion mentale*, en même temps qu'une amnésie, dont nous parlerons tout à l'heure, il y a *dysmnésie d'évocation* et de *fixation*, comme dans la psychasthénie, mais à un degré plus marqué.

c. L'*amnésie* est la perte ou plutôt la disparition des souvenirs.

Ses variétés, très nombreuses, se retrouvent toutes dans les psychoses.

Elle y est, exceptionnellement, totale et générale. Nous avons observé, PITRES et moi, deux individus qui avaient absolument tout oublié de leur vie, jusqu'à leur nom. Il est vrai que l'un de ces individus était un simulateur et que pareille supposition a pu être faite pour l'autre. Mais si l'amnésie dans les psychoses, n'est guère totale pour l'existence entière, en revanche, elle est souvent totale pour une période temporaire. Cela s'observe dans les *psychoses épileptiques, hystériques, toxiques, infectieuses*, notamment dans la *psychose éclamptique*, la *psychose d'insolation*, etc. Le plus souvent l'amnésie est partielle (psychose hystérique, toxique).

L'amnésie est *continue* (confusion mentale, intoxications) ou *périodique* (épilepsie, hystérie) : *subite* (shocks moraux, shocks traumatiques) ou *lente* (intoxications chroniques) : *définitive* (épilepsie) ou *temporaire* (hystérie, confusion mentale) : *immédiate* (cas ordinaires) ou *retardée*, c'est-à-dire ne se produisant qu'après coup, ainsi que l'a bien montré J. MAXWELL (épilepsie).

L'amnésie est *rétrograde* ou relative au passé, et dans ce cas soit *lacunaire*, soit *diffuse*, suivant qu'elle forme un trou très net dans les souvenirs, ou une période mal découpée avec un début et une fin plus ou moins nuageux, dénommés pour ce motif *phases crépusculaires*. Lorsque l'amnésie rétrograde a pour effet de reporter et de faire revivre le sujet à une époque déterminée de son existence antérieure, elle constitue l'*ecmnésie* de PITRES (hystérie) susceptible de se présenter, mais sous une forme différente, dans les *tumeurs cérébrales* (DUPRÉ).

L'amnésie est encore *antérograde* ou *actuelle* (RÉGIS), c'est-à-dire spéciale aux souvenirs du présent.

L'amnésie *rétrograde* est surtout une *amnésie d'évocation* et l'*amnésie antérograde* une *amnésie de fixation*. Elles peuvent du reste coexister, de façon à former l'*amnésie dite rétro-anté-rograde*.

Ces amnésies, mises en lumière dans *l'hystérie, l'épilepsie,* les *traumatismes,* appartiennent aussi aux *psychoses toxiques*.

Pour en finir avec l'amnésie proprement dite, nous devons mentionner que dans les *vésanies,* les malades gardent généralement le souvenir complet de leur accès, tandis que dans les *psychoses d'intoxication,* c'est d'habitude sur le temps de cet accès que porte surtout l'amnésie.

d. La *paramnésie* est la perversion de la mémoire.

Elle se traduit communément par des troubles de localisation des souvenirs dans le temps (psychasthénie, confusion mentale).

A côté de ces faits se place un phénomène particulier désigné sous les noms de *fausse réminiscence, illusion du déjà vu, paramnésie.* « Il consiste à croire qu'un état nouveau a en réalité été antérieurement éprouvé en sorte que, lorsqu'il se produit pour la première fois, il paraît être une sorte de répétition » (Ribot).

Ce phénomène est en réalité plus qu'un trouble de la mémoire; c'est un état complexe, à la fois cénesthésique et intellectuel, qui atteint la conscience et parfois même la personnalité entière.

Beaucoup de théories ont été émises pour l'expliquer. Je me rattacherais volontiers, l'ayant éprouvé, à l'idée qui voit là, au moins dans certains cas, un fait d'identification entre deux états affectifs plus ou moins similaires, l'un actuel, conscient, éveillé, l'autre antérieur, subconscient : identification due à ce que l'état affectif actuel réveille vivement l'élément émotionnel ou cénesthésique de l'état antérieur sans réveiller au même degré son élément intellectuel, ses souvenirs, faiblement associés. A diverses reprises, j'ai pu retrouver ainsi, au prix d'un effort, dans le passé de la vie, le fait initial, et saisir ses analogies et ses différences avec le fait du présent. Mon élève Thibault a soutenu cette explication du « déjà vu » par la fusion erronée d'un état subconscient et d'un état conscient et Grasset vient récemment de la développer, à son tour, d'une façon analogue.

Quoi qu'il en soit, la paramnésie, fausse réminiscence ou déjà vu, qui peut s'observer à l'état de santé, s'observe aussi dans la *psychasthénie*, la *confusion mentale*, etc. Elle n'est là, généralement, qu'un phénomène *partiel, passager, intermittent*. Toutefois, elle peut exceptionnellement, dans les psychoses, être *totale, continue* et *durable*. Les sujets se trouvent dès lors, en présence des événements de la vie qui se succèdent, comme devant des événements déjà tous vécus. ARNAUD a cité un exemple remarquable de cet état particulier chez un malade atteint de psychasthénie profonde qui prétendait que tous les faits dont il était témoin s'étaient produits un an auparavant, jour pour jour.

A côté des sujets de ce genre, il faut mentionner ceux qui, par un phénomène inverse, considèrent ce qu'ils voient, entendent ou ressentent comme toujours nouveau.

Ce phénomène, qui tient surtout à une amnésie de fixation, c'est-à-dire à l'impossibilité de graver les sensations du présent, peut être partiel et temporaire, comme aussi général et persistant. Tel ce malade de MABILLE qui depuis huit ans croit être arrivé de la veille dans l'asile et voir ceux qui l'entourent pour la première fois.

Par opposition « au déjà vu », on pourrait donner à cette particularité, qui mérite comme lui d'être étudiée et qui s'observe, comme lui, dans les états de confusion mentale et de psychasthénie, le nom de *jamais vu*.

2° Troubles de l'attention. — L'*attention* n'est pas à proprement parler une faculté. C'est, suivant l'opinion de RIBOT, une forme de volonté, la *volonté intellectuelle*.

Si nous en disons un mot ici, c'est que ses troubles nous paraissent exercer une action importante dans la genèse de certains délires.

Le rôle principal de l'attention consiste à fixer l'esprit sur des objets déterminés et à lutter ainsi contre l'envahissement de la conscience par des pensées involontaires qui se manifeste aussitôt que l'attention faiblit.

Or, ce pouvoir fixateur de l'attention est généralement très altéré dans les *infirmités psychiques*, où nous le retrouverons, et dans les *psychoses*, d'où la porte ouverte à l'instabilité, à la distraction, à l'automatisme mental.

Et c'est pourquoi de nombreux aliénistes ont pu dire, avec BAILLARGER, que le délire avait sa source dans l'exercice involontaire des facultés.

Il serait excessif cependant de généraliser et surtout de considérer tous les délires comme le résultat d'un même automatisme, sans distinction.

On pourrait, nous semble-t-il, admettre à cet égard trois catégories de faits : 1º les faits dans lesquels il y a conflit entre l'automatisme et l'attention volontaire, le premier faisant surgir des pensées que la seconde cherche à repousser (idées obsédantes, idées parasites) ; 2º les faits dans lesquels il y a pour ainsi dire entente, collaboration entre l'automatisme et l'attention volontaire, le premier fournissant à celle-ci des faits qu'elle accepte et s'incorpore (délires maniaques, délires systématisés) ; 3º les faits dans lesquels il y a suppression de l'attention volontaire au profit de l'automatisme qui, devenu libre, crée de toutes pièces le délire (psychoses des états seconds, psychoses de rêve ou oniriques, démence précoce).

ARTICLE II

TROUBLES DES PERCEPTIONS

Les troubles des perceptions, deuxième groupe des troubles psychiques des psychopathies-maladies, comprennent : 1º les *hallucinations*; 2º les *illusions*.

§ 1. — HALLUCINATIONS

Un homme, dit ESQUIROL, *qui a la conviction intime d'une sensation actuellement perçue, alors que nul objet extérieur propre à exciter cette sensation n'est à la portée de ses sens, est dans un état d'hallucination ».* BALL a abrégé cette définition en disant : « *l'hallucination est une perception sans objet* ». Ainsi un individu qui entend des paroles alors que nul bruit n'a frappé son oreille, éprouve une hallucination. On dit aussi que l'hallucination est une idée projetée au dehors, une perception extériorisée.

Les hallucinations se dénomment d'après la nature même de la sensation perçue, en sorte qu'il existe autant de genres d'hallucinations qu'il existe de sens : *auditives, visuelles, gustatives, olfactives, tactiles.* Toutefois, les sensations internes et les sensations motrices pouvant, elles aussi, devenir le point de départ de phénomènes hallucinatoires, nous admettrons avec SÉGLAS, dont les travaux ont tant contribué à éclaircir la question, trois catégories d'hallucinations : 1° *les hallucinations sensorielles ;* 2° *les hallucinations cénesthésiques ;* 3° *les hallucinations motrices.*

1° Hallucinations sensorielles. — Les hallucinations sensorielles peuvent affecter, comme nous venons de le voir : l'ouïe, la vue, l'odorat et le goût, le tact.

A. HALLUCINATIONS DE L'OUÏE. — *L'hallucination de l'ouïe consiste essentiellement dans la perception de sons fictifs.* Ces sons peuvent être confus et inarticulés ; mais il est rare qu'ils se maintiennent longtemps à cet état ; pour peu qu'elle dure, l'hallucination s'organise, devient articulée ou, pour employer l'expression habituelle des malades eux-mêmes, devient *voix.*

SÉGLAS divise à ce point de vue les hallucinations de l'ouïe en trois variétés ou degrés : 1° *les hallucinations auditives élémentaires,* consistant dans la perception de sons bruts indéfinis ; 2° *les hallucinations auditives communes,* lorsqu'il s'agit de bruits différenciés rapportés à des objets déterminés ; 3° *les hallucinations auditives verbales,* lorsque les malades entendent des mots représentant des idées. Cette division est applicable, dans son principe, à tous les genres d'hallucinations, où l'on trouve, suivant les cas, des sensations plus ou moins perfectionnées.

Les voix hallucinatoires peuvent être *inconnues* aux sujets, comme timbre et comme intonation ; mais il est très fréquent de les entendre dire qu'ils les reconnaissent et qu'elles appartiennent à leurs parents, à leurs amis, à telle ou telle personne qu'ils désignent. Elles peuvent également émaner de personnages imaginaires, de défunts, de Dieu, du Diable, de la Vierge, des saints, etc. Les animaux et les objets eux-mêmes parlent quelquefois aux aliénés.

Les voix peuvent faire entendre aux malades des choses *agréables*. Le plus souvent, l'hallucination a un caractère *pénible* et consiste dans des injures, des reproches, des menaces, des accusations, etc. Beaucoup de délirants, les persécutés surtout, se plaignent qu'on répète tout haut leurs pensées, de préférence celles qu'ils désirent cacher, ainsi que les actes les plus secrets de leur existence. Ce phénomène, qui peut consister d'ailleurs soit en une hallucination auditive, soit en une hallucination motrice verbale, porte le nom d'*écho de la pensée*.

La *direction* des voix est très variable. Elles peuvent venir d'en haut ou d'en bas, d'un côté ou de l'autre, d'avant ou d'en arrière, enfin sortir du corps même de l'aliéné. Dans ce dernier cas, où elles ont une origine habituellement cénesthésique, elles finissent quelquefois par faire naître chez le malade la sensation et l'idée qu'il est double et donnent lieu ainsi à un véritable dédoublement de la personnalité. La *distance* d'où elles proviennent est aussi très variable, et les hallucinés, qui ont souvent parfaitement conscience de leur degré d'éloignement, l'évaluent tantôt à un mètre à peine, tantôt au contraire à plusieurs centaines de kilomètres.

La *perfection* de ces voix est telle et la conviction qu'elles entraînent si irrésistible et si profonde que les hallucinés les plus éclairés, médecins et aliénistes eux-mêmes, ne songent pas un instant à les révoquer en doute et ont recours, pour expliquer leur existence, à toutes sortes d'interprétations absurdes et incroyables : par exemple à l'intervention de diverses forces, surtout de l'électricité, à l'action de tuyaux acoustiques, du téléphone, du phonographe, etc.

Il est cependant des individus qui reconnaissent le vrai caractère de leurs hallucinations sans verser, à leur sujet, dans le délire. Ce sont surtout ceux atteints d'hallucinations périphériques, unilatérales, hypnagogiques, toxiques. Il s'agit là d'*hallucinations conscientes*, mais non physiologiques, ainsi qu'on le dit parfois à tort ; l'hallucination est toujours un phénomène morbide et c'est seulement l'interprétation qu'on en fait qui peut être physiologique ou pathologique.

Le *langage* des voix est le plus ordinairement usuel, et les mots qu'elles expriment, des mots du vocabulaire courant. Pourtant, elles peuvent prononcer des paroles étrangères ou inconnues. On sait l'histoire de cet aliéné polyglotte, rapportée par Esquirol, chez qui les voix parlaient plusieurs langues, mais devenaient confuses lorsqu'elles s'exprimaient dans une langue que le malade connaissait à peine. Ball a observé un fait analogue. Enfin les voix peuvent fabriquer des mots, prononcer des *néologismes* qui, passant ensuite dans le langage du sujet, lui constituent peu à peu un vocabulaire à part. C'est là un signe de chronicité.

Les sons hallucinatoires sont habituellement entendus des deux côtés. Dans certains cas, ils ne le sont que d'une seule oreille, ou exclusivement, ou de façon très prédominante. Ce sont les *hallucinations unilatérales*, dans lesquelles, ainsi que je l'ai montré dès 1881, le côté où se localise l'hallucination, quel que soit le mécanisme de cette localisation, correspond à un organe sensoriel lésé en une partie quelconque de son trajet.

D'autres fois, l'hallucination est *double*, mais avec un caractère *différent* dans chaque oreille (Magnan). Le plus souvent alors, l'une est réservée aux injures, à l'attaque, l'autre aux encouragements, à la défense (hallucinations bilatérales antagonistes de Séglas). Il peut même exister des hallucinations bilatérales homogènes dans lesquelles seule la tonalité de la voix n'est pas exactement la même des deux côtés (Mairet). C'est une sorte d'*hallucination bitonale*.

La *surdité* n'empêche pas l'hallucination de l'ouïe. Elle semble au contraire la favoriser. Presque tous les aliénés sourds ou durs d'oreille sont en effet hallucinés de l'ouïe. La même particularité s'observe en ce qui concerne les autres sens.

Les rapports des maladies de l'oreille avec les hallucinations de l'ouïe, signalés par un certain nombre d'auteurs (Régis, Séglas, Bjeljakoff, Bechterew, etc., etc.), mériteraient une étude spéciale et approfondie.

Lorsqu'on examine un grand nombre d'individus atteints de maladies de l'oreille, particulièrement d'otite scléreuse avec bruits subjectifs, on constate entre eux, au point de vue psychique, des différences très grandes. Nous croyons qu'on peut, à cet égard, les classer en plusieurs groupes :

1° Les uns, ce sont les moins nombreux, n'ont pas d'hallucinations de l'ouïe et ne s'affectent en rien de leur état. Ils vivent tranquillement avec leur infirmité.

2° D'autres n'ont pas, non plus, d'hallucinations ; mais, prédisposés ou non à la névropathie, ils se désolent d'être devenus durs d'oreille et surtout, d'être soumis, sans pouvoir y échapper, à l'énervant supplice de leurs bruits auriculaires. Dès lors, ou ils tombent dans l'inquiétude, la misanthropie, l'hypocondrie neurasthéniques, ou leur neurasthénie préalable localise en majeure partie sur l'oreille son anxieuse nosophobie. Les neurasthéniques avec artério-sclérose dont j'ai décrit le type, si caractéristique et si fréquent, et dont le plus bel exemple peut-être fut JEAN-JACQUES-ROUSSEAU, avec sa demi-surdité et ses bruits pulsatiles de l'oreille, appartiennent en assez grand nombre à cette catégorie.

3° Un troisième groupe est composé des individus chez qui les bruits subjectifs deviennent le point de départ d'hallucinations de l'ouïe. Ce sont ceux qui nous intéressent ici tout particulièrement.

Ils nous paraissent comprendre trois catégories :

a) La première catégorie est formée de ceux chez qui les hallucinations, très intermittentes, se réduisent à des musiques, à des chœurs de chants, à des notes, à des appels, tellement nets que le sujet se retourne aussitôt malgré lui en émettant même parfois une réponse ; mais immédiatement il se ressaisit, comprend que « c'est son oreille qui lui fait cela » et sourit d'avoir été dupe durant un instant de la parole entendue.

Certains de ces malades se maintiennent à cette étape d'*hallucinations conscientes* sans jamais la franchir. D'autres arrivent à des étapes plus avancées.

b) La seconde catégorie est celle des individus dont les hallucinations de l'ouïe prennent d'emblée ou après une phase de conscience plus ou moins longue, le caractère *inconscient*. Mais les malades demeurent uniquement des hallucinés. Ils ne greffent aucun délire sur ces hallucinations qui restent généralement intermittentes, neutres, presque indifférentes, en tout cas sans grand retentissement et au sujet desquelles ils admettent même la discussion.

c) Dans la dernière catégorie les malades, après avoir souvent passé par toutes les phases otopathiques antérieures : bruits subjectifs, hallucinations conscientes, hallucinations inconscientes, finissent par verser dans un délire qui est manifestement la conséquence et la suite de leurs hallucinations et qui d'ordinaire revêt la forme du délire de persécution. Ce délire, essentiellement soumis tout d'abord aux hallucinations de l'ouïe et présentant de ce chef une physionomie clinique un peu spéciale, finit par s'organiser, s'étendre et suivre l'évolution commune de la vésanie. Ce sont les cas récemment décrits par BECHTEREW. J'en ai observé moi-même plusieurs, très typiques.

Chez tous les individus dont nous parlons, et c'est là leur caractéristique essentielle, les hallucinations de l'ouïe sont étroitement liées à la maladie otique : unilatérales quand celle-ci est unilatérale, prédominantes dans une oreille si celle-ci l'est et du même côté, bilatérales quand celle-ci est bilatérale, variables enfin d'intensité suivant les variations de la maladie otique sous l'influence du traitement ou de toute autre cause.

Ce n'est pas d'ailleurs seulement avec la lésion elle-même que les hallucinations ont, dans ces cas, des relations évidentes, c'est aussi avec les bruits subjectifs qu'elle détermine. Tantôt, ces bruits diminuent et disparaissent pour faire place aux voix hallucinatoires, par lesquelles ils semblent graduellement se continuer ; d'autres fois, ils persistent, mais alternent avec ces voix, cessant momentanément lorsqu'elles ont lieu ; parfois enfin, mais le fait est plus rare, les bruits subjectifs peuvent se faire entendre au milieu des voix, affaiblis, sans changement ou même renforcés.

Il est des cas, en dehors de ceux que nous venons de signaler, où l'hallucination auditive suit une évolution progressive et parcourt successivement les trois étapes ou degrés indiqués plus haut. Après avoir entendu de simples sons indistincts, le malade entend des mots définis, puis des voix très nettes. Ce fait est loin cependant d'être la règle et il est beaucoup de sujets chez qui l'hallucination se manifeste complète dès le début.

L'halluciné de l'ouïe réagit de plusieurs façons vis-à-vis de ses voix. Tantôt il les perçoit sans rien manifester ; tantôt il cherche à s'y soustraire par des moyens de défense divers, souvent des plus curieux ; tantôt enfin il y répond et entretient avec elles un *dialogue*, à voix basse ou même à haute voix, comme avec un interlocuteur réel.

Lorsque les malades conversent ainsi avec leurs voix, il est facile de constater qu'ils ont des hallucinations de l'ouïe. Ce *diagnostic* n'est pas toujours aussi aisé dans les autres cas. Les hallucinés actifs de l'ouïe, cependant, ont souvent une physionomie spéciale qui permet, avec une certaine habitude, de les reconnaître. Le signe caractéristique est l'aspect de leurs yeux, grands ouverts, fixes et brillants, regardant sans voir, avec une position, une attitude, une expression de visage qui sont celles d'un homme qui écoute (Voir fig. 43, p. 387).

L'hallucination de l'ouïe est *la plus fréquente* des hallucinations, surtout dans les *vésanies*. Elle est, pour ainsi dire, le symptôme caractéristique de la folie systématisée progressive. Elle coexiste souvent avec d'autres hallucinations.

Généralement l'hallucination de l'ouïe est secondaire au délire et ne le précède pas. Dans certains cas cependant, elle est primitive et le délire semble se greffer sur elle. Il en est ainsi pour les autres hallucinations.

B. HALLUCINATIONS DE LA VUE. — *L'hallucination de la vue consiste dans la perception objective d'images visuelles irréelles.*

Comme dans l'hallucination de l'ouïe, on peut distinguer : *des hallucinations visuelles élémentaires* (couleurs, flammes, ombres vagues, etc.) ; *des hallucinations visuelles différenciées* (objets, animaux, fantômes, etc.) ; *des hallucinations visuelles verbales* (écrits).

Les hallucinations de la vue peuvent être *agréables*, ce qui est rare, (visions des extatiques) ou *pénibles*, ce qui est beaucoup plus fréquent. Dans certaines psychoses névropathiques et surtout toxiques, elles affectent même un caractère *terrifiant* pathognomonique.

Les hallucinations de la vue varient suivant que les images perçues sont *nettes* ou *confuses*, *grandes* ou *petites*, *lumineuses* ou *obscures*, *colorées* ou *non colorées*, *uniques* ou *multiples*, *mobiles* ou *fixes*.

Elles varient aussi suivant qu'elles se produisent le *jour* ou, ce qui est plus fréquent, la *nuit*, les *yeux ouverts* ou les *yeux fermés*, suivant que le sujet peut ou non les provoquer *à volonté*.

Elles peuvent être *unilatérales*, comme les hallucinations de l'ouïe et même *hémiopiques*, c'est-à-dire restreintes à une moitié du champ visuel.

Les hallucinations de la vue nocturnes, animées, mobiles et changeantes, celles que j'appelle *hallucinations cinématographiques*, appartiennent surtout au délire hystérique, au délire alcoolique et de façon générale, aux psychoses d'intoxication.

Dans certains cas, les images visuelles hallucinatoires peuvent être influencées par l'interposition soit d'un *écran* qui les supprime, soit d'un *prisme* qui les renverse, soit d'un *miroir* qui les reflète, soit par l'*occlusion* des paupières, leur *réouverture* ou la *pression* d'un des deux globes oculaires qui les fait disparaître, réapparaître ou les dédouble.

Les hallucinations de la vue existent souvent chez les délirants *aveugles*.

Les hallucinations de la vue sont moins fréquentes, d'une façon générale, que les hallucinations de l'ouïe, particulièrement dans les vésanies pures. Elles le sont en revanche bien davantage dans les *psychoses névropathiques et toxiques*, où elles dominent la scène.

Elles sont d'un pronostic moins grave que les hallucinations de l'ouïe et, comme elles, peuvent coexister avec d'autres genres d'hallucinations.

C. HALLUCINATIONS DE L'ODORAT ET DU GOÛT. — Les *hallucinations de l'odorat et du goût* sont, de toutes, les plus rares. Ce sont aussi les moins nettes et les moins perfectionnées.

Elles consistent en *odeurs et saveurs*, rarement *agréables*, presque toujours *pénibles*, d'arsenic, de cuivre, de soufre, d'ammoniaque, d'œufs pourris, de brûlé, de fumée, de cadavre, etc.

Ces sensations morbides diffèrent suivant qu'elles paraissent au malade venir de *l'extérieur* ou de son propre *intérieur*. Dans le premier cas, il rapporte les odeurs à la malveillance d'autrui, au passage du démon, les saveurs à des substances nuisibles ou toxiques introduites dans ses aliments ou ses boissons (délire de persécution, délire mystique). Dans le second cas, il attribue les mauvaises odeurs qu'il sent et le mauvais goût qu'il éprouve à des maladies, à la pourriture de son corps, etc. (psychoses mélancoliques).

Les hallucinés du goût et de l'odorat réagissent souvent dans le sens de leurs hallucinations. Ceux qui éprouvent des saveurs mauvaises refusent de manger, de crainte d'être empoisonnés (délire de persécution) ou parce que l'état de leur corps ne le leur permet pas (délire hypocondriaque) ; ceux qui éprouvent des odeurs mauvaises se bouchent le nez ou, s'ils croient dégager eux-mêmes ces odeurs, s'écartent des autres, pour ne pas les incommoder.

Les hallucinations du goût et de l'odorat s'observent surtout, on le voit, dans les *psychoses systématisées* et dans les *psychoses hypocondriaques*.

Elles coexistent fréquemment avec des *troubles gastro-intestinaux* : état saburral, dyspepsie, constipation, etc., en un mot avec de *l'auto-intoxication* des voies digestives. C'est pourquoi, il est difficile et parfois même impossible de les séparer nettement des illusions internes et des interprétations délirantes cénesthésiques.

D. HALLUCINATIONS DU TOUCHER. — Les *hallucinations du toucher* ou du *tact* ont été jusqu'ici confondues, ou à peu près, sous le nom d'*hallucinations de la sensibilité générale*, avec les *hallucinations cénesthésiques* et les *hallucinations motrices*. C'est qu'il n'est pas toujours facile, il s'en faut, de distinguer les fausses sensations du sens du tact ou de la surface cutanée des fausses sensations internes, motrices ou viscérales. Comme SÉGLAS, nous les isolerons cependant ici des deux autres.

Les hallucinations du sens du toucher, du *toucher actif*, sont relativement *rares* dans les psychoses. Elles peuvent s'y observer

cependant, par exemple dans les cas où les malades sentent le
corps d'un individu à côté d'eux, croient toucher objectivement
des organes génitaux, des objets, des animaux (délire mystique,
délire toxique).

Beaucoup moins rares sont les hallucinations du *toucher
passif*. Elles se traduisent par la sensation sur la surface cutanée
ou sous le tégument externe, de fourmillement, de frôlement, de
pincement, de frottement, de piqûre, d'arrachement, de choc,
de froid, de chaleur, de brûlure, de mouvement de glissement,
de reptation, etc., etc. Ces sensations sont rapportées, suivant
les cas, à des contacts manuels, à des soufflements, à des élec-
trisations, à des araignées, à des poux, à des vers, etc., etc. On
les trouve tout particulièrement dans les *délires toxiques*, dans
les *délires mystiques*, dans les *délires de persécution*.

Les hallucinations du tact peuvent être *élémentaires* ou nettement *différenciées*. Elles peuvent être *unilatérales* et, dans ce
cas, correspondent généralement à des altérations particulières,
l'hémiplégie, l'hémianesthésie ou l'hémihyperesthésie. Au reste,
même bilatérales, elles sont parfois en rapport avec des modifications de la sensibilité cutanée et par suite sont susceptibles
d'être confondues avec les illusions tactiles.

2° Hallucinations cénesthésiques. — Les hallucinations
cénesthésiques sont celles de la sensibilité interne.

Ces hallucinations, jusqu'ici peu étudiées et confondues d'une
part avec les hallucinations tactiles, de l'autre avec les illusions
et interprétations organiques, méritent en réalité une place
propre, non seulement en raison de leurs caractères spéciaux,
mais aussi et surtout en raison de leurs conséquences psychiques.

SÉGLAS[1] fait en effet remarquer avec beaucoup de raison que
ce sont principalement les hallucinations cénesthésiques qui
donnent lieu aux *altérations de la personnalité* dans les psychoses
(dédoublement, transformation), ce qui ne saurait surprendre,
la constitution de la personnalité ayant son fondement normal
dans les sensations de la cénesthésie.

Les hallucinations cénesthésiques sont *générales* ou *partielles*,
suivant qu'elles intéressent la totalité ou une région du corps.

Elles sont aussi soit *élémentaires*, soit plus ou moins *nettes* et *différenciées*. Elles se manifestent par les sensations les plus diverses : douleurs, brûlures, commotions, changements de place, de forme, de fonctionnement, obstruction, lacération, destruction d'organes ; inexistence d'un viscère ou de plusieurs ; présence de corps étrangers, d'animaux, d'enfants, d'individus humains ou surnaturels dans le corps ; état de mort ; transformation en matière inanimée : verre, bois, pierre, etc., ou en être vivant quelconque. Ces hallucinations s'observent plus particulièrement dans les *délires systématisés* et dans les *délires hypocondriaques*. Ce sont elles, notamment, qui forment l'élément constitutif principal du *délire de négation* et du *délire métabolique* ou de *transformation de la personnalité*, dont nous avons parlé plus haut.

Parmi les hallucinations cénesthésiques, une mention spéciale doit être réservée aux *hallucinations génitales* ou du *sens génésique* dont mon élève BELLAMY a fait une bonne étude séméiologique. Ces hallucinations peuvent être *extra-génitales*, c'est-à-dire se manifester par l'intermédiaire d'un sens étranger, la vue, l'ouïe, l'odorat, le goût, ou bien *génitales* proprement dites et affecter directement les organes de la génération. Bien que les premières jouent un rôle important dans les psychoses, notamment dans l'hystérie, l'alcoolisme, les délires systématisés, nous n'avons à parler ici que des dernières.

Celles-ci présentent une infinité de formes et font éprouver aux malades les sensations les plus variées : depuis la sensation la plus légère de contact jusqu'aux voluptés et aux douleurs qui peuvent accompagner les actes sexuels normaux ou anormaux, l'état de grossesse, la parturition. On les rencontre surtout dans les *délires hystériques, mystiques, toxiques*, sous forme de sensations oniriques, voluptueuses ou douloureuses, et aussi dans les *délires systématisés*, où elles constituent un mode de persécution spécial contre lequel les malades emploient des moyens de défense caractéristiques.

On peut aussi ranger parmi les hallucinations cénesthésiques les *hallucinations autoscopiques*, bien étudiées récemment par SOLLIER, BAIX, etc. Ces hallucinations autoscopiques ont été,

comme on sait, distinguées en *internes* et *externes*, suivant que
le sujet se voit lui-même pour ainsi dire au dedans de son corps,
au point d'en préciser les détails anatomiques ou pathologiques,
ou qu'il aperçoit sa propre image au dehors, extériorisée comme
en un miroir.

Ces phénomènes, très intéressants et constatés surtout jusqu'ici
chez les hystériques, ont besoin d'être étudiés encore avant
d'être acceptés et classés d'une façon définitive.

3° Hallucinations motrices. — Les hallucinations motrices
dont la connaissance est due pour la majeure part à SÉGLAS,
auquel nous empruntons ces quelques considérations, consistent
dans la *perception de mouvements imaginaires du corps, partiels
ou généraux*. « Une hallucination de ce genre, observée souvent
dans les rêves, est celle de tomber dans un précipice ou de voler.
On en rencontre d'analogues dans certaines *intoxications*, le
hachischisme, par exemple ; chez les *persécutés* qui se plaignent
d'être bousculés, secoués dans leur lit, chez certains *mélancoliques*, chez *les délirants à idées de possession*, comme les démoniaques d'autrefois, les sorciers qui affirmaient s'être rendus au
sabbat en traversant l'espace sur un manche à balai. Dans la
même catégorie rentrent aussi les sensations décrites par WEIR,
MITCHELL, PITRES, etc., chez les amputés « qui ont la sensation
d'accomplir un mouvement dans les parties enlevées et peuvent
décrire ce mouvement et la position qu'ils se figurent donner
aux organes absents. » (SÉGLAS)

On peut distinguer avec SÉGLAS, dans les hallucinations
motrices : 1° des hallucinations motrices *élémentaires*, correspondant à des mouvements indéterminés ; 2° des hallucinations
motrices *différenciées* (préhension, saut, marche) ; 3° des hallucinations motrices *verbales, orales* ou *graphiques*, caractérisées
non plus par les images visuelles mais par les images motrices
du langage, parlé ou écrit. Un mot seulement de ces dernières.

a. *Hallucinations motrices verbales orales*. — BAILLARGER avait
déjà observé que certains aliénés percevaient des paroles sans
le secours d'aucun sens, ce qu'ils expliquaient en disant qu'on
leur parlait d'âme à âme, de pensée à pensée ou dans l'in-

térieur du corps. Il désigna et décrivit ces hallucinations sous le nom d'*hallucinations psychiques*.

Aujourd'hui on distingue dans les hallucinations psychiques, (*fausses hallucinations* (MICHÉA), *hallucinations aperceptives* (KAHL-BAUM), plusieurs catégories de faits : 1° *les pseudo-hallucinations* de HAGEN, qui sont de simples erreurs de rêverie ou d'imagination n'ayant de l'hallucination que l'apparence et les *pseudo-halluci-tions* de KANDINSKY, qui consistent en des représentations mentales vives, animées, sensorielles, se rapprochant davantage de l'hallucination vraie, mais sans en avoir le caractère pathognomonique d'extériorité et que l'on rencontre soit à l'état d'image limitée, circonscrite, comme dans les obsessions, soit à l'état d'un rapide et vaste tableau d'ensemble qui semble se dérouler à la vue, comme chez les noyés, les mourants (hallucinations panoramiques de FÉRÉ) ; 2° les *hallucinations motrices verbales* de SÉGLAS.

Les *hallucinations motrices verbales*, que SÉGLAS a détachées du groupe des hallucinations psychiques, ont été ainsi désignées par lui pour marquer la part prépondérante que prend dans leur production l'élément moteur verbal.

Cet élément moteur se révèle à la fois par l'attitude des malades qui n'ont plus l'air de personnes qui écoutent, mais de personnes qui parlent leur pensée ; par les mouvements d'articulation qu'ils perçoivent en eux, mouvements parfois visibles pour l'observateur et qui peuvent aller jusqu'à la parole distincte ; par l'arrêt enfin de ces hallucinations lorsqu'ils parlent eux-mêmes ou lisent à haute voix, et inversement (ce qui s'explique par la remarque de STRICKER qu'on ne peut penser en même temps à deux images verbales motrices différentes).

SÉGLAS établit trois degrés dans l'hallucination verbale motrice : 1° l'*hallucination verbale kinesthétique* simple, celle où le malade n'a que la sensation de mots prononcés, sans mouvements d'articulation perceptibles ; 2° l'*hallucination verbale motrice proprement dite*, qui s'accompagne de mouvements d'articulation perceptibles, suivant leur intensité, soit pour le malade seul, soit aussi pour l'observateur ; 3° l'*hallucination verbale impulsive* ou *impulsion verbale*, dans laquelle les mots sont nettement articulés.

Les hallucinations verbales motrices peuvent être, comme les autres hallucinations, *conscientes*, et le sujet se rend compte alors qu'il s'agit d'un phénomène pathologique. Le plus souvent elles sont *inconscientes*, et il a recours pour les expliquer, à toutes sortes d'interprétations.

Dans certains cas, les paroles perçues paraissent provenir de l'*extérieur*, de personnes étrangères. Cela a lieu notamment, comme l'a montré mon élève PROUVOST, dans la forme de *délire prophétique* où le sujet s'incorpore à son inspirateur. « Ici, le malade ne voit pas son Dieu, ou son démon, il ne l'entend pas non plus, puisqu'il est en lui ; mais il le sent parler par sa bouche (hallucination verbale motrice) et se substituer à lui. Son *moi* peut alors se dédoubler entièrement et sa personnalité seconde ou délirante prononce des mots sans que sa personnalité propre en ait conscience » (Voir p. 801).

Dans d'autres cas, les paroles perçues paraissent émaner de l'individu *lui-même* qui, le plus souvent, sent sa pensée se formuler verbalement en lui et malgré lui, au fur et à mesure qu'elle se produit (fuite de la pensée de PIERACCINI). Cela l'amène à croire ou qu'il répète involontairement sa pensée ou qu'on la répète en lui, parce qu'il est devenu « homme phonographe », qu'il a un phonographe ou un téléphone dans le corps, etc.

La partie du corps dans laquelle le sujet localise ses hallucinations motrices orales est variable. Le plus souvent, c'est dans les organes mêmes de l'articulation, lèvres, langue, bouche, gorge, larynx. Ce peut être ailleurs, cependant, par exemple dans le cerveau, dans l'épigastre (voix épigastriques), dans l'abdomen (voix abdominales).

Les hallucinations verbales motrices peuvent, ainsi que nous le verrons plus loin, se combiner ou s'associer à d'autres.

b. *Hallucinations motrices verbales graphiques.* — Les *hallucinations verbales graphiques* sont de tous points semblables aux hallucinations verbales orales, à cette différence près que l'élément moteur est ici celui des représentations des mouvements de l'écriture.

Elles comprennent aussi trois degrés : 1° l'*hallucination kinesthétique graphique simple*, celle où le malade a la perception exacte des mots à l'aide des représentations des mouvements adaptés de l'écriture ; 2° *l'hallucination motrice graphique proprement dite*, celle où il a en même temps la sensation que sa main exécute les mouvements nécessaires à l'écriture ; 3° *l'hallucination graphique impulsive* ou *impulsion graphique*, dans laquelle il se sent même poussé à écrire malgré lui.

Comme pour l'hallucination orale, le sujet peut s'imaginer que c'est lui-même qui écrit malgré lui ou un autre personnage qui écrit par sa main. C'est le cas chez certains *délirants mystiques*, dans le *somnambulisme* et chez beaucoup de *médiums*. Il peut arriver que l'individu n'ait même pas conscience qu'il écrit, d'où le phénomène appelé *écriture automatique* ou *inconsciente*.

Il en était ainsi chez un malade atteint de folie religieuse systématisée avec hallucinations verbales motrices, orales et graphiques, dont j'ai publié l'observation et qui se sentait parler et écrire sous l'influence du Saint-Esprit. « A certains moments, mue par une force supérieure, sa main prenait inconsciemment un crayon, un caillou, et se mettait spontanément à tracer des caractères écrits auxquels il demeurait si étranger qu'il n'en prenait connaissance qu'en les relisant » (Voir p. 393).

Les hallucinations graphiques sont rarement *isolées*. Le plus ordinairement elles se combinent ou s'associent à d'autres.

4° Combinaisons et associations hallucinatoires. — SÉGLAS désigne sous le nom d'*hallucinations combinées*, *des hallucinations soit de même espèce, soit d'espèce différente, mais concernant au même moment le même objet*. Ainsi un aliéné voit une personne et en même temps l'entend lui parler ou la sent le toucher, il y a là réunion de sensations hallucinatoires diverses se combinant les unes aux autres.

Tous les genres d'hallucinations peuvent se combiner entre eux. La combinaison la plus fréquente est celle des hallucinations motrices avec les autres.

Les hallucinations motrices orales font souvent corps avec les hallucinations auditives. Les malades entendent alors les paroles qu'ils sentent s'articuler en eux. Ce sont là les *hallucinations mixtes* ou *sensorio-motrices* de SÉGLAS, dans lesquelles il distingue celles qui n'arrivent pas et celles qui arrivent à l'extériorisation sensorielle.

Les *hallucinations associées* de SÉGLAS, sont celles qui, tout en ayant un lien direct entre elles, n'ont pas rapport au même objet. Exemple : Un malade entend une voix lui annoncer qu'il va voir, sentir telle ou telle chose ; aussitôt, il voit, sent cette chose. Il y a là réunion d'hallucinations différentes mais associées chez un même sujet, l'une étant dans son esprit, comme dit SÉGLAS, le signal de l'autre.

Les hallucinations associées sont souvent *contradictoires* et même *antagonistes*. C'est le cas dans les hallucinations auditives bilatérales à caractère différent dont nous avons parlé ; c'est le cas aussi entre hallucinations verbales motrices et auditives qui peuvent représenter l'une l'attaque, l'autre la défense.

Les diverses hallucinations *coexistent* parfois sans être combinées ni associées ; elles n'ont alors aucun lien entre elles.

Combinées, associées ou simplement coexistantes, les hallucinations sont loin d'apparaître simultanément : d'ordinaire, les unes précèdent les autres. Il n'y a aucune règle fixe dans cette succession, même en ce qui concerne les hallucinations auditives et les hallucinations motrices verbales, celles-ci regardées pourtant de façon générale comme postérieures et d'un pronostic plus grave. J'ai vu des psychoses commencer par des hallucinations motrices verbales, les hallucinations auditives ne survenant que plus ou moins longtemps après.

Rappelons enfin, bien qu'il ne s'agisse plus ici à proprement parler d'hallucinations multiples, que les hallucinations sensorielles peuvent être provoquées par des sensations afférentes à d'autres sens, par exemple les hallucinations auditives par des sensations tactiles. Ce sont des hallucinations en quelque sorte *transposées* et que KAHLBAUM appelle *hallucinations réflexes*.

De ces hallucinations indirectes on pourrait rapprocher les hallucinations étudiées tout récemment par BLEULER sous le nom d'hallucinations *extra-campines*, dans lesquelles le sujet transporte l'origine de ses sensations en dehors du champ sensoriel, lorsque, par exemple, il sent courir sur sa peau des rats qu'il croit être dans les murs.

5.

5° Pathogénie des hallucinations. — L'hallucination a été d'abord considérée comme un phénomène purement *intellectuel*, comme la reviviscence d'une idée (théorie psychique).

Plus tard, avec BAILLARGER, l'hallucination est devenue un phénomène mixte ou *psycho-sensoriel*, c'est-à-dire constitué à la fois par un élément sensoriel et un élément psychique (théorie psycho-sensorielle).

Enfin aujourd'hui, envisagée à la lumière de l'anatomie et de la physiologie cérébrales, l'hallucination est regardée par la majorité des auteurs, avec TAMBURINI et SÉGLAS, comme ayant sa cause fondamentale dans un état d'excitation des *centres sensoriels corticaux* (théorie physiologique).

« Il faut admettre une excitation morbide constante des centres sensoriels corticaux ayant pour point de départ aussi bien les organes périphériques de la sensibilité que les voies conductrices ou les centres eux-mêmes. Un état irritatif siégeant sur l'un ou l'autre de ces points aura pour résultante une sensation morbide qui sera d'autant plus simple que la lésion sera plus périphérique, d'autant plus compliquée que la lésion sera plus centrale. » (TAMBURINI).

La théorie de TAMBURINI n'est cependant pas unanimement acceptée et tous les jours il s'en formule de nouvelles. Citons, entre autres, celle de RONCORONI, qui assimile le phénomène hallucinatoire au phénomène épileptique et celle toute récente de TANZI, pour qui l'hallucination naît comme une idée dans la *région associative*, reflue aux centres de la sensibilité d'où elle était immigrée quand elle était sensation et redevient ainsi ce qu'elle était : une sensation, mais une sensation de caractère pathologique par son origine insolite. TANZI compare ingénieusement le mécanisme de l'hallucination, telle qu'il la conçoit, à celui du phonographe. Le cylindre est le centre représentatif; la lame est le centre sensoriel; l'onde sonore est la réalité extérieure quand elle entre dans le phonographe et l'hallucination quand elle en sort. La lame vibrante est privée de mémoire et, à la façon du centre sensoriel, elle ne vibre que lorsqu'une voix parle dans le phonographe ou quand le cylindre est mis en mouvement. Le cylindre tournant est parfaitement aphone et ne contient ni sons, ni images de sons, mais des symboles graphiques qui ne ressemblent point aux sons. Et cependant la lame est capable de parler sous l'action motrice du cylindre tournant, se comportant de la même manière que si elle avait été exposée aux vibrations d'une voix extérieure; et si la lame est touchée autrement, il se produira un son élémentaire mais non une parole. La similitude est complète; l'instrument physique est même plus parfait que l'appareil physiologique. La pathogénèse des hallucinations peut donc se comprendre concrètement ainsi dans toutes ses phases, malgré sa difficulté.

§ 2. — ILLUSIONS

1° Définition. — L'illusion est un phénomène morbide assez fréquent en psychiatrie. Ce n'est plus, comme l'hallucination, une perception sans objet; c'est une perception avec objet. mais une perception erronée ; c'est, si l'on veut une définition : *la fausse interprétation d'une sensation perçue.* Ainsi, un individu. avons-nous dit, qui entend des voix alors qu'aucun son n'a frappé son oreille, éprouve une hallucination. Un individu qui, entendant le son d'une cloche, par exemple, s'imagine que c'est une injure qui lui est adressée, éprouve une illusion. LASÈGUE a parfaitement fait ressortir cette différence entre l'hallucination et l'illusion, en disant : « L'illusion est à l'hallucination ce que la médisance est à la calomnie. L'illusion s'appuie sur la réalité, mais elle la brode ; l'hallucination invente de toutes pièces, elle ne dit pas un mot de vrai. »

2° Caractères, division. — L'illusion est un phénomène surtout *psychique*, car, chez elle, l'action du sens est habituellement tout à fait normale et c'est l'intelligence seule qui est lésée. Comme l'a fort bien dit DESCOURTIS, les illusions ne sont pas des erreurs des sens. Elles constituent simplement une forme de délire.

Au point de vue de sa valeur pronostique, l'illusion est un symptôme *moins grave* que l'hallucination. Aussi, est-elle surtout fréquente dans les psychoses curables. notamment dans la *manie aiguë* et les *délires toxiques.*

Les illusions peuvent se diviser, comme les hallucinations, en *illusions sensorielles*, *illusions internes* ou *cénesthésiques*, *illusions motrices*.

Les *illusions sensorielles*, comme les hallucinations, se dénomment d'après la sensation qui est le point de départ du phénomène. Contrairement à ce qui a lieu pour les hallucinations, les *illusions de la vue* sont de toutes, les *plus fréquentes*. Elles peuvent être, elles aussi, *unilatérales*.

Les *illusions internes* ou *cénesthésiques* et les *illusions motrices* consistent dans la *fausse interprétation de sensations viscérales réelles*, soit de la *sensibilité*, soit *du mouvement*. C'est ainsi que très souvent les troubles de la sensibilité et les affections du pharynx, de l'estomac, de l'intestin, de l'urèthre, de l'utérus, par les phénomènes réactionnels qu'ils provoquent, déterminent chez les malades l'idée qu'ils ont des animaux dans le ventre, qu'on les viole, etc., etc. Ces illusions internes sont surtout fréquentes dans les *psychoses viscérales* et *auto-toxiques*.

Les illusions, sensorielles ou cénesthésiques, ne se séparent pas très nettement des hallucinations, et il est tel phénomène morbide qu'il est parfois difficile de classer dans l'un ou l'autre de ces symptômes. Mais, en clinique, la distinction est nécessaire et doit être conservée.

Les illusions sont susceptibles parfois aussi de se confondre avec l'*interprétation délirante*. Telles sont, par exemple, les *illusions* dites *mentales*, fréquentes dans les *états maniaques*, les *psychoses toxiques*, et qui consistent en illusions de personnes, d'objets, de milieux, quelquefois éveillées par une vague ressemblance, mais le plus souvent encore par simple association d'idées.

ARTICLE III

TROUBLES DE L'AFFECTIVITÉ

Ces divers troubles sont, en psychiatrie, ainsi que nous l'avons déjà vu, d'une fréquence et d'une importance très grandes, par leur rôle dans la production de certains délires et de certaines hallucinations. Ils mériteraient donc, dans un grand ouvrage de psychologie morbide, une étude détaillée et approfondie. Ici, sans toucher à la question, toute d'actualité en ce moment, du mécanisme des émotions, nous devons nous borner à signaler les principaux de ces troubles, en insistant seulement sur l'un d'eux, l'*anxiété*, base de l'obsession.

§ 1. — TROUBLES DES ÉMOTIONS, ANXIÉTÉ

Les émotions morbides que l'on rencontre le plus souvent dans les psychoses sont :

1° La *joie*, relativement rare, mais dominante dans les *états maniaques expansifs*, les *délires extatiques*, etc. ;

2° La *colère*, concentrée ou impulsive, passagère ou durable, très commune dans la *manie*, le *délire de persécution* et bien d'autres psychoses ;

3° La *tristesse*, passive ou active (DUMAS), qui fait le fond de la *mélancolie* ;

4° La *crainte*, la *terreur*, poussées au plus haut point dans les *délires panophobiques* ou *terrifiants* ;

5° L'*anxiété*, sur laquelle nous allons revenir.

Les troubles des affections peuvent être ramenés à deux catégories :

1° L'*exaltation des affections* amicales, amoureuses, familiales, philanthropiques, animales même, très marquée dans certains cas de *lypémanie*, d'*érotomanie*, de *paralysie générale* au début ;

2° L'*abolition et la perversion des affections*, plus spéciales à certains délires *systématisés* et *dégénératifs*.

Quant aux sentiments morbides les plus communs, nous pouvons citer :

1° L'*égoïsme*, qui constitue le fond du caractère de beaucoup d'aliénés ;

2° L'*orgueil*, que l'on observe surtout dans le *délire ambitieux* ;

3° La *méchanceté*, la *fourberie*, le *mensonge*, l'*amoralité*, dans la *folie dite morale* des *hystériques* et des *dégénérés* ;

4° La *révolte*, la *haine*, la *vengeance*, dans le délire de persécution ;

3° La *générosité*, la *prodigalité*, dans la *paralysie générale expansive* ;

6° Le *découragement*, l'*impuissance*, dans l'*hypocondrie intellectuelle et morale* ;

7° L'*humilité*, la *contrition*, dans la *mélancolie* et ses diverses variétés, etc., etc.

Rappelons enfin que toutes les *passions* et *inclinations*, ainsi que les *sentiments intellectuels* les plus élevés, les *sentiments éthiques*, par exemple, peuvent être altérés, pervertis ou abolis dans les psychoses.

L'*anxiété* est un état d'incertitude, de trouble et d'agitation, avec sensation de gêne et de resserrement à la région précordiale, comprenant trois degrés : l'inquiétude, l'anxiété et l'angoisse (LITTRÉ).

C'est ainsi que l'envisage également LALANNE. Pour BRISSAUD, il y a lieu de distinguer l'*angoisse*, phénomène physique, de l'*anxiété*, phénomène psychique, l'un pouvant exister sans l'autre, ce qui est exact.

Quoi qu'il en soit, l'anxiété est un état émotif complexe, dont la symptomatologie, bien étudiée par LALANNE, comprend à la fois : des troubles moteurs (asthénie motrice, tremblement, incoordination, altérations de la parole, vertige) ; des troubles circulatoires (angoisse précordiale, spasmes, hypertension, modifications vaso-motrices) ; des troubles respiratoires (oppression, dyspnée, altération de rythme et d'amplitude) ; des troubles digestifs (crampes, douleurs, diarrhées subites) ; des troubles sécrétoires polyurie, sialorrhée ou sécheresse de la bouche, hyperhydroses locales ou générales) ; des troubles affectifs et intellectuels (inquiétude, ennui, défaut d'attention et de mémoire, obnubilation de l'intelligence, intensité de la représentation mentale pouvant aller jusqu'aux pseudo-hallucinations, désagrégation de la conscience et de la personnalité, mais par-dessus tout, *attente anxieuse*, avec *phobies* et *obsessions*).

L'anxiété, symptôme fréquent et parfois caractéristique dans certaines psycho-névroses et psychoses, constitue le fondement d'un syndrome dont la place est marquée ici : l'*obsession*. Je résumerai ce qui a trait à ce trouble psychopathique d'après le volume que nous lui avons récemment consacré, Pitres et moi.

§ 2. — Obsessions

L'obsession est un syndrome morbide caractérisé par l'apparition involontaire et anxieuse dans la conscience de sentiments ou de pensées parasites qui tendent à s'imposer au *moi*, évoluent à côté de lui malgré ses efforts pour les repousser et créent ainsi une variété de dissociation psychique dont le dernier terme est le dédoublement conscient de la personnalité.

L'obsession étant, comme l'avait vu dès l'abord Morel, et comme nous le pensons, un état pathologique foncièrement émotif, on peut lui reconnaître deux types ou formes, suivant que l'anxiété qui en fait la base se manifeste plus spécialement par une *crainte* ou par une *idée*. Le premier type est l'*obsession phobique*, ou *phobie*, le second l'*obsession idéative* ou *obsession proprement dite*.

A) Obsessions phobiques ou phobies

La phobie est, comme nous venons de le voir, l'*obsession-crainte*. Il existe deux degrés dans la phobie : la *phobie diffuse* et la *phobie systématisée* :

1° Phobies diffuses ou panophobies. — A un premier degré, les malades sont dans un état permanent de tension émotive, d'attente anxieuse, qui éclate brusquement par paroxysmes ou attaques, sans motif apparent ou à l'occasion de circonstances accidentelles futiles. C'est, dit Ribot, « un état où l'on a peur de tout et de rien, où l'anxiété, au lieu d'être rivée à un objet toujours le même, flotte comme dans un rêve et ne se fixe que pour un instant, au hasard des circonstances, passant d'un objet à l'autre. » On peut désigner ce genre de phobie sous le nom de *panophobie* ou *phobie diffuse*. En voici, pour plus de clarté, un court exemple.

Mme X..., cinquante-deux ans, nerveuse, impressionnable. A la suite de la mort de sa mère, survenue il y a douze ans, peine profonde, dépression morale, sans troubles morbides proprement dits. Trois ans après, à la suite d'une autre mort, celle d'une amie, état d'émotivité morbide diffuse, avec « attente anxieuse ». La malade était constamment en état de souffrance vague, en état latent d'anxiété qui éclatait, sous forme de paroxysme à la moindre occasion. Une voiture passait-elle pendant qu'elle marchait sur le trottoir dans la rue ? Aussitôt elle tombait en crise, craignant qu'une roue ne se détachât et ne vint l'écraser. Au moindre vent, une tuile allait glisser d'un toit et lui fendre la tête. A table, les aliments allaient l'étouffer. D'autres fois, à peine sortie de chez elle, l'anxiété survenait, s'objectivant sur cette idée que quelqu'un des siens venait peut-être de mourir tout d'un coup et elle était forcée de revenir sur ses pas, pour se rassurer. Chaque événement, chaque incident, chaque acte de sa vie devenait ainsi matière à décharge pour son anxiété, momentanément spécialisée par le hasard.

2° Phobies systématisées ou monophobies. — Au second degré, et avec le même état fondamental d'anxiété, la phobie ne reste pas diffuse; elle se fixe de façon plus ou moins durable sur un objet. C'est la *phobie systématisée* ou *monophobie*.

Il existe, chez certains individus, des monophobies qu'on pourrait appeler *constitutionnelles* ou *idiosyncrasiques*, c'est-à-dire faisant partie du tempérament. On en a cité de nombreux exemples chez des hommes célèbres sujets à des peurs irraisonnées vis-à-vis d'un objet, d'un animal, d'un phénomène particulier.

Ces phobies ne sont, il est vrai, que l'exagération de dispositions émotives communes à bien des gens et le nombre est grand des personnes qui éprouvent une appréhension nerveuse en quelque sorte spécifique telle, par exemple, que celle de l'araignée, de la souris, du serpent, de l'orage, des épées, etc., etc. Mais cette exagération dépasse ici la limite physiologique : elle est morbide. Même lorsqu'elles n'apparaissent que comme des idiosyncrasies ou des singularités isolées, dans une organisation par d'autres côtés supérieure, ces phobies n'en ont pas moins, en effet, une signification pathologique et peuvent être considérées comme de véritables déviations ou anomalies de l'émotivité, absolument comparables aux stigmates de la déséquilibration mentale. Le plus souvent d'ailleurs, derrière cette anomalie en apparence isolée, on constate soit d'autres phobies, soit des symptômes d'ordre différent, qui trahissent l'état constitutionnel de névropathie dont cette peur spéciale n'est qu'une manifestation.

Les véritables phobies systématisées, celles auxquelles on a surtout affaire dans la pratique, sont les phobies systématisées *accidentelles*, c'est-à-dire celles qui surviennent au cours de la vie, sous l'influence d'une cause déterminante.

Voici, d'habitude, comment les choses se passent. Des individus déjà plus ou moins prédisposés, et préparés en outre par des fatigues, du surmenage, une maladie, qui ont créé ou accentué chez eux un état névropathique, hystérique ou hystéro-neurasthénique, subissent un jour un choc moral violent : c'est très souvent la mort d'un parent ou d'un ami, un accident grave tel que chute de voiture, de chemin de fer, etc., la morsure d'un animal, le contact fortuit d'une personne atteinte d'une maladie contagieuse, une fausse-couche, une attaque, une syncope, un fort vertige, la vue ou le récit d'un événement émouvant, d'un sinistre, d'un assassinat, d'une épidémie, etc. : en un mot, tout ce qui peut produire un ébranlement émotif intense. Quelquefois même, et cela est particulier aux cas hystériques de cette espèce, le fait causal n'est pas réel ; il a lieu dans un rêve dont le sujet peut n'avoir gardé aucun souvenir.

Quoi qu'il en soit, le choc émotif s'est produit, ordinairement sans réaction extérieure violente et, à dater de ce moment ou plutôt au bout de quelques jours, apparaît une phobie en rapport avec la cause originelle, et se traduisant par des crises anxieuses toutes les fois qu'une impression sensorielle ou même un souvenir, une simple association d'idées vient réveiller l'émotion initiale. Ce genre de phobie mérite bien, comme on le voit, le nom de *phobie traumatique*, que FREUD propose de lui attribuer.

Dans certains cas, la phobie systématisée succède, sous l'action d'une circonstance favorable, à la phobie diffuse. « La crainte maladive est alors, comme dit Ribot, le résultat de la transformation occasionnelle d'un état vague, indéterminé, en une forme précise. La panophobie serait un stade préparatoire, une période d'indifférenciation. Le hasard, un choc brusque, lui donne une orientation et la fixe (peur des épidémies, des microbes, de la rage, etc.). C'est le passage de l'état affectif diffus à l'état intellectualisé, c'est-à-dire concentré et incarné dans une idée fixe : travail analogue à celui du délire des persécutions, où la suspicion, d'abord vague, s'attache à un homme et ne le lâche plus. »

Le caractère essentiel de la phobie systématisée, qu'elle soit primitive ou secondaire à l'état de phobie diffuse, c'est la reproduction, dans les paroxysmes anxieux, de la sensation première, avec une intensité telle parfois qu'elle en arrive à être reconstituée intégralement, soit dans la veille, soit dans le sommeil, comme en une sorte d'hallucination. Tels sont, par exemple, les acarophobes, qui souvent éprouvent de véritables démangeaisons spécifiques.

Il faut distinguer, dans la phobie systématisée, le type *intermittent* et le type *rémittent*, c'est-à-dire les cas où elle se manifeste exclusivement par des crises anxieuses avec tranquillité complète d'esprit dans l'intervalle et ceux où, en dehors des crises, la crainte subsiste sous forme de pensée plus ou moins obsédante. Ces derniers sont les plus fréquents, surtout lorsque la phobie se prolonge et ils représentent, on le voit, un état morbide intermédiaire entre la phobie pure, réduite à la crise d'anxiété, et l'obsession intellectualisée.

3° Division des phobies. — Les phobies susceptibles d'être observées dans la pratique sont innombrables, car tout ce qui existe peut servir de thème à la crainte anxieuse. Un classement est donc à la fois impossible et inutile. Aussi nous bornerons-nous à reproduire, à titre de simple casier clinique plus ou moins commode, notre division des phobies en : 1° *phobies des objets ; 2° phobies des lieux et éléments, des maladies, de la mort ; 3° phobies des êtres vivants.*

a. *Phobies des objets*. — La première catégorie des phobies com-

prend celles qui portent sur les *objets*. Ces phobies peuvent être
aussi multiples et aussi variées que les objets eux-mêmes.
Elles sont donc nombreuses à l'infini. Les plus communes sont
celles des couteaux, des épingles, des armes, des allumettes, des
poussières, de la saleté, des excréments, des poisons, du cuivre,
du fer, du velours, de l'huile, des fruits, etc., etc. On a désigné
plusieurs d'entre elles sous des noms spéciaux ; celle des métaux
a été apelée *métallophobie*, celles des épingles *bélénophobie*,
celle de la saleté *rupophobie*, celle des poussières *mysophobie*,
celle des poisons *toxicophobie*, celle des objets pointus *aichmo-
phobie*, celle du sang *hématophobie*, etc., etc.

b. *Phobies des lieux et éléments, des maladies, de la mort.* —
La seconde catégorie est composée des phobies de *lieux, éléments,
maladies,* de *la mort*.

Les phobies de lieux ou *topophobies* comprennent : l'*agoraph-
bie* ou peur des grands espaces ; la *claustrophobie* ou *clitrophobie*,
peur des espaces étroits et fermés ; l'*acrophobie*, peur des som-
mets ; la *cremnophobie*, peur des précipices, et d'autres phobies
analogues, avec ou sans état civil spécial, comme la peur de sa
maison (*oicophobie*), du théâtre, de l'église, des cimetières, des
voitures (*amaxophobie*), des chemins de fer (*siderodromophobie*),
etc., etc.

Les phobies des *éléments* comprennent : la peur de l'air et du
vent, *aérophobie* ou *anémophobie* ; la peur de l'eau, des rivières,
de la mer, *hydrophobie, potamophobie, thalassophobie* ; la peur
du feu, *pyrophobie* ; la peur de la terre, *géophobie* ; à côté desquelles se placent la peur des orages ou tempêtes, *cheimophobie* ;
du tonnerre, *bronthémophobie* ; des éclairs, *astrapephobie* ; des
montagnes, *orophobie* ; des pentes, *clinophobie* ; du vide, *kéno-
phobie* ; de la nuit, de l'obscurité, *nyctalophobie, keronauphobie*,
etc., etc.

Les phobies des *anomalies, troubles* et *maladies* de la conformation et de la santé comprennent : a) les *morphophobies* (dys-
morphophobies de MORSELLI) ou phobies des anomalies du corps,
du visage (ex. : phobie des poils ou *trichophobie*) ; b) les *physio-
phobies* ou phobies des fonctions, états et actes physiologiques
(ex. : phobie du sommeil, phobie de la respiration, de la déglu-

tition, phobie de la rougeur émotive ou *éreutophobie*, de la sueur ou *éphidrophobie*, de la défécation ou *apopathophobie*, de la miction ou *urinophobie*, de la station debout et de la marche *stasophobie* et *basophobie*, de la parole *logophobie*, de l'écriture *graphophobie*, de signer *hypographophobie*, de s'habiller *enduophobie*) ; c) les *algophobies* ou phobies des douleurs, avec toutes leurs variétés ; d) les *nosophobies* ou *pathophobies*, c'est-à-dire les phobies des maladies, innombrables comme ces dernières (*dermatophobies* ou phobies des maladies cutanées, dont l'*acarophobie* est le type, *syphilophobie*, phobie de la syphilis, *gonocophobie*, de la blennorhagie, *spermatorrhéophobie*, de la spermatorrhée ; *épidémiophobies* ou phobies des épidémies ; *microbiophobies* ou *baciliophobies*, phobies des maladies microbiennes, bacillaires, infectieuses, virulentes, dont les types sont la *lyssophobie* ou peur de la rage, la *phtisiophobie* ou peur de la tuberculose ; *hystérophobie* et *hypnophobie*, peur de l'hystérie et de la suggestion hypnotique ; *psychopathophobie*, ou *maniphobie* peur de la folie ; *cardiophobie* ou *anginophobie*, peur des maladies de cœur et de l'angine de poitrine ; *glossophobie*, des maladies de la langue ; *odontophobie*, des maladies des dents) ; e) *tanatophobie* ou peur de la mort.

c. *Phobies des êtres vivants*. — La troisième catégorie des phobies est constituée par les phobies des êtres vivants. Elle comprend : les *zoophobies* ou phobies d'animaux (*cynophobie* ou phobie des chiens, *galéophobie* ou peur des chats, phobie des insectes, des araignées, des serpents, des rats, des souris, etc.) ; l'*anthropophobie* ou phobie de l'homme, la *gynécophobie* ou peur de la femme, l'*ochlophobie* ou phobie des foules, etc.

Nous répétons une fois encore, afin que l'on ne s'y méprenne pas, que ce n'est là qu'une nomenclature, une sorte de tableau synoptique destiné à réunir dans un ordre à peu près logique l'ensemble des peurs anxieuses ou phobies, sans aucune prétention à la classification nosologique. Il suffit en effet de réfléchir un instant pour comprendre que certaines phobies peuvent rentrer à la fois dans les trois catégories que nous avons admises, la phobie de la rage, par exemple, qui, tout en étant au fond une nosophobie, ne s'en manifeste pas moins aussi, le plus souvent, par la peur des chiens (zoophobie) et par la peur des poussières et des contacts (mysophobie).

B) Obsessions idéatives ou obsessions proprement dites

L'obsession idéative ou obsession proprement dite ne diffère guère de la phobie qu'en ce que, chez elle, l'anxiété se manifeste surtout par une *idée* et non plus par une crainte. Toutefois, de même que la phobie systématisée peut succéder à la phobie diffuse, dont elle est la spécialisation émotive, de même, l'obsession peut succéder à la phobie systématisée, dont elle est, si l'on peut ainsi parler, l'intellectualisation. Cela se produit lorsqu'une phobie, au lieu de se manifester par des crises d'anxiété intermittentes, avec calme complet dans l'intervalle, préoccupe plus ou moins dans l'interparoxysme, l'esprit du sujet, ce qui arrive dans la majorité des cas. Et c'est ainsi que par une pente toute naturelle, la monophobie tend peu à peu vers le *monoïdéisme* et qu'on a si souvent affaire, dans la pratique, non à des phobies systématisées pures, mais à des cas intermédiaires ou de transition entre la phobie et l'obsession. C'est le cas, par exemple, pour la phobie de la rougeur qui presque toujours aboutit à l'obsession de la rougeur. L'obsession n'est donc souvent qu'une phobie ayant perdu son caractère de simple trouble émotif pour prendre, par le fait même de son évolution, celui de trouble à la fois émotif et intellectuel.

Au reste, dans les cas mêmes où l'obsession survient d'emblée, sans avoir passé au préalable par une phase exclusivement phobique, les symptômes caractéristiques de l'anxiété se retrouvent toujours à un degré quelconque.

Que l'obsession soit consécutive à une phobie dont elle n'est qu'une aggravation, un degré de plus, ou qu'elle se manifeste d'emblée sous forme d'obsession, elle est en somme formée par l'adjonction aux états émotionnels de la phobie simple d'un élément intellectuel, d'une idée.

Ces phénomènes émotionnels nous étant connus, puisqu'ils sont ici encore ceux de l'anxiété, nous n'avons qu'à dire un mot de l'élément intellectuel, de l'idée.

1° Idée constituante de l'obsession. — L'idée de l'obsession est une idée *consciente*, mais *involontaire* ou *parasite, automatique, discordante* avec le cours régulier des pensées, enfin *irrésistible*. Elle se sépare donc, par ces caractères, et de l'*idée fixe physiologique*, celle des chercheurs, qui est voulue, en tout cas acceptée, non douloureuse, et qui ne rompt en rien l'unité psychique de l'individu, et de l'*idée fixe pathologique*, qui est une véritable idée délirante, c'est-à-dire inconsciente.

Les idées qui constituent l'élément intellectuel de l'obsession sont infiniment variées et il existe, on peut le dire, autant d'obsessions qu'il peut naître de pensées dans le cerveau humain.

Il est cependant, dans le nombre, des idées qui s'imposent plus fréquemment à l'esprit. De toutes, ce sont celles qui ont trait à la santé, à l'existence, à la vie future, aux mots, aux chiffres, etc., (obsessions hypocondriaques, métaphysiques, obsessions de doute). Viennent ensuite celles relatives à la peur de mal faire à tous les points de vue, moral, religieux, social (obsessions scrupuleuses) ; celles relatives à la peur d'un événement, d'un objet, d'un animal (obsessions phobiques) ; enfin celles relatives à un penchant ou à un sentiment quelconques (jalousie, amour, religion, etc.).

Les idées obsédantes ne sont pas généralement des idées absurdes, impossibles ; d'ordinaire, elles sont *vraisemblables* et n'ont de morbide que leur grossissement, leur domination, leur persistance.

Elles peuvent présenter, cependant, un caractère particulier auquel certains auteurs ont donné le nom de *contraste*. C'est lorsqu'elles se trouvent en contradiction complète avec les tendances ou les désirs du sujet. Cela s'observe, par exemple, dans les obsessions religieuses. Les malades veulent-ils prier, faire une oraison ? Il leur vient un blasphème, une impiété, un sacrilège, une injure grossière à la bouche. D'autres fois les sujets sont poussés à se contredire, à dire juste le contraire de ce qu'ils pensent ou de ce qu'ils voudraient. Il est facile de se rendre compte que cette tendance au contraste, au contraire, a sa source dans une particularité curieuse du phénomène de l'association des idées qui, chez les sujets à automatisme cérébral prédominant, comme les obsédés, fait surgir juste l'image ou la pensée opposée à l'image ou à la pensée cherchée.

L'idée obsédante a le plus souvent pour origine une circonstance fortuite, émotionnante ou même banale. Parfois, elle naît du *rêve* ou s'alimente et se renforce en lui. Cette action du rêve s'exerce surtout chez les *hystériques*, sans qu'ils en aient la plupart du temps conscience au réveil.

L'idée obsédante peut se modifier et se transformer par une série d'évolutions successives. Elle est rarement unique. D'ordinaire, plusieurs idées obsédantes coexistent soit similaires, soit dissemblables, l'une d'elles étant plus ou moins prédominante.

2° Hallucinations dans l'obsession. — L'obsession s'accompagne parfois, quoi qu'on en ait dit, d'*hallucinations*. Toutefois ces hallucinations, sauf les cas où l'obsession se complique de psychose, ne sont pas les hallucinations habituelles des aliénés. Elles en diffèrent, comme l'idée obsédante elle-même diffère de l'idée fixe. Le plus souvent, elles consistent dans la matérialisation de l'obsession, dans la transformation de l'idée émotive en sensation extériorisée, en un mot dans la production d'une idée-image. C'est en quelque sorte l'analogue de ces phénomènes d'objectivation hallucinatoire qui se produisent dans la méditation profonde, dans l'intoxication hachischique, etc., où les pensées prennent et revêtent les apparences sensibles de la réalité. D'où le nom d'*hallucinations représentatives* que nous avons donné, d'après l'expression même d'un de nos malades, à ces hallucinations qui rentrent dans la catégorie des *pseudo-hallucinations* de KANDINSKY. Une particularité à remarquer, c'est qu'un certain nombre d'obsédés, dans ces représentations hallucinatoires, se voient eux-mêmes dans telle ou telle attitude, dans telle ou telle action, et qu'il y a là par conséquent comme une sorte de phénomène d'autoscopie externe analogue à ceux que SOLLIER vient tout récemment d'étudier. Voici, à titre d'exemple typique, un passage de l'auto-observation d'un de nos malades très instruit, atteint d'obsession de la timidité : « Dans ces moments de trouble et de gêne pénible, c'est comme si une main invisible mettait un miroir devant mes yeux et si quelqu'un disait : Regarde-toi, comme tu es beau, comme tu es ridicule et stupide ! Dans ces moments-là, je me vois, je vois ma figure grimaçante, mes mouvements gauches, comme je me vois dans la situation de Guillaume, de Carnot, essayant de sourire et échouant. Bref, je crois qu'il y a toujours ou presque toujours, dans l'obsession, ce troisième élément, distinct des deux autres, que j'ai nommé hallucination représentative. L'image en elle-même n'a naturellement rien d'anormal, mais toujours renouvelée, elle devient une vision, une hallucination interne. Elle peut être absolument claire, ou plus ou moins voilée jusqu'au degré où elle se perd dans l'inconscience ; alors il n'y a plus de représentation, il n'y a qu'excitation des centres inférieurs, mais cette excitation remplace l'image. »

Ces hallucinations ou pseudo-hallucinations s'observent surtout dans les obsessions phobiques et peuvent, chez certains sujets, contribuer pour beaucoup à l'existence d'un état de dépersonnalisation et de possession (Raymond et Janet).

3º Troubles de la conscience, de la personnalité, de la volonté dans l'obsession. — Une des caractéristiques de l'obsession, c'est de s'imposer de vive force à l'individu, par une sorte d' « effraction de la volonté » (Séglas). A ce point de vue, il n'est pas douteux que l'obsession soit un trouble non seulement de l'émotivité, mais aussi de la *volonté* et Arnaud a raison d'insister à cet égard.

Ce caractère de l'obsession a forcément pour conséquence, ainsi que P. Janet et Séglas l'ont démontré, de créer à côté de la synthèse mentale principale, une ou plusieurs synthèses secondaires, automatiques, en un mot de dissocier, de fragmenter la *personnalité* de l'individu qui, très souvent, a la sensation, la conscience de ce dédoublement de lui-même et la traduit par des expressions aussi curieuses que variées. Nous reviendrons sur ces symptômes de l'obsession en parlant, plus loin, des troubles de la conscience et de la personnalité dans les psychoses.

Il résulte naturellement de cet état, non seulement un trouble

intellectuel qui peut aller, dans les crises aiguës, jusqu'à la confusion même de l'idéation et de la conscience, mais aussi une
révolte de la volonté contre l'idée parasite et un effort plus ou
moins grand de sa part pour la repousser. Il y a donc dans toute
obsession un conflit de deux forces opposées, une *lutte*. Malheureusement, le plus clair résultat de cette lutte, c'est de concentrer davantage l'attention sur l'idée à chasser, par suite de la
rendre plus vive et plus nette dans la conscience (SÉGLAS), d'où
accroissement de l'anxiété ou plutôt d'où addition à l'anxiété
primitive, origine même de l'obsession, d'une anxiété secondaire
ou concomitante, résultant d'un conflit douloureux de la volonté
contre cette idée.

4° Moyens de défense des obsédés. — L'idée obsédante
tend naturellement à se traduire en mouvement, en acte et c'est
là *l'obsession impulsive* que nous étudierons plus loin, à l'article :
impulsions. Quant à la volonté, elle résiste du mieux qu'elle
peut, tantôt directement, tantôt par une série de procédés
détournés que nous avons spécialement étudiés, avec notre élève
BELLET, sous le nom de « *moyens de défense des obsédés* », en
les divisant en plusieurs catégories suivant qu'ils ont pour but :
1° de prévenir les accès obsédants ; 2° de dominer ces accès quand
ils éclatent ; 3° d'en atténuer les effets émotifs ou de les dissimuler. Bornons-nous à signaler, sans entrer dans le détail,
quelques-uns des moyens les plus fréquents et les plus typiques
de la dernière catégorie. Les obsédés du doute paient deux fois
un objet quand ils ne peuvent s'assurer s'ils l'ont ou non soldé.
Beaucoup d'obsédés de la contamination portent constamment
des gants et en changent tous les jours : ils se préoccupent sans
cesse de leurs vêtements et de leur linge de corps, veillant avec
le plus grand soin, la nuit, à ce qu'ils reposent pliés avec art
sur un dossier de chaise méticuleusement propre ; ils font enfin
des lavages de mains perpétuels. Le lavage des mains joue,
comme on sait, un rôle important chez les obsédés, surtout
chez ceux atteints de la crainte anxieuse, non seulement de la
souillure matérielle, mais encore de la souillure morale où il
intervient dès lors comme un acte de purification symbolique,

à la façon des ablutions des rites religieux. Citons enfin la répétition plus ou moins fréquente des actes chez les obsédés qui, souvent, les recommencent jusqu'à ce qu'ils soient certains que leur exécution est parfaite à leur gré ou qu'elle est contemporaine d'une idée favorable, salutaire, et non d'une idée mauvaise, fâcheuse.

5° Division des obsessions. — On a depuis longtemps distingué et décrit à part quelques-unes des obsessions idéatives, par exemple : la *folie du doute avec délire du toucher* (J. FALRET, MOREL, LEGRAND DU SAULLE); la *maladie du scrupule* (P. JANET) : l'*onomatomanie* (CHARCOT et MAGNAN), etc., etc. Ces descriptions isolées qui ont le mérite de faire ressortir dans tous leurs détails les particularités cliniques d'une obsession ont, par conséquent, leur raison d'être et leur intérêt, et c'est ce que nous avons fait nous-mêmes, PITRES et moi, en décrivant l'*éreuthophobie* ou obsession de la rougeur ; mais à la double condition qu'on n'en fasse pas des maladies distinctes, et qu'on ne leur applique pas une dénomination susceptible d'induire en erreur à ce point de vue, comme : *folie du doute avec délire du toucher* (il ne s'agit là ni de folie ni de délire), ou *maladie du scrupule* (il ne s'agit pas là d'une maladie spéciale).

En réalité, toutes les obsessions idéatives, quelles qu'elles soient, représentent de simples variétés d'un seul et même syndrome dans lequel l'idée, variable et changeante d'ailleurs, n'est que la traduction intellectuelle, le revêtement extérieur de l'anxiété psychique. Et même, lorsqu'on examine les choses de près, on s'aperçoit que la plupart des idées qu'on observe dans les obsessions ne sont, avec toutes les variantes que comporte la pensée humaine, que des idées d'hésitation, d'irrésolution, de perplexité, pour tout dire en un mot, de *doute :* si bien qu'on peut dire, sans crainte de se tromper, que le *doute anxieux* est à la base de la plupart, sinon de toutes les obsessions.

Il n'y a donc pas lieu de passer successivement en revue chaque obsession idéative, les caractères généraux que nous venons d'indiquer s'appliquant exactement à chacune d'elles. Peut-être pourrait-on, comme nous l'avons fait pour les phobies, et simplement en vue de la commodité de l'étude, établir parmi elles une sorte de classement ou de division par analogie d'idées morbides et admettre, par exemple : 1° *les obsessions du doute proprement dit ;* 2° *les obsessions du scrupule ;* 3° *les obsessions du mot, du chiffre, du langage ;* 4° *les obsessions des sentiments et affections ;* 5° *les obsessions nosophobiques,* etc., etc. Mais, ainsi que nous l'avons dit pour les phobies, ce n'est là qu'une nomenclature artificielle, une obsession pouvant rentrer à la fois dans plusieurs de ces catégories.

6° Étiologie, évolution, terminaison des obsessions. — Les obsessions, phobiques ou idéatives, constituent un syndrome très commun et que, par suite, le praticien doit bien connaître. Elles sont plus fréquentes chez la *femme* que chez *l'homme* dans la proportion d'un tiers. Elles débutent, dans plus de la moitié des cas, dans *l'enfance* ou dans *l'adolescence,* avant la fin de la quinzième année, et dans plus des trois quarts des cas, avant la fin de la trentième.

L'hérédité, souvent *similaire,* joue dans leur production un rôle de tout premier ordre. Les *causes occasionnelles* principales sont d'abord les *chocs émotionnels,* puis les *états maladifs* à action déprimante (infections aiguës et chroniques, intoxications externes ou internes, opérations chirurgicales, maladies vénériennes, puberté, grossesse, accouchement, ménopause, etc.) Souvent la forme des obsessions est en rapport avec leur étiologie. FREUD a émis cette idée que les phobies et les obsessions, symptômes essentiels de ce qu'il appelle la « névrose d'anxiété ou d'angoisse », étaient *d'origine sexuelle* et que « leur étiologie spécifique résidait dans l'accumulation de la tension génésique provoquée par l'abstinence ou l'irritation génésique fruste », c'est-à-dire par la continence forcée ou les pratiques incomplètes ou irrégulières de l'acte vénérien. Cette théorie, adoptée par quelques auteurs, combattue par la plupart, est en réalité beaucoup trop exclusive et beaucoup trop absolue.

L'obsession affecte d'habitude le *type paroxystique* et il est rare qu'elle soit *continue.* En tout cas, dans l'intervalle des crises et même durant les crises, lorsqu'elles ne sont pas trop intenses, les sujets peuvent continuer de se livrer aux travaux de leur profession. D'habitude, ils cachent leur état et se concentrent en eux-mêmes, évitant d'en parler, même à leurs proches. Ce n'est que lorsqu'ils sont à bout de lutter ou trop tourmentés, qu'ils vont s'ouvrir au médecin, puisant dans cette confession, comme les neurasthéniques, un soulagement momentané.

L'obsession est *aiguë*, ce qui a lieu de préférence dans la forme accidentelle, lorsqu'elle succède par exemple à un épuisement passager de l'organisme sous l'influence d'une infection ou d'une intoxication, ou *chronique*, ce qui est plus fréquent, surtout dans la forme constitutionnelle. Elle est de plus *intermittente* (phobies), *rémittente* (phobies obsédantes) ou *continue* (obsessions idéatives).

Sa *terminaison* est variable. Elle peut guérir soit définitivement, soit pour un temps plus ou moins long, se reproduisant alors sous la même forme ou sous une forme différente ; elle peut persister indéfiniment, déterminant chez le malade un dédoublement de plus en plus complet qui, à côté de sa personnalité propre, crée une personnalité seconde, hétérogène, tournant toujours dans le même cercle d'idées et accomplissant pour ainsi dire automatiquement les mêmes actes, avec un accompagnement émotionnel réduit au minimum : elle peut enfin verser dans la *folie*, particulièrement dans la *mélancolie anxieuse* et dans le *délire systématisé*, suivant qu'elle était surtout anxieuse ou idéative.

7° Diagnostic des obsessions. — L'obsession doit être distinguée de certains états physiologiques outrés, presque morbides et d'apparence similaire, tels que les *idées fixes* et les *passions*. Ainsi que nous l'avons déjà dit, l'idée fixe des travailleurs et des compositeurs est voulue, au moins à son origine, et ne rompt en rien par son intervention l'unité psychique de l'individu, tandis que l'idée fixe des obsédés est involontaire, automatique et discordante avec le cours régulier des pensées. Il en est de même de la passion qui, tout en ayant souvent de nombreux traits de ressemblance avec l'obsession, s'en sépare à la fois par ce que son intensité, sa durée, ses conséquences

émotives sont légitimées par des causes déterminantes suffisantes
et surtout par ce qu'elle s'incorpore à l'individu sans dissocier
sa personnalité, sans la dédoubler. A ce point de vue, elle ressemble davantage à l'idée fixe pathologique et c'est avec raison
que RIBOT l'a appelée, dans une formule heureuse, « l'équivalent
affectif de l'idée fixe. »

L'obsession doit être également distinguée du délire de certaines psychoses : la *mélancolie anxieuse*, la *mélancolie simple*, le
délire systématisé raisonnant.

Entre la *névrose anxieuse* et la *psychose anxieuse* la confusion
est d'autant plus facile que ces deux états se ressemblent avec
de simples différences d'intensité et même qu'ils peuvent
s'associer en proportions diverses, pour former des sortes d'états
mixtes, c'est-à-dire des *neuro-psychoses*. Toutefois, en outre des
symptômes physiques de la neurasthénie ou de l'hystérie, si
fréquents dans les obsessions, on trouve dans celles-ci une intelligence absolument intacte, sans la moindre trace d'idée délirante. Tout se borne à des idées parasites sainement appréciées
avec, le plus souvent, des tentations émotives diverses contre
lesquelles lutte la volonté. Dans la mélancolie, au contraire,
même avec conscience, l'intelligence est plus ou moins troublée.

De même l'obsession, surtout dans sa forme scrupuleuse, peut
être confondue avec la *mélancolie simple* accompagnée de *délire
de culpabilité*. En dehors des caractères généraux propres à l'obsession, le diagnostic s'établit par ce fait que l'idée scrupuleuse
de l'obsession ne dépasse pas les limites de l'incertitude, du doute
et ne va jamais jusqu'à la conviction, jusqu'au délire de culpabilité de la mélancolie. D'autre part, les tendances morbides de
la mélancolie, la tendance au suicide par exemple, se retrouvent presque toujours dans l'obsession sous forme de *craintes
repoussées* plutôt que sous forme *d'entraînements consentis*. La
distinction est la même entre certaines obsessions idéatives
et le *délire systématisé raisonnant* hypocondriaque, jaloux, de
persécution. Ici encore, la distinction se tire de ce fait que,
dans l'obsession idéative, en plus des symptômes d'anxiété, des
paroxysmes et de l'état général, qui font défaut dans le délire›

il y a connaissance complète de la nature pathologique de l'idée et de ses caractères automatiques et discordants.

Les obsessions doivent être séparées des *idées fixes hystériques*, caractérisées par l'absence de crises anxieuses et leur subconscience (JANET) ; des *idées fixes neurasthéniques*, en particulier des *idées fixes hypocondriaques*, très voisines des obsessions, mais ne présentant pas comme celles-ci ce caractère fondamental d'être des idées parasites et en discordance avec le moi ; enfin des *idées fixes épileptiques*, dans lesquelles l'idéation, la conscience sont plus obscures, l'émotivité et la lutte moins marquées et dont la soudaineté et l'impulsivité sont tout à fait typiques.

Les obsessions sont enfin à différencier les unes des autres.

Les *obsessions constitutionnelles* diffèrent surtout des *obsessions accidentelles* par leur origine héréditaire, souvent dégénérative, leur précocité, leur forme plutôt intellectualisée, leur chronicité, leur curabilité moindre, leur inaccessibilité à la suggestion hypnotique.

Le point le plus important, en pratique, est de distinguer les *obsessions hystériques* et les *obsessions neurasthéniques*.

Les *obsessions hystériques* débutent plus ou moins brusquement à la suite d'un choc moral, d'une émotion vive. Elles revêtent très souvent la forme de phobie diffuse ou systématisée, avec reviviscence parfois hallucinatoire de l'émotion première. Elles ont des rapports fréquents avec les rêves dont elles peuvent émaner ou par l'intermédiaire desquels elles se renforcent. Elles coexistent avec des stigmates ou des accidents hystériques et ont un caractère plus ou moins subconscient. Elles sont curables par suggestion.

Les *obsessions neurasthéniques* surviennent plus lentement, très fréquemment à l'occasion d'un état d'épuisement, d'infection, de surmenage ou d'un accès aigu de neurasthénie. Elles peuvent revêtir toutes les formes mais sont basées en général sur un fond d'inquiétude causée et entretenue par des sensations subjectives réelles. Elles s'accompagnent de stigmates neurasthéniques : céphalée, rachialgie, troubles digestifs, etc. Elles sont curables, mais à un moindre degré que les hystériques et habituellement réfractaires à la suggestion hypnotique.

8° Nature de l'obsession. — L'obsession ne doit pas être considérée comme une maladie, une entité morbide. C'est simplement un *symptôme*, ou plutôt un *syndrome*, au même titre que l'hallucination, le délire ou l'impulsion. La meilleure preuve qu'on en puisse donner, c'est que l'obsession n'est jamais isolée, indépendante ; elle est toujours liée à un substratum sur lequel elle est pour ainsi dire implantée et au caractère duquel elle participe. Les plus fréquents de ces états pathologiques qui servent de fondement à l'obsession sont : la *dégénérescence*, l'*épilepsie* (CULLERRE), l'*hystérie*, la *neurasthénie*, l'*alcoolisme*, etc. De toutes les obsessions, les plus communes sont celles des *neurasthéniques*, d'abord, puis celles des *hystériques*.

L'obsession est à la fois un trouble mental et un trouble nerveux, c'est-à-dire un état mixte, *neuro-psychopathique*, intermédiaire pour ainsi dire entre la névrose et la psychose et représentant une sorte de transition entre les deux. Dans sa forme élémentaire, la phobie diffuse, l'obsession anxieuse est une pure névrose ; dans la phobie systématisée, mais surtout dans l'obsession idéative ou impulsive, c'est déjà un état mixte, neuro-psychopathique.

Quant à la *pathogénie* de l'obsession, elle reste encore à préciser. Peut-être MOREL avait-il raison d'en faire une névrose du système nerveux ganglionnaire viscéral, car, ainsi qu'il l'a montré le premier, les symptômes vaso-moteurs sont très marqués dans l'obsession, quelquefois même absolument prépondérants. L'obsession de la rougeur en est l'exemple le plus frappant. Mais si ces phénomènes semblent indiquer un trouble dans les fonctions du grand sympathique, rien ne nous autorise à penser que cet appareil, qui joue peut-être un rôle plus marqué qu'on ne pense dans les névroses et les psychoses, est altéré primitivement.

En résumé, l'obsession peut-être considérée comme un état morbide intermédiaire entre la névropathie et la psychopathie ou plutôt comme un des éléments constituants d'un syndrome émotif spécial, *le syndrome d'anxiété* ou *d'angoisse*, susceptible de se présenter, à des degrés et sous des formes variables, dans diverses névroses et psychoses. Pour nous, la meilleure façon de concevoir l'obsession est là, et non dans l'opinion de FREUD qui considère « la névrose d'angoisse » comme une entité morbide, ou dans celle de SERGE SOUKHANOF pour qui l'obsession est le produit d'une constitution spéciale qu'il appelle la « constitution idéo-obsessive ».

ARTICLE IV

TROUBLES DE LA CONSCIENCE
ET DE LA PERSONNALITÉ

Les troubles de la *conscience* et de la *personnalité* jouent dans les psychoses comme dans les névroses un rôle des plus importants. Aussi les signalerons-nous ici, après avoir essayé d'indiquer brièvement en quoi ils consistent.

La psychologie n'étant pas encore parvenue à définir avec précision la conscience et la personnalité, il est difficile, par cela même, de définir exactement les altérations morbides qu'elles peuvent subir.

1° Conscience et personnalité. — La meilleure idée qu'on puisse se faire de la *conscience*, c'est de la considérer, avec TH. RIBOT et son école, comme un phénomène d'origine organique, dans la constitution duquel entrent comme éléments principaux : la *perception exacte*, l'*appropriation personnelle* et le *classement mnémonique* de nos sensations.

Une sensation pourvue de ces attributs est une *sensation consciente* ; une sensation qui n'est pas normalement perçue, rapportée au *moi* ou introduite à son rang dans la chaîne des souvenirs n'est pas une sensation consciente.

Une *sensation consciente* représente l'expression la plus simple d'un état de conscience, un état de conscience rudimentaire. Cet état rudimentaire se lie à d'autres états similaires pour former des agrégats ou des *synthèses de conscience*. Enfin la *conscience totale* est la synthèse de ces synthèses, c'est-à-dire « l'ensemble de tous les états de conscience existants à la fois chez l'individu ».

Cette conscience totale varie donc nécessairement suivant les sujets et, chez le même sujet, suivant l'âge et le moment.

La *personnalité* ne doit pas être confondue, comme cela a lieu souvent, avec la conscience.

La personnalité, en effet, est plus que l'ensemble des états de conscience ; elle comprend aussi les états d'inconscience et de sous-conscience. Si bien qu'en fin de compte on en arrive à conclure que la personnalité est l'individu lui-même, dans sa totalité, dans sa continuité, dans son unité psycho-organique, tandis que la conscience est simplement la partie éclairée, à chaque instant changeante, de cette individualité.

« Si je pouvais, dit excellemment J. MAXWELL, faire une comparaison grossière entre les phénomènes de la vie psychique et les faits de notre expérience commune, je comparerais l'inconscient à une immense salle contenant une infinité d'objets. Cette salle est obscure ; pour apercevoir ce qu'elle contient, nous n'avons qu'une lanterne sourde, munie d'une lentille qui en projette les rayons en un faisceau conique, d'autant moins éclairant qu'il s'étend sur une plus grande surface ; pour reconnaître un objet, nous devons en approcher la lampe afin d'y diriger une lumière plus concentrée et plus vive. Mais nous ne pouvons pas voir les objets qui sont en dehors du cercle lumineux de la lampe. Les objets qu'elle éclaire sont nos souvenirs. Plus notre lampe sera puissante, plus le champ qu'elle éclaire sera vaste, plus nous pourrons voir à la fois d'objets dans notre salle ; de même, plus notre conscience active sera développée, plus elle embrassera de souvenirs dans l'immense réserve de l'inconscient.

« Mais, comme les lampes, les consciences n'ont pas la même puissance, les lampes elles-mêmes peuvent être munies de foyers très divers et nous concevons fort bien qu'une lentille de quelques millimètres de distance focale ne nous donne qu'un champ fort étroit. Dans la vie psychique, si la conscience active est comme la lampe, l'attention est comme la lentille. Si l'attention n'a qu'un champ très limité, elle n'embrassera qu'un nombre de faits psychiques très faible ».

La conscience étant une partie importante de la personnalité, ce qu'on peut appeler la *personnalité consciente*, il en résulte que toutes les altérations de la conscience atteignent plus ou moins profondément la personnalité.

Physiologiquement, nous l'avons vu, la conscience totale peut varier de forme et d'étendue sans qu'il y ait trouble pathologique. C'est ce qui a lieu, par exemple, chez le savant monoidéisé dans sa recherche, où il s'agit d'un rétrécissement au maximum du champ de la conscience. La personnalité au contraire ne peut rester normale qu'à la condition de se maintenir une et identique à elle-même à travers ses modifications évolutives et tout ce qui touche à son unité devient pour elle un agent de désintégration.

« C'est l'organisme et le cerveau, dit RIBOT, dans un passage qui résume admirablement ces quelques données psychologiques, c'est l'organisme et le cerveau, sa représentation suprême, qui est la personnalité réelle, contenant en lui les restes de tout ce que nous avons été et les possibilités de ce que nous serons. Le caractère individuel tout entier est inscrit là avec ses aptitudes actives et passives, ses sympathies et ses antipathies, son génie, son talent ou sa sottise, ses vertus et ses vices, sa torpeur ou son activité. Ce qui émerge jusqu'à la conscience est peu au prix de ce qui reste enseveli, quoique agissant. La personnalité consciente n'est jamais qu'une faible partie de la personnalité physique.

« L'unité du moi n'est point celle de l'entité une des spiritualistes qui s'éparpille en phénomènes multiples, mais la coordination d'un certain nombre d'états sans cesse renaissants, ayant pour seul point d'appui le sentiment vague de notre corps. Cette unité ne va pas de haut en bas ; elle n'est pas un point initial, mais un point terminal.

... « L'unité du moi, au sens psychologique, c'est donc la cohésion, pendant un temps donné, d'un certain nombre d'états de conscience clairs, accompagnés d'autres moins clairs et d'une foule d'états physiologiques qui, sans être accompagnés de conscience, comme leurs congénères, agissent autant qu'eux et plus qu'eux. Unité veut dire coordination. Le dernier mot de tout ceci, c'est que le consensus de la conscience étant subordonné au consensus de l'organisme, le problème de l'unité du moi est, sous sa forme ultime, un problème biologique. A la biologie d'expliquer, si elle peut, la genèse des organismes et la solidarité de leurs parties. L'interprétation physiologique ne peut que la suivre ».

2° Troubles de la conscience. — Les troubles de la conscience ont nécessairement pour point de départ une altération de ses éléments constitutifs. C'est cette donnée qui nous servira donc de base pour les classer.

a. *Les troubles de la conscience par altération des perceptions* sont ceux qui l'atteignent dans sa source même. Ils sont des plus fréquents et diffèrent suivant que l'altération porte sur les *perceptions d'origine externe, sensorielle* ou sur les *perceptions d'origine interne, cénesthésique*. Les premiers existent dans tous les *délires par hallucinations* et *illusions, névropathiques* ou *psychopathiques* ; les seconds dans les *névroses* et les *psychoses* à forme *hypocondriaque* et *anxieuse*.

b. *Les troubles de la conscience par altération du sentiment d'appropriation personnelle* sont ceux dans lesquels l'incorporation des sensations au moi ne se fait plus de façon normale. Ils varient depuis le simple affaiblissement de cette incorporation jusqu'à sa disparition et à l'attribution des perceptions éprouvées à un autre moi.

Ces troubles, qui constituent le fondement habituel des maladies de la personnalité, parce qu'ils tendent à détruire son indispensable unité, se retrouvent dans les *névroses* (neurasthénie, hystérie, épilepsie) ainsi que dans les *psychoses*, en particulier dans les *délires métaboliques* cités plus haut.

c. *Les troubles de la conscience par altération dans l'enchaînement mnémonique des sensations* sont ceux qui sont dus à une perturbation soit de la *fixation* des sensations, soit de leur *localisation chronologique*. Les premiers s'observent dans les états pathologiques où domine l'*amnésie antérograde, actuelle* ou de *fixation* (états seconds, psychoses toxiques et traumatiques, phénomène du « jamais vu ») : les seconds dans les états *paramnésiques*, principalement dans le phénomène du « déjà vu ».

Il existe aussi, bien entendu, des troubles de la conscience dus à la perturbation d'ensemble de ses divers éléments. C'est ce que l'on constate, par exemple, dans la *confusion mentale* et la *démence précoce* où la perception, la personnalisation et la fixation des sensations sont simultanément intéressées par le processus pathologique et aussi, à un degré plus marqué encore, dans les phases crépusculaires de l'*épilepsie*.

On dit communément, et c'est là une des expressions les plus courantes en psychiatrie, que la folie est *inconsciente* et que ses grands syndromes psychiques : le délire, l'hallucination, l'impulsion sont inconscients. On entend par là non que le sujet a cessé de percevoir, de s'approprier ou d'enchaîner ses idées et ses sensations, mais simplement qu'il en méconnait la nature pathologique. Et c'est là un caractère tellement important qu'il sert à distinguer les psychoses avec perte complète de la raison et de la responsabilité de celles où il peut rester encore une part plus ou moins grande de ces attributs, et qu'on désigne pour ce motif sous le nom de *conscientes* (délire conscient, hallucinations conscientes, impulsions conscientes, etc.)

Ce trouble tout particulier de la conscience peut au fond se rattacher à une altération de la perception exacte des idées et des sensations, car si l'aliéné a conservé la perception brute des éléments psychiques de sa psychopathie, il n'a plus la perception différenciée de leur origine et de leur valeur réelles.

3° Troubles de la personnalité. — Tн. Ribot, qui a formulé le premier essai de classification des *maladies de la personnalité*, les divise en trois types principaux : l'*aliénation*, l'*alternance*, la *substitution*; l'aliénation étant la transformation de la personnalité ancienne en une nouvelle; l'alternance, la succession de deux personnalités, avec ou sans amnésie de l'une à l'autre : la substitution enfin, étant la croyance, surtout psychologique et délirante, à un changement de personnalité. A. Binet, s'inspirant de ces vues, distingue de son côté, dans les névroses, les *personnalités successives* et les *personnalités coexistantes*. Il serait possible effectivement, de faire entrer la plupart des troubles de la personnalité dans les divisions proposées par Ribot. Nous pensons qu'on pourrait aussi les englober, d'une façon plus pratique peut-être au point de vue clinique, dans les trois catégories suivantes : 1º *troubles de la personnalité consciente* ; 2º *troubles dans les rapports de la personnalité consciente et de la personnalité inconsciente* ; 3º *troubles par dissolution de la personnalité*.

a. *Troubles de la personnalité consciente*. — Les troubles de la personnalité consciente sont ceux qui tendent à détruire l'intégrité du moi conscient. En raison de ce fait qu'ils portent uniquement sur les états clairs de conscience, ils ont pour caractéristique non seulement de ne pas se compliquer d'amnésie, mais aussi d'être nettement appréciés par le sujet, pour lequel ils deviennent une source d'inquiétude extrême ou d'interprétation délirante.

Ces troubles de la personnalité consciente, insuffisamment analysés jusqu'ici, sont, dans le domaine des névroses et des psycho-névroses, ceux de la *neurasthénie*, de l'*obsession*, du *tic*.

La plupart des *obsédés*, que nous prenons pour types, offrent des troubles de la personnalité de ce genre. Des faits précis, comme ceux rapportés par P. JANET, SÉGLAS et par nous-mêmes, montrent bien en quoi ils consistent.

Une malade de SÉGLAS, atteinte d'obsession depuis vingt-cinq ans, s'exprime ainsi à son sujet : « Je me fais l'effet d'être double : je me sens comme deux pensées se combattant, une qui est bien la mienne et qui cherche à raisonner, mais sans succès, une autre qui me serait en quelque sorte imposée et que je subis toujours. »

D'autres malades du même auteur signalent des sensations analogues. L'un a la conscience que son corps est en avant de lui ; un second, un enfant, s'imagine à certains moments qu'on l'a laissé en arrière ou qu'une voiture qui vient de passer l'a emporté et on a toutes les peines du monde à le rassurer. Un autre n'ayant pas saisi la transition de sa marche voulue à sa marche automatique, ne sait plus si c'est lui qui marche et alors il fait des efforts inouïs pour appliquer « sa conscience à cette inconscience, il est conscient d'un côté qu'il est inconscient de l'autre ».

De même, un de nos sujets, atteint d'obsession du doute de sa pensée et de son existence, en arrive à croire qu'il vit sous terre et que ce moi qui vit sous terre s'imagine être auprès de nous et nous parler.

On pourrait multiplier les exemples à l'infini car il est, à vrai dire, peu d'obsédés qui échappent complétement à ces sensations de désagrégation psychique.

Ces sensations nous paraissent s'expliquer par l'état d'épuisement organique qui, chez les psychasthéniques obsédés, amène un relâchement des liens qui unissent normalement entre eux les divers états de conscience. Ce relâchement rompt le faisceau des divers états de conscience, par suite altère l'unité du *moi*. Ainsi, à côté de la *conscience attentive* ou *active* dont le pouvoir fixateur est diminué, tend à se former une autre *conscience automatique* ou *passive*, une *synthèse secondaire* à côté de la *synthèse principale*, comme disent P. Janet et Séglas.

Si l'une de ces synthèses n'était pas consciente, le sujet n'aurait pas la sensation de sa division du moi et n'en souffrirait pas ; mais comme elles sont conscientes toutes les deux et qu'il s'agit uniquement de la mise en présence et du conflit de la conscience volontaire ou active et de la conscience involontaire ou passive, le sujet a la sensation de ce dédoublement et c'est ce qui cause sa torture.

Voilà pourquoi nous estimons, en ce qui nous concerne, qu'il y a là bien moins une diminution de la conscience personnelle que la fragmentation des divers éléments de la conscience personnelle, c'est-à-dire de la personnalité consciente. Le trouble psychique, dans l'obsession, est, si l'on pouvait parler ainsi, plus un trouble de la personnalité consciente qu'un trouble de la conscience. Et c'est ce que nous avons cherché à faire ressortir, dans notre ouvrage avec Pitres et ce que nous avons résumé dans notre définition même de l'obsession, en la considérant, dans son dernier terme, comme « le dédoublement conscient de la personnalité. »

Les troubles de la personnalité consciente dans les *psychoses*, sont, de tous, les plus fréquents. Ils se traduisent soit par une *modification de la personnalité propre* pouvant aller jusqu'à la *disparition* du sentiment de son existence (manie, mélancolie dépressive et anxieuse), soit par la *coexistence d'une personnalité propre* et d'une *personnalité délirante* (psychoses mystiques avec dédoublement de la personnalité) ; soit enfin par le *remplacement* de la *personnalité propre* par une *personnalité délirante* (délires métaboliques de la personnalité, délires systématisés avec transformation de la personnalité, etc.).

Quand nous disons qu'il s'agit là de troubles de la personnalité *consciente*, il faut s'entendre. Cela ne veut pas dire que les malades ont la notion exacte et complète de ces troubles, car le plus souvent, ainsi qu'on l'a dit, la folie est « une infortune qui s'ignore elle-même ». Cela signifie simplement que les diverses personnalités ainsi modifiées ou créées par le délire sont faites d'états de conscience et non d'états d'inconscience. C'est, comme dans l'obsession, mais avec cette différence que la plupart du temps le sujet, ici, ne s'en rend pas compte, la substitution d'une personnalité consciente passive ou automatique à la personnalité active consciente ou volontaire.

b. *Troubles dans les rapports de la personnalité consciente avec la personnalité non consciente.* — Ces troubles appartiennent surtout aux *névroses avec états seconds* ; ils peuvent se retrouver, par suite, mais à un degré moins précis, dans les *psychoses avec délire onirique* ou *d'état second*, c'est-à-dire dans les *psychoses toxiques*.

On y peut distinguer les cas de *personnalités coexistantes*, ceux où la personnalité consciente et la personnalité sous-consciente se manifestent divisées, mais simultanément, et les cas de *personnalités successives*, ceux où la personnalité consciente et la personnalité sous-consciente alternent et se succèdent plus ou moins régulièrement (double conscience, double vie). Généralement, dans ces derniers cas, qui paraissent appartenir tout spécialement à l'*hystérie*, la personnalité sous-consciente possède à la fois sa notion propre et celle de la personnalité consciente, tandis que celle-ci n'a que la notion d'elle-même et ne sait rien de l'autre.

Le schéma dit du « polygone » cérébral proposé par GRASSET et les relations variables qu'il suppose entre l'activité polygonale (sous-consciente) et l'activité du centre O (consciente) est celle qui, toute question de vocable mise à part, rend le mieux compte des rapports physiologiques des diverses personnalités entre elles et de la rupture pathologique de ces rapports.

c. Troubles par dissolution de la personnalité. — Ils sont ceux de l'*affaiblissement mental*, des *démences.* Ici encore l'état pathologique se traduit en premier lieu, dans le domaine de la personnalité consciente, par une diminution de la conscience active ou volontaire au profit de la conscience passive ou automatique ; mais il ne s'agit plus, comme dans l'obsession, d'un simple trouble fonctionnel, par conséquent susceptible d'être passager et curable, il s'agit d'un trouble organique, définitif et progressif. C'est ce qui explique pourquoi c'est la conscience active qui se perd d'abord dans ses acquisitions nouvelles, récentes, anciennes, tandis que la conscience passive, continuant de fonctionner, permet encore au sujet de penser et d'agir automatiquement.

A côté de la dissolution, on pourrait évidemment reconnaître aussi une *non-formation* de la personnalité. Cet arrêt de développement qui comporte toutes sortes de degrés et de formes, simples déviations, lacunes partielles et inexistence totale de la personnalité, est le propre des *psychoses des dégénérés.*

ARTICLE V

TROUBLES DE L'ACTIVITÉ

Nous répartirons les troubles de l'activité en trois groupes : 1° *troubles de l'activité générale* ; 2° *troubles du langage* ; 3° *troubles des actes.*

§ 1. — TROUBLES DE L'ACTIVITÉ GÉNÉRALE

Les troubles de l'activité générale que l'on peut observer dans les psychoses sont de deux ordres : 1° phénomènes d'excitation et de dépression ; 2° troubles portant sur la mimique.

1° Excitation et dépression. — Les impressions, extérieures ou intérieures, que nous percevons, déterminent en nous par leur ensemble une sorte de résultante affective qui constitue *l'état* ou *ton émotionnel*. Ce ton émotionnel est, en définitive, agréable ou pénible. Il peut, à la rigueur, rester à l'état de disposition psychique purement statique, mais le plus ordinairement il se traduit à l'extérieur par une réaction adéquate, si bien qu'il est facile de reconnaître par l'aspect, l'expression, l'attitude, la mimique d'un individu, s'il est sous le coup d'une émotion triste ou gaie.

A l'état normal, le ton émotionnel et sa réaction extérieure varient d'un instant à l'autre, en raison même de la brièveté et de la diversité des impressions qui se succèdent en nous, c'est-à-dire du polyémotisme physiologique. Et non seulement ils varient de nature, mais aussi de degré, tout en se maintenant dans des limites qu'ils ne sauraient dépasser sans devenir excessifs.

Cependant, même à l'état normal, la plupart des individus ont une manière prédominante de sentir et de réagir. Les uns sont surtout des tristes ou des inquiets et leur réaction émotive se fait essentiellement sous forme d'une *mimique douloureuse*, passive ou active ; les autres sont surtout des vifs, des emportés, et leur réaction émotive se fait essentiellement sous forme d'une *mimique agitée*, gaie ou violente. C'est ce qu'on traduit en disant qu'il y a les *excités* et les *déprimés*.

Franchissant un degré de plus, nous trouvons les états passionnels aigus, véritables états psychiques intermédiaires, dans lesquels les phénomènes que nous analysons prennent nécessairement un caractère beaucoup plus accentué. Une personne en proie à une douleur intense manifeste son malaise psychique par une extériorisation appropriée, très affaissée ou très inquiète. De même, une personne sous le coup d'une colère extrême la trahit par une extériorisation animée et violente.

Enfin, à l'état franchement pathologique, c'est-à-dire dans les psychoses, ces deux modes d'activité émotive deviennent, dans certains cas, des symptômes ou syndromes importants, auxquels on a, dès longtemps, donné les noms d'*excitation* et de *dépression*.

On comprend maintenant, d'après les explications qui précèdent, ce qu'on doit entendre, cliniquement, par *excitation* et par *dépression*. Ce sont des réactions de l'activité générale, pathologiques à la fois par leur intensité, par leur durée, et par leur relation avec un processus émotionnel psychopathique qu'elles traduisent au dehors.

La question de savoir si l'excitation et la dépression doivent désigner simplement les modes d'expression extérieure des états psychopathiques émotifs ou comprendre en même temps ces derniers, c'est-à-dire embrasser à la fois l'action et la réaction, la cause et l'effet, ne saurait être douteuse pour nous. Nous ne pensons pas que ces termes doivent s'appliquer en bloc aux modifications psychiques et à leurs signes traducteurs : ce serait leur donner une extension telle qu'ils engloberaient la symptomatologie à peu près entière de la maladie et deviendraient presque synonymes de manie et de mélancolie. Excitation et dépression doivent seulement exprimer, à notre sens, le type caractéristique des réactions émotives de la manie et de la mélancolie, en sous-entendant nécessairement l'état cénesthésique auquel elles se rattachent. C'est ce que nous avions déjà voulu indiquer dans notre édition précédente, en les définissant : « l'ensemble des réactions de l'organisme sous l'influence des impressions psychiques ».

Quant aux vocables *excitation* et *dépression*, pris en eux-mêmes, ils sont mauvais, car ils ne traduisent exactement ni le caractère du phénomène réactionnel, ni celui de l'état émotionnel générateur. Ainsi dans la mélancolie, il peut y avoir non seulement dépression, mais aussi excitation extérieure ; de même l'excitation de la manie diffère suivant qu'elle se lie à un état psychique gai ou furieux. Pour être dans le vrai, il faudrait dire : dans la *mélancolie*, *réaction douloureuse*, soit *passive* (dépression), soit *active* (excitation) ; dans la *manie*, *réaction agitée*, soit *expansive* (état cénesthésique gai), soit *violente* (état cénesthésique d'irritation). Nous conserverons cependant, vu l'usage, les expressions d'excitation et de dépression, mais en leur attribuant le sens plus précis que nous venons d'indiquer.

Nous n'avons plus maintenant que quelques mots à ajouter sur les signes mêmes de l'excitation et de la dépression.

L'excitation, avons-nous dit, est la réaction agitée, *expansive* ou *violente*, suivant qu'elle correspond à un substratum émotif de gaieté ou d'emportement.

Visage animé et coloré, regard vif et brillant, expression hardie, riante ou menaçante, parole haute, brève, rapide, incessante, rires, chants, cris, gestes fréquents, brusques et saccadés, besoin perpétuel de mouvement et d'action, tenue désordonnée, hyperfonctionnement viscéral et glandulaire, parfois accès de fureur destructive et violente, impulsivité incoercible, tel est le tableau de l'excitation. Cet état peut aller du simple accroissement de l'activité habituelle, physique ou mentale, jusqu'à l'agitation la plus extrême, formant une série de degrés, qui caractérisent les degrés d'intensité de la manie : manie subaiguë (excitation ou exaltation maniaque) : manie aiguë. (Voir fig. 21, p. 220.)

La *dépression* est, nous le savons, la réaction douloureuse, *passive* ou *active*, qui traduit le malaise psychique de la mélancolie.

La *réaction douloureuse passive* (dépression proprement dite) consiste en une attitude triste avec diminution de l'activité générale pouvant aller, en ce qui concerne l'activité extérieure, jusqu'à sa suspension.

Visage pâle, morne, abattu, traits tirés, contractés, regard triste et baissé, tête penchée sur la poitrine, expression d'humilité et de souffrance profonde, mutisme complet ou parole lente, brève et sourde, gestes rares, lents, pénibles, tendance à l'immobilité, hypoactivité viscérale et glandulaire, tel est le tableau de cette réaction douloureuse passive qui caractérise la *mélancolie à forme dépressive* et ses degrés : mélancolie subaiguë (dépression mélancolique); mélancolie aiguë; surtout mélancolie avec stupeur). (Voir fig. 23, p. 242 et fig. 28, p. 255.)

La *réaction douloureuse agitée* diffère de la précédente en ce que, avec un aspect général également triste, il existe non plus une inertie motrice plus ou moins absolue, mais au contraire une agitation inquiète plus ou moins active et caractéristique. Les malades se meuvent constamment, se tordent les mains, tiraillent fiévreusement les boutons de leurs vêtements, s'écorchent, se déchirent, s'arrachent les cheveux, se mutilent, geignent, gémissent, se lamentent, poussant parfois des exclamations significatives telles que : « Ah ! mon Dieu ! » — « Quel malheur ! », etc., etc. Cette réaction caractérise plus spécialement la *mélancolie dite anxieuse* et *gémisseuse*. Elle diffère, on le voit, de l'excitation de la manie. (Voir fig. 27, p. 253.)

En plus des deux troubles de l'activité générale habituellement décrits, l'excitation et la dépression, qui caractérisent la manie et la mélancolie, il faudrait, nous semble-t-il, en admettre un troisième : la *torpeur*, qui caractérise la troisième espèce de psychose avec pertubation de l'activité générale que nous décrirons plus tard : la confusion mentale.

La torpeur ressemble à la stupeur mélancolique, mais avec cette différence que dans celle-ci la vie psychique et délirante, parfois très active, se manifeste malgré l'immobilité du sujet, dans son regard, ses traits, etc. Au contraire, dans la confusion mentale, la torpeur est une véritable *stupidité* ; l'abolition de toute activité y est réelle et complète. (Voir fig. 38, p. 355.)

2° Mimique. — A côté des troubles de l'activité générale, nous devons mentionner les troubles de la mimique proprement dite. Ces troubles de la mimique peuvent porter soit sur les attitudes et mouvements du visage qui concourent à l'expression (expression mimique), soit sur les attitudes et mouvements du corps qui concourent à l'action (action mimique).

a. *Expression mimique.* — L'étude des troubles de l'*expression mimique* chez les aliénés, déjà abordée en 1852 par Morison et en 1862 par Armand Laurent, qui insistait déjà sur la désharmonie, chez ces sujets, entre le centre d'action oculaire et le centre d'action buccal, n'a été reprise que dans ces dernières années par Pierret et ses élèves Paret, Jourdin, Dupuis, et à l'étranger par Sikorski.

Les troubles de l'expression mimique peuvent consister dans son exagération ou *hypermimie* (manie, mélancolie anxieuse), dans sa diminution ou *hypomimie* (mélancolie dépressive), dans sa suppression ou *amimie* (stupeur, stupidité), dans sa persistance d'un seul côté ou sa différence d'un côté à l'autre ou *hémimimie*.

Les troubles de l'expression mimique peuvent aussi se traduire par une mobilité excessive, une expansion extrême avec vaso-dilatation des traits et du visage ou, au contraire, par une anormale fixité, une concentration avec vaso-constriction marquée. Le plus souvent ils sont en rapport avec l'état psychique qu'ils reflètent de façon significative (air satisfait et vaniteux des maniaques et des paralytiques généraux expansifs, air désolé et contrit des mélancoliques, air indifférent et inexpressif des confus, air défiant et menaçant des persécutés et des hallucinés, air extatique des mystiques, etc., etc.) ; mais dans certains cas, il y a dissociation entre l'état psychique et l'expression physionomique (immobilité du visage dans la mélancolie avec stupeur correspondant à sa suractivité délirante et hallucinatoire) et même contradiction pour ainsi dire paradoxale (air gai de certains mélancoliques, éclats de rire de certains persécutés à hallucinations pénibles, grimaces bizarres des déments précoces, etc.) (*paramimie*). Cette dissociation peut non seulement être générale, mais partielle (PIERRET).

Suivant la juste remarque de PIERRET et de DUPUIS, il faut distinguer les troubles de la mimique voulue de ceux résultant d'une malformation ou d'une lésion organique, telle qu'on l'observe, par exemple, dans la paralysie générale où, comme l'a montré PARET, ils sont très spéciaux et, pour ainsi dire, caractéristiques.

PIERRET a proposé dès 1887 un schéma des troubles de l'expression mimique dans les psychoses qui résume fort bien leurs caractères généraux. Le voici :

Chez l'aliéné et suivant les cas, l'expression est lente au lieu d'être rapide ; discordante au lieu de concordante ; excessive ou insuffisante au lieu d'adéquate ; dissociée au lieu d'homogène ; enfin, fugitive ou trop prolongée au lieu de suffisamment persistante.

Il y a dans la voie tracée par l'éminent maître de Lyon d'intéressantes recherches à poursuivre.

b. *Action mimique.* — Les troubles de l'*action mimique* consistent essentiellement dans les troubles de l'attitude du corps et de la gesticulation.

L'attitude du corps et la gesticulation peuvent être normales et sans changement chez les aliénés (délires systématisés) ; elles sont très souvent modifiées dans leur intensité, soit en excès (manie, mélancolie anxieuse), soit en défaut (mélancolie dépressive), et dans leur forme (attitudes et gestes anormaux des déments précoces). La gesticulation va, plus souvent encore que l'expression mimique, jusqu'à la disparition complète, c'est-à-dire jusqu'à l'immobilité avec ou sans raideur (stupeur, catatonie).

La gesticulation peut être en désaccord avec l'expression, dans le cas, par exemple où, à une activité physionomique intense, correspond une absence complète de gestes (mélancolie) ; mais elle est surtout en rapport avec l'état délirant du sujet. Ainsi l'attitude et la gesticulation du maniaque trahissent son agitation et sa mobilité d'esprit ; l'attitude et la gesticulation du mélancolique peignent admirablement sa tristesse, son découragement, son anxiété, son désespoir ; l'attitude et la gesticulation du persécuté, du mystique, de l'ambitieux sont également caractéristiques. Les aliénés, on peut le dire, sont, pour la plupart, des mimes remarquables, d'autant plus remarquables que tout chez eux est spontané, naturel, sans apprêt : les mimes professionnels auraient certainement beaucoup à apprendre à leur contact.

Dans certaines psychoses chroniques, en particulier dans des formes spéciales de démence précoce et certains délires systématisés, les malades semblent réduire leur mimique à un certain nombre d'attitudes et de gestes invariablement les mêmes et pour ainsi dire stéréotypés (*stéréotypies* de BINDER, BRUGIA et MARZOCCHI, RICCI, MONDIO, divisées par SÉGLAS, CAHEN et DROMARD en *stéréotypies akynétiques* ou des attitudes et *stéréotypies parakynétiques* ou des mouvements et actes). Dans d'autres cas, comme dans la maladie des grands tics, et parfois aussi la démence précoce, les malades, ainsi que les singes, répètent les attitudes dont ils sont spectateurs (*échomimie*).

§ 2. — TROUBLES DU LANGAGE

1° Troubles du langage parlé. — Les troubles du langage parlé sont divisés par SÉGLAS, qui en a fait une étude approfondie, en : *dyslogies* (ceux par troubles intellectuels) ; *dysphasies* (ceux par trouble de la fonction langage) ; *dyslalies* (ceux par troubles de la parole articulée).

Sans nous occuper ici des dysphasies organiques (aphasies) et fonctionnelles (amnésies verbales, hallucinations verbales, impulsions verbales) et des dyslalies (embarras de la parole dans la paralysie générale, dans l'alcoolisme, l'épilepsie, etc.,) dont nous avons déjà parlé ou dont nous parlerons plus tard, nous nous bornerons à mentionner les variétés les plus intéressantes de dyslogies, d'après SÉGLAS.

a. *Dyslogies proprement dites :* facilité d'élocution, langage spirituel, incisif, parfois même éloquent (excitation maniaque, paralysie générale au début) ; difficulté anormale de s'exprimer, de trouver ses mots (mélancolie, psychasthénie, confusion mentale) ; *incohérence* ou décousu du langage, résultant soit d'un affaiblissement des facultés (incohérence vraie des déments), soit d'une activité et d'une mobilité d'idées excessives (fausse incohérence ou logorrhée des maniaques) ; phrases caractéristiques de chaque forme délirante (Exemple : « Je n'ai rien à vous dire », « Vous le savez mieux que moi », « Vous l'entendez aussi, je pense »... des persécutés hallucinés) ; *néologismes*, mots nouveaux, formules inaccoutumées et singulières par lesquelles les malades désignent leurs souffrances, leurs ennemis, prient, menacent, se défendent, etc., et qui sont un signe de chronicité (délires systématisés, manie et mélancolie chroniques.)

b. *Dyslogies par modification de la diction expressive :* troubles d'intensité de la voix ; variation du timbre et de l'intonation (voix haute, sonore, hardie des maniaques, voix hésitante, timide, entrecoupée de sanglots et de gémissements des mélancoliques, susceptibles d'être observées successivement l'une et l'autre chez le même individu, dans le cas de folie à double forme ; voix emphatique, théâtrale de certains maniaques, paralytiques généraux et mégalomanes ; voix sentencieuse, prédicante des mystiques théomanes ; voix factice, artificielle avec répétition déclamatoire de mots banals ou sans signification (verbigération des déments précoces, surtout catatoniques) ; *monologues*, trouble de langage fréquent et important chez les aliénés, très bien étudié récemment par DARCANNE, élève de SÉGLAS, à la fois dans ses caractères symptomatiques extrinsèques et intrinsèques, dans son mécanisme psychologique, dans sa valeur sémiologique, enfin dans sa signification pronostique habituellement grave et indice d'une tendance à la chronicité et à l'incurabilité, sauf dans le cas de psychose généralisée, en particulier de manie : *mutisme*, provenant soit d'une inhibition aboulique, soit d'hallucinations impératives, d'idées délirantes d'indignité, de culpabilité, de défiance, de négation d'organes du langage, d'opposition systématique ou négativisme, soit, enfin, de simulation.

c. *Dyslogies par modification du style et de la syntaxe* : langage choisi, mordant, prétentieux, ampoulé, dramatique, avec métaphores, allégories, sentences, mots à double sens, calembours, langage familier, trivial, obscène, etc. ; langage incorrect par perte de la mémoire, toubles de l'attention (démences, psychasthénie) ; langage grammaticalement anormal par idées délirantes déterminées (malades qui se désignent à la troisième personne par un qualificatif, une périphrase, un nom d'autre sexe, d'animal, d'objet, tels que certains mélancoliques simples, anxieux, négateurs, certains délirants systématisés, etc., — je suis depuis dix ans une malade qui, sous l'influence de l'idée que les mots, comme les choses et les personnes, sont hypnotisés pour lui nuire, supprime dans son langage parlé et écrit tous les vocables qui lui paraissent suspects ou n'en indique que les premières lettres —) ; langage anormal par originalité et recherche prétentieuse (démence précoce, délires systématisés, états maniaques).

2° Troubles du langage écrit. — Les troubles du langage écrit sont aussi fréquents, sinon plus, chez les aliénés, que les troubles du langage parlé.

SÉGLAS, qui en a résumé les caractères généraux, ébauchés par MARCÉ et quelques auteurs, les divise de la même façon que les troubles du langage parlé, en *dyslogies graphiques, dysgraphies et troubles de l'écriture proprement dits.*

Parmi ces derniers, dus aux différentes causes, indépendantes de l'état mental, qui peuvent agir sur l'exécution même, sur la coordination du mouvement et par suite sur le tracé des signes graphiques, il range les troubles de l'écriture par paralysies, contractions, tremblements, c'est-à-dire ceux des psychoses toxiques et de la paralysie générale, dont nous parlerons plus loin.

Dans les *dysgraphies*, qui résultent de troubles de la fonction langage, il distingue les dysgraphies organiques, appartenant à l'aphasie et les dysgraphies fonctionnelles tenant à l'abolition, à l'obtusion de l'intelligence (agraphie de la démence, de la stupeur) ou à l'oubli psychopathique des signes du langage écrit (dysgraphies des psychasthéniques).

Les dyslogies graphiques comprennent tous les troubles du langage écrit relevant de troubles intellectuels avec intégrité de la fonction langage. Les principales sont les suivantes : Graphomanie, graphorrée, ou manie d'écrire (états maniaques, délires systématisés, paralysie générale au début, etc.) avec son opposé le mutisme graphique (mélancolie, stupeur) ; aspect général de l'écrit, tantôt sur papier propre, soigné, ordonné, régulier (délires systématisés), tantôt sur chiffon malpropre, désordonné, irrégulier (états maniaques, démences) ; disposition des lignes et des mots tantôt enchevêtrés dans tous les sens, tantôt spécimens achevés, mais curieux de calligraphie ; écriture énorme, large, appuyée ou fine avec ou sans annotations, allégories, figures géométriques, signes cabalistiques toujours les mêmes (stéréotypies graphiques des psychoses chroniques, de la démence précoce) ; majuscules, soulignements, accentuation, ponctuation bizarres, lettres renversées, écriture plusieurs fois changée, signature extraordinaire ; modifications curieuses de l'orthographe, emploi de mots nouveaux, de néologismes compréhensibles ou non, suppression complète ou incomplète de certains mots, verbes, adjectifs, etc., etc.

Les écrits des aliénés sont le plus souvent des lettres adressées à différents personnages, surtout aux autorités, des testaments dont tout est à observer, depuis l'en-tête jusqu'à l'enveloppe et à la suscription. Ce sont fréquemment aussi des compositions poétiques, littéraires, scientifiques, religieuses, politiques, la plupart sans grande valeur, mais dont certaines cependant offrent des qualités d'imagination, d'ingéniosité, de rhythme, d'éloquence même parfois bien faites pour surprendre (excitation maniaque, paralysie générale au début, déséquilibration).

Il est toujours bon de chercher à faire écrire les aliénés. C'est en effet un excellent moyen de se rendre compte de leur état mental. Malgré lui, le délirant le plus dissimulé, et qui n'oppose oralement que mutisme ou réticence aux questions posées, laisse échapper dans ses écrits quelque signe révélateur de son délire, surtout dans les écrits de quelque longueur. Chez beaucoup de malades, en effet, les premières lignes et les premières phrases des écrits sont aussi parfaites que celles des individus les plus raisonnables; au bout de quelques pages le délire, la confusion, l'incohérence apparaissent très nettement.

§ 3. — TROUBLES DES ACTES

A) TROUBLES DES ACTES EN GÉNÉRAL

Les troubles des actes ou de la conduite sont à peu près constants dans les psychoses. Il est difficile d'imaginer, en effet, une perturbation mentale sans retentissement sur la manière d'être et d'agir de l'individu. Le plus souvent la psychose modifie plus ou moins complètement cette manière d'être et d'agir et lui imprime un cachet tout particulier; si bien que les actes de l'aliéné constituent par leur nature et par leurs caractères, non seulement le meilleur agent révélateur de la maladie, mais encore le meilleur élément de son diagnostic. Il est des délirants systématisés, des persécutés notamment qui, réticents au suprême degré, ne trahissent leurs conceptions maladives que par les réactions auxquelles elles les entraînent.

Cela suffit à montrer l'importance des troubles des actes dans les psychoses.

Les actes morbides peuvent être *absurdes* ou *logiques, conscients* ou *inconscients, réfléchis* ou *spontanés, voulus* ou *irrésistibles, dangereux* ou *non dangereux.*

Ils peuvent être plus particulièrement le résultat d'un délire d'idées ou de sentiments (*acte délirant*), d'hallucinations (*acte hallucinatoire*), de lésions de la volonté (*impulsion, inhibition*).

Ils peuvent, suivant le classement de SPENCER, adopté par MERCIER, MORSELLI et SÉGLAS, concerner la conservation individuelle (instinct de nutrition et instinct de conservation) ; la reproduction et la conservation de l'espèce (instinct sexuel) ; les relations matérielles de l'individu avec le milieu social (capacité au travail, instinct de propriété, intérêts juridiques) ; les relations affectives de l'individu avec le milieu social (dans la famille, dans la vie sociale) ; les sentiments religieux et esthétiques.

Les actes que l'on observe le plus communément dans la folie sont :

1º Les *actes d'impolitesse*, de *malpropreté*, les *exhibitions obscènes*, la *tendance à manger des ordures et des excréments* (scatophagie), qui se rencontrent surtout dans les états de *démence ;*

2º Les *actes de violence*, de *destruction*, de *fureur aveugle et subite*, plus spéciaux aux *états maniaques* et à l'*épilepsie ;*

3º Le *refus de nourriture*, le *suicide*, pathognomoniques dans la *mélancolie ;*

4º L'*homicide*, particulièrement dans le *délire de persécution*, l'épilepsie, etc. ;

5º Le *vol*, l'*incendie*, dans les états de *démence*, de *fureur imbécile*, d'épilepsie, etc.

Nous devons nous arrêter avec quelques détails sur l'*impulsion*, syndrome capital parmi les troubles des actes, comme le sont le délire, l'hallucination, l'obsession parmi les troubles de l'idéation, des perceptions et des émotions.

Nous empruntons encore ces détails à notre ouvrage en commun avec PITRES.

B) IMPULSIONS

1º Généralités. — La tendance au réflexe est le principe même et la loi de l'action nerveuse. Le réflexe type, pur, est le réflexe simple, automatique. Au fur et à mesure qu'on s'élève dans l'échelle animale et, chez l'homme, de l'enfant à l'adulte, de l'inférieur au supérieur, de nouveaux attributs se fondent, qui ont pour effet de coordonner, d'actionner ou d'empêcher cette tendance au réflexe direct, de transformer, en un mot, une force aveugle et fatale en un processus conscient, réfléchi, jugé, déterminé : la volition.

La supériorité d'un animal sur un autre, de l'homme sur l'homme, pourra donc se mesurer au degré de son pouvoir psychique sur la tendance innée au réflexe. Et l'équilibre résidera en une sorte de tonus volontaire, c'est-à-dire dans la régulation harmonique par le *moi* de l'instinctive réflectivité.

L'impulsion est la tendance même au réflexe. Cette tendance et, par suite, l'impulsion, est donc, de sa nature, physiologique et elle reste telle tant que, par sa subordination au *moi* ou, si l'on veut, aux centres corticaux, persiste intact le tonus volontaire. Mais dès que l'équilibre est rompu en sa faveur, l'impulsion devient pathologique.

Il y a donc des *impulsions normales* et des *impulsions morbides, celles-ci consistant dans la rupture du tonus volontaire avec tendance au retour vers le réflexe originel.*

L'impulsion sera *constitutionnelle* ou *accidentelle* suivant que la propension à l'automatisme sera elle-même innée ou acquise, suivant que le tonus volontaire n'aura pu arriver à s'organiser ou, après son développement, se sera altéré ou affaibli. De même le degré de la tendance au réflexe à s'imposer marquera le degré de l'impulsion morbide. Si bien que l'impulsion type, absolue, maxima, sera représentée par le réflexe spinal direct ou purement moteur, et l'impulsion la plus légère ou minima par l'obsession impulsive, dans laquelle la tendance au réflexe et les résistances du *moi* se tiennent réciproquement en échec.

Il suit de là que le cadre de l'impulsion morbide ne doit pas être limité, ainsi que cela a lieu souvent, à l'*impulsion consciente* et *obsédante*, mais doit être étendu à tout l'ensemble des propensions pathologiques de l'activité volontaire vers le réflexe, depuis l'*impulsion aveugle* et *automatique*, qui en constitue la manifestation extrême, jusqu'à l'*obsession impulsive* qui représente sa forme la plus atténuée, en passant par la gamme, à transitions insensibles, de ses nombreux intermédiaires.

Malgré l'opinion de certains auteurs, nous pensons que le mot *impulsion*. en nosologie. doit s'appliquer à la sollicitation motrice involontaire vers un acte et non à cet acte lui-même, dont l'exécution peut manquer.

Pour nous, en effet, l'impulsion n'en est pas moins une impulsion, qu'elle soit ou non suivie d'effet. Si nous en revenons à la comparaison qui nous a servi de base, nous voyons que le réflexe, processus nerveux, peut exister sans production du mouvement terminal. Lorsque, par exemple, nous percutons le tendon rotulien d'un individu, il se produit un courant centripète, excitateur, suivi d'un courant centrifuge, moteur. Mais, par une intervention volontaire et au moyen d'une attitude spéciale, le sujet peut annihiler la brusque extension de la jambe, c'est-à-dire le mouvement. Le phénomène du réflexe, bien qu'arrêté dans sa manifestation ultime, n'en a pas moins eu lieu. Il en est exactement de même dans beaucoup d'obsessions impulsives où, au prix d'une lutte et d'un effort plus ou moins intenses, l'acte final peut être évité : il n'y en a pas moins eu processus d'impulsion.

En résumé, et pour fixer dans ses divers éléments la terminologie du sujet, nous dirons que :

l'impulsion morbide est, *dans le domaine de l'activité volontaire, la tendance impérieuse et souvent même irrésistible au retour vers le pur réflexe ;*

l'impulse ou *acte impulsif, l'aboutissant, non fatal et non constant, de l'impulsion ;*

l'impulsif, le malade sujet aux impulsions ;

l'impulsivité, enfin, la disposition plus ou moins accentuée aux impulsions.

2° Caractères généraux. — Les impulsions se distinguent, d'après Morselli, par les caractères généraux suivants : 1° elles sont *endogènes*, c'est-à-dire dérivées de motifs exclusivement internes ; 2° elles sont *fortes, impérieuses*, d'où leur immission violente et subite dans la voie de la décharge motrice ; 3° elles sont *aberrantes*, c'est-à-dire contrastant avec le caractère de l'individu et avec les exigences de la vie sociale en commun ; 4° elles sont le plus souvent *conscientes* et *involontaires*, en d'autres termes, représentées à la conscience avec plus ou moins de précision, mais impossibles à inhiber : elles peuvent même être entièrement *inconscientes* et naturellement *involontaires*.

Quand, dit MORSELLI, un acte est accompli avec cette séméiologie caractéristique, qu'il existe ou non une folie confirmée, c'est un acte impulsif morbide.

Ces divers attributs, pris dans leur ensemble, caractérisent en effet l'impulsion et les actes impulsifs. Et ils nous paraissent à peu près complets, à condition d'insister davantage sur la *rapidité* habituelle du processus impulsif, parfois presque foudroyant ; sur la *répétition* fréquente de l'impulsion sous la même forme, par paroxysmes ou par accès ; enfin sur le manque de parallélisme pouvant exister entre le degré d'*inconscience* et le degré d'*amnésie* dans une impulsion.

Dans les états seconds, par exemple, au moment où un acte impulsif s'exécute, le sujet peut en avoir parfaitement conscience et peut même, dans une certaine mesure, résister. Cependant, revenu à lui, il ne conserve aucun souvenir, le plus souvent, de ce qui s'est passé.

3° Types ou degrés principaux. — Les nombreux caractères généraux des impulsions sont loin d'avoir la même valeur. Celui qui les domine tous, à n'en pas douter, car il constitue l'essence même de l'impulsion, c'est le caractère involontaire ou de contrainte, c'est-à-dire celui qui tend à soustraire la sollicitation initiale aux processus cérébraux d'inhibition pour l'actualiser sous forme de pur réflexe.

C'est pourquoi nous pensons que le meilleur moyen de diviser les impulsions et de les classer à leur rang dans l'échelle psycho-pathologique, entre la décharge motrice spontanée et la volition normale, c'est de prendre pour base cet élément fondamental et non, comme on l'a surtout fait jusqu'ici, leur degré de conscience ou d'inconscience, ou leur prépondérance dans l'une des sphères intellectuelle, émotive, automatique ou instinctive.

Nous admettons donc trois types ou catégories d'impulsions :

1° *Les impulsions motrices pures* ou *à réflexe direct*, dans lesquelles l'acte suit fatalement et immédiatement la stimulation, sans aucune action inhibitoire intermédiaire ;

2° *Les impulsions psycho-motrices* ou *à réflexe retardé*, dans lesquelles l'acte suit fatalement mais non toujours immédiatement la stimulation, avec intermédiaire émotif ou idéo-émotif, mais sans action sérieuse d'inhibition :

3° *Les impulsions psychiques* ou *à réflexe interrompu*, dans lesquelles entre la stimulation et l'acte, qui n'est ni immédiat ni même fatal, s'interpose un intermédiaire idéo-émotif long, compliqué, douloureux, accompagné d'une lutte d'inhibition souvent victorieuse.

1° L'*impulsion purement motrice* est un réflexe réduit à sa plus simple expression. « C'est une vraie convulsion qui ne diffère de la convulsion ordinaire que parce qu'elle consiste en mouvements associés et combinés en vue d'un résultat déterminé étranger à la vie du malade ». (A. FOVILLE).

Le type de ce genre d'impulsion est celle de l'*idiot*, de l'*imbécile*, de l'*épileptique* qui, sous l'influence d'une sollicitation soit interne, soit externe, sensorielle, hallucinatoire, délirante, émotive ou instinctive, exécutent aussitôt, comme mus par un ressort qui se détend ou dans une sorte de déclanchement automatique, l'acte en rapport avec cette sollicitation, sans qu'interviennent ni réflexion, ni jugement, ni compréhension, souvent même sans émotion, conscience, ni souvenir.

2° *Les impulsions psycho-motrices* diffèrent des précédentes en ce qu'elles répondent à un circuit moins simple, moins direct, moins rapide, empruntant des voies déjà plus longues et s'accompagnant d'un processus idéo-émotif (DALLEMAGNE).

Ici, en effet, la sollicitation à l'acte, si elle aboutit toujours à son exécution, n'en comporte pas moins, à un degré plus ou moins marqué, en même temps que la *conscience* et le *souvenir*, l'*idée* et l'*émotion* de cet acte ainsi que la *notion* de ses conséquences possibles. Seules font défaut les opérations conatives, efficientes, celles qui se résument, en fin de compte, dans le pouvoir d'inhibition. Ce pouvoir n'existant pas ou n'existant plus, il n'y a même pas essai de lutte, et l'acte, bien qu'apprécié, est fatalement accepté et exécuté.

Cette variété d'impulsion est représentée par les réactions excentriques, violentes, destructives de certains *dégénérés*, surtout *psychasthéniques*, des *hystériques*, des *épileptiques* en dehors des accès, des *maniaques agités*.

3° *Les impulsions psychiques* représentent le degré le plus atténué de l'impulsivité, celui où la tendance au réflexe est combattue, souvent victorieusement, par le pouvoir d'inhibition. BALL les appelait déjà fort judicieusement des « impulsions intellectuelles ».

Ce qui caractérise donc cette impulsion, ce qui en fait l'intérêt psychologique et clinique, c'est ce conflit de forces opposées dont le champ cérébral est le théâtre, c'est la lutte anxieuse, indécise entre le pouvoir d'inhibition, plus ou moins affaibli, et la sollicitation anormale vers le réflexe.

Ici les caractères constitutifs de l'impulsion existent encore, mais ils se rapprochent déjà de ceux de la volition physiologique, notamment au point de vue de la durée, quelquefois fort longue, du processus, qui contraste avec l'instantanéité de la décharge motrice automatique.

Ces impulsions ont pour type l'*obsession impulsive*, car l'obsession proprement dite ne devient une impulsion que lorsqu'elle passe de l'état statique à l'état dynamique, c'est-à-dire lorsqu'elle se manifeste par une tendance à un acte.

Les caractères de l'obsession impulsive se résument en : *conscience lucide*, *lutte angoissante*, *irrésistibilité*, *émotivité*, *soulagement consécutif* à l'accomplissement de l'acte (MAGNAN et LEGRAIN). Mais il est bien entendu une fois pour toutes, que, pour nous, cet accomplissement de l'acte n'est ni constant, ni fatal.

LINAS (Art. *monomanie* du Dict. DECHAMBRE) avait déjà décrit d'une façon saisissante la crise d'obsession impulsive :

« Ces accès éclatent rarement d'une manière brusque et soudaine. Ils sont ordinairement préparés par une période d'incubation plus ou moins longue, pendant laquelle l'idée fixe, qui deviendra plus tard impulsive, se présente à l'esprit d'une manière fugitive et vague, chassée par la raison, mais revenant par intervalle, avec une obstination toujours croissante qui commence à jeter le trouble et l'anxiété dans l'âme des malades. Ce trouble et cette anxiété augmentent et se traduisent par une impres-

sion de malaise et d'angoisse, des inquiétudes vagues, des appréhensions non motivées, des insomnies, un besoin naissant de se
mouvoir, une sorte d'impuissance à fixer l'attention et à assem-
bler les idées. Puis viennent les symptômes précurseurs de l'accès :
une céphalalgie intense, un sentiment de vacuité, de pression ou
de chaleur dans la tête, des bruits dans les oreilles, une anxiété
précordiale extrême, une sensation de feu dévorant à l'épigastre
ou dans la poitrine, des spasmes douloureux dans différentes
parties du corps. C'est alors que la raison se trouble et que l'idée
impulsive prend possession de l'esprit des malades et s'impose à
eux sous forme d'une obsession incessante. Ceux-là ont conscience
de leur état et comprennent leur triste situation ; ils ont horreur
des mauvaises suggestions qui les assaillent, ils en sentent toute
l'atrocité, ils en saisissent les affreuses conséquences, ils luttent
énergiquement contre elles, ils font des efforts désespérés pour
les conjurer ; ils fuient les lieux où elles semblent s'accroître ; ils
évitent toutes les occasions qui pourraient les faire succomber ;
ils éloignent d'eux les objets, les instruments ou les armes dont
ils pourraient se servir pour mal faire. Sentant leur impuissance
contre les horribles suggestions auxquelles ils sont en butte,
quelques-uns demandent avec instance qu'on les garrotte ou qu'on
les enferme, afin de les mettre dans l'impossibilité de nuire. La
résistance est plus ou moins vive et plus ou moins prolongée,
suivant la violence ou l'opiniâtreté de l'impulsion. Quelques
malades arrivent à repousser ces terribles assauts ; mais chez la
plupart, la raison impuissante ou affaiblie succombe dans cette
lutte inégale et acharnée. Cet ensemble de phénomènes, avec
l'acte impulsif auquel ils aboutissent, ne peut être considéré que
comme la crise d'un trouble mental particulier qui durait depuis
plus ou moins longtemps. Et ce qui vient corroborer cette manière
de voir, c'est qu'une fois l'acte consommé, il s'opère, dans l'état
de ces malheureux, une sorte de détente et de soulagement,
comme si l'accomplissement de l'impulsion était le moyen pour
eux de se débarrasser de tourments intolérables ».

4° Formes cliniques. — Les impulsions, envisagées au point
de vue des manifestations par lesquelles elles se traduisent, sont

innombrables, car elles peuvent avoir pour objet toute tendance à un acte, quel qu'il soit.

Il serait donc impossible d'en donner ici une énumération et une description complètes. Nous nous contenterons d'indiquer celles qui se présentent le plus communément et de résumer sommairement les principales d'entre elles.

A l'exemple de MORSELLI, nous pouvons grouper les impulsions d'après la nature des actes auxquels elles poussent et reconnaître :

1° Des *impulsions à des tics, gestes, paroles, etc.* ;
2° Des *impulsions à des actes ridicules et bouffons;*
3° Des *impulsions à des actes stupides et extravagants;*
4° Des *impulsions à des actes grossiers, répugnants;*
5° Des *impulsions à des actes ambulatoires ;*
6° Des *impulsions à des actes d'appropriation et de vol ;*
7° Des *impulsions à des actes érotiques;*
8° Des *impulsions à des actes de destruction ;*
9° Des *impulsions à des actes d'incendie ;*
10° Des *impulsions à des actes de violence contre soi-même ;*
11° Des *impulsions à des actes de violence contre les autres ;*
12° Des *impulsions à s'intoxiquer.*

Les plus importantes de ces impulsions, en clinique et en médecine légale, sont celles qui se traduisent par les tendances au *suicide*, à l'*homicide*, au *vol*, à l'*incendie*, à la *boisson*, à la *fugue*, aux *actes sexuels*. Nous allons résumer les traits essentiels de chacune d'elles, après avoir dit un mot de l'impulsion aux *tics*.

A. IMPULSION AUX TICS. — *Le tic*, tel que les belles études de BRISSAUD, MEIGE et FEINDEL, PITRES et les travaux importants de GUINON, J. NOIR, GILLES DE LA TOURETTE, GRASSET, CRUCHET, NOGUÈS, etc., l'ont établi, est une véritable impulsion motrice se traduisant par un mouvement, un geste, un acte brusque, coordonnés ou systématiques, exécutés en dehors de la volonté et souvent malgré elle.

Les tics ont les rapports les plus fréquents et les plus étroits avec les névroses et avec les psychoses. On les rencontre le plus souvent avec les *obsessions*, la *neurasthénie*, l'*hystérie*, l'*épilepsie* ;

on les observe aussi dans la *démence précoce*, dans certaines *folies chroniques, généralisées* ou *systématisées* et chez un grand nombre de *dégénérés*, supérieurs ou inférieurs, particulièrement chez les *imbéciles* et les *idiots*.

Les trois types psycho-pathologiques que nous avons admis dans l'impulsion se retrouvent dans ces combinaisons cliniques du tic sous forme de : 1° *tic, impulsion psychique* ; 2° *tic, impulsion psycho-motrice* ; 3° *tic, impulsion motrice pure*.

a. *Tic impulsion psychique.* — Le tic impulsion psychique est celui des *nerveux*, des *déséquilibrés*, des *obsédés*. C'est une vraie obsession du mouvement, susceptible de se traduire par un tic quelconque d'acte ou de parole.

Cette assimilation du tic et de l'obsession, déjà esquissée par Charcot, a été nettement mise en lumière depuis, notamment par Meige et Feindel, Guinon, Noguès, etc. On retrouve en effet, dans cette forme de tic, tous les caractères de l'obsession impulsive : conscience lucide, lutte angoissante, irrésistibilité, émotivité, soulagement consécutif à l'exécution du tic, souffrance extrême, au contraire, lorsque au prix d'un effort, cette exécution se trouve refrénée.

C'est dans l'obsession-tic que se placent la plupart des cas de ce que l'on appelle la *maladie des grands tics* ou *maladie de* Gilles de la Tourette, dans lesquels à de brusques décharges de mouvements coordonnés plus ou moins étendus correspond une émission explosive de mots grossiers, orduriers (coprolalie). Ici encore, comme dans toutes les obsessions impulsives, la propension aux mouvements et aux obscénités est d'autant plus forte que le malade voudrait s'en empêcher davantage, en vertu de cette tendance au contraire, au contraste que nous avons indiquée plus haut.

b. *Tic impulsion psycho-motrice.* — Le tic impulsion psycho-motrice ressemble au précédent en ce qu'il se relie à un état mental et qu'il est conscient ; il en diffère en ce qu'il n'est pas obsédant et ne s'accompagne ni de lutte, ni d'anxiété.

C'est ce tic que l'on rencontre le plus fréquemment dans les psychoses, en particulier dans celles des dégénérés, de certains paralytiques généraux, chez les déments précoces et chez les délirants systématiques chroniques. Chez les déments précoces, les tics et grimaces paraissent se rapprocher, comme mécanisme, des tics et grimaces des névropathes et sont dus souvent, semble-t-il, à une nervosité extrême et à des troubles abouliques ; chez les délirants chroniques, le type est représenté par des gestes, des paroles, des actes, qui d'abord volontaires et répondant à un but de libération, le plus souvent contre une idée morbide et surtout contre une hallucination, finissent, à la façon des tics d'habitude, par se produire automatiquement et régulièrement à tout instant, comme un mécanisme à répétition. Ce sont les *mouvements systématisés* de BRUGIA, MARZOCCHI, les *mouvements stéréotypés* de KRAEPELIN, WERNICKE, RICCI, les *stéréotypies* de SÉGLAS et CAHEN et de DROMARD.

A côté des mouvements systématisés des délirants, se placent les mouvements également systématisés que nous avons rangés, PITRES et moi, parmi les *moyens de défense* des obsédés. Ces mouvements peuvent être en rapport direct de nature avec l'obsession. Il en est ainsi principalement chez les obsédés du sacrilège ou du scrupule chez qui, à chaque tentation obsédante, s'oppose un brusque mouvement antagoniste de piété (signe de croix, génuflexion, oraison mentale ou verbale, etc.). D'autres fois, le tic est un mouvement de défense générale, indistinctement applicable à toutes les obsessions : ainsi, par exemple, un signe énergique de dénégation, un froncement des sourcils, un clignement d'yeux, une grimace des lèvres, un soufflement, un crachotement, un claquement des doigts, un tapement du pied, la répétition d'un mot ou d'un chiffre, le tout exécuté dans un but libérateur. Ces mouvements ne sont pas absolument involontaires et à ce titre ne seraient pas tous des tics, si l'on s'en tenait rigoureusement à la définition du mot. Mais, outre que la plupart sont spontanés et automatiques, les autres, volontaires peut-être au début, cessent de l'être par leur répétition même, au bout d'un temps plus ou moins long.

c. *Tics impulsions motrices.* — Les tics impulsions motrices sont les tics purement moteurs sans accompagnement d'obsession, d'émotion, ni même d'idée concomitante. Ils s'observent, comme toutes les impulsions de cette catégorie, chez les *épilep-*

tiques et certains *maniaques*, mais surtout chez les *dégénérés inférieurs*, *imbéciles* et *idiots* qui, par leurs grimaces, leurs manœuvres masturbatoires automatiques, leurs balancements rythmés, leurs brusques mouvements du poing vers les dents accompagnés de mordillements et de cris, etc., etc., en un mot par la nature et la forme de leurs tics, bien étudiés par J. Noir, présentent un aspect simiesque caractéristique.

A côté des tics dont nous venons de parler, se placent d'autres propensions motrices à des *gestes*, à des *cris*, à des *paroles*, à des *mouvements* plus ou moins bizarres et extravagants, ressemblant aux tics par leur caractère involontaire, impulsif, en différant par toute absence de systématisation et de coordination.

Ces *mouvements impulsifs* se rencontrent surtout dans les états psychopathiques, où ils sont bien plus fréquents que les tics vrais, et il n'est pour ainsi dire pas de psychose, généralisée ou systématisée, simple ou associée, surtout dans ses phases chroniques, qui n'ait ses réactions mimiques impulsives. Dans certains cas même, on ne les distingue pas facilement des impulsions-tics : c'est ce qui a lieu, en particulier, pour les *stéréotypies* dont nous avons fait mention plus haut.

Les propensions impulsives ne se manifestent pas toujours par des mouvements, des actes. Parfois, au contraire, elles ont pour effet d'empêcher un mouvement, un acte de se produire. Les faits de cet ordre, bien que consistant en des *impulsions négatives*, n'en sont pas moins proches voisins des *impulsions positives*. Ce sont des *impulsions-inhibitions*, contraires quant à l'effet, mais semblables quant au mécanisme aux *impulsions dynamogéniques*. Assez fréquentes chez les déments précoces, on les observe principalement chez les obsédés sous forme d'*inhibitions urinaires, génitales, verbales, graphiques*, ou d'actes quelconques de la vie usuelle. Une obsession-inhibition peut même coexister chez le même individu avec l'obsession-impulsion correspondante : la pollakiurie, par exemple, avec l'impossibilité émotive d'uriner. Il en était ainsi chez le grand neurasthénique J.-J. Rousseau.

B. Impulsion au suicide. — Avant de parler du suicide proprement dit, il convient de mentionner les *coups, blessures, muti-lations* auxquels se livrent souvent les aliénés contre eux-mêmes, sous l'influence d'un entraînement irrésistible. Tantôt il s'agit de violences inconscientes, exécutées dans un état complet d'égarement, tantôt de violences parfaitement appréciées, mais impossibles à réprimer. Parmi les premières sont celles des épileptiques, des hystériques, des maniaques en état de crise aiguë ; aux secondes appartiennent les auto-vulnérations des mélancoliques et des mystiques. On a remarqué depuis longtemps l'anesthésie physique et morale dont faisaient preuve la plupart des malades dans ces conditions et on en a vu se lacérer, se blesser de la façon la plus horrible sans paraître en souffrir. La mutilation des organes génitaux et celle de la langue sont les plus fréquentes en pareil cas. En se livrant à de tels actes, les aliénés obéissent soit à l'idée de se punir, de se purifier, d'être agréables à Dieu, soit à un besoin instinctif de se faire du mal, de décharger sur eux-mêmes la violence de leur agitation ou de leur fureur.

L'*impulsion au suicide* se manifeste dans les conditions et sous les formes les plus diverses. Parfois elle est *subite, instantanée, aveugle*, et le sujet exécute son acte en un instant, sans même l'avoir conçu et dans un état d'inconscience plus ou moins complet. Cela a lieu dans l'*épilepsie*, dans la *manie aiguë* désordonnée, dans les *délires toxiques* et *infectieux*, dans les *raptus paroxystiques de la lypémanie*. D'autres fois, l'impulsion au suicide consiste en un entraînement *lent, progressif* et plus ou moins combattu par le malade, qui se rend un compte parfaitement exact de ce qui se passe en lui. C'est le fait des *dégénérés* à tous les degrés, et particulièrement des dégénérés supérieurs, des *déséquilibrés*.

L'impulsion consciente au suicide, rapide ou lente, peut survenir non seulement dans les états avérés de psychopathie, mais encore sous l'influence des perturbations légères et passagères de l'équilibre mental produites par les processus physiologiques de la vie génitale (puberté, menstruation, grossesse, accouchement, âge critique), par les états passionnels, ou par les grandes émotions. Chez certains sujets particulièrement impression-

nables, comme les femmes hystériques et les enfants nerveux,
le moindre chagrin, la moindre contrariété suffisent parfois pour
déterminer presque aussitôt une impulsion au meurtre de soi-
même. Il en est de même de l'entrainement mutuel et de l'imitation, qui peuvent provoquer de véritables épidémies de suicide (suicide à deux, suicide collectif).

La catégorie la plus intéressante parmi les sujets atteints
d'impulsion consciente au suicide est celle des *héréditaires*. On
a remarqué en effet depuis longtemps que, dans certaines
familles, le suicide se manifestait dans plusieurs générations
successives et chez plusieurs de leurs membres, parfois exactement au même âge et dans les mêmes conditions. Dans quelques-
uns de ces cas, à l'action prépondérante de l'hérédité s'ajoute
l'obsession qui hante les sujets qu'une fatalité inéluctable pèse
sur eux et que, quoiqu'ils fassent, ils doivent finir par le suicide,
exactement comme leur ascendant ; c'est là, évidemment, ce qui
achève de les entraîner.

C. Impulsion a l'homicide. — L'impulsion aux violences sur
les autres et à l'*homicide* se présente avec les mêmes caractères
et, comme l'impulsion au suicide, comme toutes les formes d'impulsion, pourrait-on dire, elle répond à l'un des trois types psycho-pathologiques que nous avons adoptés : *moteur, psycho-
moteur* et *psychique*.

Dans le premier, les actes de violence et d'homicide sont per-
pétrés dans des conditions d'*inconscience* et *d'amnésie* absolues. Ils
se distinguent par les caractères cliniques suivants : explosion
instantanée, rapidité automatique, violence extrême, exécution
sur des personnes inoffensives ou inconnues, emploi d'instruments ou de moyens de mort quelconques, multiplicité inutile
des coups, nombre excessif des victimes, invectives et acharne-
ment contre les cadavres, etc., etc. Le plus souvent ces actes
sont sans motif, ou bien en rapport avec des hallucinations
auditives impératives, des hallucinations visuelles terrifiantes, ou
avec des souvenirs du passé réveillés par l'accès (épilepsie convulsive ou larvée, alcoolisme aigu).

Les *impulsions psycho-motrices* aux violences et à l'homicide ressemblent aux précédentes en ce que, comme elles, elles **sont** accomplies sans lutte aucune ; mais elles en diffèrent par l'existence habituelle d'une cause ou d'un semblant de cause, **par la** présence de la *conscience* et du *souvenir* de l'action à un degré plus ou moins complet, enfin par une rapidité et une sauvagerie moindres dans l'exécution. On les rencontre dans les états d'*excitation grave*, où elles relèvent des tendances destructives et pantoclastiques qui y sont si marquées (manie aiguë, périodes maniaques de la folie circulaire, de la paralysie générale), **ainsi** que dans les *états hallucinatoires* intenses, entraînant à des actes automatiques de défense, de représailles et de **vengeance** (délires hystériques, délires alcooliques, surtout à forme jalouse). On peut les observer aussi, comme nous l'avons vu pour le suicide, soit chez des femmes plus ou moins transitoirement égarées par un état gynécologique (exemple : infanticide impulsif de certaines accouchées), soit chez des enfants, manifestant des propensions au meurtre dès le plus bas âge.

Quant aux *impulsions psychiques* à l'homicide, elles ont tous les caractères des obsessions impulsives, dont elles constituent le type le plus net et le plus grave. Nous n'avons pas à insister de nouveau sur ces caractères, déjà maintes fois signalés ; disons seulement que l'obsession homicide naît souvent à la suite d'un choc moral brusque, d'un assassinat célèbre, de la vue d'une exécution (LADAME) ; que l'angoisse est ici d'autant plus forte qu'il s'agit de l'acte le plus terrible, de celui qui cause le plus d'horreur au sujet ; que l'impulsion consiste dans la sollicitation soit à frapper, à tuer les personnes les plus chères, enfants, époux, parents, frères, soit à commettre un meurtre quelconque, à voir et toucher le sang, à sentir le couteau s'enfoncer dans la chair, etc. ; enfin que cette obsession impulsive présente une infinité de nuances et de degrés et comprend depuis le simple phobique, hanté par la peur purement platonique de se livrer à un attentat contre un des siens, jusqu'à l'impulsif proprement dit qui, véritablement poussé, sent ses forces de résistance l'abandonner peu à peu et en arrive, vaincu, à l'exécution. Ces divers types ont été parfaitement mis en lumière par MAGNAN et par LADAME dans leurs rapports sur « l'obsession homicide » au congrès d'anthropologie criminelle de Bruxelles. L'ADAME insiste notamment sur la distinction des obsessions homicides en obsessions théoriques, qui n'aboutissent pas à l'acte homicide, et obsessions impulsives proprement dites, qui sont suivies de meurtre ou de tentatives de meurtre. Il est rare dans ce dernier cas qu'il s'agisse d'obsession pure ; le plus souvent il s'y joint un facteur d'aggravation tel que *dégénérescence marquée, alcoolisme, épilepsie*, etc.

D. IMPULSION AU VOL (KLEPTOMANIE). — L'impulsion au vol ou *kleptomanie* se présente, comme toutes les impulsions, sous deux aspects absolument différents :

Dans l'un, elle est un symptôme, le plus souvent très évident, d'un état psychopathique grave consistant surtout dans la débilité, congénitale ou acquise, ou dans l'obnubilation passagère de l'intelligence. Les sujets volent sans pour ainsi dire savoir ce qu'ils font, sans s'en rendre compte, obéissant simplement à un désir éveillé subitement en eux. Ce sont là les vols généralement plus ou moins inconscients, stupides, amnésiques, et ne pouvant, par suite, prêter à la contestation, des *dégénérés inférieurs*, des *déments séniles* ou *paralytiques*, des *épileptiques*.

Il n'en est pas de même des *impulsions* dites *conscientes* au vol. Ici, le substratum pathologique est de beaucoup moins apparent et, quant à l'acte, il est loin de se distinguer toujours nettement du vol proprement dit. Il est même des cas de transition où le diagnostic est pour ainsi dire impossible, l'élément morbide ne s'alliant qu'en proportion secondaire à l'élément délictueux.

Les états où s'observent ces dernières variétés de kleptomanie sont les *états névropathiques, épilepsie, hystérie, neurasthénie* à forme obsédante, et les états supérieurs de *dégénérescence*, jusqu'à la simple *déséquilibration*.

Au point de vue de sa manifestation, cette impulsion a pour type ce qu'on désigne sous le nom de *vol à l'étalage* ou *vol dans les grands magasins*.

Nombre d'auteurs, depuis LASÈGUE et LUNIER jusqu'à LACASSAGNE et DUBUISSON, ont écrit des pages intéressantes sur le vol à l'étalage. Tous s'accordent à noter le rôle éminemment fascinateur sur tous les sujets, particulièrement sur les sujets nerveux et de volonté débile, des grands magasins tels qu'ils existent aujourd'hui. Et tous ont fait, de façon exacte, la psychologie de ces petits drames devenus des faits divers, qui commencent par des tentations et des convoitises repoussées et qui, après des défaillances progressives, aboutissent finalement à des capitulations plus ou moins fréquemment renouvelées.

Lasègue admettait deux catégories de voleurs à l'étalage : les *responsables* et les *irresponsables*.

Legrand du Saulle, lui, distinguait parmi les vols dans les grands magasins, des *actes délictueux*, *demi-pathologiques* et *pathologiques*.

Et Lacassagne classe les voleurs de cette espèce en *collectionneurs*, *déséquilibrés* et *malades*.

Ces divisions, bien que judicieuses en principe, ne sauraient cependant concorder exactement, dans leur rigueur, avec les faits cliniques, si variés et si mitigés.

Aussi convient-il, en pratique, pour se faire une idée aussi exacte que possible des vols à l'étalage, de tenir compte à la fois et de l'état de l'individu et de toutes les particularités relatives à l'acte lui-même, c'est-à-dire de l'*objet* et du *sujet*, comme Lasègue disait si bien.

De l'état du *sujet*, c'est-à-dire du substratum névropathique ou psychopathique sous-jacent, nous en avons déjà parlé.

Bornons-nous à rappeler avec Luxier et la plupart des auteurs que l'impulsion au vol s'observe dans toutes les affections et déviations mentales favorables à l'impulsivité, en raison d'une faiblesse ou d'une diminution de la résistance volitionnelle, et que l'on peut la rencontrer jusque chez des individus très intelligents, supérieurs même, mais sans doute quelque peu déséquilibrés, chez qui elle constitue une sorte de « manie » ou plutôt de « tic ». On a en effet cité plusieurs hommes célèbres qui, sous l'influence de ce que l'on appelait euphémiquement leur « distraction », dérobaient régulièrement des objets d'art, des couverts d'argent, que leurs domestiques étaient chargés après, de rapporter.

Disons aussi qu'en ce qui concerne les vols morbides à l'étalage, mais surtout les vols dans les grands magasins, c'est principalement à l'*hystérie* qu'on a affaire.

Sur 104 voleuses pathologiques ou demi-pathologiques interrogées par lui au Dépôt de la Préfecture de Police, de 1868 à 1881, LEGRAND DU SAULLE a trouvé les catégories suivantes. Pour les vols pathologiques : 4 très faibles d'esprit, 9 hystériques aliénées, 2 démentes hémiplégiques, 5 démentes avec paralysie générale, 5 démentes séniles ; pour les vols demi-pathologiques : 35 hystériques de quinze à vingt-quatre ans au moment de la période menstruelle, 24 filles ou femmes héréditairement prédisposées à l'aliénation mentale, avec manifestations hystériformes, 10 femmes à l'âge critique ou débilitées gravement à la suite de pertes utérines, enfin 5 femmes enceintes.

Le rôle prépondérant de l'hystérie dans les vols appelés par LEGRAND DU SAULLE demi-pathologiques ressort très nettement de cette statistique. Et ce rôle s'accuse surtout dans les cas où l'hystérie se trouve associée non pas seulement à la grossesse, pour y constituer les célèbres « envies », mais à toutes les étapes de la vie génitale, en particulier à l'état de grossesse, de menstruation ou de ménopause.

En ce qui concerne l'acte lui-même, il est nécessaire de constater dans quelles conditions d'*obsession*, d'*irrésistibilité*, de *lutte*, de *conscience*, comme aussi de *préméditation*, de *prévoyance*, d'*habileté*, d'*utilité*, il a été accompli.

Il faut aussi savoir, et ce sont là dans l'espèce deux points importants, quelle est la *nature* de l'objet volé et à quel *usage* il est destiné.

Beaucoup de voleurs à l'étalage, de ceux tout au moins qui obéissent à une impulsion morbide, sont des *collectionneurs*, ou mieux des *collectionnistes*, bien étudiés par les auteurs italiens MINGAZZINI et SANCTE DE SANCTIS. Certains, parmi eux, s'emparent de toutes sortes d'objets, sans distinction, qu'ils entassent pêle-mêle dans leur maison, transformée peu à peu en véritable magasin de bric-à-brac. C'est le *polyklepto-collectionnisme* de MINGAZZINI. Plus curieux sont les *mono-klepto-collectionnistes*. Ceux-ci ne sont attirés, tentés que par des objets d'un ordre déterminé. Tout le reste les laisse indifférents. Les uns ne volent que des porte-monnaies, les autres que des pipes, que des poupées, que des parapluies, que des pièces uniques de linge, d'étoffes, de vêtements, toujours les mêmes. Ils les renferment religieusement et ne s'en servent pas, à moins d'être mus par quelque mobile spécial, comme ceux atteints de *perversion sexuelle*, que nous retrouverons plus loin.

Ce fait de dérober des objets toujours identiques, dont on n'a aucun besoin et dont on ne fait ultérieurement aucun usage, est évidemment l'indice habituel d'un état pathologique. Mais il n'y a point là un critérium absolu et on voit des individus, bibliophiles, philatélistes ou amateurs d'objets d'art passionnés, mais non malades, se laisser aller à dérober, dans des circonstances même graves, l'objet de leur ardent désir. Ce sont ces cas, dont nous parlions tout à l'heure, qui sont comme une sorte de transition entre le délit consenti et l'impulsion, et où la responsabilité, sans être toujours entière, n'en est pas moins en grande partie conservée.

Par contre, le *caractère utilitaire* d'un vol, le fait de tirer parti de l'objet volé et de le vendre, ne suffit pas à lui seul pour enlever à un acte tout caractère morbide et il est des malades, surtout des dégénérés, capables de faire argent du produit d'un vol manifestement accompli sous l'empire d'un entraînement supérieur à leur volonté. Nous avons eu presque coup sur coup à examiner, dans ces dernières années, comme expert, plusieurs dégénérés impulsifs qui, après s'être appropriés ainsi maladivement une bicyclette, l'avaient ensuite revendue.

E. IMPULSION A L'INCENDIE (PYROMANIE). — MORSELLI dit que le fait d'allumer un *incendie* sans motif ou pour une cause réellement disproportionnée, et sans complice, est, par lui-même, significatif d'un état psychopathique. Il est certain que bon nombre d'incendiaires sont à divers titres et à divers degrés, des aliénés. J. BAKER, dans son intéressant article « Pyromanie » du Dictionnaire de HACK-TUKE, signale que, dans l'espace de vingt-deux ans (de 1864 à 1886), il est entré à l'asile de Broadmoor 103 individus qui avaient commis des incendies, dont 95 hommes et 8 femmes. La proportion des aliénés incendiaires vis-à-vis de l'ensemble des aliénés criminels, était de 6,2 p. 100, dont 7,5 p. 100 pour les hommes et 2 p. 100 pour les femmes. Au point de vue de la forme morbide, on trouvait sur les 103 incendiaires : *imbécillité congénitale*, 36 (35 hommes et 1 femme) ; *mélancolie*, 21 (17 hommes et 4 femmes) ; *démence*, 10 (10 hommes) ; *monomanie*, 9 (8 hommes et 1 femme) ; *manie chronique*, 7 (6 hommes et 1 femme) ; *paralysie générale*, 6 (6 hommes) ; *manie aiguë*, habituellement *alcoolique*, 6 (5 hommes et 1 femme) ; *épilepsie*, 4 (4 hommes) ; *manie récurrente*, 4 (4 hommes).

Cette statistique est intéressante en ce qu'elle montre que, contrairement à ce qui existe pour la kleptomanie, la tendance pathologique à l'incendie est beaucoup plus fréquente chez l'*homme* que chez la *femme* et que les états dans lesquels on la rencontre le plus souvent sont l'*imbécillité congénitale*, la *mélancolie* et la *démence*. Peut-être l'*épilepsie* mériterait-elle un rang supérieur à celui qu'elle occupe dans cette statistique.

Certains aliénés réitèrent leurs incendies, souvent de façon presque *périodique*. Il s'agit alors, à n'en pas douter, de *dégénérés* ou d'*épileptiques*. Motet, dans son magistral article « Pyromanie » du dictionnaire Jaccoud, dit à ce sujet : « On pourrait formuler avec certitude la proposition suivante : Toutes les fois qu'à la campagne, dans un village, dans une commune, des incendies se répètent à des intervalles rapprochés, c'est qu'il existe un garçon, une fille à développement intellectuel ou physique incomplet, idiot, imbécile ou épileptique : c'est sur cet infirme que doivent porter les soupçons. »

Une autre particularité qui mérite également d'être relevée, c'est que beaucoup d'aliénés incendiaires, surtout parmi ceux qui appartiennent au groupe des déséquilibrés et dégénérés, sont *jeunes*. Il existe même une relation évidente entre les tendances incendiaires et la *puberté*, comme aussi avec la *grossesse* et l'*état puerpéral*. Rousseau a spécialement insisté sur cette relation en l'appuyant sur des faits probants.

Dans les Landes, pays d'immenses forêts de pins, où les incendies dus à la malveillance sont fréquents et surviennent parfois comme épidémiquement, un certain nombre sont certainement le fait de jeunes garçons de douze à dix-huit ans, qui mettent le feu au risque d'amener de véritables catastrophes locales, par une véritable impulsion, tantôt sans motif, tantôt sous l'influence d'un motif futile, par exemple à la suite d'une réprimande ou d'une contrariété. Nous avons eu à examiner, comme expert, plusieurs enfants dans ces conditions, à la fois simples d'esprit et en voie d'évolution pubérale.

Cette notion des rapports de la puberté avec l'impulsion, vraie non seulement pour la pyromanie, mais aussi pour toutes les autres propensions morbides, a été admise de tout temps. Paul Moreau (de Tours) et Ant. Marro y insistent dans leurs ouvrages, et déjà en 1849, l'auteur anglais Wigan, faisant une étude spéciale des crimes sans motif chez les adolescents, signalait ce fait curieux que beaucoup d'entre eux avaient eu des hémorrhagies nasales qui, dans le sexe masculin, s'étaient montrées avec la régularité du flux menstruel; l'action criminelle avait été accomplie avec la cessation temporaire du flux habituel. Le regard était alors hébété, lourd, languissant. Lorsqu'on interrogeait les coupables présumés, ils répondaient presque invariablement : «Je ne sais pas »... « Je n'ai pas de raison »... «Je croyais devoir le faire »... ou: « Nous étions poussés à faire quelque chose ». Quant à ce quelque chose lui-même, il était déterminé par une simple circonstance, la vue des moyens d'exécution.

Il n'est pas jusqu'au théâtre qui n'ait mentionné ces relations de l'impulsion avec la puberté et Ibsen, dans un de ses drames les plus connus, « le Canard sauvage », met en scène une jeune fille de quatorze ans, Hedwige qui, poussée d'abord par son évolution pubérale à l'incendie, finit ensuite par se suicider.

De même que l'impulsion au vol, l'impulsion à l'incendie est souvent en relation avec l'*hystérie*, surtout avec l'hystérie associée à un autre facteur tel que *grossesse, menstruation, ménopause, alcoolisme, dégénérescence.*

Quel que soit le type que revête l'impulsion à l'incendie, sauf dans les cas où elle est soudaine, aveugle, inconsciente, elle veut avoir un motif ou tout au moins un semblant de motif.

Le plus fréquent de tous, celui qu'on retrouve jusque chez les dégénérés inférieurs, c'est l'idée de *vengeance* qui, pénétrant à l'occasion la plus futile dans ces cerveaux tout préparés, y sert à la fois d'amorce et de stimulant à l'impulsion. C'est là un fait qu'il faut connaître, pour ne pas être exposé à conclure, dans la pratique, de l'existence d'un mobile à la non-morbidité de l'acte.

Si nous insistons sur ce point, important en médecine légale, c'est que certains auteurs tels que MARANDON DE MONTYEL, SOLLIER, considèrent l'absence de tout mobile comme un des éléments essentiels de l'impulsion. Nous croyons au contraire, on le voit, que chez les individus en état d'impulsivité latente, dégénérés, alcooliques, déments, etc., la nature et l'exécution de l'acte impulsif peuvent parfaitement être déterminées par un incident occasionnel jouant vis-à-vis de l'explosion impulsive le rôle d'agent provocateur.

F. IMPULSION A BOIRE (DIPSOMANIE). — L'impulsion à boire ou *dipsomanie* est absolument différente, comme on le sait, de l'alcoolisme.

L'alcoolisme est l'empoisonnement par l'alcool, empoisonnement résultant généralement d'habitudes chroniques et invétérées de boisson. La dipsomanie, elle, est la tendance impérieuse, habituellement passagère, paroxystique et par accès, à boire. De sorte qu'on peut être alcoolique sans être dipsomane et, plus encore, dipsomane sans être alcoolique.

Cette distinction rappelée, nous devons dire que l'impulsion à boire peut se manifester épisodiquement dans un grand nombre d'états psychopathiques, en particulier dans l'*hystérie*, l'*épilepsie*, la *mélancolie*, mais surtout au début de la *manie aiguë*, dans l'*excitation maniaque* de la *folie intermittente* ou *circulaire* et dans la *phase prodromique de la paralysie générale*.

Dans ces diverses maladies, en particulier dans la dernière, la dipsomanie traduit l'exaltation de l'organisme ; elle est une manifestation de ce besoin dynamique d'agir, de se dépenser, qui pousse les sujets. D'autre part, et par une sorte de choc en retour, les excès ainsi commis aggravent encore l'exaltation originelle et la portent souvent à l'état aigu.

Ces propensions dipsomaniaques, bien qu'intéressantes et importantes à connaître, ne sont guère que des accessoires épisodiques dans les états pathologiques au cours desquels elles surviennent et, à ce point de vue, elles diffèrent de la véritable dipsomanie, c'est-à-dire de l'impulsion irrésistible à boire, survenant par accès nettement caractérisés, chez les *dégénérés*.

La description de cette forme classique a été magistralement tracée par MAGNAN. Nous nous bornerons à la résumer.

La dipsomanie a pour caractère principal de se traduire par accès essentiellement intermittents et paroxystiques; ils laissent, après leur disparition, un malaise cérébral qui s'atténue peu à peu, et les malades, reprenant leurs habitudes de sobriété, regrettent les abus auxquels ils se sont momentanément livrés.

L'accès est précédé de prodromes toujours à peu près les mêmes : d'abord un sentiment vague de tristesse que les occupations ou les distractions sont incapables de surmonter; les malades, déprimés et découragés, renoncent bientôt au travail, auquel il leur est désormais impossible de penser; des idées noires les obsèdent, tout semble changer autour d'eux, ils se sentent comme menacés d'un prochain malheur, leur caractère s'aigrit ; leurs sentiments affectifs sont altérés, les êtres les plus chers leur deviennent indifférents. A ces symptômes d'ordre intellectuel et moral s'ajoutent plus tard d'autres symptômes physiques. D'abord de l'anorexie avec anxiété précordiale, un serrement de l'épigastre et parfois de la gorge, puis du dégoût pour les aliments solides. Enfin des troubles de la sensibilité générale surviennent ; ces malades se plaignent d'une brûlure à l'estomac, d'ardeur au gosier, ont une soif intense, non pas une soif qu'une boisson quelconque pourrait calmer, mais une soif particulière avec désir, tendance irrésistible à boire quelque chose d'excitant.

Désormais, rien ne les arrête, il leur faut à tout prix une liqueur alcoolique : quand l'argent leur manque pour l'acheter, ils ne reculent devant aucun expédient : les plus honteux ne les arrêtent pas ; le vol, la prostitution, le crime même, tous les moyens leur sont bons pour se procurer une boisson excitante.

La lutte que livrent plusieurs de ces malheureux avant de céder à leur funeste penchant, indique d'une manière très nette combien ils diffèrent des alcooliques ordinaires. Ceux-ci cherchent les occasions de boire, le dipsomane au contraire commence par les fuir ; il se fait des reproches ; il se fait à haute voix l'énumération des tourments divers qui l'attendent : il cherche à se dégoûter par mille moyens ; il souille même parfois sa boisson dans l'espoir de ne pas céder à la tentation. Jamais le buveur ordinaire n'agit de la sorte.

Et quand il finit par succomber, le dipsomane se conduit encore autrement que l'alcoolique : il se cache, s'isole après être entré furtivement chez le marchand de vins, d'où il s'échappe ensuite tout honteux. Le buveur de profession, au contraire, est bruyant, tapageur, cherche des amis pour aller au cabaret, fait étalage des bouteilles qu'il a vidées et met une certaine gloriole à raconter ses exploits. L'un est aliéné avant de boire, l'autre ne devient aliéné que parce qu'il a bu.

D'autres impulsions peuvent se joindre à l'impulsion à boire, surtout celle du suicide. Cette idée du suicide naîtrait du désespoir et de la honte que les dipsomanes éprouvent d'être retombés dans les excès dont ils rougissent.

Honteux de leur conduite et des soucis qu'ils causent à leur famille, découragés par une lutte perpétuelle d'où ils sortent toujours vaincus et plus avilis, ils sont poussés à se donner la mort et certains finissent ainsi.

Il n'y a rien à ajouter à cette description de la dipsomanie donnée par MAGNAN. Aussi n'insisterons-nous pas davantage.

Ce que nous voulons dire seulement ici, à titre de complément, c'est que ce qui existe pour la boisson, au point de vue de l'entraînement irrésistible, existe également pour tous les *poisons artificiels*, si bien qu'il y a une *dipsomanie morphinique* ou *morphinomanie*, une *dipsomanie éthérique* ou *éthéromanie*, une *dipsomanie cocaïnique* ou *cocaïnomanie*, *hachischique* ou *hachischomanie*, *chloralique* ou *chloralomanie*, etc.

Chacune de ces dipsomanies peut se présenter sous le même type et avec les mêmes caractères que la dipsomanie alcoolique, c'est-à-dire sous forme d'accès intermittents, obsédants, paroxys-

tiques, présentant les mêmes prodromes, la même symptomatologie et le même retour attristé à la raison. Bien plus, et c'est
ce qui prouve que les dipsomanes sont bien plutôt poussés, dans
leurs crises, par un besoin de s'intoxiquer que par l'appétit de
tel ou tel toxique, c'est que chez un même individu, on peut voir
les diverses espèces de dipsomanie coexister ou se remplacer.
D'où le nom générique de *toxicomanie* que Féré donne très justement à ces tendances impulsives, non exclusivement systématisées. En dehors des cas rapportés par cet auteur, nous pouvons
citer dans le même ordre d'idées, le fait rare et intéressant de
Antheaume et Leroy d'une dipsomanie morphinique vraie, dans
lequel existaient en même temps diverses autres impulsions, en
particulier de la dipsomanie alcoolique.

G. Impulsion a la fugue (dromomanie). — Beaucoup d'aliénés
sont portés à fuir de chez eux et à s'en aller plus ou moins loin.
Tels les *persécutés*, qui changent constamment de domicile pour
essayer de se soustraire aux manifestations malveillantes dont
ils se croient l'objet et vont même, parfois, jusqu'à s'expatrier
(persécutés migrateurs de A. Foville); les *mégalomanes, politiques* ou *mystiques*, qui vont où les appellent leurs grandeurs
imaginaires; les *mélancoliques*, qui cherchent par un sentiment
d'humilité ou d'indignité, à se soustraire à la lumière du ciel
et à la vue des hommes; les *alcooliques* qui, affolés par les
dangers qu'ils aperçoivent autour d'eux, s'échappent de tous
côtés, éperdus; les *paralytiques généraux* enfin qui, au début
surtout, éprouvent parfois un tel besoin de se mouvoir qu'ils
marchent pendant des journées sans s'arrêter.

Ces *fugues pathologiques*, comme on les appelle, ne présentent
que rarement le caractère impulsif. Le plus souvent, elles sont
consenties, voulues par les malades, sous l'influence de leur
délire ou de leurs hallucinations. Seules les fugues panophobiques des alcooliques et l'ambulomanie des paralytiques généraux peuvent être considérées, le plus souvent, comme de véritables impulsions, les unes somnambuliques, subconscientes et
submnésiques, les autres conscientes et automatiques, véritablement psycho-motrices. Dans mon travail déjà ancien sur la

dynamie ou excitation fonctionnelle au début de la paralysie générale, j'ai insisté, en en rapportant plusieurs exemples, sur ce besoin impulsif de locomotion chez certains paralytiques généraux au début. Depuis, d'autres cas ont été cités par BERGER dans un travail spécial.

Les véritables fugues impulsives s'observent surtout dans les *états névropathiques*.

Décrites tout d'abord dans *l'épilepsie* par CHARCOT, sous le nom *d'automatisme ambulatoire*, elles ont été depuis signalées et étudiées dans *l'hystérie* et dans la *psychasthénie* par un grand nombre d'auteurs, notamment par : TISSIÉ, DUPONCHEL, J. VOISIN, PITRES, SOUS, GÉHIN, SAINT-AUBIN, RÉGIS, DENOMINI, DUBOURDIEU, LUCAS-CHAMPIONNIÈRE, MEURICE, BREGMAN, BABINSKI, etc. La synthèse séméiologique de ces fugues nous a conduit à distinguer dans le *vagabondage impulsif* plusieurs variétés distinctes.

A un premier degré, il faut signaler le besoin impérieux de marcher, de se déplacer incessamment, observé chez des sujets qui sont à peine des malades, des déséquilibrés. Ce groupe d'individus comprend les *déambulateurs simples*, les *trimardeurs*, les *ouvriers errants*.

La fugue des dégénérés, en particulier celle des *psychasthéniques*, se produit sous l'empire d'une propension plus ou moins *soudaine*, ordinairement *obsédante*, à laquelle les sujets ne peuvent résister en raison de la faiblesse de leur volonté. La crise, née souvent d'une cause réelle, mais insignifiante, revêt le type *conscient* et le *souvenir* en reste tout à fait intact. Il faut en rapprocher, malgré quelques différences peut-être, les fugues signalées par divers auteurs, notamment par DENY et ROY, dans la *démence précoce*.

La fugue de l'épileptique est absolument *automatique*. L'épileptique part tout d'un coup, à l'aveugle ; il marche au hasard devant lui, ne sachant ni ce qu'il veut, ni ce qu'il fait, se livrant *inconsciemment* sur sa route à des extravagances, à des actes impudiques, à des impulsions subites à l'incendie, à l'homicide ou au suicide. Revenu à lui, *il ne sait rien* de ce qui s'est passé, il ignore où il est et comment il y est venu.

La fugue de l'hystérique a des symptômes différents. Ici, le sujet est *en état second* ou de *somnambulisme*. Chez lui, l'idée du voyage à accomplir répond souvent à un désir, ou même à un besoin antérieur, qui se manifeste et réagit spontanément durant le sommeil nerveux, et le malade l'exécute presque d'une façon normale, allant droit au but sans s'écarter. D'autre part, l'amnésie de la fugue, bien que constante, n'est pas toujours aussi profonde et aussi absolue que dans l'épilepsie et parfois quelques débris de la scène surnagent dans les souvenirs. Enfin, il est possible de réveiller complètement la mémoire de la fugue en plaçant le sujet dans l'hypnose. A l'état ordinaire, l'amnésie est complète, il ne se rappelle rien ou presque rien ; mais si l'on parvient à le plonger dans le sommeil artificiel, ce qui n'est pas toujours possible, il récupère le souvenir de son accès pour retomber, au réveil, dans l'amnésie antécédente.

Il est vraisemblable qu'en dehors des soudaines et courtes propulsions de l'épilepsie dite *procursive*, l'automatisme ambulatoire à grands et longs accès, durant lesquels le sujet se dirige et accomplit des actes plus ou moins coordonnés, n'appartient guère à l'épilepsie, dont le symptôme le plus général, le plus constant, le plus caractéristique est l'inconscience absolue. *L'automatisme* ambulatoire classique est surtout le fait de *l'hystérie*. Lorsqu'on le constate dans l'épilepsie, il est sans doute dû à un état second, indirectement provoqué par cette névrose et identique au somnambulisme de l'hystérie.

Nous avons proposé de désigner l'impulsion consciente à la fugue du psychasthénique, plus ou moins déséquilibré ou dégénéré, en particulier celle à caractère obsédant, sous le nom de *dromomanie*. Cette dénomination, qui a été adoptée par certains auteurs, pourrait parfaitement s'étendre, croyons-nous, à la fugue impulsive de l'épileptique et de l'hystérique. Préférable au point de vue de l'exactitude au terme d'automatisme ambulatoire, qui préjuge un caractère d'automatisme qui est loin d'exister toujours, elle aurait l'avantage de marquer, par sa désinence même, la similitude clinique de l'impulsion à la marche avec les autres impulsions morbides.

Un chapitre intéressant de l'histoire de la dromomanie est

celui de la *dromomanie dans l'armée*. Nous aurons l'occasion d'en parler plus tard.

H. IMPULSIONS SEXUELLES. — Les impulsions sexuelles ont été particulièrement étudiées dans ces dernières années. En dehors de l'ouvrage magistral et complet de KRAFFT-EBING, qui reste l'œuvre fondamentale sur le sujet, nous devons citer aussi les travaux de MOLL, RAFFALOVITCH, NAECKE, ULLRICH, VON SCHRENCK-NOTZING, TARNOWSKY, LAUPTS, LOMBROSO, VENTURI, TAMBURINI, BONFIGLI, ROSENBACH, SOUKHANOFF, MORTON PRINCE, MASOIN, à l'étranger, et en France, ceux de MAGNAN et CHARCOT, CHEVALIER, GARNIER, VALLON, RÉGIS, THOINOT, FÉRÉ, LACASSAGNE, BALL, MOTET, SÉRIEUX, JOANNY ROUX, TOULOUSE, EMILE LAURENT, etc., etc.

Il en est des impulsions sexuelles comme de toutes les impulsions : elles peuvent se présenter, en clinique, sous les types *réflexe pur*, *psycho-moteur* ou *psychique obsédant*. Elles peuvent aussi, et c'est habituellement de la sorte qu'elles sont étudiées, être divisées en deux grands groupes suivant qu'elles tendent à des *actes sexuels normaux* ou à des *perversions sexuelles*.

L'*impulsion sexuelle proprement dite* est la tendance impulsive morbide à la satisfaction du besoin génital. Elle se traduit le plus souvent, non seulement par son caractère impérieux, irrésistible, mais aussi par son inassouvissement, malgré des répétitions aussi fréquentes que rappochées. Elle s'observe dans la plupart des états psychopathiques caractérisés par de l'exaltation fonctionnelle et où déjà nous avons signalé d'autres tendances impulsives : les prodromes de la *manie*, l'*excitation maniaque intermittente* ou *circulaire*, la *paralysie générale au début*. Souvent, elle s'associe à une propension également instinctive, automatique et insatiable à la masturbation qui, dans certains cas, peut exister seule, notamment chez les *dégénérés inférieurs*.

Les *perversions sexuelles impulsives* sont tellement nombreuses qu'il nous est impossible de les décrire, même tout à fait sommairement ici et que nous ne pouvons que nous borner à énumérer les principales, renvoyant, pour plus de détails, à l'ouvrage classique de KRAFFT-EBING ou au rapport présenté sur ce sujet à la section de psychiatrie du Congrès international de 1900, par PAUL GARNIER.

Nous nous contenterons de mentionner sans insister, parmi les perversions sexuelles susceptibles de se présenter avec le caractère impulsif, certaines propensions morbides, telles que la *pédérastie* et le *tribadisme*, bien connues depuis longtemps, qui s'observent de préférence chez les *dégénérés*, les *hystériques*, les *alcooliques*, et dans lesquelles à la perversion se mêle souvent un certain degré de perversité, qu'il n'est pas toujours facile de distinguer.

Nous dirons uniquement un mot des perversions sexuelles plus récemment mises en lumière et que nous diviserons, avec KRAFFT-EBING et la plupart des auteurs, en : a) *exhibitionnisme;* b) *fétichisme;* c) *sadisme;* d) *masochisme;* e) *uranisme.* A ces formes simples, on peut ajouter les formes mixtes, dans lesquelles plusieurs de ces perversions s'associent entre elles et dont les principales sont celles que j'ai désignées sous le nom de *sadi-fétichisme* et de *maso-fétichisme.*

a. *Exhibitionnisme.* — GARNIER définit l'*exhibitionnisme impulsif* « une perversion sexuelle, obsédante et impulsive, caractérisée par le besoin irrésistible d'étaler en public, et généralement avec une sorte de fixité d'heure et de lieu, ses organes génitaux à l'état de flaccidité et en dehors de toute manœuvre lubrique ou provocatrice, acte en lequel se résume l'appétit sexuel et dont l'accomplissement, en mettant fin à la lutte angoissante, clôt l'accès ».

Cette définition donne une idée très exacte de l'exhibitionnisme impulsif type, à caractère conscient, obsédant, intermittent et paroxystique. Mais elle ne comprend pas tous les cas d'exhibitionnisme impulsif, notamment ceux où il n'y a ni lutte obsédante, ni conscience complète, ni fixité d'heure et de lieu et où l'exhibition s'accompagne d'érection, de masturbation, etc. Ceux-là, on les observe non seulement chez les *dégénérés*, mais aussi chez les sujets en voie de dégradation et de décadence mentale, comme les *alcooliques chroniques*, les *déments*, les *épileptiques*, les *paralytiques généraux.*

Une particularité curieuse à signaler, dans l'histoire de l'exhibitionnisme obsédant, c'est la tendance pour ainsi dire instinctive qu'ont les malades à exécuter leurs actes dans les endroits qui jurent le plus avec sa nature obscène, par exemple devant les ateliers de jeunes filles, et principalement dans les églises, aux yeux de femmes ou même de religieuses en prières. Si l'exhibitionniste est fréquemment poussé à opérer ainsi, dans les lieux consacrés, c'est surtout, me semble-t-il, parce que c'est là qu'il devrait et voudrait le moins le faire; en vertu de cette loi d'antithèse et du *contraire*, si curieuse et si typique chez beaucoup d'obsédés, qui oriente leurs tendances juste dans le sens le plus grave ou même à l'opposé de leurs désirs : le mari qui adore sa femme et la femme qui adore ses enfants sentant leur obsession homicide se tourner précisément contre eux; la jeune fille pieuse et chaste sentant venir sur ses lèvres, toutes les fois qu'elle veut prier, un blasphème abominable, etc., etc. Et ce qui prouve bien qu'il en est vraiment ainsi, au moins dans bien des cas, c'est que certains, comme un malade cité par GARNIER, disent « qu'il n'y avait point l'intention d'une révoltante offense dans leur exhibition, que ce serait plutôt le contraire ».

b. *Fétichisme.* — Le fétichisme, dit GARNIER, est « une perversion sexuelle obsédante et impulsive, conférant tantôt à un objet auquel nos usages prêtent une signification sexuelle (fétichisme impersonnel), tantôt à une partie du corps (fétichisme corporel), le pouvoir exclusif de produire l'orgasme génital, le fétiche étant soit directement, soit par évocation ou représentation mentale, l'élément à la fois nécessaire et suffisant de l'excitation sexuelle ».

Le fétichisme se présente en effet sous deux formes : le *fétichisme des objets* et le *fétichisme d'une des parties extra-génitales du corps*.

Le *fétichisme des objets* se manifeste par les tendances les plus variées et les plus singulières : la recherche passionnée et impulsive des mouchoirs de femme, des pantalons, jupes, robes, bas, tabliers blancs, manteaux de laine, de velours ou de soie, chapeaux, bonnets de nuit, souliers à clous, etc., etc. Beaucoup vont jusqu'au vol pour se procurer leurs fétiches, soit pour les collectionner, soit pour les revêtir et la vue, le toucher ou le port de ces objets détermine souvent chez eux, avec ou sans l'aide de manœuvres onanistiques, l'orgasme génital.

Le *fétichisme du corps* peut se traduire par un penchant exclusif pour des femmes présentant telle ou telle particularité de taille, de couleur, d'âge, par exemple pour des femmes à cheveux gris ou blancs ; il peut également s'objectiver sur les parties du corps les plus diverses : cheveux, nez, oreilles, bouche, seins, mains, fesses, pieds, etc. Il conduit souvent les obsédés des cheveux à couper, voler et collectionner des nattes (coupeurs de nattes de Motet, Krafft-Ebing, Garnier) ; les obsédés des fesses à se serrer, organes à nu ou non, contre les bassins des femmes dans les foules, d'où le nom de « *frotteurs* » sous lequel ils sont désignés par la police spéciale qui, à Paris et dans les autres capitales, connaît bien leur passion maladive.

c. *Sadisme*. — Le sadisme pathologique est « une perversion sexuelle obsédante et impulsive caractérisée par une dépendance étroite entre la souffrance infligée ou mentalement représentée et l'orgasme génital, la frigidité restant d'ordinaire absolue sans cette condition à la fois nécessaire et suffisante » (Garnier). On pourrait définir aussi le sadisme, ou comme on l'appelle parfois, le *tyrannisme*, « une perversion consistant à n'éprouver de volupté génitale que par domination ou violences exercées sur des personnes du sexe opposé ou du même sexe, sur des animaux ou sur des objets ».

Le sadisme étant, de toutes les perversions sexuelles, celle qui conduit aux actes les plus graves, on peut cliniquement en établir un certain nombre de degrés, d'après la gravité même de ses effets.

Au degré le plus léger, on a le *sadisme* purement *platonique*, c'est-à-dire celui qui se satisfait simplement en imagination par l'évocation ou la création soit mentales, soit contées, écrites, dessinées, peintes, de scènes de violences, ces créations et évocations symboliques suffisant à provoquer la volupté.

A un degré plus marqué, il y a déjà des *violences réelles*, mais plus ou moins *légères* : coups, flagellation, morsures, piqûres sur divers points du corps.

Au troisième degré, nous trouvons les *blessures sérieuses* allant parfois jusqu'à la *mort* : section des lobules d'oreilles, du nez, de morceaux de chair, mutilations diverses, meurtre simple.

Enfin au dernier degré, se placent d'*horribles monstruosités* telles qu'assassinats avec égorgement, éventration, ablation des organes génitaux, étripement, dépeçage, absorption du sang ou de la chair de la victime, jusqu'à la violation des cadavres et au vampirisme dont un exemple, le plus macabre et le plus bestial qui ait jamais existé, s'est produit récemment au Muy.

On consultera sur tous ces faits, en particulier sur le sadisme et le dépeçage, en dehors des ouvrages classiques déjà cités, les récents travaux de Lacassagne, de Nina Rodriguez, d'Alb. Prieur, de Pitoiset, de A. de Saint Vincent de Parois, etc.

Les divisions du sadisme que nous avons admises sont bien des manifestations à divers degrés d'une même perversion, séparées non par des différences absolues, mais par des transitions insensibles. Et la preuve, c'est que les malades peuvent passer très bien de l'une à l'autre. Il n'y a pas si loin qu'on pourrait le croire entre l'impulsion intellectuelle, comme disait Ball, et l'impulsion motrice puisque, suivant la psychologie moderne, toute idée est un mouvement qui commence. Entre le dégénéré sadique qui, en imagination fesse, fouette et cingle les femmes jusqu'au sang, et celui qui les tue, les mutile, les éventre et les souille réellement, il n'existe qu'une différence de transition et de degré. Il y a là une chaîne ininterrompue de manifestations impulsives de l'instinct sexuel, qui s'expliquent et se complètent les unes par les autres.

Le sadisme peut s'exercer non plus seulement sur les humains, mais sur les *animaux*. Les auteurs ont cité de nombreux faits de ce genre. Les plus intéressants peut-être au point de vue du mécanisme et de l'interprétation psychologiques, sont ceux qui se produisent chez les enfants, soit dans le bas âge, soit surtout au moment de la *puberté* et ici encore nous saisissons sur le fait l'influence des grands mouvements de la vie génitale sur l'impulsivité.

Le sadisme peut enfin, comme et avec le fétichisme, se porter sur les *objets*, ainsi que l'ont montré Krafft-Ebing, Garnier, Vallon, Masoin, qui ont cité des cas dans lesquels le sadique s'attaquait non plus aux personnes elles-mêmes, mais à leurs vêtements et éprouvait une véritable volupté génitale à souiller, tacher d'encre, asperger de vitriol, couper, lacérer, brûler une robe ou toute autre partie de la toilette féminine.

Le sadisme s'associe souvent au fétichisme pour constituer une sorte de perversion double ou mixte, le *sadi-fétichisme*. Il en est ainsi notamment chez les coupeurs de nattes, les piqueurs de seins, les mutilateurs de lobules d'oreilles, les flagellateurs de fesses. Ainsi que nous l'avons montré, une des deux perversions, le sadisme, domine presque toujours dans cette association, le fétichisme servant surtout à fixer sur telle ou telle région du corps les tendances impulsives.

Le sadisme, avec ou sans fétichisme, a, comme on voit, les relations les plus étroites avec la *cruauté*. Ces relations sont telles que beaucoup d'actes de cruauté envers les humains ou les animaux ont, à l'insu même parfois de leur auteur, une origine plus ou moins sadique. Il en est ainsi par exemple, de certains mauvais traitements corporels dont l'usage n'a pas entièrement disparu encore, en particulier des fessées et flagellations infligées à des enfants, des domestiques, des inférieurs, par des maîtres et des supérieurs, ainsi que de certains entraînements violents des foules se traduisant soit par le goût de spectacles sanguinaires comme les courses de taureaux (FÉRÉ), soit même par des crimes plus ou moins horribles et plus ou moins nombreux (crimes des foules). Les femmes prennent généralement la part prépondérante dans les mutilations sadiques de ces crimes des foules, comme l'a bien montré dans sa thèse récente mon élève CAZANOVE.

d. *Masochisme*. — Le masochisme est la perversion inverse du sadisme. Elle consiste à n'éprouver de volupté génitale que par domination ou violences subies. Le terme de masochisme lui a été appliqué par KRAFFT-EBING d'après le nom de l'écrivain hongrois SACHER MASOCH qui, dans ses romans, a mis en scène des cas de ce genre. On l'appelle aussi, avec RAFFALOVITCH, d'un mot plus juste, le *passivisme*, par opposition avec le *tyrannisme*, synonyme de sadisme.

Nous pourrions reconnaître au masochisme ou passivisme,

ainsi que nous l'avons fait pour la perversion précédente, une série de degrés progressifs.

Au premier degré, tout se borne à la production de la volupté génitale par la création ou l'évocation en imagination de scènes dans lesquelles le sujet joue un rôle d'obéissance et de servitude.

Au deuxième degré, le sujet se complaît voluptueusement à se faire commander, gronder, punir par une femme, à s'agenouiller ou à se coucher à ses pieds, à prendre devant elle les attitudes les plus humbles, à se charger des besognes les plus humiliantes et les plus grossières, etc.

Au degré le plus marqué, ce passivisme purement symbolique ou moral ne suffit pas et il faut au malade, pour arriver à la volupté, des violences matérielles plus ou moins graves, depuis les soufflets et surtout la fessée, jusqu'aux coups et aux blessures sanglantes.

Comme dans le sadisme, il n'existe que des transitions insensibles entre ces divers degrés de la perversion et beaucoup peuvent passer de l'un à l'autre ou les présenter simultanément. C'est ce qui existait chez JEAN-JACQUES ROUSSEAU, le type du parfait masochiste qui, ayant éprouvé une grande volupté sexuelle sous la fessée de Mlle LAMBERCIER, cherchait à nouveau les occasions de se faire ainsi frapper (3e degré) ; mais n'osant demander aux femmes de le fouetter, il satisfaisait sa passion en exhibant de loin son derrière sur leur passage, comme en une sorte d'évocation « du traitement désiré » (1er degré), ou en prenant vis-à-vis d'elles des attitudes de sujétion et d'humilité (2e degré). « Etre aux genoux d'une maîtresse impérieuse, a-t-il écrit, obéir à ses ordres, avoir des pardons à lui demander, étaient pour moi de très douces jouissances. » (*Confessions.*)

Comme le sadisme également, le masochisme peut s'associer à d'autres perversions pour constituer en quelque sorte des états mixtes. Nous venons de voir chez ROUSSEAU un mélange de masochisme et d'exhibitionnisme, ce que l'on pourrait dénommer le *maso-exhibitionnisme*. J'ai observé aussi avec le Dr MONGIE un cas très net de *maso-fétichisme* chez un individu qui ne goûtait la volupté que lorsque, revêtu de bas noirs et de souliers jaunes, il était grondé, enfermé, mis au pain sec, attaché, battu par une femme également en bas noirs et en souliers jaunes.

e. *Uranisme ou inversion sexuelle.* — Nous nous bornerons à signaler ici l'*uranisme, inversion génitale* ou *sexuelle, homosexualité,* perversion caractérisée par la direction exclusive de l'inclination amoureuse vers les personnes du même sexe. Elle offre moins en effet que les perversions précédentes le caractère impulsif. Tous les auteurs qui se sont occupés de l'uranisme, et ils sont nombreux, surtout en Allemagne, ont insisté sur les différences très nettes qui le séparaient de la vulgaire pédérastie. L'uranisme est une anomalie avant tout psychique, consistant dans une inversion du penchant sexuel, quelque chose, ainsi qu'on l'a dit, comme une âme de femme dans un corps d'homme, et réciproquement. Il peut évidemment conduire à des actes contre nature, à la pédérastie en particulier, mais il s'en faut que cela soit constant. Souvent, l'uraniste est chaste à proprement parler et tout son bonheur peut consister, s'il s'agit d'un homme, à se vêtir, à se parer, à travailler, à vivre en femme, ou à aimer idéalement un homme comme une femme pourrait l'aimer ; à sentir, à vivre et à aimer en homme, s'il s'agit d'une femme.

Toutes les perversions sexuelles que nous venons de passer en revue et qui se manifestent par des obsessions et des impulsions d'une importance capitale, au point de vue clinique et médico-légal, sont dues, avant tout, à la prédisposition morbide originelle et germent, par conséquent, sur un sol essentiellement dégénéré.

Le terrain ainsi préparé, qu'un incident susceptible de frapper l'imagination du sujet et de créer une association psychogénitale survienne dans sa jeunesse, voire dans son enfance, et voilà désormais sa vie sexuelle orientée exclusivement, impulsivement, vers une perversion en rapport avec l'incident primitif. C'est ce qui explique comment la plupart des pervertis sexuels sont devenus fétichistes, sadiques, masochistes, etc., à la suite d'une première émotion sexuelle liée à la vue d'une partie du corps de la femme ou d'un de ses vêtements, au spectacle ou à la sensation d'une fessée donnée ou reçue, etc.

Mais, ce qui prouve que ce facteur accidentel ne joue qu'un rôle secondaire, c'est que, en présence d'un même fait, les dégénérés peuvent verser dans une perversion différente, devenir, par exemple, les uns masochistes et les autres sadistes, au vu d'une fessée. D'où cette conclusion tant de fois répétée par tous les aliénistes, que la prédisposition congénitale est le facteur absolument prépondérant et que l'incident occasionnel ne détermine que des effets morbides en rapport avec le tempérament et l'idiosyncrasie de l'individu.

DEUXIÈME PARTIE
TROUBLES PHYSIQUES

Les *troubles physiques* ou *somatiques*, dans les psychoses, peuvent intéresser :

1º Les *fonctions du système nerveux;*
2º La *fonction du sommeil;*
3º Les *fonctions organiques.*

Nous passerons brièvement en revue chacun de ces ordres de troubles.

§ 1. — TROUBLES DU SYSTÈME NERVEUX

Les troubles du système nerveux portent, suivant les cas : 1º sur la *sensibilité;* 2º sur la *motilité;* 3º sur les *fonctions trophiques* et *vaso-motrice.*

A) SENSIBILITÉ

Les *troubles de la sensibilité*, par leur importance et leur fréquence, jouent, dans les psychoses, un rôle capital. On peut les diviser, pour la commodité de l'étude, en troubles de la *sensibilité externe, générale* et *spéciale*, et troubles de la *sensibilité interne* ou *organique.*

1º **Sensibilité externe**. — a. *Sensibilité générale.* — La *sensibilité cutanée* peut présenter, chez les aliénés, de notables alté-

rations. Toutefois, il y a une distinction importante à faire à ce
sujet. Ce n'est pas habituellement la sensibilité tactile proprement dite qui est modifiée, celle qui nous donne les notions de
forme, de direction, de consistance, de position, de résistance
des objets : celle-là est ordinairement intacte. Celle qui est
lésée, c'est la sensibilité aux agents physiques, à la chaleur, à la
douleur, à l'électricité, etc. Ces diverses sensibilités, qui vraisemblablement ont toutes leurs conducteurs spéciaux et dont
l'altération paraît avoir ici son siège dans l'écorce de l'encéphale,
peuvent être simultanément ou isolément atteintes.

L'*hyperesthésie cutanée* est plus rare, dans les psychoses, que
l'*anesthésie*. On peut la rencontrer cependant dans la *manie*,
dans les *délires toxiques*, où elle est souvent limitée à certaines
parties du corps, mais surtout dans les *folies systématisées*, où elle
devient fréquemment le point de départ des hallucinations tégumentaires dont nous avons parlé plus haut.

L'*anesthésie*, beaucoup plus fréquente, peut être *générale* ou
locale, *légère* ou *très marquée*. Dans ce cas, il y a insensibilité à
peu près complète de toute la surface externe, comme dans certaines formes de *stupeur*. L'anesthésie peut porter sur la *sensibilité au contact*, mais il est difficile de l'apprécier exactement chez
les aliénés, tout comme le *retard des sensations*, qui paraît exister
fréquemment chez eux. Ziehen a signalé, chez les *paralytiques
généraux*, une lésion de la mémoire des sensations qui fait qu'au
bout de quelques secondes, ils ne peuvent plus localiser exactement une sensation de piqûre. Ce trouble qui, pour l'auteur,
existe souvent dès le début de la maladie, serait susceptible de
devenir, dans certains cas, un bon élément de diagnostic. L'anesthésie la plus ordinaire, chez les aliénés, est l'*insensibilité à la
température* et à la *douleur* (analgésie). Rien n'est plus surprenant que la facilité, on pourrait dire l'indifférence avec laquelle
la plupart des fous supportent le froid excessif, la chaleur, les
brûlures, les blessures, les opérations de tout genre : il en est
qui paraissent ne plus rien sentir. C'est ce qui explique, au
moins en partie, leur besoin de se dévêtir, la résistance qu'ils
opposent aux maladies à *frigore*, et le stoïcisme dont ils ont
parfois fait preuve au milieu des plus affreux supplices. Chez

certains, la susceptibilité au froid qui disparait au moment de l'invasion de la folie, reparait le plus souvent au moment de la guérison. C'est surtout dans la *mélancolie torpide*, la *paralysie générale dépressive*, les *psychoses toxiques*, les *dégénérescences* et *infirmités mentales* que l'on rencontre l'anesthésie.

On a peu de données, précises sur l'état de la *sensibilité électrique* chez les aliénés. Il est reconnu cependant qu'elle peut être augmentée ou diminuée, et que ses altérations marchent souvent de pair avec celles de la sensibilité tactile. Dans certains cas cependant, on observe de l'*hyperalgésie* ou plutôt de l'*analgésie électrique* sans modification correspondante de la sensibilité locale de la peau. Séglas a signalé comme un symptôme spécial à la *lypémanie*, une augmentation de la *résistance électrique* qui peut atteindre parfois des chiffres considérables (70.000 ohms). Cette résistance serait plus marquée dans les formes *anxieuses*.

La *sensibilité magnétique* (action de l'aimant) a été trouvée exagérée, comme on sait, dans l'*hystérie* et, d'une façon générale, dans les *névropathies*. Chez les aliénés, il semble prouvé qu'elle est aussi le plus souvent augmentée, surtout dans les *formes mélancoliques*. Il en est de même de la *sensibilité métallique* (métalloscopie).

La *sensibilité météorique* (action des variations cosmiques et telluriques) qui a une influence très évidente sur les *névropathes*, a une influence plus évidente encore chez les *aliénés*, principalement en ce qui concerne le retour des accès dans les *folies périodiques* et dans *l'épilepsie*.

b. *Sensibilité spéciale.* — Les *sens spéciaux*, peuvent être l'objet, dans les psychoses, d'altérations plus ou moins profondes de la sensibilité.

La *sensibilité gustative* peut être augmentée (hypergueusie), diminuée (hypogueusie) ou abolie (agueusie), principalement dans les *délires toxiques*, les *délires névropathiques*, la *mélancolie* accompagnée de sitiophobie, les *démences organique* et *tabétique*. Elle peut être aussi pervertie (paragueusie). C'est ce qui arrive chez certains *mélancoliques* et chez un grand nombre d'*hallucinés* qui professent, par exemple, une grande horreur pour la viande et deviennent ainsi de véritables végétariens.

La *sensibilité olfactive* se trouve également exaltée (hyperosmie) ou abolie (anosmie) dans certains états psychopathiques, notamment dans l'*hystérie*, les *maladies cérébrales en foyer*, la *démence paralytique*, les *folies systématisées*, enfin la *manie*. Il n'est pas rare que la lésion de l'olfaction se localise à une seule narine (hémianosmie), par exemple dans la *paralysie générale* au début (A. VOISIN). On observe enfin dans presque toutes les formes de folie des perversions de l'odorat (paraosmie) qui constituent fréquemment le substratum des *hallucinations* et des *illusions* de ce sens.

En ce qui concerne la *sensibilité auditive*, on constate aussi dans un bon nombre de cas l'exaltation (hyperacousie), la diminution (hypoacousie), la perversion (paracousie). L'*hystérie*, l'*extase*, l'*état hypnotique*, la *manie aiguë* produisent le plus souvent l'hyperesthésie acoustique; les *mélancolies dépressives* et *stupides*, les *encéphalites en foyer* déterminent plutôt l'hypoesthésie. La paracousie est caractéristique des *psychoses hallucinatoires, congestives*, de l'*hypocondrie* et de la *neurasthénie*.

Les anomalies de la *sensibilité visuelle* qui peuvent se présenter chez les aliénés sont, de toutes, les plus variables et les plus fréquentes. On y rencontre : l'*hyperesthésie optique* (photopsie, chromopsie) dans les *encéphalites diffuses*, les états *d'excitation*; l'*hypoesthésie optique* (amblyopie, hémiopie, diplopie) dans les formes compliquées ou secondaires de la folie, la *paralysie générale*, la *démence tabétique*, les *délires toxiques*, l'*hystérie*, l'*épilepsie*, la *neurasthénie*; l'*anesthésie optique* (cécité, amaurose) dans la *manie*, la *paralysie générale* ; la *paresthésie optique* (cécité des couleurs, daltonisme, nyctalopie, héméralopie) dans les *délires sensoriels, alcooliques*, la folie *systématisée*, l'*épilepsie*, l'*hystérie*.

Le *sens musculaire* et les *réflexes* ne font pas, à proprement parler, partie de la sensibilité spécifique; nous pouvons toutefois mentionner ici leurs altérations dans les psychoses.

Chez les aliénés, le *sens musculaire* est habituellement *exalté* dans les *états d'excitation* et de *manie*, et c'est sans doute en grande partie à cette exaltation qu'est due la possibilité, pour certains malades, de se livrer à une dépense continue et exagérée de forces, sans en ressentir la moindre fatigue. Par contre, le sens musculaire est toujours plus ou moins *anesthésié* dans les états de *dépression* ou de *mélancolie*, ce qui explique le défaut d'action, les attitudes prolongées, l'immobilité cataleptiforme de quelques-uns d'entre eux qui paraissent changés en véritables statues.

A côté de cette *hyperesthésie* et de cette *anesthésie* du sens musculaire, on rencontre aussi la *paresthésie* ou perversion qui indique un trouble plus ou moins profond du sentiment de la personnalité. Les malades croient avoir les membres ou le corps extraordinairement grossis ou diminués, se disent transformés en verre, en bois, en métal, et n'osent plus, dès lors, faire un mouvement (états hallucinatoires aigus, catatonie, stupeur hébé-phrénique, etc.).

Le *sens d'équilibre*, qu'on peut rapprocher du sens musculaire, bien qu'il soit d'origine encore plus complexe, présente des alté-rations de deux ordres dans les psychoses. Tantôt ces altérations sont des épiphénomènes passagers et accidentels des processus organiques du système nerveux (traumatismes cérébraux, péri-encéphalite, tabes dorsal, tumeurs et syphilis cérébrales, intoxi-cations chroniques, épilepsie); tantôt elles constituent de véri-tables symptômes, de nature presque exclusivement psychique, et se traduisent soit par la perte ou l'anesthésie du sens de l'équilibre (mélancolie, stupidité, hébéphrénie, démence orga-nique, folie sensorielle aiguë), soit par la perversion ou la pares-thésie du sens d'orientation dans l'espace (folie hallucinatoire, mélancolie avec délire religieux et démoniaque, folie systéma-tisée secondaire, paralysie générale).

Quant aux *réflexes*, on ne les a guère sérieusement étudiés, jusqu'ici, que dans la *paralysie générale*. Nous dirons plus tard ce qu'ils sont dans cette maladie.

Chez les aliénés proprement dits, il semble, d'après les quel-ques essais qui ont été tentés à cet égard, que dans les *folies chroniques* les réflexes de tout ordre, cutanés, sensoriels, tendi-neux, restent en général normaux, tandis qu'ils sont *diminués* dans les états de *dépression* et *augmentés* dans les états d'*exci-tation*, d'*anxiété* et surtout dans les *psychoses toxiques, infec-*

tieuses, catatoniques, où l'on peut constater parfois de la *trépidation épileptoïde.*

2⁰ Sensibilité interne ou organique. — La sensibilité interne ou organique comprend toutes les sensations internes qui, partant des nerfs centripètes de chacun de nos organes, transmettent au cerveau les impressions produites par leur activité fonctionnelle, leur besoin, et leur condition de santé ou de maladie.

C'est d'elle, comme dit MORSELLI, que résulte en grande partie le sentiment collectif ou synthétique de l'individualité organique (cénesthésie). A l'état normal, la sensibilité organique se réduit à des sensations rudimentaires qui naissent dans la profondeur de l'inconscience. Mais ces sensations peuvent s'exalter, disparaître ou se pervertir, et c'est principalement chez les aliénés que se rencontre ce genre d'altérations.

Tantôt les malades ne sentent plus fonctionner leurs organes ; il leur semble qu'il manque quelque chose à leur équilibre vital, qu'ils ne sont pas comme tout le monde, et c'est certainement là chez eux le point de départ de ces conceptions délirantes surtout fréquentes dans la *paralysie générale,* la *syphilis cérébrale,* la *psychose tabétique,* la *neurasthénie,* la *mélancolie anxieuse,* qui leur font dire qu'ils n'ont plus d'estomac, plus de cœur, plus de bouche, plus d'anus, que leurs aliments ne passent pas, qu'ils sont bouchés, qu'ils sentent mauvais, qu'ils sont morts. J'ai maintes fois, dans ces cas, trouvé une anesthésie absolue des voies digestives et le catéthérisme œsophagien s'exécutait sans réaction d'aucune sorte.

D'autres fois, au contraire, les sensations issues de l'activité organique s'exaltent. Les malades se sentent alors plus vivants, plus dispos ; ils éprouvent un sentiment de bien-être extraordinaire, d'autant plus frappant quelquefois qu'il succède à un état de souffrance et de dépression. C'est ce qui arrive dans la période d'excitation de la *folie à double forme* et surtout dans la période de dynamie fonctionnelle de la *paralysie générale* où les sujets déclarent « ne s'être jamais mieux portés » juste au moment où la désorganisation s'empare de leur être. Il faut voir aussi sans doute dans cet état de la sensibilité organique sinon la raison absolue, au moins le point de départ des idées de force, de vigueur, de puissance qui s'observent dans la plupart des formes exaltées de la folie, et dans la paralysie générale à type expansif.

Quant à la *sensation de besoin organique*, elle peut être *exaltée* dans les psychoses, comme chez les *maniaques*, *abolie* comme chez les *mélancoliques* ou *pervertie* comme chez les *délirants systématisés*. Cela se produit surtout pour le besoin de la *faim* et de la *soif*. De là, par suite, ces *anorexies* et ces *boulimies*, ces *polydipsies* et ces *adipsies* si communes chez les aliénés.

Les *perversions de la sensibilité organique* sont encore plus fréquentes et plus variées chez ces malades. Elles peuvent surgir de toutes les parties du corps et de tous les viscères, mais c'est la cavité abdominale qui est leur domaine de prédilection. Il en résulte ces sensations étranges (organes qui remuent, animaux dans l'estomac et dans le ventre, viols nocturnes, grossesses subites, démon dans le cœur, etc., etc.), que nous avons déjà signalées et qui sont dues en général à des affections fonctionnelles ou organiques des viscères.

En dehors de la sensibilité profonde spontanée ou subjective, il existe une sensibilité profonde provoquée ou objective. C'est celle que déterminent les pressions, les chocs au niveau de certaines parties comme le creux épigastrique, la région ovarienne, etc.

Cette *sensibilité profonde* peut être altérée dans les psychoses comme la sensibilité superficielle. Cette anesthésie viscérale, qui se rencontre tout particulièrement dans les psychoses hypocondriaques, névropathiques, toxiques ou organiques, offre les mêmes caractères et s'observe de la même façon que dans l'hystérie et le tabes, où elle a été surtout étudiée par PITRES et ses élèves.

B) MOTILITÉ

On observe, dans les états d'aliénation mentale, toutes les lésions possibles de la *motilité*. Nous examinerons successivement la *condition anatomique* des muscles, les *attitudes passives* et *actives* du corps, la *contractilité* aux stimulants mécaniques, *l'excitabilité électro-musculaire*, la *mensuration dynamométrique* et *dynamographique*, enfin les *lésions fonctionnelles* proprement dites.

Les *muscles* sont le plus souvent flasques et relâchés, quelquefois même atrophiés, soit par l'effet de l'inertie (mélancolie, stupeur, démence), soit par trouble de la nutrition générale (marasme des paralytiques, des stupides et des déments), soit enfin directement par lésions des centres trophiques nerveux (démence paralytique).

Les *attitudes spontanées*, dans certaines formes de psychoses, sont véritablement caractéristiques. Tantôt c'est un abandon complet avec résolution de tout le système musculaire, comme si le malade s'affaissait sur lui-même (paralysie générale) ; tantôt, c'est une concentration de tout l'individu, comme s'il cherchait à occuper le moins d'espace possible (mélancoliques, hallucinés, déments) ; tantôt enfin c'est une immobilité absolue, un défaut complet de réaction aux stimulants et une indifférence inerte aux modifications ambiantes (stupeur).

Parmi les altérations motrices liées aux *attitudes volontaires*, il faut citer le *vertige*, beaucoup moins fréquent dans les psychoses que dans les névroses et les psycho-névroses telles que la psychasthénie et l'obsession, la perte de l'équilibre dans la station debout les yeux fermés (signe de ROMBERG), qui est habituelle dans la *démence tabétique* et se rencontre aussi dans quelques cas de *démence paralytique*. On peut observer encore, dans certaines *neurasthénies délirantes*, *l'astasie* et *l'abasie*, signalées par CHARCOT et ses élèves chez les névropathes.

La *contractilité musculaire* aux agents mécaniques ou thermiques est augmentée (mélancolie stupide et cataleptiforme, hypocondrie, neurasthénie, manie) ou diminuée (paralysie générale, mélancolie simple et démence). Le plus souvent elle reste normale.

L'excitabilité électro-musculaire se trouve habituellement accrue dans la *manie*, la *mélancolie* avec *hallucinations cénesthésiques*, la *lypémanie simple*. Dans les formes convulsives de la folie et aussi dans la *paralysie générale*, on constate la réaction dite de convulsibilité (BENEDIKT). En revanche, l'excitabilité électro-musculaire est diminuée et finalement abolie dans la *démence profonde* et la *paralysie générale* spécialement accompagnée de symptômes spinaux. La réaction d'épuisement (BENEDICKT) est propre à beaucoup de paralytiques.

En dehors de ces altérations quantitatives de l'excitabilité électrique, on note aussi des altérations qualitatives, mais elles sont très variables et encore peu connues. La *mélancolie avec stupeur* peut ainsi s'accompagner d'une réaction dégénérative particlle, consistant en ce que la réaction de fermeture de l'anode se présente avant celle de la fermeture de la cathode. De même, dans la *paralysie progressive*, l'excitabilité galvanique est ordinairement plus diminuée que l'excitabilité faradique. Enfin, chez les *mélancoliques*, il se produit parfois une différence d'excitabilité dans les deux côtés du corps et, lorsque surviennent des phénomènes convulsifs, une contraction trémulante du muscle durant le passage du courant galvanique (hyperexcitabilité interpolaire).

La mesure de la *force de contraction* des différents groupes musculaires est difficile à réaliser chez les aliénés à l'aide du *dynamomètre* et ce procédé d'exploration ne sert guère qu'à apprécier le degré d'énergie volitive qu'ils possèdent (mélancolie passive, stupeur, démence apathique). La *dynamographie* est plus utile. Elle montre que la courbe varie dans les diverses maladies mentales suivant l'état des centres moteurs et des muscles (démence hémiplégique, paralysie générale progressive, pseudo-paralysie générale alcoolique, neurasthénie, etc.).

Parmi les lésions proprement dites de la motilité qui peuvent s'observer chez les aliénés, nous signalerons : la *paralysie* et la *parésie*, générales ou partielles (affections cérébro-spinales diffuses, paralysie générale, démence hémiplégique, folie épileptique, délire aigu fébrile, idiotie) ; les *spasmes* et *crampes* (hypocondrie, manie aiguë, périodes d'excitation de la folie à double forme, mélancolie spasmodique, hystérie, épilepsie), parmi lesquels une mention spéciale doit être réservée au *spasme pharyngien* du *délire hydrophobique* et au *grincement des dents* des *paralytiques généraux*; les *contractures*, localisées ou étendues à tout un membre (idiotie, hystérie, démence paralytique et hémiplégique) ; l'*ataxie* ou *incoordination motrice*, qui s'observe dans toutes les formes de *paralysie*, l'*intoxication alcoolique*, etc., tantôt diffuse, tantôt localisée ; les *convulsions*, générales ou partielles, avec perte plus ou moins complète de la conscience (paralysie générale, syphilis cérébrale, intoxication alcoolique et saturnine, démence sénile grave), à côté desquelles il faut ranger cette excitabilité extraordinaire du système nerveux n'allant pas jusqu'à la convulsion et qu'on désigne sous le nom de *convulsibilité* (manie aiguë, mélancolie anxieuse, délire psychasthénique) ; la *paralysie psychique* ou imaginaire, consistant en phénomènes d'inhibition motrice (folie hystérique, folie hypocondriaque, obsessions abouliques) ; l'altération du ton et du timbre de la *voix*, des mouvements de l'*écriture*, etc., qui est caractéristique de certaines folies avec agitation intense (manie aiguë, mélancolie anxieuse, paralysie générale). D'après MOR-SELLI, le changement de la voix serait parfois un symptôme prodromique de la *périencéphalite chronique*. Il peut en être de même de l'écriture.

Nous devons réserver une mention spéciale à trois troubles de la motilité dans les psychoses : le *tremblement*, le *tétanisme* et le *catatonisme*.

Le *tremblement* peut exister dans les vésanies proprement dites, vibratoire et rapide dans les états d'*excitation*, ondulatoire et plus lent dans les états de *dépression*. Mais c'est surtout dans les *psychoses névrosiques, toxiques, infectieuses* et *paralytiques* qu'on l'observe. Il y est souvent caractéristique. Il faut le rechercher non seulement dans les extrémités digitales, mais aussi du côté de la langue, des lèvres, des paupières, de la tête, du corps entier quelquefois, à l'état de repos, de mouvement, d'effort, etc. La constatation du tremblement et la notation de son caractère comportent du reste toute une technique qu'il faut savoir utiliser.

L'athétose, la chorée, les spasmes, les convulsions peuvent exister dans les psychoses, mais y sont relativement beaucoup plus rares que dans les névroses, ainsi que les tics, dont nous avons déjà parlé.

Le *tétanisme* ou *tétanie* est un état d'hyperexcitabilité réflexe des muscles qui les fait se contracter dans le sens des fléchisseurs au moindre contact ou mouvement, comme dans l'hyperexcitabilité neuro-musculaire décrite par CHARCOT chez les hystériques. Cette hyperexcitabilité se manifeste surtout dans les membres supérieurs, mais elle peut de là, dans certains cas, se généraliser pour ainsi dire à tout le corps.

Le tétanisme s'observe surtout dans les *psychoses toxiques* et *infectieuses*, et particulièrement dans les *psychoses par auto-intoxication gastro-intestinale* et *rénale*.

Le *catatonisme* ou *catatonie* est une disposition à la contraction tonique des muscles de certaines parties du corps, d'où résultent des attitudes singulières parfois très persistantes et qu'on dirait le plus souvent affectées. Cette raideur musculaire s'augmente lorsqu'on veut la faire cesser. Elle s'accompagne dans beaucoup de cas de stéréotypies diverses, de grimaces, de tics, de maniérisme, qui contribuent à donner aux malades des allures étranges et en apparence factices et voulues.

La contraction catatonique des muscles, qui diffère, on le voit, de la contracture, du tétanisme et de la catalepsie, peut s'observer à titre accessoire et épisodique dans nombre de psychoses telles que la *stupeur*, les *délires toxiques* et *infectieux*, la *paralysie générale*, etc. Elle joue parfois un rôle plus important dans la symptomatologie, en particulier dans certaines formes de *psychoses hébéphréniques* et, comme il nous a semblé, *d'auto-intoxication rénale*. C'est ce qui a conduit KALHBAUM à décrire sous le nom de *catatonie* une entité nouvelle, dont KRAEPELIN a fait une variété de sa *démence précoce*. Nous discuterons plus tard cette conception.

C) FONCTIONS TROPHIQUES ET VASO-MOTRICE

Les troubles de ces fonctions sont très importants en psychiatrie. Nous signalerons parmi les troubles trophiques :

1° *Les altérations du système cutané*, soit dans la distribution du pigment ou les pigmentations anormales, soit dans la nutrition des diverses couches tégumentaires, exemple : le *vitiligo*. Quelquefois, on observe de vraies dermatoses, telles que l'*eczéma*, le *zona*, l'*herpès*, l'*ichthyose*, la *phthiriase* ; d'autres fois, la peau offre les symptômes d'une intoxication générale de l'organisme, par exemple dans l'*alcoolisme* et dans la *pellagre;*

2° La *cicatrisation difficile* des plaies, les *escarres* et les *plaies du décubitus*, le *mal perforant*, la *chute spontanée des ongles* et des *dents*, l'*othématome*, lésions dues, pour la plupart, à des névrites périphériques (paralysie générale) ;

3° La *fragilité des os*, les *arthropathies trophiques*, surtout dans les articulations chondro-sternales (paralysie générale) ;

4° L'*atrophie* et la *dégénération musculaires*, qui atteignent un degré élevé dans les *formes paralytiques* de la folie, le marasme de la *démence*, la *cachexie mélancolique ;*

5° La *kératite neuro-trophique*, la diminution de la *sécrétion lacrymale*, enfin la *dégénérescence graisseuse* des divers organes.

Parmi les troubles *vaso-moteurs*, on constate chez les aliénés :

Des *paralysies vaso-motrices* des extrémités ou de certaines parties des téguments, amenant la *cyanose*, l'*œdème* (formes stupides et apathiques de la mélancolie, de la folie à double forme (Ritti) et de la démence) ; des *asphyxies* dites *locales*, par contraction spastique des capillaires ; des *irrégularités* dans la distribution sanguine ; des *sensations subjectives* de chaleur, de froid, de fourmillements, de frissons ; des *bouffées*, des phénomènes de *vaso-dilatation* et de *vaso-constriction* localisés et parfois alternants (formes cycliques et périodiques, mélancolies avec raptus, psychasthénies, obsessions.) On peut observer aussi, sous l'influence de légères excitations mécaniques ou électriques, des *rougeurs* partielles persistantes, quelquefois même le phénomène désigné sous le nom de *dermographisme*.

§ 2. — Troubles du sommeil

Le *sommeil*, que l'on considère actuellement, depuis les travaux de Mathias Duval, comme correspondant à la rétraction des extrémités protoplasmiques ou dendrites des neurones et à la suppression de leurs relations, sous l'influence probable de modifications chimiques, est l'une des fonctions les plus constamment altérées dans les psychoses. Dans les accès aigus, l'*insomnie* est un des premiers symptômes qui apparaissent ; elle se traduit surtout par de l'agitation, des rêves et des cauchemars. Par contre, le *retour du sommeil*, à la fin d'une *manie* ou d'une *mélancolie*, est d'un excellent augure et peut passer pour l'un des indices les plus certains des approches de la guérison, sauf le cas où ce retour, en rapport avec le rétablissement des processus d'assimilation, ne coïncide pas avec une amélioration parallèle de l'état mental. Dans les *psychoses chroniques*, l'insomnie est rare, excepté chez les aliénés atteints d'hallucinations ou illusions cénesthésiques.

Le pouvoir de résistance des aliénés à l'insomnie atteint quelquefois un degré surprenant ; on en voit qui passent des semaines entières sans le moindre repos, quels que soient les moyens employés. Ce manque absolu et complet de sommeil, qui peut dépendre de la perte du sens de la fatigue, est en général un signe pronostique grave, parce qu'il indique une altération profonde des centres nerveux.

On s'est demandé si les aliénés avaient des *rêves* en rapport avec leur délire. Le fait, déjà probable, a été mis hors de doute par plusieurs observateurs.

Il est possible que le *sommeil* et les *rêves* aient des caractères plus ou moins spéciaux dans chaque forme de *psychose*. En tout cas, cela existe dans les *névroses*, accompagnées ou non de troubles psychiques. Mon élève DAMELOX (1902) a fait ressortir ces différences qui se résument ainsi :

L'*épileptique* dort d'un sommeil lourd et profond. Il a peu de rêves, au moins mnésiques, mais est sujet à des cauchemars, à des *rêves d'accès* (FÉRÉ, DUCOSTÉ), parfois identiques et périodiques et d'où il sort plus ou moins brisé. L'*hystérique* dort, mais d'un sommeil léger, peuplé de rêves de toute sorte, parmi lesquels dominent les rêves zoopsiques, érotiques, mystiques, terrifiants. Ces rêves, mnésiques ou amnésiques, ont souvent une action directrice sur ses sentiments à l'état de veille. Le *psychasthénique* ne dort pas ou plutôt se plaint de ne pas dormir du tout, durant des mois et des années. La préoccupation de son sommeil et la peur de ne pas dormir le tourmentent à tel point que parfois il ne dort pas par crainte de ne pas dormir ou par crainte de mourir pendant son sommeil. Habituellement, le sommeil du psychasthénique est léger, incomplet, si bien qu'il peut donner au sujet la sensation ou qu'il ne dort pas ou qu'il ne dort que d'une partie de son être, la partie corporelle, par exemple. Ces sensations sont typiques et il semble que la dépersonnalisation du psychasthénique se continue jusque dans son repos de la nuit. Le sommeil du psychasthénique n'est pas seulement, du reste, léger, incomplet, il est aussi intermittent et se compose souvent de la succession régulière et pour ainsi dire chronométrique, de temps de sommeil et de temps d'insomnie.

Qu'il s'agisse de psychoses ou de névroses, il est utile de distinguer l'*insomnie simple*, par *énervement*, et l'*insomnie par préoccupations*, par *idées fixes* ou *obsédantes*.

A côté de l'insomnie, il faut placer la *somnolence*, symptôme fréquent et encore mal étudié dans les névroses et les psychoses, en particulier dans le *myxœdème*, l'*artério-sclérose*, les *psychoses infectieuses* et *toxiques*. Elle se traduit par une tendance à l'assoupissement, rappelant exactement celui des vieillards ou des moribonds, survenant le jour, après les repas, assis, debout, pendant un travail, une conversation et pouvant coexister avec de l'insomnie nocturne. Cette somnolence est parfois assez marquée pour constituer le symptôme principal de la maladie. C'est le cas pour la *maladie du sommeil, hypnosie, somnose, léthargie d'Afrique*, et pour l'état désigné par Gélineau sous le nom de *narcolepsie* et étudié depuis par Ballet et d'autres auteurs.

Nous n'avons pas à nous occuper ici de la *maladie du sommeil ;* quant à la *narcolepsie*, nous pensons avec Ballet, Déjerine, etc., qu'elle n'est qu'un symptôme soit d'une névrose, *hystérie, épilepsie*, soit de toute autre maladie susceptible d'altérer la nutrition de la cellule nerveuse. Nous croyons même qu'on l'observe tout particulièrement dans certaines *psychoses d'auto-intoxication* liées à l'*insuffisance hépatique,* où elle a été signalée par Ballet et Lévi.

Nous ne ferons que rappeler ici la *léthargie* et le *sommeil hystérique,* dont nous n'avons pas à nous occuper.

Les *rêves* ont, dans certains cas, les relations les plus étroites avec les psychoses. De tout temps, pour ainsi dire, on a comparé le rêve avec la folie, et BAILLARGER avait résumé l'analogie de ces deux états en disant qu'ils prenaient tous deux leur source dans l'exercice involontaire ou automatique des fonctions cérébrales. D'autre part LASÈGUE avait montré, et il est admis depuis, que le *délire alcoolique* n'est autre chose qu'un rêve dont il forme la continuation à la fois psychologique et chronologique.

Les rapports du rêve et des psychoses en général ont été étudiés par nombre d'auteurs, notamment par CHASLIN et SANCTE DE SANTIS.

Quant au délire de rêve ou *délire onirique*, il tend à être considéré de plus en plus, ainsi que je me suis efforcé de le démontrer, comme le délire caractéristique des intoxications et des infections. Nous aurons occasion d'en parler et de le décrire plus loin (voir p. 293).

§ 3. — TROUBLES DES FONCTIONS ORGANIQUES

Ces troubles, extrêmement fréquents dans les psychoses, peuvent porter : 1° sur la *Circulation ;* 2° sur la *Respiration ;* 3° sur la *Nutrition* et l'*Assimilation*, sur la *Digestion ;* 4° sur les *Humeurs, Sécrétions et Excrétions ;* 5° sur la *Température*.

1° Circulation. — Les troubles de la *circulation* sont extrêmement communs dans les psychoses, non seulement les troubles purement fonctionnels, mais aussi les troubles organiques. Les *maladies du cœur* paraissent, du reste, plus fréquentes chez les aliénés que chez les gens sains d'esprit. D'après DUNCAN GREENLESS, le chiffre des décès par affections cardiaques serait de 9,36 p. 100 chez les premiers et de 8,72 p. 100 chez les derniers. Le plus souvent la lésion cardiaque préexiste à l'état psychopathique et joue un rôle plus ou moins important dans sa production ; cependant elle peut être, dans une certaine mesure, la conséquence d'une excessive agitation (manie, lypémanie, angoisse, épilepsie).

Les maladies du cœur les plus fréquentes chez les aliénés sont l'*insuffisance mitrale* avec hypertrophie du ventricule gauche et les *lésions aortiques*. On a signalé chez les *épileptiques* (Lunier, Charon), chez les *vieux vésaniques* et chez les *déments* (Pichenot), des *ruptures* relativement fréquentes *du cœur*.

Les *altérations vasculaires*, bien que moins étudiées, se rencontrent aussi dans les psychoses, sous forme de *varices*, d'*hémorrhoïdes*, de *phlébites*, d'*hémorrhagies*, de *troubles vaso-moteurs* (cyanose, œdème, asphyxie locale, érythromélalgie, spasmes, ecchymoses spontanées, etc.) à peu près constants dans les formes *mélancoliques* et surtout *anxieuses* des *psycho-névroses* et des *psychoses* et qui paraissent varier avec les états pathologiques émotifs auxquels ils sont liés. On a même cherché à établir, par des expériences récentes, une relation constante entre ces états émotifs et les modifications vaso-motrices en vaso-dilatation et vaso-constriction (Klippel et Dumas, Vaschide et Marchand).

Une maladie cardio-vasculaire sur laquelle il est nécessaire d'insister, parce qu'elle nous parait avoir en psychiatrie une importance plus considérable que celle qu'on lui a accordée jusqu'ici, c'est l'*artério-sclérose*.

A côté des cas très nombreux de démence par ramollissement cérébral qui lui sont imputables, l'artério-sclérose, qui doit être considérée avec Huchard et les grands pathologistes modernes comme une maladie générale, souvent héréditaire et précoce, commençant par une période préartérielle ou de spasmes et finissant par l'athérome qui n'en est que la phase terminale, nous parait jouer un rôle essentiel dans d'autres affections nerveuses et mentales, en particulier dans certaines formes de *neurasthénie*, de *psycho-névrose anxieuse*, de *mélancolie avec conscience*, de *confusion mentale chronique*. Nous croyons même que l'artério-sclérose, maladie familiale, pourrait expliquer quelques cas de *névroses* et de *psychoses* se présentant avec un caractère *familial*. Ce parait être aussi l'avis de F. W. Langdon (1904).

Le *pouls* n'offre pas, dans les états psychopathiques, des altérations caractéristiques de quantité et de qualité. D'une façon générale, cependant, il est fréquent et élevé dans les états d'exaltation, tandis qu'il est lent, faible et concentré dans les états de dépression. Mais ce n'est pas là une règle absolue, car chez beaucoup de mélancoliques, même dans la stupeur, il peut atteindre 100 et 120 pulsations. Dans les formes chroniques, le pouls est habituellement normal, sauf chez les hallucinés et durant les paroxysmes d'agitation. Les variations rapides, le dicrotisme et le polycrotisme sont très fréquents chez les aliénés.

WOLF, qui a fait de nombreuses recherches sphygmographiques sur le pouls dans les diverses psychoses, a insisté sur ce fait qu'on y rencontre plus souvent qu'ailleurs la perte du parallélisme qui existe à l'état normal entre la courbe des températures et les oscillations du pouls. MORSELLI affirme néanmoins que les recherches de CLAUS ne justifient pas les résultats obtenus par WOLF. La sphygmographie serait surtout utile, d'après SHAFFER, pour distinguer les diverses périodes de la *folie circulaire*.

GREENLESS (*Mental science*, 1877) a tiré de ses observations sphygmographiques les conclusions suivantes : Dans la *manie aiguë*, on trouve les centres nerveux congestionnés, les parois artérielles relâchées, d'où une diminution de la tension artérielle et tracé dicrotique du pouls. A l'*état chronique*, le tracé se rapproche de la normale.

Dans la *mélancolie aiguë*, systole cardiaque faible, réplétion incomplète des artères. A l'*état chronique*, le pouls recouvre sa force.

Dans la *paralysie générale*, pouls variable suivant les périodes. Dans le premier stade, systole énergique, tension artérielle faible. Dans le deuxième, systole moins énergique, tension artérielle relevée. Dans le troisième, systole faible, mais l'ensemble du tracé se rapproche de celui du premier stade.

Chez les *déments*, le tracé montre une circulation torpide, due à une diminution du système vaso-moteur.

Chez les *imbéciles*, il y a toujours augmentation de la tension artérielle et de la systole.

2° Respiration. — On observe assez fréquemment, dans les psychoses et psycho-névroses, les *maladies chroniques de l'appareil respiratoire*, les *catarrhes bronchiques*, les *emphysèmes*, surtout la *tuberculose pulmonaire* dont les ravages chez les aliénés sont assez grands pour qu'on réclame de tous côtés, actuellement, des pavillons spéciaux dans les asiles pour les tuberculeux.

10.

La *fonction respiratoire* subit également des modifications notables dans les affections mentales. Chez les *maniaques*, à part sa fréquence, elle n'offre rien de particulier. Chez les *mélancoliques*, ses mouvements sont tantôt superficiels et très fréquents, tantôt lents et profonds ; on peut y constater aussi le type inverse du rythme normal, c'est-à-dire l'expiration plus longue que l'inspiration. Marcé et d'autres auteurs à la suite ont signalé chez ces malades l'augmentation notable du rapport entre le nombre des inspirations et celui des battements du cœur (1 à 5 ou 6 au lieu de 1 à 4). En un mot, comme l'ont établi Pachon et Rossi, l'excitation et la dépression se traduisent par l'hyper et l'hypoactivité de la fonction respiratoire, sans qu'il existe un type particulier de respiration dans la manie et la mélancolie.

Mosso, Rossi, et plus récemment Vaschide et Marchand, ont étudié les mouvements respiratoires dans les émotions pathologiques et les états morbides émotifs et anxieux à divers degrés. Le rythme respiratoire, accompagné parfois d'une fine trémulation, varie suivant l'intensité et la nature de l'émotion. Ces recherches ont nécessairement besoin d'être confirmées et précisées.

Il existerait dans la *paralysie générale*, d'après Klippel et Boeteau, trois types respiratoires et, d'après Rossi, un tremblement saccadé du tracé. Zenker et Mickle y ont noté dans les périodes avancées, spécialement au cours des accès apoplectiformes, les respirations intermittentes, rémittentes et arythmiques, comme dans le phénomène de Cheyne-Stokes. J'ai indiqué moi-même, dans les phases du début, des sortes de pauses respiratoires inconscientes, automatiques, survenant soit au moment du passage au sommeil, soit au cours du sommeil lui-même et déterminant des secousses du corps ou des réveils en sursaut.

3° Nutrition et assimilation, digestion. — Le premier élément d'appréciation, pour juger de l'état de *nutrition* d'un individu, consiste à examiner le rapport du *poids* avec la stature.

A la période prodromique de beaucoup de folies, avant même

que les troubles intellectuels éclatent, le *poids du corps* diminue
d'une façon notable. Dans les états d'agitation et de manie, il y
a en général dénutrition ; au contraire, dans les formes apathiques, les malades peuvent devenir polysarciques. Dans les folies
intermittentes et circulaires, on constate souvent des changements
réguliers de poids à chaque période d'accès. Dans le marasme de
la mélancolie, de la manie, de la paralysie générale, l'amaigrissement est progressif et peut atteindre parfois un degré extrême.
Enfin au déclin des accès aigus, l'embonpoint se rétablit, et c'est
là un indice favorable, à condition qu'il coïncide avec une amélioration parallèle de l'état mental.

Les *affections des voies digestives* et de leurs annexes sont très
fréquentes dans l'aliénation mentale. On y rencontre particulièrement : le *cancer*, l'*ulcère*, la *dilatation de l'estomac*, les *dyspep-*
sies, les *gastrites;* la *péritonite chronique*, le *catarrhe duodénal*,
le *cancer du rectum*, le *déplacement du côlon transverse*, la *dysen-*
terie, l'*entérite ;* la *congestion*, les *abcès*, les *calculs du foie*, la
néphrite interstitielle et parenchymateuse ; le *catarrhe de la vessie*,
la *cystite*, l'*hypertrophie de la prostate*, etc., etc.

Quant aux *troubles fonctionnels*, ils ne sont pas moins nombreux ni moins importants. Ce sont : l'*état saburral*, la *fétidité*
de l'haleine, les *régurgitations avec pyrosis*, les *vomissements* et
vomituritions, les *gastrorrhagies* et *entérorrhagies*, les *coliques*
intestinales, le *météorisme*, la *tympanite*, surtout la *constipation*,
la *diarrhée* et l'*incontinence des urines et des matières fécales*. On
peut observer ces symptômes dans toutes les formes de folies,
aiguës, chroniques, simples ou associées, mais ils sont plus spéciaux aux *états mélancoliques*, dans lesquels ils font rarement
défaut. C'est à eux qu'est dû, en grande partie, le refus d'aliments ou *sitiophobie* qu'il ne faut pas confondre avec l'inappétence, bien que celle-ci l'accompagne dans beaucoup de cas, ni
avec l'anorexie nerveuse ou mentale proprement dite.

Nous aurons à parler plus loin du rôle que jouent les maladies viscérales, en particulier celles de l'appareil digestif, dans
les *psychoses d'auto-intoxication*.

4° Humeurs, sécrétions et excrétions. — a. *Sécrétion*

salivaire. — La sécrétion salivaire est le plus souvent altérée par excès dans les maladies mentales (ptyalisme, sialorrhée). Les aliénés qui présentent cette particularité peuvent se diviser en trois groupes, d'après REINHARDT : 1º les *imbéciles,* les *idiots,* les *déments,* les *paralytiques,* chez qui la salive est fluide et aqueuse (paralysie vaso-motrice) ; 2º les *délirants systématisés* avec *délire d'empoisonnement* et *sitiophobie,* chez lesquels la salive, très abondante et d'abord aqueuse, devient ensuite épaisse et trouble par la chute irritative de l'épithélium glandulaire (réflexion consciente et processus morbide des centres psychiques) ; 3º les *maniaques,* les *circulaires,* les *sexuels,* chez lesquels la salive est vitrée, tenace, blanchâtre et visqueuse (excitation mécanique locale ou irritation du grand sympathique).

Dans certains cas, comme dans le *délire aigu,* le *delirium tremens,* l'expuition de la salive peut devenir, pour ainsi dire, incessante.

CRISTIANI, qui a procédé à l'analyse de la salive des aliénés sialorrhéiques, conclut qu'elle a une densité plus grande ; qu'elle est moins fluide, plus visqueuse, à réaction plutôt neutre qu'alcaline ; qu'elle contient moins et quelquefois pas du tout de sulfocyanure de potassium ; qu'elle a un pouvoir amylolytique plus considérable ; que c'est une salive mixte provenant de toutes les glandes salivaires ; qu'elle possède les attributs de la salive sympathique et non ceux de la salive due à l'excitation de la corde du tympan, ce qui explique l'absence d'action, sur le ptyalisme des aliénés, de l'atropine qui paralyse la corde du tympan.

b. *Sécrétion gastrique.* — La sécrétion gastrique est à peu près constamment troublée dans les dyspepsies et la sitiophobie des *mélancoliques* et des *délirants systématisés,* dans la polyphagie des *maniaques,* des *déments,* dans les vertiges stomacaux des *hypocondriaques,* des *épileptiques,* dans l'anorexie des *alcooliques,* dans la *dilatation* stomacale des *neurasthéniques,* etc.

L'analyse chimique du suc gastrique retiré par sondage pendant la digestion, a fait, comme on sait, diviser les dyspepsies en plusieurs catégories : par excès de peptones ; par dilution du suc gastrique ; par hyperchlorhydrie ; par fermentation (ALB. ROBIN). Les mêmes procédés scientifiques d'expérimentation ont permis à Carl von Noorden (1887) et Pachoud (1888) de constater que chez les mélancoliques il y a le plus souvent accélération de la digestion et hyperacidité du suc gastrique, due presque exclusivement à la présence de l'acide chlorhydrique libre.

Baumelon (1894), reprenant les recherches de Gaetano Riva, von Noorden, Pachoud, Plaezeck, Leubuscher et Ziehen, Devay, etc., sur le chimisme gastrique dans la *lypémanie*, a constaté que les troubles de ce chimisme, très fréquents, paraissent varier suivant la forme de la lypémanie : l'hypopepsie, qui est le trouble le plus fréquent, coïncidant avec la mélancolie dépressive, et l'hyperpepsie avec la stupeur. Ces troubles sont plutôt pour lui l'accompagnement que la cause de la maladie. Ils doivent être traités par le lavage de l'estomac préconisé par Régis.

Dotto, qui a étudié comparativement le chimisme gastrique et la toxicité de l'urine, et qui a conclu à la non-existence d'un rapport direct entre les deux, a trouvé que HCL est normal et parfois diminué dans la manie furieuse, notablement diminué dans la lypémanie avec ou sans agitation, normal dans la démence secondaire ; que le pouvoir digestif est bon dans la démence, bon ou un peu affaibli dans la manie, très affaibli dans la mélancolie ; que le pouvoir excito-moteur est augmenté dans la manie et la mélancolie agitée, moins augmenté dans la mélancolie avec stupeur, normal dans la démence.

Ricato (1894), qui a limité ses recherches à l'examen de la digestion chez les aliénés sitiophobes, a constaté que la digestion était toujours altérée dans la sitiophobie ; que l'acidité totale et l'HCL sont fortement diminués dans la mélancolie avec stupeur, légèrement diminués dans la mélancolie simple, normaux ou supérieurs à la normale dans la mélancolie anxieuse et agitée.

On a également, dans ces dernières années, entrepris des *recherches expérimentales* sur le *suc gastrique*.

Masetti (1895) a injecté à des animaux le contenu gastrique d'aliénés et d'individus sains. Ses conclusions sont : que le liquide extrait de l'estomac des aliénés s'est toujours montré très toxique ; que cette toxicité si considérable du suc gastrique des aliénés, surtout des sitiophobes, en regard de la toxicité nulle du suc gastrique des individus sains, n'est pas liée à l'hyperchlorhydrie, pas plus qu'à l'hypersécrétion, mais très probablement à la présence dans l'estomac d'une substance anormale.

Cela étant, trois hypothèses sont possibles : 1° Il s'agit d'une lésion primitive de la fonction gastrique (sous l'influence de fermentations pathologiques, il se produirait un poison qui, absorbé par un individu prédisposé du côté du système nerveux, causerait le trouble psychique) ; 2° la lésion de la fonction gastrique est secondaire à celle des centres nerveux, secondaire à la psychose (dans ce cas le poison absorbé contribuerait à son tour à aggraver la maladie mentale et à retarder la guérison) ; 3° l'estomac, comme le reste du tube digestif, est simplement l'organe éliminateur d'un principe toxique préformé, circulant dans le sang.

De toute façon, termine l'auteur, si la solution de cette question peut être très importante pour la pathogénie de la psychose, au point de vue thérapeutique il sera toujours utile, comme le recommande Régis, de pratiquer méthodiquement le lavage de l'estomac.

Dalzini (1895) qui s'est livré à des expériences analogues, mais seulement chez les *pellagreux*, a également constaté que, tandis que l'injection au lapin du suc gastrique normal n'avait aucune action nuisible, l'injection du suc gastrique de pellagreux avait une action toxique. Sur 10 animaux, 8 moururent en peu de temps, un resta deux mois paraplégique.

c. *Sécrétion biliaire.* — L'analyse de la sécrétion biliaire n'a pas encore été tentée chez les aliénés d'une façon aussi rigoureuse. On sait cependant que la bile se trouve en excès dans beaucoup de cas (mélancolie, états chroniques, délires toxiques) et qu'elle donne lieu soit à des poussées subaiguës d'ictère, soit à la formation plus ou moins sourde de calculs qu'on retrouve en grand nombre à l'autopsie. L'atonie intestinale de certains lypémaniaques et délirants systématisés peut se lier également à une sécrétion biliaire insuffisante.

Signalons les études de Klippel sur l'*insuffisance hépatique* dans la folie, décélée par l'épreuve de la glycosurie expérimentale, la présence de certaines matières colorantes dans l'urine, la diminution de l'urée, l'augmentation de l'acide urique, l'état des matières fécales et surtout l'urobilinurie. Klippel a pu voir que les variations d'urobiline correspondaient à des variations concomitantes du délire, d'où sa conclusion que le foie influence les troubles psychiques et qu'il y a, dans ces cas, nécessité d'une médication agissant sur l'insuffisance hépatique.

Gilbert et Lereboullet ont repris récemment la thèse de l'origine biliaire de la *mélancolie*.

d. *Sécrétion sudorale.* — La sécrétion sudorale est fréquemment altérée, comme on sait, dans les états émotifs et dans les maladies de la moëlle épinière. Il en est de même chez les aliénés. Beaucoup ont la peau sèche, les cheveux hérissés et secs par suite d'une diminution de la sueur (anidrose) ; tels sont les *mélancoliques*, les *stupides*, les *paralytiques généraux*. D'autres, au contraire, transpirent d'une façon très abondante (hyperidrose), tellement parfois que leurs téguments deviennent froids et œdématiés (manie, neurasthénies émotives, obsessions). Le début de certaines maladies mentales est marqué, dans certains cas, par la disparition de la sueur ou, au contraire, par l'apparition de sueurs locales ou générales (paralysie générale, délire hypocondriaque). J'ai observé, surtout dans l'*arthritisme*, un balancement très net entre l'état mental et la sécrétion de la sueur.

L'odeur nauséabonde que répandent beaucoup d'aliénés et qu'on a comparée depuis longtemps à l'odeur de souris, dépendrait plutôt, d'après Morselli, de la saleté ou de l'haleine fétide des malades que de la modification chimique des exhalaisons cutanées. Toutefois, une acidité plus grande accompagne ordinairement les phases d'agitation dans les folies cycliques. Quelques idiots exhalent une odeur de musc (Frigerio).

La *toxicité de la sueur*, qui a été étudiée chez l'homme normal et dans certaines névroses par Arloing, Mairet et Ardin-Delteil, n'a pas encore été examinée dans les psychoses. Seul, à ma connaissance, Mavrojannis (1898), qui a trouvé que la sueur

des épileptiques ne paraissait pas jouir des propriétés toxiques
et convulsivantes intenses que CABITTO lui avait attribuées, a
également fait porter ses expériences sur certains aliénés, les
mélancoliques. Il a trouvé que la toxicité sudorale n'était pas
augmentée chez eux.

e. *Sécrétion sébacée.* — La sécrétion sébacée n'a guère été
étudiée chez les aliénés. On ne la connaît d'ailleurs que très
imparfaitement, même à l'état physiologique. ARNOZAN, d'après
quelques expériences tentées avec moi à cet égard, a constaté
quelques particularités chez les aliénés, sans cependant observer
encore rien de précis. A plusieurs reprises cependant, nous avons
déterminé l'existence de matière sébacée, chez les paralytiques
généraux, dans des points où il n'en existe pas habituellement, le creux axillaire, par exemple.

f. *État du sang.* — L'étude du sang dans les psychoses prend
une importance de plus en plus grande.

JOHNSON SMYTH (1890) a étudié le sang des aliénés et repris, à
cet égard, les recherches de GALLOPAIN, RAGGI, RUTHERFORD,
MARPHAL, SEPPILI, etc., qui avaient noté l'hypoglobulie et la
diminution de l'hémoglobine principalement chez les femmes
aliénées et dans la folie pellagreuse.

Ses analyses se résument dans le tableau suivant :

	HÉMOGLOBINE	GLOBULES ROUGES	POIDS SPÉCIFIQUE
	p. 100.	par mm³.	
État de santé	93	5.106.000	1,056
Mélancolie.	69,7	4.684.000	1,057
Épilepsie	62,8	4.520.800	1,059
Paralysie générale. . . .	68,7	4.700.250	1,060
Démence secondaire . . .	53,7	4.070.000	1,061

D'où il résulte nettement que chez les aliénés, il y a, d'une
façon générale, diminution de l'hémoglobine et des globules
rouges du sang, tandis qu'au contraire le poids spécifique de

ce liquide s'y trouve augmenté. D'où il résulte aussi que les formes morbides dans lesquelles ces particularités se trouvent le plus marquées sont, par ordre décroissant : la démence secondaire, l'épilepsie, la mélancolie et la paralysie générale. Quant à la proportion comparative des globules blancs et des globules rouges, l'auteur affirme qu'il n'a pas trouvé de variations constantes d'avec la normale.

Les recherches sur l'état du sang chez les aliénés se sont multipliées dans ces dernières années.

En ce qui concerne les psychoses, nous citerons, parmi les travaux les plus importants, ceux de Paul Winckler, Krypiakiewicz, Agostini, Witmore Steele, Burton, Roncoroni, Lui, Obici et Bonon, Vorster, Craig, Toulouse et Vaschide, Legrain, Dotto, Heveroch et Kollita, Somers, Percival Mackie, Khoumbiller, etc., qui ont successivement étudié le poids spécifique, la pression, l'alcalinité, la résistance globulaire ou isotonie, la constitution générale et les divers éléments du sang dans les psychoses.

Bornons-nous à citer ici les conclusions de Elbert M. Somers (1896) et de Dotto (1896).

Conclusions de Somers : 1° dans tous les cas de folie, il y a lésion du sang, consistant en diminution des globules rouges et de l'hémoglobine, augmentation des globules blancs ; 2° ce sont les formes mélancoliques qui offrent la plus grande diminution de l'hémoglobine ; la plupart du temps, les cellules éosinophiles y sont entièrement absentes ; la poïkilocytose est caractéristique de la mélancolie : 3° les cellules éosinophiles sont très augmentées dans la manie, bien que le nombre total des globules blancs n'augmente pas proportionnellement ; 4° il y a d'étroites relations entre l'hypertrophie cardiaque, l'artério-sclérose, la mal-nutrition du sang et l'évolution des maladies mentales.

Conclusions de Dotto : 1° dans les premiers temps de la psychose, on trouve généralement une diminution du nombre des hématies et surtout de la quantité d'hémoglobine. Lorsque les formes tendent à la démence, l'hypoglobulie est moindre et l'hémoglobine se rapproche de la normale. Dans la démence, on trouve les hématies normales, l'hémoglobine de même; 2° l'observation clinique montre que des rapports mutuels doivent exister entre l'état du système nerveux central et celui du sang. Les altérations du sang peuvent produire des troubles nerveux et mentaux, de même que les affections des centres nerveux peuvent influer sur la composition du sang. A cause de la difficulté de l'anamnèse chez les aliénés, il est difficile de savoir quelle est la lésion primitive; 3° la maladie mentale dans son stade aigu, soit directement par les altérations des centres, soit indirectement par la fatigue musculaire, l'insomnie, l'alimentation insuffisante à réparer les pertes, peut provoquer un état de dénutrition avec altération de la crase sanguine. Quand le malade tend vers la démence, avec l'amélioration de la nutrition générale coïncide le processus de réparation du sang; 4° on a donc dans l'observation systématique du sang un excellent élément de pronostic.

En ce qui concerne spécialement la *paralysie générale*, les recherches ont également été poussées assez loin dans ces dernières années. Nous les mentionnerons plus loin, au chapitre consacré à cette maladie.

Ces travaux, encore à leur début, sont à poursuivre. Il en est de même de ceux concernant la *bactériologie du sang* chez les aliénés et les paralytiques généraux et que nous avons signalés plus haut. C'est surtout dans les *psychoses infectieuses* et *toxiques*, nous semble-t-il, qu'ils sont susceptibles de donner les meilleurs résultats. Signalons déjà, à ce point de vue, les premiers résultats obtenus récemment dans la démence précoce, par DIDE et CHENAIS ainsi que par LEWIS C. BRUCE et PEEBLES, et dont nous parlerons plus loin.

g. *Liquide céphalo-rachidien.* — Le liquide céphalo-rachidien avait été jusqu'ici peu étudié dans les psychopathies. On avait seulement noté son augmentation et son hypertension dans l'*hydrocéphalie*, la *stupidité*, la *paralysie générale*, d'où, en Angleterre surtout, des essais de traitement de cette dernière maladie par la ponction lombaire et le drainage. Quelques auteurs, comme BELLISARI, avaient également signalé son *hypertoxicité* dans la *paralysie générale*, tandis que d'autres affirmaient y découvrir un bacille pathogène dans le *délire aigu* (Rasori) parfois même dans la paralysie générale (Montesano et Montessori). Dans ces dernières années, le liquide céphalo-rachidien a été l'objet, dans les psychopathies, de très nombreux travaux par la méthode de Widal, Sicard et Ravaut. Il résulte de ces travaux, particulièrement de ceux de Babinski, Nageotte, Séglas, Dupré et Devaux, Joffroy et Mercier, etc., que dans la paralysie générale, le liquide céphalo-rachidien présenterait à peu près constamment une lymphocytose plus ou moins abondante qui n'existerait pas dans les vésanies. Le *cyto-diagnostic* serait donc un moyen excellent pour déceler la paralysie générale à son début et pour la distinguer des états plus ou moins similaires. Nous reviendrons plus tard sur ce point particulier.

L'analyse chimique du liquide céphalo-rachidien a commencé également de solliciter l'attention de certains auteurs, tels que Parant fils, Marchand, Sicard et Widal, Lannois et Boulud, etc., au point de vue surtout de l'albumine et du sucre.

h. *Urine.* — La plus importante des sécrétions, chez les aliénés comme à l'état physiologique, est celle de *l'urine.*

L'urine peut être altérée, chez les aliénés, dans sa *quantité* et dans sa *qualité.*

Au point de vue quantitatif, ses altérations consistent en modifications des principes physiologiques ou introduction de principes pathologiques.

L'urée, les phosphates et les chlorures se retrouvent tantôt en excès (paralytiques et maniaques), tantôt au-dessous du chiffre normal (mélancoliques, déments).

Quant à l'acide phosphorique, il résulte des recherches de Mendel et de Mairet que dans la manie, la lypémanie et les périodes d'agitation de la folie, il y a augmentation de phosphates, surtout terreux, tandis que dans l'idiotie et la démence, où la nutrition générale est ralentie, il y a diminution de l'élimination de ces sels.

Le Dr Johnson Smyth, dans le travail cité plus haut, résume ainsi qu'il suit la composition de l'urine dans les diverses formes d'aliénation :

	QUANTITÉ D'URINE en cc. par jour.	TOTAL DES SOLIDES en grammes par jour.	URÉE en grammes.	ACIDE URIQUE en grammes.	CRÉATININE en grammes.	CHLORURE DE SODIUM en grammes.	ACIDE PHOSPHORIQUE en grammes.
État de santé. . . .	1356,2	37,8	23.2	0,9	1,3	9,0	1,2
Mélancolie.	1295,8	38,87	25,94	1,8	—	—	1,65
Épilepsie.	1526,8	36,8	25,17	2,1	---	—	2,19
Démence secondaire	408	34,8	20	2,0	2.9	—	0,69
Paralysie générale . .	1578	47,0	26	3,1	3,3	—	1,6

D'où il suit : 1° que la quantité d'urine excrétée est supérieure
à la normale dans la paralysie générale et dans l'épilepsie, inférieure dans la mélancolie et la démence secondaire ; 2° que le
total des solides est surtout augmenté dans la paralysie générale ; 3° que le chiffre de l'urée est légèrement en excès dans
les psychoses, excepté dans la démence; 4° que l'acide urique
est notablement au-dessus de la moyenne physiologique, d'abord
dans la paralysie générale, puis dans l'épilepsie et dans la
démence ; 5° que la créatinine est également plus considérable
dans la paralysie générale et la démence ; 6° enfin, qu'il semble
y avoir un léger excès d'acide phosphorique dans l'épilepsie,
mais que ce principe diffère très peu de la normale dans les
autres affections.

Certains auteurs, comme STEFANI (1894), LUI (1895), MORGAN
(1896) ont étudié le poids spécifique, l'urée, l'acide phosphorique et les proportions des divers phosphates, enfin la composition générale de l'urine chez les aliénés.

Les conclusions de l'important travail de MORGAN sont les
suivantes : 1° l'urine des aliénés est généralement de haute
densité, le total des solides étant augmenté; 2° l'albumine se
rencontre surtout dans la démence sénile et organique ; elle est
tout à fait exceptionnelle dans la folie ; 3° les phosphates, les
urates, l'acide urique, l'oxalate de chaux sont généralement

augmentés. Les phosphates le sont surtout dans la manie récurrente, l'acide urique et les urates surtout dans la manie aiguë,
l'oxalate de chaux surtout dans les formes caractérisées par la
dépression ; 4° la proportion des cas où l'urine n'a pas été trouvée normale est très élevée : 212/300, soit 70, 6 p. 100.

Pour ce qui est des éléments pathologiques de l'urine, ce n'est
pas seulement l'*albumine* et le *sucre* qu'il est nécessaire de
rechercher.

Le *sucre* peut se rencontrer en proportions variables chez les
aliénés diabétiques, dans le *délire aigu*, le *delirium tremens*, l'alcoolisme *chronique*, l'*épilepsie*, la *paralysie générale* au début ou
après des attaques congestives.

L'*albumine*, d'après Koppen (1888), serait surtout fréquente
dans les *délires* liés à une *néphrite chronique*, à l'*artério-sclérose*,
dans le *délire aigu*, la *paralysie générale*, l'*épilepsie*. Elle se présenterait soit sous sa forme habituelle, soit sous la forme de
propeptone (hémi-albuminose ou paralbumine). Dans certains
cas de *folie dite brightique* (Dieulafoy, Raymond) l'état mental
suit exactement les fluctuations de l'urémie.

Le Dr Marro (*Neurol. Centralblatt*, 1888) dit avoir constamment rencontré la *peptonurie* chez vingt-un *déments paralytiques*.
La quantité de peptone était parfois minime et il fallait de
800 à 1.200 centimètres cubes d'urine pour obtenir la réaction
de Hofmeister. Elle était plus considérable dans les cas à marche
aiguë ou à complications.

L'auteur est allé jusqu'à affirmer que l'absence de peptone
pouvait exclure la paralysie générale.

Le même Marro (*Archiv. di Freniatria*, 1889) a trouvé de
l'*acétone* en quantité marquée dans l'urine des malades morts à
la suite de *délire aigu* avec *hallucinations terrifiantes*. Il croit
que la présence de cet élément morbide est en rapport avec l'existence de ce genre d'hallucinations.

En dehors du sucre et de l'albumine, on trouve chez les aliénés les produits anormaux les plus variés, tels que l'*indican*,
l'*acide diacétique*, la *tyrosine*, l'*urobiline*, des *cylindres*, le plus
souvent mélangés avec de l'albumine, du *mucus*, du *pus*, des
cellules épithéliales, des *leucocytes*, jusqu'à du *sang*.

Certains auteurs, au lieu d'étudier l'urine chez les aliénés en général l'ont étudiée dans certaines formes particulières d'états psychopathiques: Mabille et Lallemant (1890), Mazocchi (1892), Cleon Melville Hibbard (1898) dans la *mélancolie;* Stefani (1895) dans *la folie à double forme;* Hurd (1897) dans les *psychoses d'auto-intoxication;* Dide et Chenais (1902) dans la démence précoce: Lailler (1890), Klippel et Serveaux (1894), Siegmund (1894), Turner (1895) dans la *paralysie générale.* Ils ont ainsi signalé dans chacun de ces états certains caractères de l'urine que nous aurons à mentionner.

On a également tenté quelques recherches sur les *ptomaïnes* dans les urines des aliénés, particulièrement dans les *psychoses d'intoxication* (Ballet et Roubinovitch), mais ces recherches, très délicates et très difficiles, ont été forcément très limitées jusqu'ici.

A la suite des importants travaux de Ch. Bouchard, de nombreuses expériences ont été faites sur la *toxicité de l'urine* chez les aliénés. Mon élève Chevalier-Lavaure a ouvert la voie dans sa thèse en 1890. Puis sont venus Raphael Dubois et Weil (1891), de Boeck et Slosse (1891), Brugia (1892), Mairet et Bosc (1892), Ballet et Roubinovitch (1893), Dotto (1895), Mac-Lane Hamilton (1896), Parisot et Levy (1896), J. Massaut (1896), Stefani (1896), Christiansen (1898).

Tout d'abord ces expériences paraissaient avoir démontré que l'urine des maniaques était hypotoxique, excitante et convulsivante et celle des mélancoliques hypertoxique et déprimante. Puis on constata que les résultats étaient variables et contradictoires, que les méthodes étaient imparfaites, que la toxicité de l'urine, simple liquide excrémentiel, ne représentait pas, comme celle du sang, par exemple, la toxicité réelle de l'organisme, et finalement on paraît avoir renoncé, depuis quelques années, à ce procédé d'investigation.

La méthode expérimentale ne doit pas cependant être abandonnée, car elle est susceptible de fournir en psychiatrie des données intéressantes. Toutefois, pour être précise et utile, elle devrait à notre avis être comparative, c'est-à-dire qu'elle devrait déterminer à la fois la toxicité d'une humeur intérieure, le sang et d'une excrétion, l'urine. Le rapport entre les deux peut seul indiquer l'état réel de toxicité de l'organisme.

5° Température. — La folie est presque toujours une maladie apyrétique qui, dans beaucoup de cas, n'altère pas l'équilibre entre les sources de la chaleur animale et ne s'accompagne pas, sauf dans des phases et des formes déterminées, d'une réaction de l'organisme. C'est pourquoi les recherches thermométriques restent chez elle d'une application limitée.

Tout ce que l'on peut dire, c'est que la température est plus ou moins supérieure à la normale dans les états d'excitation et plus ou moins inférieure dans les états de dépression.

A l'inverse des vésanies, les psychoses d'intoxication et d'infection s'accompagnent presque toujours d'une modification de la température, soit dans le sens de l'abaissement (confusion mentale asthénique, stupeur, auto-intoxication hépatique), soit surtout dans le sens de l'élévation (délires toxiques aigus). L'existence de la fièvre chez un délirant doit même d'emblée faire songer non à une vésanie pure, mais à une psychose symptomatique.

On peut aussi observer des poussées passagères de fièvre dans la paralysie générale, sous l'influence de complications, en particulier sous l'influence des ictus congestifs.

SECTION II

PSYCHOPATHIES-INFIRMITÉS

Après avoir, dans la première section, étudié la symptomatologie générale des *psychopathies-maladies* ou *psychoses*, nous allons étudier, dans la seconde section, la symptomatologie générale des *psychopathies-infirmités* ou *infirmités psychiques*.

Les symptômes constitutifs des psychopathies-infirmités ou infirmités psychiques diffèrent suivant qu'ils appartiennent aux *infirmités psychiques d'évolution* (Dégénérescences) ou aux *infirmités psychiques d'involution* (Démences). Les premiers sont en effet des *vices d'organisation*, les seconds des *signes de désorganisation*.

§ 1. — VICES D'ORGANISATION
(STIGMATES DE DÉGÉNÉRESCENCE)

Les *vices d'organisation* sont couramment désignés aujourd'hui sous le nom de *stigmates de dégénérescence*. Les stigmates de dégénérescence consistent en anomalies, malformations, déviations, excès ou arrêts de développement, probablement dus, comme l'indiquent les expériences de FÉRÉ et comme le pense NACKE, à des troubles de nutrition dans la vie intra-utérine, et qui peuvent porter non seulement sur la constitution psychique de l'individu, mais encore sur sa constitution physique ou somatique, c'est-à-dire sur tous les appareils ou organes de l'économie. Nous avons essayé de réunir dans le tableau suivant, de façon à pouvoir les embrasser dans un rapide coup d'œil d'ensemble, la plupart de ceux qui ont été signalés depuis MOREL. Nous n'avons pas cru utile d'adopter les divisions des stigmates proposées par certains auteurs en *stigmates anatomiques*, et *stigmates fonctionnels*. On risque ainsi, comme l'ont fait quelques-uns, de ranger au nombre des stigmates fonctionnels la plupart des symptômes et des syndromes de la pathologie mentale et nerveuse. Nous nous contenterons de distinguer les stigmates de dégénérescence en *physiques* et *psychiques*, en les énumérant dans un ordre logique et en ne retenant que ceux susceptibles de se présenter chez les dégénérés avec un caractère nettement constitutionnel.

A) STIGMATES PHYSIQUES

1° Taille, développement général du corps :
Gigantisme. Nanisme. Infantilisme. Féminisme. Acromégalie.

2° Peau et appendices cutanés :
1° Anomalies d'épaisseur et de coloration de la peau. Nævi pigmentaires et érectiles. Ichthyose. Vitiligo. Albinisme. Polysarcie. Stéatopygie.

2° Absence de poils (Atrichose). Exagération du système pileux (Hypertrichose). Moustache et barbe chez la femme.

3° Anomalies de quantité, d'épaisseur, de couleur, d'implantation, de direction des cheveux. Déviation du tourbillon et double tourbillon (FÉRÉ). Absence, exagération, jonction des sourcils.

4° Anomalies des ongles. Onycophagie.

3° Crâne:

1° Anomalies de volume: Microcéphalie. Macrocéphalie. Hydrocéphalie.

2° Anomalies de forme : Asymétrie. Plagiocéphalie (crâne oblique ovalaire et ses variétés). Scaphocéphalie (crâne en carène). Oxycéphalie ou Acrocéphalie (crâne en pointe, en pain de sucre). Trochocéphalie (crâne très rond). Platicéphalie (crâne à voûte aplatie). Trigonocéphalie (crâne en triangle à base occipitale). Naticéphalie (crâne en forme de fesses). Sténocrotaphie (Étroitesse fronto-temporale).

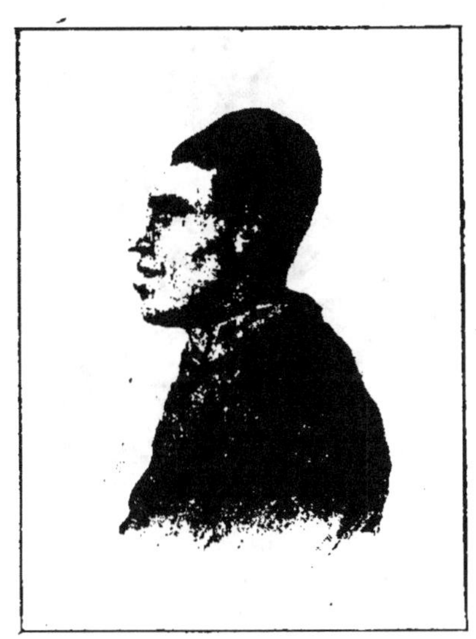

Fig. 1.

Microcéphalie (d'après MOREL. *Traité des Dégénérescences de l'espèce humaine. Atlas*).

4° Face :

A. FORME ET ASPECT GÉNÉRAL. — Asymétrie. Ressemblances animales.

B. OS MALAIRES. — Saillie des zygomes.

C. YEUX. — 1° *Orbite* : Saillie des arcades; écartement ou rapprochement des cavités orbitaires. 2° *Paupières* : Étroitesse, obliquité de la fente palpébrale, ptosis congénital, ectropion, entropion, trichiasis, épicanthus. 3° *Conjonctives* : Rudiment de la membrane clignotante. Taches pigmentaires ou érectiles. Ptérigyon congénital. 4° *Globe oculaire* : Asymétrie, saillie exagérée. Microphtalmie. Hydrophtalmie. Anomalies de courbure. Astigmatisme. Opacités congénitales. 5° *Iris* : Absence totale ou partielle, coloboma ou division congénitale, asymétries de forme, de coloration de l'iris (stigmate irien de FÉRÉ), albinisme, anomalies de dimension, de contour, d'ouverture de la pupille, persistance de la membrane pupillaire. 6° *Cristallin* : Cataracte congénitale. Ectopie congénitale du cristallin. 7° *Parties profondes de l'œil* : Décoloration de la choroïde. Coloboma de la choroïde et de la rétine. Implantation anormale de l'artère centrale. 8° *Stigmates fonctionnels* : Cécité. Strabisme. Myopie. Hypermétropie. Astigmatisme. Rétrécissement congénital du champ visuel.

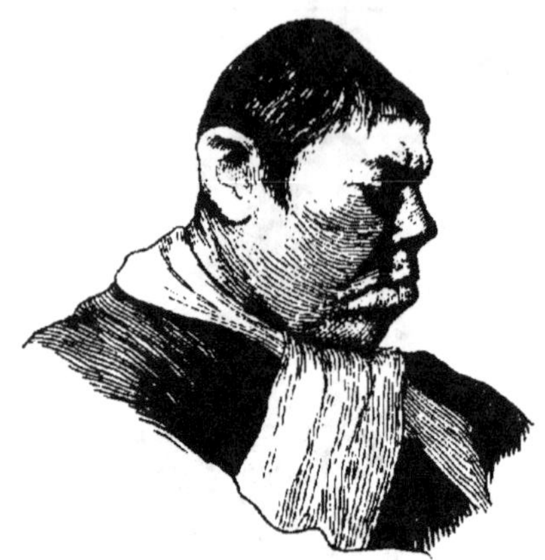

Fig. 2.

Oxycéphalie (d'après MAZIER, *Thèse de Paris*, 1879).

D. OREILLES. — 1° Anomalies de configuration générale et de dimensions. 2° Anomalies de position et d'insertion. 3° Anomalies de l'hélix. 4° Anomalies de l'anthélix. 5° Anomalies de la fourche crurale et de la fossette intercrurale. 6° Anomalies de la conque et de l'orifice tympanique. 7° Anomalies de la fossette scaphoïde. 8° Anomalies du lobule. 9° Oreilles de BLAINVILLE, de MOREL, de WILDERMUTH, de STAHL. 10° Surdité congénitale.

E. NEZ, FOSSES NASALES, NASO-PHARYNX. — Absence du nez. Développement excessif. Aplatissement extrême de la racine. Déviation de la pointe en haut. Bifidité. Déviation de la cloison. Atrésie. Oblitération des narines. Végétations adénoïdes.

F. BOUCHE. — 1° *Lèvres* : Anomalies de l'ouverture buccale.

Volume exagéré des lèvres. Petitesse des lèvres. Exstrophie des lèvres. Bec-de-lièvre.

2º *Langue* : Macroglossie. Microglossie. Langue scrotale. Exagération du frein. Bifidité de la pointe. Exstrophie linguale. Incontinence salivaire.

3º *Palais* : Malformation de l'arcade palatine. Malformations de la voûte du palais (Division congénitale. Asymétrie. Voûte plate. Voûte ogivale. Voûte en dôme. Voûte angulaire).

4º *Voile du palais.* — Division congénitale. Déviation et bifidité de la luette.

5º *Mâchoires et dents.* — *a.* Anomalies d'évolution des dents. Précocité ou retard de la dentition ; persistance de la première dentition.

b. Anomalies de forme et de grosseur des dents : Microdentisme, nanisme, gigantisme dentaires.

c. Anomalies de structure : Tubercules, dentelures, crénelures, sillons, érosions.

d. Anomalies de nombre : Absence d'une ou plusieurs dents, dents supplémentaires ou surnuméraires.

e. Anomalies de siège : Implantations vicieuses. Hétéropies dentaires.

f. Anomalies de direction : antéversion, rétroversion, torsion des dents.

g. Anomalies de disposition : Réunions ou divisions anormales des dents, écartement des dents, engrènement des couronnes.

h. Anomalies des mâchoires : prognathisme supérieur ; prognathisme inférieur ou progénie ; grosseur et lourdeur de la mandibule. Apophyse lémurienne d'ALBRECHT, (saillie du bord inférieur de l'angle de la mâchoire). Anomalies d'articulation des arcades dentaires. Impossibilité du rapprochement des arcades dentaires en avant (CRUET).

i. Anomalies fonctionnelles : Mutité, blésité, bredouillement, grasseyement, zézaiement, nasonnement, etc.

5º Tronc et viscères :

1º Anomalies de grosseur et de forme du cou. Goitre, crétinisme, Myxœdème.

2º Anomalies du thorax : thorax de pigeon, thorax en enton-

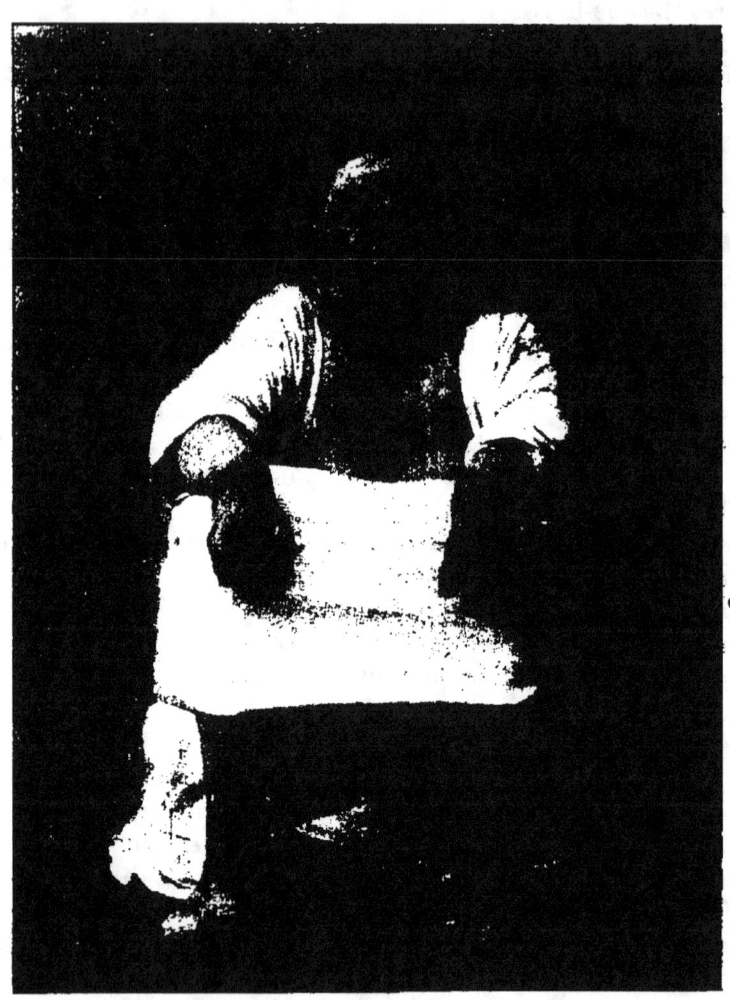

Fig. 3.

Dégénérée avec stigmates physiques multiples de dégénérescence
(collection de l'auteur (Voir p. 194).

noir (Ramadier et Sérieux), en gouttière, en carène. Division
du sternum. Variations du nombre et de la forme des côtes.

3º Anomalies de la colonne vertébrale : Déviations. Saillie des

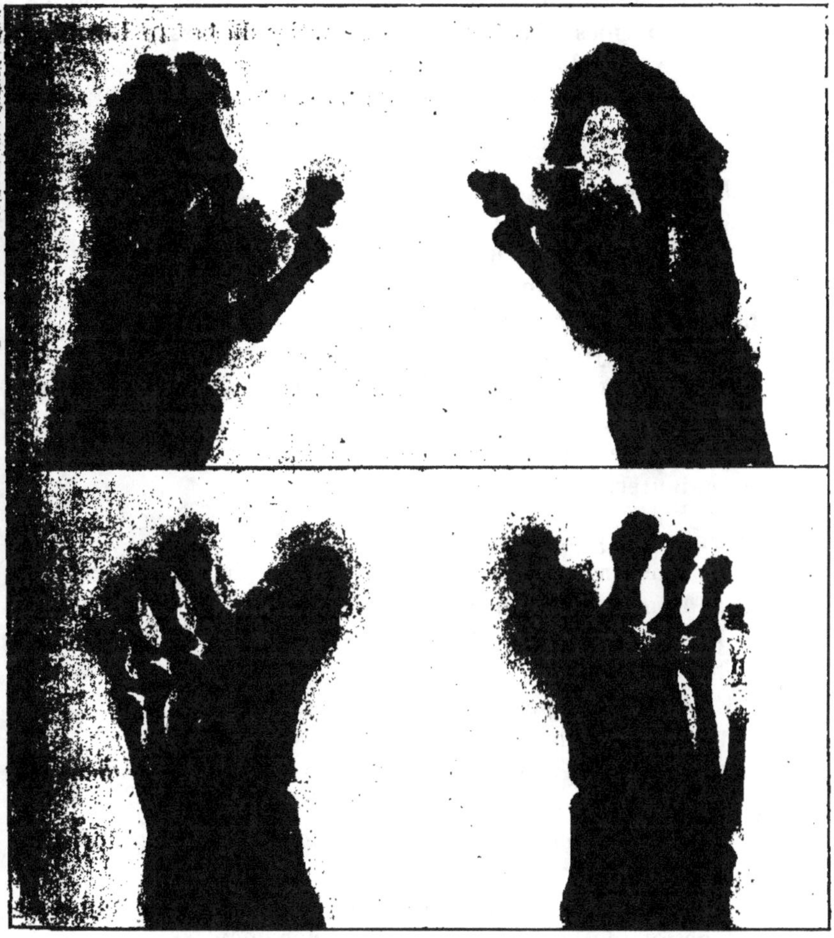

Fig. 4.

Reproduction radiographique des mains et des pieds de la malade
précédente (due à l'obligeance du professeur BERGONIÉ).

apophyses épineuses. Spina bifida. Malformations du sacrum et
du coccyx.

4º Anomalies des viscères thoraciques. Anomalies pulmonaires.

Anomalies et déviations du cœur. Persistance du trou de Botal.

5° Anomalies du ventre et du bassin : Exagération du volume du ventre. Hernies congénitales. Anomalies du bassin. Luxation congénitale de la hanche.

6° Anomalies des viscères abdominaux : Estomac, foie, reins, rate, etc. Mérycisme.

6° **Membres** :

1° Achondroplasie. Rachitisme.

2° Anomalies et difformités des articulations.

3° Ectromélie. Hémimélie. Phocomélie. Macromélie. Micromélie. Brachymélie. Dolichomélie.

4° Mégalodactylie. Brachydactylie. Ectrodactylie et Syndactylie (pince de homard). Polydactylie. Anomalies du pouce. Pied bot. Pied préhensile.

5° Gaucherie ou mancinisme. Ambidextrie. Retard dans la marche. Boiterie.

7° **Organes génitaux** :

A. 1° Anomalies de forme, de volume, de direction de la verge et du gland. Vices de conformation du prépuce. Phimosis.

2° Anorchidie. Monorchidie. Cryptorchidie. Macrorchidie. Atrophie testiculaire.

3° Epispadias, Hypospadias.

B. 1° Atrésie de la vulve.

2° Absence, imperforation, rétrécissement, cloisonnement du vagin.

3° Exagération ou petitesse des grandes lèvres, du clitoris, de l'hymen.

4° Stigmates obstétricaux de R. et H. LARGER (anomalies de la conception, de la grossesse, de l'accouchement).

C. 1° Anomalies des mamelles : Mégalomastie. Polymastie. Gynécomastie.

2° Impuberté. Retard de la puberté.

Je place ici l'intéressante photographie ainsi que la reproduction radiographique des mains et des pieds d'une jeune fille de vingt ans, observée par le professeur PICOT et actuellement dans mon service clinique, qui résume en elle de façon très nette la plupart des stigmates physiques de dégénérescence, en particulier les suivants : Obésité. Épaisseur excessive des cheveux. Macrocéphalie. Asymétrie de la face. Exstrophie oculaire. Aplatissement de la racine du nez. Voûte palatine angulaire et très étroite, presque linéaire. Absence du voile du palais. Anomalies et dystrophies dentaires multiples. Prognatisme inférieur. Nasonnement. Syndactylie (pince de homard) des deux mains et des deux pieds. Mégalomastie. (Voir fig. 3 et 4, p. 192, 193.)

B) STIGMATES PSYCHIQUES

1° Facultés intellectuelles :
1° Inexistence totale ou partielle des facultés intellectuelles. Arrêt de développement. Précocité ou retard intellectuel.

2° Déséquilibration. Désharmonie :

a. *Lacunes* (raisonnement, jugement, bon sens, esprit de suite, instabilité, attention (aprosexie), volonté (aboulie) ;

b. *Aptitudes et talents* (Mémoire, imagination, ingéniosité, élocution, poésie, arts, mécanique, etc.).

2° Facultés morales :
1° Inexistence totale ou partielle des facultés morales.

2° Déséquilibration, désharmonie.

a. *Lacunes* (Sentiments affectifs (inaffectivité). Sens moral (amoralité). Sentiments éthiques).

b. *Aptitudes et penchants* (Émotivité. Entraînements passionnels et instinctifs. Irritabilité. Impulsivité. Perversions sexuelles).

3° Facultés sociales :
Inadaptabilité familiale, professionnelle, corporative, militaire, sociale. Mysticisme religieux et politique.

La nomenclature ci-dessus constitue, bien entendu, une simple réunion de vices d'organisation susceptibles de devenir des stigmates de dégénérescence. Chacun d'eux, en effet, pris isolément, n'a que la valeur d'une simple malformation, d'une anomalie pouvant, à ce titre, se rencontrer chez les individus sains. Pour que cette anomalie marque la dégénérescence et, par suite, prenne les caractères d'un stigmate, il faut et qu'elle ait une réelle importance par elle-même et surtout qu'elle soit associée à un certain nombre d'autres anomalies. Pour qu'il y ait dégénérescence, il faut, peut-on dire à juste titre, un *bloc* de stigmates.

Cela étant, il importe d'indiquer ici les vices d'organisation qui occupent les premiers rangs dans la hiérarchie des stigmates et aussi les modes d'association les plus fréquents de ces stigmates entre eux dans la dégénérescence.

Les vices d'organisation les plus importants sont, cela se conçoit aisément, les vices d'organisation psychique. C'est qu'en effet ces vices d'organisation ne représentent pas seulement, comme les malformations physiques, les signes révélateurs plus ou moins fidèles de la dégénérescence ; ils en sont eux-mêmes les éléments constitutifs.

Les stigmates essentiels de la dégénérescence sont donc les stigmates psychiques et, parmi eux, ceux que nous avons désignés sous le nom de : Arrêt de développement intellectuel et moral ; déséquilibration ; instabilité ; impulsivité ; amoralité ; inaffectivité ; insociabilité.

Parmi les malformations physiques, celles qui ont le plus de valeur comme stigmates de dégénérescence sont : les *malformations du crâne* (microcéphalie, plagiocéphalie, scaphocéphalie, oxycéphalie, etc.) ; les *malformations des organes génitaux* (anorchidie, hypospadias, épispadias, impuberté, etc.) ; les *malformations des mâchoires*, des dents ; l'absence de langage et les vices de prononciation : les *malformations des oreilles ;* les *malformations de la voûte palatine.*

Un individu porteur de vices d'organisation dans chacune de ces parties du corps est sûrement un dégénéré.

Les malformations du crâne, des organes génitaux, des mâchoires et des dents sont trop connues et trop faciles à constater pour que nous en reprenions l'étude en détail ici. Nous nous bornerons donc à entrer dans quelques considérations sur les malformations des oreilles et les malformations du palais, parce qu'elles sont d'une appréciation plus délicate et que, suivant

FRIGERIO et CHARON, elles viennent en tête, par leur fréquence, parmi les stigmates de dégénérescence.

C) MALFORMATIONS DE L'OREILLE

Les malformations de l'oreille, comme stigmates de dégénérescence, ont été spécialement étudiées par GIACCHI, FÉRÉ et SÉGLAS, LANNOIS, FRIGERIO, BINDER, GRADENIGO, VOLI, PETRONA EYLE, SCHWALBE, ADOLF MEYER, FRED. PETERSON, JOHN R. LORD, WARDA, etc.

Elles peuvent porter sur l'ensemble de l'oreille ou sur chacune de ses parties constituantes.

Pour les mieux saisir, nous reproduirons ici l'oreille normale, d'après FÉRÉ et SÉGLAS, ainsi que les mesures principales de l'oreille, d'après SCHWALBE et d'après MEYER.

La *forme générale de l'oreille* peut être anormale et présenter les aspects les plus variés. Ces aspects résultent d'un excès ou d'un défaut de longueur ou de largeur (oreilles longues, courtes, larges, étroites), de l'exagération ou de la petitesse de l'organe ou d'une de ses parties, principalement de

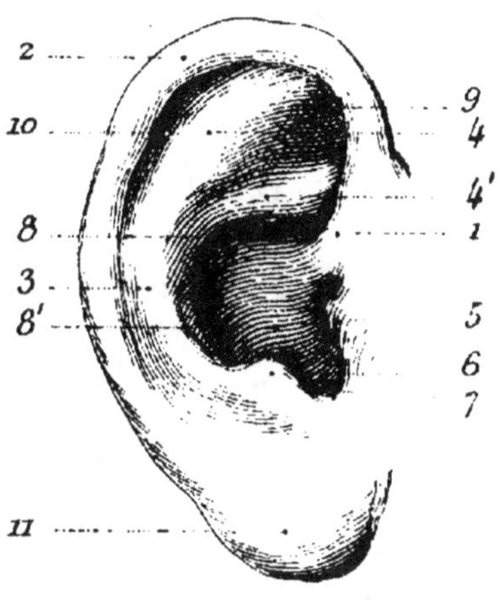

Fig. 5.

Oreille normale.

1, racine de l'hélix. — 2, hélix. — 3, anthélix. — 4, fourche crurale, branche supérieure. — 4', fourche crurale, branche inférieure. — 5, tragus. — 6, antitragus. — 7, scissure intertragienne. — 8, partie supérieure de la conque. — 8', partie inférieure de la conque. — 9, fossette intercrurale. — 10, fossette scaphoïde. — 11, lobule.

la portion supérieure (oreille géante, oreille naine) ou encore de la position et de l'implantation de l'oreille sur le crâne. D'après FRIGERIO, l'angle auriculo-temporal (écartement de l'oreille) qui est inférieur à 90° dans 80 p. 100 des cas, chez les sujets sains, atteint ce chiffre chez 39 p. 100 des aliénés et chez 55 p. 100 des criminels. Dans certains cas, l'oreille forme avec la joue un véritable angle droit (oreille en anse de LOMBROSO).

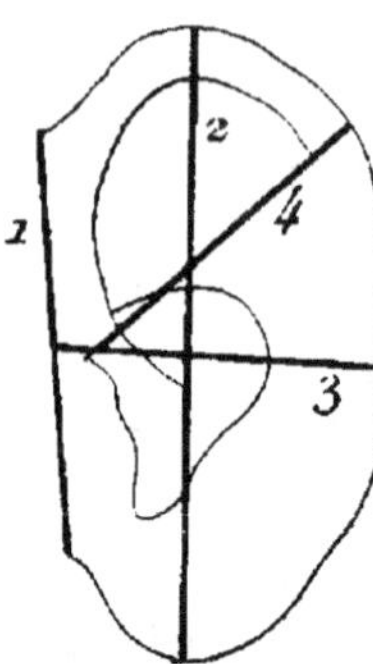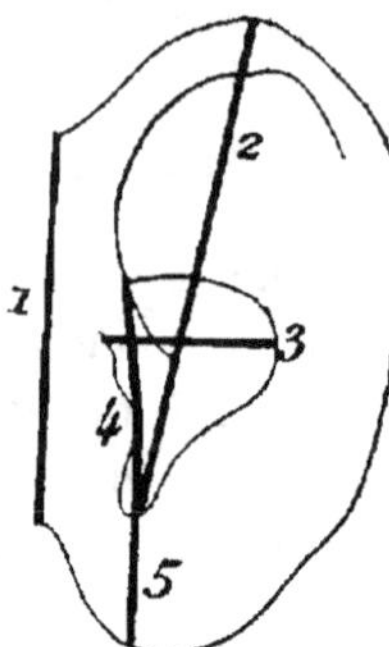

Fig. 6.   Fig. 7.

Mensuration de l'oreille (d'après ADOLF MEYER, *American Journal of insanity*, 1896).

Fig. 6. — 1, base de l'oreille. — 2, longueur de l'oreille. — 3, largeur de l'oreille. — 4, dimension de la pointe de l'oreille au tragus.

Fig. 7. — 1, base de l'oreille. — 2, longueur de l'oreille à l'incisure intertragienne. — 3, largeur de la conque. — 4, longueur de la conque. — 5, longueur du lobule.

Les principales anomalies des diverses parties de l'oreille sont les suivantes :

1° *Hélix.* — Racine à peine apparente. Racine très marquée,

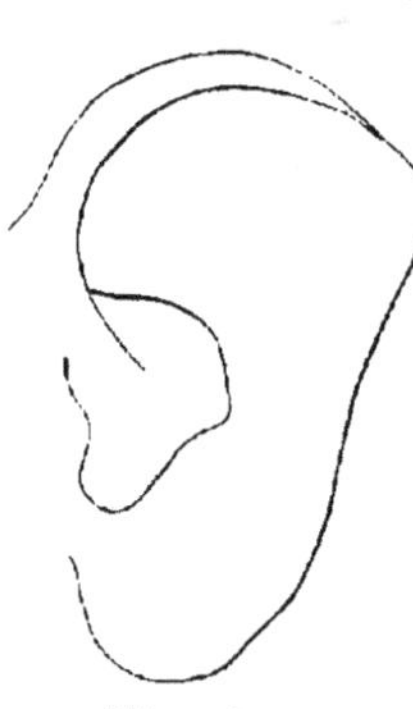

saillante, se prolongeant à travers la conque qu'elle divise en deux cavités secondaires (FÉRÉ et HUET, GRADENIGO) pour rejoindre l'anthélix, formant ainsi le pli transverse de la conque.

Partie ascendante de l'hélix aplatie; enroulée ; retournée ; recouvrant en partie la branche supérieure de la fourche crurale.

Partie descendante de l'hélix aplatie ; retournée ; fusionnée avec l'anthélix, recouvrant la fossette scaphoïde.

Bord libre de l'hélix dentelé ; découpé ; irrégulier.

Tubercule de DARWIN apparent soit en arrière (oreille de macaque, de cercopithèque), soit en avant, pointu ou arrondi.

Fig. 8.

Oreille de MOREL (d'après ADOLF MEYER).

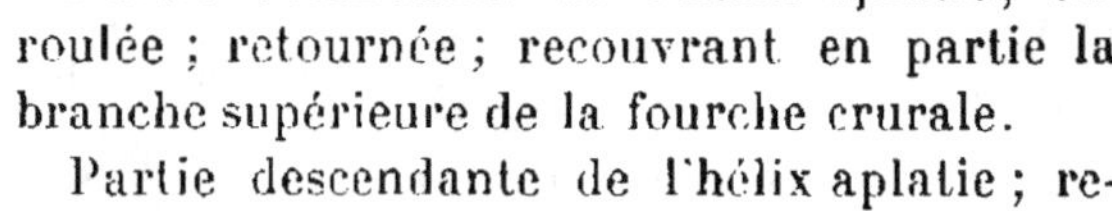

2º *Anthélix*. — Anthélix effacé, ou proéminent sur le plan du pavillon.

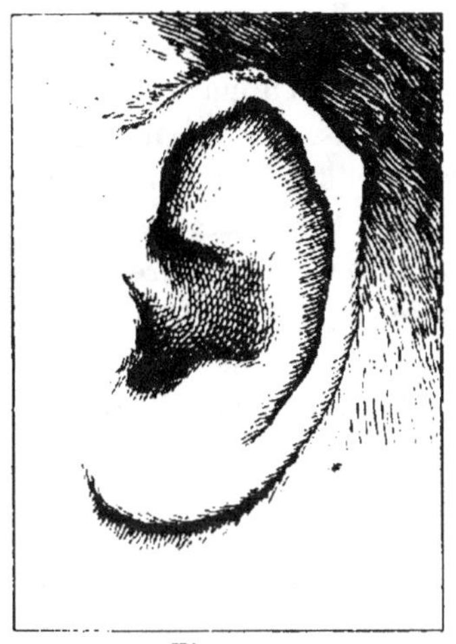

Fig. 9.

Oreille de DARWIN (d'après FRED. PETERSON, *State Hospitals Bulletin*, 18:6).

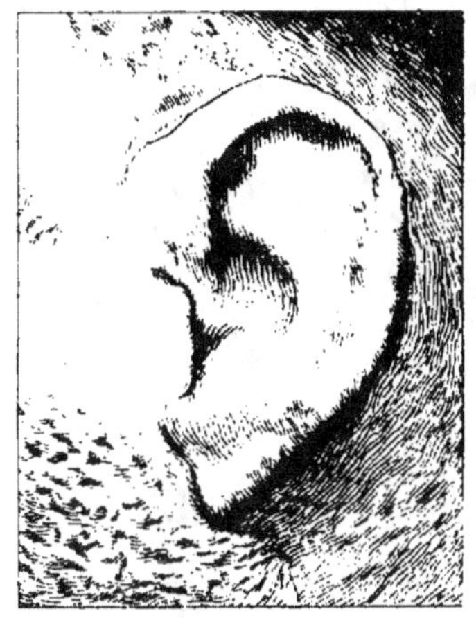

Fig. 10.

Oreille de WILDERMUTH (d'après FRED. PETERSON).

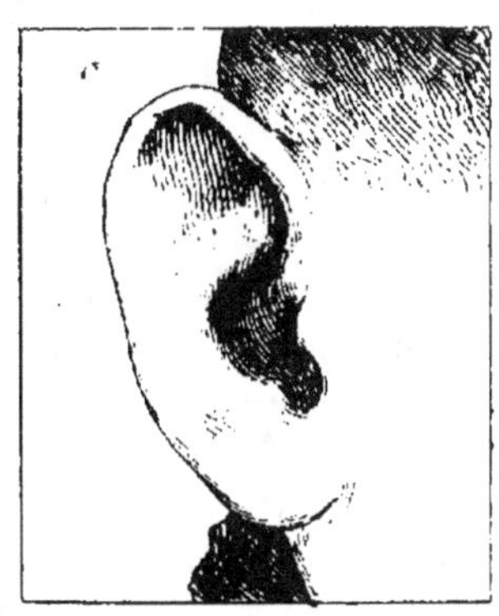

Fig. 11.

Oreille de STAHL nº 1 (d'après FRED. PETERSON).

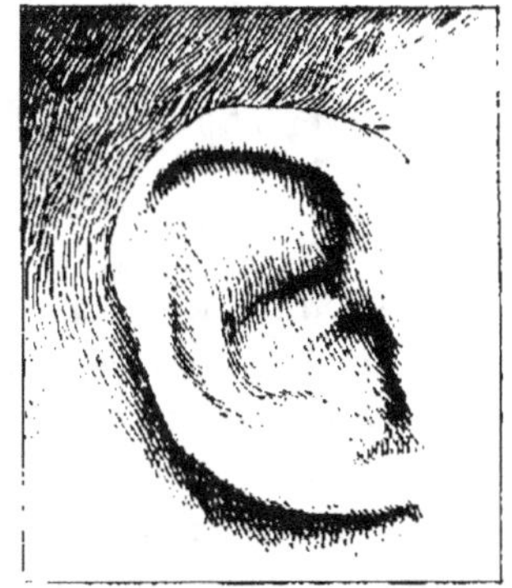

Fig. 12.

Oreille de STAHL nº 2 (d'après FRED. PETERSON).

Branche supérieure de la fourche crurale exagérée ou absente, d'où fusion de la fossette intercrurale avec la fossette scaphoïde.

Branche inférieure amoindrie ou saillante, d'où diminution ou exagération de la fosse naviculaire, située entre elle et la racine de l'hélix.

3° *Tragus*. — Tragus effacé; saillant; conique. Tubercule supertraginien apparent.

Antitragus. — Antitragus déjeté en dedans, en dehors. Bord postérieur horizontal ou oblique. Disparition de l'incisure intertraginienne.

4° *Lobule*. — Absence de lobule. Lobule volumineux. Lobule tombant. Lobule contourné. Lobule bifide. Lobule prolongé sur la joue, palmé, adhérent.

Sillon supra-lobulaire absent; très marqué; fusionné avec la fossette scaphoïde.

Sillon oblique marqué totalement ou dans la portion antitragienne.

Tubercule rétro-lobulaire saillant.

Sillon vertical du lobule apparent : très marqué.

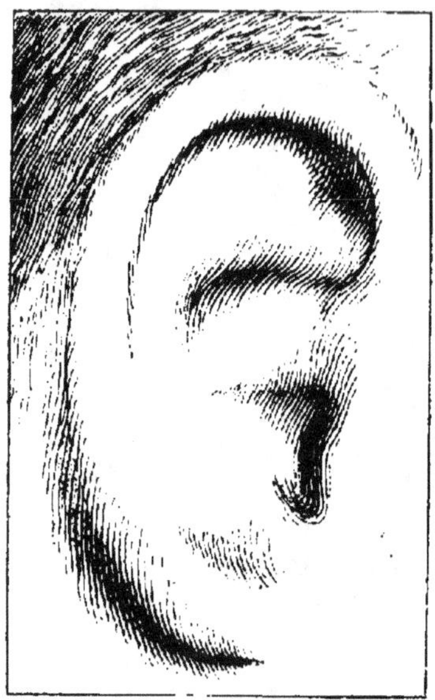

Fig. 13.

Oreille de STAHL n° 3 (d'après FRED. PETERSON).

Les anomalies que nous venons d'énumérer constituent par elles-mêmes ou par leur association avec d'autres, différents types d'oreilles malformées dont voici les principaux types :

Oreille de Blainville : Asymétrie des deux oreilles.

Oreille de Morel : Portion supérieure de l'oreille plate et large, oreille déplissée, en forme de lame amincie sur les bords (oreille de macaque).

Oreille de Darwin : Tubercule marqué et plus ou moins saillant au niveau de la naissance de la partie descendante de l'hélix.

Oreille de Wildermuth : Oreille avec anthélix proéminent effaçant et couvrant plus ou moins l'hélix. L'oreille d'Aztèque de WILDERMUTH représente un autre type dans lequel le lobule est absent, la branche supérieure de l'anthélix se fond sans démarcation dans l'hélix élargi et forme en bas le bord de la conque, la branche inférieure de l'hélix étant absente ou à peine marquée.

Oreille de Stahl n° 1 : L'hélix est très élargi dans sa partie transverse et recouvre partiellement la fossette intercrurale. La partie inférieure de l'hélix est absente (Oreille d'éléphant).

Oreille de Stahl n° 2 : La fourche crurale est grande et large. Elle présente des bifurcations multiples, principalement dans sa branche supérieure.

Oreille de Stahl n° 3 : Le lobule est absent. La cavité de la conque presque nulle. La fossette scaphoïde superficielle. L'hélix, l'anthélix et l'antitragus sont fusionnés.

D) MALFORMATIONS DE LA VOUTE PALATINE

Les malformations de la voûte palatine ont été plus particulièrement étudiées par WALTER CHANNING, CLOUSTON, CHARON, TALBOT, NACKE, FR. PETERSON, GOODALL et E. H. HARRISSON.

CHARON (Thèse 1891) a constaté que les malformations dégénératives de la voûte palatine, qui existent à peine chez 10 p. 100 des sujets normaux, se retrouvent chez 80 p. 100 des aliénés dégénérés. Ce sont, d'après lui, les plus fréquentes des anomalies, y compris même celles des oreilles.

Ses recherches, mensurations, moulages, etc., l'ont conduit à reconnaître comme types de malformations de la voûte palatine: 1°) la voûte plate ; 2°) la voûte en dôme : 3°) la voûte en ogive ; 4°) la voûte angulaire ; 5°) la voûte asymétrique, associée le plus souvent à l'un des autres types. Il conclut également que le classement des anomalies est, par ordre de fréquence : le type ogival, le type angulaire, le type en dôme, le type plat, et, par ordre de gravité : le type angulaire, le type ogival, le type en dôme, le type plat, l'asymétrie ajoutant encore, pour chaque type, à cette gravité.

FR. PETERSON (1896), donnant les résultats de ses recherches sur 100 criminels, 600 idiots et 500 névropathes variés, a adopté le classement suivant, que le terme usuel de palais gothique l'a poussé à emprunter au langage de l'architecture. Palais anor-

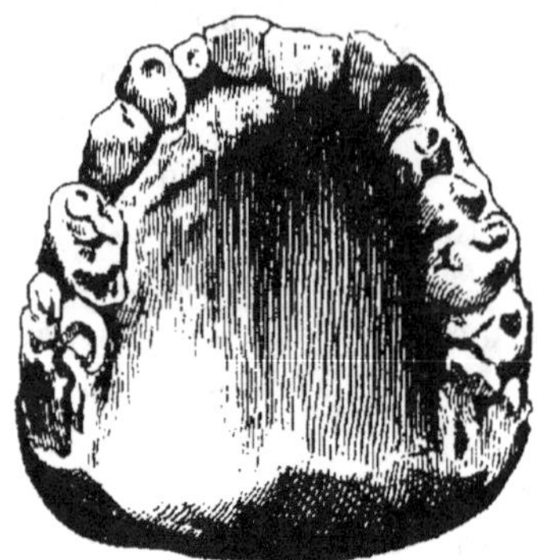

Fig. 14.

Palais normal (d'après CLOUS-TON).

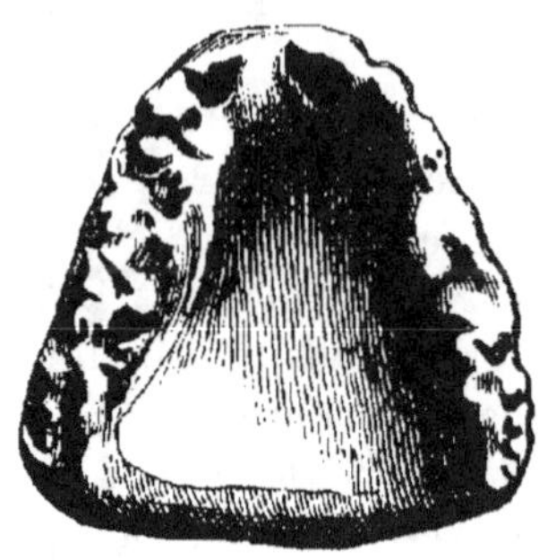

Fig. 15.

Palais neurotique (d'après CLOUS-TON).

maux : 1° palais à arc gothique ; 2° palais à arc en sabot de cheval ; 3° palais en dôme ; 4° palais à toit plat ; 5° palais à

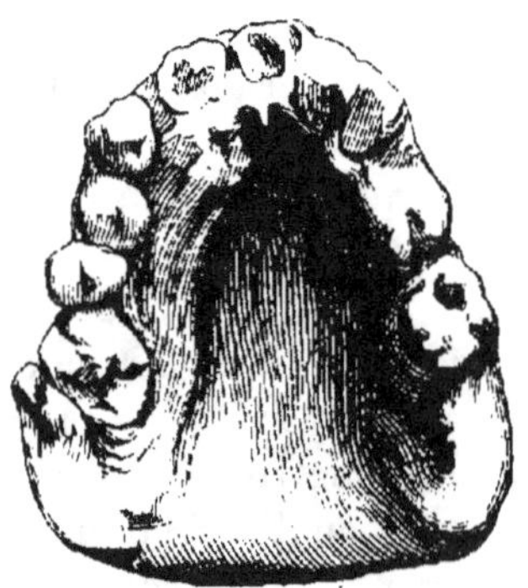

Fig. 16.

Palais déformé (d'après CLOUS-TON).

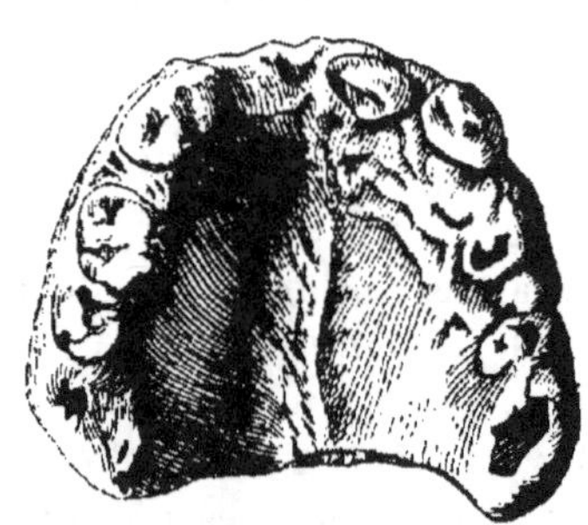

Fig. 17.

Palais déformé avec arête centrale (d'après CLOUSTON).

voûte élevée ; 6° palais asymétrique ; 7° palais torus ou renflé, par saillie variable de longueur et d'épaisseur le long de la suture médio-palatine, trouvé fréquemment par Nacke chez les femmes psychopathes, mais surtout épileptiques et criminelles (32 à 34 p. 100). Ces sept variétés représentent des types très nets, isolés ou combinés avec les autres formes.

Harrisson classe les anomalies palatines en deux groupes ou types : 1° Le premier type représenté par les palais des psychopathes héréditaires est variable, mais son caractère distinctif est d'être *plat*, dans toutes ses parties, ou tout au moins de profondeur peu marquée en avant ; 2° le second type représenté par les palais des dégénérés en général est également variable, mais son caractère essentiel est d'être d'une profondeur exagérée au niveau des premières bicuspides.

Clouston (1891) a fait porter ses recherches sur plus de 1.800 personnes, normales ou pathologiques. Après un sérieux examen, il divise simplement les palais en trois catégories : 1° le *palais typique* (typical) ; 2° le *palais neurotique* (neurotic) ; 3° le *palais déformé* (deformed).

1° Le *palais normal* ou typique a un arc en fer à cheval et un voûte basse mais large et bien régulière ; 2° le *palais neurotique* a un arc plus gothique, à côtés plus allongés parallèlement, une voûte plus haute et plus étroite ; 3° le *palais déformé* présente de nombreuses variétés, mais la plus commune est le palais très haut et très étroit, rappelant la forme d'une selle, avec les renflements des deux côtés de l'arc dentaire. A ce type appartiennent les palais asymétriques avec saillies centrales suivant la ligne d'ossification, ceux offrant des dépressions marquées au niveau des points de jonction des os intermaxillaires, ceux creusés en forme de tasse, etc. Ces trois catégories ne sont pas séparées par des caractères absolument tranchés et il existe des intermédiaires les reliant insensiblement les uns aux autres.

Le tableau suivant, dressé par Clouston, donne une idée exacte de la proportion de ces types de palais dans chaque classe d'individus examinés.

	PALAIS TYPIQUE	PALAIS NÉVROTIQUE	PALAIS DÉFORMÉ	NOMBRE D'INDIVIDUS EXAMINÉS
	p. 100.	p. 100.	p. 100.	
Population générale.	40 1/2	40	19	604
Criminels (dégénérés)	22	43	35	286
Aliénés (folie acquise). . . .	23	44	33	761
Épileptiques	20	43	37	44
Psychoses de développement	12	33	55	171
Idiots et imbéciles	11	28	61	169

Nous croyons intéressant de reproduire ici quelques-unes des figures des moules de palais annexées par CLOUSTON à son

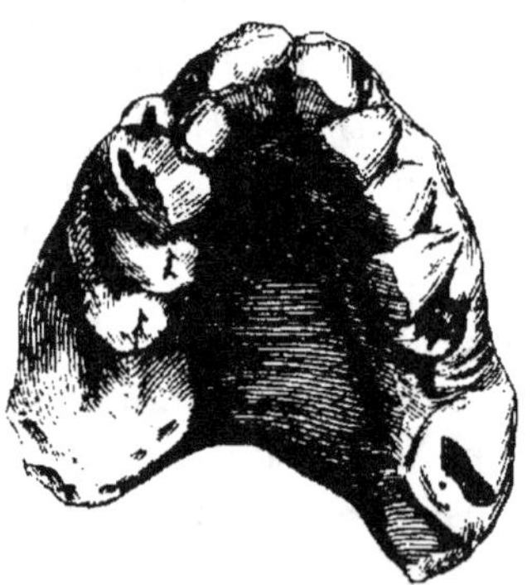

Fig. 18.
Palais extrêmement déformé
(d'après CLOUSTON).

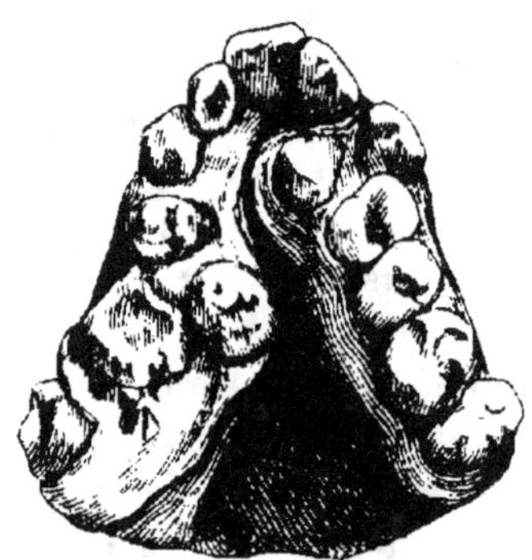

Fig. 19.
Palais extrêmement déformé
(d'après CLOUSTON).

étude, ainsi que les sections transverses et longitudinales des trois types de palais qu'il y a jointes.

On y reconnaîtra facilement les diverses formes d'anomalies

palatines proposées par les auteurs, en particulier celles de CHA-

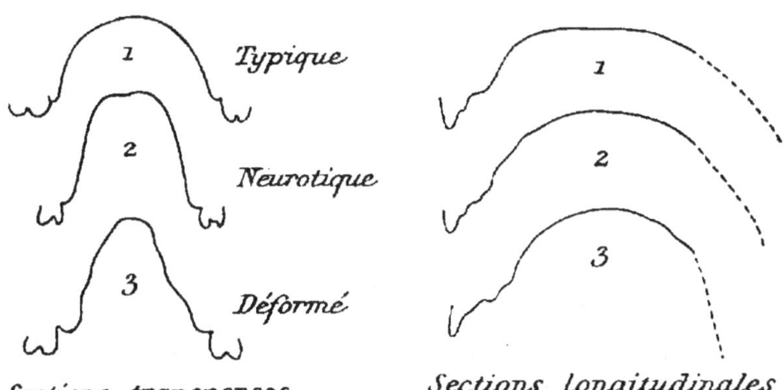

Fig. 20.

Sections de types de palais (d'après CLOUSTON).

Les lignes ponctuées représentent la partie molle du palais.

RON, qui nous paraissent pouvoir de préférence, être adoptées.

§ 2. — SIGNES DE DÉSORGANISATION
(STIGMATES DE DÉCHÉANCE)

Les *lésions de désorganisation* ou *stigmates de déchéance* caractérisent spécialement un groupe de maladies mentales que nous étudierons plus tard sous le nom d'*Infirmités psychiques d'involution ou Démences*. Comme les lésions d'organisation, elles peuvent être *psychiques* ou *physiques* et porter sur tous les appareils et organes de l'économie.

Généralement, elles ne se trouvent pas décrites dans les ouvrages parmi les symptômes des psychopathies. Nous croyons cependant devoir mentionner ici les principales d'entre elles, comme nous l'avions fait dans la précédente édition de ce livre.

A) STIGMATES PHYSIQUES

Alopécie.

Arc sénile de la cornée. Diminution de l'acuité visuelle. Presbytie. Cataracte.

Diminution de l'acuité auditive. Surdité.
Perte des dents.
Artério-sclérose.
Affaiblissement musculaire. Tremblement. Paralysies.
Impuissance.
Gâtisme.

B) Stigmates psychiques

Affaiblissement progressif des facultés. Mobilité, puérilité. Amnésie graduelle. Retour aux souvenirs et aux événements anciens. Perte de l'attention et de la volonté (aboulie sénile). Incohérence, rabâchage. Affaiblissement de la conscience et de la personnalité. Automatisme psychique.

Affaiblissement progressif des sentiments et des affections. Caractère enfantin.

Egoïsme. Oubli des convenances. Entraînements instinctifs. Salacité.

CHAPITRE III

CLASSIFICATION

Une *classification*, en Psychiatrie, est un fil conducteur absolument nécessaire.

Pour être comprise non seulement par les spécialistes, mais aussi par les non-spécialistes qui constituent de plus en plus aujourd'hui la majeure partie des lecteurs de nos ouvrages, cette classification doit être simple, méthodique et claire.

Ma constante fréquentation des étudiants depuis vingt-cinq ans m'a été très utile à ce point de vue et c'est en tâtonnant et en soumettant chaque essai à l'épreuve de cet auditoire de choix que je suis arrivé à formuler la classification qui figure dans la précédente édition de ce *Précis*. Les élèves et les médecins praticiens la saisissaient aisément et quant aux aliénistes des divers pays, ils lui avaient fait pour la plupart le meilleur accueil. Toulouse, dans une importante *Revue critique*, la note comme la moins défectueuse des principales classifications existantes et plusieurs auteurs, tels que Keraval, l'ont adoptée et reproduite dans leurs livres.

Or, depuis quelques années, la Psychiâtrie française, visiblement entraînée vers la science allemande, tend à adopter les classifications de Kraepelin, le célèbre professeur de Munich. Cette tendance n'est du reste pas spéciale à notre pays et elle se retrouve dans beaucoup d'autres.

J'ai donc dû, n'ayant en réalité d'autre parti pris que celui de bien faire, examiner sérieusement la classification de Kraepelin, tout prêt à l'adopter et à la prendre ici pour guide si elle répondait aux qualités essentielles, énumérées plus haut, d'une bonne classification psychiatrique et si, facilement comprise des élèves et des praticiens, elle était susceptible de leur donner des idées claires.

Je crois, après examen, que la classification de Kraepelin, rangée avec raison par Toulouse parmi les classifications-nomenclatures, c'est-à-dire parmi les simples énumérations nosologiques, ne saurait, en raison du caractère non méthodique de ses divisions, de la multiplicité et de l'enchevêtrement de ses formes, enfin de sa terminologie souvent peu précise pour nous, servir ici de principe et de plan à nos descriptions.

Aussi, tout bien pesé et sans y mettre, encore une fois, le moindre amour propre d'auteur, j'estime devoir rester fidèle à ma classification, cadre clinique assez simple pour être accessible à tous et assez élastique en même temps pour se prêter aux remaniements que réclame l'incessante évolution de la psychiatrie.

Pour établir une classification en psychiatrie, il faut d'abord séparer des *États psychopathiques primitifs* ou *Psychopathies vraies*, les *États psychopathiques secondaires* ou *Syndromes psychopathiques*.

Ainsi, la *folie systématisée de persécution* est une *Psychopathie*, parce qu'elle est une entité. simple et irréductible ; la *psychose de la grippe* au contraire. n'est qu'un *syndrome psychopathique*, susceptible de se retrouver tel quel dans toutes les psychoses infectieuses et toxiques.

S'il est donc légitime de donner place dans une classification à la folie systématisée de persécution, il ne l'est pas d'y faire figurer, détaillées ou groupées en plusieurs classes comme l'ont fait nombre d'auteurs. dont Kraepelin, les diverses psychoses fébriles. infectieuses et toxiques, simples variétés d'association d'un seul et même état psychopathique fondamental : la confusion mentale.

Nous distinguons donc, dans l'ensemble des *États psychopathiques* : Les *États psychopathiques primitifs* ou *Psychopathies* ; Les *États psychopathiques secondaires* ou *Syndromes psychopathiques*. Les premiers seuls doivent entrer dans notre classification. Nous nous bornerons. pour les seconds, à en dresser plus tard un catalogue sommaire. à l'occasion de leur description.

Les *états psychopathiques primitifs* ou *Psychopathies* comportent une division primordiale. Les uns sont des *Maladies psychiques* ; les autres des *Infirmités psychiques*. On comprend la portée de cette distinction, qui nous a toujours servi de base, qui se retrouve plus ou moins nette dans la plupart des classifications françaises et étrangères, et sur la nécessité de laquelle a récemment encore insisté TOULOUSE. Il est clair en effet qu'il existe une différence profonde entre la *folie systématisée de persécution*, déjà prise plus haut pour exemple, qui trouble le psychisme dans son fonctionnement, et l'*imbécillité*, qui le lèse dans sa constitution ; l'un est, si l'on peut dire, une altération de qualité, l'autre une altération de quantité de ce psychisme.

Les Psychopathies se divisent en conséquence en deux grandes classes : 1° Les *Psychopathies-Maladies* ou *Maladies psychiques* (Psychoses) ; 2° Les *Psychopathies-Infirmités* ou *Infirmités psychiques*.

I. LES PSYCHOPATHIES-MALADIES OU MALADIES PSYCHIQUES (Psychoses) sont formées à leur tour de deux groupes : 1° Les *Psychoses généralisées*, c'est-à-dire celles dans lesquelles les troubles psychiques s'accompagnent de troubles de l'activité générale et des diverses fonctions de l'organisme; 2° Les *Psychoses essentielles*, celles dans lesquelles les troubles du psychisme existent seuls ou à peu près.

A) Les *Psychoses généralisées* comprennent quatre espèces : 1° La *Manie* ; 2° la *Mélancolie* ou *Lypémanie* ; 3° la *Manie-Mélancolie* ou *Folie à double forme*, composée des deux précédentes ; 4° la *Confusion mentale*. Chacune de ces espèces possède ses variétés de forme, d'intensité et d'évolution.

B) Les *Psychoses essentielles* comprennent toutes les psychoses pures essentiellement constituées par des troubles psychiques. On les appelle communément aussi *folies systématisées*, parce que les délires qui les constituent sont le plus souvent limités, circonscrits, coordonnés et plus ou moins fixes. Les psychoses essentielles peuvent être envisagées comme formant autant de genres distincts qu'il y existe de types de délire : *folie de persécution, folie ambitieuse, folie religieuse, folie érotique, folie jalouse*, etc. Ou bien, on peut les envisager comme appartenant toutes à une seule psychose, la *psychose systématisée progressive*, dont elles représentent simplement autant de variétés ou d'étapes. C'est la manière de voir que nous adoptons, cette fois encore, parce qu'elle est tout aussi conforme, sinon plus, à la réalité clinique et qu'elle est en même temps plus compréhensive et plus synthétique.

II. LES PSYCHOPATHIES-INFIRMITÉS OU INFIRMITÉS PSYCHIQUES, qui lèsent le psychisme dans sa constitution, dans sa quantité, sont de deux ordres : 1° les *Infirmités psychiques d'évolution*, celles qui arrêtent ou vicient le psychisme dans son organisation, son développement ; 2° les *Infirmités psychiques d'involution*, celles qui, le psychisme une fois développé, le désagrègent et l'affaiblissent. Les premières sont les *Dégénérescences psychiques* ; les secondes les *Déchéances psychiques* ou *Démences*.

A) Les *Infirmités psychiques d'évolution* ou *Dégénérescences* se subdivisent, d'après le degré d'intensité de l'infirmité, en : 1° *Désharmonies* (Dégénérés supérieurs, dégénérescents), comprenant comme variétés le *Défaut d'équilibre*, l'*Originalité*, l'*Eccentricité* ; 2° *Dégénérescences* (Dégénérés moyens ou proprement dits) comprenant : a) les *Dégénérescences simples* ; b) les *Dégénérescences avec psychoses* ou *Psychoses des Dégénérés* ; 3° *Monstruosités* (Dégénérés inférieurs) comprenant : a) l'*Imbécillité* ; b) l'*Idiotie*.

B) Les *Infirmités psychiques d'involution* ou *Déchéances* sont formées d'un type unique : La *Démence primitive*, avec deux espèces : 1° la *Démence simple* ; 2° la *Démence avec psychose*.

Nous représentons, dans le tableau suivant, l'ensemble des données de cette classification.

CLASSEMENT MÉTHODIQUE DES PSYCHOPATHIES
(ÉTATS PSYCHOPATHIQUES PRIMITIFS)

I

PSYCHOPATHIES-MALADIES OU PSYCHOSES

A. — PSYCHOSES GÉNÉRALISÉES

I. — MANIE

1º Manie aiguë
  a) Manie aiguë typique.
  b) Manie subaiguë (excitation maniaque) ;
2º Manie chronique
  a) Manie chronique simple,
  b) Manie chronique avec délire systématisé secondaire ;
3º Manie cyclique
  a) Manie rémittente,
  b) Manie intermittente.

II. — MÉLANCOLIE OU LYPÉMANIE

1º Mélancolie aiguë
  a) Mélancolie aiguë typique, anxieuse, avec stupeur.
  b) Mélancolie subaiguë (dépression mélancolique) ;
2º Mélancolie chronique
  a) Mélancolie chronique simple.
  b) Mélancolie chronique avec délire systématisé secondaire ;
3º Mélancolie cyclique
  a) Mélancolie rémittente.
  b) Mélancolie intermittente.

III. — MANIE-MÉLANCOLIE (FOLIE A DOUBLE FORME)

a) Folie à double forme continue (folie circulaire).
b) Folie à double forme à accès séparés (intermittente).

IV. — CONFUSION MENTALE

1º Confusion mentale typique
  a) simple ou asthénique.
  b) délirante (délire onirique),
2º Confusion mentale aiguë
  a) stupide (stupidité).
  b) agitée (confusion aiguë hallucinatoire),
  c) méningitique (délire aigu) ;
3º Confusion mentale chronique (démence précoce)
  a) catatonique,
  b) hébéphrénique,
  c) paranoïde.

B. — PSYCHOSES ESSENTIELLES

I. — PSYCHOSE SYSTÉMATISÉE PROGRESSIVE

a) Délire hypocondriaque.
b) Délire de persécution, religieux, jaloux, érotique, etc.,
c) Délire ambitieux.

II

PSYCHOPATHIES-INFIRMITÉS OU INFIRMITÉS PSYCHIQUES

A. — INFIRMITÉS PSYCHIQUES D'ÉVOLUTION
(Dégénérescences)

I. — DÉSHARMONIES (DÉGÉNÉRÉS SUPÉRIEURS, DÉGÉNÉRESCENTS)

a) Défaut d'équilibre,
b) Originalité, excentricité.

II. — DÉGÉNÉRESCENCES (DÉGÉNÉRÉS MOYENS OU PROPREMENT DITS)

1° Dégénérescence simples ;
2° Dégénérescence avec psychoses.

III. — MONSTRUOSITÉS (DÉGÉNÉRÉS INFÉRIEURS)

1° Imbécillité ;
2° Idiotie ;
3° Crétinisme.

B. — INFIRMITÉS PSYCHIQUES D'INVOLUTION
(Déchéances)

I. — DÉMENCE PRIMITIVE

1° Démence simple ;
2° Démence avec psychose.

LIVRE II

PATHOLOGIE SPÉCIALE

Après la *pathologie générale*, à laquelle nous avons consacré le livre premier, nous nous proposons d'étudier, dans le livre second, la *pathologie spéciale* de la Psychiatrie.

Nous le diviserons en deux sections distinctes : la première aura pour objet les *états psychopathiques primitifs ;* la seconde, les *états psychopathiques secondaires* ou *associés.*

SECTION PREMIÈRE

ÉTATS PSYCHOPATHIQUES PRIMITIFS

Reprenant la distinction fondamentale adoptée plus haut dans la symptomatologie générale et dans la classification, nous établissons, dans l'ensemble des états psychopathiques primitifs, deux parties : celle des *Psychopathies-Maladies ou Psychoses ;* celle des *Psychopathies-Infirmités.*

PREMIÈRE PARTIE

PSYCHOPATHIES-MALADIES OU PSYCHOSES

Les *Psychopathies-Maladies* ou *Psychoses* comprennent, nous le savons, deux groupes :

A) Les *Psychoses généralisées* avec leurs quatre espèces : 1° Manie ; 2° Mélancolie ; 3° Manie-Mélancolie ou Folie à double forme ; 4° Confusion mentale.

B) Les *Psychoses essentielles* avec leur espèce unique : la *psychose systématisée progressive*, subdivisée en plusieurs stades ou variétés.

Avant d'aborder la description des Psychoses généralisées, nous croyons devoir dire un mot sur la légitimité, aujourd'hui contestée par certains, de deux types de ces psychoses : la *Manie* et la *Mélancolie*.

Beaucoup d'auteurs étrangers, dans le but de spécifier le rôle primordial et prépondérant, dans la Manie et la Mélancolie, de l'élément affectif ou moral et de les séparer ainsi des autres maladies psychiques, les désignent depuis longtemps déjà sous le nom de *Psycho-Névroses*.

C'est là, à notre sens, une mauvaise dénomination, susceptible d'éveiller à tort ici l'idée d'une folie névropathique et qu'il serait préférable de remplacer par celle de *Psychoses affectives*, employée par TANZI dans la classification de son récent ouvrage.

Mais enfin, ce n'est là qu'une simple affaire de terminologie qui laisse intactes la Manie et la Mélancolie en tant qu'espèces morbides.

Or, d'autres auteurs, dans ces derniers temps, leur ont sérieusement contesté ce titre. KRAEPELIN, en particulier, a rayé la *Manie* du cadre nosologique et, soutenant qu'elle ne se produit jamais sans récidiver ou sans être suivie d'une période de mélancolie, il l'a réduite à n'être plus qu'une phase de ce qu'il appelle la *Folie maniaque dépressive*, c'est-à-dire de la Manie par accès ou intermittente et de la Folie à double forme.

Quant à la *Mélancolie*, c'est à peine si, en dehors de son rôle analogue de phase de la folie maniaque dépressive, il la conserve comme une sorte d'état prodromique de l'insénescence psychique, avec l'épithète de *pré-sénile*.

Bien que quelques auteurs, en France, tendent à adopter les vues de KRAEPELIN, nous continuons de croire que la Manie et la Mélancolie sont bien réellement des types cliniques et qu'elles ont droit, beaucoup plus légitimement même que certaines créations nouvelles autrement discutables, à une place dans les classifications.

Des états pathologiques aussi bien définis, d'une symptomatologie et d'une évolution tellement précises que depuis les temps hippocratiques et la période gréco-romaine, ils se sont immuablement conservés au milieu des incessantes variations des autres formes psychopathiques, de tels états ne peuvent être rayés d'un trait de plume de la liste des maladies. Il convient d'attendre, pour ce faire, qu'ils cessent, après tant de siècles, d'exister, ce qui ne nous paraît pas si prochain.

Nous maintiendrons donc, dans le groupe des Psychoses généralisées : 1° la *manie*; 2° la *mélancolie* ou *lypémanie*; 3° la *manie-mélancolie* ou *folie à double forme*; 4° la *confusion mentale*.

CHAPITRE PREMIER

MANIE

Dans la manie, nous avons admis les trois types suivants :
1° la *manie aiguë*; 2° la *manie chronique*; 3 la *manie cyclique*.
Nous les décrirons successivement.

ARTICLE PREMIER

MANIE AIGUE

La Manie aiguë comprend deux degrés ou variétés : 1° la
manie aiguë typique; 2° la *manie subaiguë* ou *excitation
maniaque*.

§ 1. — MANIE AIGUE TYPIQUE

La manie aiguë est la forme typique ou franche de la manie.
Elle peut être considérée, sinon définie, comme une psychose
généralisée caractérisée par une surexcitation psychique violente et désordonnée, avec réaction adéquate de l'activité générale et de toutes les fonctions de l'organisme.

1° Étiologie. — La Manie aiguë n'a pas, à proprement
parler, d'étiologie spéciale, et elle peut reconnaître, isolées ou
réunies, la plupart des causes que nous avons énumérées à
l'étiologie générale des Psychoses. Il faut se borner à indiquer
qu'elle atteint de préférence les sujets à tempérament expansif
et excitable, les jeunes gens, le sexe féminin et qu'elle se manifeste surtout pendant le printemps et l'été.

2° Symptomatologie. — On peut reconnaître à la manie aiguë une période de début ou d'invasion, une période d'état, une période de terminaison.

A. Période d'invasion. — Le début de la manie aiguë est caractérisé ordinairement par une phase de tristesse, de fatigue, de souffrance vague, de morosité, accompagnée de quelques troubles nerveux et organiques, tels que céphalalgie, insomnie, inappétence, constipation, etc. Ce stade prémonitoire dure plus ou moins longtemps, de quelques heures à quelques jours; puis les malaises généraux se dissipent, et au fur et à mesure qu'ils disparaissent les troubles psychiques surviennent, si bien qu'au moment où ils entrent dans la folie, les malades éprouvent souvent un sentiment de bien-être réellement surprenant. Petit à petit, l'excitation apparaît, s'accroît; un besoin impérieux d'activité et de mouvement se fait sentir; toutes les facultés et toutes les fonctions s'exaltent par degrés. Il en résulte une mobilité extrême dans les idées et dans les actes, des déplacements continuels, des conceptions et des projets multiples, de l'irritabilité de caractère, des emportements sans motif et, souvent aussi, une tendance plus ou moins marquée aux excès alcooliques et vénériens qu'il faut bien se garder, dans ce cas, de prendre pour une des causes de la maladie, car ils n'en sont qu'un des premiers effets.

Chez certains sujets, à la suite, par exemple, d'une suppression brusque des menstrues, d'un shock violent, ou dans les psychoses cycliques, le stade d'invasion peut être très court, au point que l'accès semble d'emblée se constituer; le plus souvent, l'excitation s'accroît d'une façon progressive; quelquefois enfin, il se produit une série d'oscillations très caractéristiques entre l'excitation et l'état normal, avant que le trouble psychique ait pris le caractère continu.

C'est ainsi que, rapidement ou lentement, survient la période d'état.

B. Période d'état. — L'accès de manie aiguë ne se prête pas à une description unique, invariable, et le tableau des symptômes, quoique essentiellement le même, au fond, varie plus ou moins suivant les sujets. Aussi me semble-t-il préférable d'en étudier les principaux caractères successivement dans la *sphère intellectuelle*, dans la *sphère affective* et dans la *sphère physique*.

a. *Sphère intellectuelle.* — Le trait caractéristique de l'état de l'intelligence, dans la manie aiguë, est l'*excitation désordonnée* des facultés, dont le fonctionnement, soustrait au contrôle de la volonté, s'opère au hasard et sans frein. Il en résulte :

α) *Un défaut d'enchaînement dans les idées* qui, surgissant en foule et sans trêve, se pressent, s'accumulent, se confondent, chevauchent les unes sur les autres, sans que le lien qui les unit paraisse exister (fuite des idées) ;

β) *Une suractivité de l'association automatique des représentations mentales* qui détermine, chez les malades, des rapprochements extraordinaires. Un mot prononcé devant eux éveille toute une scène à laquelle ce mot se rattache ; la terminaison d'un autre mot les amène à prononcer immédiatement un autre mot d'une terminaison analogue, et ils construisent ainsi des phrases entières par assonances ou par rimes. De même, le nom ou le visage des personnes étrangères qui les entourent leur rappellent des individus qu'ils ont autrefois connus et éveillent en eux tout un monde de souvenirs du passé, qu'ils adaptent à leur vie présente. C'est ce qui explique pourquoi ils désignent ces individus sous des noms particuliers et les traitent en personnes de connaissance. Le moindre objet, la configuration d'une chambre, d'une fenêtre, la lecture d'un mot ou d'une seule lettre deviennent chez eux le point de départ des conceptions les plus fantastiques, et ils se croient tour à tour et dans l'espace de quelques instants : papes, rois, médecins, cultivateurs, orateurs, femmes, dans un palais, dans une prison, un hôpital, un théâtre, etc., etc. Ils assistent en imagination aux scènes les plus étranges. En raison de cette mobilité extrême des idées, il n'y a pas à proprement parler de délire chez les maniaques et si les conceptions ambitieuses ou de persécution peuvent se manifester chez eux, par exemple, ce n'est presque jamais d'une façon suivie et systématique. Les maniaques guéris qui, chose curieuse, se rappellent jour par jour et minute par minute ce qu'ils ont dit et fait dans le cours de leur accès, expliquent très bien cette genèse, par choc associatif, de leurs idées si mobiles et si extraordinaires. On peut dire que le maniaque, dans sa période aiguë, vit dans un état d'illusion perpétuelle.

γ) Un autre symptôme très important consiste dans l'existence à peu près constante d'*illusions* nombreuses et très variées. Par contre, les hallucinations sont rares, si elles existent véritablement. Les illusions, dans la manie, sont *sensorielles* ou *mentales*. Les illusions sensorielles, liées à l'hyperesthésie des organes des sens et à la précipitation avec laquelle les malades répondent à leurs sensations sans les analyser, portent surtout sur le sens de la vue et consistent dans des erreurs de forme, de volume, de position d'objets ou de personnes, etc. Les illusions mentales, très caractéristiques, sont également fréquentes. Conséquence aussi de l'activité automatique de l'esprit, elles ont pour origine la rapidité des impressions et surtout la suractivité de l'association des idées dont nous venons de parler.

δ) Il faut noter encore une *incohérence très grande de langage* (logorrhée) qui révèle la confusion et le désordre des idées et se traduit par un flux de mots sans suite, par les phrases les plus décousues, surtout par des propos obscènes qu'on rencontre jusque dans la bouche des jeunes filles dont l'éducation a été irréprochable. Quant aux *écrits*, ils sont absolument analogues au langage, c'est-à-dire incohérents, sans suite, chargés de dessins et d'arabesques, de citations et de mots baroques, et tracés dans tous les sens.

b. *Sphère affective.* — Dans la sphère affective, le tableau est le même et se résume également dans une *activité désordonnée*. De là, une mobilité, une incohérence, un changement incessant d'émotions, d'affections, de passions. Les malades pleurent et rient ; ils sont doux et tendres ; un instant après ils s'emportent violemment et parfois se mettent en fureur (fureur maniaque). Au fond, les maniaques ne sont pas foncièrement méchants, car ils sont incapables de calculer le mal, en raison de la variabilité incessante de leurs impressions. Ils n'ont pas, à proprement parler, de caractère. Quant aux *instincts*, ils sont également exaltés d'une façon maladive, surtout l'instinct génital, et il n'arrive que trop fréquemment de voir ces malades se livrer avec fureur à la masturbation, ou, lorsqu'ils sont libres, accomplir jusqu'à épuisement complet l'acte du coït.

c. *Sphère de l'activité et des fonctions physiques* (Réaction morbide). — Ici encore, nous retrouvons cette *excitation désordonnée* qui domine tout l'organisme, dans la manie aiguë.

Elle se révèle, au premier chef, dans l'*activité générale* et dans la *mimique*, par ce trouble spécial dont nous avons indiqué les caractères à la Symptomatologie générale et qui porte précisément le nom typique d'*excitation*.

Les malades sont dans un état perpétuel de mouvement et d'agitation et aucune partie de leur corps ne reste au repos. C'est un dévergondage incessant d'actes, de gestes, de chants, de cris, de rires, de contorsions; la voix présente une raucité particulière; le visage est animé, vultueux, les yeux sont brillants,

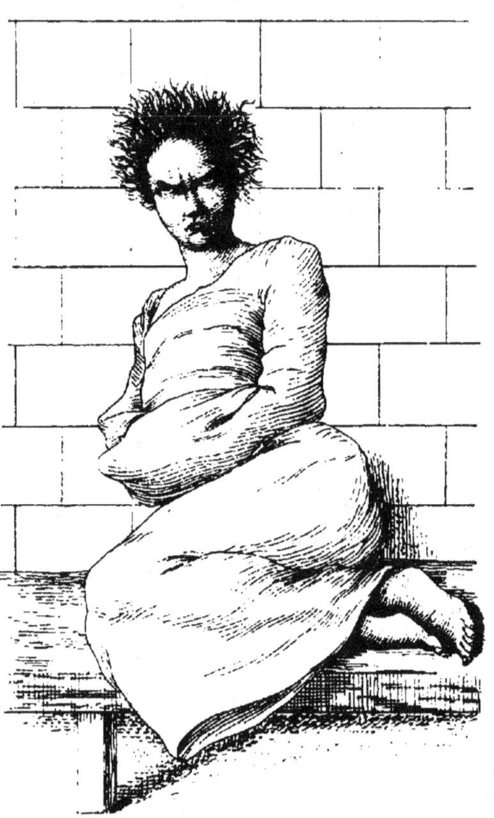

Fig. 21.
Manie aiguë (d'après Esquirol).

le corps et la tenue désordonnés, les vêtements déchirés; les femmes surtout sont échevelées, demi-nues, prennent des poses et des attitudes lubriques et ressemblent, dans certains moments, à de véritables furies.

A ces troubles de l'activité générale correspondent des troubles
analogues des *actes* qui se traduisent par des mouvements
continuels, des courses, des sauts, des danses, des gesticulations
bizarres, des vociférations et
des cris incessants. Par suite
du tumulte des idées et des
sentiments, les maniaques,
obéissant en aveugles à leurs
sensations, sont sujets à des
impulsions continuelles et instantanées. Ils sont ainsi dangereux inconsciemment, sans
le vouloir, mais ils sont plutôt
portés à briser, à déchirer, à
renverser par une sorte de
besoin automatique ce qui
tombe sous leur main, qu'à
combiner et à exécuter des actes
d'homicide ou de suicide, qui
nécessitent une réflexion dont
ils sont incapables.

Le *sommeil* est nul ou presque
nul et les nuits sont souvent
plus agitées encore que les
journées. L'insomnie résiste à
tous les calmants et persiste
quelquefois pendant plusieurs
mois. La *sensibilité générale*
est ordinairement très émous-
sée, et les malades, malgré le
désordre de leur tenue, paraissent insensibles aux plus

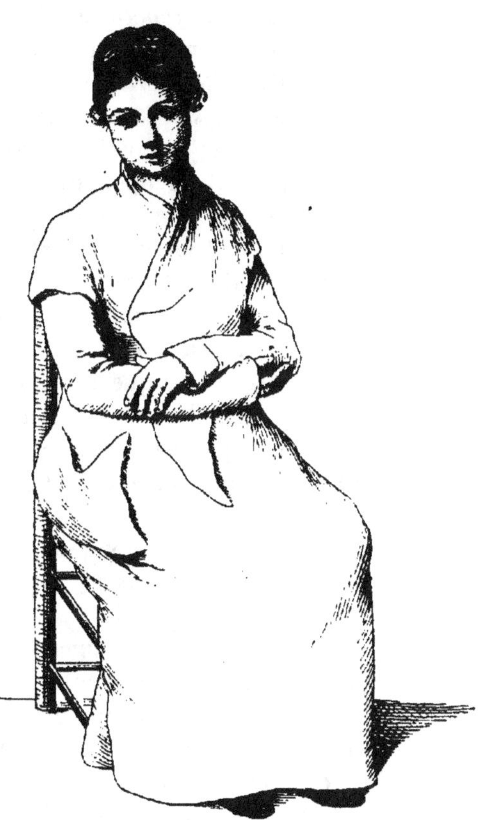

Fig. 22.
La même malade après guérison
(d'après Esquirol).

grandes modifications de température. Les *organes des sens*,
au contraire, sont presque toujours le siège d'une hyperesthésie plus ou moins vive. La *force musculaire* paraît accrue;
en tous cas, on voit des sujets, même de frêles jeunes filles,
déployer une vigueur dont on ne les aurait pas crus capables;

de plus, en dépit de la persistance de l'agitation et de l'effroyable dépense de forces à laquelle ils se livrent, les malades ne paraissent jamais lassés.

Quant aux *fonctions organiques,* elles subissent presque toujours le contre-coup de cette excitation. Le *pouls* est plus fréquent, la *température* souvent élevée, le *rythme respiratoire* accéléré, les *sécrétions* augmentées, surtout celle de la salive qui est rejetée par une sputation parfois incessante, et celle de la sueur, qui dégage, dit-on, comme une «odeur de souris». L'*appétit* est exagéré et va, dans certains cas, jusqu'à la voracité et à la gloutonnerie les plus révoltantes; la *constipation* peut être opiniâtre. Quant au *poids du corps,* il est de beaucoup diminué et le malade maigrit de plus en plus; ce n'est qu'au moment de la convalescence ou, au contraire, du passage à l'état chronique, que l'embonpoint commence à revenir. Chez les femmes, la *menstruation* est habituellement supprimée; lorsqu'elle persiste, son retour est presque toujours l'occasion d'une recrudescence dans l'état d'excitation.

C. Période de terminaison. — La manie aiguë peut se terminer : 1° par la *guérison;* 2° par la *mort;* 3° par le *passage à l'état chronique.*

a. *Guérison.* — La guérison, dans la manie aiguë, a lieu de plusieurs façons différentes.

L'excitation peut tomber *tout à coup,* d'un jour à l'autre et le malade, qu'on a laissé la veille en état de manie aiguë, se réveille le lendemain dans un état de calme parfait et dans la plénitude de sa raison. Souvent même il n'est jamais plus lucide qu'à ce premier moment. Ce mode de guérison, rare d'ailleurs, ne doit pas être considéré comme de bon aloi, et il paraît plus spécial aux manies à type intermittent ou rémittent. Il faut donc s'en défier, et, lorsqu'il survient, se tenir en garde contre les rechutes.

Un second mode de guérison est celui qui s'opère par *oscillations progressives.* Lorsque l'accès doit finir, une lueur de calme apparaît, se reproduit à intervalles de plus en plus rapprochés, devenant chaque fois plus longue et plus marquée, et alterne avec le retour de l'excitation qui devient au contraire de moins en moins intense et prolongée pour en arriver à disparaître entièrement.

Un dernier mode de guérison est la guérison par *diminution progressive* et ininterrompue des symptômes. Elle débute par un apaisement de l'excitation, le retour du sommeil et de l'embonpoint, et aboutit graduellement au rétablissement complet.

Il est évident que cette amélioration des symptômes n'a de valeur que si elle porte à la fois sur l'état mental et sur l'état physique, car, ainsi que nous l'avons dit, le retour de l'embonpoint coïncidant avec la persistance des troubles intellectuels est, au contraire, un signe de fâcheux augure. A part cette éventualité, le mode de guérison par amélioration progressive, comme d'ailleurs le précédent, est en général favorable.

b. *Mort.* — La manie aiguë se termine rarement par la mort. Celle-ci est due presque toujours, lorsqu'elle a lieu, à un délire aigu surajouté ou à une complication organique, surtout à une affection pulmonaire.

c. *Passage à l'état chronique.* — Après la terminaison par guérison, la terminaison la plus fréquente de la manie aiguë est le passage à l'état chronique.

Ce moment capital où la maladie aiguë cesse d'être curable pour s'installer définitivement, est l'un des points les plus difficiles à préciser de la médecine mentale. Lorsqu'il doit avoir lieu, on voit l'excitation, après s'être légèrement atténuée, persister indéfiniment à ce degré nouveau, en s'accompagnant toujours d'incohérence et de confusion dans les idées, tandis qu'au contraire les forces reviennent et que l'embonpoint se rétablit. Rien n'est plus variable que l'époque où s'opère ce passage à l'état chronique. Chez certains sujets, il se fait presque immédiatement, au bout du deuxième ou du troisième mois à dater du début de l'accès ; chez d'autres, il n'est pas encore accompli après trois ou quatre ans.

3° Marche, durée. — La manie franche, aiguë, a, en général, une évolution régulière se divisant en périodes d'augment, d'état et de déclin ; mais elle peut présenter des irrégularités dans sa marche, des temps d'arrêt, des moments lucides, des rémittences. Sa durée est également variable, et si l'on peut la considérer comme étant, en moyenne, de deux à huit mois, elle peut se prolonger bien davantage et persister pendant plusieurs années.

4° Anatomie pathologique. — Ainsi que nous l'avons déjà indiqué à la Pathologie générale, l'anatomie pathologique de la manie aiguë n'existe pas encore réellement. Il n'y a pas de lésions macroscopiques, et les lésions microscopiques qui y ont été signalées [prolifération nucléaire (REPPING), dégénérescence graisseuse et pigmentaire des cellules, chromatolyse des grandes cellules pyramidales et ébauche de prolifération névroglique (ANGLADE et BALLET)] ne sont pas plus significatives. Nous ne parlerons que pour mémoire de l'hypothèse attribuant la fuite des idées délirantes, l'exaltation de la pensée, l'exagération de la réaction motrice à des troubles vasculaires déterminés par des mouvements anormaux des corpuscules névrogliques situés au voisinage des vaisseaux (RAMON Y CAJAL, cité par J. SOURY).

En réalité, les autopsies de manie aiguë sont le plus souvent négatives : les lésions qu'on y rencontre se résument, d'ordinaire, dans une hyperémie généralisée des centres nerveux.

5° Pronostic. — Le pronostic de la manie aiguë est essentiellement favorable puisque, d'après la plupart des auteurs, elle guérit environ deux fois sur trois lorsqu'elle est simple.

Les chances de guérison sont surtout grandes dans les six premiers mois ; elles diminuent de moitié dans le second semestre ; à dater de la troisième année, elles deviennent presque nulles. Les cas de guérison qu'on a cités après plusieurs années sont des cas exceptionnels et qui n'infirment en rien la règle.

La saison influe sur le mode de terminaison. En général, les maniaques guérissent peu l'hiver ; les guérisons s'élèvent au printemps ; c'est pendant l'été et pendant l'automne qu'on en observe le plus. De même, plus le sujet est jeune, plus il a de chances de guérir. Un premier accès est plus curable qu'un second ou qu'un troisième accès. La curabilité varie également suivant les causes et suivant la marche même de la maladie.

6° Diagnostic. — La manie aiguë est, en général, des plus faciles à reconnaître. Tout au plus pourrait-on la confondre, dans les premiers jours, avec une psychose masquant le début d'une maladie aiguë fébrile. Mais la céphalée initiale, la confusion mentale, le délire onirique, les symptômes d'infection concomitants suffisent bientôt à faire reconnaître cette dernière.

Le diagnostic le plus important consiste à déterminer si l'accès de manie est simple ou s'il est symptomatique d'un autre état morbide : paralysie générale, alcoolisme, épilepsie, etc. Ce problème, parfois très difficile, ne peut être résolu que par une connaissance approfondie des symptômes propres à la maladie principale et des particularités qu'elle imprime à l'accès de manie lui-même. Nous retrouverons donc les éléments de ce diagnostic dans la suite de notre étude.

Il faut enfin se demander, en face d'un accès de manie aiguë, si ce n'est pas le premier anneau d'une chaîne pathologique, c'est-à-dire le début d'une manie intermittente ou d'une folie à double forme. La succession des accès peut seule lever tous les doutes. Mais il faut se défier, en général, lorsque l'hérédité est très marquée, lorsque des cas de folie intermittente ou circulaire ont existé chez les ascendants, enfin, lorsque l'accès a eu un début brusque, qu'il s'est aussi terminé brusquement et que la guérison n'a jamais été plus parfaite qu'aux premiers jours.

7° Traitement. — Isolement, aussitôt que possible, dans un établissement spécial. Durant l'accès, alitement méthodique lorsqu'il est praticable, emploi des calmants de toute sorte, surtout des bains prolongés pendant plusieurs heures. Contre l'agitation et l'insomnie, bromures, chloral, paraldéhyde, méthylal, sulfonal, trional, véronal, hyosciamine, hyoscine, duboisine, etc., ces dernières maniées avec prudence, surtout en injections sous-cutanées. Dérivatifs sur le tube intestinal. Lorsqu'on craint le passage à l'état chronique, on peut essayer une révulsion énergique et établir une suppuration artificielle. Traitement des symptômes. Dans le cas de refus d'aliments persistant, alimentation forcée et, lorsque cela est absolument nécessaire par suite de la trop grande agitation ou de la trop grande violence, contention médicalement ordonnée et surveillée par la camisole de toile à longues manches.

§ 2. — MANIE SUBAIGUE (EXCITATION MANIAQUE)

La *manie subaiguë* ou *excitation maniaque* n'est pas seulement le premier degré de la manie typique. Elle forme dans le cadre nosologique une variété à part, ayant ses symptômes et son existence propre.

1º Étiologie. — L'excitation maniaque reconnaît les mêmes causes que la manie aiguë et la folie en général ; elle relève plus souvent de l'*hérédité* que la manie franche, et on peut dire que la plupart des excités maniaques sont des héréditaires.

2º Description. — L'excitation maniaque présente une infinité de degrés ; elle va depuis la simple suractivité du fonctionnement physiologique de l'intelligence jusqu'à l'excitation désordonnée de la manie aiguë.

Au degré le plus inférieur, elle n'est qu'une simple exagération de l'activité psychique, et, à ce titre, peut faire partie intégrante de la constitution de certains individus qui sont, toute leur vie, des *excités*.

A un degré plus élevé, l'excitation maniaque est franchement pathologique et s'accompagne de symptômes très nets.

Dans la *sphère intellectuelle*, toutes les facultés sont dans un état d'exaltation extrême. L'*imagination* surexcitée fait concevoir aux malades mille projets, aussitôt abandonnés que conçus ; ce sont des combinaisons d'affaires, des projets politiques et sociaux, des inventions, des idées scientifiques, artistiques, littéraires qui surgissent en foule, mais qui diffèrent très nettement des idées délirantes de la manie aiguë en ce que, quoique pour la plupart irréalisables, ils n'ont rien en eux-mêmes d'absurde et se meuvent constamment dans la sphère des choses possibles. Souvent même, en raison de l'état d'exaltation des facultés, ils offrent un cachet d'originalité, de nouveauté, de distinction et de supériorité qui les rend vraiment remarquables. On a vu des malades, dans cet état, réaliser des inventions utiles, trouver des solutions importantes, mettre au jour des productions de haute valeur, en un mot, se montrer plus intelligents et plus féconds qu'ils ne l'avaient jamais été.

La *mémoire* est non moins surexcitée (hypermnésie); elle l'est quelquefois à tel point que tous les souvenirs, même ceux qui paraissent le plus oubliés, se reproduisent en foule, et qu'on voit les malades réciter de longues tirades d'auteurs classiques, faire, dans toutes les langues et dans toutes les sciences, les citations les plus exactes et les plus justes, indiquer des noms, des dates et des chiffres avec la précision la plus surprenante; en un mot, étaler en détail et sans en perdre aucune toutes les notions, petites ou grandes, qu'ils ont acquises depuis leur naissance.

Le *langage* est à l'avenant, c'est-à-dire que la verve des excités maniaques est intarissable. Loquaces au plus haut degré, il s'expriment avec une facilité extraordinaire, souvent même avec élégance et recherche; leurs discours sont émaillés de traits d'esprit, de fines railleries, de plaisanteries caustiques, d'anecdotes pleines d'intérêt. Il en est de même de leurs écrits et de leurs autres productions intellectuelles, qui, toutes, portent la marque de cette exaltation brillante des facultés.

Quant à la nature des idées elles-mêmes, elle est extrêmement mobile et variable. Les conceptions qui prédominent sont les idées d'orgueil, d'ambition, de fortune, de persécution vague, etc.; mais elles se maintiennent en général dans les limites de la cohérence, et il n'y a pas, à proprement parler, de délire.

Dans certains cas, toutefois, l'excitation des facultés devient plus grande encore et il s'y joint un véritable *délire*, toujours à demi-cohérent, qui revêt le plus souvent la forme ambitieuse, et se traduit par des idées d'invention, de haute politique, d'érotisme, etc. C'est ce qui avait fait distinguer, autrefois, plusieurs variétés de manie intellectuelle, qu'on appelait, suivant la forme des idées prédominantes, *manie ambitieuse*, *manie des inventeurs*, *manie érotique*, etc. Lorsque l'excitation maniaque s'accompagne ainsi de délire, il s'y joint assez souvent, comme dans la manie aiguë, des *illusions* sensorielles et mentales, mais bien moins déraisonnables. Jamais il n'y a d'*hallucinations*, à moins qu'il n'existe, en même temps, un autre état morbide surajouté.

Dans la *sphère affective*, la surexcitation se traduit, en général, par un développement plus ou moins marqué des mauvais sentiments et des mauvais instincts. Les excités maniaques sont pour la plupart méchants, orgueilleux, processifs, prodigues, obscènes, haineux, emportés, même violents. Ils se plaisent à tourner tout le monde en ridicule, à tramer des perfidies, et sont merveilleusement servis, dans ces tendances perverses, par la lucidité et l'excessive finesse de leur esprit. En même temps, ils ont une propension souvent très marquée au mouvement, au scandale, à la dipsomanie, à l'érotisme, surtout lorsque l'accès revêt une forme aiguë. Ce n'est guère que dans la paralysie générale que l'excitation maniaque peut se traduire par une surexcitation affective opposée, c'est-à-dire par des dispositions généreuses et par une excessive philanthropie.

L'excitation maniaque s'accompagne presque toujours d'une excitation de l'*activité générale* et des *fonctions physiques*, mais modérée, cohérente et toujours bien différente de l'agitation incoercible de la manie aiguë. Il s'y joint parfois des phénomènes de congestion passagère, tels qu'inégalité pupillaire, tremblement, légère hésitation de la parole, qui compliquent d'autant plus le diagnostic que l'excitation maniaque est assez souvent symptomatique d'une paralysie générale au début.

3° Marche, durée, terminaison. — L'accès d'excitation maniaque affecte à peu près la même marche et la même durée que la manie aiguë. Sa terminaison la plus fréquente est la *guérison*; elle passe rarement à l'*état chronique*; quelquefois elle peut être remplacée par un accès de manie aiguë.

4° Pronostic. — Si l'on ne considère que l'accès en lui-même, le pronostic est des plus favorables ; il faut se rappeler toutefois que l'excitation maniaque est très fréquemment la première étape d'une *folie à double forme* ou d'une *manie intermittente*, quand elle n'est pas symptomatique d'une *paralysie générale* commençante ou de l'*hystérie*, ce qui modifie sensiblement le pronostic.

5° Anatomie pathologique. — Rien à signaler à ce point de vue, si ce n'est une hyperémie cérébrale plus légère encore que dans la manie. Les autopsies, d'ailleurs, sont très rares dans cette affection.

6° Diagnostic. — L'excitation maniaque, avec ses symptômes pathognomoniques de suractivité intellectuelle, se reconnaît d'elle-même. Il n'est guère possible de la confondre avec la *manie aiguë*, dont elle se sépare par l'absence d'agitation désordonnée, ni avec le *délire ambitieux* (folie systématisée) qui, lui, en dehors de ses autres caractères, n'est presque jamais primitif. Il est bien plus difficile de distinguer l'état morbide auquel elle se rattache, surtout lorsqu'il s'agit d'une *folie à double forme* ou d'une *paralysie générale* commençante. Il faut se rappeler que dans la folie à double forme les signes physiques de congestion font plus souvent défaut, que les conceptions n'y sont jamais absurdes et démentes, enfin que les malades sont foncièrement méchants et dangereux. Nous reviendrons plus loin sur ses caractères dans la paralysie générale.

7° Traitement. — Presque toujours, lorsque l'excitation maniaque atteint un certain degré d'acuité, on est obligé de recourir à l'internement, en raison des dangers que les malades font courir à leurs familles et à la société. Pour le reste, le traitement est le même que dans la manie aiguë.

ARTICLE II

MANIE CHRONIQUE

La *manie chronique* est rarement primitive. Elle succède habituellement à la manie aiguë dont elle constitue, comme nous l'avons dit, l'un des modes de terminaison. On peut l'envisager séparément suivant qu'elle se présente sous la *forme simple* ou avec du *délire systématisé secondaire*.

§ 1. — MANIE CHRONIQUE SIMPLE

La manie chronique simple se caractérise essentiellement par la persistance indéfinie, et sous une forme atténuée, des symptômes de la manie aiguë.

Il y a en effet chez elle *surexcitation désordonnée des facultés, hyperfonctionnement de l'association cérébrale automatique, illusions, logorrhée et graphorrée incohérentes, exubérance des actes,* mais à un degré moindre. De plus, le *sommeil,* quoique toujours troublé, est moins nul, la *santé générale* et l'*embonpoint* sont meilleurs, les *fonctions organiques* s'accomplissent mieux, la *menstruation* est généralement rétablie.

Toutefois, de temps à autre, l'excitation habituellement modérée de la manie chronique est entrecoupée, à intervalles variables, par des *phases de paroxysmes* rappelant l'ancienne forme aiguë.

L'état de folie, chez les maniaques chroniques, ne paraît plus être une maladie contre laquelle l'organisme réagit et se défend ; cet état de folie s'est identifié à l'individu, dont il constitue visiblement, désormais, le véritable *moi*.

Ces maniaques chroniques, vieux fonds des Asiles et des Maisons de santé, tombent progressivement dans une sorte d'existence automatique, faite d'idées, de langage et d'actes très limités, toujours les mêmes, de véritables *stéréotypies*. Chacune de leurs journées est exactement semblable à celle de la veille ; à force de s'asseoir ou de marcher à la même place, ils finissent par y incruster la trace de leur corps ou de leurs pas.

A les voir rétrécis de la sorte dans leur activité psychomotrice et si complètement passés à l'état d'automates, on ne peut s'empêcher de les considérer comme déjà en pleine *démence*. C'est souvent une erreur. J'ai pu m'assurer que beaucoup d'entre eux avaient conservé, sous ce néant apparent de toute vie psychique, la plupart de leurs facultés. J'ai vu notamment un maniaque chronique typique placé depuis quarante ans dans une Maison de santé, où personne ne faisait plus guère attention à lui et où il ne faisait attention à personne, réfugié à l'écart dans son étroit sillon de vieux vésanique. Or, cet homme était en réalité l'histoire vivante des quarante années de l'Etablissement, au sujet duquel il pouvait fournir les renseignements les plus détaillés et les plus précis, saisis par lui, on ne sait comment, dans ce détachement apparent de tout l'extérieur.

Les maniaques chroniques ne sont donc pas tous des déments vrais et je crois que c'est là une étiquette qui leur est appliquée indistinctement avec trop de facilité.

§ 2. — Manie chronique avec délire systématisé secondaire

Cette forme de manie chronique ne diffère pas de la précédente au point de vue de ses caractères généraux, qui sont sensiblement les mêmes.

Ce qui la distingue essentiellement, c'est son *délire*.

Nous avons vu qu'il n'existe pas à proprement parler de délire dans la manie aiguë, tellement les idées y sont mobiles et variables. Elles n'ont pas le temps de se fixer et de prendre corps dans l'esprit du sujet.

Or, l'un des effets du passage de la manie aiguë à l'état chronique, c'est de rendre les idées moins mobiles et de permettre par suite à un thème délirant de s'organiser.

Cette organisation se fait, le plus souvent, par la persistance et le développement, au milieu de la fuite générale des idées, d'une des catégories de conceptions maladives qui ont traversé, durant l'état aigu, l'esprit du sujet. Pour une raison quelconque, idiosyncrasie ou circonstances de la vie antérieure, cette catégorie de conceptions a eu plus de tendances que les autres à survivre et, au fur et à mesure qu'elle reste seule, elle arrive à se constituer en une synthèse de plus en plus nette et de plus en plus fixe.

On voit ainsi tel individu qui, durant la phase d'acuité de sa manie, avait présenté un polyidéisme absolu, verser, après son passage à l'état chronique, dans un délire systématisé de persécution, d'invention et surtout de grandeur.

C'est ce qu'on appelle le *délire systématisé secondaire post-maniaque*, parce que, au lieu d'être primitif, comme le délire systématisé de la psychose progressive essentielle, il est consécutif à un accès de manie aiguë.

Certains auteurs, TANZI et RIVA en particulier, ont émis une théorie ingénieuse relativement à ce délire. Ils estiment que le délire systématisé est toujours secondaire à une psychose généralisée, manie ou mélancolie, soit qu'il survienne d'emblée chez un individu dont un des ascendants a fourni la première étape maniaque ou mélancolique, soit qu'il succède chez le même individu à une étape de ce genre, en raison d'une prédisposition spéciale au délire systématisé ou paranoïa, appelée *constitution paranoïenne*.

Ces vues ont été très bien exposées dans le rapport d'ANGLADE au Congrès de Marseille sur les délires systématisés secondaires.

Ce n'est là qu'une pure hypothèse. Ce qui est certain, c'est que chez un assez grand nombre de maniaques chroniques, le délire, ordinairement de nature *ambitieuse*, revêt une forme plus ou moins systématisée et que, faute de connaître le passé de ces malades, on peut les prendre pour des délirants systématisés primitifs et essentiels.

Il faut dire toutefois que le délire n'est jamais, dans ces cas, aussi nettement systématisé ni aussi franchement hallucinatoire et qu'il s'accompagne d'autre part de reliquats maniaques qui permettent d'établir le diagnostic.

Quelle que soit sa forme, la manie chronique est *incurable*. Lorsque la mort ne survient pas par suite d'une complication viscérale ou cérébrale, elle se termine finalement par la *démence*, qui porte alors le nom de *démence maniaque* en raison de son origine et de la persistance, au milieu de la ruine intellectuelle des malades, de certains symptômes rappelant l'état de manie

ancien. La vie peut ainsi se prolonger pendant de longues
années.

ARTICLE III

MANIE CYCLIQUE

La manie cyclique comprend deux variétés : la *manie rémittente* et la *manie intermittente*.

§ 1. — MANIE RÉMITTENTE

La *manie rémittente* est une variété de manie continue,
caractérisée par le retour plus ou moins régulier de crises
aiguës ou paroxysmes, séparés par des périodes d'atténuation
ou rémissions.

A la rigueur, la manie chronique pourrait prendre place dans
la manie rémittente, puisqu'elle est également formée, dans la
plupart des cas, par des alternatives de rémissions et d'exacerbations. Mais chez elle, ces alternatives ne sont ni constantes,
ni régulières, ni identiques comme dans la véritable manie
rémittente où l'alternance régulière, souvent même périodique,
entre la rémission et l'exacerbation, constitue l'élément fondamental de la maladie.

En général, les choses se passent de la façon suivante : un
accès aigu de manie éclate, évolue, puis s'apaise. On croit à une
amélioration sérieuse, destinée à aboutir à la guérison, mais
au bout d'un certain temps, c'est un nouvel accès aigu qui
survient, suivi à son tour d'une nouvelle phase d'amélioration,
et ainsi de suite pendant de longues années. La succession morbide est désormais définitive.

§ 2. — MANIE INTERMITTENTE

La *manie intermittente* diffère de la manie rémittente en ce
que les accès n'y sont pas séparés par de simples périodes
d'amélioration ou rémissions, mais par des intervalles de retour

complet à l'état normal ou intermissions. La manie rémittente est donc une folie continue à exacerbations, tandis que la manie intermittente est une folie par accès, alternant avec l'état normal. Cette distinction a surtout de l'importance au point de vue médico-légal.

La manie intermittente vraie est celle dans laquelle les accès et les intermissions se succèdent d'une façon toujours régulière et identique. Le retour des diverses phases coïncide souvent alors avec le retour de certaines saisons. Mais il est rare que la folie réalise un isochronisme aussi parfait et la périodicité n'y est, le plus souvent, que relative. Tantôt l'accès est plus court ou plus long, plus léger ou plus intense ; tantôt c'est l'intermission qui persiste plus ou moins longtemps ; elle se prolonge parfois pendant plusieurs années.

La manie intermittente et la manie rémittente ne constituent en aucune façon des formes spéciales au point de vue symptomatique, et les accès dont elles sont formées, pris en eux-mêmes, ne sont autre chose que des accès ordinaires de manie aiguë ou d'excitation maniaque.

Ce qui les distingue essentiellement et leur donne une physionomie à part, c'est : 1º que les accès s'y reproduisent d'une façon plus ou moins régulière ; 2º qu'ils sont le plus souvent identiques les uns aux autres ; 3º qu'ils débutent et se terminent ordinairement d'une façon brusque ; 4º que la durée de cette alternance est indéfinie et n'aboutit qu'à la longue à la manie chronique et à la démence.

Il faut ajouter, pour être complet, que la manie intermittente et la manie rémittente, ainsi du reste que la folie à double forme, sont plus spéciales aux *héréditaires*, aux *dégénérés*. C'est pour ce motif que plusieurs auteurs français et étrangers (Morselli, Magnan) rangent ces folies sous le nom générique de *folie cyclique*, dans l'état mental des dégénérés.

Le retour des accès peut également être influencé par diverses circonstances occasionnelles, les phases des saisons, le retour des menstrues, etc. Suivant Doutrebente, les folies intermittentes se rattacheraient au fond à la grande névrose *épilepsie*. D'après d'autres auteurs, les aliénés intermittents seraient surtout des *diathésiques* dont les accès vésaniques correspondraient chaque fois à des poussées aiguës d'*auto-intoxication*, (MABILLE et LALLEMANT, 1890).

Comme *traitement*, on a préconisé les antipériodiques et notamment le sulfate de quinine à haute dose pour combattre l'intermittence, mais les résultats n'ont guère été favorables. Les accès exigent en réalité le même traitement que les accès ordinaires de manie. Un certain nombre de malades viennent eux-mêmes s'interner dans les asiles, dès qu'ils sentent l'approche de leur accès.

CHAPITRE II

MÉLANCOLIE OU LYPÉMANIE

La mélancolie, comme la manie, comprend trois types ou espèces : 1° La *mélancolie aiguë*; 2° la *mélancolie chronique*; 3° la *mélancolie cyclique*.

ARTICLE PREMIER

MÉLANCOLIE AIGUE

Nous décrirons successivement dans la mélancolie aiguë : 1° la *mélancolie aiguë typique*, avec ses formes *délirante, anxieuse, avec stupeur*; 2° la *mélancolie subaiguë* ou *dépression mélancolique* (mélancolie avec conscience).

§ 1. — MÉLANCOLIE AIGUE TYPIQUE

La mélancolie aiguë est une psychose généralisée caractérisée par une concentration psychique douloureuse d'origine cénesthésique, avec réaction adéquate de l'activité générale et de toutes les fonctions de l'organisme.

1° Étiologie. — A l'encontre de la manie, qui atteint de préférence les sujets expansifs, exubérants et naturellement excités, la mélancolie survient plutôt chez les individus timides, timorés et scrupuleux. C'est pourquoi elle est beaucoup plus fréquente chez la femme que chez l'homme. La proportion serait de 2.038 femmes pour 1.099 hommes, tandis qu'elle est pour la manie de 2.988 femmes pour 2.679 hommes (PLAXÈS).

Les causes les plus ordinaires de la mélancolie, en dehors de
l'hérédité, sont les émotions violentes, les chagrins prolongés,
les fatigues corporelles, les affections des viscères, c'est-à-dire,
d'une façon générale, les *causes débilitantes* et *dépressives*. Plus
souvent qu'on ne le croit, elle est le résultat immédiat d'une
auto-intoxication, surtout gastro-intestinale.

2° Symptomatologie. — La mélancolie présente une
période d'invasion ou *de début*, une *période d'état* et une *période
de terminaison*.

A. PÉRIODE DE DÉBUT. — L'invasion de la mélancolie est plus
lente encore que celle de la manie. Elle peut débuter par des
troubles gastro-intestinaux tels qu'état saburral, constipation,
anorexie, etc., ou même être consécutive à une dyspepsie plus
ou moins ancienne. Il existe en même temps des malaises
généraux, de l'abattement, de la tristesse, de l'insomnie, du
dégoût de tout, de l'anxiété. Dès les premiers jours, quelquefois, on voit apparaître un retour obstiné de certaines préoccupations relatives à la santé, à la position de fortune, aux
affaires, à la famille, à la conduite passée. Mais à part la
fixité de ces idées et l'inquiétude outrée qu'elles provoquent,
l'intégrité de la raison paraît encore complète, et ce n'est souvent que lorsque le malade en arrive à exécuter quelque tentative de suicide qu'on commence à croire dans l'entourage à
l'existence de la folie.

Cette période prémonitoire dure plus ou moins longtemps,
mais peu à peu les symptômes s'aggravent et la période d'état
se trouve constituée.

B. PÉRIODE D'ÉTAT. — Nous décrirons, comme dans la manie,
les *troubles psychiques* et les *troubles physiques*.

a. *Troubles psychiques*. — Pour se faire une idée exacte de la
mélancolie, il faut se la représenter comme étant essentiellement une psychose non pas intellectuelle, mais affective. Le
délire en effet, peut y manquer ; ce qui n'y fait jamais défaut,
c'est le *trouble affectif*.

Ce trouble affectif consistant, dans la mélancolie, en un sentiment de tristesse plus ou moins inquiète, n'est donc pas le résultat d'idées maladives, souvent absentes ; il a sa source, ici plus qu'ailleurs encore peut-être, dans des modifications de la sensibilité externe et surtout interne. La mélancolie est, avant tout, une maladie de la *cénesthésie*.

Le processus de la mélancolie peut donc être établi de la sorte : troubles de la sensibilité perceptive, en rapport probable avec des altérations, toxiques ou autres, du fonctionnement organique, particulièrement dans le domaine du grand sympathique ; consécutivement et comme conséquence, troubles de l'affectivité, de la conscience et de la personnalité, ainsi atteintes dans leur fondement essentiel ; finalement et comme simple conséquence aussi de l'état cénesthésique pénible, idées délirantes en rapport avec lui.

Telle nous paraît être, en partant du trouble de la sensibilité, élément primitif, la succession des phénomènes psychiques de la mélancolie.

Nous devons donc, d'après cela, énumérer ces phénomènes dans leur ordre même, c'est-à-dire envisager tour à tour : α) les *troubles de la sensibilité perceptive*, surtout *cénesthésique* ; β) les *troubles de l'affectivité, de la conscience* et de la *personnalité ;* γ) les *troubles de l'idéation ;* δ) les *troubles de l'activité.*

α) *Troubles de la sensibilité externe et interne.* — La plupart des auteurs, depuis Esquirol, ont constaté que tous ou presque tous les mélancoliques se plaignaient de ne plus sentir, de ne plus être, de ne plus voir comme auparavant. C'est comme si quelque chose était changé en eux ou autour d'eux. Chez les uns, ces sensations portent sur le corps, en particulier sur les viscères abdominaux, dont le fonctionnement n'arrive plus à la conscience cénesthésique ou n'y arrive que troublé. Chez les autres, ce qui apparaît modifié à la conscience, c'est le cerveau et le cœur, en tant qu'organes des idées et des sentiments. Ils déclarent ne plus penser normalement, librement, ne plus être impressionnés par rien de ce qui devrait les toucher, les émouvoir, ne plus éprouver d'affection pour les êtres qui leur étaient les plus chers, etc. Chez certains enfin, ce trouble des sensations porte aussi ou tout particulièrement sur les personnes et les

choses extérieures. Ceux-là disent que rien ne leur apparait
comme avant; les individus qui les entourent présentent un autre
aspect, d'autres traits, une autre voix ; le chant des oiseaux est
tout différent; les arbres et les plantes ont quelque chose d'insolite, etc.

« Je souffre constamment, mon existence est incomplète, dit
un malade d'Esquirol; je n'ai aucune sensation humaine...; il
me manque la faculté de jouir des choses et de les ressentir...;
quelque chose d'affreux est certainement entre moi et les jouissances de la vie...; chacun de mes sens, chaque partie de moi-
même est, pour ainsi dire. séparée de moi et ne peut plus me
procurer aucune sensation; il me semble que je n'arrive jamais
jusqu'aux objets que je touche. » « J'entends, je vois, dit un
autre, je touche, mais je ne suis pas comme autrefois; les
objets ne viennent pas à moi, ils ne s'identifient pas avec mon
être; un nuage épais, un voile change la teinte et l'aspect des
corps... »

« Ces malades, ajoute Esquirol, perçoivent mal les impressions; un abime les sépare pour ainsi dire, du monde extérieur. »

Beaucoup d'auteurs, notamment Louyer-Villermay, Jules
Falret, Cotard, Séglas, Vallon et Marie, etc., ont insisté sur
cet ordre de symptômes de la mélancolie.

Cotard qui a vu en eux, avec grande raison, le point de
départ de ces formes de délire hypocondriaque anxieux qu'il a si
bien décrites, les attribuait à la perte de la vision mentale.
Vallon et Marie les rapportent plus exactement à des *troubles
cénesthésiques*. Il est évident, en effet, qu'ils ne peuvent être dus
qu'à des altérations dans cette sensibilité perceptive qui nous
donne la notion exacte de nos sensations, internes ou externes,
morales ou physiques. Ce sont, suivant le cas, des hyperesthésies, des anesthésies ou des paresthésies cénesthésiques. peut-
être liées à des modifications, primitives ou secondaires, dans
l'état anatomique du grand sympathique.

Tels sont les troubles des perceptions qui dominent dans la
mélancolie. D'autres peuvent venir s'y joindre, comme les
hallucinations psycho-motrices par exemple, qui font entendre

aux malades des voix dans différentes parties du corps, en général dans celles mêmes où ils ressentent le plus de perturbations. Séglas considère ces hallucinations psycho-motrices comme les seules vraiment fréquentes dans la mélancolie, ce qui est généralement exact, sauf, peut-être, dans les cas à prédominance de troubles de l'idéation, où des *hallucinations sensorielles* plus ou moins nombreuses accompagnent le délire, ainsi que nous le noterons en parlant de ce dernier.

β) *Troubles de l'affectivité, de la conscience et de la personnalité.* — Les phénomènes morbides existant du côté de la sensibilité ont naturellement pour premier résultat de retentir sur l'*affectivité* et d'y déterminer un état émotif pénible et douloureux, d'autant plus facilement que les mélancoliques sont presque toujours, par nature, des gens impressionnables, timorés, inquiets, susceptibles de se tourmenter pour un rien.

La *tristesse*, tristesse morbide, profonde, insurmontable, accompagnée d'hyperesthésie émotive, d'impuissance morale, d'abattement, de découragement est donc un symptôme constant de la mélancolie, même (et cela se conçoit avec l'idée que nous nous faisons du processus morbide de cette psychose) dans les formes purement dépressives, conscientes, sans délire.

Suivant les individus et suivant les cas, ce symptôme affectif fondamental peut se manifester de façon prédominante sous forme de *tristesse simple*, muette et passive, ou bien sous forme de *tristesse agitée* et inquiète, c'est-à-dire d'*anxiété*.

Ce qu'il y a de remarquable, c'est qu'avec ce fond de souffrance, beaucoup de mélancoliques se plaignent justement de ne pouvoir éprouver aucune peine, aucun chagrin, aucun sentiment et s'en affectent au plus haut point.

Quelle que soit l'idée qu'ils se font de l'état de leurs sentiments affectifs, les mélancoliques se divisent en réalité, à cet égard, en deux catégories. Les uns sont apathiques, indifférents, non seulement pour ce qui les regarde, mais aussi vis-à-vis de leur famille et des êtres qu'ils aimaient le plus, allant même parfois jusqu'à les prendre en aversion ; d'autres, au contraire, ont leurs sentiments affectifs exaltés, ils se préoccupent sans

cesse et d'une façon maladive de leurs parents, de leurs amis,
voire d'indifférents et d'inconnus.

Si les troubles organiques de la sensibilité dont nous avons
parlé retentissent sur l'affectivité, on comprend qu'ils exercent
aussi leur action sur la *conscience* et la *personnalité* qui relèvent
directement, nous le savons, de la cénesthésie. VALLON et MARIE
ont très justement insisté sur ce point.

Les *troubles de la conscience*, dans la mélancolie, appartiennent naturellement à la catégorie de ceux que nous avons appelés troubles par altération des perceptions, soit externes, soit
surtout internes. Sous l'influence de l'altération de leurs perceptions cénesthésiques, les malades n'ont plus, en effet, qu'une
conscience troublée, parfois même nulle, de leur vie organique.
Et lorsque l'altération de ces perceptions est très profonde, elle
s'accompagne en même temps d'une altération dans l'appropriation personnelle des sensations, qui ne sont plus dès lors, rapportées au *moi*.

C'est de cette façon et par cette voie que la *personnalité* se
trouve atteinte à son tour dans la mélancolie. Déjà les malades
légèrement touchés dans leur cénesthésie, ceux chez qui tout se
borne à ne plus sentir ou à ne plus voir comme auparavant, ont
leur personnalité entamée. Eux-mêmes se trouvent différents,
et ce sentiment de modification personnelle les tourmente, nous
l'avons vu, au plus haut point.

Mais ce n'est là qu'un premier degré. En réalité les altérations
les plus grandes de la personnalité peuvent s'observer dans la
mélancolie : perte de la personnalité propre, changement de la
personnalité propre, dédoublement, etc., suivant que la cénesthésie donne au sujet la conscience qu'il existe, mais qu'il est
transformé en un autre être vivant, en une substance quelconque, ou qu'une autre individualité, animale, humaine, diabolique, divine existe en lui ou avec lui.

Ces troubles de la conscience et de la personnalité s'observent
tout particulièrement, comme les troubles cénesthésiques auxquels ils se rattachent, dans les variétés anxieuse et hypocondriaque de la mélancolie, dont nous dirons un mot plus loin.

γ) *Troubles de l'idéation*. — Le trouble dominant de l'idéation, dans la mélancolie, est la *concentration pénible de l'esprit*. Cette concentration pénible de l'esprit se traduit par la limitation et la fixité des idées, contrastant avec la mobilité et la diffusion que l'on trouve dans la manie. Ici, l'être tout entier se replie douloureusement sur une série de pensées et s'absorbe dans leur

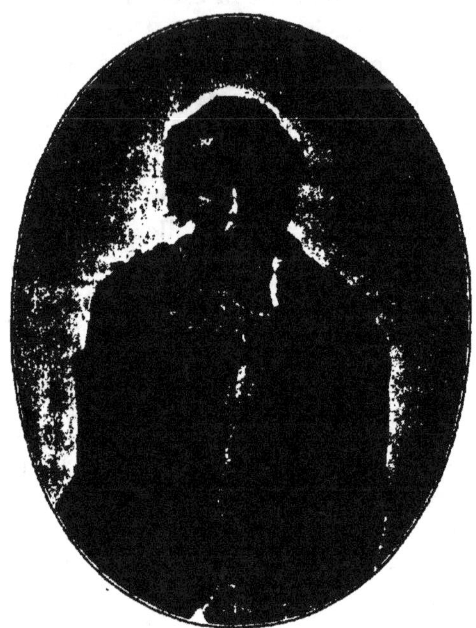

Fig. 23.

Mélancolie aiguë : dépression (d'après A. Voisin, in *Leçons cliniques*).

incessante méditation. *Animi angor in una cogitatione defixus atque inherens*, avait déjà dit excellemment Arétée. Avec cela, lucidité plus ou moins complète sur tout ce qui n'est pas le délire, en sorte que l'intelligence ne paraît lésée que sur un point. C'est ce qui explique pourquoi la mélancolie a pu être rangée, jusqu'à Baillarger, parmi les *folies partielles* ou *monomanies* (lypémanie ou monomanie triste d'Esquirol).

Le *délire*, trouble de l'idéation non moins important, est caractéristique dans la mélancolie aiguë. Il peut être très

variable comme expression, mais le fond en est toujours le
même : c'est un composé d'idées tristes, telles qu'idées de
ruine, d'impuissance, d'hypocondrie, de damnation, de persé-
cution vague, d'empoisonnement, de déshonneur, surtout de
culpabilité et de *criminalité imaginaires*. Les malades se croient

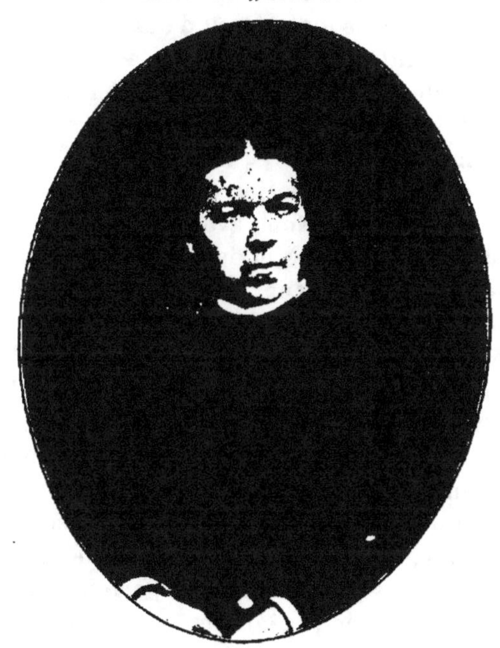

Fig. 24.

La même malade guérie (d'après A. Voisin, in *Leçons cliniques*).

perdus, couverts de honte ; ils repassent les mille détails de leur
vie et y trouvent des forfaits impardonnables pour lesquels ils
sont condamnés à de terribles supplices ou à la mort ; ils se
reprochent tout ce qu'ils font et tout ce qu'ils disent ; ils s'accusent de manquer d'affection pour leurs parents, d'être cause
de leur ruine, de leur mort ; ils ont offensé Dieu, fait de mauvaises confessions, commis des sacrilèges, perdu le monde,
mérité l'enfer ; ils sont pour tous un objet de réprobation. Pusil-
lanimes et craintifs au plus haut point, ils n'osent faire un pas

tout seuls, redoutent constamment quelque chose, sans savoir quoi, se croient mourants, en prison, entourés de geôliers, de bourreaux, etc. Bien différents des persécutés, qui rapportent leurs tourments au monde extérieur et accusent les autres de tout ce qu'ils souffrent, les mélancoliques rapportent à eux-mêmes ce qui se passe de mal autour d'eux et s'en accusent, d'où le nom de *délire d'auto-accusation* donné à leur délire. La distinction est caractéristique et permet, en dehors de tout autre symptôme, d'établir un diagnostic qui n'est pas sans présenter, parfois, certaines difficultés.

Avec ces troubles de l'idéation coexistent assez souvent des *hallucinations sensorielles*. Nous avons vu que, d'après SÉGLAS, les hallucinations sensorielles étaient très rares dans la mélancolie. Elles existent cependant, surtout dans les formes nettement délirantes. Dans ces cas, elles peuvent être multiples et affecter divers sens, en particulier celui de l'ouïe. Les malades entendent nuit et jour, surtout la nuit, des voix qui les accusent, leur reprochent leur conduite, les menacent de divers supplices; ils voient des fantômes, des morts, des personnages célestes, l'enfer, des flammes, des scènes dramatiques ou terrifiantes, telles que batailles, égorgements, etc. Ils disent respirer de mauvaises odeurs; leurs aliments ont goût de chair humaine; ils sentent mauvais, sont pourris, etc. Parfois aussi, ils éprouvent les *illusions internes*, génitales ou intestinales, les plus bizarres et les plus variées.

δ) *Troubles de l'activité.* — Si les troubles de l'*activité générale* et de la *mimique* sont caractéristiques, dans la manie, ils le sont peut-être davantage encore dans la mélancolie.

Le tableau diffère suivant qu'il s'agit de mélancoliques *déprimés* ou *exaltés*.

Les *déprimés* sont ceux qui concentrent en eux-mêmes toute leur douleur sans que rien en transpire au dehors, de sorte que leur activité générale est en raison inverse du degré de leur mélancolie; ils ont l'aspect triste, la tête baissée, les bras pendants, les mouvements lents, les gestes rares, la physionomie altérée, les traits tirés, le visage amaigri et blafard, l'expression douloureuse, le regard morne, éteint, les sourcils et les plis du

front dessinant une sorte d'ω (oméga mélancolique de Schule),
le front ridé, la bouche contractée; ils sont immobiles, inertes
et passifs; il faut les habiller, les faire lever, marcher, manger,
sans cela ils ne bougeraient pas. Quelques-uns sont plongés

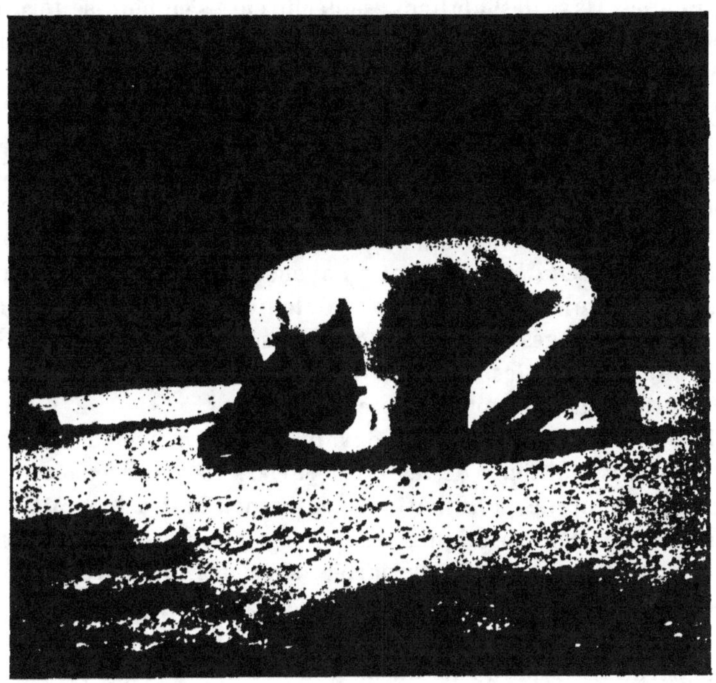

Fig. 25.

Mélancolie aiguë : excitation (cliché du Dr LALANNE).

Le malade se prosterne à terre, tout nu, dans l'attitude d'un suppliant.

dans une immobilité de statue (stupeur). Ce n'est qu'à de rares
moments qu'ils sont pris tout à coup d'une espèce de crise impulsive pendant laquelle ils se livrent à des violences *automatiques*
(raptus mélancoliques).

Chez les *exaltés*, au contraire, la souffrance s'extériorise sous
forme d'agitation inquiète ou anxieuse et cette réaction de
l'activité générale et de la mimique est alors en raison directe

14.

de l'intensité de l'accès. Ils ont le visage inquiet, le regard brillant, l'air anxieux ou terrifié. Leur émoi se traduit par des pleurs, des cris, des gémissements, des plaintes entrecoupées, des gestes saccadés, des actes purement mécaniques et toujours les mêmes. Ils se déshabillent, se déchirent, s'épilent, se tordent les doigts, les lèvres, s'écorchent la face et les mains, fouillent violemment leurs cavités naturelles, se mutilent sans rien sentir et sans y prêter, pour ainsi dire, attention. Quelques-uns, dans leur tendance à se diminuer, à s'avilir, se prosternent tout nus, hiver comme été, et s'anéantissent dans la poussière en une attitude d'effacement qui trahit au plus haut point leur délire d'indignité (voy. fig. 25).

Les *troubles du langage* sont à l'avenant. Les déprimés parlent peu, d'une voix sourde, lente et dolente. Fréquemment même ils restent plongés dans un *mutisme* absolu et dont aucune sollicitation ne peut les faire sortir. Leurs *écrits* sont de même, naturellement, nuls ou presque nuls.

Les exaltés ne suivent pas davantage une conversation, et il est tout aussi difficile de les faire parler. Ils ont cependant un langage spontané, automatique, correspondant à leur attitude générale et à leur mimique. Ce sont les plaintes et les gémissements dont nous venons de parler, avec des onomatopées, des exclamations, des phrases inachevées tout à fait significatives et répétées constamment : « Oh! » — « Ah! mon Dieu! » — « Je suis perdu! » — « Je suis un misérable! » — « Tout est fini! » — « Damné! » — « L'échafaud! »

Les *troubles des actes* ne sont pas moins caractéristiques, dans la mélancolie, que ceux que nous venons de signaler.

Nous avons déjà vu que chez les déprimés, les actes étaient réduits au minimum, parfois même suspendus, sauf dans les moments de raptus impulsifs et que, chez les exaltés, ils se traduisaient par les manifestations les plus variées de l'agitation anxieuse.

Indépendamment de ces particularités, il existe dans la mélancolie aiguë, quelle qu'en soit la forme, deux tendances à peu près constantes et pathognomoniques. Ce sont le *refus d'aliments*, la *tendance au suicide*.

Le *refus d'aliments*, à un degré quelconque, est presque la règle. Il prend sa source dans les idées délirantes des malades qui se croient déshonorés, ruinés, dans l'impossibilité de payer leur nourriture, ou qui affirment n'avoir pas faim, être indignes de manger et veulent faire pénitence. Ce refus d'aliments est d'ailleurs entretenu par des troubles gastro-intestinaux qui existent presque toujours. La sitiophobie présente ici des caractères spéciaux qu'il faut connaître. Les mélancoliques étant incapables de vouloir énergiquement, n'opposent pas, en général, un refus obstiné et invincible, comme les persécutés, par exemple. C'est un refus inerte, passif, sans consistance; aussi en vient-on quelquefois à bout en faisant manger les malades comme les enfants ; on est souvent obligé, cependant, de recourir d'une façon continue à l'*alimentation artificielle*.

Quant à la *tendance au suicide*, elle existe, à des degrés divers, à peu près constamment dans la mélancolie aiguë et elle s'y présente avec les mêmes caractères d'inertie et d'indécision que le refus de nourriture. Les mélancoliques voudraient bien mourir et, pour toutes les raisons morbides qui hantent leur cerveau, la vie leur est à charge; mais ils sont souvent incapables de faire un effort sérieux pour se tuer et de déployer, dans l'exécution de leur projet, la moindre énergie. Il faudrait, semble-t-il, que la mort leur arrivât toute seule. Aussi, dans bien des cas, leurs tentatives sont-elles incomplètes et ridicules. Les uns se bornent à s'enfoncer des épingles dans la peau, à avaler un corps étranger inoffensif; d'autres s'entourent le cou d'une corde ou d'un mouchoir et les laissent là sans avoir la force de les serrer. La plupart ruminent très longtemps leur projet, ils prennent et reprennent, sans s'en servir, l'arme ou le poison qu'ils ont choisi; en un mot, ils manifestent un manque absolu d'initiative et de décision. Tels sont les caractères habituels de la tendance au suicide chez les mélancoliques; mais il ne faut pas oublier qu'on ne peut tracer à cet égard de règle absolue, et qu'on voit trop fréquemment aussi ces malades, sous l'influence d'une impulsion subite, d'un appel imprévu à l'énergie ou même d'une lente préparation, en finir sans hésiter avec la vie.

A côté de la tendance au suicide, il faut noter chez les mélancoliques la tendance aux *auto-mutilations* qui est de même nature et procède de la même mentalité. Ces auto-mutilations, assez fréquentes, peuvent se traduire par les blessures les plus variables ; elles portent surtout sur l'abdomen, les organes génitaux, la langue, la main.

L'*homicide* est exceptionnel chez les mélancoliques. Il en est une forme, cependant, qui n'y est pas rare et qui y est spéciale. C'est l'*homicide familial* consistant, de la part du malade, à entraîner dans la mort avec lui, pour les empêcher de souffrir les maux qui les attendent ou les soustraire à la honte dont il est cause, un conjoint, des enfants, un père, une mère, une sœur, etc.

En analysant les mobiles psychologiques de tels actes, on peut dire que les mélancoliques *suicident* plutôt qu'ils ne tuent leurs proches.

Il en est de même dans cet autre acte morbide, également spécial aux mélancoliques, et qui porte le nom significatif de *suicide indirect*.

Ici, le sujet n'osant pas se détruire lui-même, de peur par exemple, d'être damné, tue quelqu'un afin d'être puni de mort et d'avoir le temps de se mettre en état de grâce avant de comparaître devant Dieu. Inutile d'ajouter que le suicide indirect est, en somme, assez rare.

b. *Troubles physiques.* — Chez tous les mélancoliques, le *sommeil* est troublé, douloureux, pénible, coupé par des rêves, des cauchemars et des hallucinations.

La *sensibilité générale* est très obtuse, quelquefois pour ainsi dire, abolie. Les *sens spéciaux* fonctionnent également avec plus de paresse et de lenteur. Il en est de même des *réflexes*. Kovalewski remarque que cette insensibilité des mélancoliques aux impressions, d'abord purement fonctionnelle, peut à la longue devenir organique.

Malgré cette diminution de la sensibilité à tous les modes, les malades se plaignent souvent de *douleurs* variées, notamment de névralgies, de courbature, de lassitude, etc.

La *fonction génitale* est amoindrie et souvent l'impuissance complète.

La *force musculaire* subit aussi une dépression plus ou moins marquée.

Dans beaucoup de cas, il existe une fine *trémulation* des extrémités et aussi de la langue où s'observe ce tremblement heureusement dénommé « gélatineux » par PARANT.

La *parole*, en dehors de ses caractères d'assourdissement, d'hésitation, peut être également tremblée.

La *résistance électrique* est augmentée (SÉGLAS, A. VIGOUROUX).

La *respiration* est ralentie, incomplète et proportionnellement inférieure au rythme cardiaque. Ces troubles de la respiration constatés par MARCÉ, ont été confirmés par PACHON, TOULOUSE et ROUBINOVITCH. Ces derniers auteurs signalent en outre ce fait que la respiration, ralentie et diminuée d'amplitude chez les mélancoliques stupides, est au contraire exagérée, irrégulière et tremblée chez les mélancoliques anxieux. Le défaut d'hématose explique la fréquence, chez les mélancoliques, des congestions passives du poumon.

Le *cœur* bat avec moins d'énergie et ses mouvements sont plus lents. Le *pouls* est variable; tantôt il atteint 100 et 120 pulsations (formes anxieuses, agitées); tantôt il tombe à 35 et 40 pulsations (formes déprimées, stuporeuses). La *tension artérielle* est généralement faible. Dans la mélancolie avec stupeur, la ligne d'ascension du tracé est courte (TOULOUSE et ROUBINOVITCH). Le *pouls capillaire* existe dans le type anxieux.

Au reste, les *troubles d'innervation vaso-motrice* sont des plus fréquents. On constate de l'œdème par stase veineuse, du refroidissement et de l'asphyxie locale des extrémités (main mélancolique de BALL), etc.

La *température* du corps est abaissée, surtout à la périphérie, où elle peut descendre de 3 à 4 degrés.

Ce qui paraît dominer dans la mélancolie, au point de vue des troubles physiques, ce sont les phénomènes *d'auto-intoxication*, particulièrement ceux dus à un mauvais fonctionnement des viscères abdominaux.

Ces phénomènes d'auto-intoxication se révèlent par des signes multiples : 1° par de la dyspepsie gastro-intestinale, l'enduit saburral de la langue, la mauvaise odeur de l'haleine, l'anorexie, la flatulence et le météorisme, la sensibilité douloureuse du ventre, la constipation opiniâtre et l'état des matières fécales; 2° par les troubles des humeurs, sécrétions et excrétions, que nous avons déjà indiqués à la Pathologie générale et parmi lesquels nous rappelons : la diminution notable de l'HCL et de l'acidité totale du suc gastrique, ainsi que son hypertoxicité ; l'insuffisance hépatique; la diminution de la sécrétion sudorale; la diminution de l'hémoglobine, des globules rouges et l'absence des cellules éosinophiles dans le sang; l'abaissement léger du taux urinaire avec augmentation de l'oxalate de chaux, l'hyper-toxicité de l'urine; 3° enfin, par d'autres symptômes plus ou moins constants et attribuables aussi à une intoxication de l'organisme. tels, par exemple, que celui de la corde muscu-laire, signalé par Vallon et Wahl.

La question se pose donc de savoir si la mélancolie n'est pas due à une auto-intoxication.

A cette question, on ne peut répondre encore d'une façon absolue. La mélancolie coexiste le plus souvent avec des signes d'auto-intoxication, particulièrement d'auto-intoxication gastro-intestinale, voilà un point acquis. Cela étant, est-ce cette auto-intoxication qui crée la psychose? Est-ce, au contraire, la psychose qui favorise l'auto-intoxication? Y a-t-il enfin, comme dans une sorte de cercle vicieux, retentissement réciproque d'un facteur sur l'autre? Voilà ce que nous ne pouvons préciser. Clouston, dans un travail récent(1902), exprime cette idée qu'il existe des cas où la mélancolie est réellement due à une toxémie et réclame un traitement antitoxique, tandis que, dans d'autres, elle a son origine dans le cortex cérébral et se trouve par suite justiciable d'un traitement tonique et sédatif. A supposer qu'il y ait réellement ainsi deux formes pathogéniques de mélancolie, ce qui reste douteux, comment les distinguer l'une de l'autre, cliniquement ?

En résumé, nous pensons qu'il faut s'en tenir, à l'heure actuelle. à cette donnée que la mélancolie s'accompagne habi-tuellement de toxémie, surtout gastro-intestinale, et que cette toxémie paraît jouer un rôle plus ou moins important dans son étiologie.

c. Formes de la mélancolie aiguë typique. — La description que nous venons de tracer s'applique à la mélancolie aiguë en général. Mais, sur ce même fond clinique, tel ou tel ordre de symptômes peut prédominer et c'est ce qui explique les formes ou variétés plus ou moins nombreuses que les auteurs ont admises dans la mélancolie. Nous croyons qu'on peut reconnaître trois formes de mélancolie aiguë : la *forme délirante*, la *forme anxieuse*, la *forme stuporeuse*, étant bien entendu qu'il s'agit de la même maladie, avec simple accentuation d'un de ses troubles constituants lui imprimant de ce chef une physionomie un peu spéciale.

α) *Mélancolie délirante.* — Nous ne dirons rien de la *forme délirante*, qui a été prise pour type dans la description ci-dessus. Nous rappellerons simplement que le délire d'auto-accusation, qui en forme l'élément principal, peut se traduire par des idées de culpabilité, surtout religieuse (idées de péché, de damnation, etc.), d'où le nom de *mélancolie religieuse* attribué parfois à cette variété de mélancolie délirante, et aussi, que c'est dans la forme délirante que l'on rencontre le plus souvent des hallucinations sensorielles.

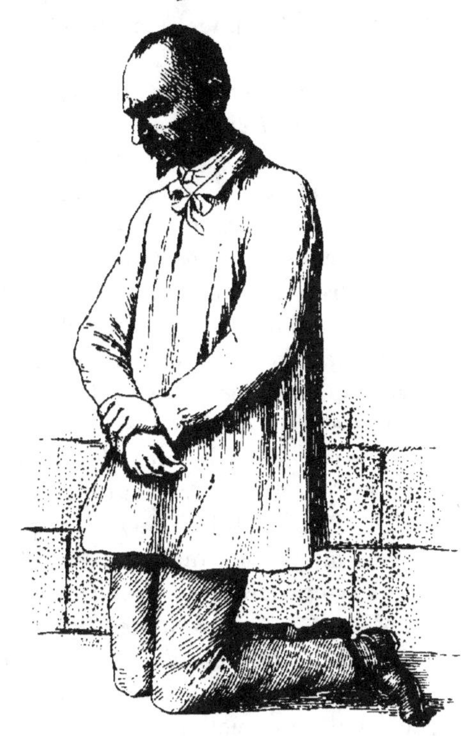

Fig. 26.
Mélancolie religieuse
(d'après MOREL).

β) *Mélancolie anxieuse.* — Nous avons vu que l'élément fondamental de la mélancolie résidait dans un trouble cénesthésique donnant au malade la sensation d'un changement de sa personne ou des objets extérieurs. Nous avons vu aussi que la conséquence forcée de cet état était de déterminer un sentiment d'inquiétude morbide des plus pénibles. Ce sentiment d'inquiétude pénible, c'est l'anxiété.

La forme anxieuse de la mélancolie aiguë est donc celle dans laquelle les troubles cénesthésiques sont tout particulièrement marqués.

Cette forme se caractérise essentiellement :

1° *Par des altérations des perceptions conscientes*, en particulier par des *illusions* et des *hallucinations viscérales* ou, comme les appelle Tamburini, *organiques;*

2° Par une *anxiété* des plus vives ;

3° Par des *troubles de la personnalité consciente*, plus ou moins profondément modifiée, parfois même abolie ;

4° Par un *délire* en rapport avec ces phénomènes : délire hypocondriaque de non-existence ou de destruction de divers organes, du corps tout entier, de l'âme, du monde, de Dieu; délire de maléfices, de sorcellerie, de possession par un animal, par le démon, etc.; délire de transformation en un autre être ou en une autre substance, bois, pierre, marbre, etc.; délire d'immortalité mélancolique, c'est-à-dire conviction de ne pouvoir jamais mourir, etc., etc.;

5° Par une *propension marquée* au *suicide* et aux *mutilations volontaires*, avec *analgésie* plus ou moins complète;

6° Par une *attitude*, une *mimique*, une *gesticulation*, une *agitation inquiètes* avec exclamations, gémissements (mélancolie gémisseuse) tranchant avec la dépression immobile et muette de la mélancolie simple, mais impossibles à confondre avec l'agitation expansive et violente de la manie (Voir fig. 27).

Telles sont les particularités symptomatiques de la mélancolie aiguë anxieuse, particularités auxquelles peuvent venir s'en joindre d'autres, par exemple l'excitation sexuelle (Cullerre, 1905).

Cotard, qui a eu le grand mérite d'étudier, le premier, l'évolution de la mélancolie anxieuse, a montré que, dans certains cas, le délire hypocondriaque de non-existence personnelle ou extérieure arrivait à prédominer d'une façon absolue et à se

systématiser même au point de mériter le nom qu'il lui a donné
de *délire de négation*. Il a montré en outre que, dans ces cas,
le délire de négation pouvait aboutir par une marche toute
naturelle à une sorte de délire des grandeurs à rebours, avec

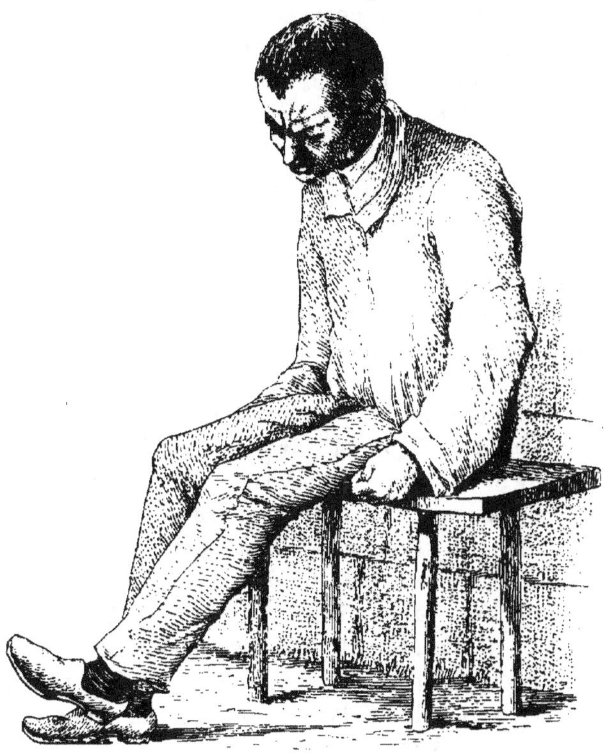

Fig. 27.
Mélancolie anxieuse et gémisseuse (d'après MOREL).

idées habituelles d'immortalité, d'immensité, c'est-à-dire à un
délire d'énormité.

Nous retrouverons, en parlant de la mélancolie chronique, à
laquelle elle appartient en réalité, cette évolution symptomatique, connue aujourd'hui sous le nom de « *Syndrome de* COTARD »
que j'ai proposé de lui attribuer. Nous ne faisons que la mentionner ici, pour dire que si le délire de négation, de négation

d'organes surtout, est souvent un délire de mélancolie anxieuse chronique, un véritable délire systématisé mélancolique secondaire, comme l'admettent Séglas et Anglade, il peut être aussi primitif, lorsqu'il est lié, notamment, à de l'auto-intoxication gastro-intestinale très accentuée.

Un autre fait qui me parait avoir cliniquement autant d'importance que d'intérêt, c'est la similitude qui peut exister entre la *mélancolie anxieuse* avec *délire hypocondriaque de négation* et la *paralysie générale*.

J'ai déjà, en 1889, énuméré les difficultés de ce diagnostic et les signes qui paraissent les plus propres à l'établir. Depuis, j'ai vu de nouveaux cas du même genre où il existait d'autre symptômes tels que tremblement de la langue et des mains, dénutrition rapide et profonde, grincement des dents, gâtisme aigu, confusion mentale et hébétude, etc., bien faits pour rendre le diagnostic plus difficile encore et, parfois même, pour le laisser en suspens. Ces cas de lypémanie aiguë, d'un aspect symptomatique aussi rapproché de la paralysie générale, sont certainement à revoir et à étudier à nouveau de près. Il importe, en tout cas, dans la pratique, de les avoir présents à l'esprit.

γ. *Mélancolie avec stupeur.* — A la suite des travaux de Baillarger, établissant que certains des cas connus jusqu'alors sous le nom générique de stupidité appartenaient à la mélancolie dépressive dont ils étaient, en quelque sorte, la plus haute expression, on en vint peu à peu à oublier la stupidité elle-même et à la fondre tout entière dans la mélancolie, sous le terme de *mélancolie avec stupeur.*

Aujourd'hui, un revirement s'est produit et la distinction antérieure entre la mélancolie avec stupeur et la *stupidité*, toujours maintenue en Allemagne, s'est rétablie en France sous l'influence, surtout, de Chaslin et de Séglas.

Cette distinction s'impose en effet et nous la conserverons, en disant ici quelques mots de la mélancolie avec stupeur, forme de mélancolie aiguë, et en parlant plus loin de la stupidité, au chapitre de la Confusion mentale, dont elle relève.

La mélancolie avec stupeur se manifeste rarement d'emblée. Elle succède, le plus souvent, à l'une des autres formes de mélancolie aiguë, à la forme anxieuse, mais surtout à la forme délirante.

La mélancolie avec stupeur se caractérise essentiellement par la *suspension complète de toute manifestation extérieure d'activité*. Les malades sont absolument inertes, immobiles ; ils ne parlent pas, ne mangent pas, ne marchent pas, ne font ni un geste ni un mouvement ; leur visage, aux traits douloureusement contractés, reste comme figé dans cette expression ; le corps et les membres subissent passivement les déplacements et les attitudes qu'on leur imprime, parfois avec une certaine résistance automatique ; la circulation se fait mal ; on trouve la température abaissée, les extrémités froides et violacées, le pouls lent, petit et serré, la respiration superficielle et plus rare, l'anesthésie et l'analgésie souvent complètes, la sitiophobie invincible, l'abandon de soi-même et l'état gâteux absolu. Les stuporeux restent ainsi pendant plus ou moins longtemps, le jour debout ou assis dans quelque coin d'une salle, repliés sur eux-mêmes dans l'immobilité d'une statue, la nuit couchés ou demi-assis dans

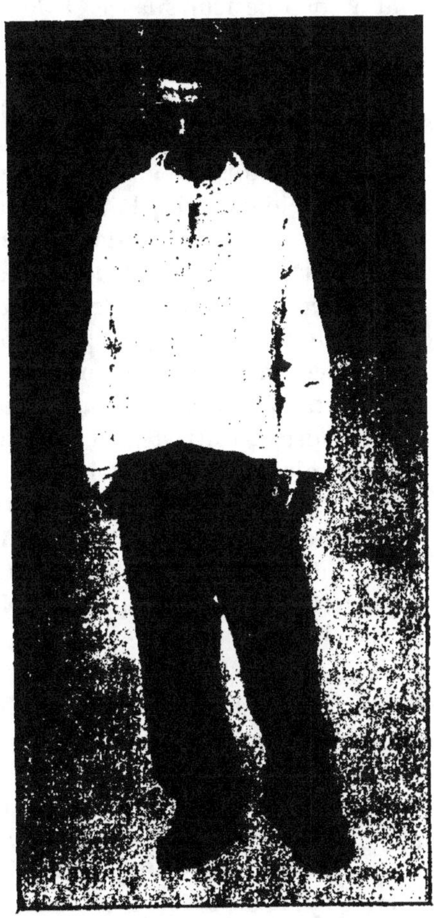

Fig. 28.

Mélancolie avec stupeur. Oméga mélancolique (collection de l'auteur).

leur lit, dans les positions les plus incommodes, révélant, dit Schule, leur soif de souffrances et leur désir obsédant de pénitence. Parfois, sous l'influence d'une impulsion subite, ils sortent tout à coup de leur silence et de leur inertie, laissent échapper un cri, une exclamation, une phrase, ont un accès subit d'agitation ou se livrent à un acte de violence, puis tout s'éteint et ils retombent à nouveau dans leur état d'apparente mort.

Si, physiquement, la mélancolie avec stupeur ressemble beaucoup à la confusion mentale avec stupidité, il n'en est pas de même psychiquement. Ici, le tableau est sensiblement différent. Au lieu de la désorientation d'esprit, de l'obtusion, de l'indifférence hébétée où le malade se trouve plongé et comme égaré dans la confusion mentale, même lorsqu'il s'y mêle du délire de rêve hallucinatoire, ce qui domine, dans la mélancolie avec stupeur comme dans toute mélancolie, c'est le *trouble fondamental affectif, la douleur morale*, avec *concentration pénible de l'esprit* sur des idées tristes ou terrifiantes.

Les malades se croient perdus, condamnés, ils marchent à l'échafaud, ils sont morts, dans l'enfer ; ou bien ils assistent au supplice de leurs parents, au bouleversement du monde, en un mot, à des catastrophes horribles dont ils sont eux-mêmes les auteurs, tout cela accompagné parfois d'*hallucinations* auditives et visuelles.

Voilà ce qu'est la mélancolie avec stupeur, dont la nature et les caractères ne sauraient mieux être résumés que dans les phrases suivantes d'Esquirol : « La sensibilité concentrée sur un objet semble avoir abandonné tous les organes ; le corps est impassible à toute impression, tandis que l'esprit ne s'exerce plus que sur un objet unique qui absorbe toute l'attention et suspend l'exercice de toutes les fonctions intellectuelles. L'immobilité du corps, la fixité des traits de la face, le silence obstiné trahissent la contention douloureuse de l'intelligence et des affections. Ce n'est pas une douleur qui s'agite, qui se plaint, qui crie, qui pleure, c'est une douleur qui se tait, qui n'a plus de larmes, qui est impassible ».

C. PÉRIODE DE TERMINAISON DE LA MÉLANCOLIE AIGUE. — La inélancolie aiguë peut se terminer comme la manie : 1° par la *guérison* ; 2° par la *mort* ; 3° par le passage à l'*état chronique*.

a. *Guérison*. — La guérison est la terminaison la plus fréquente. Elle s'opère, d'habitude, par un réveil progressif de l'activité, le retour du sommeil, la disparition graduelle des conceptions délirantes. Très souvent, il reste un état de dépression générale et d'obtusion des facultés qui persiste plus ou moins longtemps après la guérison.

b. *Mort*. — La terminaison par la mort n'est pas rare, surtout dans les formes anxieuses et stuporeuses et chez les sujets débilités. Elle survient soit par affaiblissement progressif des forces, résultant de l'inanition, de la déchéance physique, soit par une complication viscérale, diarrhée, congestion pulmonaire, etc. Enfin la mort peut être le résultat du suicide.

c. *Passage à l'état chronique*. — Le passage à l'état chronique se produit de la même façon que dans la manie. Lorsqu'il doit avoir lieu, la dépression diminue, mais persiste à l'état subaigu, les conceptions délirantes et les hallucinations deviennent fixes et permanentes, en même temps que la santé générale se rétablit en tout ou partie. C'est la *forme anxieuse*, ainsi que nous allons le voir, qui a le plus de tendance à se terminer par la chronicité.

3° Marche, durée. — La mélancolie aiguë a d'habitude, comme la manie, une *marche* régulière, susceptible d'être divisée en périodes distinctes. Toutefois, elle est éminemment sujette, durant son cours, à des oscillations plus ou moins fréquentes et plus ou moins marquées. Sa *durée* est en général plus longue que celle de la manie. Il est rare qu'elle guérisse avant trois ou quatre mois. La guérison survient, en moyenne, du sixième au douzième mois.

La *mélancolie anxieuse* a une marche aiguë, souvent très rapide. La *mélancolie avec stupeur* a une marche lente et une durée variable. Lorsqu'elle guérit, les malades se rappellent très bien, d'habitude, toutes les phases de leur délire, contrairement à ceux relevant de confusion stupide.

4° Anatomie pathologique. — Les lésions de la mélancolie aiguë ne sont guère connues. Elles consistent, a-t-on dit, dans l'*ischémie* de régions diverses du cerveau.

On a trouvé également, dans certains cas de mélancolie, surtout dans la mélancolie avec stupeur, d'autres altérations telles que : l'œdème cérébral (ETOC-DEMAZY, MARCÉ), des modifications des *cellules* de l'écorce (WIGLESWORTH, KLIPPEL ET AZOULAY) devenues granuleuses, sphériques, avec déplacement de leur noyau, des lésions diffuses du système nerveux (ANGLADE) consistant principalement en lésions des cellules de l'écorce et des cellules radiculaires antérieures de la moelle, lésions scléreuses (cordons postérieurs), lésions de névrite parenchymateuse et interstitiélle dans les nerfs périphériques. Mais il n'y a rien de constant ni de précis dans ces diverses lésions.

Les *altérations viscérales*, surtout celles des organes de l'abdomen, sont plus fréquentes et plus marquées. Dès la plus haute antiquité on les a constatées et dès la plus haute antiquité aussi, c'est à elles qu'on a rapporté la mélancolie, témoin le nom même de la maladie. Ce qui a différé dans la succession des temps, c'est l'interprétation, la théorie. Après la « sympathie », nous sommes revenus aujourd'hui, sous le nom d'auto-intoxication, à l'idée d'un empoisonnement de l'organisme par les humeurs intérieures. Il est possible que cet empoisonnement se traduise par des lésions des voies nerveuses conductrices de la sensibilité viscérale, c'est-à-dire du grand sympathique.

5° Pronostic. — Le pronostic de la *mélancolie aiguë simple*, dépourvue de toute complication, est presque aussi favorable que celui de la manie aiguë. Lorsque la mélancolie est symptomatique, le pronostic varie suivant l'affection à laquelle elle est liée. Contrairement à la manie, la mélancolie s'aggrave dans les saisons d'automne et d'hiver et guérit plus facilement au printemps. Elle est surtout grave indirectement, par les actes morbides qu'elle détermine : refus d'aliments et tendance au suicide.

Ce pronostic est surtout celui de la mélancolie aiguë délirante. La *mélancolie anxieuse* a un pronostic plus grave, parce qu'elle tourne plus facilement à l'état chronique. Le pronostic de la *mélancolie avec stupeur* est également plus sérieux, pour les raisons que nous avons indiquées.

6° Diagnostic. — La *mélancolie aiguë* peut être confondue avec une *maladie aiguë fébrile* au début, telle que la fièvre typhoïde, lorsqu'elle s'accompagne d'accélération du pouls et d'état saburral des voies digestives. Les caractères du délire et la marche de la température suffisent, en général, à lever bientôt tous les doutes.

La mélancolie délirante peut être prise, dans un certain nombre de cas, pour une *psychose systématisée progressive*. Ainsi la mélancolie avec délire hypocondriaque ressemble plus ou moins au délire hypocondriaque de la psychose systématisée progressive; la mélancolie avec idées délirantes de persécution au délire systématisé de persécution; la mélancolie avec idées délirantes de damnation, de sorcellerie, de maléfice au délire systématisé religieux. L'état cénesthésique douloureux, la dépression ou l'anxiété, le caractère nettement auto-accusateur du délire, la fréquence et l'importance moindres des hallucinations, la tendance au suicide, enfin l'attitude humble et contrite du malade constituent, dans ces cas, les principaux signes différentiels.

Nous parlerons plus tard, aux psychoses de dégénérescences, des *persécutés mélancoliques* ou *persécutés auto-accusateurs*, type mixte dans lequel les deux genres de psychoses, mélancolique et systématisée, paraissent se mélanger en proportions variables.

La *mélancolie anxieuse* ne se sépare pas toujours très nettement des *névroses* ou plutôt, des *psycho-névroses anxieuses* et il est tels cas, par exemple, qu'il est difficile de placer dans l'*obsession* ou dans la mélancolie. C'est que, ainsi que nous l'avons fait remarquer, PITRES et moi, il n'y a entre la névrose anxieuse et la psychose anxieuse qu'une différence du plus au moins et que l'une peut verser dans l'autre, et réciproquement. Cette parenté des deux sortes d'états morbides s'accroît de ce fait que le délire hypocondriaque de négation, expression délirante par excellence de la mélancolie anxieuse, se retrouve sous une forme rudimentaire dans certaines psycho-névroses, comme l'obsession, et même dans certaines névroses, comme la *neurasthénie*, dont les manifestations nosophobiques ne sont souvent autre chose, ainsi que je l'ai montré dans la thèse de mon élève COTARD (1904), que du délire de négation à l'état embryonnaire.

Ces réflexions faites, disons qu'il est généralement facile de distinguer la mélancolie anxieuse, avec son acuité de symptômes, son délire vrai, c'est-à-dire accepté, des névroses et psycho-névroses anxieuses, dans lesquelles la raison proprement dite n'est pas atteinte, le malade gardant la pleine conscience de son état.

Ce qui est souvent plus difficile, ainsi que nous l'avons déjà laissé entendre, c'est de différencier la mélancolie anxieuse aiguë grave, accompagnée de délire de négation d'organes, de la *paralysie générale* à forme hypocondriaque. Il faut se rappeler que la mélancolie anxieuse est plus fréquente chez la femme que chez l'homme, qu'elle n'a pas de lien étiologique avec la syphilis, que le délire n'y présente pas le cachet absurde et démentiel qu'il offre dans la paralysie générale, enfin, que certains symptômes physiques tels que embarras de la parole, inégalité des pupilles, etc., n'y existent pas ou presque pas. La ponction lombaire, à laquelle on peut recourir, n'y révèle pas non plus de lymphocytose.

La mélancolie avec stupeur peut être confondue, et l'est souvent encore, avec la *confusion mentale à forme stupide*, ainsi qu'avec la démence précoce catatonique. Nous reviendrons sur ce point au chapitre de la démence précoce.

7° Traitement. — Au début, on peut essayer du *traitement moral* par les *voyages* et les *distractions*, aidé d'agents généraux, comme l'*hydrothérapie* et l'*électricité*. Mais ces moyens échouent le plus souvent. On obtiendrait de meilleurs résultats pour atténuer ou enrayer l'accès en instituant un traitement médical destiné à combattre les phénomènes d'*auto-intoxication* (purgatifs répétés, antisepsie gastro-intestinale).

A la période d'état, l'*internement* est habituellement nécessaire au triple point de vue de l'isolement, du traitement et de la surveillance du malade, dont il faut toujours prévoir les tentatives possibles de suicide. Cependant, dans les cas légers et lorsque la tendance aux actes morbides est peu accusée, la cure d'isolement pourra se faire dans une *maison de campagne* ou de *nerveux*. Suivant les cas : *hydrothérapie*, drap mouillé, bains russes, bains turcs, bains sinapisés, frictions sèches, *électricité* (courants galvaniques ou faradiques). *Alimentation convenable*, au besoin alimentation forcée. *Sédatifs nerveux* et *hypnotiques* (bromures, chloral, véronal, etc., injections de cocaïne (MORSELLI et BUCCOLA), teinture de noix vomique et laudanum à doses progressives combinés avec le repos au lit, les purgatifs quotidiens et les douches (BELLE et LEMOINE), *toniques* (quinquina, fer, caféine, kola, peptones), phosphate de codéine en injections ou en pilules, trinitrine dans les cas à anxiété prédominante, etc. *Purgations répétées. Lavage méthodique de l'estomac* (alcalin, acide ou antiseptique suivant les cas), à la fois contre la sitiophobie et les troubles d'auto-intoxication, agents provocateurs ou tout au moins aggravants de la mélancolie (RÉGIS).

Dans les formes aiguës, surtout anxieuses et stuporeuses, *cure d'alitement* réglée par le médecin.

Dans ces mêmes formes, lorsque la dénutrition est rapide, *suralimentation*, injections d'arsenic, de cacodylate de soude, d'arrhénal et, parfois aussi, grandes injections de *sérum artificiel*.

A toutes les périodes, mais principalement à la période de convalescence, *traitement moral*, capital dans la mélancolie, et consistant surtout dans l'action psychothérapique du médecin et de ses aides et dans l'exécution de tout un programme, judicieusement combiné suivant chaque cas, d'occupations et de distractions. Transfèrement, au moment voulu, des malades dans les quartiers de convalescents. Permissions et sorties d'essai. Médication tonique et reconstituante.

§ 2. — MÉLANCOLIE SUBAIGUE
(DÉPRESSION MÉLANCOLIQUE)

Ce type de mélancolie porte encore le nom de *mélancolie avec conscience*.

1° Étiologie. — Hérédité très fréquente, parfois même simi-

15.

laire. Prédominance marquée du sexe féminin. Influence de la menstruation et surtout de la ménopause. Arthritisme. Herpétisme. Poussées d'auto-intoxication diathésique en rapport avec les accès de mélancolie.

2° Description. — Le début de la mélancolie avec conscience est assez rapide ; il succède directement, d'habitude, à la cause occasionnelle provocatrice, shock moral ou toxémie.

Le plus souvent, tout se borne à un état général de tristesse, de dépression, d'inaction, d'impuissance. Les malades fuient tout travail, toute occupation, toute société ; ils s'isolent dans leur chambre, où ils s'enferment quelquefois pendant des semaines et des mois entiers, sans vouloir recevoir personne, passant leur temps assis ou couchés, incapables de vouloir se décider, de faire un effort pour agir. C'est la *dépression mélancolique simple*, appelée encore, suivant les cas, *hypocondrie morale, mélancolie misanthropique, mélancolie perplexe, mélancolie aboulique.* Il s'y joint, la plupart du temps, de la constipation, du ralentissement de la nutrition générale, de l'insomnie et, parfois aussi, une tendance consciente et raisonnée au suicide.

Il va de soi que cet état repose, comme toute mélancolie, sur des *troubles fondamentaux de la cénesthésie.*

À ces symptômes, qui peuvent exister seuls, se joignent d'ordinaire des préoccupations maladives constituant plutôt des *idées fixes* ou des *idées obsédantes* qu'un véritable délire et dont les plus fréquentes sont : les idées hypocondriaques, les idées de persécution, les idées religieuses, les idées de scrupule, etc.

Mais, malgré ces conceptions, qui se maintiennent du reste dans des limites relatives, le sujet conserve sa *lucidité* ainsi que la *conscience de son état maladif*, d'où le nom de *mélancolie avec conscience* donné, nous l'avons vu, à cet état.

Les malades sont susceptibles d'apprécier leur affection sous son vrai jour et, parfois même, de résister à leurs tendances pathologiques.

3° Marche, durée, terminaison. — La mélancolie subaiguë

ou avec conscience se manifeste le plus souvent sous forme d'*accès* plus ou moins longs, débutant et finissant d'une façon rapide, et se reproduisant ordinairement plusieurs fois chez le même malade. C'est en effet le type le plus fréquent de la *mélancolie-intermittente*. La terminaison habituelle est donc la guérison, mais une guérison précaire et sujette à récidives. Dans certains cas la mort peut survenir, presque toujours par suicide.

4° Pronostic. — Le pronostic est plus favorable que celui de la mélancolie aiguë, mais il y a des réserves à faire au point de vue de l'avenir. La mélancolie subaiguë peut en effet préluder à la déchéance organique et, par suite, être appelée *pré-sénile* (KRAEPELIN, SÉRIEUX, CAPGRAS). Mais cela n'a lieu que dans certains cas, principalement, je crois, lorsqu'il existe de l'artériosclérose.

5° Anatomie pathologique. — Lésions variables et peu connues; les mêmes, au fond, que celles de la mélancolie aiguë.

6° Diagnostic. — La mélancolie subaiguë ou avec conscience ne peut guère être confondue qu'avec la *neurasthénie* et avec l'*obsession*. Le diagnostic entre ces états est souvent fort difficile et il existe des intermédiaires, c'est-à-dire des *neurasthénies mélancoliques* ou des *mélancolies neurasthéniques*, avec ou sans obsessions, dans lesquels ce diagnostic est même à peu près impossible. D'une façon générale, les signes de tristesse, de dépression, sont moins accusés dans la neurasthénie et l'obsession ; en revanche, les crises anxieuses y sont plus nettes, plus paroxystiques, la conscience de l'état y est plus parfaite et les idées maladives y sont non seulement appréciées comme telles, mais encore combattues, sinon repoussées.

7° Traitement. — Même traitement que celui de la mélancolie aiguë. Insister surtout sur le *traitement moral*. Médication appropriée dans le cas où la maladie est symptomatique d'une affection viscérale, de même que si elle se rattache, directement

ou par alternance, par métastase, à des manifestations diathésiques.

ARTICLE II

MÉLANCOLIE CHRONIQUE

La mélancolie chronique est, comme nous l'avons vu, un des
modes de terminaison de la mélancolie aiguë. Elle se présente
sous la forme *simple* et sous la forme *délirante*.

§ 1. — MÉLANCOLIE CHRONIQUE SIMPLE

Contrairement à ce qui a lieu dans la manie, la forme
simple est moins fréquente dans la mélancolie chronique que
la forme caractérisée par du délire systématisé secondaire.

La mélancolie chronique simple existe bien cependant. Elle
consiste dans la persistance indéfinie, et sous une forme atténuée, des symptômes physiques et psychiques de la mélancolie
aiguë. Il y a toujours de la tristesse, de la dépression ou de l'inquiétude, de l'humilité et de la crainte dans l'attitude, de la tendance à vivre isolé et à l'écart, mais tout cela à un degré beaucoup moindre. Les idées délirantes elles-mêmes ont perdu de leur
intensité, de leur fixité et le malade, comme habitué à elles,
semble ne plus s'en émouvoir que de plus en plus faiblement.

De temps à autre cependant, cet état est traversé par de véritables crises paroxystiques avec redoublements délirants, agitation, tendance au suicide, qui rappellent l'état aigu antérieur.

Cette mélancolie chronique simple est celle de la mélancolie
aiguë délirante. Il en est une autre, consécutive à la mélancolie
aiguë avec stupeur, qui est caractérisée par la prolongation
indéfinie de cet état de stupeur avec affaiblissement progressif
des facultés, c'est-à-dire démence.

§ 2. — MÉLANCOLIE CHRONIQUE AVEC DÉLIRE SYSTÉMATISÉ SECONDAIRE

Cette forme de mélancolie chronique est plus fréquente que
la forme simple. ANGLADE admet trois catégories de délires

systématisés post-mélancoliques : 1° ceux qui représentent une ou plusieurs des conceptions délirantes développées pendant le stade mélancolique, qui lui survivent, quelquefois même aux troubles sensoriels dont elles sont l'expression ; 2° ceux qui prennent les allures des psychoses systématisées progressives ; 3° ceux, enfin, qui ont un caractère exclusivement dépressif. Nous distinguerons simplement, ici, les délires systématisés qui succèdent au type délirant et ceux qui succèdent au type anxieux de la mélancolie aiguë.

Dans la *forme délirante*, il s'agit généralement de malades chez lesquels les idées délirantes, idées de persécution et idées religieuses surtout, étaient déjà très marquées durant l'accès aigu.

Celui-ci terminé, et tandis que tous les autres symptômes de l'accès s'atténuent peu à peu, les idées délirantes au contraire persistent en prenant un caractère de plus en plus homogène, de plus en plus fixe, de plus en plus hallucinatoire même, si bien qu'elles arrivent à constituer un véritable délire systématisé qui porte le nom de *délire systématisé secondaire post-mélancolique*, pour le différencier à la fois du délire systématisé primitif et du délire post-maniaque.

Malgré les stigmates de l'ancien état mélancolique aigu qui demeurent au moins à l'état de vestiges, souvent même avec des retours paroxystiques, le diagnostic est loin d'être toujours facile entre le délire de persécution ou le délire religieux post-mélancoliques, par exemple, et le délire de persécution ou le délire religieux de la psychose systématisée progressive. Cependant, en dehors des stigmates mélancoliques dont nous parlons et qu'on retrouve toujours dans les premiers, un fait domine chez ceux-ci, c'est leur histoire : ils sont toujours consécutifs à un accès de mélancolie qui a duré plus ou moins long-temps.

Le délire systématisé secondaire à la mélancolie anxieuse aiguë est plus connu que le précédent depuis les travaux de Cotard. C'est le *délire de négation systématisé chronique*, dans lequel les malades répètent qu'ils sont morts, décomposés, bou-chés, anéantis, qu'ils n'ont ni âge, ni sexe, ni nom, qu'ils n'existent pas, que rien n'existe. Ce délire s'accompagne nécessairement d'une altération plus ou moins profonde, plus ou moins complète de la personnalité, par inexistence, changement, transformation, substitution ou dédoublement (délire métabolique de la personnalité).

Beaucoup de ces malades, au bout d'un temps plus ou moins long, versent dans des idées de grandeur mélancolique que Cotard a réunies sous le nom de *délire d'énormité*. Ils remplissent le monde ; ils ont toujours existé ; ils sont l'Antéchrist, le Juif-Errant, etc.

Un fait important, déjà noté par nous et sur lequel il convient d'insister, c'est que ce n'est pas seulement dans la mélancolie anxieuse chronique envisagée par Cotard que peuvent se manifester ces idées de grandeur, mais dans toute mélancolie chronique. Le malade dira, par exemple, non qu'il possède ou qu'on lui a volé, mais qu'il doit des millions et des milliards. Ou bien, comme l'un des sujets que j'ai cités, il écrira aux chefs d'État pour leur exposer ses tristes souffrances. C'est ce genre de délire auquel je donne surtout le nom de *délire mégalo-mélancolique* pour marquer d'un mot que, tout en étant un délire de grandeur, il reste toujours un délire mélancolique.

Magalhaës Lemos, qui est revenu sur cette question au Congrès international de Madrid (1903), dit aussi que les mélancoliques peuvent arriver au délire de grandeur non seulement par le délire de négation de Cotard, mais aussi par le délire habituel de culpabilité ; et il cite un de ses malades qui prononçait cette phrase typique, en se mettant à genoux devant lui : « Vous avez l'univers agenouillé à vos pieds. »

Je crois, pour ma part, que c'est une loi générale de tous les délires, quels qu'ils soient, de tendre fatalement vers l'hypertrophie du *moi* et d'aboutir finalement, par les voies les plus différentes, à du délire de grandeur.

La mélancolie chronique, simple ou avec délire systématisé secondaire, est *incurable*. Elle peut se prolonger indéfiniment et verser à la longue dans une démence spéciale (démence mélancolique) ou se terminer, à un moment quelconque de son cours, par la mort (suicide, maladie chronique des viscères, affection aiguë incidente).

ARTICLE III

MÉLANCOLIE CYCLIQUE

La mélancolie cyclique comprend la *mélancolie rémittente* et la *mélancolie intermittente*.

Ces deux variétés morbides ne réclament pas de description spéciale. Toutes les considérations que nous avons émises plus haut au sujet de la manie rémittente et de la manie intermittente s'appliquent en effet, sans exception, à la mélancolie rémittente et à la mélancolie intermittente. Il n'est donc pas nécessaire de les reproduire ici.

Bornons-nous à dire qu'il faut distinguer dans ce qu'on appelle mélancolie intermittente : la *mélancolie intermittente vraie* ou *périodique*, celle qui se manifeste par des accès réguliers survenant aux mêmes époques, par exemple tous les printemps, et la *mélancolie* simplement *récidivante*, où il s'agit de deux ou plusieurs accès de mélancolie survenant sans lien d'évolution entre eux, à des moments quelconques de la vie du sujet.

Disons aussi que très souvent la mélancolie intermittente affecte le type de la dépression mélancolique ou mélancolie avec conscience; que les accès débutent et cessent souvent brusquement et sont identiques les uns aux autres (BALLET) : enfin que c'est cette forme surtout qui est en rapport avec la diathèse arthritique, aux poussées auto-toxiques plus ou moins régulières de laquelle elle correspond. Il y a là, au point de vue du traitement, une indication qui peut être précieuse.

CHAPITRE III

MANIE-MÉLANCOLIE

(FOLIE A DOUBLE FORME)

La folie à double forme est une folie généralisée, caractérisée par la succession régulière d'accès mélancolico-maniaques, c'est-à-dire d'accès constitués par une période de mélancolie et une période de manie, ou vice-versa.

1° Étiologie. — La principale cause de la folie à double forme est l'*hérédité* qui revêt assez fréquemment, chez elle, le type *similaire*. Puis viennent les autres causes, physiques et morales, de la folie. La maladie est plus commune chez les femmes que chez les hommes. Elle débute en général de vingt à trente ans, soit à la suite d'une cause occasionnelle, soit même sans cause apparente.

2° Description. — La folie à double forme, vaguement entrevue par les anciens, a été réellement découverte par BAIL-LARGER et par FALRET père. RITTI en a donné, en 1883, une description excellente et complète. Avec SOUKHANOFF et GANOUCHKINE, nous ne croyons pas que les nouvelles théories de KRAEPELIN sur la *folie maniaque dépressive* aient apporté quelque changement important à la physionomie clinique de la maladie.

Pour la bien connaître, nous devons étudier successivement : la composition des accès, c'est-à-dire sa *symptomatologie*; la façon dont ils s'enchaînent les uns aux autres, c'est-à-dire ses *formes*.

a. *Symptomatologie.* — L'*accès* de folie à double forme se compose de deux périodes distinctes, l'une de *manie*, l'autre de *mélancolie*. Or, cette manie et cette mélancolie ne sont pas des états spéciaux à la folie circulaire; elles ne sont autre chose que la manie et la mélancolie simples, telles que nous les avons étudiées dans les chapitres précédents. Il n'y a donc pas lieu de décrire à la folie à double forme une symptomatologie spéciale ; il suffit d'indiquer que l'accès qui la compose est constitué par une période de manie et une période de mélancolie, pour en connaître d'avance les symptômes.

Toutes les variétés de manie et de mélancolie que nous avons passées en revue peuvent se combiner pour composer l'accès de folie à double forme. Ainsi, l'accès peut être formé d'une période de manie aiguë et d'une période de mélancolie avec stupeur, d'une période d'excitation maniaque et d'une période de dépression mélancolique, etc., etc. Nous le répétons, toutes les combinaisons sont possibles, et il faut savoir qu'il n'y a pas une relation forcée entre le degré d'intensité de l'une et de l'autre période. Ainsi, une période d'excitation maniaque légère peut s'associer à une période de mélancolie aiguë ou de stupeur pour former l'accès et, réciproquement, une période de dépression mélancolique simple peut se combiner avec une période de manie aiguë. Toutefois, la constitution la plus ordinaire de l'accès consiste dans la réunion d'une période d'excitation maniaque plus ou moins vive avec une période de dépression mélancolique.

Ce qu'il importe de savoir, c'est que lorsqu'un accès a eu lieu, il est habituel de voir les accès suivants lui ressembler exactement et présenter la même physionomie symptomatique ; en sorte que qui connaît un accès, les connaît tous.

La *transition* d'une période à l'autre ne s'opère pas toujours de la même façon. Tantôt le changement est brusque, instantané ; il peut alors s'opérer pendant le sommeil même, et l'individu qu'on a laissé maniaque la veille, par exemple, se réveille le lendemain mélancolique. C'est souvent le cas dans les variétés de folie à double forme à phases et accès très courts. Il est plus ordinaire de voir le passage d'un état à l'autre se faire par dégradations insensibles, si bien qu'il arrive un moment où l'individu paraît ne plus être ni maniaque ni mélancolique, mais en état d'équilibre parfait. Ce moment d'équilibre avait été dès l'abord diversement interprété. Falret père le considérait comme une véritable intermittence de courte durée, de sorte que, pour lui, l'accès se composait de trois périodes : l'une de manie, la seconde d'intermittence, la troisième de mélancolie. Baillarger a montré, de son côté, que ce moment d'équilibre n'était pas une intermittence, mais un simple instant, difficile à saisir, que traversait le malade sans s'y arrêter, pour passer de la période de manie à la période de mélancolie et que, par conséquent, ces deux états se succédaient sans interruption, comme les divers stades de la fièvre intermittente. C'est là, en effet, ce qui se passe le plus habituellement ; mais l'intermittence admise par Falret peut s'observer dans certains cas exceptionnels. Ritti les considère non plus comme des cas de folie à double forme, mais comme des accès alternants de manie et de mélancolie périodiques (folie périodique à formes alternes). Un dernier mode de transition par oscillations successives consiste dans des alternatives rapprochées d'excitation et de dépression, servant d'intermédiaire entre la fin d'une période et le commencement de la suivante.

Quelle que soit la façon dont les périodes s'enchaînent, ce qu'il y a de vraiment caractéristique dans la folie à double forme, c'est le *contraste* frappant qu'offrent les malades suivant qu'on les observe dans une période ou dans l'autre. Dans leur état d'*excitation maniaque*, ils sont rajeunis, engraissés, vifs, alertes, vigoureux, la figure animée, le teint coloré, loquaces, bavards, turbulents, sans cesse en action et en mouvement. Ils sont prodigues, dissipateurs, vaniteux, méchants, processifs, emportés, violents, très enclins au mal, très souvent poussés aux excès alcooliques et vénériens. S'ils ont des conceptions délirantes, ce sont des idées d'orgueil, de fierté, d'ambition, de grandeur. Dans leur état de *dépression mélancolique*, ils sont tellement différents qu'on croirait ne pas avoir affaire au même individu. Dans cette période, ils sont vieillis, amaigris, cassés, ridés, sans force et sans énergie ; leur figure est abattue, hébétée, leur teint blafard ; ils ne disent pas un mot, ne bougent pas, et passent presque tout leur temps couchés, sans faire un seul mouvement. Ils sont avares, économes à l'excès, ne boivent pas, ne mangent pas, n'ont aucun désir génésique, se montrent humbles, soumis, sans volonté, obéissants et passifs. S'ils ont des conceptions délirantes, ce sont des idées de ruine, de culpabilité qui les hantent et qui, très souvent, les conduisent au refus d'aliments et au suicide. Il n'est pas jusqu'aux fonctions organiques qui ne subissent le contre-coup de ces deux états si différents, et le pouls, actif et précipité au delà des limites physiologiques dans la période de manie, tombe à 40 et 50 pulsations pendant la période de mélancolie.

Il en est de même de la température, de la circulation périphérique, de l'appétit, des sécrétions et des excrétions, qui offrent dans l'une et dans l'autre période des différences remarquables.

Jessie Westhon Fisher (1903), qui a récemment étudié l'état du sang dans la folie à double forme, a constaté que dans les phases d'excitation l'hémoglobine et les globules rouges étaient augmentés.

On a constaté également que le poids du corps augmentait dans la période de manie, pour diminuer, au contraire, pendant la phase de dépression.

Ce contraste si frappant présenté par les malades est en réalité l'une des particularités les plus curieuses et les plus intéressantes de la psychiatrie.

b. *Formes*. — Elles sont au nombre de deux : 1° la *folie à double forme circulaire;* 2° la *folie à double forme intermittente.* La constitution de l'accès nous étant connue, il nous reste à examiner comment s'enchainent les uns aux autres les divers accès. Nous laisserons de côté, par conséquent, les faits, d'ailleurs exceptionnels, où la maladie est composée d'un accès unique.

Deux cas peuvent se présenter. Ou bien les accès se succèdent sans interruption et sans être séparés par une intermittence, ce qui constitue la *folie à double forme continue;* ou bien ils sont séparés les uns des autres par une intermittence plus ou moins longue, par un retour plus ou moins prolongé à l'état normal, ce qui constitue la *folie à double forme à accès séparés* ou *inter-*

mittente. Plusieurs auteurs désignent aussi la première sous le nom de *folie circulaire* et la seconde sous celui de *folie à double forme proprement dite.*

Ce sont là les deux seules variétés de la folie à double forme, si l'on admet avec Ritti que la *folie périodique à formes alternes* ne rentre pas dans le cadre de la maladie, ce qui peut être discuté.

3° Marche, durée, terminaison. — La *marche* de la folie à double forme est essentiellement chronique et intermittente, ou plutôt périodique.

En ce qui concerne sa *durée*, il est nécessaire d'envisager séparément la durée de l'accès et de chacune des périodes qui la composent et la durée de la maladie elle-même.

L'accès peut durer des mois et des années, ou, au contraire, être limité à quelques jours. Dans le premier cas, qui est le plus fréquent, l'accès a habituellement une longueur de six mois, un an, dix-huit mois, et il est constitué par une période d'excitation d'un mois, trois mois et d'une période de mélancolie ordinairement plus longue. Bien que les accès aient à peu près toujours la même durée, cette égalité n'est qu'approximative ; un accès peut être plus long, l'autre plus court, ainsi du reste que les périodes dont ils sont formés. Toutefois, on peut dire que les accès ont, en général, la même allure et la même durée.

Dans le second cas, les accès durent un jour, deux jours, trois jours, jusqu'à un mois. D'habitude alors, les périodes ont à peu près la même durée et les accès sont plus réguliers.

La *durée de l'intermittence* est très variable. C'est dans la folie à double forme à accès très courts qu'elle manque le plus souvent. Au contraire elle existe presque toujours dans les folies à double forme à accès longs. Elle peut avoir une durée de quelques jours, de plusieurs mois et même de plusieurs années.

Quant à la *durée de la maladie* elle-même, elle est très longue. On peut même dire qu'elle est indéfinie, interminable, car une fois l'alternance constituée, les malades tournent dans le même cercle pathologique pendant de longues années et, le plus ordinairement, jusqu'à la mort.

La folie à double forme peut se *terminer* par la *guérison*, terminaison très rare et, pour ainsi dire, exceptionnelle. Elle se termine habituellement par la *démence*, mais au bout d'un temps très long, car les malades ne cèdent que très tardivement à l'affaiblissement de l'intelligence. Elle peut se *transformer* en une autre forme de folie telle que *manie* ou *mélancolie*, simple ou avec délire systématisé secondaire, ce qui est encore un cas très rare. Enfin, elle peut se terminer par la *mort*, qui n'a lieu pour ainsi dire que par accident, ou par suite d'une affection intercurrente, c'est-à-dire par suicide, congestion cérébrale, attaques épileptiformes, pneumonie, etc., etc.

4° Anatomie pathologique. — A part les cas où le malade étant mort d'apoplexie, on trouve à l'autopsie une altération matérielle évidente, la folie à double forme n'a pas de lésion qui lui soit propre. Au contraire, cette succession de deux états opposés, manie et mélancolie, qui se remplacent l'un l'autre et sont le plus souvent suivis d'un retour à l'état normal, prouve assez qu'il ne s'agit là que de troubles fonctionnels susceptibles non seulement de disparaître, mais d'être remplacés par des troubles de nature opposée. Il est probable que l'état d'excitation correspond à une hyperémie et l'état de dépression à une ischémie cérébrales, comme la manie et la mélancolie simples. Mouratoff a signalé dans un travail tout récent sur la folie périodique des lésions des cellules et de la névroglie, mais surtout des lésions combinées des organes hématogènes et des organes restitutifs et neutralisants, notamment des glandes surrénales qui, en raison de la prédisposition dégénérative du système nerveux, déterminent des accès réitérés d'auto-intoxication.

Doutrebente et Marchand viennent de citer (1903) de leur côté un cas de folie à double forme avec crises épileptiformes et syndrome paralytique dans lequel on trouva à l'autopsie de la pachyméningite cérébrale avec gomme du cervelet.

5° Pronostic. — Le pronostic de la folie à double forme est très grave, puisque la maladie est à peu près toujours incurable comme, du reste, la plupart des folies intermittentes ou périodiques. FALRET père avait déjà fait ressortir cette particularité digne de remarque que la folie à double forme, qui est essentiellement constituée par les deux formes de folie les plus curables, la manie et la mélancolie, est, au contraire, pour sa part, l'une des plus incurables.

6° Diagnostic. — Prise dans son ensemble, la folie à double forme avec sa succession régulière d'états opposés, ne peut être confondue avec aucune autre. Pourtant, lorsque la période de dépression mélancolique est peu marquée, il peut arriver qu'elle passe inaperçue et que la maladie soit prise pour une *manie chronique à forme intermittente* ou *rémittente*, avec d'autant plus de raison que dans celle-ci les accès de manie sont également suivis, parfois, d'une courte réaction dépressive.

Il arrive bien plus souvent que, en face d'une période isolée de la folie à double forme, on croie avoir affaire à un simple accès de *manie* ou de *mélancolie* et que, cette période terminée, on considère le malade comme guéri. Cette erreur a été commise, notamment, par BAILLARGER lui-même. Elle est la conséquence forcée de ce fait que la manie et la mélancolie de la folie à double forme ne diffèrent en rien de la manie et de la mélancolie simples, et que, prises isolément, il est impossible de les en distinguer. Tout ce qu'on peut dire, c'est qu'en général, lorsqu'on a affaire à un accès d'excitation maniaque, il faut se défier et songer soit à une paralysie générale commençante, soit à l'hystérie, soit surtout à la folie à double forme.

C'est dire assez que la folie à double forme peut être confondue, dans sa période d'excitation maniaque, avec la période prodromique d'une *paralysie générale à forme expansive*. L'erreur est d'autant plus facile que l'excitation peut faire apparaître, dans la folie à double forme, certains phénomènes congestifs tels qu'inégalité des pupilles, tremblement, hésitation de la parole qui compliquent encore le diagnostic. La distinction s'établit surtout d'après ce fait que dans la paralysie générale, même dès ses premiers débuts, les conceptions ont un cachet démentiel qui n'existe pas dans la folie à double forme et, d'autre part, que les fous circulaires excités sont foncièrement méchants et malveillants, tandis que les paralytiques généraux expansifs sont, au moins en paroles, bienveillants et généreux (RÉGIS).

La folie à double forme une fois reconnue, il reste encore à déterminer si elle est *simple*, ce qui est le cas le plus fréquent. ou si elle est liée à un autre état morbide qui est presque toujours, dans ce cas, la *paralysie générale* (paralysie générale à double forme ou circulaire), l'*épilepsie* ou l'*hystérie*.

7° Traitement. — Contre la maladie, en raison surtout de son caractère périodique, on a préconisé, sans grand succès du reste. le sulfate de quinine à haute dose. 30 à 40 centigrammes, pour arriver à 2 grammes par jour. On emploie également le bromure de potassium, les injections sous-cutanées d'opium et de morphine. Le traitement des accès et celui de chaque période réclament le traitement ordinaire des accès de manie ou de mélancolie. HURD a conseillé l'hyosciamine contre les périodes d'excitation et la codéine ou le citrate de caféine contre les périodes de dépression. L'internement s'impose surtout pendant les périodes d'excitation, les malades étant alors habituellement dangereux. Il est moins nécessaire pendant les périodes de dépression, surtout lorsque celle-ci est peu intense.

APPENDICE : REPRÉSENTATION GRAPHIQUE DES ÉTATS
DE MANIE, DE MÉLANCOLIE ET DE FOLIE A DOUBLE FORME

Pour donner une idée tout à fait nette des nombreuses particularités relatives à la constitution et à la marche des psychoses généralisées, je crois utile de les figurer ici sous forme de graphiques, à l'aide d'un tableau spécialement imaginé à cet effet.

Ce tableau, que j'ai présenté en 1883 à la Société médico-psychologique et qui m'a constamment servi depuis. dans mon enseignement à la Faculté de Bordeaux, se compose essentiellement d'une ligne horizontale ponctuée représentant l'état normal. Au-dessus s'étagent, par ordre d'intensité, les diverses variétés d'excitation ou de manie; au-dessous et dans un ordre inverse, les diverses variétés de dépression ou de mélancolie. Le cadre schématique ainsi formé est coupé par des lignes verticales indiquant, comme dans les feuilles de température, les divisions en journées.

Je suis heureux de constater, bien que l'origine n'en ait pas été rappelée, que ce type de tableau a été adopté, depuis 1883, par beaucoup d'auteurs, dans leurs descriptions des psychoses généralisées cycliques.

Avec ce tableau très simple, on peut reproduire exactement et dans leurs moindres détails toutes les variétés de folies généralisées que nous venons de passer en revue.

Voici, par exemple (tracé I), un *accès de manie aiguë*. On y voit : 1º *la période de début* (AB), caractérisée d'abord par de la dépression et de la tristesse, puis par une excitation progressive qui peut atteindre son apogée soit brusquement, soit insensiblement, soit, comme nous l'indiquons ici, par une série d'oscillations graduelles;

2º *La période d'état* (BC) ou période de l'accès proprement dite, caractérisée par l'évolution aiguë de l'excitation, avec ses variations plus ou moins marquées;

3º *La période de terminaison* (CD) qui, dans le cas de guérison, que nous choisissons ici, se caractérise par un retour soit brusque, soit par oscillations, soit par transitions insensibles, à l'état normal.

On comprend très bien que nous pourrions reproduire de même un accès de *manie subaiguë* et *suraiguë*, comme un accès quelconque de *mélancolie*, avec leurs variétés spéciales de début, d'intensité, d'évolution et de terminaison.

Le tracé II représente la *manie rémittente*. Cette variété de folie est constituée, comme nous savons, par le retour plus ou moins régulier de crises aiguës ou paroxysmes de manie, séparées par des périodes d'atténuation ou de rémission. On voit ici, de la façon la plus nette, cette succession de phénomènes. ABCD nous donne l'image de l'*accès aigu* avec ses trois périodes de début, d'état et de déclin; DA nous montre la

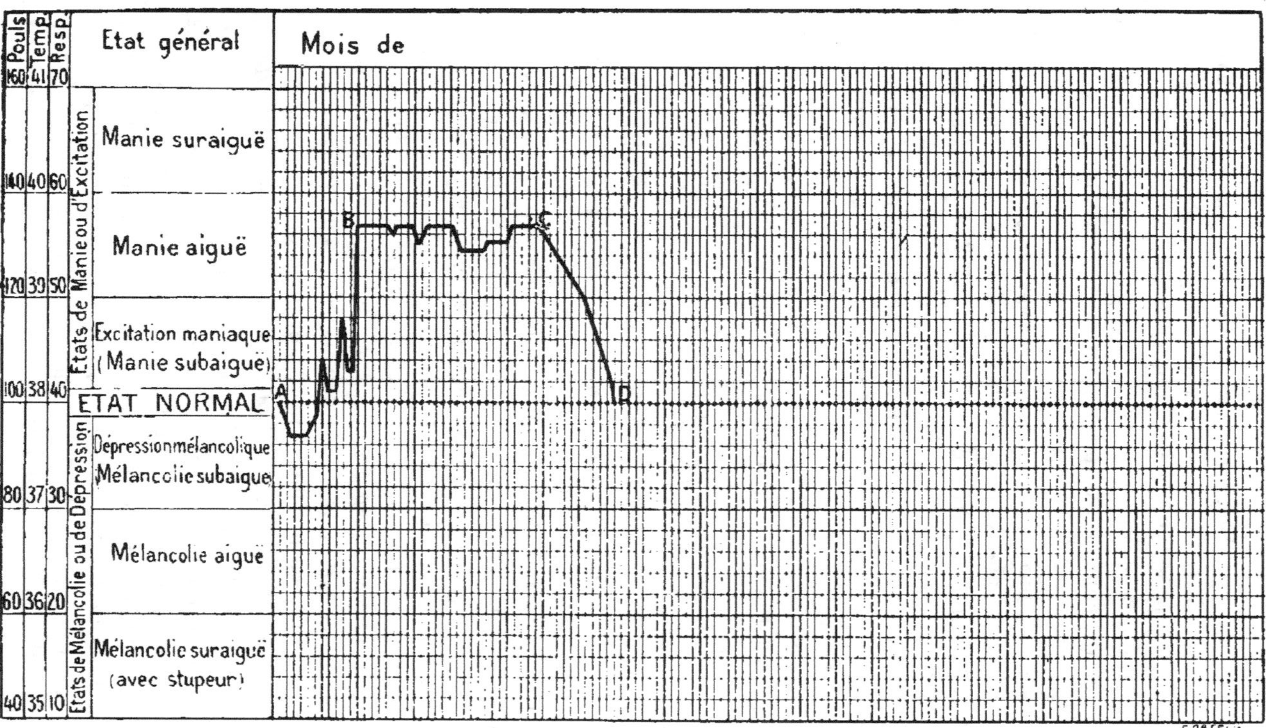

Tracé 1. — Manie aiguë.

rémission dans son intensité et sa durée ; puis une nouvelle *exacerbation* ABCD se produit également, suivie d'une nouvelle *rémission* DA, et ainsi de suite indéfiniment.

Au lieu d'une manie rémittente, nous aurions pu prendre, bien entendu, comme exemple, pour notre tracé, une *lypémanie rémittente.*

Le tracé III représente la *manie intermittente.* Cette variété de folie est constituée, comme nous savons, par une succession d'accès de manie séparés entre eux non plus par des phases d'atténuation, comme dans la manie rémittente, mais par des retours complets à l'état normal ou intermissions. ABCD figure l'*accès* avec son début, sa période d'état et sa terminaison brusque ; DA est le retour à l'état normal ou *intermission*, véritable guérison, comme on le voit, différant seulement de la guérison absolue en ce qu'elle est intermédiaire à deux accès. A sa suite, en effet, on voit un *nouvel accès* ABCD se produire, absolument identique au premier, puis une *nouvelle intermission* et ainsi de suite.

Les tracés IV, V et VI sont consacrés à la représentation des divers types de *folie à double forme.* Dans le tracé IV, il s'agit de la *folie à double forme continue* ou *circulaire*, dans laquelle les accès de folie s'enchaînent bout à bout et se suivent sans interruption. ABCDA représente l'*accès* complet de folie à double forme, dans lequel on trouve le *début brusque* de la *phase d'excitation* (AB) ; *sa période d'état* (BC) ; le *passage instantané* de la phase d'excitation à la phase de dépression (CD) ; la *période d'état* de la *phase de dépression* (DA) ; le *passage* brusque de la phase de dépression à la phase d'excitation (AB). Puis un *nouvel accès* se produit semblable de tous points au premier, etc.

Dans le tracé V, il s'agit de la *folie à double forme intermittente* ou à *accès séparés*, dans laquelle les accès, au lieu de se suivre sans interruption, sont séparés entre eux par des retours plus ou moins longs à l'état normal. ABCDEF représente encore ici l'*accès* dans lequel on trouve : le *début* par oscillations graduelles de la *phase d'excitation* (AB) ; sa *période d'état* (BC) ; le *passage* par oscillations graduelles à la phase de dépression (DE) ; le *retour* rapide à l'*état normal* (EF). Cet *état normal* est figuré en

Tracé II. — Manie rémittente.

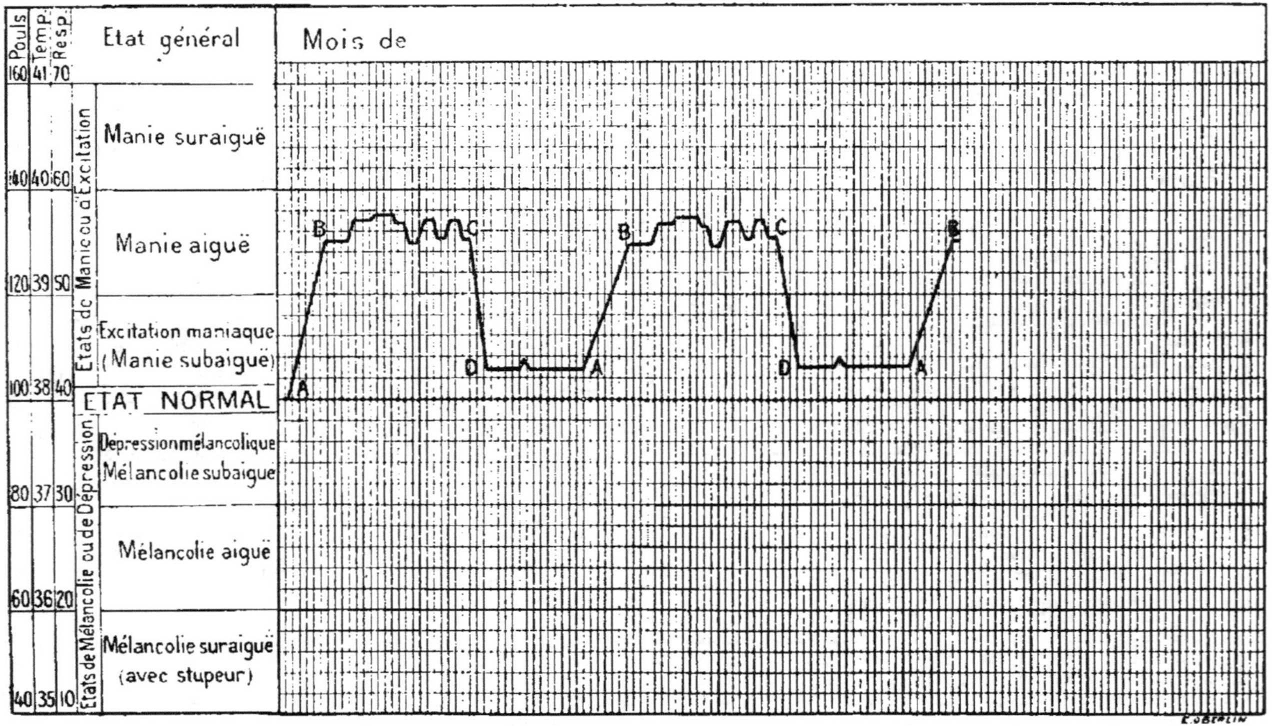

Tracé III. — Manie intermittente.

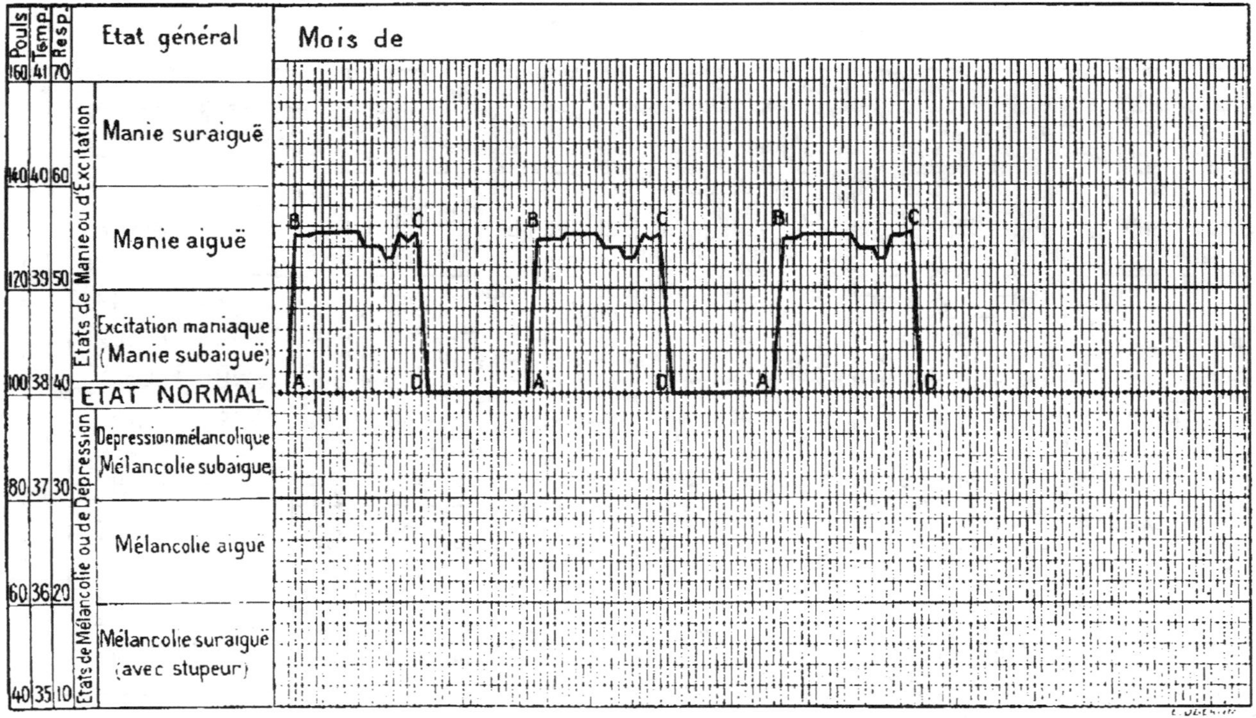

Tracé IV. — Folie à double forme continue ou circulaire.

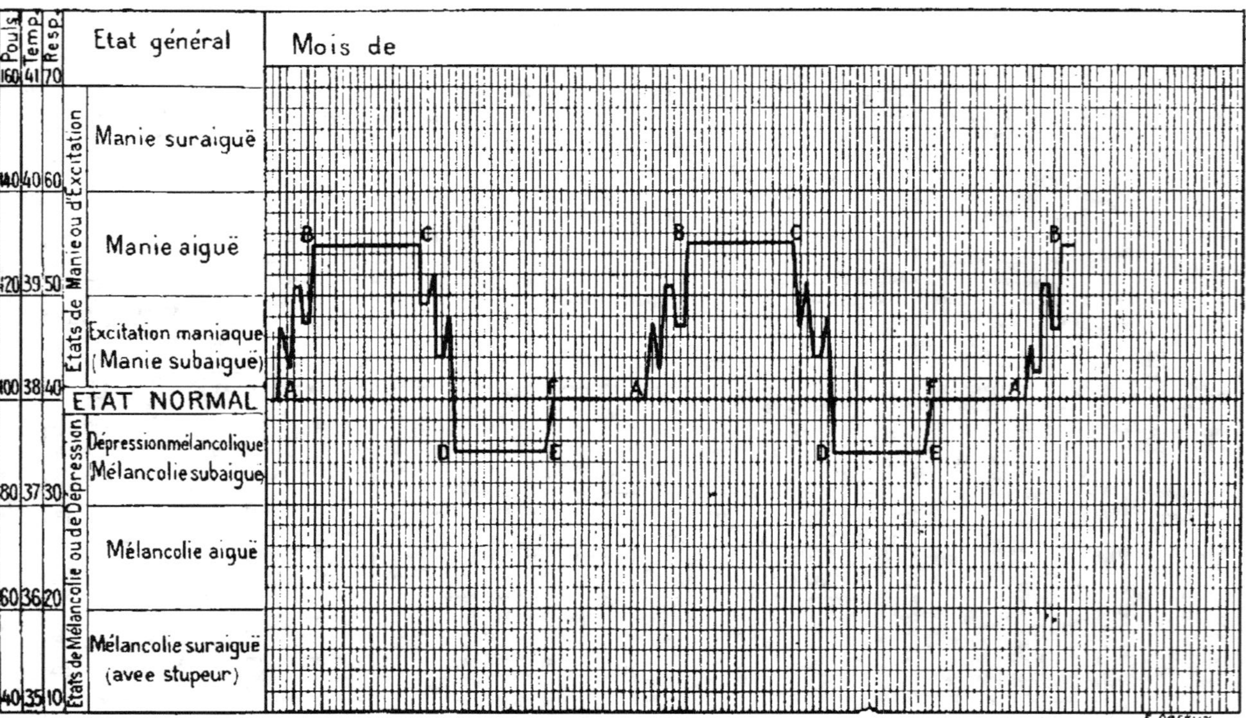

Tracé V. — Folie à double forme intermittente.

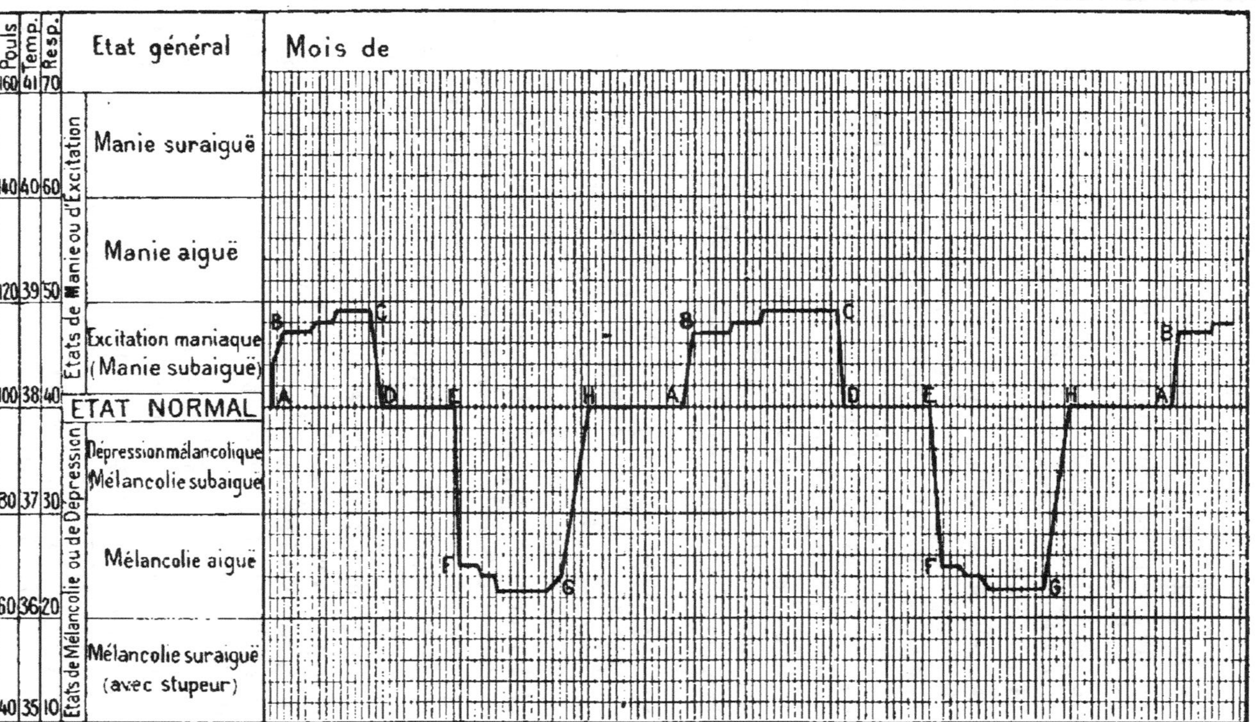

Tracé VI. — Folie périodique à formes alternes.

FA. Puis survient un *nouvel accès* ABCDEF, dans les mêmes conditions que le premier et suivi, comme lui, d'un retour à l'état normal FA, etc.

Dans le tracé VI, il s'agit de ce que RITTI appelle la *folie périodique à formes alternes*, qu'il considère comme la combinaison, chez le même individu, d'une manie et d'une mélancolie intermittentes, tandis que pour d'autres, ce serait une troisième variété de folie à double forme, dans laquelle une intermittence ou retour à l'état normal se produirait non plus seulement après chaque accès, comme dans le tracé précédent, mais après chaque phase d'accès. Quelle que soit la conception théorique qu'on adopte, cette variété de folie n'est pas moins représentée ici. ABCD est la *phase de manie*; DE *l'état normal consécutif*; EFGH, la *phase de mélancolie*; HA, le *second retour à l'état normal*. Puis le même cycle se reproduit à nouveau et dans les mêmes conditions.

On voit combien s'éclairent et se simplifient, grâce à ce tableau, toutes les considérations techniques relatives aux diverses formes de la folie généralisée. Grâce à lui, il est également facile de saisir et d'apprécier d'un coup d'œil les différences, si importantes au point de vue médico-légal, qui existent entre les divers états de *lucidité* ou *intervalles lucides* : le *moment lucide*, qui est un retour passager à l'état normal dans le cours d'un accès ; la *rémission*, qui est une simple atténuation des symptômes de l'accès ; *l'intermission* ou *intermittence*, qui est une vraie guérison comprise entre deux accès.

Ce n'est pas uniquement d'ailleurs au point de vue théorique et pour figurer schématiquement les diverses formes de psychoses généralisées, maniaques et mélancoliques, que ce tableau présente de l'utilité.

Il peut encore servir dans la clinique comme une véritable feuille d'observation pour y inscrire au jour le jour l'état d'un malade, ce qui permet d'obtenir ainsi des tracés fidèles d'accès, éminemment suggestifs. C'est dans ce but que j'y ai adapté, par une addition très facile, des lignes horizontales permettant d'établir la courbe du pouls, de la température et de la respiration, en même temps que celle de l'accès proprement dit.

CHAPITRE IV

CONFUSION MENTALE

C'est une histoire peu commune que celle de la *confusion mentale* et bien faite pour mettre en lumière la fragilité de nos théories en matière nosographique.

Signalée en France au début du xix° siècle par PINEL et
ESQUIROL qui, en raison de son symptôme dominant, la faiblesse
de l'activité psychique, y voyaient l'un une forme « d'idiotisme »
l'autre une « démence aiguë », elle fut étudiée sous le nom de
stupidité par GEORGET, FERRUS, ETOC-DEMAZY, qui mirent en
lumière ses caractères principaux.

La constitution de la *stupidité* en entité clinique spéciale
paraissait donc se faire par degrés, lorsque BAILLARGER, en 1843,
s'efforça d'établir que cet état n'était que le degré extrême de
la mélancolie aiguë, la *mélancolie avec stupeur*, s'appuyant pour
le démontrer sur ce fait que, derrière l'apparente suspension de
la pensée, il existait un délire hallucinatoire très actif de nature
mélancolique.

Du coup, la stupidité, noyée dans la mélancolie avec stupeur,
disparut de notre cadre clinique malgré les efforts de quelques
auteurs : SAUZE, DAGONET et surtout DELASIAUVE qui, tout en
faisant la part, dans la stupidité, de ce qui appartenait à la
mélancolie avec stupeur, essayait de reconstituer avec les débris
restants, l'ancienne maladie, sous le nom de *confusion mentale*.

Il a fallu que CHASLIN, retrouvant dans la psychiatrie allemande la distinction des deux types cliniques adoptés par
DELASIAUVE : la *mélancolie avec stupeur* et la *confusion mentale*,
celle-ci sous le nom d'*Amentia*, de *Verwirtheit*, réimportât dans
notre pays ce produit français dont la fortune, depuis son exode
d'Outre-Rhin, n'a fait que grandir, grâce surtout à ses remar-

quables travaux, à ceux de SÉGLAS et à nombre d'autres que nous ne saurions citer ici.

Cette remise en lumière de la *confusion mentale* a eu incontestablement sur le mouvement actuel de la psychiatrie une influence des plus heureuses. Son étude, celle du *délire onirique* et celle de la *démence précoce*, toutes trois contemporaines, ne tendent à rien moins, en effet, qu'à transformer la médecine mentale, en l'orientant, comme dit excellemment un élève de SÉRIEUX, MASSELON, vers les grandes et fécondes théories des infections et des auto-intoxications, et par suite, en la faisant rentrer plus avant dans le domaine de la Médecine générale.

Après mûre réflexion, et considérant que ces trois états psychopathiques : *confusion mentale, délire onirique, démence précoce,* sont reliés entre eux par une infinité de caractères communs, en particulier par leur origine probable et par leurs symptômes essentiels, je crois qu'il est permis de voir en eux les diverses modalités cérébrales sous lesquelles se manifestent les infections et les intoxications, c'est-à-dire des *psychoses toxiques,* susceptibles d'être groupées cliniquement autour d'un type fondamental.

C'est cette sorte de synthèse clinique des psychoses toxiques que je vais essayer de résumer ici. Il m'a paru que, appuyée sur des données tout au moins vraisemblables, elle aurait pour avantage de présenter au lecteur une vue d'ensemble relativement claire d'états morbides encore mal définis.

Sous le titre générique de *Confusion mentale,* je décrirai donc dans ce chapitre : 1° La *confusion mentale typique ;* 2° La *confusion mentale aiguë ;* 3° La *confusion mentale chronique* ou *démence précoce* et ses variétés.

ARTICLE PREMIER

CONFUSION MENTALE TYPIQUE

1° Définition. — « La confusion mentale primitive idiopathique est une affection, ordinairement aiguë, consécutive à l'action d'une cause ordinairement appréciable, en général une infection, qui se caractérise par des phénomènes somatiques de dénutrition et des phénomènes mentaux; le fond essentiel de ceux-ci, résultat premier de l'état somatique, est constitué par une forme d'affaiblissement et de dissociation intellectuelle, confusion intellectuelle, confusion mentale, qui peut être accompagnée ou non de délire, d'hallucinations, d'agitation ou, au contraire, d'inertie motrice avec ou sans variations marquées de l'état émotionnel ». (CHASLIN.)

Nous adopterons, à notre tour, la définition suivante :

La confusion mentale est une psychose généralisée caractérisée par une torpeur, un engourdissement toxique de l'activité psychique supérieure poussé parfois jusqu'à la suspension, accompagné ou non d'automatisme onirique délirant, avec réaction adéquate de l'activité générale et des diverses fonctions de l'organisme.

2º Étiologie. — Les influences héréditaires vésaniques ne jouent ici qu'un rôle secondaire. Les influences héréditaires diathésiques sont plus importantes. Le rôle principal appartient aux causes occasionnelles, se résumant dans l'une d'elles, capitale : l'*intoxication* ou l'*infection*, sous toutes ses formes. Le sexe féminin, l'âge avancé, l'artério-sclérose, l'hystérie, l'alcoolisme, les shocks traumatiques, physiques et psychiques, etc., y exposent tout particulièrement.

3º Description. — La confusion mentale n'est pas seulement le produit d'une maladie toxique ou infectieuse. Elle offre également ceci d'important qu'elle survient au cours même de cette maladie, au début ou à l'acné dans ses formes aiguës, souvent fébriles, au déclin dans sa forme simple, asthénique, ou par épuisement.

Son apparition se fait donc au milieu d'une symptomatologie toxémique plus ou moins nette.

Un de ses premiers symptômes, c'est la *céphalée*. Contrairement, en effet, à ce qui existe dans les folies pures où elle est très rare, la céphalée, dans les psychoses toxiques, est pour ainsi dire la règle. Très souvent elle ouvre la scène, se prolonge dans le cours de l'accès, arrachant parfois des plaintes ou des gestes de souffrance aux malades jusque dans leur inconscience, et persiste d'habitude plus ou moins longtemps après la guérison, à la façon de ces résidus, de ces reliquats céphalalgiques qu'on observe si souvent durant des années après les infections, la fièvre typhoïde et la grippe, par exemple. Cette céphalalgie est intense, pénible, gravative, à siège diffus, fronto-orbitaire ou occipital, si violente chez certains sujets que ce sont ses paroxysmes mêmes qui paraissent créer le délire et, en tous cas, le précèdent immédiatement.

C'est là, comme je l'ai montré avec mon élève A. Bouyer, un signe de la plus haute valeur et qui, à lui seul, lorsqu'il se présente avec des caractères bien nets à l'origine d'un trouble mental, doit éveiller l'attention sur la possibilité d'une psychose toxique, liée en particulier à une infection ou à une auto-intoxication gastro-intestinale ou rénale.

A côté de la céphalée, il convient de signaler l'*insomnie*, qui est un signe de début à peu près constant.

C'est dans ces conditions que les premiers troubles cérébraux apparaissent, assez rapidement, d'habitude, sous forme de *torpeur* et *d'obtusion*. Dès ce moment, la confusion mentale est constituée.

Nous examinerons sommairement ses *symptômes psychiques* et ses *symptômes physiques*.

A. Symptômes psychiques. — Pour se faire une idée à peu près nette de la confusion mentale, au point de vue psychique, il faut se la représenter, suivant la définition que nous en avons donnée, comme un état d'engourdissement toxique de l'activité intellectuelle supérieure, avec domination plus ou moins complète de l'activité onirique sous-consciente ou inconsciente.

Torpeur intellectuelle, rêverie automatique, ce sont donc là ses éléments symptomatiques essentiels. Suivant que l'un ou l'autre domine, la confusion mentale, tout en restant la même au fond, se présente plus particulièrement sous forme de *confusion mentale simple, asthénique*, ou sous forme de *confusion mentale délirante*.

Nous allons, pour la commodité de l'étude, décrire successivement ces deux aspects psychiques de la confusion mentale typique.

a. *Confusion mentale simple ou asthénique.* — En première ligne vient parmi les troubles de l'idéation, la *torpeur cérébrale*. La *torpeur cérébrale* est à ce point constante et importante dans toute confusion mentale que, dans certains cas, elle y est, à elle seule, caractéristique.

Du jour au lendemain on voit des individus, jusque-là d'une intelligence active, alerte et vive, s'alourdir tout à coup et demeurer plongés sans étonnement, avec indifférence, dans l'inaction psychique la plus complète. Certains, comme des vieillards sénilisés alourdis au coin du feu par le travail d'une digestion laborieuse, somnolent à tout instant, dans un vague assoupissement, ou sont pris d'un besoin irrésistible de sommeil. On dirait, et cela doit être, qu'ils sont sous l'influence d'une *narcose toxique* .

Cette torpeur a nécessairement des degrés qui marquent les degrés mêmes de la maladie. Elle va depuis cet état de simple prostration intellectuelle, si bien décrit autrefois par BALL sous le nom même de *torpeur cérébrale* et qui doit être rattaché à la confusion mentale, dont il représente la teinte la plus légère, jusqu'à l'hébétude, la stupeur, la stupidité, c'est-à-dire jusqu'à la suspension des opérations psychiques.

La lenteur de ces opérations est en rapport avec la torpeur cérébrale.

J'ai étudié de près, chez plusieurs malades, ce ralentissement de l'activité psychique et j'ai même, avec l'aide du professeur agrégé PACHON, pris chez eux quelques tracés du retard de l'équation personnelle concurremment avec la courbe du pouls et de la respiration.

Il est des cas où la stimulation provocatrice ne détermine rien chez les malades : ou elle n'arrive pas à leur conscience, trop endormie et trop lointaine, ou, si elle y arrive, elle n'y suscite aucune réaction. C'est la stupidité.

Dans d'autres cas il y a réaction, mais très faible, incomplète et tellement lente qu'une nouvelle question a été posée au sujet avant qu'il manifeste avoir été impressionné par la première.

Dans les cas légers, enfin, tout se borne à un simple retard.

Ce qui est à noter, c'est que, même dans les cas où la question n'est pas suivie de réponse, le pouls, mais surtout la respiration, marquent par un certain degré de fréquence et d'agitation, qu'il y a eu un commencement d'effort, en tous cas, d'impression.

J'ai pu suivre au jour le jour, chez une des malades de ma clinique de l'hôpital Saint-André, atteinte de confusion mentale post-puerpérale avec stupidité complète, l'amélioration progressive de la torpeur cérébrale et de la lenteur psychique et rien n'était plus intéressant. Au début, la malade n'exprimait rien et son visage restait impassible, comme si elle n'avait rien entendu ni compris. Plus tard, on s'aperçut qu'après la question posée, mais au bout d'un certain temps et sans que son corps ni son visage aient tressailli, ses yeux s'éclairaient un instant. Ce fut son premier signe de communication avec la vie extérieure, après deux mois d'apparente mort psychique. Puis le sourire des lèvres suivit l'éclair du regard ; puis ce fut le mouvement du visage, l'émission de quelques mots à voix basse et enfin, progressivement, tout le reste. Mais ce qu'il y avait de plus remarquable, c'est que ces diverses manifestations de l'activité, même une fois regagnées, ne s'opéraient que lentement et l'une après l'autre. Ainsi, on interrogeait la malade assise à côté, sur une chaise : tout d'abord, rien n'avait lieu, le masque restait sans expression. Mais, une ou deux secondes passées, on voyait les yeux s'allumer et luire ; après un instant, le sourire arrivait et le visage se détendait ; en troisième lieu, la tête se tournait lentement vers l'interlocuteur et finalement la réponse arrivait, manifestation dernière de cette mimique lentement décomposée, comme par une sorte de mécanique, en ses pièces et morceaux.

Avec la torpeur cérébrale existe un état particulier d'*obtusion*, de *désorientation*, de *confusion d'esprit*, qui a fait donner son nom à la maladie. Qu'il s'agisse de souvenirs, d'appréciations, de sensations, de questions à saisir, d'idées à exprimer, tout est diffus, dissocié, incoordonné, dans un vrai chaos ; on dirait que l'intelligence est très affaiblie, parfois même abolie. Les sujets, insensibles, indifférents, expriment tranquillement les plus grosses absurdités; ils ne reconnaissent plus leur milieu, leur entourage, ne savent où ils sont, ne se rendent pas compte du temps, ne peuvent associer leurs idées, coordonner leur langage, fournir aucun renseignement. Et cependant, au milieu de cette incohérence et de ce néant, on est surpris de voir apparaître des lueurs d'esprit ; derrière ces épais nuages, on s'aperçoit que l'intelligence, simplement obscurcie, existe encore. Elle n'est pas éteinte, elle est comme lointaine, comme absente.

Un des signes les plus caractéristiques de cette obnubilation est l'*amnésie*. Cette amnésie, en effet, est toute spéciale. Ce n'est pas la diminution de la mémoire classique, celle des démences simples et vésaniques, qui débute par de légères défaillances et qui s'étend progressivement à toutes les acquisitions, suivant un ordre déterminé. Ce n'est pas non plus l'amnésie des ictus cérébraux, incomplète et plus ou moins systématique. C'est un mélange de souvenirs exacts, précis, délicats, et d'oublis absurdes, extravagants, poussés au comble. Le malade aura parlé correctement, sans erreur, des faits passés alors qu'il ne se rappelle plus ce qu'on vient de lui dire, ce qu'il vient de faire ; il demande un objet qu'il tient dans la main, il veut dîner quand il sort de table, être couché quand il est au lit, etc. Si on lui signale sa méprise, il accepte la rectification, mais quelques instants après il y revient, et ainsi de suite plusieurs fois, sans s'en rendre compte. Il y a là, comme on le voit, un état à part qui n'est pas tant la perte de mémoire démentielle des événements anciens ou récents qu'une impossibilité d'assimiler, de fixer les choses du moment, une véritable *amnésie rétro-antérograde* et surtout une *amnésie de fixation* se rapprochant, comme l'avait vu Séglas, de celle analogue des traumatismes et des névroses. On la trouve plus particulièrement marquée dans la confusion mentale de certaines intoxications, notamment dans la *psychose polynévritique* où elle a été signalée par Korsakoff et Charcot et dans la *psychose éclamptique*.

Nous verrons plus loin que, contrairement à ce qui a lieu dans les autres types de psychoses, la guérison de la confusion mentale s'accompagne en outre d'une amnésie plus ou moins marquée de l'accès, c'est-à-dire d'*amnésie lacunaire*.

Tels sont les troubles psychiques saillants du côté de l'idéation. Du côté des *perceptions*, il existe une diminution parallèle d'activité, ce qui explique, comme nous l'avons vu, que les sensations spontanées et les sollicitations provoquées, même les plus intenses, ne paraissent pas arriver à la conscience ou n'y arrivent que lentement, faiblement, et n'y déterminent ni émotion, ni réactions rapides et actives.

Du côté de l'*affectivité*, même diminution, même torpeur. Les malades paraissent ne rien éprouver, ne rien sentir, ne rien désirer. Il y a indifférence plus ou moins complète du ton émotionnel.

La *conscience personnelle*, par suite de la torpeur cérébrale et de l'engourdissement des apports perceptifs, est suspendue, presque abolie suivant le cas.

La *personnalité*, en conséquence, devient vague, flottante, sans cohésion et va même jusqu'à s'éteindre.

Dans le domaine de l'*activité*, peu ou pas de réactions. L'*activité générale* est annihilée, inexistante ou très amoindrie ; il en est de même de la *mimique*, non seulement de la mimique d'action, mais aussi de la mimique d'expression. Le visage ne traduit ni l'animation, comme dans la manie, ni la douleur intense, comme dans la mélancolie, ni même les émotions et la pensée existantes, comme dans l'état normal. Il ne traduit rien ou seulement, dans les cas légers, quelques impressions ténues et fugitives. Des *actes*, il y en a peu ou pas, suivant le degré de la torpeur.

Le tableau psychique de la confusion mentale simple, réduite à son élément fondamental : le ralentissement de l'activité psychique volontaire poussé parfois jusqu'à la suspension, se résume dans l'esquisse que nous venons de tracer. Mais d'habitude, un second élément, complément pour ainsi dire du premier, vient s'ajouter à lui : c'est l'*activité onirique, sous-consciente ou inconsciente*. On comprend, en effet, qu'au fur et à mesure que l'activité psychique consciente s'engourdit, l'activité onirique ou de rêve, libérée de ses liens, entre en jeu et tende à prédominer.

La torpeur psychique de la confusion mentale s'accompagne

donc toujours, même dans les cas où l'activité consciente parait totalement abolie, comme dans la stupidité, d'automatisme onirique, c'est-à-dire de scènes de rêves s'imposant au sujet. Mais dans les formes purement asthéniques de la confusion mentale, cet onirisme est rudimentaire et tout à fait au second plan. Dans certaines autres formes, au contraire, il domine la scène et constitue un véritable délire, le *délire onirique*.

b. *Confusion mentale délirante (délire onirique)*. — Avant d'indiquer les principaux caractères du délire onirique, il me paraît nécessaire de retracer très brièvement son histoire.

De tout temps, comme le fait remarquer A. VIGOUROUX dans une Revue récente, on a eu tendance à comparer le *délire* avec le *rêve*. Mais il ne s'agissait là que d'une simple analogie et, de plus, d'une analogie très générale, puisqu'on l'établissait entre le rêve et le délire de la folie, sans distinction.

LASÈGUE, en 1881, émit cette idée nouvelle que le délire alcoolique était un rêve. On parut accepter sa manière de voir, mais les choses en restèrent là, malgré des travaux intéressants comme la thèse de CHASLIN, jusqu'au jour où le courant scientifique amena l'attention sur les délires d'auto-intoxication et d'infection.

Alors, très rapidement, la question se transforme et s'élargit. KLIPPEL montre le rôle important du foie dans la production du délire alcoolique (1892-1893) tandis que, de mon côté, je signale au Congrès de La Rochelle (1893), où le fait est également indiqué par SÉGLAS, LEGRAIN, etc., la ressemblance existant entre les délires d'auto-intoxication et d'infection et le délire alcoolique.

C'est la constatation de cette ressemblance qui m'a amené progressivement à la constitution actuelle du délire onirique.

Ayant étudié de près, dans les hôpitaux, le délire des sujets atteints d'une maladie infectieuse ou toxique, je crus pouvoir, en effet, signaler en 1894 : que ce délire était, comme dans l'alcoolisme, un délire de rêve ; que ce délire de rêve, auquel je donnai le nom de *délire onirique* (de ὄναρ, ὄνειρος, rêve), pouvait être considéré comme étant caractéristique de toutes les intoxications et infections; que ce délire, enfin, paraissait être non le rêve d'un sommeil ordinaire, mais le rêve d'un sommeil pathologique et que les recherches étaient à poursuivre sur ce point.

Ces recherches que je n'ai cessé, depuis, de continuer, m'ont amené à relever un certain nombre de faits complémentaires.

J'ai établi en particulier, et c'est là, je crois, le point dominant en l'espèce, que le délire onirique est un véritable *état somnambulique*, un *état second*. Comme tout état second, il est formé par la mise en jeu de l'activité sub-consciente ou inconsciente; il domine le sujet au point de lui faire vivre et agir sa vie sub-consciente ou inconsciente; cessant par une sorte de réveil, souvent brusque, il est suivi d'une *amnésie* plus ou moins marquée suivant le cas; il peut, une fois disparu, laisser dans la conscience certaines des conceptions engendrées par lui, conceptions que j'ai appelées pour ce motif *idées fixes post-oniriques*, par analogie avec les idées fixes post-somnambuliques ou hypnotiques; il est enfin, toujours comme un état second, susceptible d'être influencé par l'*hypnose*, au moyen de laquelle on parvient parfois à faire disparaître l'amnésie ainsi que les idées fixes post-oniriques.

J'ai montré également que ce délire est bien le délire type des intoxications et des infections, puisqu'on le retrouve dans tous les états considérés comme tels, notamment : dans les psychoses toxiques et infectieuses en général ; dans les auto-intoxications gastro-intestinales ; dans les psychoses traumatiques ; dans les psychoses post-puerpérales ; dans les psychoses post-éclamptiques ; dans les psychoses post-opératoires, gynécologiques, cataractiques, etc. ; dans les psychoses du paludisme, de l'insolation ; dans certains cas de paralysie générale et de sénilité ; dans le délire des brûlures graves ; dans l'infection vaccinale ; dans l'abstinence et l'inanition, etc., tous états où je l'ai successivement étudié ou fait étudier.

D'autres travaux, très nombreux, ont été consacrés dans ces derniers temps aux rêves et aux délires de rêve, en particulier l'ouvrage de Sancte de Santis qui embrasse la question dans son ensemble. A l'heure actuelle, le délire onirique est généralement admis à la fois dans sa forme et dans sa signification clinique.

J'en résume la description d'après ma communication à l'Académie de médecine (7 mai 1901) :

« L'une des formes de psychoses toxiques, la plus typique, est essentiellement composée de deux éléments : un élément confusion et un élément délire, associés le plus souvent en proportions diverses, mais susceptibles aussi de se présenter isolément, au point de donner lieu à deux variétés distinctes de la maladie.

« A la confusion mentale, bien connue en France depuis les travaux de CHASLIN, appartiennent l'obtusion, la désorientation de l'esprit, l'hébétude et, consécutivement, l'amnésie, avec démence temporaire ou définitive.

« Quant au délire, il est tout à fait caractéristique, et c'est à sa détermination exacte que je me suis surtout attaché.

« Ce délire est, dans toute l'acception du mot, un *délire de rêve*, un *délire onirique*. Il naît et évolue, en effet, dans le sommeil ; il est constitué par des associations fortuites d'idées, par des reviviscences hallucinatoires d'images et de souvenirs antérieurs, par des scènes de la vie familiale ou professionnelle, par des visions le plus souvent pénibles, par des combinaisons d'événements étranges, impossibles, éminemment mobiles et changeants ou doués, au contraire, d'une certaine fixité, qui s'imposent plus ou moins complètement à la conviction.

« Au degré le plus faible, ce délire est exclusivement nocturne et momentané ; il cesse au réveil et ne reparaît que le soir, soit dès le crépuscule, soit seulement plus tard, avec le vague assoupissement. A un degré plus marqué, il cesse encore au réveil, mais incomplètement, et se reproduit dans la journée dès que le malade a les yeux fermés et somnole. Enfin, à son degré le plus élevé, le délire ne cesse pas au matin et il se continue le jour tel quel, comme un véritable *rêve prolongé*.

« Cette opinion que le délire toxique est un délire de rêve avait été formulée par LASÈGUE en ce qui concerne spécialement le délire alcoolique. Elle doit être, on le voit, étendue à l'ensemble des délires d'auto-intoxication et d'infection.

« Mais le délire des auto-intoxications et des infections n'est pas seulement un délire de rêve ; c'est de plus — et il y a là un fait nosologique d'une portée théorique et pratique considérable — c'est de plus un délire de rêve morbide, de somnambulisme, d'état second.

« Il suffit d'observer les délirants toxiques pour s'apercevoir que ce ne sont pas des dormeurs ordinaires, assistant passivement et en simples spectateurs aux objectivations cinématographiques de leur automatisme mental ; ce sont des dormeurs actifs, en mouvement. Comme les somnambules, ils vont du rêve muet au rêve parlé et au rêve d'action, dans une perception plus ou moins confuse de l'ambiant, qu'ils mêlent à leurs conceptions fantastiques, passant parfois de leur état second à la réalité et de la réalité à leur état second suivant qu'on les interpelle ou qu'on les abandonne à eux-mêmes, suivant qu'ils ouvrent ou ferment les yeux ; comme les somnambules aussi, ils sortent de leur délire par un véritable réveil, n'ayant en général qu'un souvenir vague ou nul de leur accès ; comme eux enfin, ils gardent souvent implantée dans leur esprit, plus ou moins longtemps après la guérison, quelque idée fausse isolée, obsédante, tenace, reliquat d'une des conceptions principales de leur rêve hallucinatoire, sorte de monoïdéisme, d'*idée fixe post-onirique*, identique au monoïdéisme, à l'idée fixe post-hypnotique.

« Il n'est pas jusqu'à l'*amnésie* des états toxiques qui, par ses caractères d'amnésie rétro-antérograde et de fixation, ne rappelle absolument l'amnésie des névroses et des shocks.

« Ce qui achève de prouver enfin l'identité de nature du délire toxique et infectieux et des états seconds, c'est qu'on peut fréquemment intervenir dans celui-là comme dans ceux-ci par l'*hypnose suggestive*, soit pour réveiller le souvenir perdu de l'accès, soit pour combattre les idées fixes qui lui survivent, et cela, en l'absence de tout élément hystérique, car souvent, dans ce cas, la suggestibilité du sujet n'existe que pendant la phase d'intoxication et cesse avec elle.

« Cet ensemble morbide, fait de confusion mentale et de délire onirique, est vraiment caractéristique : caractéristique à ce point qu'il implique toujours, à mon avis, le diagnostic d'intoxication. J'ai pu ainsi, par la seule constatation d'un délire onirique à base plus ou moins confuse, conclure à l'existence d'une auto-intoxication restée latente ou ignorée et qui, dès lors, se révélait manifestement.

« On peut donc considérer comme psychoses toxiques toutes celles qui réalisent ce complexus ».

On voit par ces considérations quelle est l'importance clinique du délire onirique. On voit aussi ce qu'est sa nature, tout à fait à part parmi les autres espèces délirantes.

GRASSET dit en passant, dans son livre si original et si remarquable sur l'*hypnotisme et la suggestion*, que le délire onirique des intoxications et des infections est un exemple de la dissociation du centre O et du polygone au profit de ce dernier, c'est-à-dire de l'activité psychique supérieure et de l'activité psychique inférieure ou automatique, celle-ci devenue prédominante. La réflexion est absolument juste et j'estime en effet que rien ne saurait mieux faire comprendre le délire onirique tel que je le conçois, comme de voir en lui, suivant le schéma et l'expression de GRASSET, un type de *délire polygonal*.

B. SYMPTÔMES PHYSIQUES. — L'aspect général des sujets atteints de confusion mentale ressemble dans une certaine mesure à celui des mélancoliques. C'est la même torpeur, la même inertie dans l'état calme, la même agitation factice dans l'état de délire et d'excitation. Toutefois, dans la confusion mentale, l'expression, les traits, l'attitude, la mimique trahissent simplement la lenteur, l'indifférence, l'étonnement, l'hébétude, mais non la tristesse, la douleur ou l'anxiété (voy. fig. 29). Au fur et à mesure que la confusion s'atténue et que l'amélioration survient, le masque se détend, les traits reprennent de la vie et de l'expression.

Nous avons déjà signalé l'*insomnie* au début de la confusion mentale. Cette insomnie persiste habituellement pendant toute sa durée, malgré l'existence fréquente de la *somnolence*.

On peut constater aussi des *attaques*, avec ou sans convulsions. Ces attaques revêtent tous les types, en particulier le type hystérique, épileptique, comateux, et surviennent à toutes les périodes de la maladie. De ces attaques, on peut rapprocher certaines raideurs musculaires, des spasmes, des contractures,

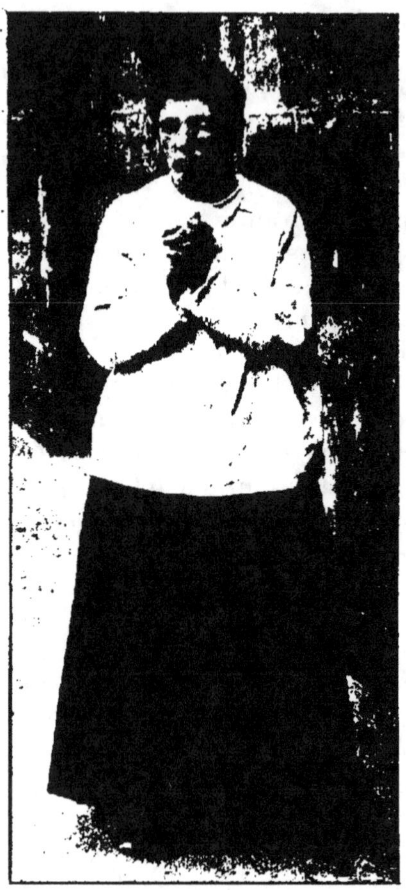

Fig. 29.

Confusion mentale aiguë stupide
post-puerpérale. Démence précoce
catatonique consécutive. Masque
inexpressif. Immobilité. Négativisme. Suggestibilité (collection
de l'auteur).

La malade garde l'attitude des mains qui lui
a été donnée.

des symptômes tétaniques et catatoniques et surtout des attitudes cataleptoïdes, plus spéciales, semble-t-il, à la psychose par auto-intoxication rénale (BRISSAUD et LAMY, LATRON, RÉGIS et LALANNE, etc.).

L'*inégalité pupillaire*, avec état variable des réflexes lumineux et accommodatif, s'observe assez souvent dans la confusion mentale. Elle y offre cette particularité curieuse, indiquée par CHAS-LIN, par SÉGLAS et par nous, qu'elle est très changeante et se modifie d'un jour à l'autre et jusque dans la même journée. Il en est de même des autres *réflexes*, tendineux ou cutanés, très variables, mais plus souvent *exagérés*.

Un symptôme assez caractéristique est le *tremblement*, sorte de trémulation générale, analogue à celle de l'alcoolisme, et provoquant parfois du côté des mains et de l'écriture, du côté des lèvres, de la langue et de la parole, des phénomènes ataxiformes qui rappellent de plus ou moins près la paralysie générale.

Au sujet des troubles de la *parole*, rappelons les manifestations dyslogiques indiquées par Séglas : ânonnement, hésitation du langage par lenteur et embarras dé la pensée, amnésies verbales, difficulté d'adapter les mots à l'idée et de les coordonner, ainsi que celles qui ont fait admettre par Meynert une variété de confusion mentale pseudo-aphasique et paraphasique.

Signalons enfin : *les troubles gastro-intestinaux* (état saburral, inappétence, constipation, fétidité de l'haleine et des matières fécales) ; les *troubles circulatoires* (altérations du cœur et du pouls, cyanose et refroidissement des extrémités) ; les *troubles des sécrétions* et des *excrétions* (anhydrose, hyperhydrose, sialorrhée, polyurie, ischurie) ; l'*aspect général* (teint terreux et blafard, sub-ictère, apparence typhique) : l'*amaigrissement*, la *dénutrition*, la *peau chaude, sèche* ou *visqueuse*, enfin l'*hyperthermie* ou, par une sorte de contraste avec l'acuité de l'état, l'*hypothermie*, surtout dans certains cas de confusion mentale par insuffisance hépatique.

Quant à l'*analyse chimique* des humeurs, elle a déjà fourni quelques données précieuses et elle est appelée, croyons-nous, à en fournir davantage encore dans la confusion mentale, qui est bien la psychose de choix pour ce genre de recherches.

Du côté du *sang*, où peu de chose a été fait encore, sauf en ce qui concerne le délire aigu, dans lequel existerait un bacille dont nous aurons à parler, il y aurait à étudier spécialement, dans la confusion mentale, la composition et la proportion des éléments constituants, la toxicité et le pouvoir bactéricide ; du côté du *liquide céphalo-rachidien*, la formule leucocytaire.

Du côté de l'*urine*, nous avons déjà certains résultats. Nous savons, par exemple, et cela paraît être un fait qui, à mon avis, se vérifie de jour en jour, que le taux de l'urine est habituellement modifié dans la confusion mentale. Diminuée plus ou moins, de plus de moitié parfois, au début et au moment maximum de la maladie, la quantité d'urine augmente avec son amélioration et il n'est pas rare même que la convalescence ne soit signalée par une véritable débâcle urinaire, atteignant 3 ou 4 litres par vingt-quatre heures.

Au point de vue des éléments normaux, l'urine est ordinairement altérée dans la confusion mentale. Il y a hyperacidité, phosphaturie, uricémie, etc.

Très fréquemment aussi, elle présente des éléments anormaux : albuminurie (légère et insconstante), indicanurie, avec ou sans dérivés scatoliques, urobilinurie, diacéturie, acétonurie, etc., etc., suivant les cas. Il nous semble même qu'à chacune des causes toxiques de la confusion mentale, correspond pour ainsi dire un chimisme particulier, une formule urinaire, décelable par l'analyse. Ainsi la *psychose par auto-intoxication gastro-intestinale* se traduit plus spécialement par des quantités plus ou moins considérables d'indican, d'acétone, d'acides diacétique et oxybutyrique, de tyrosine, de sulfo-conjugués dans l'urine ; la *psychose par auto-intoxication hépatique* se manifeste par l'hémaphéisme, l'urobilinurie, l'épreuve positive de la glycosurie expérimentale, l'albuminurie ; la *psychose par auto-intoxication rénale*, enfin, par la diminution très notable du taux urinaire, la présence de cylindres et de tubes, l'albuminurie, l'hémoglobinurie, etc. Quant à la *confusion mentale d'origine infectieuse*, sa formule urinaire se rapproche de telle ou telle des précédentes, suivant la voie d'élimination plus particulièrement intéressée.

4° Marche, durée, terminaison, pronostic. — La confusion mentale simple, telle que nous venons de la décrire, a une *marche* variable, rarement aiguë et rapide, le plus souvent subaiguë et lente. Il est des cas où elle paraît s'immobiliser à la période d'état. Aussi sa *durée* ne peut-elle être fixée, même d'une façon approximative, car son évolution, qui n'est parfois que de quelques jours ou de quelques semaines, s'étend parfois à plusieurs années.

Sa *terminaison* habituelle est la *guérison*. Je n'hésite pas à dire que, dans sa forme ordinaire, celle que nous avons ici en vue, la confusion mentale est la plus curable de toutes les psychoses, sans exception.

Une particularité importante marque la guérison de la Confusion mentale, quelle qu'en soit la forme, c'est l'*amnésie*, sur laquelle SÉGLAS a justement insisté.

On sait que, dans les vésanies pures, il n'en est pas ainsi et que les malades, une fois revenus à la raison, se rappellent le plus généralement avec une lucidité merveilleuse et jusque dans leurs moindres détails, les diverses péripéties de l'accès. Il est exceptionnel, au contraire, qu'au sortir d'un état de confusion mentale, le sujet en ait la notion pleine et entière; ou il y a du vague, des lacunes, ou l'amnésie est absolue.

Il faut ajouter que l'amnésie de fixation peut aussi se prolonger plus ou moins longtemps après la convalescence, compliquée même, parfois, ainsi que je l'ai noté, d'une amnésie des mots absolument telle qu'on l'observe dans l'amnésie verbale ou aphasie amnésique d'origine organique, si bien décrite par PITRES.

La confusion mentale peut se terminer par la *mort*; mais cela est rare et n'a guère lieu que sous l'influence de complications et dans les formes aiguës, stupidité et surtout délire aigu.

Elle peut aussi se terminer par l'*état chronique*. La confusion mentale verse alors plus ou moins rapidement dans une *démence* spéciale dont la *démence précoce* est le type, soit directement, soit indirectement en passant par une sorte de période de transition accompagnée d'un délire à allures parfois systématisées de persécution et de grandeur. Durant cette transition et même lorsqu'elle a tourné à la démence, la maladie conserve encore certains caractères de la confusion mentale antérieure.

5° Diagnostic. — La confusion mentale simple est susceptible d'être confondue avec la *neurasthénie*, surtout avec la neurasthénie à prédominance psychique ou *psychasthénie*. Le fait ne saurait surprendre si l'on réfléchit que les deux états morbides ont et la même origine (intoxication, infection) et le même caractère clinique fondamental (asthénie mentale). Nous croyons même pouvoir dire qu'entre la neurasthénie post-grippale, par exemple, et la confusion mentale de la convalescence de la grippe, il n'existe au fond qu'une différence de degré. C'est aussi l'opinion de CHASLIN, pour qui « les formes légères de confusion mentale de DELASIAUVE semblent se rapprocher de la neurasthénie, constituent un terrain de transition avec la neurasthénie. » Toutefois, et hormis ces cas de transition, la distinction est facile, la confusion mentale étant en somme une psychopathie, avec des troubles psychiques très caractérisés, et non plus une simple psychasthénie.

L'histoire nous a déjà montré combien il était facile de confondre la confusion mentale et la *mélancolie avec stupeur*. Nous aurons encore à y revenir plus loin.

La confusion mentale peut également, au premier aspect, être prise pour un état d'*idiotie* ou de *démence* et la preuve en est dans les noms « d'idiotisme » et de « démence aiguë » que lui avaient donné PINEL et ESQUIROL. Les anamnestiques suffisent à faire écarter l'idée d'un arrêt de développement originel. En ce qui concerne la démence, le problème est plus délicat et c'est avec raison que CHASLIN et HANNION en ont fait ressortir les difficultés. On ne saurait, dans certains cas, affirmer si un malade présente une simple suspension ou une abolition de l'activité cérébrale ; d'autant que, nous l'avons vu, la suspension peut mener à l'abolition, c'est-à-dire la confusion mentale à la démence. En général toutefois, les causes de la maladie, son début, ses particularités physiques et psychiques, ses concomitants toxiques et infectieux permettront de reconnaître la confusion mentale.

On peut hésiter davantage encore entre la confusion mentale simple, asthénique et la *paralysie générale à forme démente*, sans délire. Ici, en effet, ce n'est pas seulement le tableau clinique qui est analogue ; l'étiologie elle-même complique le problème au lieu de servir à le résoudre, puisque la paralysie générale, bien que le plus ordinairement consécutive à la syphilis, semble pouvoir succéder aussi aux autres infections.

SÉGLAS a énuméré, dans une de ses leçons cliniques, tous les éléments de ce diagnostic qui réclame une grande attention et parfois un certain temps avant de recevoir sa solution. La ponction lombaire elle-même ne suffit pas toujours à l'éclairer.

La confusion mentale simple, en dehors de la dépression mélancolique, de la mélancolie avec stupeur, se distingue facilement des autres psychoses ou vésanies. Il faut signaler simplement le cas où la confusion mentale vient, par suite d'un processus toxique intercurrent, se greffer sur une *psychose* ou *vésanie antérieure*; non seulement alors le passé du sujet démontre qu'il s'agit là d'une *confusion mentale secondaire*, mais il arrive le plus souvent que cette confusion efface ou remplace la vésanie. au lieu de s'ajouter à elle et de l'accentuer.

La plupart des indications précédentes s'appliquent au diagnostic de la confusion mentale délirante. Aussi me bornerai-je, en ce qui concerne cette dernière, à la simple observation que voici.

La confusion mentale délirante, avec la combinaison de ses deux éléments confusion et délire, tous deux si typiques, ne saurait guère être confondue avec une autre psychose.

Mais le diagnostic difficile consiste à déceler, par les caractères mêmes de la confusion mentale délirante, l'intoxication ou l'infection en jeu.

Je me hâte de déclarer que ce diagnostic est à peu près impossible, pour la même raison que j'indiquerai à propos du délire aigu, à savoir que ce qui varie, c'est l'intoxication ou l'infection et non la psychose qu'elle engendre, identique ou à peu près dans tous les cas.

Si je signale ici ce point, ce n'est donc pas pour essayer de tracer une série de diagnostics différentiels que je considère comme à peu près impossibles en l'état actuel des choses, mais bien au contraire, pour mettre en garde contre des méprises et des conclusions trop hâtives, résultant de l'identité des manifestations psychopathiques.

En se rappelant que toute psychose toxique et infectieuse est faite de confusion mentale et de délire onirique, on n'en arrivera plus à mettre, comme on l'a fait et comme on le fait trop souvent encore, sur le compte de l'*alcoolisme* le délire de la pneumonie, le délire post-opératoire, le délire consécutif aux shocks traumatiques, le délire paludéen et beaucoup d'autres que je pourrais citer.

En présence d'une psychose ayant tous les traits de la *psychose alcoolique*, il faut donc, non pas conclure d'emblée à l'alcoolisme. mais rechercher s'il n'existe pas en dehors de lui ou même avec lui, une autre intoxication ou infection susceptible d'avoir produit cette psychose. On évitera ainsi plus d'une erreur.

6° Anatomie pathologique. — La confusion mentale, seule encore parmi les psychoses, présente des lésions manifestes du système nerveux et c'est ce qui explique que quelques auteurs, avec CHASLIN, voient en elle une sorte d'intermédiaire entre les psychoses fonctionnelles et les psychoses organiques. Les lésions du système nerveux constatées dans les cas de confusion mentale sont naturellement celles que l'on trouve dans les intoxications et les infections : en particulier la tuméfaction, la déformation, la chromatolyse avec déplacement nucléaire des cellules de l'écorce grise du cerveau. BALLET et ses élèves MAURICE FAURE, LAIGNEL-LAVASTINE, ont très nettement montré ces lésions à leurs divers degrés, mais il n'y a là, ainsi que le fait justement remarquer ANGLADE, rien de spécial à la confusion mentale; ce sont les altérations cellulaires communes à tous les empoisonnements de l'organisme ayant frappé les centres nerveux, Si bien que la question se pose de savoir si les lésions dont nous parlons sont les lésions de la confusion mentale ou celles du processus toxique dont la confusion mentale est une des manifestations.

7° Traitement. — Avec CHASLIN et SÉGLAS, j'estime que la confusion mentale est, sauf complications exceptionnelles, une psychose à traiter à domicile ou à l'hôpital. C'est là, du reste, qu'elle s'observe tout naturellement, comme épiphénomène des maladies toxiques et infectieuses.

Pour ce qui est du traitement proprement dit, nous ne saurions mieux faire que de reproduire ici ce que nous en disions en 1898, dans un précédent travail :

« L'indication dominante consiste à combattre la cause première, c'est-à-dire l'*intoxication* ou l'*infection* : d'où l'utilité capitale des purgatifs et des laxatifs répétés, des médicaments antitoxiques, des lavages de l'estomac, des diurétiques, de la saignée, surtout dans les phases du début, lorsque l'empoisonnement est à son maximum. En même temps, et suivant le cas, on administre les sédatifs, les bains, les toniques, etc.

Expérience faite, nous n'hésitons pas à nous joindre à CHASLIN, à SÉRIEUX et aux auteurs étrangers qui préconisent le repos au lit systématique, l'*alitement*, dans le traitement de la confusion mentale. C'est un excellent moyen d'arrêter la dénutrition, d'amener le calme, de faire comprendre au sujet qu'il est malade.

« Lorsque les périodes d'agitation aiguë sont passées et que surviennent celles d'asthénie physique et psychique qui vont souvent jusqu'à la cachexie, le traitement doit changer de face et il faut alors s'appliquer à *régénérer* l'organisme par un ensemble de moyens appropriés visant à la fois l'hygiène, l'alimentation, les médications internes et externes. Parmi ces dernières, les pratiques hydrothérapiques et électrothérapiques, les frictions, le massage, la gymnastique, les injections de sérum artificiel (CULLERRE. JACQUIN, etc.), l'eau oxygénée, l'opothérapie, les reconstituants du système nerveux, peuvent rendre les plus grands services.

« Quant au traitement intellectuel en particulier, il offre ici quelque chose de spécial, en raison de la faiblesse mentale dans laquelle se trouvent la plupart des malades au sortir de leur crise et on peut dire que dans aucune autre psychose l'intervention personnelle du médecin n'est plus indiquée et plus efficace. SAUZE a autrefois formulé de très judicieuses indications sur cette sorte de rééducation psychique. Il faut y ajouter tout ce que les progrès des méthodes psychothérapiques nous permettent aujourd'hui de réaliser. J'ai montré à diverses reprises que, dans nombre de cas, on pouvait par la suggestion hypnotique, faire disparaître l'amnésie et les idées délirantes consécutives à l'accès et activer ainsi la guérison. »

ARTICLE II

CONFUSION MENTALE AIGUE

La description que nous venons de faire dans l'article précédent est celle de la confusion mentale simple, typique. Aussi cette description s'applique-t-elle indistinctement aux diverses formes de confusion mentale, qui ne diffèrent de la précédente que par certaines particularités d'intensité ou d'aspect. Nous n'aurons donc que quelques traits à ajouter pour caractériser chacune d'elles. ·

La *confusion mentale aiguë*, ainsi que son nom l'indique, se distingue par son degré d'acuité. Elle correspond généralement non plus aux variétés ou aux phases asthéniques des intoxications ou des infections, mais aux variétés et aux phases aiguës, souvent fébriles.

On peut lui reconnaitre trois variétés : 1° la *variété stupide* ou *stupidité* ; 2° la *variété agitée* ou *confusion hallucinatoire aiguë* ; 3° la *variété méningitique* ou *délire aigu*.

§ 1. — CONFUSION MENTALE AIGUE STUPIDE
(STUPIDITÉ)

La *confusion mentale aiguë stupide* ou *stupidité* n'est pas autre chose que la confusion mentale asthénique poussée à son maximum.

Il suffit donc, pour s'en faire une idée exacte, de se représenter une confusion mentale asthénique dans laquelle l'activité psychique volontaire est non pas diminuée, voilée, obscurcie, mais entièrement suspendue ; dans laquelle aucune perception extérieure n'arrive à la conscience, absente ; dans laquelle, enfin, toute manifestation extérieure, si minime qu'elle soit, se trouve supprimée. Les malades sont bien là en état de mort apparente.

Ces morts apparents pensent-ils ? Telle est la question qu'il est permis de se poser, car elle est généralement résolue par la négative. C'est même sur ce caractère qu'on s'est basé pour distinguer la mélancolie avec stupeur, dans laquelle la pensée vit et agit sous forme de délire-triste, de la stupidité dans laquelle la pensée est absente.

Nous ne croyons pas cependant que cette opinion soit entièrement vraie.

Le malade atteint de stupidité complète ne pense pas, cela est certain, si l'on veut parler de la pensée volontaire, consciente, dont tous les processus sont éteints chez lui. Mais ce n'est point quand même le néant mental, car sa pensée involontaire, automatique, déroule encore en lui quelques images plus ou moins nettes et plus ou moins vives. Certains malades, au sortir de leur stupidité, se rappellent vaguement avoir assisté, dans cet état, à des scènes oniriques confuses : les autres déclarent n'avoir pensé à rien, mais ne faut-il pas tenir compte, même chez eux, de l'amnésie, et ne sont-ils pas semblables à ces dormeurs qui affirment n'avoir pas rêvé dans leur sommeil, uniquement parce qu'ils n'ont gardé aucun souvenir de leur rêve ?

Ce qu'il y a de certain, en tout cas, c'est que l'activité psychique consciente est suspendue chez les stupides, de même que toute trace d'expression mimique et c'est ce qui les distingue, nous l'avons vu, des mélancoliques avec stupeur qui, eux, conservent une activité délirante très marquée, reflétée sur les traits douloureusement contractés de leur visage.

L'immobilité des stupides, véritable stéréotypie d'attitude ou akinétique a donc quelque chose de spécial et ce quelque chose est la passivité, l'inertie, l'absence complète de ton émotionnel. Tout au plus rencontre-t-on parfois une certaine raideur, une certaine résistance, une véritable opposition systématique aux déplacements, mouvements et actes commandés ou provoqués, rudiment d'un *négativisme* qui décèle la persistance d'une vie au moins automatique et rapproche par un de ses caractères principaux la stupidité de la démence précoce.

Les fonctions sont toutes ralenties, l'hypothermie est fréquente, le gâtisme habituel.

La stupidité débute rarement d'emblée sous cette forme. Le plus souvent, elle succède à une phase de confusion mentale aiguë agitée, qui a ouvert la scène et ce n'est qu'après quelques jours, quelques semaines que l'agitation fait place à la prostration.

Quant à la durée de cette prostration, elle peut être fort longue et s'étendre à plusieurs mois, durant lesquels la suspension de l'activité physique et psychique reste absolue ou n'est coupée que par des crises transitoires d'agitation rappelant le début de la maladie et liées parfois à des poussées incidentes d'intoxication ou d'infection, décelables par un examen des organes ou de l'urine.

Dans les cas de guérison, les plus fréquents, le réveil a lieu lentement, par une résurrection insensible qui met un temps très long à s'opérer et qui n'est même pas toujours complète, le malade sortant souvent de ce sommeil de mort diminué à tout jamais dans son niveau mental, surtout au point de vue de sa mémoire.

Lorsque la guérison ne se produit pas, les stupides tombent dans un état de confusion mentale chronique et de démence rapide et précoce à forme surtout catatonique.

La mort peut survenir par inanition, syncope, troubles trophiques du décubitus, complications viscérales diverses.

§ 2. — CONFUSION MENTALE AIGUE AGITÉE

(CONFUSION HALLUCINATOIRE AIGUE)

Nous n'avons encore qu'un mot à dire en ce qui concerne la *confusion mentale aiguë agitée*.

Ici, la prostration qui, dans la stupidité, va jusqu'à l'immobilité, est remplacée au contraire par une *agitation* plus ou moins violente. Il y a toujours confusion d'esprit, obtusion, désorientation, élément fondamental de la maladie ; mais l'exercice involontaire de la pensée n'est pas suspendu, il agit automatiquement et s'accompagne d'une réaction motrice intense. Cela provient de ce que, dans cette forme, le *délire hallucinatoire* offre une intensité et une activité particulières, dominant tout. Les *hallucinations*, qui intéressent tous les sens, mais surtout celui de la *vue*, sont mobiles, changeantes, animées, souvent *terrifiantes :* elles font vivre le malade dans une sorte de cauchemar perpétuel où il s'agite violemment, tantôt sans parler, tantôt avec des paroles, des cris, des chants, des réactions apeurées, panophobiques.

C'est pourquoi, au premier aspect, cette forme de confusion mentale peut être confondue avec la manie aiguë et pourquoi aussi certains auteurs ont admis, dans la confusion mentale, une forme agitée ou maniaque et une forme déprimée ou mélancolique, représentée par la stupidité.

Malgré les apparences et malgré les difficultés que peut présenter parfois le diagnostic, la confusion mentale agitée n'est pas plus de la manie que la stupidité n'est de la mélancolie. La confusion mentale a une origine toxique ou infectieuse très nette, un accompagnement de symptômes généraux très caractérisés; malgré l'excitation, le visage y conserve toujours un certain masque d'étonnement, d'indifférence et d'impassibilité, bien différent de l'animation, de l'éclat, de l'expression hypervivante des traits du maniaque ; l'agitation, comme le ton émotionnel, y sont éminemment changeants ; enfin, l'état psychique lui-même, avec sa confusion, son incohérence pseudo-démentielle, son amnésie rétrograde et de fixation, ses bouffées hallucinatoires, reste toujours très significatif.

D'ailleurs, et c'est là une particularité qu'il faut connaître, il est très rare que l'agitation, dans la confusion mentale, persiste pendant toute la durée de la maladie : le plus souvent, elle n'est qu'une phase, phase du début en général, si bien qu'au bout d'un temps plus ou moins long, quelques jours ou quelques semaines, le tableau change et la confusion mentale aiguë agitée devient de la confusion mentale simple ou stupide ou même du délire aigu, de même que la stupidité, de son côté, peut se continuer en confusion mentale agitée ou en délire aigu.

FARNARIER a décrit une psychose hallucinatoire aiguë d'origine, pour lui, mais non de nature toxique, précédemment esquissée par SÉGLAS sous le nom de délire hallucinatoire, et caractérisée par l'apparition dans la conscience d'hallucinations de tous les sens, surtout de l'ouïe, qui déterminent un délire sans systématisation, incoordonné, variable, avec parfois un certain degré de confusion mentale, mais épisodique et secondaire. Nous ne croyons pas que cette psychose hallucinatoire aiguë doive être distinguée, comme le fait son auteur, de la confusion mentale elle-même, dont elle est, pour nous, la forme hallucinatoire aiguë.

Toutes les infections et toutes les intoxications, externes et internes, peuvent produire la variété hallucinatoire aiguë de la confusion mentale. C'est un point qu'il ne faut jamais perdre de vue si l'on ne veut pas s'exposer, comme nous l'avons dit plus haut, à prendre pour un accès de délire alcoolique une psychose relevant de tout autre empoisonnement de l'organisme.

La confusion mentale hallucinatoire aiguë est essentiellement curable. Elle peut cependant soit se continuer par une autre variété de confusion mentale, soit se terminer par la chronicité.

§ 3. — CONFUSION MENTALE MÉNINGITIQUE
(DÉLIRE AIGU)

Le délire aigu a subi, comme la confusion mentale, bien des variations et des fluctuations.

Connu sous le nom de « phrenitis » par HIPPOCRATE et les anciens qui en faisaient le délire des maladies aiguës fébriles, le considéraient comme le résultat d'une altération du sang sous l'influence de son mélange avec la bile et en plaçaient le siège au centre phrénique, d'où son nom, il a eu, depuis, des fortunes diverses.

En dernier lieu et sous l'influence de BAILLARGER, il a passé pour une forme de manie dont il représentait la plus haute expression, le degré le plus marqué. Mais néanmoins, on continuait de voir en lui un état particulier en rapport avec de graves processus de l'organisme et déjà, en 1880, BRIAND, dans sa thèse, émettait l'opinion que le délire aigu était une *maladie infectieuse*, dans le sang de laquelle il était possible de trouver des germes bactéridiens.

Cette manière de voir n'a fait que s'affirmer et certains auteurs, comme BIANCHI et PICCININO, en sont venus à soutenir qu'il existe une forme de délire aigu produite par un *bacille spécial*, qu'ils ont isolé et décrit.

Actuellement, il ne paraît faire de doute pour personne que le délire aigu soit une *psychose d'origine infectieuse*. La seule question qui se pose est celle de savoir s'il s'agit là d'une maladie cérébrale spéciale, en rapport avec une infection unique ou si, au contraire, le délire aigu n'est qu'une des formes syndromatiques des psychopathies infectieuses et toxiques, susceptible de se présenter indistinctement, comme elles, dans toutes les intoxications et toutes les infections. BALLET professe la première opinion ; je me rattache, pour ma part, à la seconde et c'est pourquoi je place ici le délire aigu dans la confusion mentale, psychose générique des intoxications et des infections, sous le titre de *confusion mentale méningitique*, plus explicite, pour les praticiens non habitués à notre langage, sinon plus exact, que celui de *délire aigu*.

. On trouvera du reste toute l'histoire du délire aigu, ainsi que sa description détaillée, dans l'excellent rapport de A. CARRIER au Congrès de Limoges (1901) et dans la discussion qui a suivi. Nous n'en faisons qu'un résumé succinct.

1° Description. — Le délire aigu, d'après ce que nous venons de voir, est une manifestation psychopathique grave d'une infection générale de l'organisme. Il peut survenir soit au cours de cette infection, soit à son début, avant même qu'elle soit évidente et, dans ce cas, la masquer plus ou moins complètement. On a pu ainsi considérer comme atteints de folie maniaque violente et interner dans un asile des individus à la phase prodromique d'une fièvre typhoïde, d'une pneumonie, d'une grippe, etc. C'est donc un fait qu'il importe de connaître.

Il suit de là que l'apparition du délire ne coïncide pas avec le maximum de l'élévation thermique du processus infectieux auquel il se lie et que, par conséquent, ce n'est pas, comme on l'a cru, la fièvre elle-même qui le crée. Si cette apparition est liée avec l'une des particularités cliniques de l'infection, ce serait plutôt avec la brusque insuffisance d'une excrétion, telle que celle de l'urine. J'ai noté souvent le fait, notamment dans le délire aigu post-opératoire.

L'*invasion* du délire aigu est généralement très rapide. Précédée par une *céphalée* intense qui fait rarement défaut et parfois aussi par une courte phase de dépression et d'abattement, l'*agitation* survient, très violente d'emblée et en peu de jours, en peu d'heures parfois, elle atteint un degré d'intensité inouï et qu'on ne retrouve nulle part ailleurs. Des *attaques convulsives* de toute sorte, en particulier des attaques *hystériformes* (AUDEMARD, RÉGIS) peuvent se manifester à cette phase d'invasion et faire penser à de l'hystérie délirante fébrile, à une sorte de méningisme hystérique, d'autant que la confusion mentale aiguë accompagne souvent le méningisme (SÉGLAS, DUPRÉ).

En même temps, la *langue* devient sèche, la *fièvre* s'allume ; le *pouls*, d'abord plein, puis petit, irrégulier, dépasse 120 pulsations ; la *température* s'élève rapidement à 40° et 41° ; la *tête* est chaude, l'*œil* hagard, la *peau* couverte d'une *sueur* visqueuse. Les malades paraissent *terrifiés* ; ils sont en proie à l'*agitation* motrice la plus *incoercible ;* ils poussent des *cris* incessants, sécrètent constamment de la *salive* sous forme d'une pluie de crachats blancs et visqueux qu'ils projettent partout, ont *horreur* des *aliments* et vont même, parfois, jusqu'à l'*hydrophobie*. Les *pupilles* sont fréquemment *inégales*, mais par instants, et avec conservation habituellement vive des réflexes lumineux et accommodatif ; les autres *réflexes* sont exagérés ; la moindre excitation détermine des *contractions*, des *spasmes*, des *secousses convulsives*. Le corps est souvent *trémulant* ainsi que les mains, les lèvres, la langue, d'où résulte parfois une altération manifeste de la *parole*. La *respiration* est accélérée, entrecoupée. Les *fonctions digestives* sont profondément troublées ; il y a de l'état saburral, de la fétidité de l'haleine, de l'intolérance gastrique, de la constipation puis de la diarrhée ; la *sueur* est augmentée, comme la salive, puis se tarit ; les *urines* sont rares, avec altération des éléments normaux sous forme d'hyperacidité, de phosphaturie, d'uricémie et présence d'éléments anormaux (albuminurie, indicanurie, urobilinurie, acétonurie, suivant le cas) ; l'*urine* est *hypertoxique* ainsi que le *suc gastrique*.

A ce moment de la maladie, la *guérison* est encore possible, par défervescence graduelle et amendement général des symptômes, coïncidant avec l'augmentation du taux de l'urine et même avec la débâcle urinaire dont nous avons parlé. La convalescence est alors très longue et le relèvement des forces physiques et psychiques ne se fait que très lentement, comme à la suite des graves atteintes de fièvre typhoïde, avec une *amnésie* plus ou moins complète de l'accès et faiblesse durable de la mémoire.

Le plus souvent, le délire aigu se termine par la *mort*, qui survient du cinquième au dixième jour. Alors, la *fièvre* augmente ; à l'agitation succède une espèce de *coma* ; le pouls s'accélère et perd de sa force ; la langue et les lèvres se couvrent de croûtes fuligineuses, l'haleine est fétide, la respiration haletante, le cœur fléchit ; l'excrétion des urines et des matières fécales s'opère involontairement, l'insomnie est absolue ; il survient des soubresauts des tendons, des convulsions, générales ou partielles ; des symptômes typhiques se manifestent ; la diarrhée augmente, le pouls est imperceptible, le coma devient de plus en plus profond ; enfin les défaillances arrivent et le malade meurt soit subitement, au milieu d'une syncope, soit lentement, par épuisement nerveux, avec du refroidissement général, de l'asphyxie des extrémités, un pouls très petit, une respiration périodique à arrêts intermittents, c'est-à-dire avec des symptômes marqués de dépression bulbo-encéphalique.

2° Diagnostic. — Le délire aigu a une physionomie tellement spéciale qu'il est difficile de ne pas le reconnaître. L'essentiel, c'est de bien le distinguer, au début, d'un accès de *manie aiguë*, de façon à éviter l'erreur signalée plus haut, consistant à faire interner un malade atteint de délire au cours d'une maladie aiguë. La céphalée, la rapidité et la violence de l'agitation, les symptômes généraux, en particulier l'apparition de la fièvre, qu'il faut chercher, permettent, presque à coup sûr, d'éviter cette erreur.

Si l'on admet l'existence d'un délire aigu spécial primitif et, en quelque sorte, essentiel, différant des états psychopathiques même aigus qui peuvent survenir au cours des intoxications et des infections, il y a lieu évidemment de le séparer de ces états. On est alors obligé de différencier ce *délire aigu vrai* des *délires aigus symptomatiques* de la pneumonie, de la fièvre typhoïde, de la grippe, des fièvres éruptives, des méningites, de la paralysie générale, de l'alcoolisme, etc. A notre avis, ce diagnostic si multiple et si compliqué n'a pas sa raison d'être, puisque nous considérons tous ces délires aigus comme le délire aigu lui-même, ne présentant d'autre différence, dans tous les cas, que de relever d'une infection générale à expressions différentes.

Le diagnostic devra donc consister non pas à distinguer les divers délires aigus d'après les infections ou intoxications auxquelles ils se rattachent, mais à rechercher dans chaque cas de délire aigu, toujours identique à lui-même, l'intoxication ou l'infection qui lui sert de substratum.

3° Anatomie pathologique. — Les principales *lésions macroscopiques* du délire aigu sont celles de l'hyperémie cérébrale et de la phlegmasie : stase veineuse et gonflement du cerveau avec saillie des circonvolutions, traînées blanchâtres sur les vaisseaux de la pie-mère, engorgement des lymphatiques, extravasations sanguines disséminées par îlots dans le parenchyme cérébral, injection des méninges avec adhérences à la couche corticale, teinte hortensia de la substance grise, œdème des circonvolutions, augmentation du liquide céphalo-rachidien. Du côté des viscères, traces diverses de congestion.

Les *lésions microscopiques*, mises plus récemment en lumière, sont celles d'inflammations toxémiques plus ou moins intenses : granulations pigmentaires, noyaux ronds et granuleux le long des vaisseaux ; chromatolyse à divers degrés des cellules de l'écorce, du cervelet, du bulbe et même des noyaux des nerfs crâniens et rachidiens, avec état variqueux et moniliforme des prolongements (Hock, Cristiani); altérations vasculaires (Joukowski) ; hyperplasie névroglique (Anglade).

Enfin, ainsi que nous l'avons dit, Bianchi et Piccinino affirment depuis 1893 avoir trouvé dans le délire aigu vrai un *bacille spécial*, spécifique, qu'ils ont isolé et décrit et qui ferait défaut dans les délires aigus secondaires. Cette opinion est contestée non seulement en France, mais en Italie même, et on s'accorde généralement à penser que le bacille de Bianchi et Piccinino, s'il existe bien dans le délire aigu, n'en est pas le bacille spécifique. Tantôt, en effet, on ne le rencontre pas dans les cas les plus avérés (Cabitto) et tantôt on trouve à sa place d'autres bacilles tels que des staphylocoques et des streptocoques (Cabitto,

ALESSI, etc.). Dans un cas passé sous mes yeux, il a été décelé des streptocoques peu virulents qui disparurent au moment de l'amélioration ; dans un second, le professeur FERRÉ trouva seulement des staphylocoques blancs sans autre espèce microbienne.

En résumé, le délire aigu nous apparaît, à l'heure actuelle, comme un délire à lésions, d'origine toxique, susceptible de survenir, sous l'influence de conditions étiologiques favorables, dans la plupart sinon dans toutes les intoxications et infections, sans qu'il soit possible de lui reconnaître en chaque cas des différences nosologiques importantes.

Quant à ses lésions, elles sont essentiellement celles d'une inflammation aiguë, d'un premier degré de méningo-encéphalite infectieuse, voire celles de la paralysie générale (BERKLEY). Ceci fait comprendre pourquoi le délire aigu ressemble si fort parfois à une paralysie générale à marche rapide et pourquoi on a pu le considérer soit comme une *paralysie générale galopante*, lorsqu'il se termine par la mort, soit comme une *paralysie générale temporaire*, lorsqu'il guérit.

Une mention spéciale doit être réservée au délire aigu qui, par le fait d'une auto-intoxication ou d'une infection intercurrente, survient à titre de *complication* dans une vésanie préexistante. L'intérêt du fait réside non dans la physionomie du délire aigu qui n'a rien là de particulier, mais dans son influence tantôt aggravante, mais souvent aussi favorable sur la vésanie, alors même que celle-ci est ancienne et, pour ainsi dire, chronique. Il y a là un exemple de l'action dérivative exercée par les processus infectieux sur un organisme malade, action qui est devenue le point de départ de la méthode de traitement de la folie par des infections artificielles ou provoquées, tentée et préconisée dans ces dernières années par certains auteurs allemands, en particulier par WAGNER VON JAUREGG et par BOECK ERNST.

4° Traitement. — Pas d'internement, comme dans tous les cas où la psychose est liée à un processus toxique ou infectieux en voie d'évolution et s'accompagne de fièvre. Alitement. Obscurité ou emploi de la lumière colorée, suivant les récentes méthodes de FINSEN. Calme absolu du milieu. Bains tempérés quotidiens, comme dans la fièvre typhoïde. Glace sur la tête. Calmants et hypnotiques (bromure, chloral, hyoscine, duboisine, etc.) maniés avec prudence. Quinine en injections sous-cutanées. Alimentation suffisante, sous forme liquide, par la voie buccale ou nasale. Purgatifs, surtout avec le calomel. Lavage antisepsique de l'estomac (RÉGIS, MABIT, MARRO).

Grandes injections de sérum artificiel (CULLERRE, JACQUIN). Ponction lombaire comme moyen de décompression, en même temps que d'analyse cytologique.

ARTICLE III

CONFUSION MENTALE CHRONIQUE
(DÉMENCE PRÉCOCE)

§ 1. — GÉNÉRALITÉS

La place occupée ici par la *Démence précoce,* au chapitre de la *Confusion mentale,* pourra surprendre. Je vais donc sinon la légitimer, du moins l'expliquer brièvement.

Les auteurs anciens avaient déjà remarqué que des sujets, après une floraison intellectuelle plus ou moins complète, subissaient, à l'heure critique de leur développement, une atteinte morbide qui, très rapidement, les enrayait et les anéantissait mentalement. SÉRIEUX et MASSELON nous ont montré que cette déchéance juvénile, tenant à la fois de la dégénérescence et de la démence, avait été entrevue par PINEL (1809), ESQUIROL (1814), SPURZHEIM (1818), qui l'avaient incidemment rangée dans ce qu'ils appelaient l'*idiotisme,* l'*idiotisme accidentel,* l'*idiotie accidentelle* ou *acquise,* la *démence chronique.*

La connaissance de la Démence précoce, paraît, en réalité, remonter beaucoup plus haut, car j'ai trouvé dans WILLIS (1672) au chapitre « de la Stupidité ou Morosité », tout un passage relatif aux jeunes gens qui, d'esprit vif et alerte, parfois même brillant, dans l'enfance, tombent, à l'adolescence, dans l'obtusion et l'hébétude.

MOREL, ce génial observateur à qui nous devons la plupart des grandes acquisitions de la psychiatrie moderne, aperçut clairement ce processus démentiel particulier et en traça la première description.

Il ne se borna pas, en effet, ainsi que l'indiquent les récents historiques de la question, à faire dans divers passages de son *Traité des maladies mentales* (1860) quelques brèves allusions à ce qu'il appelle lui-même l'état de *démence précoce*. Déjà dix ans auparavant, dans ses « *Etudes cliniques* » (1851-1853), couronnées par l'Institut et qui sont un vrai chef-d'œuvre d'analyse psychiatrique illustrée de faits. il avait isolé et esquissé en traits frappants les étapes successives de cette curieuse déchéance cérébrale du second âge. depuis l'accès aigu survenant avec ses apparences souvent trompeuses de bénignité. jusqu'à la phase terminale de dissolution psychique, en passant par les étapes intermédiaires de torpeur et d'agitation. MOREL parait avoir déjà à ce moment tout vu et tout noté, en particulier les signes regardés aujourd'hui comme caractéristiques de la démence précoce : la *suggestibilité*, la *stéréotypie* des attitudes, des gestes

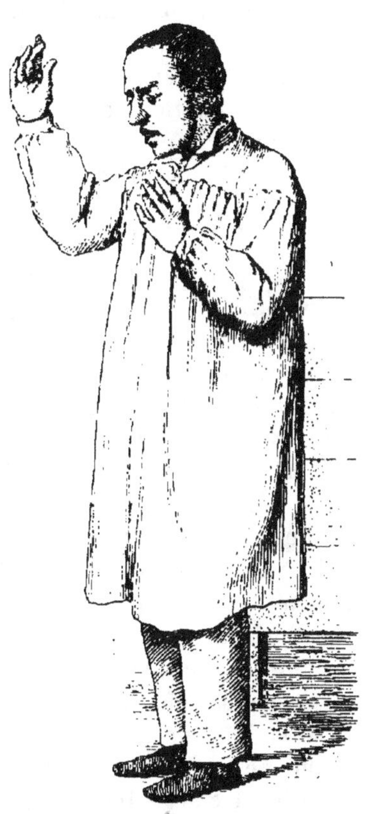

Fig. 30.

Démence précoce catatonique (d'après MOREL. *Etudes cliniques*).

et du langage, la *catatonie*, les *grimaces* et *tics* bizarres, le *négativisme*, appelé par lui d'un mot bien approchant, le *nihilisme*,

18.

tout, jusqu'à la manière étrange de marcher, qu'il compare chez une de ses malades « à celle de certains automates mus par un ressort », et chez une autre « aux bonds d'un jeune animal échappé et qui recouvre soudainement sa liberté » (MOREL, *Etudes cliniques*, t. II, p. 257 à 303).

Je reproduis ici l'une des figures données par MOREL à l'appui de sa description. C'est, comme on peut le voir, un exemple typique de démence précoce catatonique (voy. fig. 30).

J'ajoute que non seulement MOREL a tracé de 1851 à 1853, un véritable résumé clinique de la démence précoce dont la priorité lui revient donc en grande partie, comme tant d'autres, mais encore qu'il a rangé cette affection dans le cadre et dans le chapitre de la *Stupidité*.

On connaît l'histoire ultérieure de la démence précoce et on sait comment, après un long espace de temps, elle nous revient d'Allemagne sous forme d'une vaste construction nosologique réédifiée par KRAEPELIN, englobant à la fois l'*Hébéphrénie* et la *Catatonie* de KAHLBAUM et HECKER, la *Démence paranoïde* et même d'autres espèces morbides telle que la *Paranoia chronique* ou *Délire systématisé progressif*.

En cet état de choses, les esprits restent hésitants et la lumière est loin d'être faite sur cette importante question.

Il est certain que les auteurs allemands ont eu le grand mérite de ressusciter la démence précoce et de grouper sous ce vocable une série d'états similaires ayant pour fondement essentiel un processus spécial de déchéance psychique progressif et rapide, chez les jeunes gens.

Mais la conception synthétique de la démence précoce, telle qu'elle est exposée par KRAEPELIN, a dépassé la mesure et ne saurait être acceptée sans restriction. Elle soulève de tous côtés de vives critiques, dont la plupart se trouvent formulées dans l'intéressante étude que SERBSKY a récemment fait paraître dans les Annales médico-psychologiques.

De toutes ces objections très nombreuses, trois nous touchent surtout ici. La première, c'est que, contrairement à l'opinion de KRAEPELIN, la démence précoce n'est pas essentiellement une maladie de l'adolescence, puisqu'on peut, à la rigueur, la rencontrer à tout âge. La seconde, c'est que la démence précoce ne possède aucun signe qui lui soit propre et que l'état catatonique lui-même se rencontre à titre de syndrome, dans nombre de névroses et de psychoses, celles appelées par WERNICKE *psychoses motrices akinésiques* et par JOFFROY *myopsychies*. La troisième objection, c'est que la démence précoce n'est pas une démence, même incomplète, puisqu'elle peut guérir. Si bien, comme dit SERBSKY, « qu'un groupe pathologique dont le trait fondamental unique consisterait dans le passage à la démence, se terminerait cependant favorablement assez souvent. Il y aurait démence sans démence ».

Ces objections, qui sont fondées, s'expliquent surtout par ce fait que la synthèse morbide de KRAEPELIN comprend des états multiples et dissemblables.

D'ores et déjà on peut distinguer, nous semble-t-il, dans l'ensemble des états morbides englobés par KRAEPELIN sous la dénomination commune de démence précoce, deux types essentiellement différents.

Un premier type est celui des jeunes sujets, plus ou moins tarés antérieurement, qui, après certaines promesses intellectuelles, s'arrêtent d'abord, puis déclinent, à l'occasion et sous l'influence auto-toxique du processus pubéral. Arrêt d'évolution, déclin rapide et définitif, sous des formes cliniques diverses, telles sont les deux étapes caractéristiques de cette faillite cérébrale de l'adolescence, connue des auteurs anciens, bien précisée par MOREL et à laquelle revient légitimement et spécialement l'appellation de *démence précoce*. Ce type comprend un certain nombre de cas des trois formes de démence précoce de KRAEPELIN et tout particulièrement des cas de la forme hébéphrénique. Il est surtout *constitutionnel*.

Le second type est tout différent. Ici, avec ou sans prédisposition antérieure, le processus pathologique débute par un accès de confusion mentale aiguë toxique ou infectieuse. Au cours ou à la suite de cet accès aigu, se produisent des phénomènes de stupeur avec l'ensemble des symptômes caractéristiques de la catatonie. Tout cela se termine souvent par la guérison complète, sans déficit mental ; ce n'est que dans les cas où l'incurabilité survient, que les malades tombent à la longue dans la démence.

Ce processus pathologique, avant tout *accidentel*, diffère notablement, on le voit, du précédent. Ici, il existe pour ainsi dire trois stades successifs : un premier stade, stade aigu, qui n'est autre qu'un accès ordinaire de confusion mentale, essentiellement curable par conséquent ; un second stade, stade de transition, dans lequel la confusion mentale aiguë, qui prend des caractères spéciaux, tend vers la chronicité tout en restant encore curable (Confusion mentale chronique) ; un troisième stade enfin, stade d'incurabilité et de démence (démence post-confusionnelle). C'est, en somme, une évolution comparable à l'évolution des autres psychoses généralisées aiguës, manie et mélancolie.

Tels sont, à notre avis, les deux principaux groupes d'états contenus dans la démence précoce de KRAEPELIN.

Cela étant, il conviendrait de séparer ces deux groupes : soit pour en constituer deux variétés distinctes de démence précoce, soit pour classer le premier dans les psychoses constitutionnelles, dégénératives, avec le titre légitime de *démence précoce*, et le second dans la confusion mentale sous la dénomination de *confusion mentale chronique* et de *démence post-confusionnelle*.

La récente discussion qui a eu lieu sur le sujet au Congrès de Pau (1904) a paru montrer que, de façon générale, la psychiatrie française repoussait la conception intégrale de KRAEPELIN et tendait à admettre la parenté d'une forme de démence précoce avec la confusion mentale toxique.

Déjà du reste certains auteurs tels que CHRISTIAN, CUYLITS, ANGLADE, etc., avaient insisté sur la difficulté du diagnostic entre la confusion mentale et la démence précoce et d'autres comme LEWIS C. BRUCE et PEEBLES avaient assigné à la démence précoce une phase aiguë de confusion intermédiaire entre la période prodromique et la phase de stupeur. Depuis, la plupart des travaux parus tels que ceux de DIDE, de ROUBINOVITCH et PHULPIN, etc., ont eu également pour but d'affirmer les rapports de la démence précoce avec les processus toxiques et infectieux.

On s'explique par là et par les raisons que j'en ai données

ailleurs, comment je rattache la démence précoce à la confusion mentale, en la considérant comme un état de transition,
critique mais non fatal, entre une confusion mentale aiguë qui a
tardé à guérir et une démence post-confusionnelle incurable.

Pour être logique avec ce qui précède, je devrais toutefois ne
classer dans la confusion mentale que le second groupe des
états composant la démence précoce, le groupe des états confusionnels, et transporter le premier groupe, celui des états
constitutionnels, au chapitre des dégénérescences, ou tout au
moins les séparer nettement en paragraphes distincts dans la
description de la démence précoce.

Je n'ai pas cru devoir aller jusque-là, pour la raison bien
simple que l'étude de la démence précoce traverse en ce moment
une période de tâtonnements et d'incertitude et que ce serait
vouloir compliquer sa description, déjà difficile, que de la présenter sous un plan différent de celui généralement adopté.

Toutes réserves faites sur la légitimité de la synthèse nosologique de KRAEPELIN et tout en la considérant simplement comme
une théorie d'attente, je me conformerai donc à l'usage en décrivant ici la démence précoce comme l'ont fait SÉRIEUX, SÉGLAS,
DENY et ROY, MASSELON, qui ont vulgarisé en France les vues de
l'ancien professeur d'Heidelberg. Il sera d'ailleurs facile, même
à travers cette description, de tenir compte cliniquement des
objections qu'elle comporte.

§ 2. — DESCRIPTION

« La démence précoce est une psychose caractérisée essentiellement par un affaiblissement psychique spécial, à marche progressive, survenant en général dans l'adolescence et se terminant le plus souvent par l'anéantissement de toute manifestation
de l'activité mentale, sans jamais compromettre la vie du malade ». (SÉRIEUX.)

« La démence précoce est une psychose qui débute le plus
souvent dans l'adolescence et qui est caractérisée par un affaiblissement spécial et progressif des facultés intellectuelles, évoluant plus ou moins rapidement vers la démence, soit simple-

ment, soit à travers des phénomènes aigus, qui consistent en états de stupeur ou d'agitation ou en délires plus ou moins mal systématisés ». (MASSELON.)

1° Étiologie. — Bien que certains auteurs, comme BIANCHINI, la considèrent comme à peu près également fréquente dans la jeunesse et dans l'âge mûr, la démence précoce est en réalité une maladie essentiellement climatérique, c'est-à-dire liée à l'influence d'une époque déterminée de la vie, *l'adolescence*. Elle peut, il est vrai, survenir à l'âge adulte et même exceptionnellement à la ménopause (KRAEPELIN, TRÖMMER, SÉRIEUX), mais c'est d'habitude entre quinze et trente ans qu'elle se manifeste.

Sa fréquence, plus grande dans le sexe féminin pour MEEUS, CLAUS, etc., serait, pour d'autres auteurs, à peu près égale dans les deux *sexes*.

Le rôle de l'*hérédité* y est assez grand, quoique de proportion variable suivant les auteurs (KRAEPELIN, CHRISTIAN, TCHISCH, MEEUS, BIANCHINI). Cette hérédité peut se présenter sous une forme quelconque : psychopathique, névropathique, toxique, arthritique (CLAUS), etc. On a noté son caractère parfois *familial* et MASSELON cite des faits dans lesquels la démence précoce s'est rencontrée chez plusieurs frères et sœurs. J'ai observé personnellement des cas très nets d'hérédité *similaire* chez la mère et l'enfant.

Bien que porteurs, pour la plupart, d'une hérédité fâcheuse, les déments précoces sont généralement d'un niveau mental au moins ordinaire et assez rarement de véritables dégénérés.

Parfois cependant, ils s'étaient déjà signalés, antérieurement à leur psychose, par des singularités plus ou moins marquées.

Comme causes occasionnelles, les plus importantes seraient l'onanisme et les excès sexuels, l'alcoolisme, le surmenage (CHRISTIAN, LEITEISEN), les émotions vives (chagrins de famille, frayeurs, échec aux examens, shocks moraux de toute sorte), la transplantation dans un milieu nouveau (collège, caserne, etc.), l'emprisonnement, le traumatisme (CROCQ); enfin et surtout les troubles de nutrition, les infections et auto-intoxications, l'épuisement, en particulier l'épuisement de la croissance, du développement (developmental neuroses de CLOUSTON). On tend de plus en plus en effet, à considérer la démence précoce comme une psychose d'intoxication, en particulier comme une psychose d'auto-intoxication d'origine sexuelle (KRAEPELIN, TCHISCH), ou même d'auto-intoxication plus générale (RÉGIS, SÉRIEUX, MASSE-LON, FEHIGE, etc.).

Signalons aussi que les maladies infectieuses aiguës telles que la fièvre typhoïde, la grippe, les accidents puerpéraux, etc., et les infections chroniques telles que la *tuberculose* (KIERNAN, DUNTON, CLAUS, ROUBINOVITCH et PHULPIN, DIDE), la syphilis, paraissent influer sur la production de la démence précoce.

2° Symptomatologie. — Certains auteurs, comme WEY-GANDT, décrivent la démence précoce en énumérant d'abord ses symptômes, physiques et psychiques, et en exposant ensuite ses diverses formes cliniques.

D'autres, comme SÉRIEUX, DENY et ROY, MASSELON, suivent la maladie dans ses trois phases de début, d'état et de terminaison, en indiquant séparément dans la seconde les caractères spéciaux à chacune de ses formes. Nous procéderons comme ces derniers.

A) PÉRIODE PRODROMIQUE

On s'accorde à dire que l'invasion de la démence précoce est rarement aiguë et que d'ordinaire elle est constituée par une longue étape de modifications diverses survenant insensiblement et progressivement chez le sujet, au point de passer, pendant un certain temps, inaperçues.

Ce mode d'invasion est en effet fréquent, surtout dans les formes constitutionnelles, dégénératives de la démence précoce ; par contre, dans sa forme accidentelle, la démence précoce commence d'emblée par un accès de confusion mentale aiguë, hallucinatoire ou stupide qui, ainsi que remarque ANFIMOFF, peut passer inaperçu.

Lorsque le début s'opère lentement, il se traduit par des *troubles du caractère* consistant en nonchalance, apathie, indifférence ; par des *troubles intellectuels* dans lesquels dominent la faiblesse de l'attention volontaire et la difficulté de tout effort mental, par une *indifférence émotionnelle* typique qui émousse la sensibilité morale et amoindrit visiblement les sentiments et les affections.

Dès cette période, on peut voir apparaître aussi certains symptômes destinés à acquérir dans la suite une grande importance, tels que : opposition avec entêtement aux actes, même les plus simples, c'est-à-dire *négativisme* ; docilité extrême, passive, comme suggestive, alternant, par une sorte de contraste paradoxal, avec l'opposition systématique ; mobilité extrême du caractère et variations incessantes de l'humeur; actes extravagants et impulsions subites sous forme d'attitudes favorites, de tics, de mouvements anormaux, de fugues ; idées morbides de mysticisme, de persécution, mais surtout d'hypocondrie avec analyse consciente du *moi*.

A ces troubles psychiques se joignent à peu près constamment quelques troubles physiques : de la migraine, de l'anorexie, de l'insomnie, de la constipation, des poussées fébriles éphémères (DENY et ROY).

Le début de la démence précoce, habituellement très long, puisqu'il pourrait se prolonger, dit-on, durant des mois et même des années, ressemble fort, comme on le voit, à un état neurasthénique. Souvent, en effet, l'identité est complète.

Très fréquemment aussi, ce sont des accidents hystériques, convulsifs ou non convulsifs, qui ouvrent la scène, liés parfois aux manifestations neurasthéniques précédentes ; si bien que la maladie est prise presque invariablement pour un accès passager et sans gravité de névrose pubérale, à type neurasthénique, hystérique ou hystéro-neurasthénique.

Dans certains cas, enfin, la démence précoce s'annonce comme un accès de manie et surtout de mélancolie.

Rien n'est plus difficile, en somme, que de reconnaître à cette phase la démence précoce, car elle n'a pas de mode d'invasion qui lui soit propre, et c'est, nous semble-t-il, en se basant sur des signes insuffisants que DIEFENDORF tente de la différencier, à ce moment, de la neurasthénie et de l'hystérie.

Il en est de même et plus encore lorsque le début est rapide et se manifeste, d'emblée ou après des prodromes névropathiques, par une crise aiguë de confusion mentale. Cette crise aiguë de confusion mentale n'offre en effet rien de particulier, qui la distingue du type classique, ce qui s'explique fort bien, puisque, suivant notre opinion, elle précède la démence précoce sans lui appartenir, sans être l'une de ses phases constituantes.

Nous n'avons donc pas à la décrire ici mais simplement à la signaler comme l'une des voies par lesquelles la démence précoce se développe et arrive à sa phase d'existence propre, c'est-à-dire à sa période d'état.

B) Période d'état

Il convient d'envisager séparément : 1° les *symptômes psychiques* ; 2° les *symptômes physiques*.

1° *Symptômes psychiques.*

Quel qu'ait été son mode d'invasion, la période d'état dans la démence précoce est quelque peu différente suivant la forme de la maladie.

Nous retiendrons comme formes celles qui sont le plus généralement admises : la forme *catatonique*, la forme *hébéphrénique*, la forme *paranoïde*, bien que ces deux dernières puissent, à la rigueur, ainsi que nous le verrons, se confondre en une seule sous le nom de forme *délirante*.

Quant à la forme *simple* (TRÖMMER, SÉRIEUX, MASSELON, MASOIN, DEIM), à la forme *fruste* (MASSELON), aux sous-variétés de la forme paranoïde (KRAEPELIN), aux formes *aboulique* et *asthénique* (MANDALARI), nous n'en parlerons pas, parce que, sauf peut-être la forme *simple* ou *fruste*, elles nous paraissent ne pas avoir droit à l'autonomie et compliquer sans nécessité évidente le cadre clinique déjà chargé de la démence précoce.

A. FORME CATATONIQUE. — Sous le nom de *catatonie* (κατα, τονος, en contraction), KAHLBAUM a décrit en 1874 une psychose spéciale à marche cyclique consistant en la succession de phases de mélancolie, de manie et de stupeur, accompagnées d'un affaiblissement intellectuel avec conceptions délirantes actives mais peu systématisées, et se distinguant par des troubles du système nerveux moteur ayant les caractères de la spasticité (Spannungs Irresein).

Aujourd'hui, on tend généralement à admettre dans la catatonie de KAHLBAUM deux sortes d'états : l'un qui appartient à la démence précoce, dont il constitue l'une des formes cliniques principales, la forme catatonique ; l'autre qui ne serait qu'un symptôme catatonique ou cataleptoïde (catalepsie symptomatique de BRISSAUD), susceptible d'être observé dans nombre de névroses et de psychoses, en particulier dans l'hystérie, dans la mélancolie (SÉGLAS), dans le délire systématisé ou paranoia (GRABE), dans les auto-intoxications (BRISSAUD et LAMY, LATRON, RÉGIS et LALANNE). PASINI et MADIA (1905) vont jusqu'à considérer la catatonie comme un simple symptôme d'états neuro-psychopathiques divers.

La forme catatonique de la démence précoce, telle qu'elle est conçue d'après KRAEPELIN, est constituée par des états particuliers de *stupeur* et d'*agitation* aboutissant le plus souvent à la démence et accompagnés de *negativisme*, de *suggestibilité* et de *stéréotypie*.

a. *Négativisme*. — Le négativisme est « une tendance permanente et instinctive à se raidir contre toute sollicitation venue de l'extérieur, quelle qu'en soit la nature » (KAHLBAUM). Cette tendance, véritable *folie d'opposition*, comme on l'appelait autrefois, se traduit par la résistance du sujet, non seulement aux mouvements qu'on essaie d'imprimer à ses membres, mais encore à tout ce qu'on sollicite de lui ou qu'on lui commande. Il refuse de parler, d'écrire, de se lever, de marcher, de manger, de se coucher, de se vêtir, etc.

L'opposition ne se limite pas, du reste, aux sollicitations étrangères, à de l'*hétéro-négativisme* ; elle se présente fréquemment aussi sous forme d'*auto-négativisme*, c'est-à-dire de résistance aux propres désirs, aux propres besoins du malade qui se retient autant qu'il peut d'uriner, d'aller à la garde-robe, d'avaler sa salive, de manger, etc.

Il est à remarquer que beaucoup de catatoniques font plus que de s'opposer simplement à ce qu'on veut d'eux ; souvent, ils font exactement le contraire, et il est même possible, dans certains cas, d'en obtenir un acte déterminé en leur réclamant, comme à des enfants capricieux, la contre partie de cet acte. WEYGANDT qui insiste sur cette tendance appelée par lui *négativisme actif*, voit là, ainsi que dans le négativisme en général, le résultat d'une *idée contraire* s'associant à l'idée du mouvement voulu ou commandé, et venant ainsi produire un mouvement opposé antagoniste. Cette explication de WEYGANDT, exprimée aussi par SÉGLAS, pour qui les manifestations automatiques de contraste psychique ne sont souvent qu'une forme atténuée supérieure de négativisme, me paraît fort juste. L'influence de l'idée contraire ou de contraste, plus considérable qu'on ne croit dans beaucoup de psychoses et de névroses (BIANCHI), particulièrement dans les tics et les obsessions (PITRES et RÉGIS), joue en effet un rôle important dans la démence précoce catatonique, non seulement sur le négativisme, mais aussi sans doute sur la stéréotypie et sur les autres symptômes d'automatisme. J'ai pu constater chez un jeune homme guéri de démence précoce catatonique typique que deux éléments psychologiques principaux le dominaient dans sa maladie : 1° une insuffisance de volonté, ne permettant pas au désir de se transformer en acte, ou suspendant cet acte au cours de son exécution ; 2° la constante opposition à l'image motrice faible de l'acte à accomplir, de l'image motrice forte de l'acte antagoniste, qui s'effectuait automatiquement. A. PICK, de Prague (1904), explique aussi les phénomènes de contraire par l'absence de l'inhibition du mécanisme antagoniste qui, d'après SHERRINGTON, accompagne toute tendance à un mouvement.

WEYGANDT a donc raison de voir dans les actes et attitudes bizarres des catatoniques, non la conséquence d'idées délirantes ou d'hallucinations, mais une perversion primitive de la volonté, une dissociation complète des éléments qui déterminent l'impulsion motrice et la perte presque complète de contrôle de la part du sujet sur ses propres actes (FINZI et VEDRANI) ou, comme disent SÉGLAS et CLAUS, une dissociation des éléments divers qui forment l'agrégat personnalité : en un mot, *de l'aboulie*. Notre propre observation tend nettement à confirmer le fait.

Elle nous a permis aussi de constater que la timidité, la gêne, l'ennui d'être regardé jouent chez certains de ces malades un rôle important dans les manifestations morbides, ce qui explique leur exagération comme voulue dès qu'ils sont en présence de quelqu'un.

Le négativisme des déments précoces qui résulte surtout, comme on le voit, d'une inhibition aboulique, peut être seulement momentané. Après quelques instances, le sujet finit souvent par exécuter, de façon même très rapide, ce qu'on lui commande. Ce phénomène, spécial pour KRAEPELIN à la démence précoce et qui la sépare notamment de la stupeur mélancolique, est appelé par lui *barrage* de la volonté (Sperrung).

b. *Suggestibilité.* — La suggestibilité, dans la forme de démence précoce que nous étudions, est une tendance générale, permanente et instinctive, à adopter toute sollicitation venue de l'extérieur, quelle qu'en soit la nature (DENY et ROY).

Il ne s'agit donc pas ici d'une simple aptitude à recevoir des suggestions verbales; il s'agit d'une docilité extrême, passive, complète, analogue à celle des cataleptiques, qui fait que les malades, présentant une sorte de « flexibilité cireuse », de paratonie (BERNSTEIN), gardent toutes les attitudes, même les plus bizarres et les plus pénibles, qu'on leur communique, et exécutent tous les actes qu'on leur commande. Il suffit parfois, sans leur parler, d'écrire au tableau noir : « Levez le bras en l'air », pour qu'ils accomplissent ce geste (MASSELON).

Cette suggestibilité va d'ailleurs chez eux jusqu'à l'imitation automatique. Ils copient d'une façon presque simiesque les attitudes et les mouvements des personnes de l'entourage, surtout celles, parmi les plus absurdes, des autres malades (échomimie, échopraxie) et répètent les paroles qu'ils entendent (écholalie) : « Comment vous appelez-vous ? » « — Appelez-vous. » « Votre nom ? » « — Votre nom. » Ou bien ils continuent plus ou moins longtemps seuls, comme une mécanique mise en branle, un mouvement de bras, de marche, de danse qu'on vient de leur faire exécuter.

La passivité des catatoniques qui est, on le voit, exactement l'inverse de leur négativisme, n'en coïncide pas moins fréquem-

ment avec lui, de façon à constituer par ce mélange, chez le
même individu, d'obéissance
et de résistance morbides, une
sorte de contraste bizarre et
paradoxal.

c. *Stéréotypie*. — La stéréotypie est caractérisée par la
durée anormale des impulsions
motrices, qu'il s'agisse d'une
contracture permanente d'un
certain groupe de muscles ou
de la répétition d'un même
mouvement (KRAEPELIN).

Les stéréotypies peuvent être
divisées, avec RICCI, SÉGLAS et
CAHEN en *stéréotypies d'attitudes* (stéréotypies akinétiques)
et *stéréotypies de mouvements et
d'actes* (stéréotypies parakiné-
tiques). Elles ont été récemment très bien étudiées à nouveau par DROMARD (1905).

1° Les stéréotypies d'attitudes, dans la démence précoce
catatonique, aussi extraordinaires que variées, sont totales
ou générales, partielles ou locales (DROMARD). Au lit, la plupart des sujets se recroque-
villent et s'immobilisent en
chien de fusil, ou bien les genoux relevés, la tête parfois
dressée, parfois au contraire
enfoncée sous le traversin ou
sous les draps. Hors du lit, les

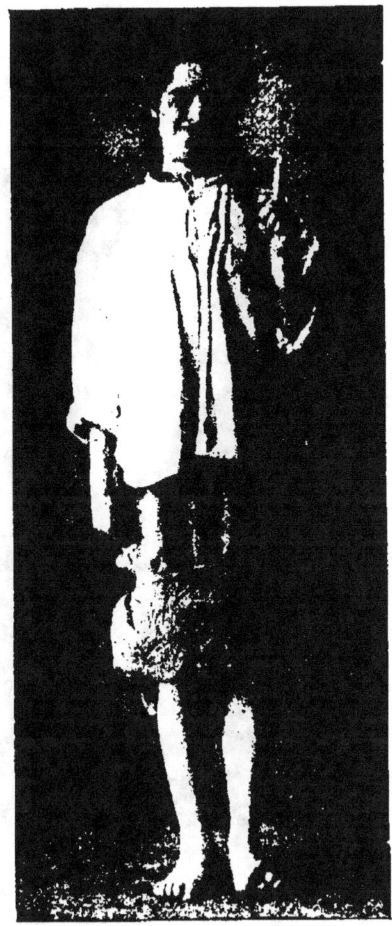

Fig. 31.

Démence précoce catatonique
type. Suggestibilité. Négativisme. Stéréotypies d'attitudes, de
gestes, d'actes, de langage et
d'écriture. Grimaces et tics bizarres. (Collection de l'auteur).

La figure représente la malade dans
l'attitude qu'elle a conservée constamment pendant plus de trois mois.

uns restent accroupis à terre, agenouillés, prosternés, pelo-

tonnés sur eux-mêmes; d'autres assis de côté sur le bord d'un
siège, dans des positions anormales et fatigantes ; beaucoup se
tiennent debout, soit sur un pied, soit sur les pointes ou les

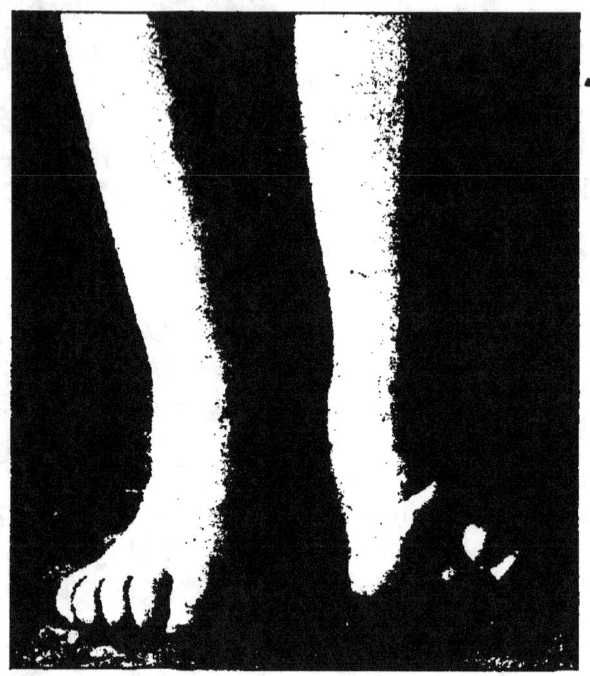

Fig. 32.
Attitude des pieds de la malade précédente.
Orteils du pied droit en flexion ; orteils du pied gauche en extension.

talons, le corps, les bras, les mains, la tête demeurant indéfiniment dans l'attitude adoptée.

Le visage participe aussi à cet état de stéréotypie par la répétition et la conservation anormales de certaines expressions,
naturelles ou artificielles. Il offre même souvent des expressions
contradictoires et paradoxales, c'est-à-dire des dissociations
mimiques soit dans l'ensemble des traits, soit d'un côté à
l'autre, tel groupe musculaire indiquant par exemple la gaieté,

tel autre la tristesse, la colère ou l'indifférence (paramimies).

Ces modalités du visage sont souvent accompagnées de *gri-maces* et *tics bizarres*, phénomènes qui tiennent à la fois des stéréotypies d'attitudes et des stéréotypies de mouvements, de la mimique d'expression et de la mimique d'action. Les yeux, le nez, les joues, les lèvres, les mâchoires se remuent et se con-

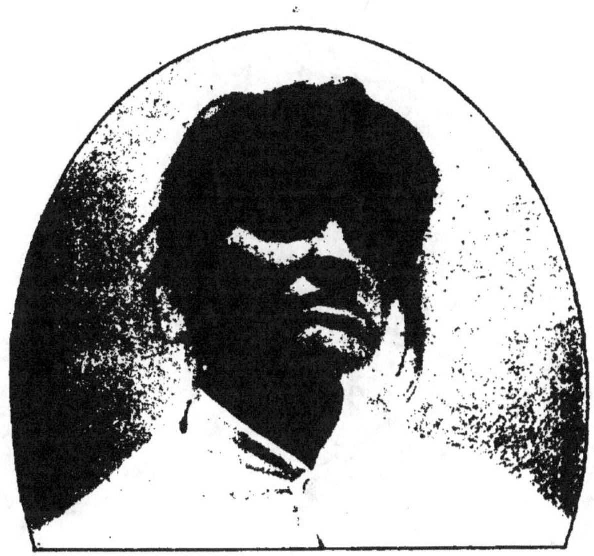

Fig. 33.
Une des grimaces habituelles de la malade précédente.

tractent diversement, de façon à réaliser des jeux de physiono-mie étranges et souvent des plus comiques. Ce sont des moues représentant ce que l'on a appelé *bouche en groin*, *bouche en coin*, *bouche en museau*, des clignements d'yeux, des rictus, des contorsions de la face, etc., tout cela affecté, maniéré, artificiel, se produisant ou s'exagérant surtout à la vue des personnes, comme toutes les singularités de ces malades, si bien qu'ils ont l'air, au premier aspect, de simuler, de s'amuser, de se moquer des gens.

Je viens d'observer dans mon service de clinique psychiatrique de l'hôpital Saint-André, de Bordeaux, une malade absolument typique à ce point de vue, ainsi qu'on en peut juger par les reproductions photographiques ci-contre (voy. fig. 31 et suivantes).

Il s'agit d'une jeune femme de vingt-cinq ans, nettement prédisposée, mariée, ayant fait plusieurs fausses couches, qui, à la suite d'une grave intoxication médicamenteuse aiguë accompa-

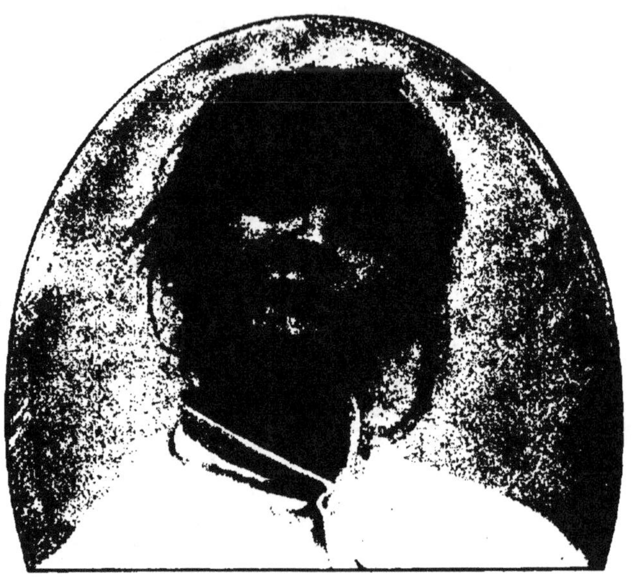

Fig. 34.
Une des grimaces habituelles de la malade précédente.

gnée de délire hallucinatoire et de phénomènes hystériformes variés, a offert de la façon la plus nette tous les symptômes de la démence précoce à forme catatonique, en particulier : la suggestibilité, le négativisme, les stéréotypies d'attitudes, de gestes, d'actes, de langage et d'écriture, les grimaces et tics bizarres.

Son attitude est la suivante: œil droit fermé, œil gauche demi-ouvert ; dents et mâchoires serrées, lèvres et face diversement grimaçantes, bras droit pendant le long du corps, la main baissée et fermée, le pouce fléchi sous les autres doigts, bras gauche à demi dressé, la main à hauteur du visage, l'index en l'air, le pouce fléchi sous les autres doigts; pied droit à orteils fortement fléchis et retournés vers le sol, pied gauche en extension très marquée.

La malade a gardé immuablement cette position pendant plus

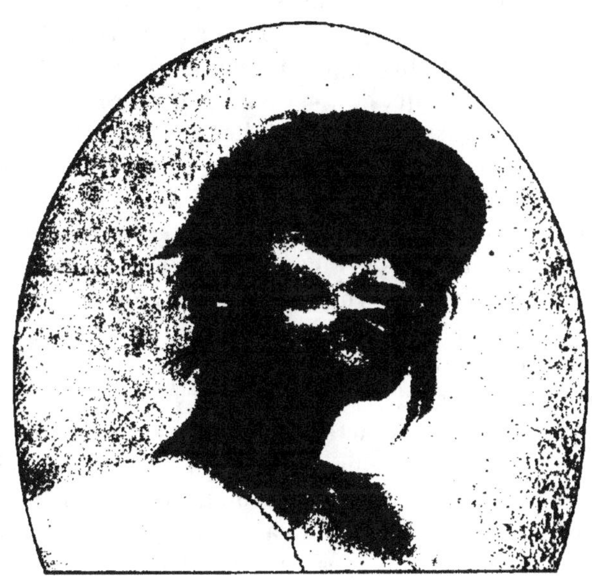

Fig. 35.
Une des grimaces habituelles de la malade précédente.

de trois mois, non seulement à l'état de repos, mais encore dans l'exécution des quelques actes qu'elle accomplissait, s'endormant même souvent ainsi. Elle est finalement sortie de l'hôpital débarrassée de tous ces symptômes et, en apparence, guérie.

2° Les *stéréotypies de mouvements* se manifestent surtout dans les *gestes*, le *langage*, l'*écriture*, la *marche*, les *actes*.

Les *gestes* sont exagérés, désharmoniques, automatiques, invariables.

19.

Le *langage*, affecté comme articulation, timbre, voix, tonalité, tantôt solennel, tantôt chuchoté, tantôt zézayant, tantôt guttural et rappelant souvent celui d'un comique qui cherche à exciter le rire, présente des caractères stéréotypés très nets. C'est la *verbigération* des Allemands, consistant en une phraséologie vide et emphatique, en une répétition incessante des mêmes mots dénués de sens ; c'est aussi la *réaction de persévération* (NEISSER), sorte d'intoxication ou mieux d'imprégnation par un vocable, qui pendant plus ou moins longtemps, revient sans cesse dans les discours du sujet et que PICK a retrouvée et étudiée dans certains états crépusculaires de l'épilepsie ; l'*écholalie*, qui n'est guère qu'une forme de cette réaction de persévération ; enfin la fabrication de mots nouveaux, de *néologismes*, le plus souvent sans signification, le parlé jargon, nègre, agrammatical, incohérent, en « saladé de mots » (FOREL), par expressions singulières, par mots composés, déformés, par assonnances, par coqs-à-l'âne, etc., etc., s'effectuant toujours sous une forme à la fois comme affectée, prétentieuse et stéréotypée.

Parfois le *mutisme* est complet.

L'*écriture* offre des caractères analogues à ceux du langage parlé. Elle affecte les mêmes bizarreries, la même salade, la même verbigération, les mêmes néologismes, la même stéréotypie, avec des changements de caractères graphiques, des soulignements, des barbouillages, des illustrations sans nombre. Les mêmes mots y reviennent fréquemment, soit au commencement, soit dans le corps ou à la fin des phrases, parfois incorporés à d'autres mots. MASSELON, DENY et ROY, WEYGANDT et ROUBINOVITCH ont reproduit des exemples de ces écrits de déments précoces, très caractéristiques. Les deux derniers auteurs signalent chez les catatoniques l'existence possible de l'*écriture en miroir* et en donnent un spécimen. La malade dont j'ai parlé plus haut présentait cette particularité. Il est vrai que cela tenait chez elle à ses stéréotypies d'attitudes ; la main gauche avec son index levé lui permettant seule de saisir la plume et d'écrire, comme de manger, sans rompre les positions adoptées (voy. fig. 36).

Les *dessins* de ces malades, souvent très minutieux, très poussés dans le détail, sont eux aussi maniérés, prétentieux, bizarres, stéréotypés. BIANCHINI, qui a étudié récemment de façon très complète le langage parlé et écrit d'un dément précoce paranoïde, montre que ce langage peut reproduire des formes archaïques usitées par l'homme à certaines phases de son développement.

La *marche* présente, chez la plupart des sujets, des anomalies

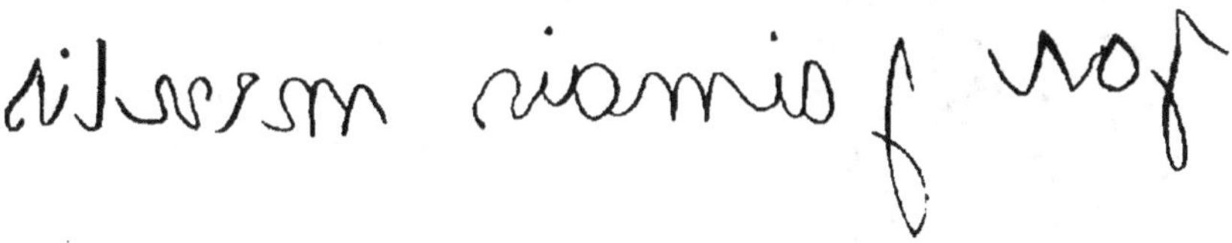

Fig. 36.
Écriture en miroir de la malade précédente.

curieuses. Les uns s'avancent sur la pointe des pieds, en se dressant, les autres sur les talons ; quelques-uns progressent par bonds ou en sautillant, en se dandinant, en se pavanant, en glissant sur le sol, en boitant, en sautant sur un pied ; d'autres en croisant les jambes, en marchant sur le côté ou à reculons comme les crabes ; il en est qui se traînent sur les genoux ou sur les mains, etc., etc. WEYGANDT et ROUBINOVITCH ont reproduit deux tracés de pas de déments catatoniques marquant la variation dans la marche chez l'un suivant l'instant, chez l'autre suivant le côté. Je reproduis également ici le tracé de la marche de ma malade, intéressante par suite de la stéréotypie en extension de son pied gauche qui donne simplement l'empreinte du talon, du bord externe du pied et de la tête des derniers métatarsiens, et de la stéréotypie en flexion de son pied droit dont la pose sur le sol dessine le talon, la partie antérieure de la plante et, par endroits, la trace des orteils fléchis.

La plupart des *actes* des déments catatoniques participent à cette tendance à la stéréotypie. Leur façon de manger, de donner la main, de travailler, de se coucher, de se lever, de se vêtir, de satisfaire leurs besoins, en un mot, d'agir en quoi que ce soit, porte l'empreinte de cette tendance qui les distingue par-

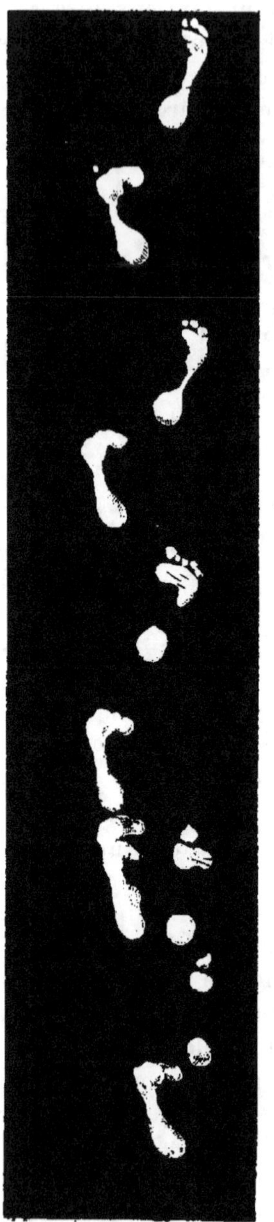

Fig. 37.

Tracé de la marche de la malade précédente.

A gauche les empreintes du pied gauche, à droite les empreintes du pied droit.

dessus tout et en fait une espèce vraiment à part parmi les aliénés.

Ce qui les distingue également, c'est qu'ils sont généralement incapables, même dans leurs phases de lucidité, de fournir une explication de toutes leurs singularités. Ou ils n'en donnent aucune, ou ils se bornent à dire qu'ils ne savent pas, qu'ils ne pouvaient faire autrement, qu'ils étaient forcés. Il semble que les manifestations de leur activité soient automatiques et tout à fait indépendantes dans leur conscience (SÉGLAS).

Certains, cependant, sont susceptibles, après guérison, d'analyser et d'interpréter logiquement leurs symptômes morbides, comme notre sujet cité plus haut, qui les rapportait à un trouble à la fois d'arrêt et d'action de la volonté.

d. *Autres symptômes psychiques.* — A côté des symptômes que nous venons d'étudier, la démence précoce à forme catatonique comprend encore dans sa symptomatologie de nombreux troubles d'ordre psychique, bien mis en relief par les auteurs. Nous ne ferons ici que les mentionner.

Signalons : les *troubles du caractère et des sentiments*, parmi lesquels prédominent l'indifférence émotionnelle, l'absence de désir, la disparition des sentiments de famille, des habitudes de convenance. de propreté. de pudeur ; la *diminution de l'attention spontanée et volontaire*. l'*incapacité de l'effort mental*, l'état habituel de *distraction*, l'absence de *volonté ; l'altération de la mémoire*, consistant à la fois en *amnésie d'évocation* avec disparition progressive des souvenirs complexes et conservation des souvenirs simples. et en *stéréotypie du souvenir ; l'effacement progressif des images mentales*, de plus en plus vagues et imprécises. et la *fixation automatique d'une représentation* déterminée dans l'esprit du malade.

Parmi ces troubles. qu'il a bien étudiés, MASSELON considère comme primordiale avec KRAEPELIN, l'*indifférence émotionnelle*. Le désordre du sentiment, l'affaiblissement du ton affectif. de la sphère sentimentale, que STRANSKY appelle du nom de *Thymopsyche*, précède et domine l'affaiblissement des facultés, de la sphère intellectuelle ou *Noopsyche*. A l'indifférence émotionnelle viennent se joindre l'abolition des désirs. la ruine de la volonté, l'affaiblissement et la destruction progressive des facultés actives de l'intelligence. *Apathie, aboulie. perte de l'activité intellectuelle*, telle est, pour MASSELON. la triade syptomatique qui caractérise la démence précoce.

MASSELON ajoute que le trouble intellectuel le plus important est l'*effacement progressif des images mentales, avec fixation automatique d'une représentation déterminée*, et c'est à lui qu'il rapporte un grand nombre de symptômes de la maladie : suggestibilité, imitation. écholalie, échomimie, stéréotypie de la parole, des attitudes et des mouvements, catalepsie, etc. C'est aussi là, dans une certaine mesure, l'opinion de RAGNAR VOGT qui, s'appuyant sur la théorie de JAMES et sur celle de MÜLLER, concernant l'action de l'émotion et celle de la persistance des processus psychologiques d'un état de conscience après sa disparition jusqu'à l'arrivée d'un autre, voit dans ces doctrines l'explication des phénomènes catatoniques qu'il rapproche. pour certains au moins. de l'hypnose.

Nous avons vu qu'il fallait faire aussi une part importante, dans la production de ces symptômes, aux *troubles de la volonté*, lésée ici à la fois dans sa force d'action et dans sa force d'arrêt.

Les *manifestations délirantes* sont éminemment variables dans la démence précoce catatonique. Dans certains cas, après l'accès de confusion mentale plus ou moins hallucinatoire et plus ou moins aigu qui a ouvert la scène, survient un état de stupidité catatonique avec négativisme, suggestibilité, flexibilité cireuse, stéréotypies, inertie, mutisme, torpeur mentale profonde, sans idées délirantes. D'autres fois, il y a des idées délirantes mais confuses, mobiles, extrêmement variées et nées, semble-t-il, fortuitement, au hasard des associations automatiques de la pensée, dans une sorte de rêverie. Ce n'est qu'exceptionnellement qu'on constate dans cette forme l'existence d'un *délire* cohérent, suivi, durable, avec ou sans hallucinations, fait alors d'idées mystiques, de persécution, de négation, de grandeur, etc., etc., stéréotypé dans son expression et ne s'accompagnant que peu ou pas de réactions motrices.

e. *Stupeur et agitation.* — La démence précoce catatonique est constituée, on le sait, par des *phases de stupeur et d'agitation*, diversement combinées entre elles. Tantôt c'est la *stupeur* qui forme le fond de la maladie, l'agitation ne survenant que de temps à autre sous forme de crises paroxystiques passagères. Tantôt, au contraire, c'est l'*agitation* qui représente l'état habituel, la stupeur n'étant alors pour ainsi dire que la complication. Parfois enfin les deux syndromes alternent avec plus ou moins de régularité.

Quoi qu'il en soit, les caractères cliniques de la catatonie ne disparaissent pas dans la phase d'agitation, qui se traduit au contraire par l'accentuation des stéréotypies d'expression et d'action, du maniérisme, des grimaces et tics, de la verbigération, des mouvements bizarres, de la marche extravagante, des actes absurdes et sans but, etc., etc. Parfois l'agitation acquiert une violence extrême et donne lieu à des *impulsions* à frapper, à briser, à déchirer, à s'enfuir, absolument automatiques.

B. FORME HÉBÉPHRÉNIQUE. — Sous le nom de forme *hébéphrénique* ou *délirante* de la démence précoce, on désigne « des états de dépression et d'agitation caractérisés par des troubles délirants polymorphes, extrêmement confus, sans tendance à la systématisation, à base d'hallucinations ou d'interprétations délirantes, et accompagnés de confusion et d'imprécision dans les idées qui, le plus souvent, évoluent vers la démence complète et incurable » (MASSELON).

Cette forme de démence précoce représente la première et la plus anciennement connue, celle que l'on avait spécialement en vue en parlant des jeunes sujets qui, parvenus à l'adolescence, tombent plus ou moins rapidement dans une démence analogue, suivant l'expression de MOREL, à l'imbécillité congénitale, en un mot la démence précoce de la puberté, constitutionnelle. C'est celle que KAHLBAUM, HECKER et plus récemment CHRISTIAN, dans son intéressante monographie, ont décrit sous le nom d'*hébéphrénie*.

L'hébéphrénie est divisée par CHRISTIAN en deux variétés, d'après leur degré d'intensité : l'*hébéphrénie grave*, subdivisée elle-même en *simple* et *catatonique*, suivant qu'il existe ou non de la spasticité musculaire, l'*hébéphrénie légère*, *mitigée*.

Le même auteur reconnaît à l'hébéphrénie trois périodes : 1° une *première période*, qui va de la naissance à l'apparition des symptômes ; 2° une *deuxième période* ou *période délirante* : 3° une *troisième période* ou *période de démence*.

La première période, pour laquelle CHRISTIAN se borne surtout à faire remarquer, très justement d'ailleurs, comme ASCHAFFENBURG, que les hébéphréniques ne sont pas à proprement parler des débiles et n'ont pas présenté dans leur jeune âge d'accidents marqués de dégénérescence, ne peut être considérée légitimement comme une période d'hébéphrénie, dont le début ne commence réellement qu'avec l'invasion des symptômes prodromiques.

Cette invasion est signalée par de la céphalée, de l'insomnie, un état neurasthénique, souvent aussi par de la tristesse, de l'inquiétude, de l'anxiété, des obsessions et phobies, des impulsions à la fugue, à l'incendie, au suicide, etc. ; puis un *accès* survient, agité ou déprimé, constitué par du *délire hallucinatoire*, de la *confusion mentale*, ou bien par des bouffées de *délire polymor-*

phe, impulsif ou non, tel qu'on l'observe chez les dégénérés.

Ce qui caractérise, dans tous les cas, ce *délire*, c'est, comme dans l'état de rêve, l'imprécision, le vague et la mobilité des conceptions, l'importance et la multiplicité des hallucinations ou des interprétations délirantes. Comme contenu, il est formé d'idées variées de grandeur, d'énormité, de mysticisme, de sexualité, de persécution, de culpabilité ou auto-accusation, de ruine physique ou morale, d'hypocondrie, de négation, d'altération de la personnalité, idées presque toujours polymorphes, bizarres, puériles, absurdes et mobiles.

Le délire est greffé sur un fond de *confusion*, de désorientation, comme la catatonie, mais à un moindre degré. Les symptômes de suggestibilité, de négativisme, de stéréotypie, bien qu'existants, sont également moins marqués. Cependant la bizarrerie des attitudes, des tics et grimaces, celle du langage à la fois prétentieux, insolite et incohérent, mais surtout l'apathie, l'indifférence, la variabilité de l'humeur, l'excentricité voulue, l'apparence maniérée, simulatrice, la tendance aux rires sans motifs, aux impulsions à la fugue, à la violence, aux évasions, à l'érotomanie, à l'onanisme, sont fréquentes et pour ainsi dire caractéristiques.

En dehors de leurs *crises paroxystiques* de *délire* ou d'*agitation*, les malades sont le plus souvent dans l'*apathie* et l'*indifférence*, vivant d'une vie qui va se rétrécissant et se stéréotypant de plus en plus.

C. Forme paranoïde. — Kraepelin tend actuellement à englober dans la forme paranoïde de la démence précoce de nombreuses formes pathologiques, en particulier les paranoias hallucinatoires, c'est-à-dire tous les délires systématisés hallucinatoires progressifs et aboutissant à la démence.

Certains auteurs tels que Deny et Roy, en France, admettent intégralement cette opinion de Kraepelin. D'autres, tels que Séglas, Sérieux, Masselon, estiment que cette opinion est trop compréhensive, et que les vrais délires systématisés, hallucinatoires ou non, n'ont rien à voir avec la démence précoce.

Pour eux, le nom de *démence paranoïde* doit être réservé

« aux cas dans lesquels on observe un affaiblissement intellectuel à développement précoce, s'accompagnant de troubles sensoriels et de conceptions délirantes qui, quoique mal systématisés, présentent un caractère de fixité beaucoup plus grand que dans les formes précédentes. » (MASSELON.)

En un mot la démence précoce paranoïde est celle dans laquelle les délires offrent et une importance plus grande et un caractère plus stable, plus fixe et plus systématisé, au moins en apparence.

Le plus souvent, après les prodromes habituels, la scène s'ouvre par un *accès de confusion mentale hallucinatoire aiguë*, parfois accompagné de manifestations et même d'*attaques* névropathiques. Je viens d'observer, entre autres, un cas très net de cette forme ayant commencé par un délire hallucinatoire onirique à type hypnophobique si intimement lié à un ensemble de symptômes hystériques chez une jeune fille de vingt ans, que j'ai vu là un simple délire hystérique destiné à disparaître en quelques jours.

Après deux améliorations trompeuses, entrecoupées par des crises délirantes aiguës accompagnées de phénomènes très nets de négativisme et de stéréotypies, la malade est aujourd'hui, au bout de deux ans, dans un état de délire de persécution et de grandeur faussement systématisé, absurde, niais, en un mot, de démence paranoïde.

Ce sont les évolutions de ce genre, c'est-à-dire les passages d'une confusion mentale aiguë hallucinatoire à un délire paranoïde, plus fréquents qu'on ne le croit, qui me paraissent tout à fait comparables aux passages d'une manie et d'une mélancolie aiguë au délire systématisé secondaire post-maniaque et post-mélancolique, et qui m'ont confirmé dans cette opinion que, très souvent, la démence précoce n'était pas autre chose qu'une confusion mentale aiguë passée à l'état chronique, un délire systématisé secondaire post-confusionnel.

Le *délire* de la démence précoce paranoïde est le plus souvent un délire mystique, érotique, de fausse grossesse (POURRAT), d'hypocondrie, de persécution ou de grandeur. Il arrive vite à sa formation, à la stéréotypie, mais il ne progresse pas. C'est, comme dit fort justement MASSELON, « plus une fixité qu'une systématisation ». Et cela se comprend très bien si l'on admet notre opinion qu'il s'agit là d'un délire secondaire, terminal et non d'un délire primitif, de début.

Le délire ne se développe donc pas, il piétine sur place. Les idées sont multiples, absurdes, extravagantes, plus encore que celles de la paralysie générale (SÉGLAS), et elles sont loin d'éveiller, comme dans cette maladie, des émotions et des réactions intenses. Les *hallucinations* sont fréquentes et peuvent intéresser tous les sens. Le *langage* est décousu, prétentieux, déclamatoire, émaillé de néologismes parfois à forme archaïque (BIANCHINI).

La *confusion* d'esprit est moins marquée que dans les formes précédentes, de même que le négativisme, la suggestibilité, les stéréotypies, les grimaces et les tics.

Les *crises paroxystiques d'agitation* sont néanmoins fréquentes, ainsi que les *tendances impulsives*.

Dans une étude toute récente (1904), LUGARO développe l'idée que la diversité des formes de la démence précoce tient à la diversité de réaction à une même cause de la part de cerveaux d'âge différent. Il admet avec KRAEPELIN que les formes les plus précoces sont les formes hébéphréniques, puis les formes catatoniques, tandis que les formes paranoïdes pourraient être assez tardives. Aussi propose-t-il de ranger dans la démence précoce, comme une *forme paranoïde tardive*, le *délire de persécution hypocondriaque de l'âge avancé* et peut-être même une bonne part des cas de *mélancolie dite involutive*.

Les vues de LUGARO ne nous paraissent pas répondre à la réalité des faits. Outre que c'est étendre à l'infini le domaine de la démence précoce que d'y faire rentrer des psychoses d'âge et de forme si disparates, je puis dire que les quatre cas de démence précoce paranoïde les plus typiques que j'ai observés l'ont été chez des jeunes filles de vingt ans.

Telles sont donc, en résumé, les trois principales formes que peut revêtir psychiquement la démence précoce dans sa période d'état. Ainsi que le font remarquer certains auteurs, en particulier MASSELON, ces formes ne représentent pas des cadres absolus. Elles peuvent se fondre et se confondre. C'est ainsi, par exemple, que la forme paranoïde n'est autre chose que la forme hébéphrénique ou délirante, avec un délire relativement fixe ou systématisé. D'autre part, il n'est pas rare de voir les diverses formes se succéder chez un même sujet. On ne doit donc pas chercher à faire entrer de force, dans l'une d'entre elles, un cas déterminé.

Au reste, ainsi que nous allons le voir maintenant, les symptômes physiques sont, à part des différences banales d'intensité, les mêmes dans tous les cas. L'énumération résumée que nous en ferons s'applique cependant d'une façon plus spéciale à la forme catatonique qui peut être considérée, sans contredit, comme le type de la psychose.

2° *Symptômes physiques*.

L'étude des symptômes physiques de la démence précoce, déjà nettement poursuivie par KRAEPELIN, a été reprise dans ces dernières années par nombre d'auteurs, en particulier par MIGNOT, SÉGLAS, DENY et ROY, DIDE et CHENAIS, SÉRIEUX et MASSELON.

La *sensibilité générale* est presque toujours diminuée. ARCHAMBAULT a cité le cas d'un dément précoce hébéphrénique qui s'était introduit sous la peau à divers endroits du corps, des morceaux de gros fils de fer, et chez lequel, l'extraction de ces corps étrangers, pratiquée en quatre séances au moyen d'incisions parfois longues et profondes, n'amena aucune sensation ni réaction. SÉGLAS, MASSELON, MAURICE DIDE croient cependant que les déments précoces ont des troubles de la sensibilité d'origine plutôt psychique que physique, c'est-à-dire qu'ils sentent plus ou moins, mais sans réagir à la douleur. Je crois aussi que les malades sentent et j'ai pu constater qu'ils réagissaient vivement, dans certains cas.

D'après DIDE, il existerait dans la démence précoce un syndrome *réflexe* qui, tout en n'étant pas pathognomonique et se rencontrant dans différents états psychopathiques accompagnés de stupeur (mélancolie, confusion mentale), y serait cependant assez caractéristique. Ce syndrome consisterait en : 1° exagération des réflexes tendineux ; 2° diminution ou abolition des réflexes cutanés ; 3° hypertonus musculaire.

Cette formule de réflectivité qui peut se retrouver, à des degrés plus ou moins marqués, dans la paralysie générale, nous parait loin d'être la règle dans la démence précoce où nous avons constaté les résultats les plus variés, y compris même la formule inverse, c'est-à-dire l'exagération des réflexes cutanés avec diminution ou abolition des réflexes tendineux.

L'excitabilité mécanique des nerfs et des muscles est souvent augmentée, et W. Dunton, qui l'a constatée du côté du nerf facial, y voit un bon élément de diagnostic dès le début.

Les *pupilles* sont dilatées, surtout dans les phases d'excitation et peuvent présenter une inégalité à caractère inconstant.

Les *réflexes pupillaires* sont rarement modifiés pour Dide et Chenais, assez fréquemment, mais moins que dans la paralysie générale pour Mignot, Sérieux et Masselon. Le réflexe de Piltz (réflexe paradoxal à la lumière) est très commun. La déformation du contour de la pupille s'observe dans le quart des cas environ. Bumke, étudiant les troubles pupillaires dans les psychoses fonctionnelles, ne les a constatés que dans la démence précoce. Il y a noté de la mydriase, l'absence de dilatation réflexe aux excitations psychiques et nerveuses, des variations physiologiques de la pupille ; la sensibilité à la pilocarpine et à l'homatropine restent normales ; le phénomène de l'orbiculaire est beaucoup plus marqué que chez les normaux. Dide et Massicot ont constaté des alternatives de congestion et d'anémie papillaire.

Les *troubles vaso-moteurs* sont habituels et caractérisés par des œdèmes, du dermographisme (Séglas), de l'hyperhidrose, de la diarrhée, de la cyanose, du refroidissement des extrémités.

Le *pseudo-œdème catatonique*, signalé et spécialement étudié par Maurice Dide et confirmé par Trepsat et d'autres auteurs, serait à peu près constant. Localisé à la face dorsale des pieds, beaucoup plus rarement des mains, exceptionnellement au visage, il est élastique, n'accepte pas l'empreinte du doigt, ne disparaît pas par le repos, n'est pas douloureux : il est grisâtre et fort souvent cyanotique avec parfois des crises d'asphyxie symétrique ne provoquant d'ailleurs que de superficielles érosions, des taches de purpura, de l'érythème pellagroïde, du pemphigus, des escarres, de l'adipose symétrique douloureuse. DIDE l'attribue à un trouble cérébral probablement primitif et atteignant ultérieurement, d'une façon dynamique d'abord, puis anatomiquement par des lésions probablement durables, le corps thyroïde et d'autres glandes vasculaires sanguines.

Le *rythme du cœur* est souvent modifié; la *température* est généralement diminuée, mais sujette à des poussées fébriles, parfois paradoxales (LEWIS C. BRUCE).

Il existe aussi, dans beaucoup de cas, des troubles de la *menstruation* (suppressions et retards considérables, durée prolongée, ménopause précoce) ; de l'augmentation de volume du *corps thyroïde*, de l'*exophtalmie*, parfois un certain degré de *myxœdème*, de l'*obésité*.

Le *tremblement* n'est pas rare, surtout du côté de la langue et des mains.

Le *sommeil* est ordinairement mauvais, léger, incomplet, avec des crises d'agitation.

L'*anémie* est habituelle.

Signalons enfin, parmi les symptômes ou complications possibles : les *vertiges*, les *accidents convulsifs*, *attaques hystériformes*, *attaques épileptiformes* (MASOIN), la *tétanie*, les *crampes*, les *troubles aphasiques passagers*, les *ictus apoplectiformes avec paralysie consécutive*.

Nous devons mentionner de façon toute spéciale, parmi les troubles des fonctions physiques, ceux que révèlent les modifications de l'*urine* et du *sang*, étudiés surtout par DIDE et CHENAIS.

Au point de vue *urinaire*, ces auteurs ont constaté dans la démence précoce les particularités suivantes : la quantité d'urine est légèrement au-dessous de la normale. La densité est augmentée. L'urée est nettement diminuée. Les phosphates sont variables, à peu près normaux comme quantité. Les chlorures sont évidemment augmentés. L'albuminurie, même intermittente, est exceptionnelle, de même que l'urobilinurie. J'ai obtenu personnellement les mêmes résultats; cependant j'ai constaté dans plusieurs cas la présence, d'ailleurs variable et en quantité minime, de l'*albumine*, notamment chez la démente précoce catatonique avec stéréotypies représentée plus haut et chez celle qui avait débuté par de la confusion mentale hallucinatoire aiguë post-puerpérale avec éclampsie.

D'ORMEA et MAGGIOTTO qui viennent de publier le résultat de leurs recherches sur les échanges organiques chez les déments précoces, ont constaté que chez eux, l'élimination du bleu de méthylène est toujours retardée ; l'urine n'est colorée d'une façon très intense que vers la huitième ou la douzième heure et ne cesse de l'être qu'après la cent ou cent trentième heure. La courbe est polycyclique discontinue au lieu d'être polycyclique continue comme chez l'individu normal.

Dans la forme hébéphrénique, l'élimination s'éloigne moins de la normale que dans les deux autres ; dans la forme catatonique, le début et la fin sont tous deux très retardés ; dans la forme paranoïde, le début de l'élimination est assez rapide, mais la durée en est prolongée.

L'élimination de l'iodure de potassium par l'urine et par la salive s'effectue aussi avec un certain retard ; ce retard est plus marqué chez les catatoniques et les paranoïdes, moins chez les hébéphréniques.

Au point de vue *hématologique*, DIDE et CHENAIS, qui ont pratiqué la numération des globules blancs et de leurs variétés, ne sont pas arrivés à des conclusions fermes, les différentes sortes de ces globules semblant varier d'un cas à l'autre. Ils ont constaté cependant une légère lymphocytose. Le résultat le plus net de leurs recherches, c'est l'augmentation habituelle du nombre des éosinophiles, qui atteindraient chez les déments précoces le chiffre de 3, 4 p. 100 au lieu de 1 p. 100.

LHERMITTE et CAMUS ont trouvé de l'anémie aux premières périodes avec leucocytose légère portant sur les mononucléaires. LEWIS C. BRUCE et A. M. S. PEEBLES ont poussé plus loin ces recherches. Il résulte en effet de leur intéressant travail les constatations suivantes :

Dans la phase aiguë de la démence précoce il existe une *hyper-leucocytose* persistante et modérée, portant surtout sur les polynucléaires et les gros mononucléaires.

Dans la phase de stupeur, la leucocytose tombe dès le début au-dessous de 8.000 par millimètre cube de sang. mais bientôt elle se relève et se maintient dans une moyenne de 12.000 à 16.000. Le pourcentage des polynucléaires s'abaisse aux environs de 60. Les lymphocytes s'élèvent et une éosinophilie survient dans chaque cas. Avec l'amélioration de l'état le pourcentage des polynucléaires augmente, sans augmentation nécessaire de la leucocytose, et revient de nouveau autour de 60 lorsque la guérison est complète.

Dans les cas tournant à la démence, on constate une leucocytose qui tombe fréquemment à 8.000 et 10.000 par millimètre cube et un pourcentage de polynucléaires au-dessous de 50, exceptionnellement même au-dessous de 30. Il semblerait donc que quelques indications pronostiques puissent être tirées de l'examen du sang dans la démence précoce.

Lewis C. Bruce et Peebles ont également pratiqué l'examen bactériologique du sang chez les déments précoces et fait même quelques essais de culture et de sérothérapie streptococcique qu'il nous suffit ici de signaler.

C) Période terminale

La période d'état de la démence précoce a généralement une durée longue, de plusieurs mois et même parfois de plusieurs années. Elle aboutit à la *période terminale* qui clôt l'évolution de l'état morbide.

Le passage d'une période à l'autre peut se faire soit brusquement, soit au contraire, et c'est le cas le plus fréquent, de façon lente et insensible. Il faut bien savoir d'ailleurs qu'aucun signe caractéristique ne marque cette transition, qui se reconnaît simplement à la disparition ou à l'atténuation des manifestations symptomatiques de la période d'état.

Lorsque la maladie doit se terminer par la *guérison*, ce qui est certainement beaucoup moins rare qu'on ne l'a dit, si l'on fait commencer la démence précoce à la phase aiguë, il survient une amélioration parallèle dans la sphère psychique et dans la sphère physique : la confusion est moins marquée, l'indifférence émotionnelle moindre, l'automatisme ne prédomine pas de façon aussi absolue. Les malades commencent à vivre dans leur milieu, à s'intéresser à quelque chose, à lier quelques pensées claires, à faire quelques réponses judicieuses et sensées. En même temps, ils abandonnent soit tout d'un coup, soit plutôt peu à peu leurs singularités et leur maniérisme: leurs stéréotypies cessent l'une après l'autre, leurs grimaces et leurs tics disparaissent, leur langage et leur écriture tendent à reprendre le caractère d'autrefois, leur négativisme et leur suggestibilité s'amoindrissent de jour en jour.

Les fonctions de nutrition, de leur côté, se régularisent, l'état général est meilleur, le poids augmente, le sommeil s'effectue sans trouble, les alternatives d'agitation et de stupeur prennent fin.

L'amélioration en un mot — et c'est là comme toujours en Psychiatrie le meilleur critérium de sa réalité — porte sur tout l'ensemble de l'économie.

Cette amélioration une fois commencée progresse d'habitude assez rapidement, si bien qu'en quelques semaines parfois, on voit un changement complet s'opérer chez le malade. Mais ce n'est là que la première étape de la guérison. La seconde, celle de la convalescence proprement dite, est beaucoup plus longue, comme dans la plupart des psychoses graves d'intoxication. Ainsi qu'il advient pour elles, également, la guérison est loin d'être complète après une atteinte de démence précoce ; on peut même dire que nulle part la guérison n'est plus souvent imparfaite, à ce point qu'il y a là presque quelque chose de spécial à la démence précoce.

Ce qui reste, c'est une diminution plus ou moins grande du niveau mental et une certaine tendance à la prostration et à l'automatisme.

Ces guérisons incomplètes, si fréquentes, nous amènent à mentionner les *rémissions*, très communes aussi dans la démence précoce et qui, lorsqu'elles sont très marquées, se confondent avec les pseudo-guérisons.

On les observe d'abord et surtout à la suite de la période aiguë, c'est-à-dire de l'accès de confusion mentale hallucinatoire. Lorsque cet accès disparaît, il est très fréquent de voir le malade considéré comme guéri, et de fait, il reprend sa vie ordinaire pendant plus ou moins longtemps. En apparence, il est très bien ; en réalité il reste touché et le mal, qui n'a pas disparu, se manifeste de nouveau au bout d'un temps plus ou moins long soit par un autre accès aigu, soit d'emblée par les signes de la démence précoce. Il est même des sujets qui, avant de verser dans cet état, présentent une série d'accès aigus susceptibles de faire penser à une manie rémittente ou à de la folie circulaire.

Les rémissions peuvent également survenir à la fin de la période d'état. Il semble alors que c'est la guérison qui commence, mais ce n'est qu'une amélioration toute relative, qui s'arrête à un degré plus ou moins avancé et s'y maintient avec des hauts et des bas et des oscillations. Il y a toujours de la confusion, du négativisme, de l'incapacité de penser, de vouloir et d'agir normalement. Et alors, les choses peuvent rester ainsi indéfiniment, ou bien il se produit comme une sorte de circularité constituée par des alternatives de rémission et de retour offensif des manifestations morbides.

La démence précoce se termine très fréquemment par l'*incurabilité*. Cette terminaison s'annonce par la diminution de tous les symptômes aigus et par une déchéance psychique progressive, plus rapide dans les formes catatonique et hébéphrénique.

L'état de *démence* qui clôt le cycle de la démence précoce est souvent simple, fruste, assez léger pour passer inaperçu à un examen superficiel. Les malades peuvent en effet vivre d'une vie ordinaire et s'occuper régulièrement. Mais leur activité mentale est des plus réduites ; ils n'ont plus ni sentiments, ni affections, ni émotions, ni désirs ; ils vivent et agissent automatiquement. Ils conservent souvent, d'ailleurs, quelque chose de maniéré, de singulier, voire quelque grimace, quelque tic, quelque stéréotypie qui rappelle, comme un stigmate indélébile, l'état antérieur.

Le plus ordinairement, la démence terminale de la démence précoce est plus accentuée ; elle peut revêtir alors l'une des deux formes appelées *agitée* ou *apathique*.

La *démence agitée* est essentiellement caractérisée par de l'agitation automatique stéréotypée. Les malades sont en état d'activité ou d'action perpétuelle, mais cette activité, cette action ne donnent lieu, pour ainsi dire, qu'à des tics d'habitude, c'est-à-dire à des gestes, à des mouvements, à des paroles, à des écrits, à des actes, à des impulsions, restreints comme nombre et toujours les mêmes. Les malades tournent dans un cercle psycho-moteur qui se rétrécit et se répète de plus en plus. Ils ressemblent aux aliénés atteints de manie chronique dont nous avons parlé plus haut, mais avec quelque chose de plus automatique encore et de plus stéréotypé.

Chez certains, ceux qui ont passé par la forme paranoïde, quelques-unes des idées délirantes peuvent persister et constituer, sur le fond démentiel, une sorte de délire systématisé secondaire, très circonscrit, mais très simple, très enfantin, de couleur ordinairement ambitieuse, un véritable *délire systématisé secondaire post-confusionnel*.

La *démence apathique* diffère de la précédente en ce que l'agitation y est remplacée par l'inertie. Les mouvements et les actes sont rares, accomplis avec lenteur et stéréotypés, de même que les attitudes. Parfois l'immobilité est complète.

Cette forme de démence, qui succède surtout à la catatonie, peut s'accompagner encore de quelques-uns des symptômes caractéristiques de cet état morbide, en particulier de suggestibilité et de négativisme avec tendances gâteuses.

L'affaiblissement psychique et l'indifférence émotionnelle et affective paraissent accentués par la prostration. On ne trouve pas ici de reliquats délirants bien manifestes.

3° Pronostic. — Le pronostic de la démence précoce est considéré par la plupart des auteurs comme spécialement *grave*, non pas au point de vue de l'existence, puisque la maladie peut durer indéfiniment sans la compromettre, mais au point de vue de l'intelligence, qu'elle amoindrirait et abolirait à peu près infailliblement.

D'après Kraepelin, la *guérison* surviendrait environ 13 fois sur 100 dans les formes catatoniques, 8 fois sur 100 dans les formes hébéphréniques, jamais ou presque jamais dans les formes paranoïdes. Aschaffenburg et Masselon font observer que les guérisons, dans la démence précoce, ne sont, le plus souvent, qu'apparentes, incomplètes, c'est-à-dire que des *rémissions*.

Au fond, le pronostic de la démence précoce diffère suivant a façon dont on comprend la maladie.

Il est, en effet, éminemment variable pour ceux qui, avec
KRAEPELIN, englobent dans la démence précoce de nombreux
états morbides dont l'évolution ne saurait être la même.

Il est, au contraire, plus uniforme pour ceux qui restreignent
le domaine de la maladie : grave pour ceux qui, avec CHRISTIAN,
la limitent aux psychoses de la puberté et du développement, ou,
comme nous, aux confusions mentales tendant vers la chronicité ; moins défavorable pour ceux qui, avec LEWIS C. BRUCE,
la regardent comme débutant par une phase aiguë de confusion
mentale, essentiellement curable.

Le pronostic varie aussi suivant le moment. Plus la démence
précoce est rapprochée de son début, plus elle est susceptible de
guérison ; plus elle s'avance dans sa période d'état, plus elle
dure et moins elle offre de chances de rétablissement.

Il convient d'ajouter, avec tous les auteurs, que les diverses
formes de démence précoce n'ont pas la même gravité : la
forme catatonique est la moins grave, la forme paranoïde est
celle qui l'est le plus ; la forme hébéphrénique se place entre les
deux.

Plusieurs auteurs se sont spécialement occupés d'établir la
signification pronostique des symptômes catatoniques dans toute
psychose, particulièrement dans la démence précoce. La plupart
avec SCHÜLE, GRABE, MEYER, LEHMANN, BINDER considèrent l'état
catatonique comme augmentant la gravité de la maladie, comme
un *signum mali ominis* (GRABE), mais sans le rendre absolument
défavorable, la guérison survenant dans 20 à 25 p. 100 des cas
au bout d'une année, d'après MEYER. En ce qui concerne la
démence précoce catatonique, ce dernier estime que les cas les
plus favorable sont ceux à début brusque, aigu, avec stupeur
rapide et prolongée et les moins favorables ceux avec stéréotypie,
grimaces, verbigération, etc.

DROMARD considère également les stéréotypies comme un
signe de fâcheux augure ; non pas les *stéréotypies primitives* ou
d'origine catatonique, qui peuvent être temporaires comme
l'épisode aigu auquel elles se rattachent, mais les *stéréotypies
secondaires* ou d'origine démentielle, c'est-à-dire celles de la
période résiduelle et de désagrégation psychique.

4° Diagnostic. — La démence précoce, telle qu'elle est constituée aujourd'hui par la doctrine de Kraepelin, comporte nécessairement, en raison de son étendue, un chapitre de *diagnostic* des plus considérables, déjà esquissé dans plusieurs travaux récents. Il n'est pas, en effet, de névrose ou de psychose, vésanique ou organique, avec laquelle elle ne puisse être confondue.

Nous signalerons rapidement, sans insister, les principaux points de ce diagnostic.

a. *Phase prodromique.* — Un des plus difficiles, sans contredit, est celui qui consiste à distinguer la phase dite prodromique de la démence précoce, avec ses symptômes surtout névropathiques et qu'on a pu appeler pour ce motif période névropathique (Sérieux), de la *neurasthénie* et de l'*hystérie*. Diefendorf, qui s'est appliqué, dans un travail récent, à établir les éléments de cette distinction, fait ressortir principalement que dans la neurasthénie, il y a, contrairement à ce qui existe dans la démence précoce, une cause adéquate d'asthénie du système nerveux, inquiétude de l'état, variable d'un jour à l'autre, idées hypocondriaques extensives, préoccupation très grande de la perte de l'intelligence, enfin rareté ou absence d'actes impulsifs. De même l'hystérie se sépare pour lui de la démence précoce par l'existence d'une base et de stigmates hystériques, par des émotions et des sentiments outrés en sens inverse et mobiles suivant les sensations et l'humeur, par des crises paroxystiques à manifestations motrices et sensorielles, par l'absence d'hallucinations vraies et de délire, par des pensées en rapport avec une imagination vive, et non appauvrie par un réel égoïsme.

Maggiotto qui, dans une intéressante étude (1904), montre aussi l'extrême fréquence des manifestations hystériques chez les déments précoces, surtout au début et dans la forme hébéphrénique, estime qu'il ne s'agit là que de pseudo-stigmates hystériques, de pseudo-hystérie.

Les caractères différentiels donnés par ces auteurs, ainsi que ceux indiqués par d'autres auteurs, tels que Masselon, Claus, etc., ne sauraient suffire à trancher dans tous les cas le diagnostic et nous pouvons affirmer pour l'avoir vu de près à diverses reprises, qu'il est encore très difficile, sinon impossible, en l'état actuel des choses, de prévoir en face d'accidents hystériques ou neurasthéniques survenant dans la jeunesse, s'il s'agit là d'accès de névrose réelle, ou au contraire de symptômes névropathiques simplement précurseurs d'une démence précoce future.

La démence précoce, à ses prodromes, peut également être confondue avec la *paralysie générale* au début, tout particulièrement avec la *paralysie générale juvénile*. Ici, la distinction est d'habitude moins malaisée, la démence précoce ne relevant pas, avec une fréquence significative, d'une syphilis acquise ou héréditaire, ne s'accompagnant pas à ce moment d'affaiblissement intellectuel et ne présentant pas l'ensemble des signes physiques caractéristiques de la paralysie générale.

La *débilité mentale congénitale*, les *psychoses* de *dégénérescence*, le *myxœdème* sont encore des états pathologiques auxquels il faut songer au commencement de la démence précoce, de même que les *psychoses toxiques* et *infectieuses* dans lesquelles, du reste, elle semble devoir être rangée.

b. *Période d'état*. — Le diagnostic à la période d'état doit être fait séparément pour la *forme catatonique*, pour la *forme hébéphrénique* et pour la *forme paranoïde*.

α) Dans sa forme catatonique, la démence précoce peut être prise pour de l'*hystérie*. Claus a mis en évidence les rapports étroits qui existent entre la catatonie et l'hypnose, et R. Vogt rapproche également, au point de vue psychologique, ces deux états. Beaucoup de catatoniques avec leur suggestibilité et leurs stéréotypies, spontanées ou provoquées, ont en effet absolument l'air d'hystériques en état de somnambulisme et cette similitude est encore augmentée par une infinité d'autres symptômes.

La similitude toutefois n'est qu'apparente, non seulement parce que les catatoniques sont à l'état de veille, mais encore parce qu'ils ont, à côté de leur *suggestibilité*, un *négativisme* qui ne s'observe pas dans l'hystérie.

Il ne faut pas oublier cependant que l'idée des rapports de l'hystérie vraie avec la stupidité (Séglas, Chaslin) et avec la démence précoce (Reynaud, th. Bordeaux, 1905) a pu être soutenue.

L'agitation des déments précoces catatoniques ne saurait être prise pour l'agitation des *maniaques*, des *paralytiques généraux*

20.

ou des *dégénérés inférieurs*. Ses caractères spéciaux, faits de l'exagération même des symptômes catatoniques, suffisent à la différencier.

La distinction n'est pas aussi facile entre la stupeur des déments précoces et la stupeur des mélancoliques, c'est-à-dire entre la *stupidité catatonique* et la *stupeur lypémaniaque*.

Bien des auteurs, tels que DELASIAUVE, KRAEPELIN, SÉGLAS, DAWSON, CLAUS, ZIEHEN, DEROUBAIX (1905), etc., ont abordé ce problème diagnostique qui est un des plus intéressants et des plus délicats de la psychiatrie.

DELASIAUVE a parfaitement indiqué, en quelques mots, les différences existant entre les deux états : « l'attitude raide du mélancolique, sa figure concentrée, chagrine, défiante, ses yeux obliquement dirigés le plus souvent vers la terre expriment l'exagération de la douleur morale. Dans la stupidité, au contraire, on observe une torpeur intellectuelle, une absence plus ou moins complète d'idées ; l'exercice de la pensée est aboli ou entravé ». Le mélancolique, en effet, est un malheureux enfoncé dans sa sombre préoccupation ; le stupide est un désorienté qui ne pense pas ou qui flotte, comme absent, dans un rêve lointain.

Pour se rendre bien compte des difficultés de ce diagnostic et en même temps pour en saisir les nuances, rien ne vaut, lorsqu'elle est possible, l'étude comparative et parallèle d'un catatonique et d'un mélancolique, tous deux en état de stupeur.

J'ai justement, en ce moment, dans mon service, un type de chaque genre. Les deux malades sont immobiles et les yeux clos ; mais le mélancolique, un jeune homme de dix-neuf ans, est allongé dans une position naturelle et sans raideur, tandis que la catatonique, jeune femme de vingt-huit ans, est accroupie, repliée sur elle-même en une perpétuelle spasticité. Le masque de l'un exprime une certaine souffrance qui s'accentue à certains moments, le masque de l'autre est d'une dureté rigide et parfois hargneuse. Les actes spontanés sont réduits chez tous deux à presque rien ; toutefois, particularité très significative, le mélancolique, en qui survit l'instinct de la propreté et le désir général de bien faire, se glisse lentement hors de son lit pour se rendre à la chaise, tout à côté, tandis que la catatonique, qu'on place inutilement durant des heures sur son vase, à peine recouchée se relève

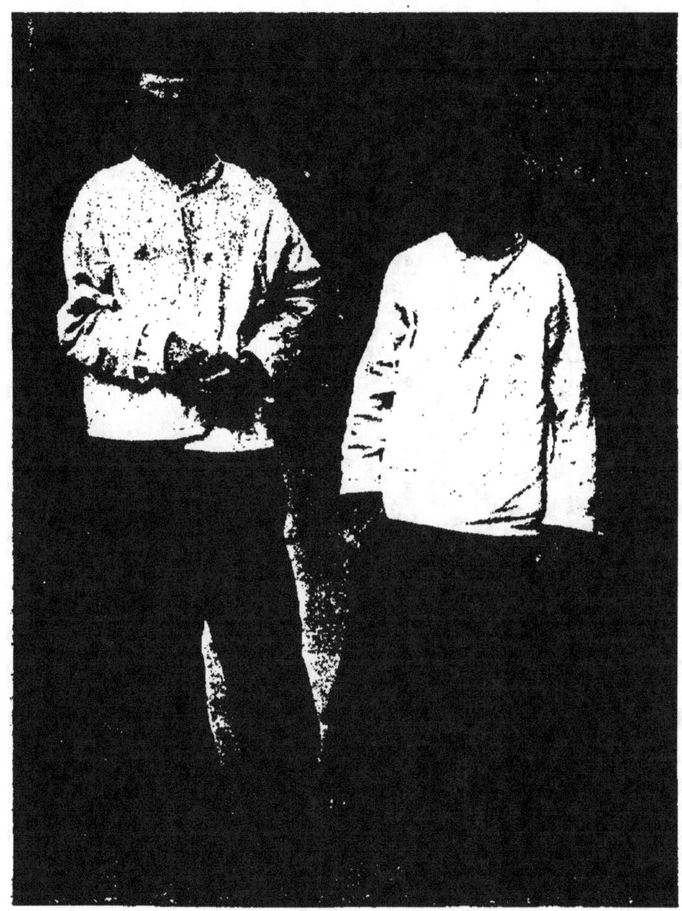

A   B

Fig. 38.

Mélancolie avec stupeur et démence précoce catatonique stupide
(Collection de l'auteur).

A. Attitude et physionomie contractées, pénibles, inquiètes, douloureuses du mélancolique.
B. Attitude et physionomie figées, inexpressives de la catatonique.

et fait ses besoins soit sur son lit, soit sur celui de ses voisines.

Le mélancolique est docile et passif. Il ouvre les yeux un instant si on le lui dit, avance à demi la main sur son drap si on

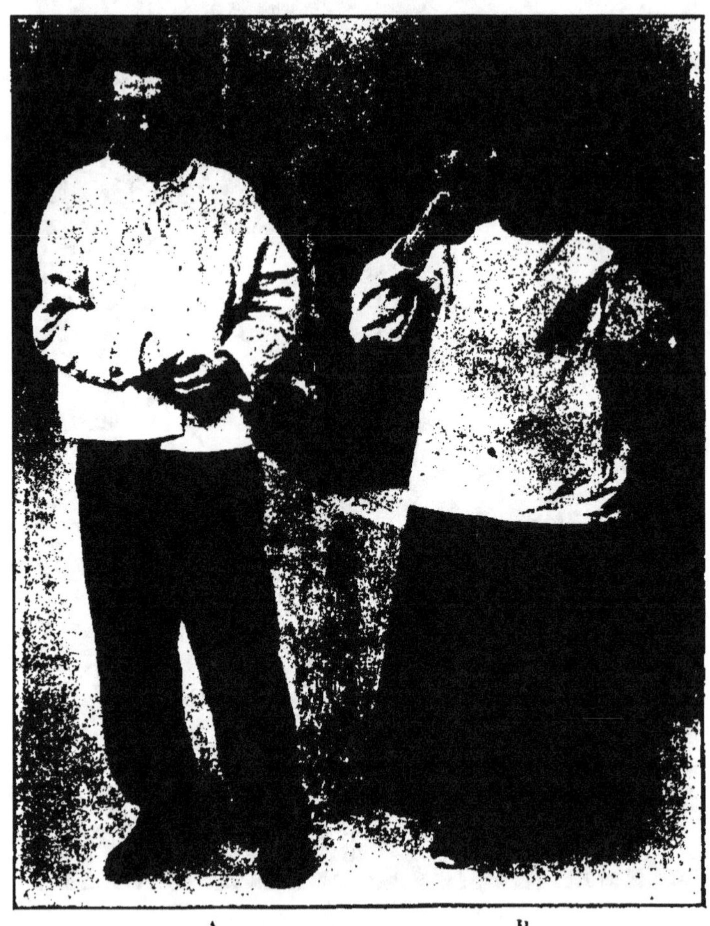

Fig. 39.

Mélancolie avec stupeur et démence précoce catatonique stupide
(collection de l'auteur).

A. Le mélancolique avec son même aspect caractéristique sans trace de suggestibilité.
B. La catatonique gardant, comme en un état cataleptique, les attitudes qu'on lui
a imprimées.

l'invite à la tendre, esquisse un mouvement des lèvres pour

parler si on l'interroge, ouvre la bouche aux aliments dès qu'on les lui présente. Mais il n'a pas de flexibilité cireuse et ne garde aucune des positions qu'on donne à ses membres. Si on insiste, si on le secoue, si on le pique, il rougit, tressaille et regarde d'un air de reproche douloureux. Il n'a pas de négativisme, mais résiste dans une certaine mesure aux mouvements qu'on fait exécuter à ses jambes ou à ses bras.

La catatonique, elle, indifférente à tout, est en outre suggestible au dernier point et systématiquement négativiste. D'un côté, en effet, elle ne fait rien de ce qu'on lui ordonne ou exécute le contraire; elle ne tend jamais la main, n'ouvre jamais la bouche ni les yeux lorsqu'on le lui commande, et si on essaie de l'y aider, par exemple de soulever ses paupières, elle résiste et fait tous ses efforts pour les maintenir fermées. D'un autre côté, elle garde pendant longtemps les attitudes qu'on lui imprime, et si on l'entraine dans un mouvement de marche, de danse, etc., elle le continue automatiquement, suivant exactement le rythme du chant qui l'accompagne, changeant de danse si le rythme change, s'arrêtant si le chant cesse, s'animant peu à peu au point de s'essouffler, si l'on prolonge cet exercice.

La température chez les deux malades se maintient depuis longtemps au-dessous et aux environs de 36°; l'urine, également pauvre, contient toujours des traces d'albumine chez la catato-nique, etc., etc.

En résumé, ce qui distingue particulièrement les deux sujets, c'est la conservation, chez le mélancolique, d'aptitudes émotionnelles et l'existence d'une passivité sans catalepsie, sans stéréotypies et surtout sans négativisme.

J'ajoute que, tandis que la catatonique est entrée dans sa stupeur par la porte de la psychose aiguë post-puerpérale, le mélancolique y est entré par une courte crise à forme lypémaniaque, avec délire très net de culpabilité religieuse et craintes anxieuses de damnation [1].

Signalons ici que MEIGE a récemment conseillé un moyen pra-

---

[1] Le mélancolique avec stupeur est entièrement guéri depuis plusieurs mois; la catatonique stupide est toujours dans le même état.

tique pour rechercher en clinique l'aptitude catatonique. C'est par l'étude du *phénomène de la chute des bras*. Le moyen est bon et mérite d'être utilisé, mais nous avons pu nous assurer qu'il est loin d'être toujours réalisable chez les aliénés et notamment chez des déments précoces.

La plupart des auteurs admettent, nous l'avons vu, une *catatonie-syndrome*, susceptible de se présenter dans nombre de psychoses, et une *catatonie-maladie*, représentée par la démence précoce à forme catatonique. Il est donc nécessaire d'énumérer les psychoses dans lesquelles la catatonie a été signalée à titre symptomatique, et d'indiquer les principaux éléments de distinction. Ainsi que l'ont montré SCHÜLE, SÉGLAS et CHASLIN, SERBSKY, etc., la catatonie peut exister dans la mélancolie, la folie circulaire, les délires infectieux, notamment le délire typhoïdique (DUFOUR), les délires exo et auto-toxiques et parmi eux surtout les délires urémiques (BRISSAUD et LAMY, LATRON, RÉGIS et LALANNE, BAUER, etc.), les délires systématisés, la démence sénile, la paralysie générale (KNECHT), les psychoses traumatiques (MURALT), l'hystérie (SÉGLAS et CHASLIN, RAECKE, etc.), les tics et obsessions (P. JANET, BRISSAUD et MEIGE, etc.), donnant lieu ainsi à du *catatonisme* ou à de la *catalepsie symptomatique*. Le syndrome catatonique est le plus souvent réduit, dans ces cas, comme le remarque SÉGLAS, à quelques-uns de ses éléments et a la valeur d'un épiphénomène transitoire. Mais il n'en est pas toujours ainsi et parfois le syndrome, par sa netteté et sa persistance, peut soulever de grandes difficultés de diagnostic. Il en est ainsi notamment en ce qui concerne l'*hystérie* (DUCHATEAU, la *mélancolie*, le *délire auto-toxique*, et même, d'après un tout récent travail de GRABE, la *paranoia*.

Cette question du diagnostic entre les psychoses à syndrome catatonique et la psychose catatonique proprement dite est intimement liée à celle de la pathogénie de la catatonie elle-même, dont nous aurons à parler plus loin.

Nous terminons ce qui a trait au diagnostic de la démence précoce catatonique en signalant, d'après DIDE, les cas de ressemblance entre le *myxœdème catatonique* et le *pseudo-œdème catatonique*.

β) La *démence précoce hébéphrénique* doit être distinguée surtout de l'ensemble des *psychoses toxiques* et *infectieuses* à base de confusion et à délire onirique, de la *paralysie générale juvénile* et des *dégénérescences*.

Elle ressemble d'autant plus aux *psychoses toxiques* qu'elle est considérée elle-même comme une psychose d'intoxication, qu'elle débute souvent par un accès aigu de délire hallucinatoire, enfin qu'elle se présente avec de la confusion et du délire imprécis, analogue au rêve. Au reste, la démence précoce est pour nous, on l'a vu, une confusion mentale chronique. Nous ne pensons donc pas qu'on doive la séparer absolument du grand type nosologique « Confusion mentale », et nous estimons que les signes différentiels décrits par les auteurs et qui reposent essentiellement sur l'intensité moindre de la confusion dans la démence précoce hébéphrénique, sont dus simplement à ce qu'il s'agit là d'un état chronique et non plus d'un état aigu.

Nous avons déjà signalé la similitude possible entre la démence précoce et la *paralysie générale juvénile*. C'est surtout dans la forme hébéphrénique de la démence précoce que cette similitude peut être poussée loin, en raison à la fois du caractère plus démentiel de cette forme et de l'action sur elle de l'évolution pubérale.

Rappelons que l'affaiblissement mental est ici moins rapide, moins marqué, et que les grands signes physiques de la méningo-encéphalite sont absents. Dans les cas douteux, on pourrait recourir à la ponction lombaire (ROUBINOVITCH) ; elle ne donne pas cependant des résultats absolument probants, la lymphocytose s'observant parfois dans la démence précoce (LHERMITTE et CAMUS, 1904).

Le diagnostic le plus difficile est sans contredit celui de la démence précoce hébéphrénique avec les *délires* dits *polymorphes des dégénérés*. Ce diagnostic devient même très malaisé, lorsque — ce qui n'est pas rare — l'hébéphrénie atteint un sujet déjà plus ou moins dégénéré antérieurement. Il est certainement des déments juvéniles qui sont avant tout des dégénérés et d'autres qui rentrent tout aussi bien dans la classe des dégénérés que dans celle des déments précoces proprement dits.

Toutefois, hormis ces cas, on constate chez les déments précoces une tare dégénérative moindre, des antécédents moins pathologiques, enfin un début plus aigu et, par la suite, plus de confusion et de rêves délirants que de véritable démence.

Deny et Roy, qui ont étendu ce diagnostic à la fugue impulsive, différencient la *fugue hébéphrénique* de ce que j'ai appelé la *dromomanie* ou *fugue des psychasthéniques, des dégénérés*. Pour eux, la première est une impulsion non irrésistible, subconsciente, submnésique, accomplie sans méthode ni but précis et avec tendance à la stéréotypie : la fugue hébéphrénique serait donc, à proprement parler, une fugue démentielle. Cette différenciation, exacte sans doute pour beaucoup de cas, ne s'applique pas à tous. Certains sujets, guéris ou en rémission, expliquent très bien que leurs fugues se rattachaient à un motif quelconque, à une contrariété par exemple, et qu'elles s'imposaient à leur volonté affaiblie comme un besoin irrésistible. J'ai observé un cas très net de ce genre chez un catatonique aujourd'hui très amélioré.

γ) La *démence précoce à forme paranoïde* peut ressembler, de plus ou moins près, à tous les *délires systématisés*, particulièrement au *délire systématisé progressif*, au *délire systématisé d'interprétation* (Sérieux), au *délire systématisé des dégénérés*.

Mais, indépendamment de son fond de confusion et des symptômes physiques qui l'accompagnent, le délire de la démence précoce est niais et absurde, ce qui le distingue du délire systématisé hallucinatoire progressif et du délire à base d'interprétation. De même, sa fixité le sépare du délire systématisé des dégénérés, habituellement mobile et instable. Dans certains cas, cependant, l'hésitation est permise et l'histoire du sujet peut seule permettre de se prononcer.

Nous avons vu que le syndrome catatonique se manifeste parfois épisodiquement mais de façon très nette dans la *paranoïa*, c'est-à-dire dans le délire systématisé progressif. Le diagnostic peut alors être difficile avec la démence précoce paranoïde (Grabe). Kraepelin, Trömmer, Jahrmarker opposent surtout, avec raison, la faiblesse mentale particulière, l'absurdité et l'incohérence des idées délirantes de la démence paranoïde à l'énergie intellectuelle, à la logique et à la cohérence du vrai délire systématisé.

c. *Période terminale.* Il ne nous paraît pas nécessaire d'insister sur le diagnostic de la démence précoce à sa *période terminale.* Bornons-nous à dire qu'il faut savoir la distinguer, par ses allures spéciales comme par l'histoire de ses phases antérieures, des *dégénérescences graves imbécillité* et *idiotie,* des *démences simples* et *organiques,* notamment de la *démence paralytique,* enfin des diverses *démences vésaniques secondaires, post-maniaques, post-mélancoliques, post-paranoïaques,* auxquelles elle appartient dans une certaine mesure, pensons-nous, à titre de *démence post-confusionnelle.*

5° Anatomie pathologique. — L'anatomie pathologique de la démence précoce est à peine commencée. Cependant il résulte déjà de quelques travaux produits à cet égard qu'il s'agirait là et d'une maladie à lésions du système nerveux, et aussi de lésions analogues à celles des maladies toxiques et infectieuses.

Hecker a signalé la pachyméningite, constatée également par Probst.

Kahlbaum, chez sept catatoniques, a trouvé de la congestion avec exsudation de tous les vaisseaux encéphaliques et ramollissement de l'écorce ; plus tard de la rétraction et de l'atrophie du tissu ramolli avec organisation de l'exsudat et aspect louche de l'arachnoïde, particulièrement au niveau de la base.

Alzheimer, étudiant les lésions histologiques dans des cas aigus de catatonie, a relevé des altérations graves des cellules de l'écorce, surtout au niveau des couches profondes : tuméfaction notable des noyaux, plissement de leur membrane, corps cellulaire rétracté en voie de destruction, néoformation de fibrilles névrogliques qui entourent les cellules.

Nissl, dans les cas à évolution chronique, a noté des modifications profondes des cellules, qu'il a décrites sous le nom de « destruction du noyau ». Un nombre assez considérable de cellules paraissent détruites, mais il n'y a pas d'atrophie de l'écorce. Les couches profondes renferment des cellules névrogliques, nombreuses et grandes, en voie de régression. L'écorce est, en outre, parsemée de gros noyaux de névroglie, peu colorés, entourant les cellules malades; quelques-uns les ont même envahies (KRAEPELIN, SÉRIEUX).

WILLIAM RUSH DUNTON a récemment publié (1903) un cas avec autopsie de démence précoce catatonique observé par lui pendant quatre ans. Le malade, âgé de vingt-deux ans, mourut de tuberculose et l'auteur fait remarquer à ce propos que KIERNAN avait déjà, il y a vingt-cinq ans, en 1877, appelé l'attention sur ce fait qu'un grand nombre de catatoniques succombent à la tuberculose et que la méningite tuberculeuse est un facteur étiologique fréquent de la catatonie.

L'examen histologique de DUNTON a porté successivement sur les circonvolutions des diverses régions du cerveau, de la moelle et du cervelet. Les principales lésions constatées ont été semblables à celles décrites par ALZHEIMER, avec quelques différences tenant, pense l'auteur, à la marche plus lente de la maladie chez son sujet. Elles se résument ainsi : lésions des cellules non spéciales à une région, mais existant dans le cerveau tout entier. Lésions prédominantes dans la première circonvolution frontale. Chromolyse centrale; léger degré parfois de pigmentation jaune pâle; atrophie peu considérable des cellules; atrophie, dislocation et gonflement du noyau; plissement de sa membrane, existence d'un endonucléole. Atteinte plus grande des couches profondes. Altérations similaires des cellules motrices, mais minimes. Augmentation légère des noyaux névrogliques. Phagocytose intense et désintégration considérable des cellules. Pas de lésions médullaires et peu d'altérations vasculaires.

DUNTON compare ces résultats non seulement avec ceux, tout récents, obtenus par ALZHEIMER, mais encore avec ceux indiqués en 1877 par KIERNAN, pour qui les lésions, peu marquées dans les cellules, consistaient surtout dans l'accroissement marqué des noyaux de la névroglie.

Nous reproduisons ici quelques-unes des planches du travail de DUNTON montrant : la désintégration des cellules, les noyaux névrogliques autour des vaisseaux sanguins dans le cortex cérébral et la chromolyse, l'atrophie et la dislocation du noyau des cellules paracentrales et l'arrangement des noyaux névrogliques.

Dans un très intéressant travail sur l'anatomie pathologique

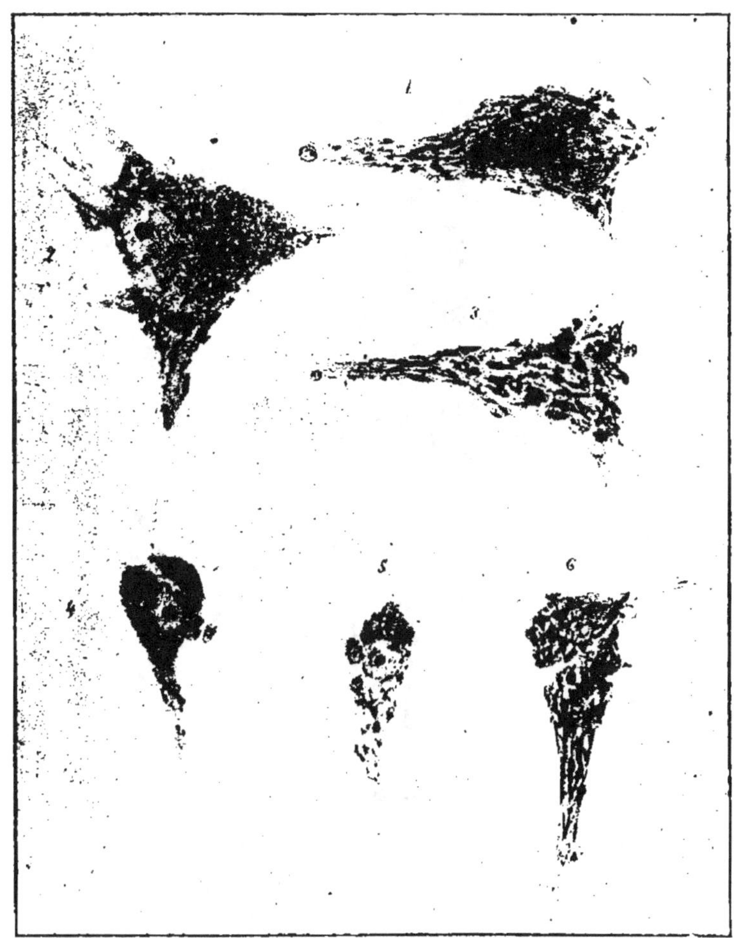

Fig. 40. — Lésions dans la démence précoce catatonique
(d'après WILLIAM RUSH DUNTON).

1, 2, 3, et 6, cellules de la région paracentrale à différents degrés de désintégration. — 4, cellule de la région temporale avec désintégration. — 5, cellule de la région thalamique antérieure avec désintégration marquée.

de la démence précoce (1904), KLIPPEL et LHERMITTE ont étudié non seulement les lésions des cellules et des vaisseaux a l'aide des meilleures méthodes actuelles, mais encore les modi-

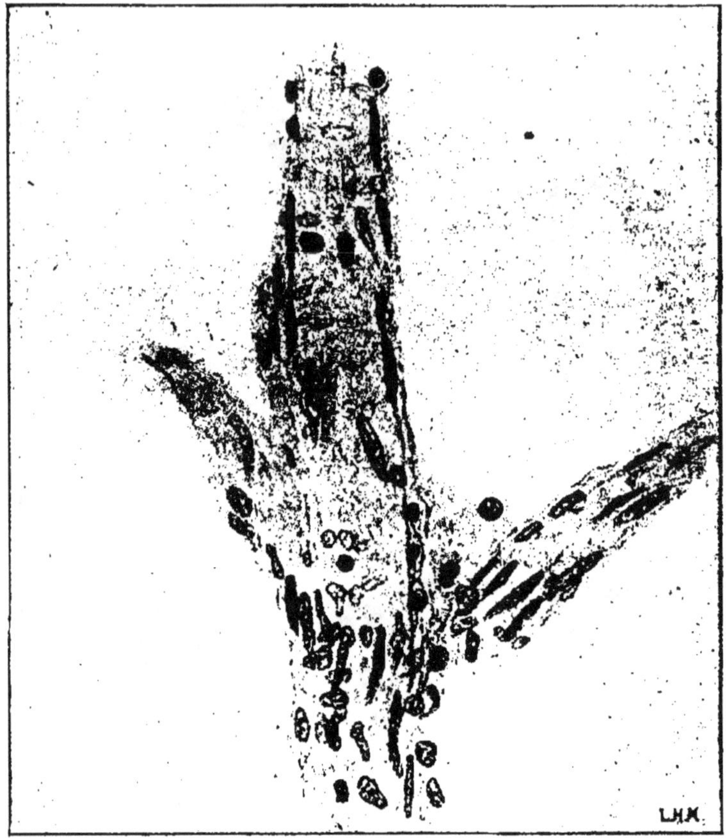

Fig. 41. — Lésions dans la démence précoce catatonique
(d'après WILLIAM RUSH DUNTON).

Figure montrant les noyaux névrogliques autour des vaisseaux dans le cortex
cérébral.

fications volumétriques des cellules centrales dans les diverses
parties de l'écorce du cerveau. Ils ont mesuré à l'aide du dessin
à la chambre claire de MALASSEZ une centaine de cellules dans
chacune des zones motrices ou d'associations principales, ce qui
leur a permis d'évaluer aussi exactement que possible le

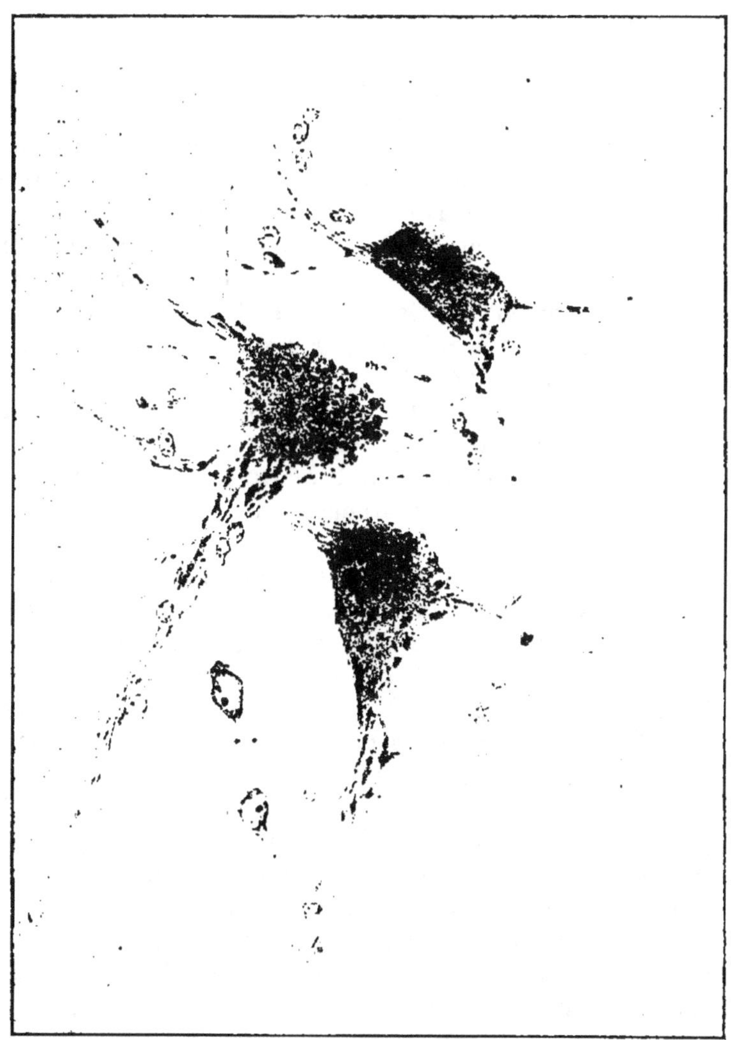

Fig. 42. — Lésions dans la démence précoce catatonique
(d'après William Rush Dunton).

Cellules de la région paracentrale avec chromolyse, atrophie et dislocation du noyau
et disposition des noyaux névrogliques.

nombre des cellules atrophiées par rapport au nombre des éléments normaux.

Leurs conclusions ont été : 1° que les lésions portent dans l'encéphale et dans la moelle sur les neurones, rarement et seulement en des points restreints sur la névroglie (tissu neuro-épithélial), et qu'il n'existe ni diapédèse, ni lésions des parois endothéliales des vaisseaux, ni des cellules conjonctives (tissu vasculo-conjonctif) ; 2° que les lésions des neurones peuvent être divisées en trois catégories répondant à l'ordre chronologique de leur développement : a) lésions préalables, non constantes et d'origine congénitale, constituées par des anomalies de développement ; b) lésions immédiates, développées au moment même et au cours de la période d'état de la maladie et consistant dans l'atrophie du neurone avec évolution granulo-pigmentaire anticipée ; c) lésions consécutives, marquées par un arrêt de croissance portant sur les neurones, mais aussi, à des degrés divers, sur l'organisme.

Ces lésions, bien que diffuses, se localisaient cependant sur les centres d'associations. Par contre, l'intégralité des éléments constitutifs des groupes de projection était en général conservée.

Plus récemment, LEROY et LAIGNEL-LAVASTINE ont noté dans la démence précoce : pas de lésions des méninges et des vaisseaux ; cellules pyramidales géantes normales, mais peu nombreuses ; grandes cellules pyramidales normales avec chromatolyse centrale ; petites cellules pyramidales un peu atteintes au niveau du lobule paracentral ; autres cellules normales.

GONZALÈS (1904), de son côté, a constaté : l'augmentation de la névroglie, surtout au niveau des zones rolandiques, du pont, du bulbe et de la moelle cervicale ; l'atrophie des éléments cellulaires plus marquée dans ces mêmes régions ; la dégénération des cordons postérieurs dans la région cervicale ; la pigmentation des cellules.

Enfin DOUTREBENTE et MARCHAND (1905) dans un cas de démence précoce ayant duré trente-cinq ans ont trouvé : des lésions anciennes de méningite chronique ; de la pigmentation des cellules pyramidales avec atrophie de certaines d'entre elles ; une grande quantité de cellules rondes paraissant être des lymphocytes ; de la sclérose névroglique intense, sans grosses cellules en araignée comme dans la paralysie générale, mais avec augmention considérable des fibrilles névrogliques.

6° Pathogénie. — La démence précoce, qui a suscité dans ces dernières années tant de travaux, a donné lieu, dans le nombre, à certains essais de *pathogénie*. Ces essais, déjà nombreux, peuvent se diviser en deux groupes : 1° ceux qui ont pour base l'*étiologie ;* 2° ceux qui s'appuient sur la *psycho-physiologie* et l'*anatomie pathologique.*

1° *Dans la première catégorie*, nous rangerons les théories qui font de la démence précoce la conséquence d'un épuisement nerveux produit par la puberté, aidée ou non de causes occasionnelles telles que le surmenage (Marro, Ziehen, Christian) ou une forme de psychose de développement, d'évolution (Clouston, Deny et Roy).

On y peut placer aussi les théories qui regardent la démence précoce comme le produit d'une auto-intoxication soit sexuelle (Kraepelin, Tchisch, Sérieux), soit variable (Régis, Masselon, Otto Gross, Lewis C. Bruce et Peebles). À l'appui de cette opinion, on fait valoir que la démence précoce succède souvent à une intoxication ou à une infection aiguë, ou évolue parallèlement avec une infection chronique ; qu'elle débute d'ordinaire par une période aiguë ; qu'elle offre la plupart des traits cliniques de la confusion mentale ; qu'elle se rapproche de certains états d'auto-intoxication par insuffisance glandulaire, tels que la torpeur d'origine thyroïdienne (Tchisch, Dide et Chenais) et d'origine ovarienne.

2° Les *théories pathogéniques d'ordre psycho-physiologique* et *anatomo-pathologique* diffèrent. comme le montre très bien de Buck, suivant qu'elles admettent à la maladie, principalement à la forme catatonique, spécialement visée en l'espèce, une *origine sous-psychique, automatique*, ou une *origine psychique.*

La première théorie, qui invoque une excitation des ganglions sous-corticaux, est défendue par Koller, Freudberg, Lehman, Crocq, P. Masoin qui va, comme le fait aussi Darcanne dans une thèse récente, jusqu'à assimiler pour ainsi dire les stéréotypies, le maniérisme, les attitudes des catatoniques avec les tics automatiques de l'idiot, bien différents cependant, ainsi que le remarque DE BUCK.

La seconde théorie, celle de l'origine corticale ou psychique, tend visiblement aujourd'hui à prédominer.

DE BUCK lui reconnait trois formules ou sous-théories, différentes suivant qu'elles attribuent la catatonie : 1º *aux idées délirantes et aux hallucinations; 2º au ralentissement des associations et des processus psycho-moteurs; 3º à une altération de la volonté.*

α) La théorie de la primitivité des idées délirantes et des hallucinations, soutenue d'abord par nombre d'auteurs, en particulier par MEYER, CRAMER, etc., perd aujourd'hui de plus en plus du terrain, et il n'est guère possible de l'admettre, étant donné le peu d'importance du délire et des hallucinations dans la catatonie, et la rareté du syndrome catatonique dans les psychoses essentiellement délirantes et hallucinatoires.

β) La théorie du ralentissement associatif et psycho-moteur a toujours compté, depuis KAHLBAUM lui-même qui l'émettait déjà en 1874, beaucoup d'adeptes. Elle est représentée par SOMMER, ZIEHEN, STRANSKY, VOGT, etc. SOMMER, qui fait de la stéréotypie le phénomène fondamental de la catatonie, admet que la catalepsie est due à la concentration de la conscience sur l'activité musculaire, avec exclusion du sentiment de la fatigue. ZIEHEN range la tension catatonique ou négativisme, la catalepsie et les stéréotypies dans le domaine du ralentissement associatif et psycho-moteur, tandis que la persévération, la verbigération rentreraient dans le cadre des obsessions.

STRANSKY considère la catalepsie comme un symptôme de débilitation psychique, de même que les manifestations catatoniques.

Quant à VOGT, nous avons vu comment, se basant sur les deux théories du rétrécissement et de la prolongation des états de conscience, il en était venu à rapprocher la catatonie de l'hypnose.

γ) La théorie de l'origine corticale ou psychique de la démence précoce, surtout par altération primordiale de la volonté est, au fond, celle de KRAEPELIN et de son école, qui, d'accord avec WUNDT, admettent au-dessus de la fonction psychique d'association des images mémoratrices, une fonction plus élevée d'*aperception*, chargée d'associer, à son tour, en des concepts plus élevés, les associations sensorielles sous-jacentes, voire même d'influencer celles-ci (volonté active) d'après l'ordre des motifs intellectuels et affectifs aperçus (attention, raison). Cette fonction aperceptive, psychique supérieure, aurait un organe anatomique placé par WUNDT dans les circonvolutions frontales qui deviendraient ainsi le siège de la synthèse psychique, de la personnalité et le point de départ de l'activité volontaire de cette dernière (DE BUCK).

Or, comme l'admettent KRAEPELIN, WEYGANDT et nombre d'auteurs, et comme l'explique nettement DE BUCK, la catatonie serait sous la dépendance non pas des centres d'association exclusive des actes psychiques ou aperception passive, mais bien d'un trouble de l'activité volontaire, de l'aperception active. DE BUCK tire de là cette conclusion qu'il y aurait donc dans l'écorce cérébrale plusieurs couches de cellules fonctionnellement différenciées, dont la dernière couche est chargée de la coordination des associations d'images sensorielles et de leurs tons affectifs ou des fonctions d'aperception active sensible et motrice. Chacune de ces couches aurait ses syndromes pathologiques, selon qu'elle se trouve en hyper-, hypo-, a-, ou parafonction. Le syndrome catatonique appartient à la dernière couche ou d'aperception active.

A cette théorie se rattachent toutes celles, psychologiques ou anatomo-pathologiques, qui considèrent la démence précoce, en particulier la catatonie, comme le résultat d'une altération des fonctions psychiques supérieures ou de leurs organes : celle de BRISSAUD, qui regarde la catalepsie symptomatique comme essentiellement cérébrale et même corticale, comme due à une incapacité purement psychique, à ce que FINZI et VEDRANI appellent l'*intoppo psichico*; celle de LUNDBORG, pour qui la catatonie, résultat d'une auto-intoxication, serait produite par un trouble psychique, un arrêt de la volonté analogue à celui qui détermine l'inhibition du mouvement, dans la maladie de THOMSEN, par la seule représentation de ce mouvement ou par la moindre pensée s'y rattachant ; celle de LUGARO, pour qui la perturbation fondamentale dépend d'une lésion élective de neurones corticaux

21.

spécifiques destinés à la coordination suprème entre les représentations, les émotions correspondantes et l'exécution des actes, et siégeant dans les couches profondes de l'écorce, dans la couche des cellules polymorphes; celle enfin, très analogue, de KLIPPEL, qui a également conclu de ses recherches histologiques avec LHERMITTE que les neurones rendus vulnérables et finalement atrophiés sous l'influence du mode d'action de la cause pathogène étaient les cellules les plus différenciées, les plus complètes et les plus délicates parmi les tissus qui composent l'encéphale.

C'est à cette théorie, qui voit dans la démence précoce, en particulier dans la démence précoce à forme catatonique, une psychose par altération des fonctions psychiques supérieures et de leurs organes, également formulée par d'autres auteurs, tels que SÉRIEUX, MASSELON, etc., que nous nous rattachons personnellement, en ajoutant, ce qui n'est pas le moins du monde incompatible, au contraire, que l'altération dont il s'agit est d'origine toxique ou infectieuse, et que, comme toutes les lésions toxiques des cellules nerveuses, elle peut aboutir à leur réparation aussi bien qu'à leur désintégration partielle ou complète, fait qui seul permet d'expliquer les guérisons, les rémissions et les incurabilités de la démence précoce.

7° **Traitement.** — DENY et ROY font avec raison une part au *traitement prophylactique* de la démence précoce. Ce traitement vise l'éducation des enfants prédisposés et l'hygiène qui leur est applicable. Il consiste essentiellement à éviter à ces sujets toutes les causes de surmenage intellectuel, physique et moral, à surveiller de très près leur première hygiène sexuelle, leur croissance, leur adolescence, et à les mettre autant que possible à l'abri d'atteintes sérieuses d'intoxication ou d'infection.

Le *traitement proprement dit* de la démence précoce varie suivant la *période* et suivant la *forme*.

α) À la *période aiguë*, il est nécessairement celui de la confusion mentale et comprend par suite tous les moyens thérapeutiques que nous avons indiqués plus haut, en particulier l'alitement, les grandes injections de sérum, les purgatifs, le lavage de l'estomac et le gavage, etc.

β) A la *période d'état* et dans la *forme catatonique*, le traitement comporte de très nombreuses données. Il offre d'abord un côté *psychique* que la suggestibilité parfois extrême du sujet, analogue à celle des états seconds, peut rendre plus ou moins efficace.

Il peut également être *symptomatique* et s'adresser à chacune des grandes manifestations morbides : à l'agitation, à la stupeur, à l'insomnie, au défaut de sommeil, d'alimentation, à l'anémie générale, aux troubles de nutrition, à la spasticité, etc., etc. C'est dire que les sédatifs, les hypnotiques, les toniques et reconstituants, la suralimentation, les frictions, le massage, la gymnastique passive, la rééducation des muscles (TRÖMMER), l'électricité, le traitement anti-tuberculeux, anti-syphilitique, etc.., peuvent rendre de grands services. L'opothérapie, sous forme d'injections sous-cutanées de substance cérébrale a été tentée par LALANNE et par moi dans les cas de période catatonique persistante, mais sans grand résultat. Chez une de mes malades, la ponction lombaire, pratiquée en vue de l'examen cytologique, a été suivie à la fois d'accidents peu graves mais d'une certaine durée, et d'une amélioration évidente de l'état mental. Nous avons mentionné plus haut l'essai du traitement bactériologique pratiqué par LEWIS C. BRUCE et PEEBLES.

γ) Dans la *forme hébéphrénique*, le traitement doit tenir compte de la phase de puberté, d'évolution traversée par le sujet.

C'est pour ce motif que j'ai essayé et préconisé, suivant le sexe, la médication thyroïdienne et la médication ovarienne, employées aussi par SÉRIEUX. Malgré le peu d'importance des résultats ainsi obtenus, je crois qu'il y a lieu de conserver ces médications et d'y recourir dans les cas surtout où il existe manifestement des retards d'évolution, des difficultés d'instauration pubérale, de la dysménorrhée, des paroxysmes psychopathiques mensuels, de l'hypertrophie thyroïdienne, du pseudo-œdème catatonique, de l'obésité précoce, etc., etc.

Le traitement médico-pédagogique, si excellemment organisé en France par BOURNEVILLE, est applicable au premier chef à la démence précoce hébéphrénique et il peut y donner des succès réels. Il varie pour les détails avec chaque malade.

Le traitement des symptômes, également variable, ne doit pas, cela va sans dire, être négligé.

δ) Dans la *forme paranoïde*, le traitement, généralement impuissant, se réduit à peu de chose, et le système délirant confus s'établit et s'aggrave sans qu'on puisse s'y opposer de façon vraiment efficace. Toutefois, dans les premières périodes surtout, alors que la chronicité n'est pas encore définitive, on peut obtenir quelques bons résultats du traitement habituel de la confusion mentale, des toniques, de la sérothérapie, de la psychothérapie.

ε) L'*internement* est presque toujours nécessaire dans la *forme paranoïde* de la démence précoce, sinon au début, dans la phase aiguë, au moins plus tard, à la période délirante. Il en est de même dans la plupart des cas d'*hébéphrénie*, en raison des poussées d'excitation, des fugues et autres impulsions qui s'y observent. Dans la *forme catatonique*, on peut se contenter souvent d'un simple isolement.

ζ. A la *période terminale*, le traitement consiste à aider dans la mesure du possible à la guérison par des toniques, des stimulants, des dérivatifs, des révulsifs, la psychothérapie.

Si l'*incurabilité* survient, sous la forme d'évolution quasi-cyclique, ou de démence incomplète, il convient encore soit de favoriser la fréquence et la durée des rémissions, soit de conserver et d'utiliser la partie survivante de l'intelligence par tous les moyens appropriés, en particulier par un programme de vie organisé et réglé dans ce but, par une sorte de rééducation, comme chez les asphasiques (TRÖMMER, SÉRIEUX).

« Le travail peut être considéré chez ces malades comme un endiguement du processus démentiel ; car, en dehors de la lésion irréparable causée par la maladie, il se pourrait que la démence progressive ultérieure fût le résultat de la non-utilisation du capital intellectuel existant encore. Cette hypothèse mérite d'être approfondie, car elle laisserait entrevoir la possibilité d'une thérapeutique psychologique qui garantirait ces aliénés de la démence profonde à laquelle aboutissent un grand nombre d'entre eux. » (MASSELON.)

CHAPITRE IV

PSYCHOSES SYSTÉMATISÉES ESSENTIELLES

PSYCHOSE SYSTÉMATISÉE ESSENTIELLE PROGRESSIVE

Dans ce chapitre nous étudierons les psychoses systématisées essentielles représentées par leur espèce unique : la psychose systématisée essentielle progressive.

ARTICLE PREMIER

GÉNÉRALITÉS SUR LES DÉLIRES SYSTÉMATISÉS

La *psychose systématisée essentielle progressive*, telle que nous l'avons indiquée au chapitre de la classification et telle que nous allons la décrire, ne représente pas, tant s'en faut, malgré son caractère synthétique, la totalité des délires systématisés. Il en existe d'autres, et leur nombre s'en augmente tous les jours.

Si l'on veut se rendre compte de cette multiplicité des délires systématisés, il suffit de lire les nombreux travaux d'ensemble sur la question : ceux de SÉGLAS, de KÉRAVAL, de ROUBINOVITCH et surtout l'ouvrage de J. DE MATTOS (de Porto) sur la Paranoïa (1898), ainsi que l'excellent article d'ARNAUD sur les délires systématisés, dans le *Traité de Pathologie mentale* de BALLET (1903). On y verra que sous le terme générique de *Paranoïa*, classique chez les Allemands et les Italiens et qui, par suite, aurait quelque tendance à être adopté en France, on englobe une foule d'états psychopathiques, n'ayant d'autre caractère commun que celui de se manifester par des idées morbides circonscrites et allant depuis la psychose systématisée essentielle progressive (paranoïa primitive chronique tardive ou acquise) jusqu'aux idées fixes et aux obsessions (paranoïa abortive ou rudimentaire) en passant par certains délires systématisés des dégénérés (paranoïa primitive chronique originelle) et certains cas de confusion mentale hallucinatoire (paranoïa primitive aiguë).

Ces groupements, explicables dans une étude séméiologique de l'idée morbide systématisée en pathologie mentale, ne le sont plus lorsqu'il s'agit de déterminer des espèces nosologiques dans les psychoses systématisées. Il est certain, en effet, que l'obsession, par exemple, qui n'est ni un délire systématisé, ni même un délire, puisqu'elle laisse la raison proprement dite intacte, ne saurait être placée dans le même tableau que la Psychose systématisée progressive, même en lui appliquant l'épithète d'abortive ou de rudimentaire.

ARNAUD a essayé de simplifier, dans le tableau suivant, cette question si complexe des délires systématisés.

TABLEAU DES DÉLIRES PARTIELS OU SYSTÉMATISÉS
(Paranoïa des Allemands.)

I. — DÉLIRES SYSTÉMATISÉS AIGUS. (Paranoïa aiguë).

II. — DÉLIRES SYSTÉMATISÉS CHRONIQUES. (Paranoïa chronique.)

1° Dépressifs.

Persécutés à évolution systématique. — Forme typique de LASÈGUE-FALRET et délire chronique de MAGNAN. Forme psycho-motrice de SÉGLAS.

Persécutés auto-accusateurs et persécutés mélancoliques.

Délire d'auto-accusation systématisé primitif.

Délire hypocondriaque systématisé.

2° Expansifs.

Religieux.
Ambitieux.
Erotique.

Ce tableau admet, on le voit, deux groupes de délires systématisés établis d'après l'évolution : 1° *les délires systématisés aigus*; 2° *les délires systématisés chroniques*. « Dans chacun de ces groupes, le contenu du délire, la nature des idées délirantes permettent de distinguer un certain nombre de formes : délire de persécution, de grandeur, hypocondriaque, mystique, etc. »

« Ces deux groupes de délires systématiques ne se distinguent pas seulement par leur mode de développement et par leur marche. Ils diffèrent encore, et ceci a une importance pratique considérable, par leur terminaison : tandis que les délires chroniques sont permanents, à peu près absolument incurables, les délires aigus, au contraire, sont transitoires et, au moins quand on considère un accès isolé, le plus généralement curables. »

Deux méthodes s'offrent à nous pour l'étude sommaire, telle qu'elle doit être faite ici, des délires systématisés : la méthode d'Arnaud, consistant à décrire dans le présent chapitre les principales formes de délires systématisés en suivant la division adoptée par lui en *délires systématisés aigus* et *délires systématisés chroniques* et la méthode de Magnan, consistant à considérer dans l'ensemble des délires systématisés : 1° une *Psychose systématisée essentielle progressive*, appelée par lui *Délire chronique*, avec ses variétés ou étapes; 2° *les délires systématisés aigus, raisonnants, d'auto-accusation, d'interprétation* (Sérieux), etc., qui sont avant tout des *délires de dégénérés*, dans la description desquels ils entrent par conséquent.

Les deux méthodes, comme les théories dont elles découlent, sont toutes deux défendables et critiquables. Nous adoptons la seconde, ainsi que nous l'avions déjà fait dans la précédente édition de cet ouvrage, parce qu'elle nous parait, sinon plus juste en théorie, au moins plus simple en pratique pour nos lecteurs.

Nous nous bornerons donc à donner ici, après quelques explications préalables sur la manière dont elle peut être conçue, la description de la psychose systématisée essentielle progressive, réservant pour le chapitre consacré aux Psychoses des dégénérés les autres variétés de délires systématisés.

ARTICLE II

SYNTHÈSE CLINIQUE DES DÉLIRES SYSTÉMATISÉS ESSENTIELS

Envisagées au point de vue de la forme du délire, les folies systématisées sont relativement nombreuses : elles comprennent, en effet, *la folie hypocondriaque, la folie de persécution, la folie religieuse, la folie politique, la folie jalouse, la folie érotique, la folie ambitieuse*, etc., etc. Mais, ainsi qu'on l'a vu au chapitre de la classification, toutes ces folies ne représentent pas, à proprement parler, des entités distinctes ; ce sont des variétés ou plutôt des phases de la même maladie.

Le sujet passe d'abord par un état d'inquiétude pénible, pendant lequel, éprouvant des troubles étranges et sentant ses rapports avec le monde extérieur se modifier, il se replie sur lui-même et s'enfonce dans une analyse douloureuse. D'une acuité psychique d'autant plus vive que toutes ses facultés sont tendues vers le même objet, il scrute attentivement tout ce qui se dit, tout ce qui se fait, tout ce qui se passe autour de lui, et, dans toutes choses, par une série de raisonnements plus ou moins logiques, il découvre quelque ressort caché, quelque allusion à sa personne ou à sa situation. C'est là la *période hypocondriaque* de Morel, la *période d'incubation* de Falret père, la *période d'inquiétude* de Magnan, qu'on pourrait appeler aussi *période de concentration analytique* ou *d'analyse subjective*, en raison de cette tendance à l'analyse inductive qui prédomine à ce moment chez le malade. Des hallucinations peuvent venir s'y joindre, mais c'est surtout dans la période suivante qu'on les observe d'une façon à peu près constante.

Dans cette seconde période, le malade imagine une explication rationnelle de ses souffrances, de ses inquiétudes, de l'attention véritablement surprenante dont il se croit l'objet ; il trouve, comme on l'a dit si heureusement, « la formule de son délire ». Si les incidents fâcheux se multiplient sur sa route, s'il entend des voix qui l'injurient et répondent à ses pensées les plus secrètes, s'il sent de mauvaises odeurs, si ses aliments ont un goût étrange, s'il éprouve dans le corps de véritables secousses électriques, c'est qu'il est en butte à la malveillance et à l'animosité des gens ou de certains hommes en particulier. Des ennemis puissants et acharnés à sa perte ont organisé contre lui un véritable complot et ils ont recours, pour le perdre, à des procédés mystérieux tels que le magnétisme, l'électricité, le téléphone, etc. C'est le *délire de persécution*, découvert et magistralement décrit par CH. LASÈGUE. Une fois implanté dans l'esprit du sujet, ce délire y prend corps peu à peu, s'y élabore et, par degrés insensibles, en arrive à former un thème invariable, une espèce de roman à clef dont le malade est à la fois l'acteur et le personnage principal. Cette seconde phase mérite bien, comme on le voit, le nom de *période d'explication délirante*.

Au bout d'un temps plus ou moins long, quelquefois seulement après bien des années, une modification importante a lieu dans l'état du sujet qui de *persécuté* devient *ambitieux* ou, comme on l'a dit, *mégalomane*. Il ne s'agit pas uniquement ici d'un changement de délire, d'une nouvelle explication substituée à l'ancienne ; c'est la personnalité tout entière de l'aliéné qui se trouve transformée : il est prince, il est roi, il est prophète, il est Dieu. Ainsi surviennent des idées ambitieuses qui se joignent aux idées de persécution non par simple association, mais par une combinaison des plus intimes, de manière à former un tout parfaitement homogène dans lequel les deux éléments délirants entrent pour une part plus ou moins grande, suivant les cas. Dès lors, le malade reste comme incrusté dans cet état qui persiste, on peut le dire, jusqu'à la mort. C'est là le troisième et dernier stade, ou *stade de transformation de la personnalité*.

Quant à la quatrième période admise par MAGNAN sous le nom de période de *démence*, elle ne constitue pas, en réalité, une phase de la maladie, mais uniquement un de ses modes de terminaison, comme cela a lieu pour toutes les autres formes de psychoses. Beaucoup de délirants systématisés n'arrivent jamais d'ailleurs à la démence proprement dite et, alors même que leur intelligence vient à la longue à s'affaiblir, leur délire survit toujours avec ses caractères essentiels.

Cette conception de la folie systématisée type est extrêmement juste et elle répond, sauf les exceptions dont nous aurons à parler plus tard, à la réalité des faits. Mais il y a plus : les autres folies systématisées dont nous avons signalé l'existence peuvent rentrer également dans ce cadre synthétique. C'est ainsi que la *folie systématisée religieuse* n'est pas, en y regardant de près, une folie à part, mais simplement une variété d'explication délirante faisant pendant au délire de persécution. Il en est de même du *délire érotique*, du *délire politique*, du *délire jaloux*.

Les malades chez qui on les observe ont tous commencé par une période d'inquiétude ou d'analyse subjective absolument analogue à celle qui précède le délire de persécution. Ce n'est qu'au moment où ils ont cherché l'explication de leurs malaises qu'ils se sont séparés, les uns la trouvant dans l'intervention céleste ou diabolique (délire religieux), les autres dans l'amour d'une beauté idéale ou terrestre (délire érotique), d'autres enfin dans les agissements des partis (délire politique), ou d'ennemis de leur bonheur conjugal (délire jaloux). Tous ces délires et d'autres analogues, s'il en existe, ne sont donc que de simples variétés d'explication délirante de la folie systématisée progressive, des expressions différentes d'une formule unique et, à ce titre, ils rentrent tous dans la même maladie. Ce qui le prouve, c'est qu'ils s'associent très souvent au délire de persécution, et qu'il n'est pas rare de voir des sujets, dans ces conditions pathologiques, présenter à la fois du délire religieux, du délire érotique, du délire politique et même du délire jaloux, évoluant autour du délire de persécution comme autour d'un centre commun. Ce qui le prouve encore, c'est que tous ces délires qui ont eu le même point de départ, une phase hypocondriaque ou d'analyse subjective, aboutissent tous également à la même terminaison, la transformation de la personnalité ou mégalomanie.

Les folies que nous appelons folies systématisées essentielles se résument donc en une seule et même vésanie qui, dans sa forme normale, présente une évolution typique en trois périodes : 1° *une période d'inquiétude ou d'analyse subjective* (folie hypocondriaque) ; 2° *une période d'explication délirante* (délire de persécution, délire religieux, délire érotique, délire politique, délire jaloux, etc.); 3° *une période de transformation de la personnalité* (délire ambitieux). Nous l'appelons, pour ce motif : Folie ou Psychose systématisée progressive (Délire de persécution à évolution systématique, type Lasègue-Falret : délire

chronique (MAGNAN); paranoïa chronique primitive tardive des
Allemands).

ARTICLE III

DESCRIPTION DE LA PSYCHOSE SYSTÉMATISÉE PROGRESSIVE

La psychose systématisée progressive est une folie chronique,
essentielle, sans troubles de l'activité générale et des diverses
fonctions de l'organisme, caractérisée par un délire systématisé
hallucinatoire à évolution progressive et aboutissant à la transformation de la personnalité.

1° Étiologie. — La folie systématisée, nous l'avons dit,
constitue la folie essentielle, la folie vraie. Aussi son étiologie
est-elle assez limitée. Chez elle, les causes adjuvantes n'interviennent guère, elle fait partie intégrante de l'individu. Les
malades en ont reçu le germe en naissant, et elle se développe
à l'heure dite, sous l'influence de la moindre occasion, par
exemple de la misère, des difficultés de la vie sociale, des
mécomptes, des déboires, des malheurs conjugaux, de la ménopause, etc., etc. C'est dire que la principale cause de la folie
systématisée est la prédisposition, prédisposition spéciale appelée comme nous l'avons vu par certains auteurs italiens, tels
que DEL GRECO, *constitution paranoïenne*. Elle atteint de préférence, en effet, les sujets à caractère sombre, défiant, ombrageux, enclins à la misanthropie et à l'orgueil. Elle est également
plus fréquente chez la femme, les célibataires et, surtout, chez
les enfants naturels.

2° Symptomatologie. — Nous distinguerons, dans l'évolution symptomatique de la psychose systématisée progressive,
les trois périodes suivantes : 1° *Période d'analyse subjective ou
d'incubation (délire hypocondriaque)*; 2° *Période hallucinatoire*,

d'explication délirante ou d'état ; 3° Période de transformation de la personnalité ou de déclin (délire ambitieux).

A. Période d'analyse subjective ou d'incubation (délire hypocondriaque). — L'affection débute, le plus souvent, par du *malaise intellectuel* (Lasègue), de l'hypocondrie morale, c'est-à-dire par des sensations maladives qui commencent par étonner l'individu, attirent son attention et le conduisent à s'analyser. Ce sont des phénomènes douloureux, par exemple des céphalalgies, des palpitations, des bourdonnements d'oreilles, des éblouissements. Plus fréquemment encore, ce sont des souffrances vagues ayant pour siège habituel les organes génitaux ou le tube digestif. Quelquefois, enfin, ce sont des sensations anormales de constriction cranienne, de vide dans le cerveau, avec difficulté de travailler, de penser, etc. Le malade s'inquiète outre mesure de cet état de choses ; il s'examine, scrute attentivement tout ce qu'il éprouve et constate en lui un changement qui va croissant. Ce qui lui parait le plus étrange, c'est qu'en dehors des troubles physiques qui l'assaillent, il sent son intelligence se bouleverser : son esprit fonctionne malgré lui, il n'est plus maître de le diriger, et cette partie automatique de son être devient quelquefois si forte que la pensée s'extériorise et se trouve plus ou moins consciemment projetée au dehors. Il s'agit là de véritables *hallucinations psycho-motrices* de Séglas qui, chez les individus de ce genre sont souvent, malgré l'opinion reçue, l'un des premiers phénomènes à apparaître.

Jusqu'ici, le futur délirant systématisé ressemble plus ou moins à l'hypocondriaque simple avec lequel, du reste, il peut être confondu ; mais bientôt, par une pente naturelle de son esprit qui le différencie de tous les autres aliénés, il en arrive à chercher la cause de ses maux, non en lui-même, mais en dehors de lui. C'est là, pour ainsi dire, la première étape de son évolution psychique qui, chez certains sujets, se manifeste d'emblée, sans hypocondrie antérieure.

A dater de ce moment, le malade étend à l'entourage la sphère de ses investigations et il rapporte à sa propre personne (autophilie de Ball, délire centripète ou égocentrique de Zie-

HEN) tout ce qu'il voit et tout ce qu'il entend. Il lui semble que les êtres et les choses sont changés, non pas changés de nature ou de forme, comme dans la mélancolie anxieuse, mais de dispositions à son endroit : on s'occupe de lui, on le regarde, on fait des signes et on chuchote sur son passage ; tout ce qu'on dit est à double entente ; il ne trouve plus ses objets à leur place ; il ne peut plus travailler ; ses affaires vont mal ; rien ne lui réussit. Les événements, les faits, les contre-temps les plus simples et les plus explicables ont pour lui une signification nettement tendancieuse (tendance paralogique).

Gardant toujours pour lui le résultat de ses pensées qu'il hésite tout d'abord à accepter, qu'il repousse même parfois, il devient de plus en plus sombre et peut se sentir poussé vers le *suicide* ; mais ce mode de réaction est bien plutôt le fait du persécuté mixte, auto-accusateur ou persécuté mélancolique, que nous étudierons plus tard, que celui du délirant systématique progressif. Celui-ci ne cède que très rarement, à moins de cause surajoutée, à des découragements de ce genre : d'habitude, il se dresse et accepte la lutte contre le sort, cherchant à s'éclairer davantage, s'enfonçant de plus en plus dans ses sombres recherches.

Remontant alors le cours de son existence entière, il y retrouve des incidents futiles qui lui apparaissent comme des faits significatifs et qui, groupés en faisceau, semblent lui démontrer qu'il est depuis longtemps l'objet d'une animosité cachée (délire rétrospectif, récurrent, métabolique).

Mais déjà les *troubles sensoriels* ont fait leur apparition, quand ils ne sont pas survenus dès le début. Tantôt, ce sont de fausses sensations olfactives ou gustatives ; tantôt des troubles divers de la sensibilité tactile ou génitale ; le plus souvent, ce sont de fausses sensations auditives : cris plaintifs, sons de cloches, détonations, voix confuses. Nous avons vu, au chapitre des hallucinations, que c'était le cas surtout pour une catégorie spéciale de malades qui sont conduits au délire de persécution par les bruits subjectifs progressivement précis engendrés par leurs lésions auriculaires.

B. Période hallucinatoire, d'explication délirante ou d'état. — Cette période comprend : 1º le *délire de persécution;* 2º le *délire mystique* ou *religieux;* 3º le *délire jaloux,* le *délire érotique* et le *délire politique.*

a. *Délire de persécution.* — Etudié pour la première fois en 1852 par Ch. Lasègue, dont la description est restée magistrale, ce délire consiste essentiellement dans le développement et la systématisation progressive de la tendance du malade à tout rapporter à l'hostilité et au mauvais vouloir des hommes. Bien que sa marche soit loin d'être toujours absolument identique, voici comment les choses se passent dans la majorité des cas.

Tout d'abord, le délire est imprécis, indéterminé. Les sujets croient qu'on leur en veut, et voilà tout. Ils ne savent ni qui, ni pourquoi, ni comment. « *On* est leur terme habituel. » *On* m'en veut, *on* m'insulte, *on* me fait des misères, *on* m'électrise, *on* m'empoisonne, *on* me viole, *on* me jette de mauvaises odeurs, disent-ils. Puis, les uns plus rapidement, les autres plus lentement, ils choisissent dans leur vie passée, dans leurs occupations habituelles, dans leur mode d'existence, une particularité quelconque qui attire leur esprit sur tel groupe d'individus ou même sur un seul individu. Ceux-ci, suivant qu'ils ont été plus ou moins frappés, antérieurement, de l'idée de la police, de la franc-maçonnerie, des Jésuites, etc., attribuent ce qu'ils appellent leurs « misères » à la police, aux francs-maçons, aux Jésuites. D'autres, qui avaient déjà des ennemis, ou simplement des individus dont ils se défiaient, les érigent en auteurs responsables de ce qui leur arrive. Un complot se trame, dans lequel entrent les voisins, les concierges, les parents, les amis, souvent des inconnus ; quelquefois une ville entière est ameutée, et tout ce que voient ou entendent les malades leur semble dirigé contre eux, ils l'interprètent dans le sens de leurs idées. Voilà le premier pas fait vers l'organisation du délire. Quant à l'explication des procédés employés par les soi-disant ennemis pour agir, elle est presque toujours la même, au fond. Mis en face de phénomènes étranges et qui échappent pour lui à une interprétation naturelle, le persécuté cherche et trouve pour s'en rendre compte les solutions les plus curieuses. On a fait des trous dans le mur pour lui parler, lui adresser des injures, lui souffler des poudres brûlantes, de mauvaises odeurs, l'électriser ; on a installé dans les environs et jusque dans sa chambre des bobines, des piles électriques, des tuyaux acoustiques, des téléphones, des phonographes, à l'aide desquels on l'insulte et on lui procure toutes sortes de sensations désagréables. On se sert même aujourd'hui des rayons X, des rayons N, et de la télégraphie sans fil.

Pendant ce temps, les *hallucinations* se sont multipliées et ont fait des progrès ; si elles étaient restées jusque-là *psychiques* ou *psycho-motrices*, elles deviennent *psycho-sensorielles*. Les *voix* sont précises, franchement *insultantes* ; elles sont entendues non seulement la nuit, mais aussi le jour et sans interruption, quelquefois d'une seule oreille (hallucinations unilatérales), le plus souvent des deux ; elles disent des mots grossiers, des épithètes injurieuses, des locutions d'argot, des phrases entières, dans lesquelles dominent les accusations, les injures et les menaces. Ces voix monologuent, dialoguent, tiennent conversation entre elles, le malade tantôt se bornant à les écouter, tantôt intervenant soit pour contester d'un mot leurs dires, soit pour leur répondre et les discuter, parfois bruyamment et avec animation. Très souvent à ce moment, parfois même, comme nous l'avons vu, dès le début, il se produit un phénomène hallucinatoire curieux, c'est l'*écho de la pensée*. Le malade entend sa pensée distinctement formulée en lui, au fur et à mesure qu'elle surgit, non plus à haute et distincte voix, mais sous forme de langage intérieur plus ou moins variable ; puis il croit que d'autres personnes l'entendent également, ce qui lui crée un supplice inimaginable, d'autant que les pensées qu'il désire le plus cacher sont précisément celles qui sont le mieux entendues. Il s'aperçoit qu'on devine sa pensée parce qu'on y répond sans qu'il l'ait articulée, parce qu'on lui parle des faits de sa vie passée qu'il est seul à connaître, etc., etc. Ce phénomène, si mystérieux pour lui, il l'explique encore par l'intervention de l'électricité, du téléphone, du phonographe ; quelquefois il en arrive à s'imaginer que cette voix qu'il entend en lui appar-

tient à une autre personne, et c'est là le point de départ habituel, chez certains malades, d'un *dédoublement de la personnalité.*

Dans certains cas, mais ordinairement beaucoup plus tard,
les persécutés entendent des voix différentes dans chacune des
deux oreilles (hallucinations dédoublées, MAGNAN). D'un côté,
ce sont des choses pénibles, des injures et des menaces ; de l'autre,
ce sont des choses agréables, des encouragements et des conseils.
Ces deux ordres d'hallucinations constituent pour eux, comme
dit SÉGLAS, l'*attaque* et la *défense.*

Ainsi que l'a justement fait observer LASÈGUE, les *hallucinations de la vue* sont très rares dans le délire de persécution. Le
persécuté entend bien ses ennemis, il perçoit bien leurs voix,
mais il ne les voit généralement pas. Ses fausses sensations
visuelles, lorsqu'il en éprouve, consistent surtout en apparitions
hostiles, en figures grimaçantes, en écrits pleins de menaces,
en changements à vue des personnes et des choses, qu'il accuse
ses ennemis de lui avoir fait voir, par des moyens à eux. Mais il
est exceptionnel que les hallucinations de la vue aient lieu
d'une façon suivie, à moins qu'il ne se joigne à la maladie un
autre état pathologique tel que l'*alcoolisme* ou l'*hystérie*, ou qu'il
ne s'agisse de vieillards (LASÈGUE. RITTI).

En revanche, le sens de l'*odorat*, le sens *du goût*, le sens du
tact, la *sensibilité interne* ou *cénesthésique* jouent un grand rôle
dans le délire. Les malades sentent des odeurs de fumier, de
soufre ; ils ont dans la bouche un goût d'arsenic, de cuivre, de
phosphore, d'où ils concluent qu'on cherche à empoisonner leur
nourriture, ce qui les pousse parfois à la *sitiophobie*, ou tout
au moins à ne manger que de certaines substances ou de certains plats. Enfin ils éprouvent les sensations les plus extraordinaires. On leur provoque des secousses dans tout le corps,
des crampes, des coups, des torsions, des brûlures ; on leur
arrache l'estomac, le ventre ; on leur souffle des gaz dans l'intestin ; on leur introduit des corps étrangers dans les parties
sexuelles, on les viole, on les sodomise, on les masturbe, on leur
soutire le sperme, etc., (persécutés génitaux). Toutes ces sensations sont variables à l'infini, et les expressions par lesquelles

les aliénés les traduisent aussi typiques qu'impossibles à reproduire.

Beaucoup cherchent à *se protéger* contre leurs hallucinations, notamment contre leurs hallucinations auditives et sexuelles. Les hallucinés de l'ouïe se bouchent les oreilles avec du coton, de la mie de pain, de la cire, de la terre glaise, du mastic ; les hallucinés génitaux, les femmes surtout, se protègent en serrant leurs jambes, en tamponnant leur vulve et leur vagin. Ce sont là les *moyens de défense* des persécutés, étudiés par nombre d'auteurs, notamment par SÉGLAS, A. MARIE, etc.

A ce moment, les malades commencent à *agir* en persécutés. Presque toujours, leur premier acte est une *plainte*. Ils s'adressent de vive voix, mais de préférence par écrit, à l'autorité publique pour faire cesser les persécutions dont ils sont l'objet, surtout au commissaire de police, au procureur de la République, quelquefois même au ministre de la justice ou au chef de l'État. Il en est qui fatiguent ainsi tous les magistrats, grands et petits, de leurs réclamations et les assaillent des dossiers les plus volumineux. En même temps, ils changent fréquemment de domicile, s'expatrient même pour échapper à leurs persécuteurs et essayer de se soustraire à leur action (aliénés migrateurs de FOVILLE). Mais ils ont beau se déplacer, se cacher, les persécutions les suivent partout.

Après avoir fait de vains efforts pour obtenir justice et avoir épuisé, pour ainsi dire, toutes les juridictions, les malades songent à *se faire justice eux-mêmes*. A ce moment, ils entrent dans une période nouvelle, dans la période de lutte active, changement que LASÈGUE a parfaitement défini en disant que de persécutés, ils devenaient *persécuteurs*.

Le plus grand danger que puisse courir un individu, est d'être pris par un persécuté pour l'âme du complot qui l'entoure, pour le personnage contre lequel il doit se venger ; danger d'autant plus grand qu'il est ignoré, et que le malade, en pleine possession de ses moyens intellectuels, met au service de sa haine une astuce et une énergie extraordinaires.

Cette situation n'est pas sans analogie avec la légendaire vendetta corse, mais elle est pire encore. C'est, en effet, au moment où il s'y attend le moins et où il est parfaitement paisible et tranquille, qu'un individu se trouve frappé tout à coup par un personnage qu'il ne connait pas, souvent qu'il n'a jamais vu et à qui il n'a rien fait. Parfois même, le malade, sans avoir de persécuteur attitré, frappe au hasard le premier venu sous l'influence d'une hallucination de l'ouïe ou d'une impulsion morbide. On ne saurait trop le répéter : avec les épileptiques et peut-être plus encore que les épileptiques, les persécutés sont, de tous les aliénés, les plus *dangereux*. La plupart des crimes pathologiques commis au dehors, et presque tous ceux commis dans les asiles, le sont par des persécutés. Au reste, ce n'est pas seulement à l'*homicide* qu'ils ont recours ; il peuvent encore se livrer à l'*incendie*, à l'*empoisonnement* et quelquefois, mais exceptionnellement, en dépit de l'opinion reçue, au *suicide*. Quels qu'ils soient, leurs actes morbides revêtent très souvent le caractère *impulsif*.

Pendant ce temps, le persécuté s'enfonce de plus en plus dans son délire qui, ayant pris définitivement corps, se *systématise*, se cristallise, comme on l'a dit, et à part quelques légères nuances, reste désormais invariable. S'il n'a pas encore créé quelques *néologismes* pour traduire ses conceptions, il y arrive à ce moment, et en vient souvent à jeter dans ses phrases une quantité plus ou moins grande de mots bizarres, inconnus, par lesquels il exprime son délire ou désigne ses persécuteurs. Ce *langage pathologique* est le signe le plus évident de la *chronicité* du délire, et s'il restait encore quelques chances d'espoir, il faut dès lors les perdre complètement.

Le *caractère* des persécutés est habituellement mauvais. Ils sont défiants, ombrageux, froids et durs dans leur accueil, secs et menaçants dans leurs paroles ; *ils répondent impoliment aux questions qu'on leur adresse* et, souvent, se bornent à prononcer ces phrases absolument caractéristiques : « Je n'ai rien à vous dire ; vous le savez mieux que moi », qui paraissent trahir l'idée qu'ils ont qu'on communique avec eux d'une manière occulte et que leur pensée est entendue.

Au reste, la plupart des persécutés sont au plus haut point des *réticents*. Certains, il est vrai, se complaisent à exhaler leurs plaintes, à faire entendre leurs protestations soit verbalement, sur un ton généralement hautain et menaçant, soit graphiquement, sous forme d'*écrits* portant déjà les marques caractéristiques de l'état délirant et adressés à toutes les autorités. Mais le plus grand nombre se renferment en eux-mêmes et ne laissent rien percer au dehors de leurs hallucinations et de leur délire. Il faut alors une grande habitude et une certaine habileté de tactique pour venir à bout de leur défiance obstinée et pénétrer le mystère de leurs conceptions. Ils présentent au plus haut point cette attitude générale, cette expression et ce regard caractéristiques, fixes, défiants, malveillants, provocateurs, que nous avons décrits aux

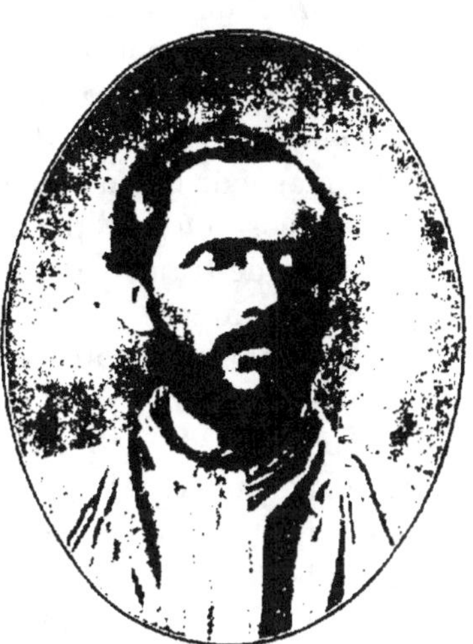

Fig. 43.

Type de persécuté halluciné
(d'après DAGONET).

hallucinés de l'ouïe dans le second chapitre de cet ouvrage (voir fig. 43). Très souvent, on les surprend en conversation muette ou même parlée avec leurs voix, souriant ou se fâchant de ce qu'elles disent, leur répondant, ou se livrant, sous leur influence, à quelque acte subit d'excentricité ou de violence, ou à quelque moyen de défense toujours le même (monologues, dialogues, mimique, stéréotypies des persécutés). C'est surtout en raison de la persistance de ces hallucinations et de l'obéissance passive dans laquelle ils vivent vis-à-vis d'elles, que les persécutés sont sujets à des impulsions subites, et qu'ils sont, par conséquent, essentiellement dangereux.

Au bout d'un temps plus ou moins long, de quelques semaines ou de quelques mois, plus souvent encore de plusieurs années, le persécuté tend peu à peu à en arriver à ce qui doit être le couronnement de son état pathologique, c'est-à-dire à la *trans-*

formation de sa personnalité. Cette transformation s'opère de deux façons différentes : ou *brusquement,* sous l'influence d'une *hallucination* ou d'une sorte d'*idée suggestive* qui révèlent tout à coup au malade son origine royale, son titre nobiliaire, son caractère de grand personnage, ou *lentement,* par le fait même de l'*évolution logique du délire,* qui finit par faire croire au persécuté que, pour qu'on s'acharne ainsi contre lui, il faut qu'il soit quelque chose ou quelqu'un.

Ce mode de transformation par *évolution logique du délire* est cependant contesté par beaucoup aujourd'hui et on tend à le considérer comme moins fréquent, parmi ceux à voie lente, que les deux suivants.

L'apparition du délire ambitieux, dans la folie systématisée progressive, ne se fait pas, disent certains auteurs, par déduction logique du délire de persécution. Elle a sa genèse propre, indépendante, et résulte de la *germination d'idées surajoutées* dans un *cerveau débilité* primitivement et consécutivement (CHARPENTIER, TATY et TUY). D'après cette opinion, ce seraient donc les persécutés peu intelligents qui deviendraient des ambitieux. Pour faire un mégalomane, dit humoristiquement CHARPENTIER, il faut que le persécuté soit : 1° un sot ; 2° un fat ; 3° un orgueilleux ; 4° un insuffisant.

D'autres fois, et c'est là une origine qui, si elle n'est pas des plus fréquentes, est bien nette dans certains cas, le malade est conduit au délire de grandeur par la *dissociation même de sa personnalité.* Nous avons vu plus haut que souvent les persécutés entendaient deux sortes de voix distinctes : les voix d'attaque, les voix de défense. Chez quelques-uns, tout ne se borne pas là et il s'établit, à côté du système délirant de persécution, un système délirant de défense qui, comme le premier, peut se développer, posséder son organisation, ses hallucinations, ses stéréotypies. Le sujet est alors comme suspendu entre ces deux forces opposées qui se le disputent : poursuivi ou tourmenté par les jésuites, les francs-maçons, par tel ou tel individu, il sera protégé, sauvegardé par l'Église, l'armée, les dames ou quelque personnage puissant. Le délire ambitieux résulterait, chez ces malades, du triomphe progressif de la défense sur l'attaque, du bien sur le mal. Ce mode spécial et curieux de *transformation par voie de défense*, chez les persécutés, a été mis plus particulièrement en lumière par SÉGLAS, CARPENTIER, ARNAUD.

Quelle que soit, en somme, l'origine de la transformation, dans tous les cas le résultat est le même ; c'est une *personnalité nouvelle* qui se crée et dont l'intervention s'annonce par des idées ambitieuses qui commencent à se faire jour au milieu des idées de persécution, jusque-là tout à fait exclusives. A ce moment, le malade entre dans la troisième période de son affection.

b. *Délire mystique ou religieux*. — Une seconde forme délirante par laquelle se traduit, avons-nous dit, à la deuxième période, l'état du malade dans la folie systématisée progressive, est le *délire mystique*. Au fond, cet état est le même, et les mêmes péripéties se déroulent ; l'explication seule a changé. Au lieu d'attribuer les sensations extraordinaires qu'il éprouve à une intervention humaine, l'aliéné les attribue à une intervention surnaturelle. Toute la différence est là.

Le délire systématisé religieux, en dehors des conditions étiologiques communes à tous les types de psychoses essentielles, frappe de préférence les individus plus portés par leur sexe, leur pays d'origine, leur naissance, leurs dispositions naturelles, leur éducation, leur ignorance, leur profession, à subir morbidement l'action des idées religieuses et superstitieuses. C'est dire qu'il est plus fréquent chez la femme et chez les religieux.

Le *début* de la maladie est plus rapide que celui du délire de persécution et c'est souvent d'emblée, sans tâtonnement et sans hésitation, que le sujet attribue les sensations anormales qu'il éprouve à une influence malfaisante, c'est-à-dire diabolique ou maléfique, car le persécuteur peut être, suivant le cas, le *diable* ou le *sorcier*. VALLON et MARIE, dans leur intéressante étude sur les *psychoses religieuses à évolution progressive*, disent que, contrairement au *mélancolique religieux* qui est surtout atteint de *démonopathie interne*, c'est-à-dire de *possession démoniaque intérieure*, le *persécuté religieux* présente plutôt, lui, de la *démono-*

pathie externe, c'est-à-dire de la simple *obsession diabolique extérieure*. Je ne crois pas que cela soit exact et j'ai observé, au contraire que, le plus souvent, le persécuté religieux localise de prime abord le mauvais esprit dans son corps, tantôt dans la poitrine, tantôt et surtout, dans une région quelconque de l'abdomen, telle que le creux épigastrique. Tout ce qu'il éprouve là, normal ou pathologique, est rapporté à la présence du démon : il y sent des mouvements de reptation analogues au déplacement d'un serpent ; il y entend des bruits comme des cris d'animal ou des voix ; il y constate des gonflements, des tumeurs qui ne sont autre chose que l'habitat de l'ennemi.

Que cet ennemi soit au dehors ou au dedans de lui, d'ailleurs, il ne lui laisse aucun repos et le torture de mille façons : en lui faisant arriver toutes sortes de malheurs ou d'incidents fâcheux, en l'injuriant, en le poussant au mal contre sa volonté.

Le mode de persécution privilégié du démon, est, en effet, celui-là : il inspire de mauvaises pensées à sa victime, il cherche à la faire blasphémer, renier Dieu, commettre des péchés, principalement contre les mœurs. Les persécutés religieux sont tous ou presque tous, en effet, des Saint-Antoine en état de tentation, ce sont tous ou presque tous des *persécutés génitaux*. Hommes, ils éprouvent des désirs lubriques, une envie irrésistible de se livrer à l'onanisme, au coït, à des actes sexuels anormaux ; ou bien ils ressentent, malgré eux, principalement la nuit, dans leur sommeil, le spasme voluptueux, comme si l'on agissait invisiblement sur leurs organes. Les femmes surtout, présentent, dans ces conditions, un véritable délire de persécution génital : Satan abuse d'elles toutes les nuits ; elles le sentent matériellement ; elles vont parfois, comme les sorcières du moyen âge, jusqu'à donner sur ces rapports hallucinatoires les détails les plus circonstanciés.

Deux particularités assez importantes différencient le délire de persécution religieux du délire de persécution ordinaire.

La première, c'est que les *hallucinations psycho-motrices* y sont à peu près constantes et y jouent un rôle au moins aussi actif, sinon plus, que les *hallucinations auditives*. Si, en effet, le persécuteur surhumain, démon ou sorcier, peut se faire entendre par l'oreille, comme le persécuteur humain — et souvent alors, c'est par *l'oreille gauche* (oreille sénestre) — il est bien plus fréquent qu'il parle dans le corps même du sujet. La façon dont il parle et l'endroit d'où sa voix émane sont variables. Tantôt il s'agit d'une pensée non articulée ; tantôt d'une parole, non perçue par l'oreille, ou arrivant, bien que d'origine intérieure, aux organes de l'audition ; tantôt elle est dans le creux de l'estomac, tantôt dans le cœur, la tête, la matrice, etc. Parfois enfin, elle parle par la bouche même du malade. En un mot, toutes les variétés et tous les degrés d'hallucinations psycho-motrices, simples ou combinées, décrites par Séglas, peuvent se retrouver ici.

La seconde particularité plus spéciale au délire de persécution religieux, c'est l'existence relativement fréquente d'*hallucinations de la vue*, exceptionnelles, nous le savons, dans le délire type de persécution. Ces hallucinations de la vue sont naturellement en rapport avec le délire : le malade voit Satan, des diables, l'enfer, des animaux horribles ; il assiste à des scènes de sabbat ; parfois aussi, ce sont des tableaux voluptueux qui se déroulent à ses yeux pour l'exciter et le tenter.

Il va de soi que les *hallucinations de l'odorat*, du *goût*, de la *sensibilité générale* et même de la *sensibilité motrice* se mettent dans bien des cas de la partie et les odeurs de fumée, de soufre, de boue, d'urine de chat, le goût d'amertume, de chair pourrie, la sensation de piqûre, de brûlure, de coups de lance, de souffles de feu, d'enlèvement dans les airs, etc., etc., appar-tiennent, on peut le dire, au tableau symptomatique de la maladie.

Contre toutes ces sensations hallucinatoires pénibles, les malades emploient, comme les persécutés, toutes sortes de *moyens de défense*. Ils se livrent aux pratiques superstitieuses extravagantes usitées encore dans certains pays pour se délivrer des sorciers ; ils font des prières, des neuvaines, ils portent sur les différentes parties du corps habitées ou souillées par les démons, des emblèmes et objets religieux tels que chapelets,

scapulaires, crucifix, qu'ils vont parfois jusqu'à avaler (CULLERRE);
ils réclament avec insistance d'être exorcisés, de subir une
opération libératrice et trop souvent, comme les persécutés, ils
se vengent eux-mêmes sur ceux qu'ils croient avoir été vis-à-vis
d'eux les suppôts de Satan.

Cette situation malheureuse dure plus ou moins longtemps.
Mais, plus fréquemment et plus tôt que dans le délire de persécution, on voit intervenir la contre-partie, c'est-à-dire la
défense qui, ici, est presque de règle.

Ce *double délire antagoniste*, si bien décrit chez les persécutés
ordinaires par SÉGLAS et BEZANÇON, CARPENTIER, ARNAUD, est,
en effet, chez les persécutés religieux, des plus caractéristiques.
Il semble que la nature même de leurs persécutions et la personnalité diabolique de leurs persécuteurs déterminent pour
ainsi dire forcément une réaction défensive délirante ainsi que
le choix des défenseurs.

Dès lors, à côté du *système d'attaque*, se dresse progressivement
un *système de protection*. Le malade est menacé, tenté, violenté
par Satan ; il est soutenu, réconforté, dirigé par Dieu, la
Vierge, le Saint-Esprit, tel ou tel saint. C'est sur son corps et
dans son esprit une lutte perpétuelle de ces deux forces
opposées.

La conséquence de ce dédoublement du délire en deux fractions contradictoires, c'est naturellement le *dédoublement de
l'individu lui-même*. D'habitude, en effet, une partie de son être
appartient au mal : le démon est dans son ventre, il a jeté son
dévolu sur son côté gauche, il lui parle d'une façon à lui,
toujours la même, par voie psycho-sensorielle ou psycho-
motrice ; l'autre partie appartient au bien : Dieu, le Saint-
Esprit sont dans sa tête, dans son cœur, ils se manifestent à
lui par des signes et un langage spéciaux, différents des autres.
Toutes les combinaisons sont, on le comprend, possibles dans
ce dédoublement.

Un de mes malades, dont j'ai publié le cas, et qui s'intitulait
« frère pénitencier du Sacré-Cœur », était à la fois persécuté
par le diable et défendu par le Saint-Esprit.

« Le Saint-Esprit, qui habite son corps, lui parle, lui dicte des ordres sous forme d'une voix intérieure sans son, siégeant dans le côté droit de sa poitrine (hallucination motrice verbale auditive). Il le fait également penser, parler mentalement ou tout haut (hallucination motrice verbale orale) comme aussi écrire machinalement, à son insu (hallucination motrice verbale graphique).

« Satan, de son côté, qui cherche à contrebalancer cette influence divine, mais qui reste au dehors de lui, l'éprouve par toutes sortes de moyens : de mauvaises odeurs, de mauvais goûts, des piqûres, des coups, des excitations génitales, enfin des voix qui se font entendre sous forme de cris stridents, comme ceux des chauves-souris, dans l'oreille gauche (hallucinations psycho-sensorielles olfactives, gustatives, cutanées, génitales, auditives ».

Au bout d'un temps plus ou moins long, il arrive ce qui à peu près forcément devait être, c'est que la puissance divine l'emporte sur la puissance diabolique. Et ce triomphe de la divinité, qui est aussi le sien, conduit par étapes le malade au *délire mystique ambitieux*, à la théomanie. Assurément, Satan peut avoir le dessus dans ce conflit; mais même dans ces cas beaucoup plus rares, l'aliéné n'en aboutit pas moins à la transformation mégalomaniaque de sa personnalité; seulement, au lieu d'être pape, prophète, le Christ, il est Satan, l'anti-pape, l'antéchrist, etc.

Ce délire, dont nous venons de tracer à grands traits les caractères, représente l'ancien délire de persécution, celui qui existait et sévissait, avec la fréquence et l'intensité que l'on connaît, au moyen âge. Aujourd'hui, il subsiste encore, surtout dans certains milieux, mais il a été remplacé en grande partie par le délire de persécution humain, électrique, téléphonique, scientifique en un mot, qui est on peut le dire, le délire de persécution moderne. On saisit là l'influence des idées du temps sur la couleur du délire.

MAGNAN a bien fait ressortir, dans le tableau suivant, les caractères comparatifs du délire de persécution religieux ou ancien et du délire de persécution humain ou moderne.

COULEUR DU DÉLIRE SUIVANT L'ÉDUCATION ET LE MILIEU SOCIAL

Délire du moyen âge.	**Délire moderne.**

1° *Période d'incubation. Passe généralement inaperçue.*
(Inquiets.)

2° *Systématisation commençante. Préoccupations pénibles.*
Délire de persécution.
(Persécutés.)

Démonopathes.	Électrisés, magnétisés, hypnotisés.
Possédés.	
Ensorcelés.	Empoisonnés.
Damnés.	Mouchardés.
Lycanthropes.	Volés.
	Ruinés.

3° *Systématisation de plus en plus accentuée.*
Délire des grandeurs stéréotypé.
(Ambitieux.)

Démonolâtres.	Mégalomanes (empereurs, rois, députés, présidents de république, millionnaires).
Théomanes (Dieu, Saint-Esprit, Christ, Vierge).	
Antéchrist.	Réformateurs.
Jeanne d'Arc.	Inventeurs.
Prophètes.	

Telle est l'évolution du délire religieux. C'est ainsi qu'il parvient à se *systématiser*, à se cristalliser, se traduisant par des conceptions de plus en plus coordonnées et un *langage pathologique* entrecoupé de *néologismes* et d'expressions singulières. Souvent même le délire offre un mélange d'idées mystiques et de persécution, si bien que les malades sont à la fois *mystiques et persécutés*. C'est ce qui arrive chez certains qui, ayant des révélations divines, entretenant commerce avec Dieu ou la Vierge et se croyant chargés de soutenir la vraie foi, considèrent comme des ennemis et comme des suppôts de l'enfer acharnés à leur perte, les sorciers, les francs-maçons, les Jésuites, les prêtres, leur famille ou telle et telle personne, vis-à-vis desquels ils se placent dès lors en *persécuteurs*.

Sans être positivement aussi *dangereux* que les persécutés purs, les mystiques se livrent très fréquemment, par le fait de leur délire ou de leurs hallucinations, à des actes barbares ou criminels. Tantôt ils vont de ville en ville, catéchisant, prêchant la bonne parole, menaçant des foudres célestes et de la colère divine, usant même de violence contre les ennemis et les détracteurs de la religion ; tantôt ils vantent les mortifications. les mutilations les plus épouvantables qu'ils accomplissent sur eux et poussent leurs fidèles à accomplir, fondant ainsi des sectes religieuses plus ou moins étendues (SKOPZY, etc.) ; tantôt obéissant à leurs voix, ils frappent tel ou tel personnage en vue qui leur semble représenter le parti du démon ; enfin, ils en viennent fréquemment à renouveler le sacrifice d'Abraham et à immoler en holocauste leurs propres enfants.

c. *Délire jaloux, délire érotique, délire politique.* — Le délire de persécution et le délire religieux constituent les deux expressions les plus nettes de la psychose systématisée progressive à sa deuxième phase, phase d'état ou d'explication.

Les autres délires sont moins fréquents et surtout moins autonomes. Ils s'associent d'habitude, en effet, aux deux types précédents dont ils paraissent être plutôt, par suite, de simples variétés.

Ainsi le *délire érotique* n'est souvent pas autre chose que la prédominance des idées et des hallucinations génitales dans un délire de persécution ou un délire religieux. Les sujets y sont plus particulièrement tourmentés par des attentats sexuels de la part des hommes ou du diable et leurs préoccupations sont surtout tournées de ce côté, voilà tout. Ce n'est que dans des cas exceptionnels que ces délires peuvent se présenter à l'état d'indépendance et d'isolement. Il est donc inutile d'en tracer ici une description spéciale.

De même le délire jaloux, bien étudié dans ces dernières années par KRAFFT-EBING, BOMBARDA, mon élève IMBERT, VILLERS et VICTOR PARANT fils, est le plus souvent un délire de dégénéré, d'hystérique, d'alcoolique, ou bien la traduction plus ou moins passagère du délire de persécution. Il est exceptionnel qu'il constitue à lui seul un délire systématisé essentiel, hallucinatoire et progressif.

Le plus souvent, lorsqu'il s'agit de psychose systématisée

essentielle, le délire jaloux, favorisé par une prédisposition hystérique, alcoolique, des malformations ou de l'impuissance génitale, la ménopause, etc., ouvre la scène et constitue la première période de la maladie.

Le sujet épie jour et nuit son conjoint, suspecte ses paroles, ses actes, sa correspondance, ses sorties, l'accuse de le tromper, de lui avoir donné des bâtards, de se moquer de lui, de chercher à le supprimer, lui fait des reproches, des scènes, des menaces, allant plus ou moins vite dans cette évolution suivant qu'il est ou qu'il n'est pas halluciné, qu'il tire ses déductions de ses raisonnements ou qu'il les emprunte en partie à ses fausses sensations.

Le délire de jalousie ne reste pas longtemps à cet état de pureté et ne continue pas de progresser toujours dans le même sens. FUERSTNER dit qu'il n'y a pas de pur délire systématisé de ce genre.

Le plus souvent, le délire de jalousie s'efface peu à peu, au bout de quelque temps, devant les idées de persécution qui envahissent l'esprit du malade. Ce sont d'abord les parents de sa femme qui se font ses complices ; puis viennent des troubles sensoriels nouveaux servant à établir le délire de persécution.

L'infidèle veut l'empoisonner ; elle se livre à ses ennemis qui s'allient avec elle ; finalement, les idées d'infidélité disparaissent et la persécution reste seule. Dans ces délires de persécution ayant débuté par du délire de jalousie, on ne retrouve pas la phase de persécution vague et générale qui fait le début de la forme commune du délire de LASÈGUE.

Parfois la transition est plus brusque. A la suite d'un internement, par exemple, les idées de jalousie disparaissent assez vite et le malade est persécuté par le personnel de l'asile : ce fait contribue à prouver l'influence importante du milieu sur le délire.

En d'autres cas, il se produit une transformation curieuse de l'idée de jalousie. La femme, qui n'avait d'abord qu'un amant, devient la maîtresse d'une quantité de gens ou bien elle se livre à des personnes de plus en plus élevées, souvent le chef du malade, un contre-maître ou un patron.

Contrairement à ce qui a lieu dans la période de délire exclusivement jaloux, dans les délires combinés, les hallucinations de l'ouïe sont très fréquentes ; elles ne sont cependant pas constantes, d'après Bombarda. Elles jouent dans le délire du malade un rôle moins prépondérant que dans le délire de persécution, accompagnées qu'elles sont d'hallucinations nombreuses du goût et surtout de l'odorat, de la sensibilité générale et enfin de troubles de la sensibilité génitale. Ceux-ci vont de l'impuissance relative ou absolue, dont le malade rend responsable sa femme, à une exaltation que la femme ne peut et ne veut pas souvent satisfaire. Chez les femmes, dit Krafft-Ebing, ils vont jusqu'à la sensation de pollution nocturne quand le mari a des rapports avec ses concubines invisibles.

Les hallucinations de la vue sont rares et peuvent être rapportées à des habitudes alcooliques avec lesquelles elles coexistent. Les illusions de la vue concourent cependant avec les autres troubles à la genèse des interprétations délirantes.

Moins rarement que les persécutés, les jaloux se suicident ; mais l'attentat qu'ils accomplissent le plus souvent est le meurtre soit de leur femme, soit de l'amant désigné.

Lorsque ces aliénés sont en liberté, il n'est pas rare qu'une excitation alcoolique passagère, exaspérant les troubles sensoriels, détermine l'impulsion homicide.

L'évolution du délire, qu'il soit pur ou combiné, se fait très lentement et l'affaiblissement intellectuel n'arrive qu'à la longue. Les *néologismes*, qui apparaissent souvent après quelques années chez les persécutés, n'existeraient pas chez les jaloux, d'après Bombarda. Il est possible, cependant, de les rencontrer. La *guérison* est une terminaison rare du délire jaloux systématisé.

C. Période de transformation de la personnalité ou de déclin (délire ambitieux). — Persécutés, mystiques, érotiques, politiques ou jaloux, les délirants systématisés parviennent donc, par des voies en apparence différentes, à la troisième période de leur état pathologique qui consiste, avons-nous dit, dans la *transformation de leur personnalité*, et se traduit par un *délire ambitieux* caractéristique.

Cette terminaison des divers délires systématisés par le délire ambitieux a été maintes fois discutée et beaucoup la croient rare. D'autres, au contraire, la considèrent comme la règle dans les formes typiques. TATY et TOY l'ont relevée dans 78 p. 100 des cas de délire de persécution.

Il est difficile de se prononcer à cet égard, faute de pouvoir suivre toujours la psychose systématisée progressive, de son début jusqu'à la fin, c'est-à-dire pendant quelquefois de longues années. Je crois cependant que cette terminaison doit être très fréquente, sinon habituelle, non seulement parce que l'observation paraît le prouver, mais aussi parce que tout délire, quel qu'il soit, tend, par le fait de sa chronicité, à hypertrophier la personnalité de l'aliéné et à l'orienter finalement vers le délire ambitieux. Quoi qu'il en soit, ce délire, chez nos malades, qui tout d'abord ne se compose que de quelques idées d'orgueil, perdues au milieu des idées de persécution, ne tarde pas à se développer, à se condenser, en se mélangeant à ces dernières, de façon qu'à un moment donné, le malade présente une coexistence manifeste de délire de persécution et de délire ambitieux. Mais bientôt, les conceptions orgueilleuses commencent à prédominer, elles refoulent et étouffent peu à peu les idées de persécution qui subissent dès lors une marche régressive et deviennent plus ou moins confuses ; si bien qu'il arrive un moment où le malade, comme on dit, de *persécuté* est devenu *mégalomane*, mot heureux et qui exprime bien cet état nouveau, à condition toutefois qu'on n'attache aucune signification au terme « mane » puisqu'il ne s'agit en rien, ici, de manie.

Il faut noter cependant que, dans certains cas, des idées de persécution nouvelles se manifestent comme conséquence même du délire de grandeur, les sujets étant cette fois poursuivis, menacés, internés, parce qu'on veut les dépouiller de leurs titres, de leurs richesses, de leurs droits, etc. Ces idées de persécution qui sont, du reste, peu actives et très au second plan, constituent ce que l'on appelle le *délire de persécution en retour*.

Pendant ce temps, les *hallucinations* persistent ; ce n'est que très longtemps après et au moment où la démence tend à apparaître, qu'elles diminuent et s'affaiblissent progressivement.

Les malades continuent, pour la plupart, à être égoïstes, orgueilleux et méchants. Mais ils ont, à ce moment, quelque chose de véritablement caractéristique, c'est qu'ils se composent.

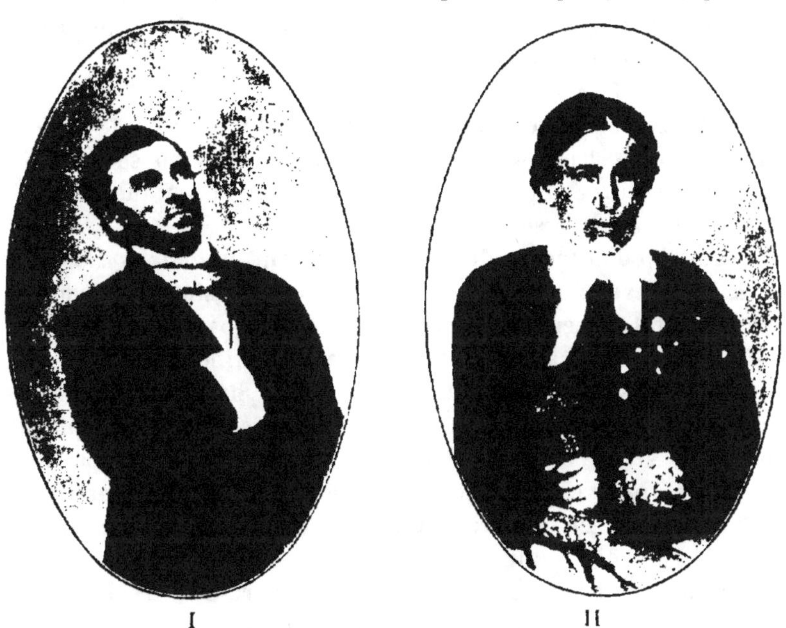

Fig. 44 (d'après DAGONET).

I, persécuté devenu mégalomane. — II, mystique devenue mégalomane.

à leur façon, l'habitus du personnage qu'ils croient être. Ce sont ces vieux aliénés qu'on voit dans les asiles vêtus de costumes si étranges, ornés de plumes, de lambeaux de drap de couleur voyante, de croix, de médailles, de chapelets, d'oripeaux de toutes sortes ; souvent même ils se font une tête spéciale et se composent une coupe de cheveux et une barbe caractéristiques. Rien n'est plus commun que d'en voir dont la tête et le visage rappellent, par exemple, la tête et le visage du Christ. Tous ces malades sont fiers, dignes, majestueux dans leur attitude et ils ne se départent pas un seul instant de leur sérieux et de leur solennité. On dirait des acteurs de tragédie chargés de quelque rôle royal, qui continueraient en public, et dans le costume de leur emploi, à jouer leur personnage.

Cette période de folie ambitieuse dure indéfiniment, jusqu'au jour, parfois très tardif, où survient la *démence* qui affaiblit et plonge peu à peu dans un néant confus toutes les conceptions vaniteuses de ces malades.

3° Marche, durée, terminaison. — La marche de la folie systématisée est essentiellement chronique avec ou sans rémissions et sa durée couvre la vie tout entière du malade, à partir du moment où elle se développe.

Beaucoup d'auteurs admettent cependant un *délire systématisé aigu*. Nous avons dit plus haut ce que nous pensions de ce délire, que nous retrouverons au chapitre des psychoses des **dégénérés**.

La *durée* de chacune des périodes est éminemment variable suivant les sujets. Chez les uns, le stade hypocondriaque est très long; chez d'autres la mégalomanie survient presque au début du stade d'explication délirante, au point de paraître parfois primitive. Il peut arriver également que la première période, courte et peu saillante, passe inaperçue, ou bien que le malade s'éternise pour ainsi dire à la seconde période, dans son délire mystique ou de persécution, et meure sans avoir subi la transformation terminale de sa personnalité. Au fond, ce ne sont là que des variétés individuelles à évolution en apparence anormale, mais dans laquelle on finit toujours par retrouver, plus ou moins distinctement, la marche typique que nous avons décrite à la maladie.

Quant à la terminaison habituelle de la folie systématisée progressive, elle n'est autre que la *démence*. Mais la démence est très longue à venir le plus souvent, et les malades peuvent rester aliénés pendant quinze, vingt et trente ans, sans présenter un affaiblissement marqué de l'intelligence. Au reste, alors même qu'ils sont tombés dans la démence, ils conservent des traces évidentes de leur délire ainsi que des vestiges de leurs hallucinations, ce qui donne à leur démence un caractère particulier (démence ambitieuse).

La *mort* survient ordinairement par le fait d'une complication quelconque ou d'une maladie intercurrente, assez souvent sous l'influence d'une hémorragie cérébrale.

4° Pronostic. — Il n'est pas nécessaire de faire ressortir combien est grave le *pronostic* de la folie systématisée chronique ou typique. Lorsqu'elle est réellement constituée, elle est à peu près constamment incurable. Ce n'est que dans les premières périodes, alors que le délire n'est pas encore stéréotypé, qu'on peut voir survenir une guérison ou, tout au moins, une amélioration temporaire.

5° Anatomie pathologique. — L'anatomie pathologique reste ordinairement muette. Tout au plus constate-t-on, à la mort des malades, une atrophie cérébrale plus ou moins marquée. Mais ce n'est là qu'une lésion terminale, explicable par le fait de la longue durée de la maladie et qui, d'ailleurs, ne lui est pas spéciale, puisqu'on la retrouve dans la plupart des folies restées longtemps à l'état chronique.

6° Diagnostic. — Le diagnostic de la folie systématisée, assez facile à établir lorsque l'affection a atteint sa période d'état, peut présenter, dans certains cas, des difficultés. Il peut arriver, par exemple, qu'en raison de la réticence des malades, de leur habileté à dissimuler leurs conceptions délirantes, et de l'absence chez eux, de toute réaction pathologique générale, on les prenne pour des individus *sains d'esprit*. Cette erreur est assez fréquemment commise par le public, qui se fait de la folie une tout autre idée. Pour l'éviter, il faut avoir soin surtout de procéder avec toute l'habileté et toute la circonspection désirables à l'interrogatoire de ces sujets.

Aux premiers temps de la folie systématisée, alors qu'elle se résume encore en hallucinations et en idées vagues d'hypocondrie et de persécution, on peut la prendre pour un accès de *mélancolie délirante*. Nous avons assez insisté déjà sur les différences qui séparent la folie essentielle de la folie généralisée, et notamment de la mélancolie avec idées de persécution, pour n'avoir pas besoin d'y revenir. Il faut se rappeler principalement, que les mélancoliques sont des *contrits* et les persécutés des *révoltés*. De même, on ne confondra pas le délire ambitieux qui termine la folie systématisée avec celui qui peut exister dans l'*excitation maniaque*. Outre que le premier ne s'accompagne d'aucun des symptômes généraux qui caractérisent la manie, et que, de plus, il est coordonné et systématisé, on sait encore qu'il n'est pas primitif et qu'il s'accompagne habituellement d'hallucinations, ce qui n'a pas lieu dans le délire ambitieux de l'excitation maniaque. A plus forte raison, ne confondra-t-on pas la mégalomanie de la folie systématisée avec celle de la *paralysie générale*. En dehors des antécédents, des caractères et de l'évolution du délire, si différents dans les deux cas, l'existence ou l'absence des signes physiques de la démence paralytique suffiraient à lever tous les doutes.

Il est des cas au début de la folie systématisée où les malades, sous l'influence des premiers troubles qu'ils éprouvent, se mettent à boire, en sorte qu'un *délire alcoolique* plus ou moins aigu peut venir voiler ou tout au moins modifier les conceptions délirantes qui forment le fond de l'affection. Ces malades sont communément pris pour de simples alcooliques et on est fort surpris, lorsque le délire toxique disparait, de le voir démasquer un délire de persécution qui dès lors progresse et suit ses étapes successives. Aussi faut-il toujours réserver le pronostic et se défier dans les cas où un délire alcoolique s'accompagne d'idées de persécution marquées et surtout d'hallucinations de l'ouïe prédominantes.

7° Traitement. — Le traitement de la folie systématisée ne peut guère être que palliatif. Il se borne à l'*isolement*, qui s'impose dans presque tous les cas, en raison du caractère essentiellement dangereux que présente la maladie. Le traitement moral est nul ou presque nul dans cette forme mentale. Il faut se borner à traiter les complications, et surtout à surveiller de près les malades pour les empêcher, dans la mesure du possible, de commettre les actes dangereux auxquels ils sont si souvent enclins.

PSYCHOPATHIES-INFIRMITÉS OU INFIRMITÉS PSYCHIQUES

Les *Psychopathies-infirmités* ou *Infirmités psychiques* se divisent, nous l'avons vu, en deux classes :

1° Les *infirmités d'évolution* ou *dégénérescences* ;

2° Les *infirmités d'involution* ou *déchéances*.

Nous allons étudier, dans deux chapitres distincts, ces deux catégories d'infirmités psychiques.

CHAPITRE PREMIER

INFIRMITES PSYCHIQUES D'EVOLUTION

(DÉGÉNÉRESCENCES)

Les infirmités d'évolution ou dégénérescences diffèrent des psychoses en ce qu'elles affectent la mentalité du sujet dans sa constitution même et non plus seulement dans son mode d'activité. Elles représentent les anomalies de l'organe, les psychoses étant en quelque sorte les maladies de la fonction.

De ce point fondamental découlent tous les autres caractères différentiels, qui se résument en ceci :

Les infirmités d'évolution ou dégénérescences ne sont pas simplement des accidents de la vie psychique, mais de véritables tares originelles, pesant le plus souvent sur la race tout entière, c'est-à-dire plutôt familiales qu'individuelles. Elles se traduisent, aussi bien dans l'ordre physique que dans l'ordre psychique, par ces déviations embryogéniques ou malformations que nous avons étudiées, au chapitre de la symptomatologie générale, sous le nom de stigmates de dégénérescence. Ces malformations ou stigmates, essentiellement indélébiles, peuvent s'accompagner de troubles névropathiques ou psychopathiques variés et plus ou moins durables (syndromes épisodiques, névroses et psychoses des dégénérés).

BLIX, dans une récente revue critique, divise l'ensemble des états dégénératifs ou débilités mentales en cinq classes, savoir : 1° la dégénérescence mentale proprement dite (dégénérés supérieurs de MAGNAN) ; 2° la débilité mentale proprement dite ; 3° l'imbécillité ; 4° l'idiotie profonde ; 5° l'idiotie complète. Nous croyons suffisant de les répartir en trois genres ou degrés progressifs :

1° Les *déséquilibrations* (dégénérés supérieurs, dégénérescents) comprenant la désharmonie, l'originalité, l'excentricité ;

2° Les *dégénérescences proprement dites* (dégénérés moyens, dégénérés) comprenant les dégénérescences simples et les dégénérescences avec psychoses ou psychoses des dégénérés ;

3° Les *monstruosités* (dégénérés inférieurs) comprenant l'imbécillité et l'idiotie.

Examinons successivement chacune de ces divisions.

ARTICLE PREMIER

DÉSÉQUILIBRATIONS
(DÉGÉNÉRÉS SUPÉRIEURS, DÉGÉNÉRESCENTS)

Les *déséquilibrations* forment pour ainsi dire la transition entre l'état normal et l'état pathologique. Ce sont de véritables frontières où vivent des individus intelligents, parfois même brillants, mais incomplets et porteurs d'une tare qui se traduit par un défaut d'harmonie et de pondération entre les diverses facultés et les divers penchants.

1° Principaux types. — On peut y distinguer comme types : 1° les *désharmoniques* ; 2° les *originaux* et *excentriques*.

a. *Désharmoniques.* — Les désharmoniques sont des anormaux

caractérisés par un assemblage inégal de lacunes et d'excès dans les éléments psychiques.

Dès l'enfance, ils se font remarquer par leur précocité, leur aptitude à tout saisir et à tout comprendre, en même temps que par leurs caprices, leur entêtement, leurs instincts cruels, leurs accès de colère violents et convulsifs. Au moment de la puberté, ils présentent souvent des migraines, des névralgies, des troubles névropathiques divers, en même temps que des crises passagères d'excitation ou de dépression avec exagération de certaines tendances psychiques ou passionnelles (mysticisme, onanisme, aspirations sexuelles vagues, désirs de voyages, recherche d'actions d'éclat, etc.).

Devenus hommes, ce sont des êtres complexes, hétérogènes, formés d'éléments disproportionnés, de qualités et de défauts contradictoires, aussi bien doués par certains côtés qu'ils sont insuffisants par d'autres. Dans l'ordre intellectuel, ils possèdent quelquefois à un très haut degré les facultés d'imagination, d'invention et d'expression, c'est-à-dire les dons de la parole, des arts, de la poésie. Ce qui leur manque, d'une façon plus ou moins complète, c'est le jugement, la rectitude d'esprit, et surtout la continuité, la logique, l'unité de direction dans les productions intellectuelles et les actes de la vie. Il en résulte qu'en dépit de leurs qualités souvent supérieures, ces individus sont incapables de se conduire d'une façon raisonnable, de poursuivre régulièrement l'exercice d'une profession qui semble bien au-dessous de leurs capacités, de surveiller leurs intérêts et ceux de leur famille, de faire prospérer leurs affaires, de diriger l'éducation de leurs enfants : si bien que leur existence, sans cesse recommencée, n'est pour ainsi dire qu'une longue contradiction entre l'apparente richesse des moyens et la pauvreté des résultats. Ce sont des utopistes, des théoriciens, des rêveurs, qui s'éprennent des plus belles choses et ne font rien.

Le public, qui ne voit d'eux que les dehors brillants, les apprécie et les admire souvent comme des artistes, comme des hommes supérieurs. Mais la médaille change de face pour ceux qui les suivent de près et qui partagent leur existence : ceux-là voient les défectuosités, les incapacités, les mauvais penchants :

ils en sont non seulement les témoins, mais les victimes.

Car, en dehors de leur impondération mentale, les déséquilibrés offrent encore soit un excès de sensibilité émotive, soit au contraire un manque absolu de sensibilité ; de la diminution ou de l'absence de sentiments affectifs ; de la perversion ou du défaut de sens moral ; de l'aboulie avec prédominance visible de la spontanéité sur la réflexion et la volition. D'où leur mobilité, leur instabilité, leur irrésolution, leurs alternatives d'apathie et d'activité, d'excitation et de torpeur, leurs accès d'emportements violents comme leurs crises de désespoir pour les motifs les plus futiles et les plus légers.

Dans certains cas enfin, on peut déjà constater chez eux l'existence de quelques-uns des stigmates physiques qui caractérisent l'état de dégénérescence.

b. *Originaux, excentriques.* — A un degré plus marqué, la déséquilibration se traduit, outre la désharmonie que nous avons signalée, par certaines particularités morbides, désignées sous le nom de bizarreries ou d'excentricités. Ce sont des anomalies isolées, des *manies*, comme les appelle le public, qui portent soit dans une habitude extérieure, dans la façon de se vêtir, de se coiffer, de marcher, d'écrire, de parler, soit dans un geste bizarre, une locution, un tic, une grimace. Souvent aussi l'originalité se révèle par une tendance impérieuse, obsédante, qui pousse le sujet dans une direction intellectuelle ou morale déterminée à l'exclusion de toute occupation pratique et utile : par exemple à s'entourer d'oiseaux, de fleurs, de chats, à collectionner des objets insignifiants, en particulier des objets de toilette tels que cravates, chapeaux, chaussures, robes de chambre de toute couleur et de toute forme, à s'absorber dans des recherches, des calculs, des inventions ridicules. Ou bien, ce sont des émotivités singulières, des appréhensions ou des attractions invincibles pour tel ou tel animal ou tel ou tel objet. La prodigalité excessive, l'avarice sordide, l'exaltation religieuse et politique, l'érotisme, sous ses modalités, ses perversions, ses rites mystiques les plus bizarres, le mensonge spontané, l'esprit d'intrigue et de duplicité, la passion du jeu et de la boisson, l'hypocondrie et la misanthropie sont encore des tendances qui se retrouvent fré-

quemment chez ces individus, que le public désigne vulgaire-
ment sous le nom d'excentriques, de maniaques, de toqués.

2° Accidents nerveux et psychiques des déséquilibrés.
— Désharmoniques, originaux, excentriques, les déséquilibrés
sont sujets à des accidents nerveux et psychiques de toute sorte,
en particulier à des manifestations neurasthéniques et hystériques, ainsi qu'à des obsessions et des impulsions. La neurasthénie, constitutionnelle, revêt le plus souvent chez eux la forme
dite cérébrasthénie ou psychasthénie (RAYMOND et PIERRE JANET).
L'hystérie y est également surtout psychique. Quant aux obsessions et aux impulsions, très variées d'aspect, elles s'associent
à l'état névropathique de façon à constituer des accidents en
quelque sorte mixtes, c'est-à-dire psycho-névropathiques.

3° Résumé. — En résumé, les déséquilibrés sont des dégénérés au premier degré, des dégénérés supérieurs ou plus exactement des dégénérescents, chez lesquels la tare constitutionnelle
ne se traduit pas encore par des malformations, des arrêts de
développement grave de l'organisme, mais s'annonce déjà
psychiquement par des indices caractéristiques se résumant
surtout en développement inégal, aberrant et plein de contrastes
entre les diverses facultés et les divers penchants, hypertrophies
et lacunes intellectuelles et morales : instabilité ; excitabilité ;
obsessivité ; impulsivité.

Il est à peine besoin de dire que les déséquilibrés étant, en
somme, de simples anormaux, vivent au dehors de la vie de
tous, à moins qu'ils ne viennent à être atteints accidentellement d'un accès de folie ou d'une crise impulsive qui les con-
duise dans les asiles ou devant les tribunaux.

ARTICLE II

DÉGÉNÉRESCENCES PROPREMENT DITES

(DÉGÉNÉRÉS MOYENS, DÉGÉNÉRÉS)

Les dégénérescences proprement dites sont, dans l'échelle des
anomalies constitutionnelles, intermédiaires entre les simples

désharmonies et les monstruosités, d'où le nom de dégénérés moyens ou de dégénérés sans épithète donné aux sujets qui font partie de ce groupe pathologique.

La dégénérescence est essentiellement caractérisée, nous le savons, par des vices d'organisation qui en forment le fond, le substratum, état constitutionnel permanent sur lequel peuvent venir se greffer des manifestations psychosiques très justement appelées par MAGNAN *syndromes épisodiques* de la dégénérescence.

Il y a donc lieu d'étudier séparément et successivement, chez les dégénérés, le substratum constitutionnel et les syndromes épisodiques, c'est-à-dire : la *dégénérescence simple*, non compliquée de psychose et la dégénérescence compliquée de psychose ou *psychose des dégénérés*.

§ 1. — DÉGÉNÉRESCENCE SIMPLE

Le dégénéré moyen ou proprement dit étant un déséquilibré plus accentué que le simple désharmonique, on peut lui appliquer tout ce que nous avons dit plus haut de celui-ci. Mais le dégénéré est plus qu'un déséquilibré, c'est aussi un débile chez lequel le développement psychique s'est fait non seulement de façon inégale et dissemblable, mais encore de façon incomplète. Nous devons donc trouver chez lui, en plus des signes de déséquilibration, des symptômes de la *faiblesse d'esprit* ou *débilité mentale*.

Cette débilité mentale n'affecte pas toujours les mêmes caractères et ne répond pas à un type unique. Non seulement les dégénérés qui en sont atteints offrent des degrés divers d'arrêt de développement, mais encore ils se présentent sous les aspects les plus variés et avec des défectuosités d'intelligence dissemblables de l'un à l'autre.

En général, ils se font remarquer par la lenteur avec laquelle s'opère leur évolution intellectuelle ; leur instruction est rarement complète et ils sont, pour la plupart, forcés de renoncer à leurs études. Ils peuvent posséder, bien que moins nettement que les déséquilibrés, des qualités brillantes, des aptitudes dis-

tinguées, des dispositions artistiques réelles, mais ce qui domine
en eux, ce sont des lacunes profondes dans le jugement et le
sens moral, une mobilité d'idées et de sentiments extraordinaire, un entrainement presque impulsif vers l'excentricité, la
fourberie, les excès, la violence, quelquefois les actes dangereux. Ce sont des composés de bien et de mal, susceptibles au
même degré d'affection ou de haine, de sentiments égoïstes ou
généreux, d'actions honorables ou malfaisantes ; brillant parfois par les dehors extérieurs, les agréments du physique, le
tour vif et aiguisé de l'esprit, la facilité de l'élocution, l'excellence de la mémoire : révélant au contraire leur infériorité et
leur incapacité dans les choses sérieuses, dans la façon de vivre
et de se conduire : en un mot leur intelligence, comme l'a dit
MARCÉ, est *un instrument auquel il manque un certain nombre de
cordes.*

Bien que cet état de déséquilibration et de débilité mentale,
qui constitue la dégénérescence, s'accompagne le plus souvent
de vices d'organisation corporels très manifestes, tels que microcéphalie, strabisme, malformations de l'oreille et de la voûte
palatine, prognathisme, etc., il est cependant des cas où les stigmates physiques sont peu marqués et y font presque défaut.

§ 2. — DÉGÉNÉRESCENCE AVEC PSYCHOSE OU PSYCHOSES DES DÉGÉNÉRÉS

Sous cette rubrique, nous avons à examiner les états de dégénérescence qui s'accompagnent de psychose. C'est ce que certains auteurs appellent la *folie héréditaire* ou *des dégénérés.*

Signalée par MOREL, étudiée successivement par J. FALRET,
LEGRAND du SAULLE, SANDER, KRAFFT-EBING, BUCCOLA, MORSELLI,
TONNINI, RIVA et divers savants étrangers, cette folie, ou mieux
cette classe de folies a surtout été mise en lumière en France,
par MAGNAN et ses élèves.

La folie héréditaire est loin d'être admise par tous à titre de
folie spéciale et le Congrès international de médecine mentale
de 1889 a repoussé cette appellation pour lui substituer celle,
moins discutée bien qu'aussi discutable, de *folie morale.* Il n'est

pas possible, en effet, de donner le nom de folie héréditaire à une folie quelle qu'elle soit, pour la raison bien simple que toutes les folies peuvent être héréditaires. Mais il n'en est pas moins vrai que les dégénérés, c'est-à-dire les individus atteints de vice d'organisation, ne délirent pas comme les autres et que leurs folies présentent des caractères particuliers. C'est donc le mot bien plus que la chose qui est en discussion et nous pensons qu'il y a lieu de faire une place spéciale, dans les descriptions nosologiques, aux psychoses des dégénérés.

Le caractère principal de la psychose, chez les dégénérés, c'est de dépendre d'un état constitutionnel plus grave, l'infirmité mentale. Chez les vésaniques proprement dits, la folie est tout; ici, elle n'est qu'un phénomène secondaire, surajouté, et souvent épisodique. L'étude de la psychose des dégénérés est donc inséparable de celle du vice d'organisation qui lui sert de substratum, c'est-à-dire du terrain.

Ce terrain, nous le connaissons, avec ses stigmates physiques et psychiques. Il est donc inutile d'y revenir à nouveau et nous devons nous borner à parler des troubles psychosiques qui s'y joignent.

Ces troubles psychosiques peuvent consister soit en simples syndromes, tels que obsessions, impulsions, soit en *psychoses* caractérisées.

A) SYNDROMES ÉPISODIQUES DES DÉGÉNÉRÉS
(OBSESSIONS ET IMPULSIONS)

La description que nous avons déjà donnée des syndromes obsessions et impulsions nous dispense d'y revenir en détail ici. Rappelons simplement que les *obsessions des dégénérés* sont des obsessions constitutionnelles et non accidentelles, qu'elles sont souvent héréditaires, précoces, intellectuelles d'emblée, multiples, avec modification fréquente de l'idée obsédante, qu'elles affectent l'allure rémittente ou continue et le type chronique.

Quant aux *impulsions*, leur fréquence, dans les états de dégénérescence, est extrême, et leur importance y est capitale. Capitale à ce point qu'on peut dire, sans crainte de se tromper, que ce qui caractérise essentiellement la dégénérescence, ce qui lui

donne son empreinte et en constitue le stigmate fondamental,
c'est l'*impulsivité*.

Cela est si vrai que, mieux que tout, l'impulsivité pourrait
servir à classer et à catégoriser les divers degrés de dégénérescence.

Au degré le plus inférieur, chez l'idiot et l'imbécile complet,
l'impulsivité est à son comble et le processus volitionnel est
réduit au réflexe purement mécanique ou à peu près.

Au degré moyen, c'est-à-dire chez le dégénéré proprement
dit, l'impulsivité est moins sommaire et elle s'accompagne dans
une mesure plus ou moins grande d'idée, de conscience, d'émotion, de souvenir, mais elle n'en est pas moins fatale et brutale.

Au degré le plus haut de l'échelle, chez les dégénérés supérieurs, représentés par les déséquilibrés, l'impulsivité est surtout psychique et se manifeste par de l'instabilité mentale, de
l'aprosexie, de l'aboulie, des tics, des tendances obsédantes
contre lesquelles le sujet lutte, mais non toujours victorieusement.

Si bien que les trois degrés cliniques de la dégénérescence
correspondent exactement, comme on le voit, aux trois degrés
que nous avons admis dans la division des impulsions.

Nous ne saurions donc trop insister sur ce point, si incontestablement établi par MAGNAN et ses élèves, que l'impulsion
est étroitement liée à la dégénérescence.

Bien que variable d'intensité et de degré, dans la dégénérescence, l'impulsion y affecte néanmoins des caractères communs
représentés, dans leur ensemble, par une sorte d'impulsion type :
l'impulsion plus ou moins irrésistible, avec lucidité, conscience
et souvenir. Ce n'est que dans les infirmités tout à fait graves
que les malades obéissent aveuglément aux incitations qui les
poussent, sans se rendre compte de ce qu'ils font et sans en
garder la mémoire.

Quant aux formes cliniques de l'impulsion, elles peuvent
toutes se rencontrer, sans exception, dans la dégénérescence.

Aux dégénérés supérieurs appartiennent de préférence les
impulsions psychiques, les obsessions impulsives avec toutes
leurs variétés. Aux dégénérés moyens, les impulsions plus graves :

impulsions toxicomaniaques, sexuelles, au vol, au suicide, à l'homicide, etc. Aux dégénérés inférieurs enfin, les impulsions instinctives à l'incendie, au vol, à l'homicide, au viol, à l'assassinat sexuel, etc.

Deux tendances morbides doivent être signalées particulièrement chez les dégénérés moyens et inférieurs : l'*homicide familial* et les horribles perversions sexuelles qui ont nom bestialité, violation des cadavres, vampirisme.

L'homicide familial s'explique, chez ces sujets, à la fois par leur *impulsivité* et par leur *inaffectivité*. Il revêt surtout la forme du *parricide* qui est essentiellement, ainsi que je l'ai montré avec mon élève ASSELIN, un crime de dégénéré.

C'est aussi un crime de dégénéré et de dégénéré plus inférieur encore, que celui de la nécrophilie et du vampirisme. Presque tous les sujets atteints de cette monstrueuse aberration étaient des idiots, ou des imbéciles confirmés. Seul le sergent BERTRAND, bien qu'héréditairement taré, lui aussi, était d'un niveau intellectuel plus élevé ; aussi sa perversion impulsive, mélange de masturbation, d'amour du cadavre et de sadisme, offrait-elle quelque chose de plus psychique, de plus obsédant et de plus paroxystique.

B) PSYCHOSES DES DÉGÉNÉRÉS

Les *psychoses* proprement dites des dégénérés ont des caractères complexes et se présentent sous les aspects les plus variés. Aussi convient-il de s'y arrêter plus longuement.

Tantôt ces psychoses consistent en un véritable délire intellectuel ; tantôt, elles se traduisent par des aberrations de l'ordre moral ou affectif, sans idées délirantes proprement dites ; tantôt enfin, elles se révèlent par des tendances purement instinctives. De là, trois variétés différentes à examiner successivement : 1° les *psychoses délirantes* ; 2° les *psychoses raisonnantes* ou *morales* ; 3° les *psychoses instinctives*.

1° *Psychoses délirantes des dégénérés*
(*Délire des dégénérés*).

Les dégénérés peuvent être atteints d'une forme quelconque des vésanies communes : *manie, mélancolie, confusion mentale, folie systématisée*. Mais chacune d'elles offre des caractères à part, soit dans la symptomatologie, soit surtout dans l'évolution. Les accès de folie généralisée éclatent d'emblée ; le délire est plus restreint et la lucidité plus grande ; les rémissions et les intermittences sont presque la règle ; la guérison s'opère brusquement, mais les récidives demeurent toujours menaçantes. De plus, la manie et la mélancolie peuvent se mélanger, se succéder et alterner, ce qui a fait considérer par certains auteurs les psychoses périodiques et circulaires comme appartenant en propre aux dégénérés. La confusion mentale revêt une forme plus grave et tourne facilement et rapidement, ainsi que nous l'avons vu dans un des chapitres précédents, à une démence précoce. Quant à la psychose systématisée, elle se montre sous un aspect plus anormal encore. Ce n'est plus la psychose typique, évoluant régulièrement et méthodiquement en périodes successives et distinctes. Ici, les diverses phases sont enchevêtrées et confondues ; tantôt les idées de persécution et de grandeur éclatent simultanément ; tantôt le délire ambitieux précède le délire de persécution ; tantôt enfin, c'est un accès de manie ou de mélancolie qui devient le point de départ du délire systématisé, dans lequel prédominent souvent les conceptions mystiques ou génitales (persécutés génitaux). D'autre part, la maladie peut s'améliorer et même s'arrêter à un moment quelconque de son existence, ce qui n'a lieu pour ainsi dire jamais dans la psychose systématisée typique. En un mot, comme le dit SAURY, « la marche de la folie héréditaire ne comporte aucune régularité ; le manque de méthode y remplace le plan ; l'absence de préparation y tient lieu de l'allure progressive. Les manifestations les plus diverses peuvent apparaître, se combiner, alterner sans évolution précise. Loin d'indiquer la systématisation et la chronicité, le délire ambitieux n'a plus de caractère et peut disparaître du jour au lendemain. »

La dégénérescence ne se borne pas à imprimer quelques traits particuliers aux vésanies communes ; elle s'accompagne souvent aussi de psychoses qui peuvent être considérées comme lui appartenant en propre ou comme lui étant tout au moins plus spéciales. C'est ce qui nous les a fait ranger dans ce chapitre, où nous dirons un mot des principales d'entre elles : 1° le délire des persécutés auto-accusateurs et persécutés mélancoliques ; 2° le délire d'auto-accusation systématisé primitif et le délire hypocondriaque systématisé ; 3° le délire systématisé aigu ; 4° le délire systématisé d'interprétation ; 5° le délire raisonnant ou des persécutés-persécuteurs.

1° Délire des persécutés auto-accusateurs et persécutés mélancoliques. — Certaines des psychoses des dégénérés sont pour ainsi dire des psychoses *mixtes*, faites à la fois de psychose généralisée et de psychose systématisée. Les autres sont des psychoses exclusivement systématisées.

Les psychoses mixtes des dégénérés consistent le plus souvent dans l'association d'un délire mélancolique, ordinairement d'auto-accusation ou d'hypocondrie, avec un délire systématisé, qui est presque toujours un délire de persécution : association accompagnée en proportions variables, suivant les cas, des concomitants symptomatiques des deux psychoses.

ARNAUD, se basant sur les travaux de SÉGLAS et de BALLET, distingue à cet égard trois catégories de sujets : 1° les *mélancoliques persécutés*, primitivement mélancoliques, qui plus tard viennent à présenter quelques idées de persécution ou même un véritable délire de persécution plus ou moins systématisé ; 2° les *persécutés auto-accusateurs*, qui sont avant tout des persécutés, mais qui ont en même temps, soit par crises ou bouffées, soit de façon permanente, des idées d'auto-accusation ; 3° les *hypocondriaques auto-accusateurs* de BALLET, dont le délire de persécution a pour base une malformation secrète, le plus souvent génitale, et qui, pour ce motif, au lieu d'avoir comme les persécutés ordinaires un sentiment exagéré du moi, de l'orgueil, « sont des humbles, des honteux, amoindris à leurs propres yeux par le sentiment exagéré de leurs infirmités ou de leurs vices, et disposés par conséquent à comprendre, à excuser même dans une certaine mesure, les mépris et les injures d'autrui » (ARNAUD).

LALANNE, de son côté, divise ces malades, qu'il réunit sous la dénomination générique plus exacte de *persécutés mélancoliques*, en plusieurs groupes : 1° les persécutés mélancoliques chez lesquels les délires d'auto-accusation et de persécution se succèdent, mais ne se combinent pas ; 2° les persécutés mélancoliques d'abord persécutés et devenant ultérieurement mélancoliques ; 3° les persécutés mélancoliques d'abord mélancoliques et devenant ultérieurement persécutés ; 4° les persécutés mélancoliques avec délire mixte d'emblée ; 5° les persécutés mélancoliques avec prédominance d'idées hypocondriaques ; 6° les persécutés-persécuteurs mélancoliques.

Au fond, toutes ces divisions se ramènent à deux : 1° celle dans laquelle les malades, quelle que soit la couleur de leur délire, sont plus mélancoliques que persécutés ; 2° celle dans laquelle les malades sont plus persécutés que mélancoliques. Nous désignons les premiers sous le nom de *mélancoliques persécutés*, les seconds sous celui de *persécutés mélancoliques*.

Le tableau clinique, qu'il n'est pas nécessaire de détailler ici, est celui des deux psychoses, avec prédominance des symptômes, de la manière d'être, des réactions de l'une ou de l'autre, suivant le cas.

Un des types les plus nets du mélancolique persécuté fut, ainsi que je l'ai montré, JEAN-JACQUES ROUSSEAU qui, tout en ayant des idées délirantes de persécution très manifestes, et même systématisées, réagit surtout en mélancolique, par son absence totale de haine vis-à-vis de ses persécuteurs, par ses fuites apeurées, panophobiques, par son besoin de se justifier lui-même, enfin par sa tendance à la dépression, à l'abattement, au désespoir, au désir de la mort, sinon au suicide.

2° Délire d'auto-accusation systématisé primitif et délire hypocondriaque systématisé. — Bien que certains auteurs, comme ARNAUD, donnent une place à part dans leurs descriptions au délire d'auto-accusation systématisé primitif de SÉGLAS et au délire hypocondriaque systématisé, je crois qu'on pourrait à la rigueur les classer parmi les psychoses mixtes que nous venons d'étudier, et les considérer comme des délires de *persécutés mélancoliques*, dans lesquels le délire mélancolique d'auto-accusation ou d'hypocondrie affecte les caractères et l'allure des délires systématisés primitifs.

Ce qui tendrait à légitimer cette manière de voir c'est que, par certains côtés, ces délires rappellent encore l'état mélancolique, en particulier par l'absence habituelle d'hallucinations psycho-sensorielles et par la fréquence de la tendance au suicide, réaction par excellence de la mélancolie, très rare au contraire, comme je l'ai montré avec mon élève et ami MEILHON, dans le vrai délire de persécution.

Quoi qu'il en soit, le délire d'auto-accusation systématisé primitif parcourt ses diverses étapes en se stéréotypant de plus en plus, et en s'accompagnant parfois, à la dernière période, d'idées de persécution et de grandeur, sans aboutir généralement à la démence.

Quant au délire hypocondriaque systématisé, son évolution est la même et il se termine d'habitude par des idées de négation en tout semblables à celles décrites par COTARD dans la mélancolie anxieuse, avec cette différence cependant, dit ARNAUD, qu'elles portent à peu près exclusivement sur les organes et les fonctions somatiques.

3° Délire systématisé aigu. — La question du délire systématisé aiguë est encore des plus controversées. La plupart des auteurs allemands et italiens en font une variété de paranoïa (paranoïa aiguë) ayant sa place, pour les uns dans les psycho-névroses dégénératives, pour les autres dans les psycho-névroses pures. Certains la rangent dans la confusion mentale.

En France, les mêmes divergences se retrouvent. Pour MAGNAN, la paranoïa aiguë, qui correspond à son « délire d'emblée, multiple, polymorphe des dégénérés », est essentiellement une psychose de dégénérescence. Pour CHASLIN, c'est une forme de confusion mentale primitive. Pour SÉGLAS, enfin, la paranoïa aiguë présente plusieurs catégories de faits, variables suivant qu'ils sont étrangers à la confusion mentale, qu'ils font partie de ce type morbide ou au contraire que la confusion mentale les accompagne secondairement.

Ce qui caractérise essentiellement le délire systématisé aigu, c'est la brusquerie de son apparition, la rapidité de son évolution, le polymorphisme et la mobilité de ses idées délirantes.

Tandis qu'il faut des mois et des années au délire systématisé chronique pour arriver à sa formation complète, le délire systématisé aigu met à peine quelques jours, quelques heures parfois pour se constituer. Aussi, ne réalise-t-il jamais qu'une apparence, qu'une ébauche de systématisation, sans solidité et sans durée.

Le délire systématisé aigu comprendrait un grand nombre de variétés, si l'on voulait tenir compte de toutes ses nuances symptomatiques et en particulier de la couleur des idées délirantes qui y prédominent. Mais une telle division est superflue et il nous paraît suffisant de retenir uniquement deux types morbides : le *délire systématisé aigu simple*, sans hallucinations, plus rare et ne survenant guère que chez des sujets débiles d'esprit ; le *délire systématisé aigu hallucinatoire*, le plus fréquent.

Dans ce dernier type, ce sont les hallucinations qui jouent le rôle prépondérant. Elles y sont multiples, mobiles, très actives, souvent terrifiantes, en rapport avec des idées délirantes variables de persécution, de mysticisme, de grandeur, des impulsions, de la confusion d'esprit, de la désorientation, des troubles profonds de la conscience, des modifications brusques de l'humeur. Il s'agit là, en un mot, d'une sorte d'état de rêve.

C'est pourquoi le délire systématisé aigu se confond, pour certains auteurs et dans certains cas, avec le délire hallucinatoire aigu de la confusion mentale.

La terminaison du délire systématisé aigu, simple ou hallucinatoire, est souvent favorable. Tout peut alors se borner à un accès isolé, unique, d'une durée variant entre quelques jours et quelques mois. Le plus souvent, d'autres accès plus ou moins semblables surviennent par la suite, séparés entre eux par des intervalles de guérison ou par de simples rémissions.

Le délire systématisé aigu peut aussi se continuer, soit dès le premier accès, soit après plusieurs accès, par un délire systématisé chronique et définitif. Il peut enfin, particulièrement dans la forme hallucinatoire aiguë, verser rapidement dans un état d'affaiblissement mental, de démence précoce.

Le délire systématisé aigu doit surtout être différencié de la psychose systématisée progressive, de la confusion mentale et des psychoses toxiques pures.

4º Délire systématisé d'interprétation. — SÉRIEUX a montré, dans un important travail récent, que l'interprétation délirante, qui joue un rôle souvent actif dans beaucoup de psychoses, pouvait même devenir, dans l'une d'elles, l'élément clinique fondamental, d'où le nom de *psychose systématisée chronique à base d'interprétations délirantes* ou, plus brièvement, de *psychose à base d'interprétations*, qu'il lui a attribué.

Cette psychose, qui présenterait dans sa symptomatologie et son évolution des caractères bien tranchés, permettant d'en faire une espèce clinique autonome, est caractérisée, d'après l'auteur, par les signes suivants : développement très lent de délires systématisés de couleur variée (le plus souvent délire combiné de persécution et de grandeur); absence presque constante d'hallucinations (ou rôle très effacé de ces troubles); richesse extrême des interprétations délirantes qui constituent la base même des conceptions morbides; marche très lentement progressive, absence d'évolution systématique; incurabilité absolue; persistance de l'intégrité des facultés intellectuelles (pas de période de démence).

Le délire systématisé d'interprétation relève avant tout de la dégénérescence et apparaît soit dans la jeunesse, soit dans l'âge mûr. Il se fait remarquer par la netteté de sa systématisation, en même temps que par la conviction inébranlable des malades et la persistance de leur activité intellectuelle ainsi que de leur lucidité. C'est au point que beaucoup font illusion et paraissent moins délirants qu'ils ne le sont en réalité. « Grâce à sa mémoire souvent très exercée, à sa dialectique toujours en éveil, le sujet peut défendre sa conviction erronée avec des apparences de raison que n'a pas le persécuté ordinaire qui se plaint de persécutions physiques, qui emploie des néologismes, que des troubles sensoriels permanents isolent, chaque jour davantage, du monde extérieur, etc. Il accumule preuves sur preuves, il a pour chaque objection une réponse toute prête, et dans la discussion il cite des dates, pose des dilemmes, s'empare du fait le plus insignifiant, et sait l'adapter adroitement aux besoins de sa cause. Sa certitude, assise sur des faits incontestables, confirmée chaque jour par de nouvelles interprétations, est et demeure entière et

peut même déterminer des cas de contagion psychique »
(Sérieux).

Souvent, un tel état d'esprit conduit les malades aux réactions
caractéristiques des persécutés-persécuteurs, ce qui ne saurait
surprendre, étant donné que le délire systématisé d'interprétation peut être considéré, en quelque sorte, comme un intermédiaire entre le délire systématisé progressif et le délire systématisé raisonnant ou des persécutés-persécuteurs, uniquement
basé sur une idée fixe et dont nous avons maintenant à parler.

**5° Délire systématisé raisonnant ou des persécutés-per-
sécuteurs**. — Cette psychose est peut-être la plus typique des
psychoses des dégénérés. Variable comme expression délirante,
elle a des caractères généraux uniformes et pour ainsi dire pathognomoniques.

Le délire est un thème suivi, cohérent, vraisemblable, à point
de départ faux ou mal interprété, mais éminemment logique
dans ses déductions; il ne s'accompagne presque jamais d'hallucinations; il se développe par extension progressive de l'idée
mère, mais sans subir de transformation et sans rien perdre de
sa physionomie première; il se traduit, quelle qu'en soit la forme,
par des revendications plus ou moins chimériques, mais tenaces,
persistantes, le plus souvent agressives et dangereuses; il est
incurable, malgré des rémissions fréquentes et se termine ordinairement par des complications cérébrales.

Les aliénés de cette espèce ont été rangés parmi les aliénés
raisonnants, en égard à la persistance de leur lucidité et au
caractère logique de leur délire. On les appelle aussi les *persécuteurs*, en raison de leur tendance absolument caractéristique
à poursuivre le triomphe de leur cause par les moyens les plus
violents. Le public, facilement trompé par l'apparence, les prend
souvent pour des victimes aigries par les injustices, et il n'est
pas rare même que leurs conceptions délirantes se communiquent
à une ou plusieurs personnes de leur entourage (folie à deux).

En réalité, ce sont des dégénérés héréditaires, porteurs de
tares intellectuelles et physiques des plus manifestes; égoïstes,
orgueilleux, méchants, avides de bruit et d'actions d'éclat, et

que leur délire, d'autant plus dangereux qu'il est plus vraisemblable et plus méconnu, pousse aux aventures les plus bruyantes et aux plus graves attentats.

C'est surtout aux travaux de J. FALRET, de son élève POTTIER et de KRAFFT-EBING, qu'est due la connaissance de ces aliénés.

Les caractères que nous venons d'indiquer suffiraient à donner une idée exacte des persécuteurs. Nous dirons un mot, néanmoins, des principales variétés de leur délire qui les a fait distinguer en : *persécutés, ambitieux* et *inventeurs, processifs, érotiques* et *jaloux, mystiques* et *politiques*. Mais, au fond, il s'agit là de la même maladie et des mêmes malades, ne différant que par la couleur de leurs idées prédominantes.

A. PERSÉCUTÉS. — Contrairement à ce qui se passe dans le délire de persécution essentiel, ici, le délire est immédiat, sans hallucinations, franchement logique et objectif. Un militaire, un prêtre, un employé, dans les conditions anormales d'hérédité et de tempérament que nous avons signalées, est l'objet d'une réprimande ou d'une punition disciplinaire, par suite de ses écarts de conduite ou de ses manquements professionnels; au lieu d'accepter la peine, son orgueil se révolte, il crie à l'injustice et se pose en victime. Le voilà persécuté, mais dès l'abord il devient *persécuteur*. Il proteste, récrimine, réclame, si haut et si fort qu'il est changé ou perd sa place. Il ne voit là qu'un nouveau grief, et sa haine pathologique s'en accroît. Désormais, il ne garde plus ni mesure ni retenue dans ses revendications ; il fait démarches sur démarches, adresse plaintes sur plaintes à l'autorité ; il rédige de longs mémoires justificatifs, écrit aux journaux, placarde des affiches, en appelle au public de la légitimité de sa cause. Souvent l'administration, fatiguée de ses obsessions et touchée de sa situation précaire, finit par lui accorder une compensation ou quelque indemnité ; mais cet acte de bonté ne sert qu'à le rendre plus hautain et plus exigeant encore, car il le considère comme un aveu et comme une reconnaissance de ses droits : tant qu'enfin, exaspéré de ses insuccès, traqué par la misère, tourmenté par son idée fixe, il passe des plaintes aux menaces et des menaces à l'attentat. Tantôt ces

individus vont tirer un coup de revolver à la Chambre des
députés, sur le passage d'un ministre ou du chef de l'Etat,
déclarant qu'ils ont voulu « attirer l'attention sur eux et se faire
rendre justice » (faux régicides de Régis); tantôt ils tuent quelqu'un, soit leur ennemi supposé, soit même un inconnu, dans
le but d'être traduits devant les tribunaux, où ils pourront enfin
exposer leur affaire au grand jour. Internés dans un asile
d'aliénés, ils protestent énergiquement contre leur séquestration
arbitraire, qui n'est pour eux qu'une insulte de plus, ils
réclament une enquête, cherchent à s'évader, à tuer quelqu'un,
ou bien ils ont l'air de renoncer à leurs idées et font les plus
belles promesses; mais si, d'une façon ou d'une autre, ils
recouvrent la liberté, c'est pour recommencer aussitôt la série
de leurs réclamations et de leurs attentats.

B. AMBITIEUX ET INVENTEURS. — Les ambitieux-persécuteurs
ne diffèrent en rien des persécutés-persécuteurs, si ce n'est sur
un point : c'est que leurs revendications ont pour objet non la
réparation d'une offense, mais la reconnaissance d'une
invention, d'une fortune ou d'un titre qui leur sont contestés. A
part cela, leur délire évolue de même façon et leur manière
d'agir est identique. Les dégénérés *inventeurs* se doublent presque
toujours, comme l'ont montré récemment encore, dans leurs
thèses, mes élèves DELARRAS et GENIÈS, de persécutés qui s'imaginent qu'on leur a volé leur invention, qu'on les a frustrés de la
gloire et de la fortune qui devait leur en revenir et qui, sous
l'influence de cette idée, persécutent les gouvernements, les
administrations ou les individus de leurs réclamations et de
leurs menaces.

Il en est de même des dégénérés *ambitieux*. J'ai observé à
Bordeaux, comme BALLET l'a fait à Paris, un de ces malades
qui prétendait être le fils de JULES GRÉVY. C'est sa mère en
mourant, dit-il, qui lui a révélé le secret de sa naissance. Depuis
cette époque, il ne cessa d'obséder l'ancien président de la République de ses lettres et de ses visites, l'appelant « mon cher père »
et lui demandant de nombreux subsides. Interné à Saint-Anne
à la suite d'une démarche sans doute un peu trop pressante

auprès de l'auteur supposé de ses jours, il ne vit là évidemment qu'une machination des individus intéressés à lui faire perdre sa part d'héritage. Il ne manquait jamais, à l'occasion du jour de l'an, de la saint Jules et dans diverses autres circonstances, d'écrire à M. Grévy et il montrait triomphalement, comme une preuve à l'appui de sa filiation, les récépissés de la poste indiquant l'arrivée au destinataire qu'il avait toujours soin de réclamer. Ballet a très heureusement désigné les sujets de ce genre, qui revendiquent obstinément ainsi leur rattachement à une autre famille, sous le nom de *persécuteurs familiaux*.

C. Processifs. — Les persécuteurs-processifs ont été particulièrement étudiés en Allemagne par Brosius, Snell, Liebmann, Krafft-Ebing, qui a décrit leur maladie sous le nom de *Querulanten Wahnsinn*, c'est-à-dire de *manie des querelles* ou *des procès*, et depuis par Koppen, Hoppe, Hermann, Pfister, etc. Leur délire est une simple variété de délire raisonnant de persécution dont la caractéristique est de rouler sur des contestations judiciaires.

« La cause accidentelle du délire est un procès dans lequel les malades ont perdu leur cause ou aussi le rejet de prétentions, légitimes selon leur avis, mais en réalité audacieuses. Ce n'est pas par un vif sentiment du droit, comme on l'a souvent cru, mais par suite de l'absence du sentiment de leurs torts, lacune due à leur abâtardissement éthique et intellectuel, que ces gens se mettent dans un état d'irritation passionnée pour une offense imaginaire, qu'ils perdent le sens et qu'ils ne poursuivent plus qu'un seul but : rétablir leurs droits, à leur avis, lésés. Devant cette tâche, métiers, devoirs de famille et aisance de la maison, tout doit disparaître... Au lieu de reconnaître que leur cause était vouée à l'échec parce qu'elle était injuste, les malades, pleins de méfiance, voient la cause de leur insuccès dans la partialité, la corruption des juges ; des incidents insignifiants sont pour eux des preuves, et la conviction s'implante chez eux de plus en plus solidement. Alors les derniers égards sont mis de côté. Leurs recours en appel de plus en plus volumineux, leurs requêtes, leurs dénonciations sont bourrés d'invectives et d'offenses contre l'honneur des fonctionnaires et provoquent des répressions de la part des tribunaux, ce qui augmente encore leur irritation passionnée... Ils se sentent alors martyrs et dupes ; toute l'affaire judiciaire n'était qu'une comédie indigne. Avec un entêtement fou, une logique aveugle et une insolence éhontée, ils contestent non seulement l'équité, mais aussi la validité des jugements rendus contre eux. Ils refusent de payer l'amende, l'indemnité, les contributions ; ils se livrent à des voies de fait contre les huissiers, appellent les magistrats et les plus hauts fonctionnaires de l'État, canailles, voleurs, parjures. Ils entrent en guerre contre la justice misérable et ses indignes représentants, comme les champions du droit et de la morale, comme les martyrs d'une force brutale » (Krafft-Ebing).

A côté du délire processif et comme sous-variété méritant une mention spéciale il faut citer l'état pathologique signalé par Pailhas, identifié cliniquement par moi sous le nom de « *délire raisonnant de dépossession* » et qui a été étudié par d'autres observateurs tels que Lande, Ladame, Mabille, et mon élève Chuiton.

Ce délire est celui d'individus, plus ou moins déséquilibrés et dégénérés « qui, expropriés de leurs biens, refusent d'accepter la chose jugée et, se considérant comme injustement dépouillés et toujours légitimes propriétaires, se livrent, pour défendre leurs soi-disant droits, à des revendications plus ou moins violentes » (Régis).

Cette définition montre de quoi il s'agit dans ces cas et comment les délirants dépossédés ne sont autres, au point de vue des caractères du délire, de la disposition générale d'esprit et surtout du mode de réaction, que des persécuteurs processifs ou quérulants, chez lesquels le délire a simplement pour point de départ et pour thème une expropriation, ce qui lui donne une physionomie particulière.

Inutile d'ajouter que le délire de dépossession se rencontre de préférence chez des êtres plus ou moins frustes, ignorants, entêtés, surtout chez des paysans, très attachés à leur bien, qui se font une idée à eux de ce qu'est leur droit et qui, lorsque cette idée s'est implantée dans leur esprit, n'en démordent plus, prêts à tout pour la faire prévaloir.

CULLERRE a désigné sous le nom de *délire de revendication* le délire de sujets analogues qui, au lieu de réclamer la restitution de biens leur ayant appartenu, réclament, comme leur appartenant, des biens étrangers.

Le terme de délire de revendication, donné à cet état, est peut-être un peu imprécis, car il s'applique indistinctement à tous les délires des persécuteurs qui sont essentiellement des délires de revendication.

Il vaudrait mieux distinguer simplement si besoin est, parmi les revendicateurs de propriétés, les dépossédés vrais, ceux qui ont été réellement expropriés et les non-dépossédés, c'est-à-dire ceux de CULLERRE, qui réclament le bien d'autrui.

D. ÉROTIQUES ET JALOUX. — a. *Érotiques.* — Un cas typique publié par TAGUET va nous permettre d'apprécier les *persécuteurs-érotiques* et démontrer qu'ils sont analogues à tous les raisonnants, à quelque catégorie qu'ils appartiennent.

« M. X... entre comme précepteur dans une des grandes maisons de France. L'accueil bienveillant dont il fut l'objet de la part de la princesse de... lui fit espérer qu'il pouvait gagner son cœur. Un jour que la princesse était occupée à écrire, penchée sur son bureau, X... s'oublia jusqu'à déposer un baiser sur son cou. L'offense était grande, mais ne pouvait monter jusqu'à elle. Le mari, informé, ne s'en inquiéta pas davantage.

M. de... meurt, le cœur de la princesse est libre. A partir de ce moment, X... lui écrit des lettres étranges, insensées, protestant de la pureté de ses intentions et revenant sans cesse sur cette vieille histoire du baiser.

Enfin, il consent à s'éloigner de Paris, mais il y revient presque aussitôt. La princesse lui ayant fait consigner sa porte, il s'installe dans une maison qui lui permet d'épier ses moindres mouvements ; le jour, il la suit dans les églises, dans les magasins, dans les rues. Un soir, il pénètre dans sa voiture et couvre de baisers brûlants les mains d'une femme de chambre qu'il prend pour elle. La nuit il jette du sable, de petits cailloux contre les fenêtres de son appartement.

Sur les plaintes de M. le duc de..., beau-frère de la prin-

cesse, X... est séquestré d'office après examen du professeur Lasègue. A l'asile, son délire continue, et il cherche à prouver
qu'il est aimé de la princesse. Comment expliquer, sans cela, cet
attrait invincible qu'ils éprouvaient l'un pour l'autre, ces mouvements de projection du bassin en avant, ces spasmes nerveux
que Mme de... éprouvait en sa présence, ces pressions du pied, ce
fluide qui courait dans leurs doigts lorsqu'ils venaient à se rencontrer ?

Rendu à la liberté, le premier soin de X... est de poursuivre
MM. le duc de..., les docteurs Lasègue et Girard de Cailleux
pour séquestration illégale, réclamant 100.000 francs de dom-
mages-intérêts. Il perd son procès.

Après la guerre, pendant laquelle il sert comme capitaine de
mobilisés, X... fait appel du jugement qui l'a condamné, et
demande à plaider lui-même sa propre cause. Il perd en appel,
mais se pourvoit en cassation. »

X... est, comme on le voit, non seulement un érotomane, mais
encore un persécuté et un processif, ce qui prouve que les
divers délires que nous décrivons ne sont pas des formes distinctes, mais de simples variétés de délire raisonnant, pouvant
coexister chez le même sujet.

b. *Jaloux.* — Les *persécuteurs-jaloux* sont de tous points
analogues. Voici un fait personnel, également intéressant à ce
point de vue.

J'ai eu à examiner, il y a quelques années, une jeune dame
dont le délire était le suivant.

Cette dame, héréditaire et dégénérée, bien qu'intelligente, était
devenue jalouse de son mari, à qui elle reprochait de ne pas remplir ses devoirs conjugaux et de passer ses soirées hors de la
maison, avec des amis. Ayant assisté à un procès en séparation
dans lequel il fut question de rapports contre nature entre le
mari et son domestique, elle fut très frappée par la révélation de
ces actes anormaux, dont elle ignorait jusqu'alors l'existence, et
ce fut là pour elle un trait de lumière. A partir de ce moment,
elle s'imagina que, si son mari la délaissait, c'est qu'il avait des
relations honteuses avec un de ses amis, M. X..., et tous les soirs,
quelquefois jusqu'à une heure très avancée de la nuit, elle le

24.

suivait dans les rues et l'épiait à travers les vitres du café où il allait faire sa partie. Sa fille, une jeune personne de dix-huit ans, très honnête et très distinguée, fut mise par elle au courant de ses soupçons et les partagea entièrement, l'accompagnant ou la remplaçant dans ses surveillances nocturnes. Mme X..., hantée par son idée fixe, cherchait et trouvait en tout les preuves les plus péremptoires. Son mari rentrait tard, fatigué, les yeux cernés, c'est qu'il s'était livré à son vice infâme ; il rêvait haut la nuit, c'est qu'il appelait l'objet de sa passion. La pauvre femme en vint à scruter attentivement le linge de son mari, et dans sa chemise et ses mouchoirs, découvrait des traces de ses pollutions illicites. Elle nous montra, lors de notre examen, une chemise de M. X..., tachée en divers endroits du dos, par suite de boutons qui avaient suppuré, et qu'elle gardait précieusement depuis des mois comme pièce à conviction, en déduisant même que son mari, dans les rapports contre nature qu'il avait avec son complice, était l'agent *a posteriori*, c'est-à-dire jouait le rôle passif.

Pleine de cette idée, et pendant que sa fille, excitée par elle, insérait dans son « cahier bleu » des malédictions contre l'infamie de son père, elle devenait franchement persécutrice et faisait des scènes à l'ami de son mari, l'insultant et le menaçant en public au point de provoquer des attroupements.

La mère et la fille se sont heureusement décidées à quitter Bordeaux, sans que j'aie pu savoir au juste ce que leur délire était devenu.

E. MYSTIQUES ET POLITIQUES. — a. *Mystiques*. — Le délire des persécuteurs à *forme mystique* est représenté soit par certaines dévotes mal équilibrées, dégénérées, hystériques, qui, sous l'influence de griefs plus ou moins imaginaires, accusent, poursuivent, menacent, frappent parfois des prêtres, des religieuses, des dignitaires de l'Église, soit surtout par des ecclésiastiques qui, dans des conditions de prédisposition analogues, s'insurgent contre leurs supérieurs et passent leur vie à les poursuivre.

Le type du genre fut l'abbé VERGER, l'assassin de Mgr SIBOUR. Héréditaire dégénéré, il est atteint de délire de persécution à forme raisonnante. « Tous ceux avec qui il a vécu, ses confrères surtout, sont ses ennemis ; il les accuse de toutes sortes de méfaits, et ne recule devant aucune calomnie pour les perdre.

« Frappé au mois d'août 1855 d'un retrait de pouvoir en raison de son inqualifiable conduite, il adresse plaintes sur plaintes aux autorités et fatigue l'archevêché et le parquet de ses réclamations désespérées. Un jour entre autres, le 3 février 1856, il va se placer dans l'église de la Madeleine, portant sur la poitrine une pancarte sur laquelle étaient écrits en latin ces mots de l'évangile : « J'ai froid, et ils ne m'ont pas vêtu ; j'ai faim et ils ne m'ont pas donné à manger ». A la suite, et en français, il avait ajouté cette phrase : « Je ne suis ni suspendu ni interdit, et pourtant, on me laisse mourir de faim ».

« Jusque-là, VERGER n'est que persécuté raisonnant, il n'a que des ennemis personnels et toutes ses conceptions délirantes se limitent sur ce point. Voici venir maintenant le délire mystique ; le voici qui va prendre en main la cause de la religion. Le pape vient de proclamer un dogme nouveau, celui de l'Immaculée-Conception. Du haut de son orgueil morbide, VERGER proteste et publiquement, par la parole et par la plume, il fulmine avec violence contre le souverain pontife et la nouvelle croyance. A dater de ce moment il se fait le champion de deux causes, la sienne et celle de Dieu ; et tandis qu'il jette l'anathème aux auteurs de son interdiction, il venge la religion outragée en assassinant l'archevêque de Paris en pleine cérémonie d'église, au cri significatif de : « Pas de déesses ! A bas les déesses ! », ne regrettant, dit-il, qu'une chose, c'est de n'avoir pu aller à Rome, pour frapper une autre et plus illustre tête ». (RÉGIS, *Les régicides.*)

A côté des mystiques persécuteurs, il faut placer les *mystiques ambitieux* avec lesquels, du reste, ils se confondent parfois. Ceux-ci sont, le plus souvent, des fondateurs de sectes ou de religions.

Mystiques de tempérament, souvent même par hérédité, ils ont une tendance instinctive à s'exalter les choses de la religion et, par une initiation plus ou moins lente, ils en viennent à concevoir un système religieux qu'ils cherchent à répandre et à faire prévaloir par tous les moyens possibles. Leur conviction profonde, leurs prédications ardentes, leurs écrits exaltés ont des résultats parfois surprenants, et il n'est pas rare qu'ils entraînent après eux une foule de prosélytes dévoués à leur cause jusqu'à la mort. Mais ce qui les distingue par-dessus tout, c'est qu'à l'encontre des autres aliénés raisonnants, ils ont fréquemment des *hallucinations*.

Ces hallucinations revêtent chez eux des caractères tout à fait spéciaux. Elles consistent en révélations surnaturelles, sous forme d'apparitions de Dieu, de la Vierge ou des Saints. Ces apparitions surviennent par intervalles, la nuit, dans le sommeil, ou le jour, dans la méditation, l'extase, c'est-à-dire dans des états analogues au rêve et elles ne sont elles-mêmes qu'une sorte de rêve hallucinatoire, d'où le nom d'*hallucinations oniriques* que je leur ai attribué.

Ces apparitions ont pour effet d'entretenir les convictions délirantes des malades et de les confirmer dans l'idée, chez eux prédominante, qu'ils ont une *mission* divine à remplir. Dieu, la Vierge ou les Saints se présentent à eux sous des formes resplendissantes, quelquefois au son d'une musique céleste, et après leur avoir indiqué par quelques mots d'apparence sybilline ce qu'ils ont à faire pour l'humanité et les moyens d'y parvenir, ils s'évanouissent lentement, laissant après eux comme une traînée de lumière et d'harmonie. Soutenus par ces visions fantastiques qui leur donnent la plus haute idée de leur mission et qui leur attirent souvent la vénération de la foule, ils vont de l'avant hardiment, bravant les difficultés et la mort, entraînant des peuples et des armées sur leurs pas et c'est ainsi que tant de fondateurs de religions ont pu accomplir des choses si surprenantes et remuer si profondément l'humanité. Encore aujourd'hui, dans certains pays, il se produit des cultes nouveaux, des révoltes, des soulèvements de tribus ou de peuples sous l'influence d'agitateurs mystiques de ce genre.

b. *Politiques (régicides).* — Les *persécuteurs politiques* se rapprochent beaucoup des persécuteurs mystiques et sont comme eux de deux ordres : les persécuteurs-*persécutés* qui, croyant

avoir à se plaindre d'un gouvernement, d'un ministre, d'un haut
fonctionnaire, les poursuivent à la façon de tous les persécuteurs,
et dont l'avocat SANDON est resté le type; les persécuteurs-
ambitieux, représentés surtout par les *régicides*.

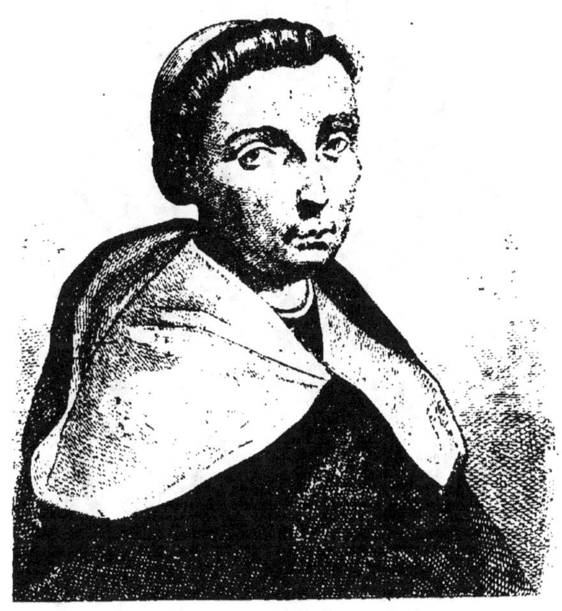

Fig. 45.

Jacques-Clément, moine jacobin, né à Sorbonne (diocèse de Sens)
en 1567, tué le 1er août 1589. Assassinat de HENRI III, le 1er août 1589
(coup de couteau). Gravure de MASSARD, d'après un dessin de la
bibliothèque de Blois.

Les régicides, dont j'ai fait ailleurs une étude particulière,
sont des dégénérés chez lesquels la déséquilibration d'esprit se
traduit par une exaltation caractéristique.

Cette exaltation consiste plus spécialement dans une sorte de
mysticisme inné, souvent même héréditaire, qui les pousse d'instinct vers les violences de la politique et de la religion.

Si cette tendance ne rencontre pas autour d'elle des circonstances favorables, elle peut demeurer latente et inoffensive :

mais si elle trouve dans les événements de l'époque, les guerres, les révolutions, les dissensions des partis, les théories outrées des sectes, les prédications ou les publications enflammées des

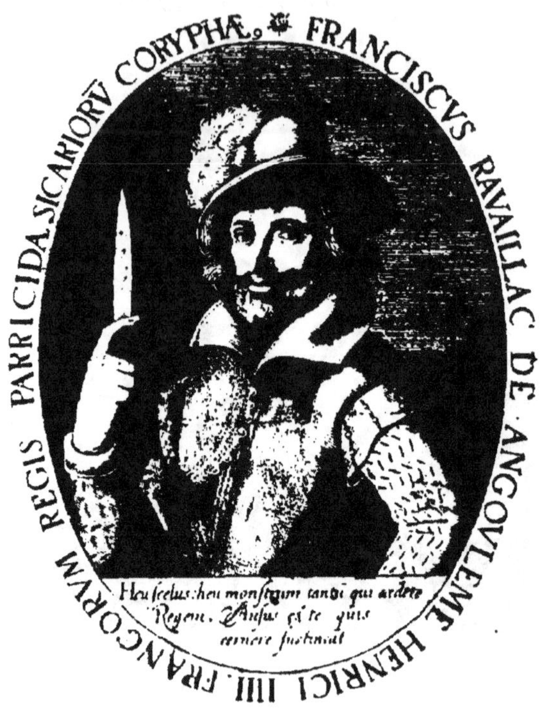

Fig. 46.

Ravaillac (François), domestique, clerc, solliciteur de procès, frère convers, maître d'école, né à Touvres, près Angoulême, en 1578, exécuté le 27 mai 1610. Assassinat de HENRI IV, le 14 mai 1610 (coup de couteau). Par un contemporain (fac-similé d'une pièce des plus rares de la collection d'estampes historiques).

livres et des journaux, en un mot dans l'atmosphère ambiante, un élément suffisant de culture et d'excitation, elle s'accentue presque fatalement jusqu'au fanatisme le plus dangereux.

Une idée, bonne ou mauvaise, est tombée sur ce terrain trop bien préparé; elle y germe exagérément, maladivement, étouffant ce qui peut encore rester de saine raison, jusqu'au jour où, entièrement dominé, le sujet en arrive à cette conviction délirante : qu'il est appelé à frapper un grand coup, à sacrifier ses jours pour une juste cause, à tuer un monarque ou un puissant de la terre au nom de Dieu, de la patrie, de la liberté, de l'anarchie ou de tout autre principe analogue.

Le régicide est là tout entier, dans cette croyance à la fois orgueilleuse et altruiste qu'il est un justicier et un martyr. Sous une forme ou sous une autre, on retrouve chez tous cette pensée : chez le régicide ancien, immolant un roi pour le bien de l'Église, malgré la perspective des supplices horribles du parricide, et avec la certitude de gagner ainsi le ciel ; chez le magnicide d'aujourd'hui, assassinant un chef d'État, une reine, un ministre, un représentant quelconque de l'autorité, pour préparer, au prix de sa vie, le triomphe de l'anarchie.

Une telle conception, chez de tels individus, devient facilement obsédante et dominatrice, malgré la résistance plus ou moins grande qui peut lui être opposée. D'autant plus obsédante et d'autant plus dominatrice que, dans bien des cas, elle est alimentée et renforcée par des *hallucinations*.

Ces hallucinations des régicides sont tout à fait analogues à

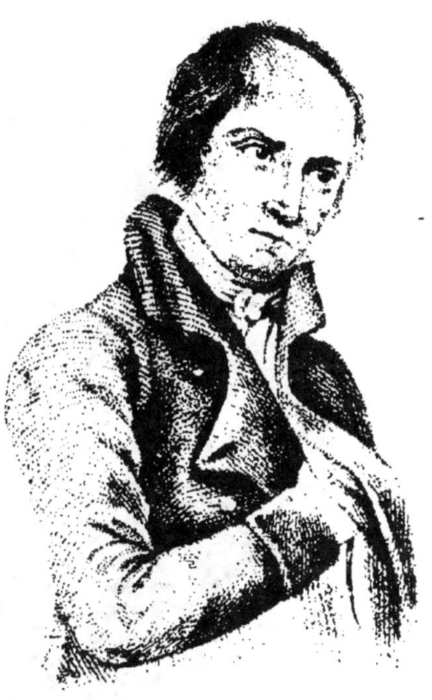

Fig. 47.

Louvel (Louis-Pierre), sellier, né à Versailles en 1783, exécuté le 7 juin 1820. Assassinat du DUC DE BERRY, le 13 février 1820 (coup de couteau). Dessin d'après nature fait à la Conciergerie.

celles des mystiques. Elles consistent, comme chez ceux-ci, en apparitions plus ou moins fréquentes, la nuit dans le sommeil ou le jour dans des états de méditation et d'extase, d'apparitions

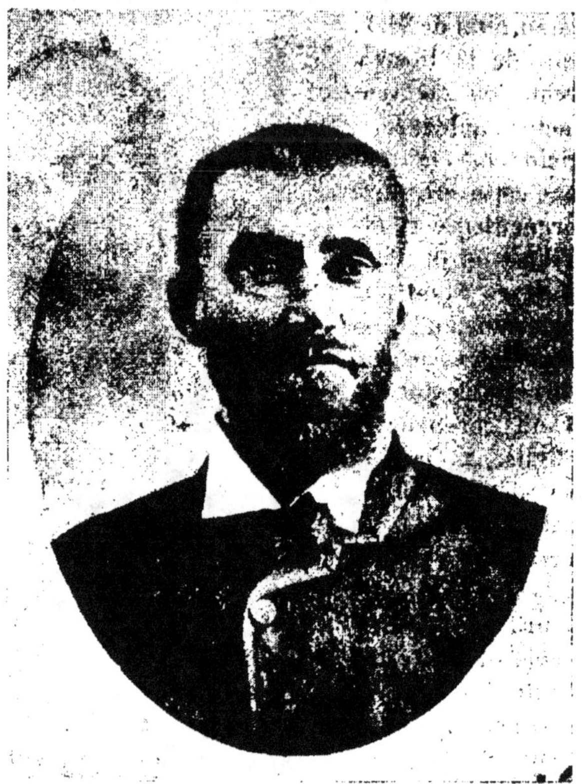

Fig. 48.

Guiteau (Charles), phalanstérien, journaliste, agent d'affaires, né aux États-Unis le 8 septembre 1841, exécuté en 1882. Assassinat du Président GARFIELD, le 2 juillet 1881 (coup de revolver). Reproduction photographique.

lumineuses d'êtres ou d'objets surnaturels qui dictent des ordres et révèlent la glorieuse mission à accomplir.

Renforcée ou non par des hallucinations, cette conviction

maladive, qu'en exécutant leur acte ils obéissent à une mission, à une force supérieure, est telle chez les régicides que certains, parmi les mystiques, invoquent Dieu avant de frapper pour solliciter sa suprème approbation.

Avec une mentalité de ce genre, on s'explique comment les régicides sont presque toujours *seuls* à méditer, à préparer, à accomplir leur forfait, ne voulant en partager le mérite et l'honneur avec personne. Chaque fois, dans le cours des siècles, on a absolument voulu leur trouver des complices, et ce qui se passe de nos jours à cet égard pour CASERIO, LUCCHESI, BRESCI et SALSOU, est exactement ce qui s'est autrefois passé pour JACQUES CLÉMENT, JEAN CHATEL, RAVAILLAC et DAMIENS. En réalité, il a toujours fallu reconnaître que le régicide était par sa nature même, un *solitaire*, qui n'avait ordinairement ni complice, ni confident, même dans sa plus immédiate intimité.

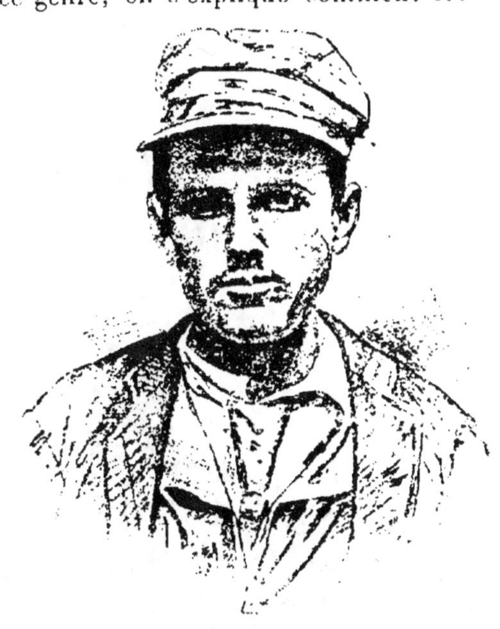

Fig. 49.

Caserio (*Santo-Jeronimo*), garçon boulanger, né le 8 septembre 1872 à Motta (Visconti), exécuté le 16 août 1894. Assassinat du Président CARNOT, le 24 juin 1894 coup de poignard. Reproduction photographique d'après l'ouvrage de LACASSAGNE : *L'Assassinat du Président Carnot.*

Si la mentalité de ces êtres, faite d'exaltation et de vanité mystiques, explique leur secrète façon de concevoir et d'exécuter leur crime, elle explique aussi leur attitude à l'audience, où leur plus grand bonheur est de clamer au monde, en un factum typique passionnément élaboré, la beauté de leurs théories et la sublimité de leur attentat.

Elle explique enfin, en dépit de quelques rares défaillances momentanées et plutôt physiques, le courage et l'impassibilité vraiment héroïques dont ils font preuve en face des supplices. Tous, hommes ou femmes, politiques ou religieux, depuis Mu-

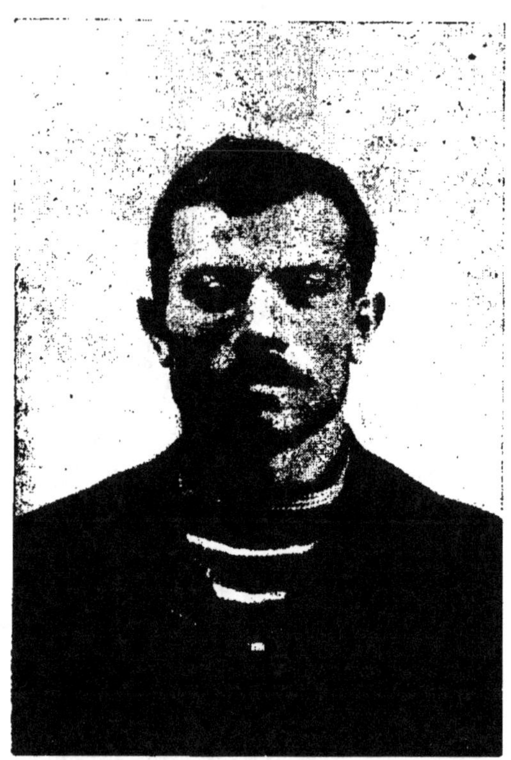

Fig. 50.

Luccheni (Luigi), manœuvre, né à Paris le 21 avril 1873, condamné le 11 novembre 1898 à la réclusion perpétuelle. Assassinat de l'Impératrice ÉLISABETH D'AUTRICHE, le 10 septembre 1898 (coup de lime). Reproduction photographique, d'après la fiche anthropométrique.

cius SCÉVOLA brûlant froidement sa main droite sur un brasier pour la punir d'avoir frappé un autre que PORSENNA, depuis GUILLAUME PARRY et BALTHAZAR GÉRARD en 1584, jusqu'à CHARLOTTE CORDAY, STAPS, SAND, ALIBAUD et GUITEAU, en passant par

Ravaillac et Damiens, dont Michelet a pu dire que c'était l'exemple le plus frappant, pour la physiologie, de ce qu'un homme peut souffrir sans mourir, tous ont enduré sans se plaindre et presque avec indifférence les plus affreuses tortures.

C'est en me basant sur l'ensemble de ces caractères, qui comporteraient bien d'autres développements et que je n'ai fait qu'esquisser ici, que j'ai pu définir les régicides et les magnicides de la façon suivante: « Des dégénérés à tempérament mystique qui, égarés par un délire politique ou religieux, compliqué parfois d'hallucinations, se croient appelés au double rôle de justiciers et de martyrs, et, sous l'empire d'une obsession à laquelle ils ne sont pas libres de résister, en arrivent à tuer un grand de la terre au nom de Dieu, de la patrie, de la liberté ou de l'anarchie [1] ».

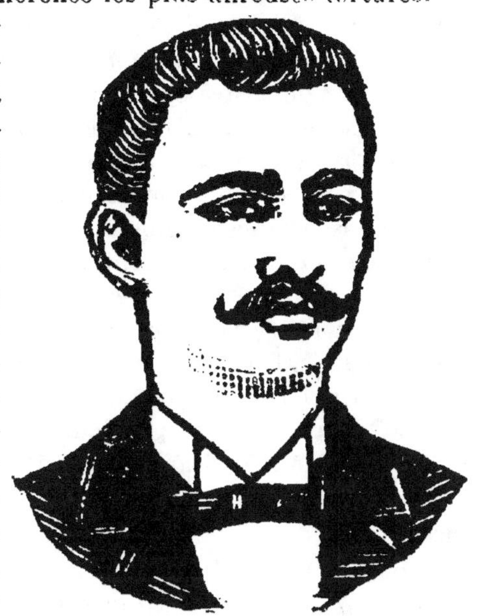

Fig. 51.

Bresci (Gaëtano), ouvrier, né à Prato, près Florence, en 1869, condamné le 29 août 1900 à la prison perpétuelle. Assassinat du roi Humbert, le 29 juillet 1900 (coup de revolver). D'après le journal l'*Eclair*.

F. Délire a deux. — Le délire à deux n'est pas, à proprement parler, une forme des délires raisonnants ou des persécuteurs ; mais c'est une particularité si fréquente de leur histoire que sa place se trouve certainement marquée ici.

[1] J'ai joint ici quelques-uns des portraits, dont certains très rares, tirés de la collection de documents sur les Régicides à laquelle je me suis attaché depuis plus de quinze ans et qui doit fournir la matière de la 2e édition de mon ouvrage sur le sujet.

Nous avons dit et nous avons vu en effet, par quelques-uns des faits cités, que le délire raisonnant des dégénérés, quelle qu'en soit la forme, persécutée, ambitieuse, processive, érotique ou mystique, se communiquait fréquemment du malade à une ou plusieurs personnes de son entourage immédiat. Or c'est là la *folie à deux* ou *folie communiquée*, signalée incidemment par BAILLARGER et magistralement décrite par LASÈGUE et FALRET et par LEGRAND DU SAULLE. D'autres fois, la folie à deux consiste non dans la communication du délire d'un individu à un autre, mais dans son éclosion simultanée et par influence réciproque chez deux prédisposés en contact. C'est ce que j'ai appelé la folie à deux *simultanée*. Il faut mentionner aussi la folie *imposée* de MARANDON DE MONTYEL, qui n'est qu'une variété de folie communiquée, et la *folie gémellaire* du professeur BALL et de certains auteurs anglais, caractérisée par l'apparition simultanée d'une folie similaire chez des jumeaux, même très éloignés. Quelques auteurs étrangers ont enfin indiqué, sous le nom de *folie induite*, l'addition d'idées délirantes nouvelles au délire primitif chez un aliéné sous l'influence de son contact avec d'autres malades.

2° *Psychoses raisonnantes ou morales des dégénérés*
 (Folie morale).

A la rigueur, il n'y aurait pas lieu de créer pour les malades atteints de folie morale une dénomination spéciale, car ils rentrent dans la catégorie des précédents. Comme eux, ce sont des héréditaires, essentiellement dégénérés et porteurs de tares physiques et mentales nettement accusées. Ils s'en séparent cependant par ce fait qu'ils n'ont qu'exceptionnellement des idées délirantes proprement dites et que leur vice d'organisation se traduit surtout par des perversions des sentiments et des affections. Ce sont des individus qui, avec toutes les apparences du jugement et de la raison, se laissent aller, d'une façon inconsciente et souvent paroxystique, à des écarts de conduite, à des inconséquences, à des excès, à des immoralités véritablement pathologiques, d'où le nom très justifié de *fous moraux* qui leur a été attribué. Au fond, et bien que moins aliénés en apparence, ils sont plus profondément dégénérés que les délirants, et ils confinent à un degré plus marqué d'infirmité mentale, l'imbécillité.

« Les fous moraux manifestent le plus souvent dès l'enfance leurs tendances perverses. Ils n'aiment personne, les caresses les importunent, ils sont insensibles aux réprimandes comme aux éloges, à la douleur comme à la joie de leurs parents : la désobéissance et le mensonge sont pour eux une nécessité à laquelle ils ne peuvent se dérober. Très vaniteux, déjà pleins de leur petite personne, ils ne peuvent tolérer une direction quelconque et prennent le contre-pied de ce que l'on cherche à obtenir d'eux. Ils sont facilement irritables ; pour la moindre contrariété, ils ont de violents accès de colère qui s'accompagnent de mouvements impulsifs plus ou moins dangereux. Jaloux, rancuniers, vindicatifs, ils cherchent à faire du mal à ceux dont ils croient avoir à se plaindre, et ils sont fort capables de préparer sournoisement et patiemment leur vengeance, qu'ils poussent jusqu'à la férocité. Ils se plaisent à torturer les animaux, à battre leurs camarades plus faibles. À l'école, ils sont extrêmement paresseux, de sorte qu'ils n'apprennent rien et qu'ils restent les derniers de leur classe ; au lieu de travailler, ils passent leur temps à faire des misères à leurs maîtres, à voler leurs condisciples, à les dénoncer à l'occasion ou même à les accuser sans raison : ils se font ainsi renvoyer de tous les établissements. Ni la douceur ni la violence ne peuvent venir à bout de leur caractère ingouvernable, toujours prêt à la révolte, et souvent les parents en sont réduits à les placer dans des établissements spéciaux de répression ou même dans des maisons de correction d'où ils sortent d'ailleurs plus vicieux encore » (ARNAUD).

La puberté a naturellement pour effet d'accentuer ces mauvaises tendances et elle est souvent le point de départ d'une véritable excitation sexuelle, se traduisant par des impulsions et parfois même par des perversions et des aberrations.

Plus tard, ces malades se livrent au vagabondage, au jeu, au vol, aux excès alcooliques, à la débauche ; ils se font renvoyer de partout, font un service militaire déplorable qui les mène presque infailliblement devant le conseil de guerre et aux compagnies de discipline (voy. les thèses de mes élèves LACAUSSE-FERRIS, CAVASSE, sur les dégénérés dans l'Armée) ; ils sont incapables d'exercer une profession suivie et de gagner leur vie ; toujours sans argent, ils en arrachent à leurs parents, pour satisfaire leurs passions impulsives, par la menace et la violence, allant même parfois jusqu'au *parricide :* en un mot, ils sont les fléaux de leurs familles et de la société, aux règles de laquelle ils sont incapables de s'adapter.

Et pourtant, chez la plupart, l'intelligence proprement dite est assez bien développée, assez cultivée, parfois même brillante d'apparence et elle reste d'habitude telle quelle, sans être troublée par des accidents délirants. On peut observer cependant chez les fous moraux, des manifestations psychosiques survenant par bouffées, comme on y observe plus souvent encore des manifestations névrosiques, épileptiques et surtout hystériques.

En somme, ces sujets appelés *anesthésiques du sens moral* (BALLET), *daltoniques moraux* (MAUDSLEY), *aveugles moraux* (SCHULE), *idiots moraux* (ARNAUD), suivant le degré de leur tare morbide, sont les représentants les plus nets de la dégénérescence morale, de véritables *dégénérés moraux*, chez lesquels s'observent de la façon la plus évidente ces stigmates psychiques que nous avons donnés comme caractéristiques et qui les résument à peu près entièrement : *amoralité, inaffectivité, inadaptabilité, impulsivité.*

3º *Psychoses instinctives des dégénérés* (*Psychose criminelle*).

Les dégénérés de cette catégorie sont plus malfaisants encore que les précédents et c'est pour ainsi dire instinctivement et originairement qu'ils sont poussés aux actes malfaisants et criminels.

Les criminels-nés de LOMBROSO et de son École appartiennent incontestablement à cette variété de dégénérés. Ce serait en

effet une erreur de penser qu'il existe une folie spéciale ayant
pour symptôme la tendance au crime, c'est-à-dire une psychose
criminelle pure. La proposition doit être renversée et il est plus
juste de dire qu'il existe une catégorie de criminels présentant
manifestement un vice d'organisation plus ou moins marqué.
Mais, quoi qu'on ait voulu prétendre, les anomalies somatiques de
ces êtres ne sauraient être considérées comme leur appartenant
en propre. Il est possible, il est probable même que certains
caractères de dégénérescence se retrouvent plus fréquemment
dans une variété morbide déterminée, rapprochant entre eux
ses divers membres, et que l'exagération de la grande enver-
gure, l'asymétrie du visage, la saillie des pommettes et des
arcades sourcilières, la grosseur de la mandibule, la présence
de la fossette sous-occipitale et de l'appendice lémurien, pour
ne citer que ceux-là, s'observent surtout chez les dégénérés criminels. Mais ce n'est pas une raison pour voir dans la dégénérescence des criminels un vice tératologique spécial relevant
d'une cause à part, telle par exemple que le retour à l'état sauvage ancestral. La dégénérescence est une, et pour si variés que
soient ses stigmates, elle n'en n'est pas moins identique dans son
origine et dans ses conséquences.

Le criminel-né n'est donc qu'un dégénéré instinctif, comme
l'aliéné persécuteur est le dégénéré intellectuel et raisonnant.

Il y aurait beaucoup à dire sur cette question si actuelle des
dégénérés criminels qui, sous la magnifique influence de LOM-
BROSO, a donné lieu dans ces dernières années à de si nombreux
et de si intéressants travaux dans les divers pays d'Europe,
notamment en Italie, en France et en Russie. Mais, par une
évolution scientifique assez curieuse, l'étude du criminel,
d'abord purement anthropologique, a pris en peu de temps une
orientation nouvelle, et s'élargissant par degrés, est devenue
aujourd'hui franchement sociologique. Le criminel, en effet,
comme l'a fort bien dit LACASSAGNE, est un microbe inséparable
de son bouillon de culture, le milieu social. L'étude complète
du criminel appartient donc, pour l'heure, bien plus à la socio-
logie qu'à la psychiatrie proprement dite, et dans la période de

recherches que nous traversons, nous ne pouvons que renvoyer aux ouvrages si connus de LOMBROSO, FERRI, MANOUVRIER, SERGI, GAROFALO, TARDE, LACASSAGNE, etc., etc., qui résument, sur ce point, les données actuelles de la science.

ARTICLE III

MONSTRUOSITÉS

(DÉGÉNÉRÉS INFÉRIEURS)

Les monstruosités, formées des dégénérés inférieurs et qui représentent le degré le plus avancé des infirmités mentales, comprennent : 1° l'*imbécillité*; 2° l'*idiotie*.

§ 1. — IMBÉCILLITÉ

Les imbéciles peuvent être, dans certains cas, bien conformés, vigoureux et bien portants ; le plus souvent, cependant, ils présentent des anomalies physiques caractéristiques.

Leur crâne, petit ou volumineux, affecte les malformations et les asymétries les plus variées ; la physionomie dénote le défaut de l'intelligence et souvent rappelle, par sa configuration générale, l'aspect d'un animal ; le front est bas et étroit, les oreilles mal conformées et mal implantées ; les yeux sont petits, sans expression, souvent atteints de strabisme ; il existe aussi de la blésité, du prognathisme, des anomalies du voile du palais, de la luette, et presque toujours aussi, des organes génitaux qui se font remarquer tantôt par leur état rudimentaire, tantôt, au contraire, par leur volume exagéré.

α) *Au point de vue psychique*, les imbéciles ne possèdent qu'une somme plus ou moins restreinte d'intelligence ; c'est à peine s'ils peuvent arriver à apprendre à lire, à écrire, à compter ; susceptibles d'acquérir une teinte légère et superficielle en toutes choses, ils sont incapables d'une ligne de conduite correcte et suivie, de rien faire de sérieux. Cependant, certains d'entre eux se font remarquer, comme les faibles d'esprit, mais à un degré moindre, par des aptitudes artistiques plus ou moins brillantes, de grandes qualités de mémoire ou d'imitation et souvent aussi par une certaine vivacité d'esprit, une promptitude et une finesse de repartie qui font qu'ils ont toujours le dernier mot, et mettent les rieurs de leur côté. Cette particularité, qui étonne chez eux et fait un contraste frappant avec les lacunes si profondes de leur intelligence, explique pourquoi ils étaient choisis autrefois comme bouffons par les rois, qu'ils égayaient par leurs saillies et leurs bons mots.

b) Au point de vue moral, les lacunes sont peut-être plus profondes encore que dans le domaine de l'intelligence, et si ces malades sont susceptibles de présenter, à divers degrés, des sentiments et des affections d'ordre un peu élevé, ce sont surtout les sentiments inférieurs et les mauvais instincts qui dominent en eux. La plupart sont vaniteux, gourmands, poltrons, crédules, paresseux, irascibles, enclins aux excès vénériens ou alcoo-

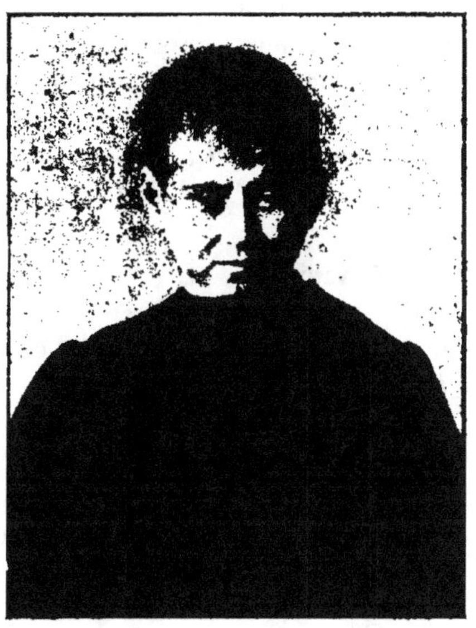

Fig. 52.

Imbécillité avec asymétrie faciale (service de **J. Voisin**. Art. Idiotie de Roumxovitch du *Traité de Pathologie mentale* de **Ballet**.

liques, et aux actes de violence (Marcé); presque tous se livrent à l'onanisme, quelques-uns même à des pratiques contre nature. A certains moments, ils peuvent être pris plus ou moins brusquement d'accès de mélancolie ou de manie pendant lesquels ils commettent surtout des actes d'obscénité, ou même se livrent à l'incendie, au vol, au suicide ou à l'homicide. Lorsque ces accès, qui très souvent prennent chez eux le caractère intermittent ou circulaire, se reproduisent plusieurs fois, les malades ne tardent pas à tomber dans la démence.

§ 2. — IDIOTIE

L'idiotie, autrefois confondue avec toutes les infirmités de l'esprit et tous les états d'obtusion intellectuelle, a surtout été mise en lumière par ESQUIROL, qui s'est attaché à la différencier de la démence. On connaît la phrase classique de cet auteur : « *L'homme en démence*, dit-il, *est privé des biens dont il jouissait autrefois; c'est un riche devenu pauvre; l'idiot a toujours été dans l'infortune et dans la misère.* »

1° Division. — ESQUIROL reconnaissait trois degrés dans l'idiotie et aujourd'hui encore, on admet généralement deux catégories dans cet état d'infirmité cérébrale : 1° les *idiots du deuxième degré* ; 2° les *idiots du premier degré* ou *idiots complets*.

a. *Idiots du deuxième degré.* — Les idiots du deuxième degré tiennent le milieu entre les imbéciles et les idiots complets.

α) *Physiquement*, ils présentent des vices de conformation très accusés dans les différentes parties du corps. Leur taille est en général petite ; leurs mains sont celles d'un enfant, et présentent souvent des particularités spéciales (main idiote). Leur tête est le plus souvent petite, irrégulière, quelquefois au contraire elle est énorme ; leur face est asymétrique, sans expression : la surdi-mutité, le strabisme, les divisions congénitales du voile du palais, le bec de lièvre, les anomalies de l'oreille, de la dentition, de la langue, des organes génitaux, les différentes déformations du corps sont chez eux des plus fréquentes ; ils sont sujets à des tics bizarres, à des mouvements choréiformes, à de la rumination (mérycisme) ; ils présentent souvent de la paralysie, surtout de la paraplégie ou de l'hémiplégie infantiles avec atrophie et contracture ; leur sensibilité est très obtuse et quelquefois presque nulle ; enfin, ils sont sujets à des complications névropathiques et surtout à l'épilepsie.

β) *Intellectuellement*, leurs facultés sont extrêmement bornées et pour ainsi dire à l'état rudimentaire. En général, ils ne prononcent que quelques mots ou quelques phrases, qui constituent leur seul vocabulaire ; ils mangent seuls, et savent choisir leurs aliments ; ils reconnaissent ceux qui vivent autour d'eux, et montrent quelque attachement pour ceux qui leur donnent des soins. Mais, à part quelques aptitudes artistiques isolées et non susceptibles de culture, ils n'ont aucune intelligence, à proprement parler ; leur instruction est nulle ; ils savent à peine leur nom et leur âge, et sont incapables de donner la moindre indication sur le cours des années et des mois, la valeur des pièces de monnaie, celle des différentes couleurs, etc., etc.

D'après Sollier, la psychologie de l'idiot se résume dans l'absence plus ou moins complète de la faculté primordiale : la volonté.

γ) *Moralement*, les sentiments et les affections sont complètement absents et sont remplacés

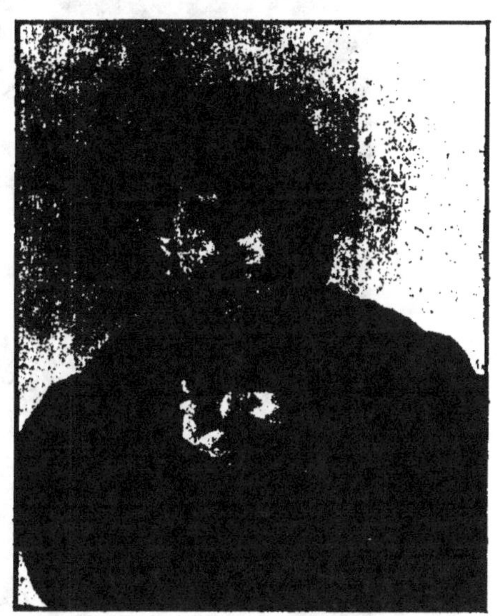

Fig. 53.

Idiotie avec acrocéphalie (service de J. Voisin). Art. Idiotie de Rovbinovitch du *Traité de Pathologie mentale* de Ballet.

par des *instincts*. L'instinct génital surtout est développé ; la plupart de ces malheureux se masturbent en public et devant leurs proches sans aucune apparence de pudeur ; d'autres se livrent à la pédérastie, courent après toutes les femmes ou exhibent leurs organes génitaux dans la rue. Enfin, ces idiots, comme les imbéciles et les idiots complets, sont très souvent atteints d'épilepsie. Très enclins à la colère, il peuvent être pris d'accès d'agitation maniaque pendant lesquels il poussent des cris sauvages et inarticulés et se livrent à des actes de violence absolument bestiale.

b. *Idiots du premier degré ou idiots complets.* — Chez les

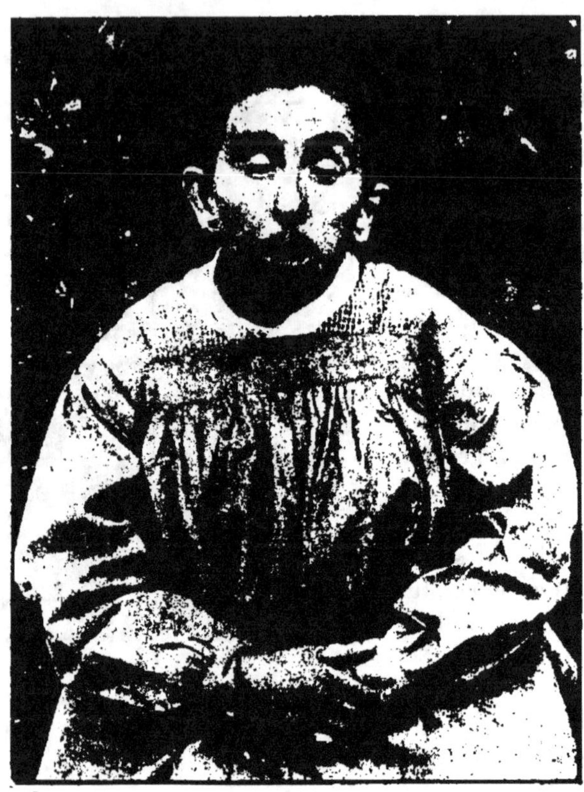

Fig. 54.

Idiotie complète (service de J. Voisin). Art. Idiotie de Roubinovitch du *Traité de Pathologie mentale* de Ballet.

idiots complets, l'arrêt de développement physique et intellectuel atteint ses dernières limites, et se manifeste par l'absence complète d'intelligence, de sentiments, de sensibilité, et même de certains instincts. La plupart sont hideux à voir, rachitiques, couverts de scrofules, atteints de vices de conformation de toute

nature, de paralysies partielles et de contractures, de mouvements choréiques et convulsifs, de tics automatiques et, très
souvent aussi, d'épilepsie. Beaucoup sont aveugles, sourds,
muets, dépourvus des sens du goût et de l'odorat, absolument
incapables de marcher, de s'habiller, de manger seuls. Leur
physionomie est hébétée, sans expression : leurs lèvres
entr'ouvertes laissent s'écouler constamment la salive ; les éva-
cuations sont involontaires ; des cris rauques et inarticulés
s'échappent de leur gorge ; la seconde dentition ne se fait pas,
aucun signe de puberté ne se produit : à vingt ans, ces malheureux paraissent avoir quatre ans. Tout se réduit, chez eux,
à l'accomplissement des dernières fonctions végétatives, et les
seuls signes de vie qu'ils manifestent sont leurs balancements
automatiques et les manœuvres inconscientes de masturbation
auxquelles ils se livrent. Un tel état est incompatible avec une
longue existence et les idiots, à ce degré, ne vivent guère au
delà de vingt-cinq ou trente ans.

2° Étiologie. — L'idiotie et, par suite, les divers arrêts de développement que nous venons d'étudier, reconnaissent comme cause
principale, l'*hérédité*, surtout l'aliénation mentale, l'épilepsie,
l'hystérie, l'*alcoolisme*, la *syphilis* et la consanguinité chez les
ascendants. Alors même que l'idiotie n'est pas congénitale mais,
comme on le dit, acquise, c'est presque toujours l'hérédité qui
en est la cause première, non plus directement, mais indirectement par les maladies infantiles telles que méningite, convulsions, hydrocéphalie, etc., qu'elle détermine. A côté de l'hérédité, on a noté, comme causes adjuvantes, les états infectieux,
les coups, les chutes sur la tête, la compression du crâne pendant l'accouchement, et, aussi, la compression en usage dans
certains pays pour donner à la tête des enfants une forme déterminée.

En résumé, les grands facteurs des dégénérescences, en particulier des dégénérescences inférieures sont, cela est avéré aujour-
d'hui, les troubles de nutrition de l'organisme. Ce sont donc
surtout les intoxications et les infections qui les provoquent,
soit directement, soit par voie héréditaire et, parmi elles en

tête, l'alcoolisme et la syphilis. C'est ce que Bourneville a fait ressortir encore, dans de récents travaux, à propos de l'imbécillité et de l'idiotie.

On peut même faire à cet égard une constatation curieuse, c'est que les intoxications donnent lieu bien plus que les infections à des troubles cérébraux accompagnés d'impulsions. Que l'on compare, par exemple, chez l'individu même, les psychoses alcooliques et les psychoses syphilitiques : les impulsions sont incomparablement plus fréquentes dans les premières que dans les secondes.

Et cette différence se poursuit, en s'accusant davantage encore peut-être, dans la descendance. La descendance des syphilitiques peut atteindre tous les degrés de l'échelle dégénérative jusqu'à l'idiotie ; mais ses représentants sont beaucoup moins portés aux réactions violentes, dangereuses, que les hérédo-alcooliques. C'est parmi ceux-ci que se recrute assurément la majeure partie de l'armée du crime et, en particulier, les précoces criminels de l'heure présente qui attirent si justement l'attention des magistrats et des médecins (P. Garnier).

Jules Morel, de Mons, a rapporté tout récemment, à cet égard, des statistiques précises et intéressantes. Il résulte de ces documents que : 1º sur 168 récidivistes n'ayant subi que de petites condamnations, 89, dont 19 âgés de dix-huit à trente ans, étaient adonnés aux excès alcooliques et 57, dont 20 également âgés de dix-huit à trente ans, avaient un père ou une mère ivrognes ; 2º que sur 158 récidivistes ayant subi des condamnations à cinq ans et plus, 92, dont 46 âgés de dix-huit à trente ans, avaient fait des excès alcooliques et 55, dont 39 également âgés de dix-huit à trente ans, avaient des parents adonnés à la boisson.

3º Anatomie pathologique. — Les lésions susceptibles d'être observées dans les infirmités cérébrales, et notamment dans l'idiotie, portent surtout sur l'ensemble de la tête et doivent être divisées en *externes* et *internes*.

1º Il n'existe pas, à proprement parler, de déformation du crâne spéciale à l'idiotie. Toutes les anomalies décrites peuvent se rencontrer, depuis les plus simples, qui se manifestent par une diminution générale du volume du crâne sans altération de

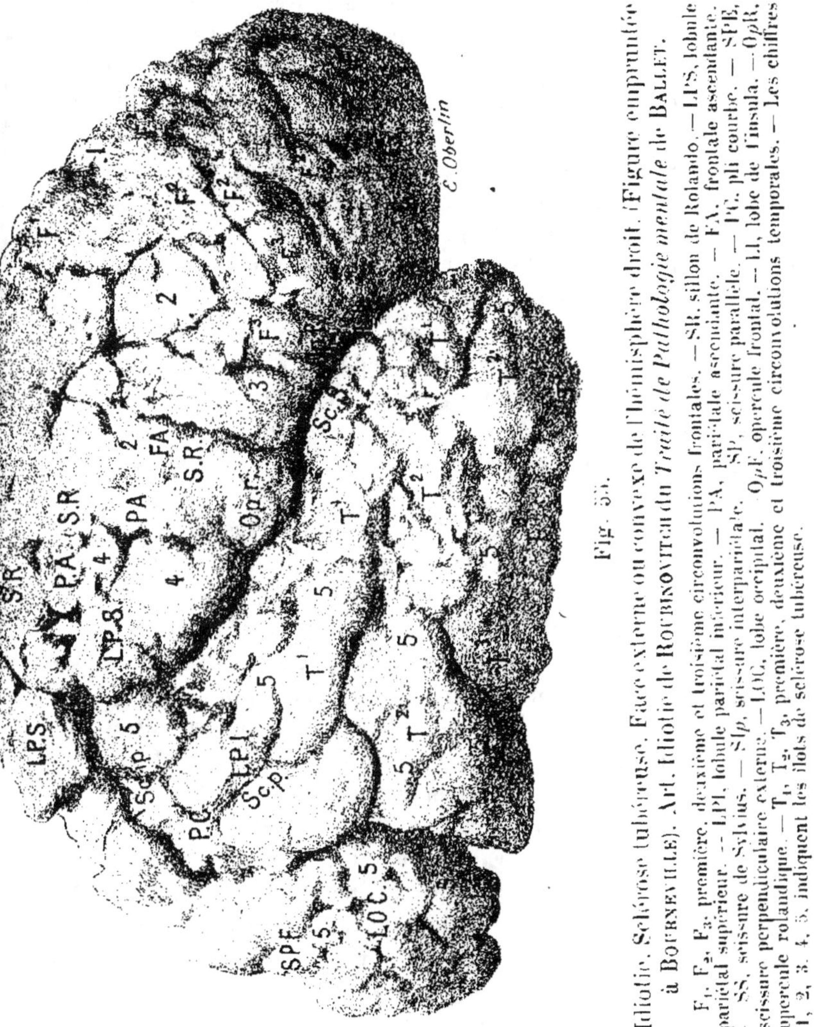

Fig. 55.

Idiotie. Sclérose tubéreuse. Face externe ou convexe de l'hémisphère droit. (Figure empruntée à BOURNEVILLE). Art. Idiotie de ROUBINOVITCH du *Traité de Pathologie mentale* de BALLET.

F_1, F_2, F_3, première, deuxième et troisième circonvolutions frontales. — SR, sillon de Rolando. — LPS, lobule pariétal supérieur. — LPI, lobule pariétal inférieur. — PA, pariétale ascendante. — FA, frontale ascendante. — SS, scissure de Sylvius. — Slp, scissure interpariétale. — Sp, scissure parallèle. — Pc, pli courbe. — SPE, scissure perpendiculaire externe. — LOC, lobe occipital. — OpF, opercule frontal. — II, lobe de l'insula. — OpR, opercule rolandique. — T_1, T_2, T_3, première, deuxième et troisième circonvolutions temporales. — Les chiffres 1, 2, 3, 4, 5, indiquent les îlots de sclérose tubéreuse.

ses proportions respectives, jusqu'aux plus compliquées, qui se traduisent par la scaphocéphalie, la plagiocéphalie, l'acrocéphalie, la platicéphalie, etc., etc.

D'une façon générale, et à part les cas où l'idiotie est liée à une hydrocéphalie chronique, la plus constante des déformations est la *microcéphalie*, à des degrés divers, avec diminution correspondante de la cavité cranienne. Les diamètres sur lesquels la diminution porte le plus fréquemment sont les diamètres transversaux, en sorte que, contrairement à la grande majorité des crétins, les idiots sont plutôt *dolicocéphales* que brachycéphales. Les sutures s'ossifient tantôt prématurément, soit dans l'ensemble, soit de préférence sur certains points ; tantôt au contraire elles ne s'ossifient que tardivement, ou même jamais. Dans ce dernier cas, elles sont souvent remplies par une grande quantité d'os wormiens.

2° Si l'on en exclut quelques cas exceptionnels dans lesquels le cerveau a été trouvé plus volumineux et plus lourd qu'à l'état normal, la *diminution du volume et du poids de cet organe est l'altération la plus constante et la plus remarquable dans l'idiotie*. Le poids du cerveau, chez les idiots, varie de 700 à 1.100 grammes.

A côté de cette altération, il en existe d'autres telles que l'inégalité très marquée des deux hémisphères, l'atrophie de l'un d'eux ; l'état rudimentaire de certaines régions, surtout des lobes antérieurs ; l'absence de certaines parties telles que le corps calleux, les noyaux centraux, la voûte à trois piliers, etc. ; des lésions diverses telles que l'hydrocéphalie, la porencéphalie, les scléroses atrophique, tuberculeuse et hypertrophique, l'amincissement, la maigreur et même l'absence de certaines circonvolutions, surtout des circonvolutions frontales, avec élargissement plus ou moins marqué des sillons et des scissures, surtout celle de SYLVIUS. Enfin, au point de vue histologique, on a observé diverses altérations de structure de la substance nerveuse, le ramollissement de la substance grise, la présence de nombreuses cellules idiotes, et aussi certaines anomalies de la circulation cérébrale, signalées par LUYS.

BOURNEVILLE distingue dans l'idiotie, au point de vue anatomopathologique, les formes suivantes : 1° idiotie symptomatique de l'hydrocéphalie (idiotie hydrocéphalique) ; 2° idiotie symptomatique de microcéphalie (idiotie microcéphalique) ; 3° idiotie symptomatique d'un arrêt de développement des circonvolutions ; 4° idiotie symptomatique d'une malformation congénitale du cerveau (porencéphalie, absence du corps calleux, etc.) ; 5° idiotie symptomatique de sclérose hypertrophique ou tubéreuse) ; 6° idiotie symptomatique de sclérose atrophique : *a)* sclérose d'un hémisphère ou de deux hémisphères ; *b)* sclérose d'un lobe du cerveau ; *c)* sclérose des circonvolutions isolées ; *d)* sclérose symptomatique de méningite ou de méningo-encéphalite chronique (idiotie méningitique) ; 7° idiotie avec cachexie pachydermique ou idiotie myxœdémateuse, liée à l'absence de glande thyroïde. Cette dernière forme est encore appelée idiotie crétinoïde, pachydermie crétinoïde et crétinisme sporadique. Nous en parlerons plus loin, à l'article crétinisme.

SCHÜLE, cité par ROUBINOVITCH dans son excellent article *Idiotie* du Traité de pathologie mentale de BALLET, distingue de son côté plusieurs types d'idiots : 1° le *grand idiot congénital*, avec ses variétés ; 2° le *grand idiot par lésion acquise*, chez lequel la lésion cérébrale a déterminé en même temps que l'arrêt intellectuel des paralysies à forme hémiplégique, paraplégique ou monoplégique ; 3° l'*idiot éducable* ; 4° l'*idiot hydrocéphale* ; 5° l'*idiot microcéphale* ; 6° l'*idiot myxœdémateux*.

4° Diagnostic. — Le diagnostic de la monstruosité est en général très facile, car elle ne peut guère être confondue avec la démence. Le seul point consiste à déterminer exactement le degré atteint par l'arrêt de développement, car, ainsi que nous l'avons dit, les limites entre les diverses variétés adoptées d'infirmités cérébrales ne sont pas nettement tranchées.

5° Pronostic. — Quant au pronostic, il n'est pas nécessaire d'en faire ressortir la gravité. L'idiotie complète est incompatible avec une longue existence. L'idiotie incomplète et l'imbécilité sont seules susceptibles de modification sous l'influence d'un traitement spécial.

6° Traitement. — Grâce aux efforts de BELHOMME, FÉLIX VOISIN, SÉGUIN, DELASIAUVE, BOURNEVILLE, etc., on a constitué peu à peu un traitement doublé d'une pédagogie spéciale pour les idiots. Ce traitement, fort heureusement dénommé *médico-pédagogique* par BOURNEVILLE qui a consacré toute son existence à l'étude et à la thérapeutique de l'idiotie, consiste dans l'emploi sagement combiné et lentement progressif de moyens hygiéniques, moraux, et intellectuels.

On arrive de la sorte non seulement à supprimer le gâtisme chez les idiots, à les rendre propres, bien tenus, polis, à leur apprendre à manger, à s'habiller, etc., mais encore dans certains cas à leur enseigner un métier plus ou moins difficile.

Cette méthode nécessite évidemment des asiles ou établissements spéciaux, avec un personnel compétent et bien dressé.

Les pays étrangers nous ont largement devancés dans cette voie et beaucoup sont déjà pourvus non seulement d'Instituts pour arriérés et dégénérés, mais aussi de classes distinctes pour les nerveux et attardés des écoles. En France, comme le montre l'excellent rapport de JACQUIN au dernier Congrès d'Assistance publique et de Bienfaisance privée, l'assistance et l'éducation des arriérés en sont encore à leurs débuts.

CHAPITRE II

INFIRMITÉS PSYCHIQUES D'INVOLUTION
(DÉCHÉANCES)

§ 1. — GÉNÉRALITÉS

Les infirmités psychiques d'involution ou déchéances sont essentiellement caractérisées par la dissolution de l'être psychique. Ce n'est plus, comme dans la dégénérescence, un vice d'organisation, une faiblesse native ; c'est une désorganisation, un affaiblissement acquis des facultés.

Aujourd'hui, cette distinction entre les états de malformation, d'oppression, de ruine intellectuelle est parfaitement nette. Il n'en était pas ainsi autrefois et ce n'est guère qu'avec Esquirol. qu'elle s'est, bien qu'encore incomplètement, effectuée.

La déchéance psychique est représentée cliniquement par une forme morbide : la *démence*.

Si l'on tient compte des divers facteurs qui la produisent, la démence offre de nombreuses variétés. De façon générale, on la divise en *primitive* ou *secondaire*, suivant qu'elle apparaît d'emblée ou à la suite d'une autre affection dont elle n'est que l'étape terminale.

La démence primitive est celle qui est due aux progrès de l'âge (démence sénile) ou à des altérations organiques du cerveau (démence apoplectique, démence athéromateuse, démence paralytique ou de la paralysie générale, etc.).

La démence secondaire est celle qui termine les diverses psychoses (démence vésanique), l'épilepsie, l'alcoolisme, les arrêts de développement, et, d'une façon générale, tous les états pathologiques qui aboutissent à l'usure des facultés intellectuelles et morales.

Jusqu'à ces derniers temps, c'était là l'opinion généralement admise et la démence, la démence vésanique surtout, était considérée comme nettement secondaire aux psychoses, « comme un point d'arrivée et non comme un point de départ. » (BALL).

Or, sous l'influence des théories de KRAEPELIN, quelques auteurs tendent actuellement à considérer la démence vésanique comme presque toujours, sinon toujours, primitive, et DENY s'est fait cette année même, au Congrès de Pau, le champion convaincu de cette doctrine. Pour lui, les démences vésaniques ou secondaires doivent être rayées du cadre nosologique, attendu que certaines d'entre elles n'existent pas et que les autres font partie de la *démence précoce*, qu'il regarde comme une démence primaire.

La démence secondaire à la manie et à la mélancolie ne saurait être admise, dit DENY, avec KRAEPELIN, puisque la manie a disparu en tant que psychose et n'est plus qu'un stade de la *folie maniaque dépressive*, et puisque la mélancolie de son côté, n'a de vie propre qu'en tant que *psychose d'involution présénile*.

De même la démence regardée comme secondaire aux psychoses des dégénérés est en réalité une démence primaire, précoce, masquée tout d'abord par des manifestations délirantes. Enfin, la démence consécutive aux folies systématisées chroniques hallucinatoires est aussi une démence primaire, appréciable dès le début des troubles psychiques et rentrant dans le domaine de la démence précoce.

On le voit, d'après cette théorie, c'est la démence qui commence et la psychose qui suit ; il n'y a plus de démences vésaniques secondaires, il n'y a que les démences vésaniques primaires.

Cette opinion, qui ne tend à rien moins qu'à supprimer toutes les grandes formes de psychoses existantes, est encore bien loin d'être établie et adoptée. Elle aura, si elle veut prévaloir sur des données solidement assises depuis longtemps, à faire sérieusement ses preuves dans l'avenir.

En attendant, il me paraît nécessaire de conserver la plupart des états morbides dont elle réclame la suppression, en particulier les *démences vésaniques secondaires*. Car l'observation nous montre la réalité de ce principe fondamental sur lequel reposent la plupart de nos classifications, à savoir que, dans les psychoses. c'est la perturbation mentale qui commence et l'affaiblissement qui suit et que, lorsque les psychoses se terminent par la démence. c'est non pas, comme dit DENY, « une dyspepsie qui ferait place à un cancer », mais bien le trouble de la fonction qui aboutit à la longue et tout naturellement à l'usure de l'organe.

Primitives ou secondaires, les démences sont représentées par une forme type, la *démence simple*. C'est là le fondement de la démence, le fond commun à toutes ses variétés.

Nous décrirons donc ici la démence type, nous réservant de signaler les particularités spéciales à ses principales formes en parlant de chacune d'elles.

§ 2. — DÉMENCE SIMPLE

1º Symptomatologie. — On peut distinguer à la démence trois périodes : 1º *une période initiale ;* 2º *une période d'état ;* 3º *une période terminale*.

A. PÉRIODE INITIALE. — Il est exceptionnel de voir la démence éclater brusquement. Le plus souvent, son début est insidieux, et l'affaiblissement psychique est déjà plus ou moins profond. lorsqu'on le constate. Tout d'abord, il survient une incapacité plus ou moins grande de travail, un manque de précision et de lucidité dans les affaires, les idées, le jugement, des erreurs d'orthographe, de chiffres et de calculs. Bientôt, des lacunes se manifestent dans la mémoire, qui est, en général. la première faculté atteinte. L'amnésie, essentiellement progressive, porte d'abord sur les souvenirs les plus récents et, par suite, les moins *adhérents* (KUSSMAÜL), tandis qu'au contraire les souvenirs anciens reviennent en foule et s'illuminent d'une reviviscence particulière.

Les malades oublient ce qu'ils ont fait et dit la veille, ils perdent leurs objets, et ne se rappellent pas ce qu'ils sont venus faire lorsqu'ils arrivent quelque part. Lorsqu'ils parlent, ils rabâchent constamment, en oubliant des noms et des mots, les mêmes histoires dans les détails desquelles ils s'égarent, perdant à chaque instant le fil de leur discours. Leurs sentiments affectifs s'émoussent et se rétrécissent comme leurs facultés intellectuelles, et ils se replient sur eux-mêmes, dans une sorte d'égoïsme inconscient. En même temps, leur caractère change, et, sous ce rapport, on peut les distinguer en deux catégories : les *apathiques*, doux, placides, inertes, passifs ; les *excités*, remuants, instables, hargneux et irritables à l'excès. Le plus souvent, ils commencent à perdre, à ce moment, les bonnes manières, l'usage et le bon ton, et à pécher dans leurs discours, leurs gestes, leur tenue, leur façon de vivre, contre les règles les plus élémentaires de la politesse, de la bienséance, de la décence.

Tuczeck, dans une récente étude générale de la démence, rappelle que l'activité psychique normale exige comme conditions une bonne mémoire, des représentations suffisamment nombreuses et des associations d'idées suffisamment variées et rapides. Aussi, est-ce avec raison que beaucoup d'auteurs désignent comme les éléments les plus importants de la démence : la faiblesse de la mémoire et du jugement, la pénurie des représentations et la lenteur de l'association des idées. Cependant un autre élément, très important, doit entrer pour lui dans la définition de la démence : c'est la paralysie de l'affectivité. La démence est donc constituée par la somme des déficits qui frappent les diverses fonctions psychiques. Mais, en règle générale, toutes les fonctions psychiques ne sont pas atteintes avec une égale intensité. Le processus morbide est toujours plus ou moins électif. Un jugement défectueux peut coexister avec une lucidité parfaite, etc. Il importe donc de déterminer exactement l'importance du déficit qui frappe chaque fonction. L'état de la mémoire, la marche de l'association des idées et d'autres fonctions peuvent être étudiés à l'aide de certains procédés expérimentaux. Le jugement, l'initiative, la sensibilité morale, au contraire, ne peuvent s'apprécier que par l'observation pure et simple du sujet, aux prises avec les devoirs, les difficultés et les efforts de la vie sociale.

B. Période d'état. — Au bout d'un temps plus ou moins

long, les malades deviennent absolument incapables d'un travail
sérieux et soutenu, et leur démence fait des progrès évidents.
Des faits récents, l'amnésie s'étend aux idées, aux mots, aux
notions scientifiques ou professionnelles, aux langues apprises,
n'épargnant que les premières acquisitions du premier âge, ce
qui légitime parfaitement l'expression populaire : « tomber en
enfance ». Il en résulte une puérilité d'idées et de langage, une
diminution progressive des sentiments et des affections qui font
du dément un véritable enfant, crédule, sans volonté, mobile à
l'excès, oublieux des choses les plus simples, incapable de se
conduire, et livré par conséquent, sans défense, à toutes les
suggestions et à toutes les captations. Quant au langage, il
devient *incohérent*, non pas à la façon de celui des maniaques,
chez lesquels il résulte d'un excès d'activité intellectuelle et est
purement elliptique, mais par suite de l'oubli des mots et des
expressions à employer. C'est une *incohérence verbale*, une espèce
d'aphasie amnésique caractéristique. Il en est de même pour
l'écriture.

Des délires divers se greffent fréquemment sur ce fond de
démence simple. Ces délires, variés et variables, incohérents,
absurdes, enfantins, roulent le plus souvent sur des idées de
persécution, de vol, de ruine, d'hypocondrie, d'érotisme, de
grandeur, etc.

A un degré plus marqué, le dément est réduit à l'état d'auto-
mate, et vit dans l'inconscience la plus complète. Chose curieuse,
cependant, bien qu'ayant tout oublié, jusqu'au nombre, à l'âge,
au nom de ses enfants, jusqu'au sien propre, quelquefois, il peut
encore se livrer d'une façon irréprochable et par une espèce
d'habitude acquise, d'automatisme, à des occupations ou à des
distractions plus ou moins difficiles, telles que lecture de journaux, jeux de cartes, d'échecs, de billard, etc. La diminution
mentale peut donc être moins apparente que réelle et, surtout
chez les gens instruits et bien élevés, être en partie masquée par
certains dehors qui persistent comme une sorte de vernis à la
surface de la démence. A ce moment, le langage n'est plus qu'un
radotage sans aucune signification.

Du côté physique, il existe également certaines particularités à signaler : ainsi, la plupart des déments prennent de l'embonpoint, et, chez eux, les fonctions organiques s'exécutent avec la plus grande régularité. Il semble que la vie intellectuelle et la vie physique soient devenues tout à fait indépendantes l'une de l'autre. En revanche, le sommeil est léger, court, souvent presque nul. Chez certains, surtout chez ceux dont la démence relève d'une affection cérébrale, organique, la parésie des sphincters ne tarde pas à survenir. Il s'y joint des signes évidents d'affaiblissement musculaire.

C. Période terminale. — Cette période est constituée par l'*anéantissement* à peu près absolu de l'intelligence et par les progrès de la cachexie organique. Au point de vue intellectuel et moral, le dément se trouve, à ce moment, dans les mêmes conditions que l'idiot ; plus rien n'existe de ce qu'il a été autrefois. En même temps, il maigrit, perd l'appétit, devient complètement gâteux, et, réduit à un état de décrépitude plus ou moins complet, il finit par mourir, soit par suite d'une complication cérébrale ou viscérale, soit par suite de troubles trophiques ou des progrès de la cachexie.

2º Durée, anatomie pathologique. — La démence simple peut durer plus ou moins longtemps ; en général, son évolution est très lente et s'étend à plusieurs années. Quant aux lésions auxquelles elle se lie, elles varient suivant la cause de la démence. On peut dire toutefois, d'une façon générale, que la démence correspond surtout à des troubles vasculaires, à de l'atrophie cérébrale et à des altérations dégénératives des centres nerveux.

3º Diagnostic, pronostic. — Le diagnostic de la démence comporte deux éléments : le diagnostic de la démence avec les autres états morbides ; celui des diverses variétés de démence entre elles.

La démence doit être différenciée surtout des *dégénérescences* et de la *confusion mentale*. Elle se distingue des premières par l'absence de stigmates physiques et psychiques constitutionnels, le passé du sujet, le mode d'invasion de la maladie, la progression des symptômes. Elle diffère de la seconde par son apparition moins brusque, moins rapide, la non-coexistence habituelle d'un processus toxique ou infectieux, par son allure lente et chronique d'emblée, qui ne ressemble en rien à l'ensemble des manifestations plus ou moins aiguës qui constituent la confusion mentale.

Parfois cependant la distinction devient très malaisée : lorsque, par exemple, la dégénérescence ou la confusion mentale tournent à la démence. Rien n'est plus difficile en effet que de préciser si une psychose dégénérative ou une confusion mentale se compliquent d'affaiblissement psychique et dans quelle mesure. Chaque cas doit être étudié, ici, en particulier et à fond.

Le diagnostic des diverses variétés de démence est souvent fort difficile. Il ne peut être établi que par la connaissance aussi exacte que possible des particularités étiologiques et cliniques de chacune d'elles.

La démence peut-elle *guérir* ? C'est là une question qui ne se posait même pas autrefois, la démence étant par essence une perte irréparable de l'intelligence.

Aujourd'hui, cette question peut se poser et certains auteurs n'hésitent pas même à la résoudre par l'affirmative. Cela tient évidemment à la façon dont on entend le mot *démence*, qui n'est pas compris exactement de même par tous et sous lequel quelques-uns rangent des états morbides curables qui, pour d'autres, ne lui appartiennent pas, tels par exemple, que la *démence précoce*.

Pour nous, et pour éviter toute erreur d'appréciation et toute controverse, nous croyons qu'il faut conserver au terme démence son acception rigoureuse, absolue, de diminution *définitive* de l'être psychique.

4° Traitement. — Le traitement de la démence ne peut être qu'un traitement palliatif. Quand la démence est simple, il se borne à des soins hygiéniques et moraux, à l'emploi d'une surveillance régulière, à l'usage de certains médicaments destinés à éviter les complications. Lorsque l'affaiblissement intellectuel s'accompagne de délire et surtout d'actes pathologiques, il est souvent nécessaire de recourir à l'isolement, parfois même à l'internement.

PSYCHOPATHIES SYMPTOMATIQUES OU ASSOCIÉES

Dans la première section du Livre II, nous avons étudié les Psychopathies simples, ou plus exactement les Psychopathies Entités, c'est-à-dire les formes primitives et autonomes des maladies mentales.

Dans la deuxième section, nous allons étudier les Psychopathies symptomatiques ou associées, c'est-à-dire celles dans lesquelles la psychopathie, au lieu d'être tout par elle-même, n'est plus qu'un syndrome lié à un état autre, dont elle dépend.

Lorsqu'on examine, dans leur ensemble, les psychopathies symptomatiques, on ne tarde pas à constater : d'une part que les troubles psychiques qui les composent sont, dans toutes, plus ou moins similaires ; d'autre part que ces troubles psychiques sont ceux d'une des psychopathies prises plus haut pour types, en particulier ceux de la *mélancolie* et surtout de la *confusion mentale*.

Il résulte de là que les psychopathies symptomatiques peuvent être légitimement considérées comme étant le résultat de la combinaison d'une des psychopathies types et, ce qui est important, d'une des psychopathies à base ordinairement toxique, avec un processus déterminé de l'organisme.

On voit combien cette notion, que nous croyons juste, simplifie et précise tout à la fois la conception générale de la psychiatrie, puisqu'elle ramène l'innombrable foule des psychopathies à quelques types fondamentaux dont toutes les autres ne sont que des dérivés, et puisqu'elle met en évidence le rôle prépondérant de l'intoxication dans les psychopathies, leur donnant ainsi la même base pathogénique que celle qui domine actuellement la médecine générale.

Si l'on veut bien réfléchir à ce fait que la presque totalité des états morbides qui s'accompagnent de manifestations psychopathiques sont des états d'intoxication ou d'infection, depuis l'alcoolisme, le saturnisme, le paludisme jusqu'au brightisme, à l'hépatisme, au diabète, en passant par la fièvre typhoïde, la grippe, la tuberculose, la syphilis, etc., etc., on ne peut que voir là une confirmation de l'opinion que nous venons d'exprimer.

Les psychopathies associées étant pour la plupart des psychoses toxiques ou infectieuses, à forme de mélancolie et surtout de confusion mentale avec prédominance de délire onirique, il n'est pas nécessaire, sous peine de redites incessantes, de décrire en détail chacune d'elles. Il suffit, pour les bien connaître, de se reporter pour toutes à la description du type de psychose qui leur sert de fondement, c'est-à-dire de la confusion mentale et du délire onirique. Il convient toutefois, pour être complet, d'indiquer à grands traits leurs caractères principaux, en insistant particulièrement sur celles d'entre elles, qui, par leur fréquence et leur importance, s'imposent le plus à l'attention du praticien.

Dans cette revue rapide, nous suivrons l'ordre adopté dans le tableau suivant, où les psychoses symptomatiques sont groupées par catégories similaires. Mais il doit être entendu que ce tableau n'est qu'une annexe non indispensable de notre classification, un cadre synoptique destiné simplement à aider la mémoire et à recevoir à leur place toutes les variétés de psychoses associées, au fur et à mesure qu'elles se trouvent signalées.

I. — Psychopathies des exo-intoxications.

Alcoolisme.
Saturnisme.
Morphinisme.
Ethérisme, Chloralisme, Cocaïnisme, Oxy-carbonisme, etc., etc.
Pellagre.
Paludisme.

II. — Psychopathies des auto-intoxications.

1° Spéciales . . . .
{ Gastro-intestinale.
Hépatique.
Rénale.
Cutanée.
Génitale.
Thyroïdienne.
Pituitaire, Surrénale, etc.
Diathèses. }

2° Générales. . .
{ Surmenage, et Inanition.
Traumatismes.
Opérations chirurgicales.
Insolation. }

III. — Psychopathies des infections.

1° Aiguës . . . . . { Fièvre typhoïde.
Grippe ou Influenza. }

1° Aiguës (suite).
{ Pneumonie.
Polynévrite.
Fièvres éruptives.
Diphtérie.
Erysipèle.
Choléra.
Rage. }

2° Chroniques . . . { Syphilis.
Tuberculose.
Cancer. }

IV. — Psychopathies des maladies du système nerveux.

1° Cérébro-spinales . . . . . .
{ Abcès du cerveau.
Tumeurs de l'encéphale.
Artério-sclérose cérébrale, Cardiopathies.
Hémorragie et Ramollissement.
Paralysie générale.
Tabes.
Sclérose en plaques.
Syringomyélie.
Maladie de Parkinson. }

2° Névroses . . . { Epilepsie.
Hystérie.
Chorée. }

CHAPITRE PREMIER

PSYCHOPATHIES DES EXO-INTOXICATIONS

Dans ce chapitre, nous décrirons sommairement les psychopathies liées aux exo-intoxications ou intoxications d'origine externe. Leur type est celui des psychopathies alcooliques, auxquelles toutes les autres ressemblent cliniquement, à part les quelques nuances dues à la nature spéciale de chaque poison.

Nous parlerons donc tout d'abord, en autant d'articles distincts, des psychopathies alcooliques, saturnines, morphiniques; dans l'article suivant, nous dirons un mot des psychopathies exo-toxiques moins importantes et moins fréquentes, celles du cocaïnisme, de l'oxy-carbonisme, de l'éthérisme, du chloralisme, etc., etc.; nous consacrerons enfin les deux derniers articles de ce chapitre à la pellagre et au paludisme.

ARTICLE PREMIER

ALCOOLISME

Le mot *alcoolisme*, créé en 1856 par MAGNUS HUSS, s'applique à l'ensemble des accidents morbides que produit l'empoisonnement par les boissons alcooliques. Les troubles psychiques sont au nombre des plus importants, parmi ces accidents.

Le facteur qui domine l'étiologie de l'alcoolisme est sans contredit le facteur individuel. Ne devient pas en effet alcoolique qui veut, suivant l'expression courante.

Les sujets les plus exposés sont ceux chez lesquels une prédisposition spéciale crée à la fois une aptitude à l'intoxication et une diminution de résistance à l'agent toxique. Cette prédisposition se trouve réalisée surtout chez les hépatiques, les brightiques, les artério-scléreux, comme aussi chez les névropathes, les déséquilibrés, les dégénérés, et particulièrement chez les descendants d'alcooliques eux-mêmes (hérédité similaire).

Un autre facteur dont il faut tenir compte est le facteur professionnel. Il est en effet des professions qui favorisent beaucoup l'alcoolisme et qui y mènent presque fatalement, ce que les malades traduisent en disant : « C'est le métier qui veut ça ». Il existe même un véritable *alcoolisme professionnel*, dont le type est celui de certains ouvriers distillateurs vivant perpétuellement dans une atmosphère d'alcool.

La nature, la qualité et la forme du poison alcoolique ne sont pas non plus indifférentes au point de vue de la production des troubles psychiques. Tous les auteurs sont d'accord pour reconnaître que les boissons les plus dangereuses sont les liqueurs à essences : l'*absinthe* et ses similaires, le *bitter*, le *vermouth*, et, de façon générale, les diverses sortes d'apéritifs.

On s'accorde également à admettre que les boissons provenant de la distillation des alcools sont nocives et que leur toxicité, comme l'avaient établi DUJARDIN-BEAUMETZ et AUDIGÉ, RABUTEAU, est d'autant plus forte que leur formule atomique et leur point d'ébullition sont plus élevés.

En appliquant ces données aux eaux-de-vie du commerce, DUJARDIN-BEAUMETZ et AUDIGÉ les ont rangées dans l'ordre croissant de toxicité suivant :

1° Eaux-de-vie de vin ; 2° eaux-de-vie de poiré ; 3° eaux-de-vie de marc, de raisin et de cidre ; 4° eaux-de-vie de grain ; 5° eaux-de-vie de betterave ; 6° eaux-de-vie de pomme de terre.

Les expérimentateurs plus récents, DAREMBERG, RICHE, JOFFROY et SERVEAUX ont confirmé ces vues, sauf en ce qui concerne l'alcool éthylique ou de vin, qu'ils ont trouvé plus toxique que l'alcool méthylique. Nous ne savons si le résultat d'expériences consistant à injecter de l'alcool dans des veines de chien ou de lapin peut être rigoureusement applicable à l'ingestion stomacale de boissons spiritueuses chez l'homme et il y a sans doute, à cet égard, quelques réserves à faire. Ce que nous savons bien, et cela nous paraît valoir toutes les expériences de laboratoire.

c'est que les médecins des pays où se distille et où se boit communément l'alcool de vin, comme la Charente, n'y ont réelle-

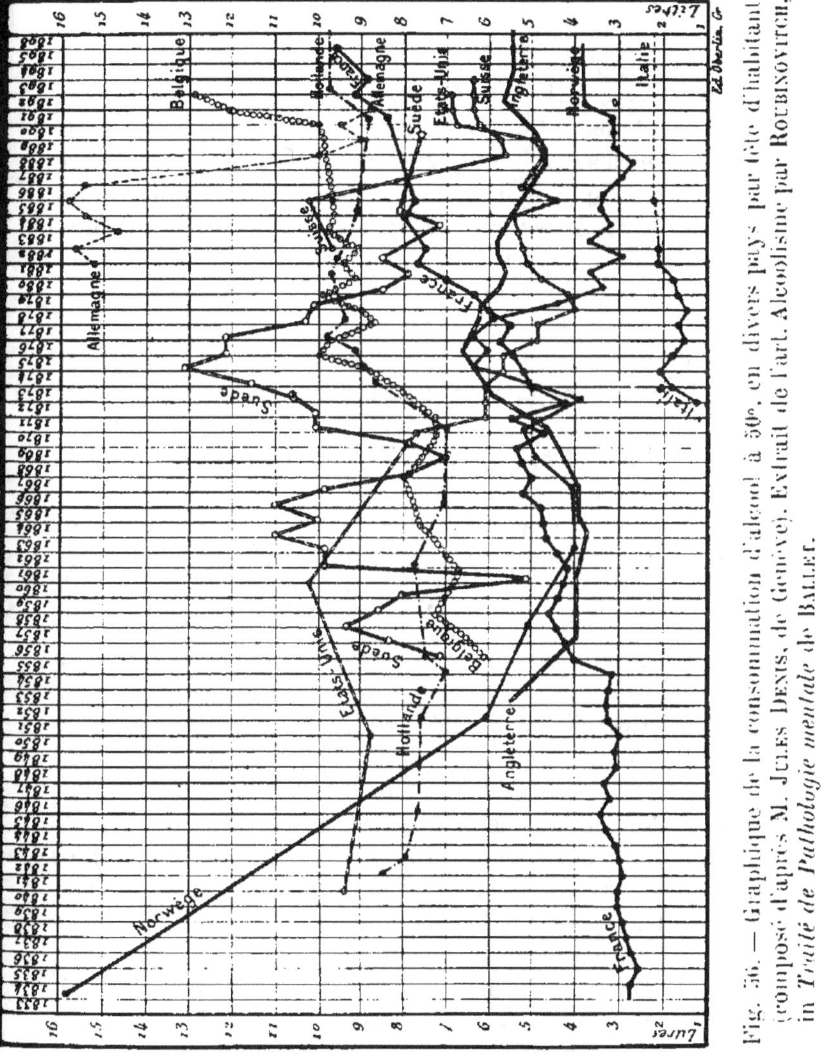

Fig. 56. — Graphique de la consommation d'alcool à 50e, en divers pays par tête d'habitant (composé d'après M. Jules Denis, de Genève). Extrait de l'art. Alcoolisme par Roubinovitch, in *Traité de Pathologie mentale* de Ballet.

ment observé l'alcoolisme, en particulier l'alcoolisme délirant
et impulsif, qu'à dater du jour où, à la suite de la crise viticole,

les poisons des assommoirs s'y sont introduits de façon courante.

Quant au vin, au vin naturel, s'entend, nous n'hésitons pas à le déclarer innocent des méfaits qu'on lui impute et nous estimons que c'est une hérésie à la fois hygiénique et économique que de le proscrire, comme tend à le faire la mode actuelle, de l'alimentation journalière en France. Personnellement, dans une région où l'absorption de vin dépasse de beaucoup, pour certaines catégories d'ouvriers, la dose permise, j'en suis encore à voir un alcoolique d'origine exclusivement vinique. Cette formule démographique reste d'ailleurs vraie que l'alcoolisme, dans un pays, est en proportion inverse de la quantité de vin qu'on y récolte et qu'on y boit.

Et cependant, la France, pays du vin par excellence, est aujourd'hui l'un de ceux où sévit le plus l'alcoolisme et l'un des rares où il s'accroît toujours, ainsi qu'on en peut juger par le tableau graphique ci-dessus, très suggestif, que nous empruntons à l'excellent article Alcoolisme de ROUBINOVITCH dans le Traité de pathologie mentale de BALLET (fig. 56).

Nous y voyons que la France qui, il y a 50 ans, occupait l'avant-dernier rang au point de vue du chiffre de la consommation d'alcool par tête d'habitant, vient aujourd'hui au troisième rang.

Les causes multiples de cette diffusion de l'alcoolisme en France sont trop connues pour que nous y insistions. L'effort anti-alcoolique qu'elle a suscité pourra peut-être contribuer à l'enrayer, mais à la condition, pensons-nous, d'être soutenu par les mesures législatives indispensables et de ne pas dépasser lui-même le but en prêchant à tous l'abstinence totale et le remplacement de la boisson nationale, le vin, par les boissons courantes des pays étrangers, la bière et le thé, ou même, exclusivement par l'eau, minérale ou non.

Les troubles psychiques de l'alcoolisme, les seuls dont nous ayons à nous occuper ici, peuvent s'observer soit dans l'intoxication aiguë, soit dans l'intoxication chronique. Ils sont plus fréquents dans celle-ci.

Les formes cliniques principales sous lesquelles ils se présentent sont les suivantes : 1° *Ivresse*; 2° *Psychose alcoolique*

3° *Démence alcoolique*. Nous allons les passer successivement en revue.

§ 1. — IVRESSE

L'ivresse comprend trois périodes distinctes. La première est la *période d'excitation ;* elle est caractérisée par l'animation du visage et du regard, un accroissement du pouls, de la transpiration, de l'excrétion urinaire, mais surtout par un sentiment général de bien-être, avec loquacité et tendances expansives. Ceux qui ont, comme on le dit, le *vin gai* sont à ce moment étourdissants de verve, d'entrain, de gaieté, de mouvement ; ceux qui ont le *vin triste* sont déprimés, font la confidence de leurs malheurs, pleurent et se lamentent sans aucun motif ; certains deviennent bienveillants, tendres, affectueux, très portés à l'érotisme ; d'autres se montrent jaloux, susceptibles, irascibles, se fâchent pour un rien et ont une tendance marquée aux querelles et à la violence. A ce degré, l'homme ivre possède encore une demi-conscience, et la faculté de se contenir, au moins dans une certaine mesure. Mais déjà il existe chez lui une sorte d'anesthésie morale, il ne s'étonne plus de rien.

La *deuxième période* ou *période ébrieuse* se caractérise par des troubles plus marqués. Il n'y a plus seulement *exaltation*, mais encore *perturbation* de l'intelligence : les idées sont confuses, sans suite, mobiles à l'excès ; le langage est incohérent, décousu ; la langue est épaisse, la parole embarrassée, l'impuissance génitale ordinairement complète, la marche vacillante et la sensibilité très obtuse. En même temps, il existe des troubles sensoriels tels que confusion de la vue, diplopie, tintouin, illusions du goût et de la sensibilité générale, et quelquefois, un *délire véritable* avec *impulsions*.

La *troisième période* est la *période comateuse*. Elle se caractérise par un sommeil long et profond, accompagné de sueurs profuses, pendant lequel l'individu est anéanti, inerte et complètement inconscient. Au réveil, il éprouve des malaises généraux plus ou moins accusés, un sentiment de lassitude pénible, une soif fébrile, une sécheresse très grande de la bouche et surtout une migraine violente.

A côté de cette *ivresse simple*, comme on l'appelle, il existe d'autres formes plus graves, notamment l'*ivresse convulsive*, décrite par PERCY, et l'*ivresse amnésique*.

§ 2. — PSYCHOSE ALCOOLIQUE

1° Formes cliniques. — La psychose alcoolique affecte, au point de vue de son intensité, trois degrés différents : 1° l'*accès subaigu;* 2° l'*accès aigu proprement dit;* 3° l'*accès suraigu*. Quel que soit son degré d'intensité, l'accès de psychose alcoolique est susceptible de survenir soit dans l'alcoolisme aigu, à la suite d'une intoxication brusque et passagère, soit à un moment quelconque dans le cours de l'empoisonnement chronique. Son apparition peut succéder à de copieux excès (*delirium a potu nimio*), comme au contraire à la suppression de l'excitant habituel (*delirium a potu suspenso*). Il est très fréquent également de voir l'accès survenir brusquement à la suite d'un choc moral ou physique (traumatisme moral ou physique), surtout d'une maladie intercurrente. C'est ainsi que se développe le délire alcoolique dans la pneumonie, à la suite d'une chute, chez les prisonniers, etc. Un rien suffit donc, chez des individus sourdement intoxiqués et saturés d'alcool, pour *éveiller* ou *réveiller* les troubles cérébraux. Cela a lieu surtout dans l'alcoolisme lent, latent, inconscient, bien supporté en apparence et sans manifestations révélatrices habituelles, c'est-à-dire dans l'*alcoolisme larvé*.

A. PSYCHOSE SUBAIGUE. — La psychose la plus fréquente dans l'alcoolisme est la psychose subaiguë qui traverse le plus souvent, comme un épisode passager, le cours de l'empoisonnement chronique. Elle se manifeste sous la forme de *délire onirique* sur fond plus ou moins marqué de *confusion mentale*.

L'accès débute, en général, par l'*altération du sommeil*, qui devient pénible et troublé par des rêves. LASÈGUE, dont nous allons reproduire, en la résumant, la description, a dit qu'avant de délirer, l'alcoolique commence toujours par mal dormir, et que son délire n'est qu'un *rêve éveillé ou de jour*, qui fait suite au *rêve endormi ou de nuit*, et le continue non seulement au point de vue *psychique*, mais aussi *chronologique*. Les rêves des alcooliques sont surtout des *rêves d'action*, ayant trait aux choses de la profession, aux événements du moment, à des péripéties dramatiques, et dans lesquels les *hallucinations de la vue* jouent le principal rôle. Il arrive un moment où ces rêves se prolongent pendant le jour, et c'est cette continuation du rêve pendant la veille qui constitue le *délire alcoolique*, véritable *rêve prolongé*, ainsi qu'on l'a dit fort justement. Le passage du délire dormant au délire éveillé s'opère sans transition ; celui-ci ne suit pas le rêve à distance, il en devient le maximum. Les choses se passent de même en ce qui concerne la nature des divagations, c'est-à-dire que le délire continue les idées écloses pendant le rêve. Ce sont les mêmes tableaux fantastiques, les mêmes épisodes poignants, les mêmes aventures baroques ou sinistres, les mêmes scènes tumultueuses et mouvementées. Dans le délire alcoolique comme dans le rêve les *hallucinations visuelles*, qui revêtent d'ordinaire le caractère terrifiant et consistent surtout en visions d'animaux, de voleurs, d'assassins, de batailles, d'incendies, de morts, etc., jouent un rôle capital et existent à l'exclusion à peu près complète de toute autre. En effet, les *hallucinations auditives* s'y réduisent, en général, aux impressions les plus confuses, à des bruits de pas ou de coups, à des cris étouffés, à quelques phrases interjectives. D'autre part, à l'égal de tout rêveur, l'alcoolique est en mouvement incessant, physique et moral, pendant sa crise. Ses récits sont longs, mais composés de phrases saccadées, sans lien logique. Des faits et pas de réflexions, encore moins d'étonnement et de critique. Ce qui se passe se passe et voilà tout. Un dernier caractère, commun au rêve et au délire alcoolique, c'est la possibilité qu'ont ces deux états de se suspendre brusquement et passagèrement sous l'influence de secousses imprimées au dormeur ou au malade et accompagnées d'objurgations excitantes.

C'est en se basant sur toutes ces particularités que LASÈGUE a pu dire que le *délire alcoolique subaigu n'était pas un délire, mais un rêve.*

Nous avons vu plus haut que ce délire de rêve, auquel nous

avons donné le nom de *délire onirique*, n'était pas spécial à l'alcoolisme, mais commun à toutes les intoxications, et que d'autre part il était assimilable, non pas au rêve ordinaire, comme l'avait fait LASÈGUE, mais au rêve somnambulique, à l'état second.

Il faut donc savoir que les alcooliques et, de façon générale, tous les délirants toxiques sont, durant leur accès, dans un état second, au cours duquel ils peuvent accomplir des actes quelconques d'automatisme somnambulique, notamment des fugues inconscientes et amnésiques (FRANCOTTE).

Le délire alcoolique est le plus souvent sans suite et sans cohésion, comme les scènes de rêves dont il est formé. Parfois cependant, il représente un thème plus cohérent et plus fixe, fait surtout d'*idées de persécution*, de *jalousie*, d'*auto-accusation* allant jusqu'à l'*auto-dénonciation*.

Tantôt ces idées délirantes se dissipent avec l'accès ; d'autres fois elles lui survivent et restent implantées dans l'esprit, soit à titre d'*idées fixes post-oniriques*, soit pour devenir le point de départ d'un véritable délire systématisé.

A ces symptômes psychiques, auxquels il faut ajouter la tendance impulsive au suicide, à l'homicide, à l'incendie, qui est assez fréquente, viennent se joindre les symptômes physiques habituels de l'alcoolisme, tels que *céphalée, tremblement généralisé, crampes, fourmillements, troubles dyspeptiques, analgésie* ou *hyperesthésie* des membres, *accidents convulsifs, hystériformes* ou *épileptiformes*, etc.

L'accès subaigu de psychose alcoolique présente une *durée* variable, mais en général assez courte, au moins quand le malade cesse de boire. Il est rare qu'au bout de cinq à six jours il ne survienne une amélioration notable ; peu à peu le rêve cesse, et le sujet revient à la réalité. De même que la perte du sommeil avait marqué le début de l'accès, de même son retour en marque la terminaison. Il reste souvent une amnésie plus ou moins marquée de l'accès.

B. PSYCHOSE AIGUE. — La psychose alcoolique aiguë surgit dans les mêmes conditions que l'accès subaigu et elle se mani-

feste particulièrement sous cette forme de confusion mentale que
nous avons étudiée sous le nom de *délire hallucinatoire aigu*.
Elle se présente sous deux aspects. Dans le premier, elle ne diffère de l'accès subaigu que par un degré plus élevé d'intensité.
Elle est précédée de prodromes tels que sentiment de malaise,
oppression, embarras gastrique, céphalalgie; l'*insomnie* est plus
complète, les *hallucinations* plus terrifiantes, la frayeur devient
une véritable *panophobie*, et les malades, qui se croient entourés
d'ennemis, d'animaux féroces, de flammes, de cadavres, fuient
épouvantés et sont en proie à une terreur indicible. De plus, il
se joint à cet état un *véritable délire* qui roule le plus souvent
sur des idées hypocondriaques et surtout de persécution. L'alcoolique se croit plein de vers, pourri, sans estomac, sans tête:
il est mort; on se moque de lui, sa femme le trompe, on cherche
à l'empoisonner, des gens à mine suspecte le suivent dans les
rues, on veut se débarrasser de lui, on l'accuse de vol, d'assassinat, de pédérastie, il a commis de véritables massacres, on
monte chez lui pour l'arrêter, le fusiller, etc. C'est dans cette
forme, et lorsqu'il existe des idées de persécution, qu'on peut
constater, chez les malades, des *hallucinations de l'ouïe* plus ou
moins parfaites. La *tendance au suicide* est à peu près constante,
et souvent elle se manifeste sous forme d'une tentative subite et
non préméditée. Il s'y joint, comme dans tous les accès d'alcoolisme, un *tremblement* très marqué des extrémités, des
crampes, des *fourmillements*, de l'*anesthésie* ou de l'*hyperesthésie
partielles*, diverses *hallucinations du goût* et de l'*odorat*, enfin
des *troubles gastriques* plus ou moins accentués.

Sous son second aspect, la psychose alcoolique aiguë n'est
autre que ce qu'on désigne communément sous le nom de *delirium tremens*. Elle débute par de l'insomnie, de l'incohérence
dans les idées et des phénomènes généraux divers. Bientôt l'*excitation* apparaît, et elle s'accroît rapidement. La face est rouge,
vultueuse, congestionnée, les yeux brillants, le pouls fréquent,
la température élevée, la peau brûlante et couverte de sueur, la
soif très vive. Les *hallucinations* et surtout les *illusions* surviennent; les malades croient reconnaître ceux qui les entourent:
ils prennent une fenêtre pour une porte, un objet pour un ani-

mal, un meuble pour une personne ; ils trouvent une odeur et un goût tout autres aux choses qu'ils mangent et qu'ils boivent ; enfin ils ont des visions fantastiques, surtout d'animaux, ou de scènes lubriques et de tableaux obscènes qui se déroulent à leurs yeux (hallucinations cinématographiques). En peu de temps, l'*agitation* est à son comble, l'alcoolique crie, vocifère, marche et court sans s'arrêter.

Le *tremblement* est tellement intense et tellement généralisé qu'il a donné son nom à cette variété de psychose alcoolique. Le corps tout entier est en vibration et il est facile de s'en assurer en plaçant les mains sur les épaules du malade. Les mains et les bras sont agités d'un mouvement étendu, incoercible ; la tête tout entière oscille ostensiblement, la langue est tellement trémulante qu'elle est tirée convulsivement hors de la bouche ; enfin le tremblement peut s'étendre parfois aux lèvres et aux muscles vocaux de façon à déterminer un certain embarras de la parole. De même il peut exister une *inégalité* apparente des *pupilles*, assez fréquente, comme on le sait, dans l'alcoolisme chronique.

Notons enfin divers troubles plus ou moins constants, tels que l'existence de *sueurs profuses*, l'*accélération du pouls*, les *accès épileptiformes*, enfin les manifestations habituelles de l'intoxication alcoolique dans les fonctions organiques. Quant à la *température*, elle n'est pas sensiblement modifiée, et serait plutôt diminuée qu'augmentée, surtout à la périphérie.

La *guérison* est la terminaison ordinaire de la psychose alcoolique aiguë et elle se produit assez rapidement, dans l'espace de huit à quinze jours, sous l'influence de la seule suppression de l'excitant habituel ; elle se traduit par le retour du sommeil et la diminution progressive des symptômes de l'accès.

C. PSYCHOSE SURAIGUË (DÉLIRE AIGU ALCOOLIQUE). — Dans la psychose alcoolique suraiguë, l'accès atteint son degré d'acuité le plus élevé. Tantôt, il survient un véritable état de *stupeur*. Immobiles, hébétés, incapables de répondre et d'agir, le visage terrifié, les yeux hagards, les malades sont plongés dans la prostration la plus profonde ; ils paraissent assister à des spectacles

horribles dont la vue les terrifie, et ils ne sortent de cet anéantissement que pour exécuter brusquement quelque tentative de
suicide. C'est surtout dans cette forme qu'ils ne conservent
qu'une idée extrêmement vague de tout ce qui s'est passé dans
leur accès, et que tout ce qu'ils ont vu, entendu ou fait, même
leurs tentatives de suicide, leur apparait comme un rêve confus
et éloigné. Cependant cet accès de stupeur guérit habituellement
et disparait, mais avec une certaine lenteur et laisse souvent à
sa suite des troubles divers, notamment de l'*hébétude* et de l'*obtusion* intellectuelle.

D'autres fois, l'agitation est extrême, et elle offre tous les
caractères du *délire aigu*, dont elle porte du reste le nom (délire
aigu alcoolique). Tout à fait analogue au délire aigu simple,
l'accès présente, comme lui, une élévation de température qui
peut aller jusqu'à 40, 41° et même plus (*delirium tremens
fébrile*), des symptômes typhiques, des sueurs profuses, des
fuliginosités, des soubresauts des tendons, de la petitesse du
pouls, des convulsions, de l'adynamie, etc. Comme lui aussi, il
se termine habituellement par la *mort*, qui a lieu soit subitement, à la suite d'une syncope, soit dans le coma.

2° Anatomie pathologique. — Les *lésions cérébrales* que
l'on rencontre le plus fréquemment dans les accès aigus de
psychose alcoolique, en dehors des lésions habituelles de l'alcoolisme chronique, telles que l'athérome artériel et la dégénérescence graisseuse des vaisseaux, sont la *pachyméningite hémorragique*, l'épaississement des méninges et leur infiltration par la
sérosité, les suffusions sanguines, l'adhérence des méninges à la
couche corticale, la coloration plus ou moins marquée de la
substance grise, le pointillé de la substance blanche, l'épanchement de sérosité dans les ventricules latéraux, enfin des foyers
hémorragiques siégeant dans divers points et surtout dans le
territoire de l'artère sylvienne du côté gauche.

3° Diagnostic. Le diagnostic, en général facile, peut présenter des difficultés, dans le cas, par exemple, où il s'agit d'un
accès aigu à forme dépressive et avec idées de persécution. Nous

avons vu que ces cas étaient fréquemment pris pour des cas de *délire de persécution* au début, et réciproquement. Cependant, ici les idées de persécution sont plus confuses, plus terrifiantes, et elles s'accompagnent d'une *panophobie* qui n'existe pas dans la folie systématisée.

Quant à la *stupeur* et au *délire aigu* alcooliques, ils ne diffèrent de la *stupeur* et du *délire aigu simple* que par leur origine et les caractères concomitants de l'intoxication alcoolique.

Les psychoses toxiques étant toutes similaires, quel que soit le poison en jeu, il en résulte qu'elles peuvent facilement être confondues entre elles. Nous avons déjà mis en garde à plusieurs reprises contre la tendance à considérer comme d'origine alcoolique des psychoses relevant d'une autre intoxication. Nous y insistons de nouveau ici en rappelant qu'en présence d'une confusion mentale et d'un délire onirique hallucinatoire, c'est-à-dire d'une psychose toxique, il faut songer à la possibilité d'une intoxication quelconque et ne conclure à une psychose alcoolique qu'après avoir constaté l'absence de tout autre empoisonnement, interne ou externe. En procédant ainsi, en étudiant soigneusement chaque sujet, on peut arriver à distinguer dans une certaine mesure, dans les intoxications multiples, telles que alcoolisme et saturnisme, alcoolisme et paludisme, etc., ce qui appartient à l'une et ce qui appartient à l'autre, tout au moins à reconnaître l'intoxication ayant joué le rôle principal dans la production de la psychopathie.

Il convient aussi de faire le diagnostic de l'alcoolisme d'après la nature et la qualité de la boisson ingérée (vin blanc ou rouge, rhum, cognac et eaux-de-vie, absinthe, vulnéraire, amers, apéritifs, eau de mélisse). Plusieurs auteurs, notamment LANCEREAUX, MAGNAN, LABORDE, CADÉAC, se sont attachés à cette différenciation. Dans les intoxications par les essences et surtout par l'absinthe, le trouble de la sensiblité au lieu de se traduire par de l'analgésie, comme dans l'alcoolisme proprement dit, consisterait en hyperesthésie en botte, en brodequin ; il y aurait exagération très accentuée des réflexes patellaire et plantaire, de fréquents accidents épileptiformes, se rapprochant des attaques comitiales, enfin, dans nombre de cas, des impulsions irrésistibles particulièrement violentes et, dans les états chroniques ou dans l'intervalle des accès, de la dépression mélancolique avec conscience (GILSON).

MAGNAN et son élève LEGRAIN ont enfin décrit à part l'alcoolisme des héréditaires ou des dégénérés.

4° Traitement. — Le traitement de la psychose alcoolique se confond avec le traitement ordinaire de l'alcoolisme, et, comme lui, il consiste essentiellement dans la suppression de l'excitant habituel, qu'on peut et qu'on doit, sauf exception, opérer brusquement, même dans les cas aigus. Les bains froids ont été, dans ces dernières années, tout spécialement préconisés contre le delirium tremens, comme nous le verrons au chapitre du traitement général. L'insomnie étant le trouble le plus constant de l'alcoolisme et le point de départ de l'onirisme délirant, une des indications capitales consiste à rétablir le sommeil ; c'est pour ce motif que les calmants et en particulier le *chloral* à haute dose, associé ou non à la morphine (LANCEREAUX), sont les agents thérapeutiques dont l'usage réussit le mieux, surtout dans les formes excitées. Contre les accidents de l'alcoolisme aigu et chronique on a vanté la *strychnine* (LUTON) et, tout récemment, la *ponction lombaire* (ARDIN-DELTEIL).

§ 3. — DÉMENCE ALCOOLIQUE

Lorsque l'alcoolisme chronique a duré un certain temps, il détermine à la longue une *déchéance* progressive de l'individu, tant au point de vue psychique, qu'au point de vue physique.

Dans la sphère *physique*, le tremblement, la dyspnée, l'aphonie, les convulsions épileptiformes, l'empâtement de la langue, l'affaiblissement musculaire, l'anesthésie et l'hyperesthésie, les troubles oculo-pupillaires, la dégénérescence graisseuse, la perte de l'appétit, les vomissements bilieux, les troubles circulatoires, la congestion du foie, etc., etc., sont les plus importants de tous les symptômes.

Quant à l'*affaiblissement psychique*, il survient lentement et se manifeste comme tous les états de démence par la diminution progressive de la mémoire, des facultés, ainsi que par l'indifférence et la perte des sentiments et des affections. A cette démence se joignent le plus souvent des idées vagues et confuses de persécution, de jalousie, d'hypocondrie, de l'insomnie, des rêves hallucinatoires, professionnels ou zoopsiques, revenant par intermittences, de l'irritabilité, de la violence, des tendances impulsives diverses, en particulier des actes indélicats, obscènes, immoraux, des outrages et des attentats à la pudeur, marqués au coin de la diminution et de la perversion du sens moral.

De dégradation en dégradation, les malades en arrivent à l'*état gâteux* et finissent dans le *marasme*, emportés le plus souvent par une *attaque apoplectique*. Dans certains cas, ils rappellent de plus ou moins près l'aspect de la *démence paralytique*, au point que le diagnostic est rendu parfois difficile. Le tremblement, les hallucinations, le caractère de l'embarras de la parole, enfin la coexistence de tous les autres signes de la cachexie alcoolique, permettent cependant en général, de différencier ces deux états de démence. Nous dirons un mot d'ailleurs, au chapitre de la paralysie générale, de son diagnostic avec la pseudo-paralysie générale alcoolique (voir p. 757).

A l'autopsie on constate les *lésions* de l'alcoolisme que nous avons signalées à propos de la psychose aiguë, auxquelles vient se joindre parfois une *atrophie* plus ou moins marquée du cerveau.

ARTICLE II

SATURNISME

Le *saturnisme* est le résultat de l'empoisonnement par le plomb, comme l'alcoolisme est le résultat de l'empoisonnement par l'alcool. Mais tandis que les troubles psychiques liés à l'alcoolisme ont été l'objet de nombreux et intéressants travaux, on s'est fort peu occupé de la psychose saturnine, probablement parce qu'elle est plus rare et qu'on a, par suite, moins souvent l'occasion de l'observer. En dehors en effet des rapports du saturnisme et de la paralysie générale, dont l'étude a été abor-

dée par certains auteurs et que nous mentionnerons en parlant
de cette dernière maladie, on en est encore, relativement au
délire causé par le plomb, aux vagues indications laissées par
TANQUEREL DES PLANCHES et GRISOLLE.

Or, conformément à ce principe nosologique que nous nous
sommes efforcé d'établir, que toutes les intoxications et infections
se traduisent par des manifestations cliniques identiques, la
psychose saturnine ressemble exactement à la psychose alcoolique. C'est à ce point, ainsi que je l'ai déjà signalé en 1879,
que des erreurs sont souvent commises et que le délire saturnin
est considéré dans nombre de cas comme un délire alcoolique.

Ceci nous dispense d'entrer dans de longs détails au sujet des
troubles psychiques liés au saturnisme, qui se prêtent à la
même division et à la même description que les troubles psychiques liés à l'alcoolisme.

Il existe donc : 1° une *psychose saturnine*, avec ses variétés
subaiguë, aiguë et *suraiguë;* 2° *une démence saturnine*. A la
rigueur même, on pourrait admettre une forme plus légère
encore, l'*ivresse* du plomb, plus ou moins analogue à l'ivresse
alcoolique.

§ 1. — PSYCHOSE SATURNINE

1° Psychose subaiguë. — L'accès subaigu, dans le saturnisme, est plus rare que l'accès aigu, contrairement à ce qui a
lieu dans l'alcoolisme. Au reste, comme dans ce dernier, l'accès
subaigu revêt presque toujours la forme de confusion mentale
avec délire onirique et se caractérise par les mêmes symptômes,
surtout par l'insomnie, les hallucinations terrifiantes de la vue,
les cauchemars, les idées vagues de persécution, la tendance au
suicide, le tremblement généralisé, etc. La seule différence
consiste dans la coexistence des stigmates habituels de l'intoxication saturnine, et notamment du liséré de BURTON, qui permettent d'établir le diagnostic. Encore ce diagnostic est-il
rendu des plus difficiles lorsque le malade, ce qui arrive assez
fréquemment, est à la fois imprégné de plomb et d'alcool.

2° Psychose aiguë. — La psychose saturnine aiguë se manifeste à peu près constamment *sous la forme agitée*. Le plus souvent elle s'annonce par des prodromes tels que céphalalgie, tristesse, somnolence, accélération du pouls, vertiges, tremblement, et, dans certains cas, albuminurie. D'autres fois, le début de l'accès est brusque. Comme l'accès alcoolique, il peut survenir soit à la suite d'une intoxication rapide, soit consécutivement à la suppression du poison habituel, quelquefois enfin sous l'influence d'un traumatisme physique ou moral.

Quoi qu'il en soit, le premier symptôme est le *trouble du sommeil*, qui devient agité, rempli de rêves. Peu à peu l'*excitation* apparait, s'accroit, le délire survient accompagné d'*illusions* et d'*hallucinations* de la vue plus ou moins terrifiantes; un tremblement des plus considérables se manifeste; le malade est rouge, vultueux, animé, il pousse des cris, se porte à des violences, profère des obscénités : en un mot, il offre d'une façon absolue le tableau de l'alcoolique atteint de psychose aiguë.

La *durée* de cet accès est habituellement courte, et ne s'étend guère au delà d'une ou deux semaines ; la *guérison* est la terminaison la plus fréquente, et elle se manifeste par le retour du sommeil et la disparition progressive des symptômes. Parfois, cependant, le malade peut mourir subitement pendant sa crise.

3° Psychose suraiguë. — La psychose suraiguë, dans l'intoxication saturnine, est un peu plus rare, et, lorsqu'elle existe, elle se présente presque toujours sous forme de *stupeur*. Comme dans la variété correspondante de psychose alcoolique, les malades sont hébétés, immobiles, dans une attitude de fixité et d'anéantissement complet, dont ils ne sortent que pour accomplir quelque tentative de suicide. Cette forme est grave, et lorsqu'elle n'entraîne pas la mort, elle laisse constamment après elle une obtusion de l'intelligence qui peut persister plus ou moins longtemps.

Les *lésions* trouvées à l'autopsie ne rendent généralement pas compte des symptômes observés. Tout au plus constate-t-on, dans certains cas, une anémie du cerveau, avec un œdème plus ou moins marqué. Il est rare qu'on puisse, surtout dans l'intoxication aiguë, découvrir des traces de plomb dans le cerveau.

Quensel a récemment constaté dans un cas de psychose saturnine hallucinatoire les altérations suivantes : leptoméningite, atrophie de l'écorce avec dégénérescence des éléments parenchymateux, des cellules et des fibres, prolifération du tissu conjonctif.

§ 2. — DÉMENCE SATURNINE

De même que l'empoisonnement alcoolique longtemps prolongé peut amener, à la longue, une *déchéance* physique et morale progressive, de même l'empoisonnement lent par le plomb peut amener une dégradation analogue, traversée ou non, comme dans l'alcoolisme, par des épisodes délirants ou convulsifs plus ou moins aigus. Il est à remarquer que, dans le saturnisme chronique, la démence est précoce et plus profonde, la cachexie plus marquée, les paralysies locales et les convulsions épileptiques ou éclamptiques plus fréquentes, le marasme et l'état gâteux plus rapides, et qu'au bout d'un temps plus ou moins long, les malades meurent soit par les progrès de la cachexie physique, soit plutôt emportés par une attaque convulsive. La pseudo-paralysie générale saturnine est relativement fréquente.

Il est habituel, dans cette forme, de rencontrer des altérations plus évidentes, telles que ramollissement du cerveau, atrophie cérébrale, présence du plomb dans les centres nerveux, etc.

ARTICLE III

MORPHINISME

1° Étiologie. — Le morphinisme est l'ensemble des accidents dus à l'empoisonnement par la morphine. Il peut être médical, c'est-à-dire être le résultat d'une médication plus ou moins prolongée par la morphine, ou provenir simplement de l'imitation. Presque toujours il se lie à la *morphinomanie* ou entraînement irrésistible et impulsif vers l'agent toxique.

Cet entraînement ne se rencontre pas chez tout le monde. Il

s'observe chez les névropathes, surtout chez les hystériques, dont l'appétence maladive non seulement pour la morphine, mais encore pour l'éther, le chloral et les autres substances analogues revêt souvent la forme d'une véritable *toxicomanie*, d'un besoin impérieux de s'intoxiquer.

Certaines professions prédisposent de même de façon plus particulière à la morphinomanie, notamment celles de médecin et de pharmarcien.

2⁰ Troubles psychiques. — D'une façon générale, les troubles psychiques du morphinisme ressemblent de tous points à ceux de toutes les intoxications et comme eux ils se traduisent par de l'insomnie, des rêves, des cauchemars, des hallucinations professionnelles ou terrifiantes, enfin, mais moins fréquemment et à un moindre degré, par de la confusion mentale et du délire onirique.

Le plus souvent ces troubles psychiques, d'allure subaiguë ou chronique, se maintiennent dans les limites de la semi-aliénation. Ils diffèrent, suivant qu'ils sont provoqués par *l'abus* de la morphine ou par sa *suppression*.

a. *Effets de l'abus*. — Les premiers effets de l'absorption du poison sont en général agréables, et cette période de *stimulation* peut durer, suivant les sujets, de quelques semaines à quelques années. A dater du moment où la passion est devenue tyrannique, où le morphinique est devenu morphinomane, les désordres surviennent plus ou moins rapidement, et voici quels sont, dans la sphère intellectuelle et morale, les symptômes qui peuvent se présenter.

Le premier effet, nous l'avons dit, est un sentiment de bien-être et de béatitude, d'euphorie, une sorte de stimulation des facultés. Mais bientôt, la *volonté se paralyse* et le malade n'a plus assez d'énergie pour secouer sa torpeur et renoncer à son habitude. La mémoire et le jugement ne paraissent pas sérieusement affectés, mais ils peuvent présenter une certaine *obtusion*. Le *sens moral* est presque toujours profondément émoussé ; les morphinomanes en arrivent à commettre des actes indélicats, quelquefois même des actes délictueux ou criminels.

Enfin *leurs instincts* peuvent être dépravés et ils se livrent assez fréquemment à toutes sortes d'excès, et même à une débauche véritablement pathologique. Le *sommeil* est constamment troublé et dans certains cas presque nul ; tout au plus se produit-il alors dans la journée une tendance à la *somnolence*, mais n'aboutissant pas au repos. Lorsque tous ces troubles acquièrent une certaine intensité, il s'y joint d'habitude des accidents plus graves, tels que *terreurs, paniques, hallucinations*, de la vue surtout, mais qui peuvent affecter également l'odorat et le goût. Quelquefois il survient un véritable *état de dépression neurasthénique* ou *mélancolique* avec idées de persécution, tendance au suicide, etc. Le délire hallucinatoire aigu est plus rare ; cependant on peut l'observer dans certains cas.

Enfin l'abus prolongé de la morphine peut déterminer à la longue, un état de *démence cachectique* plus ou moins analogue aux autres démences toxiques et qui, comme celles-ci, présente parfois l'aspect de la démence paralytique.

A ces désordres vient se joindre le cortège habituel des symptômes physiques de l'empoisonnement, tels qu'anesthésie ou hyperesthésie, diminution des réflexes, augmentation de l'appétit, constipation opiniâtre avec ténesme et épreintes, dysurie, impuissance, intermittence du pouls, dyspnée, raucité de la voix, induration de la peau, tendance aux accidents locaux au niveau des piqûres, enfin aspect vieilli et ridé de la face.

b. *Effets de l'abstinence.* — Ces effets se produisent chez les morphinomanes qui, soit volontairement, soit involontairement, se trouvent plus ou moins brusquement privés de leur stimulant habituel. Parmi ces effets de l'abstinence, les uns sont identiques et les autres opposés à ceux qui résultent de l'abus. *Du côté de l'intelligence*, on voit disparaître l'*euphorie* qui est remplacée par l'*irritabilité*, les inégalités de caractère et d'humeur, la tendance à tout critiquer et à tout voir en mal. Il s'y joint une *sensiblerie* plus ou moins grande, de l'*incapacité* de travail, de la faiblesse *intellectuelle*, de la *somnolence*, de l'*affaissement* de la volonté. Parfois les malades tombent dans la *torpeur* et l'inertie, ils ne bougent pas de leur lit ; d'autres fois au contraire ils sont dans une *agitation* extrême, ils vont et viennent, ne peuvent rester en place, poussent des cris et des gémissements, pleurent et se lamentent à tout propos. Souvent il existe aussi des *hallucinations* de la vue, de l'odorat et du goût. L'*insomnie* est en général complète. Dans certains cas il se déclare un véritable *accès aigu*, surtout à forme agitée et violente, et même un véritable *délire tremblant*.

Les troubles physiques concomitants dans la sphère de la sensibilité, de la motilité et des fonctions organiques sont bien plus marqués que dans l'abus et ils peuvent aboutir à un état très grave, comme le collapsus, susceptible d'entraîner la mort. On sait que le meilleur traitement, dans ce cas, est le retour aux injections de morphine, qui font souvent disparaître comme par enchantement les accidents, pour si graves qu'ils paraissent.

3° Diagnostic. — Le diagnostic consiste essentiellement à constater la morphinomanie, souvent très dissimulée par les malades. En dehors des symptômes habituels du morphinisme, l'aspect de la peau avec ses traces de piqûre, et l'examen des urines qui renferment l'alcaloïde même plusieurs jours après l'abstinence, suffisent à lever tous les doutes.

4° Pronostic. — Le pronostic est grave, car il n'est pas de passion plus tyrannique que celle de la morphine, et à moins qu'on ne soit parvenu à la vaincre ou tout au moins à l'atténuer, par une diminution progressive de la dose de l'alcaloïde, les malades finissent le plus souvent par la phtisie ou dans le marasme.

5° Traitement. — Le traitement consiste soit dans la *suppression graduelle* du poison, soit dans sa *suppression brusque*, plus dangereuse et susceptible de déterminer les accidents graves de l'abstinence. Une troisième méthode, intermédiaire, dite *méthode d'Erlenmeyer*, consiste à supprimer brusquement la ration de luxe, et à diminuer graduellement la dose d'entretien jusqu'à suppression totale. L'isolement dans une maison de santé est le plus souvent nécessaire et la plupart des auteurs n'hésitent pas à en faire la base essentielle du traitement. C'est à peu près le seul moyen en effet — et encore est-il parfois insuffisant — d'empêcher le morphinomane de tromper et de se procurer, par des ruses habilement ourdies, son excitant habituel. Pour éviter l'internement dans les asiles d'aliénés, on a fondé à l'étranger d'abord, puis en France, des établissements spéciaux, dont la méthode consiste dans la privation brusque et complète du poison, sauf intervention immédiate, mais sans morphine, s'il survient des accidents compromettants.

Pendant le premier temps du traitement par diminution graduelle, on peut se borner à donner aux malades quelques calmants, bromure de sodium, chloral ou picrotoxine. Dans la seconde période, des phénomènes de dépression cardiaque et générale se manifestant, il est nécessaire de stimuler l'organisme. On peut procéder par *substitution*, en remplaçant la morphine par un autre agent tel que l'opium, l'alcool à haute dose, la cocaïne (moyen des plus dangereux), la dionine, l'atropine, le hachisch, la noix vomique, la caféine, enfin le phosphate de codéine à la dose de 10 à 50 centigrammes par jour en injections sous-cutanées, spécialement préconisé comme base du traitement par GUIMBAIL. Comme stimulant, on peut utiliser la strophantine (demi-milligramme en injection sous-cutanée), le sulfate de spartéine, la trinitrine (JENNINGS), l'extrait fluide de kola, etc.

Au moment de la suppression des piqûres, c'est-à-dire pendant la troisième période du traitement, on luttera contre les accidents qui pourront survenir. Contre les vomissements, boissons glacées ou très chaudes, calme, position horizontale, café noir alcoolisé, extrait de belladone. Contre la diarrhée, naphtol, salol ou salicylate de bismuth à haute dose, extrait d'opium. Contre les accidents de collapsus, révulsifs cutanés énergiques, douches, affusions froides, bains chauds, sinapisation, urtication, faradisation de la peau et surtout des nerfs phréniques, injections d'éther, de caféine, enfin dans les cas très graves, injection de morphine qui, neuf fois sur dix, suffit à réveiller l'organisme près de s'éteindre.

Les adjuvants du traitement, très nombreux, peuvent être suivant les cas : l'hydrothérapie, le bain turc, le massage, l'électricité statique, la chaleur, les alcalins, le lait, les stimulations mécaniques, l'exercice et les distractions quand ils sont possibles.

L'hypnotisme, très vanté par quelques médecins, peut donner de bons résultats, mais seulement dans certains cas spéciaux. Il en est de même de tous les moyens qui agissent en frappant fortement le moral et l'imagination des malades, tels qu'émotions violentes, cérémonies religieuses, pèlerinages, etc.

ARTICLE IV

ÉTHÉRISME, CHLORALISME, COCAÏNISME, OXY-CARBONISME, AUTRES INTOXICATIONS

L'alcool, le plomb et la morphine ne sont pas les seules substances capables de déterminer des troubles psychiques. Il en est un très grand nombre d'autres qui ont sur l'organisme des effets plus ou moins identiques. La description de toutes ces psychopathies toxiques est inutile ici pour toutes les raisons déjà données. Nous nous contenterons donc de résumer très brièvement, à la fin de ce chapitre, les principaux caractères de certaines d'entre elles, susceptibles d'être observées dans la pratique courante.

1° Éthérisme. — Cette intoxication est comparable à celle de la morphine, avec moins de fréquence et aussi moins de gravité. La passion pour l'éther, l'*éthéromanie*, ne s'accompagne pas au même degré de l'entraînement irrésistible vers le stimulant. De même l'état de privation diffère considérablement de l'état de besoin du morphinomane et ne provoque pas les mêmes accidents sérieux.

Le *chloroformisme chronique*, dû à une sorte de dipsomanie chloroformique, bien qu'il existe, est relativement plus rare que l'éthérisme. Le *chloroformisme aigu*, en revanche, est fréquent, surtout dans la chloroformisation chirurgicale, qui donne lieu alors à un délire hallucinatoire confus dont nous aurons à reparler à l'article consacré aux psychoses post-opératoires et qui a été étudié entre autres, par SAVAGE et SCHEUERER.

2° Chloralisme. — Le chloralisme se caractérise, comme le morphinisme, par une tendance irrésistible à l'absorption de doses progressivement croissantes de la substance toxique et par un véritable état de besoin provoqué par l'abstinence de cette substance, mais sans phénomènes aussi graves. Les accidents physiques paraissent consister surtout en troubles gastro-intestinaux. Les accidents psycho-sensoriels sont rares: il s'agit d'habitude d'un affaiblissement mental.

3° Cocaïnisme. — ERLENMEYER, MAGNAN et SAURY, PICHON, SÉGLAS, MORSELLI, CALMERS DA COSTA, HALLOPEAU, CHOUPPE, MILLS et quelques autres auteurs, ont attiré l'attention sur les troubles cérébraux engendrés par la cocaïne. Dans la plupart des cas observés, l'intoxication était à la fois morphinique et cocaïnique, ce qui compliquait la distinction des symptômes. Cependant, les effets spéciaux de la cocaïne ont pu être déterminés chez des malades exempts d'alcoolisme et de morphinisme. D'après MA-GNAN et SAURY, le signe prédominant réside dans l'existence d'impressions cutanées particulières (sensation de vers, de microbes, de vermine autour du corps, sur la peau ou dans les plaies des piqûres); viennent ensuite les hallucinations de la vue, de l'ouïe, de l'odorat et enfin le délire, habituellement composé d'idées hypocondriaques et de persécution. Il s'y joint parfois des troubles oculaires (diplopie, amblyopie, dyschromatopsie) et, même à la suite de doses faibles de cocaïne, comme dans les cas de CALMERS DA COSTA, de l'état tétaniforme, du collapsus, des convulsions hystéro-épileptiformes et de l'agitation violente.

La cocaïne peut être considérée comme l'agent d'une intoxication grave qui exerce sur l'économie des ravages aussi rapides que profonds. C'est un médicament dangereux, surtout sous la forme d'injections hypodermiques répétées.

4° Oxy-carbonisme. — Les vapeurs d'oxyde de carbone peuvent produire une intoxication soit chronique et professionnelle, comme chez les repasseuses, soit aiguë et accidentelle, comme dans l'empoisonnement par les poêles mobiles. Cette intoxication a surtout été étudiée par Wœlcken, Lancereaux, Briand, Moreau (de Tours), Trénel, Greidenberg, Le Dosseur, Truelle et Petit, etc., etc.

Le symptôme psychique qui domine et qui, dans les cas aigus, constitue le phénomène caractéristique, c'est l'*amnésie*, habituellement rétrograde et remontant plus ou moins au delà de l'empoisonnement, souvent aussi antérograde ou de fixation. Cette amnésie se rattache à un état de confusion mentale qui peut s'accompagner aussi d'hallucinations, de vertiges, d'oppression, de syncope, etc.

Si les accidents ne sont pas trop anciens, la soustraction à l'action du gaz délétère fait disparaître tous les symptômes. Dans le cas contraire, la démence est rapide et incurable.

Les troubles psychiques de l'oxycarbonisme seraient dus d'après les auteurs, en particulier d'après Le Dosseur, non seulement à l'anoxhémie par surcharge oxycarbonée des globules, mais aussi à une action spécifique directe localisée à la cellule nerveuse.

Le traitement doit consister surtout en hygiène, toniques, reconstituants. Dans la période aiguë, bromures alcalins, bromhydrate de quinine, bains tièdes prolongés, affusions vertébrales.

5° Autres intoxications. — Les exo-intoxications médicamenteuses, professionnelles, accidentelles ou par tentative de suicide que nous venons de passer en revue ne sont pas les seules qui soient susceptibles de donner naissance à des troubles psychiques. Bien d'autres sont dans ce cas, telles que : le *théisme*, le *vanillisme*, le *nicotinisme* (Buccelli, Zalackas); l'intoxication par le *hachisch*, bien étudiée depuis longtemps par les médecins et certains littérateurs, et tout récemment encore par Moreau dans sa thèse (1904); l'intoxication par l'*opium* que nos confrères de la marine et des colonies tels que Laurent et Brunet nous ont appris à connaître; l'intoxication *iodoformique* (Schlesinger), *salicylique* (Saloschin), par l'*hyoscine* (van Vleuten), par l'*atropine* (Mᵐᵉ Iakowenko), le *sulfate de cinchonidine* (Ballet); enfin l'intoxication par le *sulfure de carbone* (Lau-

DENHEIMER, HALBERSTADT et CHARPENTIER, etc.) observée surtout
chez les ouvriers travaillant le caoutchouc vulcanisé. Signalons enfin l'intoxication par le *gaz d'éclairage* (WEYGANDT) sur
laquelle un événement récent a dans ces derniers temps attiré
l'attention, provoquant à la suite, par contagion imitative, une
véritable épidémie de suicide au moyen de ce gaz.

Nous ne ferons ici que mentionner ces intoxications dont les
troubles psychiques rappellent d'ailleurs ceux de toutes les
autres intoxications et se caractérisent spécialement par de la
confusion mentale, de l'amnésie lacunaire rétrograde et de
fixation, du délire hallucinatoire, des convulsions hystériformes
ou épileptiformes, etc.

ARTICLE V

PELLAGRE

On sait que la pellagre est une intoxication chronique, essentiellement caractérisée par un érythème squammeux borné aux
parties les plus exposées à l'action de la chaleur et de la lumière,
une phlegmasie chronique des voies digestives, dont l'indice le
plus ordinaire est une diarrhée opiniâtre, enfin par une lésion
plus ou moins grave du système nerveux aboutissant parfois à
l'aliénation mentale et à la paralysie (HENRI GINTRAC).

1° Psychose pellagreuse. — En ce qui concerne les troubles
intellectuels, il est reconnu que la forme de psychose la plus
fréquente dans la pellagre est la confusion mentale avec dépression mélancolique ou avec délire onirique. Elle existe, plus ou
moins marquée, dans la plupart des cas. Elle se traduit par
une *inertie*, une passivité, une indifférence, une torpeur assez
grandes; par de l'*insomnie*, des *hallucinations*, souvent terrifiantes, de la vue, et aussi de l'ouïe; par des *conceptions délirantes* tristes avec idées fixes de désespoir, de damnation, de
crainte, d'anxiété, de persécution, d'empoisonnement, de possession par les démons et les sorciers (WARNOCK), du refus d'aliments et une tendance tellement marquée au *suicide* et au sui-

cide par submersion, que Strambio avait désigné la maladie sous le nom d'*hydromanie*. Cette *dépression mélancolique* qui peut aller, dans certains cas, jusqu'à la *stupeur*, est toujours basée sur un fond d'*obtusion*, d'hébétude intellectuelle, d'asthénie générale considérable (Morichox, Beauchamp et Courtellemont), qui finit par devenir permanent, et aboutit, par degrés, à la *démence*, à mesure que la cachexie pellagreuse fait de nouveaux progrès. Elle peut s'accompagner de polynévrite (Righetti).

On peut observer aussi, comme dans toute intoxication chronique grave, un état morbide ressemblant à la paralysie générale (pseudo-paralysie générale pellagreuse). Cela a lieu surtout dans les cas où au lieu des idées mélancoliques habituelles, les malades présentent des idées de satisfaction et de richesses (Warnock).

2° Étiologie. — Nous n'avons pas ici à développer la question étiologique, qui a donné lieu à de si vives et de six longues discussions, tant en France qu'en Italie. Rappelons seulement qu'on a incriminé tour à tour les influences atmosphériques et géologiques, l'hérédité, surtout l'usage du maïs altéré par un parasite appelé *Verderame* ou *Verdet*. En fin de compte, on admet avec Lombroso que la pellagre est le résultat d'un empoisonnement spécial de l'organisme par certains alcaloïdes du maïs altéré (maïsme).

Dans ces derniers temps, l'étiologie de la pellagre a été reprise et certains auteurs, comme Ceni, ont attiré l'attention sur les propriétés pathogènes du *Penicillum glaucum* dans la production de la pellagre et sur la localisation des spores d'*aspergillus* sur les ganglions mésentériques des pellagreux.

3° Anatomie pathologique. — Les recherches de MM. Babès et Sion, Marinesco, ainsi que celles des auteurs italiens Rossi, Righetti, Grimaldi, faites avec la méthode de Nissl, ont montré qu'il existe dans la pellagre des altérations cellulaires considérables. Parhon et Papinian viennent de signaler (1905) dans un cas de pellagre des altérations des neurofibrilles prédominant dans les grandes cellules. Les cellules géantes présentent une coloration rouge-acajou de leur cytoplasma et une absence complète de neurofibrilles. Le noyau est, suivant les cas, vésiculeux, atrophié ou invisible. Le nucléole s'imprègne mal dans les cellules les plus altérées. L'aspect des grandes cellules de la corne antérieure rappelle beaucoup celui des cellules géantes de la zone rolandique.

ARTICLE VI

PALUDISME

Sydenham et Hoffmann ont, les premiers, signalé les troubles psychiques de la fièvre intermittente. Depuis, un grand nombre d'observateurs, parmi lesquels nous citerons Baillarger, Sébastian, Billod, Griesinger, Berthier, Kraepelin, Laveran, Mabille, Bard, Lemoine et Chaumier, Boinet et Rey, Régis et Chabal, Marandon de Montyel, Ivanov, Lemanski, Carrive, Wigtingale, etc., se sont occupés de la question.

Dans ces dernières années, on a également étudié les rapports du paludisme avec la neurasthénie, l'hystérie et l'épilepsie, c'est-à-dire les névroses du paludisme et dans le paludisme. Cette étude, successivement abordée pour la *neurasthénie* par Lejonne, Tessier, Triantaphyllidès, Schupfer, Dansauer, pour l'*hystérie* par Guixon, Lejonne, Tessier, Clément, Lemoine, Marandon de Montyel, pour l'*épilepsie* par Marandon de Montyel, a été bien résumée, dans son ensemble, dans la thèse de mon élève Comméléran : « Névroses et paludisme » (1902). Andrianjafy a même décrit (1902), sous le nom de « Le Ramanenajana à Madagascar » une véritable *choréomanie* d'origine palustre, forme pernicieuse du paludisme avec manifestations choréiques influencées par les terreurs superstitieuses et la sorcellerie, survenant de préférence par épidémies à l'époque du repiquage du riz où sévit le paludisme et où pullulent les moustiques et guérissant en quelques jours par la quinine. Enfin, notre collègue Le Dantec, avec qui nous avons vu plusieurs délirants paludéens des colonies, a consacré, dans la deuxième édition de son *Précis de Pathologie exotique* (1905), un paragraphe spécial aux névroses et aux psychoses du paludisme.

§ 1. — Névroses du paludisme

Bien que la question des névroses sorte du cadre de cet ouvrage, nous ne pouvons passer sous silence celles qui se manifestent dans le paludisme, parce que le plus souvent, elles s'y présentent associées à des troubles psychiques, c'est-à-dire sous forme de *psycho-névroses*. Nous nous bornerons du reste à reproduire à cet égard les conclusions du travail de COMMÉLÉRAN, suffisamment détaillées et précises sous leur forme condensée.

Le paludisme est par des liens étroits uni aux névroses : *hystérie, épilepsie, neurasthénie.*

1° Hystérie. — Le paludisme paraît susceptible d'améliorer l'hystérie, mais cette action est tout à fait exceptionnelle. Il réveille et aggrave une hystérie préexistante. Il provoque l'éclosion de la névrose, le plus souvent chez des prédisposés névropathes, dans quelques cas chez des sujets qui n'ont aucun antécédent morbide, personnel ou héréditaire. Dans le premier cas, la névrose ainsi provoquée offre peu de caractères spéciaux. Elle est surtout convulsive, à crises incomplètes, et hyperesthésique. Dans le second, elle semble se particulariser : 1° par la présence d'une zone hystérogène au niveau du foie ou de la rate, suivant l'organe qui est le plus atteint par l'infection ; 2° par la prédominance des phénomènes hystériques dans la moitié du corps correspondant à l'organe hystérogène. — Il semble qu'il faudrait faire la part de l'hystérie dans certains accès pernicieux et quelques-unes des paralysies post-paludiques.

2° Épilepsie. — Le paludisme améliore parfois l'épilepsie. Cette action est encore rare, quoique plus fréquente que dans l'hystérie. Il réveille, aggrave, provoque l'épilepsie. L'épilepsie palustre ne présente aucun caractère distinctif.

3° Neurasthénie. — Il n'a jamais été constaté d'amélioration de la neurasthénie par l'effet du paludisme. Au contraire ce dernier réveille, aggrave, provoque la névrose. Il la provoque chez des individus sans anamnestiques, chez des prédisposés, le plus souvent des arthritiques. — Dans les cas légers, il n'y a qu'un premier degré de neurasthénie, que nous avons appelé « névropathie palustre ». Dans les cas graves, il y a neurasthénie confirmée. Cette dernière se distingue : 1° par la fréquence des troubles vaso-moteurs ; 2° l'intensité de l'amyosthénie ; 3° la présence de l'hématozoaire ; 4° la présence des complications psychiques ; 5° une certaine périodicité dans l'apparition des symptômes.

Toutes ces névroses sont plus ou moins sensibles à l'action de la quinine. Viennent par ordre décroissant : Neurasthénie, hystérie, épilepsie. Ces névroses s'associent souvent entre elles : la forme la plus fréquente est l'*hystéro-neurasthénie*.

4° Psycho-névroses. — Les diverses névroses que nous venons de passer en revue s'accompagnent plus souvent qu'à l'ordinaire de troubles psychiques. Ces troubles psychiques sont plus fréquents dans la neurasthénie et l'hystérie, surtout dans cette dernière.

Dans l'épilepsie et dans l'hystérie, les troubles psychiques, en général transitoires, accompagnent les crises soit d'emblée, soit le plus souvent au bout d'un certain temps, et, comme elles, sont manifestement en rapport avec les poussées du paludisme.

Dans la neurasthénie, les troubles psychiques, plus ou moins marqués, peuvent se joindre dès le début aux symptômes de la névropathie, de façon à constituer une sorte d'association ou d'état mixte. Plus souvent encore, la neurasthénie ouvre la scène et, après une période plus ou moins longue, elle aboutit à une véritable psychopathie.

Dans tous les cas, quelle que soit la névrose à laquelle ils se lient et le moment où ils apparaissent, ces troubles psychiques sont ceux de toutes les psychoses toxiques, d'origine externe ou interne, c'est-à-dire essentiellement représentés par de l'asthénie, de l'aboulie, de l'obtusion, de la torpeur, des rêves, des cauchemars, de l'onirisme hallucinatoire, des idées fixes. »

§ 2. — Psychoses du paludisme

Nous avons eu et nous aurons encore maintes fois l'occasion, dans le cours de cet ouvrage, de montrer l'influence fâcheuse qu'a exercée sur les progrès de la Psychiatrie l'idée que le délire hallucinatoire nocturne, à visions professionnelles ou terrifiantes, appartenait en propre à l'alcoolisme, et de dire de combien d'erreurs cette idée avait été la cause dans la pratique.

C'est grâce, en effet, à cette conception doctrinale systématique et exclusive que les psychoses des traumatismes, des opérations, de la pneumonie, de la fièvre typhoïde, de l'insolation, du paludisme, etc., ont pu être considérées comme n'étant pas autre chose que des psychoses éthyliques.

Il a fallu arriver jusqu'à ces dernières années pour s'apercevoir que le délire de rêve hallucinatoire, c'est-à-dire le délire onirique, constituait la formule non pas d'une intoxication particulière, l'alcoolisme, mais de toutes les intoxications et infections de l'organisme, quelles qu'elles soient et d'où qu'elles viennent.

Encore l'accord n'est-il pas entièrement fait sur cette notion nouvelle, car certains médecins continuent de penser qu'il n'existe pas de véritables psychoses paludiques, pneumoniques, traumatiques et qu'il y a seulement dans ces états morbides, comme dans tous les similaires, deux sortes de troubles mentaux : 1º les folies ou vésanies dues à la prédisposition, à la dégénérescence ; 2º les délires alcooliques.

Mais, peu à peu la vérité s'impose, car, en présence de confusion mentale et de délires oniriques typiques chez des sujets atteints de maladies telles que le *paludisme* et qui furent toujours d'une sobriété absolue — j'en ai vu bien des exemples — on ne pourra persister longtemps à mettre cette confusion mentale ou ces délires sur le compte de l'alcoolisme ; force sera bien de reconnaître que le paludisme, comme toute intoxication, détermine par lui-même des psychoses analogues à celles de l'alcoolisme. Carrive a même montré récemment (1903) que le paludisme pouvait produire l'insuffisance hépatique avec diabète par anhépatie et délire, c'est-à-dire des troubles psychiques par un mécanisme pathogénique analogue à celui qui est attribué par Klippel à l'alcoolisme.

Ces brèves considérations nous ont paru nécessaires pour légitimer la place que nous donnons ici au paludisme, parmi les exo-intoxications, et la division que nous faisons de ses psychoses en *psychoses* du *paludisme aigu* et du *paludisme chronique*.

1° Paludisme aigu. — Les troubles psychiques du paludisme aigu peuvent se manifester soit durant l'accès fébrile, soit à la fin de l'accès.

a. *Troubles psychiques de l'accès fébrile.* — Les psychoses de l'accès fébrile du paludisme consistent en une *confusion mentale hallucinatoire*, d'acuité variable.

Au degré le plus léger, il s'agit d'une sorte de subdélire, sans perte totale de la conscience, plutôt que d'un véritable délire, survenant principalement à la période de chaleur et disparaissant peu après, à la période de sueur. Les malades ont des hallucinations fugaces ; ils parlent et bavardent de façon incessante et décousue, parfois même ils cherchent à sortir de leur lit, mais l'agitation reste modérée.

A un degré plus élevé, le *délire onirique* est réalisé dans sa forme la plus nette et la plus typique. Les malades vivent un rêve, le plus souvent professionnel, d'autres fois terrifiant, avec réaction motrice et agitation plus ou moins violente suivant les cas. Mais il est encore possible par une secousse brusque, une interpellation énergique, de les arracher pour un instant à leur délire et de les ramener à la réalité.

« Le délire paludéen est un *délire de rêve*, dit mon élève et ami le Dr J. Ponty, de la Marine, dans les notes qu'il m'a remises. Un fiévreux est couché, vous vous approchez de lui, vous lui parlez doucement, il ne vous répond pas. Ses yeux sont fixés sur un être imaginaire avec lequel il cause. Secouez-le, parlez-lui brusquement, il se retourne, étonné, un peu hébété, comme tout individu qui se réveille, et il vous parle, vous reconnaît.

« Cette sensation très nette du réveil à un appel brusque, je l'ai moi-même très bien ressentie plusieurs fois pendant les nombreux accès de fièvre. surtout les accès de longue durée, les accès rémittents‚ que j'ai eus, pendant les vingt-six mois que j'ai vécus à Madagascar.

« Et, chose typique, on se rappelle son délire, on le raconte comme un rêve.

« Le délire paludéen est surtout aussi un *délire professionnel*. Les tirailleurs indigènes que j'ai vus dans leur délire se levaient presque tous, réclamant leur fusil, leur baïonnette pour se précipiter sur l'ennemi, le « fohavalo », qu'ils combattaient tous les jours. »

A ce degré le délire est plus long : il persiste jusqu'à la fin de la fièvre et peut même se prolonger au delà. Il n'est pas rare de le voir reparaître, exactement dans les mêmes conditions et sous la même forme, à chaque nouvel accès.

Le délire de l'accès paludique peut être plus intense encore et revêtir le type du *délire aigu*, avec tout son tableau symptomatique de cris, d'actes désordonnés. de violences, d'agitation terrible. Il se termine souvent alors par la mort dans les convulsions et le coma.

Ces formes tout à fait aiguës de délire s'observent non seulement dans les accès simples, mais aussi et surtout dans les *accès pernicieux*, particulièrement dans la forme appelée pour ce motif *accès pernicieux délirant*. Ici, le délire éclate généralement dès le début de l'accès, constituant pour ainsi dire son premier stade (LE DANTEC). Il est bruyant, agité, extrêmement violent et se termine par un état de somnolence plus ou moins profonde. quelquefois même par un stade comateux.

Le délire, quoique plus rarement, s'observe aussi dans l'*accès pernicieux algide*.

On sait que dans les cas d'accès pernicieux les auteurs ont constaté une teinte gris foncé très marquée de la substance corticale du cerveau. avec capillaires injectés. parfois bourrés de pigment mélanique (MARINESCO) et une grande abondance d'hématozoaires de LAVERAN. sous leur petite forme amibienne, avec ou sans pigment.

b. *Troubles psychiques post-fébriles.* — De même que dans tous les états fébriles, en particulier dans les infections aiguës, le délire paludéen post-hyperthermique survient soit au moment même de la défervescence, de la chute de la température, soit plus tard, lors de la terminaison de l'accès lui-même.

Le *délire de la défervescence* peut être aussi une *confusion mentale hallucinatoire aiguë*, avec excitation plus ou moins vive, mais d'ordinaire il se présente sous l'aspect de la *confusion mentale aiguë avec stupeur*, de *stupidité aiguë* avec phénomènes prédominants de désorientation, d'hébétude, de torpeur. Dans ce cas, au lieu d'être tout à fait transitoire, il se prolonge plus ou moins longtemps.

La *psychose de la convalescence*, qui apparait généralement à la fin de l'accès, est presque toujours une *confusion mentale asthénique*, avec pseudo-démence et dépression mentale et physique, accompagnée le plus souvent de *délire onirique* ou purement nocturne, ou nocturne et diurne, suivant son intensité, mais généralement de courte durée.

Le malade, une fois revenu à lui, a perdu le *souvenir* de son délire, au moins dans les cas aigus. Il reste parfois aussi un peu *obtus*, un peu hébété, ainsi que cela a lieu souvent à la suite des psychoses toxiques à base de confusion mentale, mais il ne s'agit là que d'un trouble passager et non d'une diminution durable ou même définitive, comme à la suite d'infections graves, de la fièvre typhoïde, par exemple.

Il peut aussi présenter des *idées fixes* qui ne sont autres que des reliquats du rêve délirant restés implantés dans la conscience, c'est-à-dire des *idées fixes post-oniriques*, comme je les ai appelées. PONTY a observé un résidant de première classe des colonies qui, au sortir d'un délire paludéen, demeurait convaincu que sa femme et ses enfants étaient morts en France et remerciait le docteur « de sa visite de condoléance ».

2° Paludisme chronique. — Les psychoses du paludisme chronique se manifestent soit au cours d'accès, soit en dehors de tout accès.

a. *Psychoses d'accès.* — Les psychoses d'accès dans le paludisme chronique sont liées à des retours d'accès et quelquefois même peuvent remplacer les accès à titre, pour ainsi dire, d'*équivalents psychiques* et à la façon des équivalents herpétique, ortié, névralgique, etc.

Une particularité importante à signaler, c'est que l'accès ici ne se présente pas toujours au complet et avec tous ses symptômes. Souvent, au contraire, surtout dans les paludismes chroniques anciens, l'accès tend peu à peu à perdre sa physionomie spécifique et il n'en reste plus à la longue que des vestiges, assez significatifs toutefois si l'on y prête attention. Ce sont ces psychoses d'accès, complets ou incomplets, du paludisme chronique que j'ai principalement observées chez mes malades.

Invariablement, la psychose est précédée par une *céphalée* pénible, à siège fixe. Puis, l'accès paludique survient avec ses stades bien nets de frisson, de chaleur, de sueur ou simplement avec l'un d'eux, le stade de frisson en particulier. C'est dans ces conditions et à un moment plus ou moins rapproché du début, que le malade se met à délirer.

Son délire est un *délire onirique* typique constitué par un rêve en action, vécu, roulant sur des scènes soit professionnelles, soit fantastiques, soit pénibles ou terrifiantes. Parfois, ce délire onirique réalise de point en point une véritable crise de *somnambulisme*, analogue à celles de l'hystérie.

Une particularité intéressante et que j'ai constatée dans la plupart des cas de ce genre, c'est que le délire reporte chaque fois le sujet à l'époque de sa vie où il fut pris de paludisme, et souvent, c'est la même scène qui revient, invariablement. Un de mes malades, ancien soldat de la campagne de Tunisie, se revoyait, à chaque retour de son délire paludique et bien des années après, bataillant avec les kroumirs; il conversait avec ses camarades qu'il appelait par leur nom, faisait le coup de feu, etc. Un autre revoit toujours une scène de meurtre dont il fut témoin au régiment : le meurtrier lui apparaît menaçant, et il s'échappe affolé, dans un état absolument somnambulique, ne se souvenant plus de rien après, sauf dans l'état d'hypnose où j'ai pu le plonger comme beaucoup de délirants oniriques atteints d'intoxications ou d'infections les plus variées.

Le délire paludique d'accès est en général de *courte durée*, comme tous les délires toxiques ; il est rare qu'il se prolonge au delà de quelques jours.

D'ordinaire il se *reproduit*, exactement dans les mêmes conditions et avec les mêmes caractères, à *chaque accès* ou tout au moins à chaque accès d'une certaine intensité.

Sa disparition laisse le malade un peu *confus, hébété*, avec un certain degré de *céphalée* et une *amnésie* du délire plus ou moins complète suivant le cas.

b. *Psychoses non liées à des accès*. — Il existe aussi dans le paludisme chronique des psychoses indépendantes des accès. Ces psychoses sont peu connues, parce qu'il est difficile de les distinguer des folies proprement dites ou vésanies survenant chez des paludéens.

Il s'agit, en général, de psychoses durables à délire variable, polymorphe, fait surtout d'idées de persécution et de grandeur, reconnaissables à leur forme habituellement dépressive, anxieuse, mais surtout, au fond d'asthénie physique et psychique, de confusion mentale, de manifestations oniriques, sur lequel elles reposent.

Ces psychoses qui peuvent affecter un type rémittent, intermittent ou même circulaire, tournent parfois à la longue à la chronicité. Ce sont elles qui succèdent surtout à une des névroses paludiques, en particulier à la neurasthénie. Il est intéressant de noter, avec Roncoroni et Ireland, qu'il en fut ainsi chez Le Tasse, devenu délirant à trente ans, après un stade très net de neurasthénie, provoqué par les fièvres quartes des marais du Pô.

On peut observer encore, parmi les psychoses du paludisme chronique, la *confusion mentale stupide* et la *démence*.

Lemoine, Rey, Marandon de Montyel ont signalé aussi la *paralysie générale*.

3° Diagnostic, traitement. — Nous venons de mentionner la difficulté qu'il peut y avoir à distinguer les psychoses du paludisme chronique, non liées à des accès, des folies pures ou vésanies et nous avons indiqué les caractères qui les en séparaient.

Mais le diagnostic le plus difficile consiste à différencier les psychoses paludiques des *psychoses alcooliques*, auxquelles elles ressemblent exactement, surtout lorsqu'on n'est pas absolument certain de la sobriété du sujet. Quelques particularités pourront aider cependant à résoudre ce problème. La crise de délire paludique survient sans cause occasionnelle ou à la suite d'un refroidissement, d'une émotion. Elle est précédée d'une céphalée très vive et caractéristique, qui persiste pendant toute sa durée et souvent même après. Elle est constituée par des scènes de rêves plus professionnelles et plus fantasmagoriques que zoopsiques, se rattachant dans bien des cas à un événement de la vie antérieure qui sert chaque fois de point de départ ou de thème au délire. Elle a, avec l'accès fébrile, lorsqu'il existe, des relations chronologiques et nosologiques évidentes et dans les accès aigus, tout au moins, la recherche de l'hématozoaire est positive. Elle est habituellement, comme toutes les manifestations paludiques, favorablement influencée par la quinine. L'examen de la rate, du foie, des urines peut enfin fournir d'utiles indications.

Chez un certain nombre de malades, il existe simultanément du paludisme et de l'alcoolisme. Le diagnostic différentiel se complique d'autant plus, dans ce cas, que les deux facteurs peuvent être en cause et il ne reste plus alors qu'à essayer de déterminer, à la fois par les antécédents et par l'ensemble des manifestations morbides, lequel des deux a exercé sur le délire une action prépondérante.

Le *traitement* des psychoses paludiques, en dehors des médicaments nervins habituels, est celui du paludisme lui-même.

CHAPITRE II

PSYCHOPATHIES DES AUTO-INTOXICATIONS

La doctrine des auto-intoxications, si admirablement formulée par Ch. Bouchard, a trouvé dans la psychiatrie l'un de ses champs d'application les plus importants et les plus féconds, si bien que le chapitre des psychopathies auto-toxiques peut dès aujourd'hui être esquissé, sinon écrit, dans les ouvrages classiques.

Ce chapitre comprend une infinité d'états morbides qui encombraient auparavant, disséminés sous des étiquettes diverses, le cadre nosologique, et qui actuellement se trouvent réunis par leur communauté d'origine et de symptômes en une synthèse logique et naturelle. Telles sont par exemple les anciennes *folies sympathiques*, les anciennes *folies viscérales*, les anciennes *folies diathesiques* et bien d'autres encore dont le nombre s'augmente tous les jours.

On ne saurait s'étonner de cette propagation si rapide et si efficace des théories de Bouchard dans le domaine de la psychiatrie, car déjà les premiers observateurs de l'antiquité — il est bon de le rappeler, — avaient vu dans certaines psychoses, comme les psychoses viscérales, les psychoses de la puerpéralité et de la lactation, etc., le résultat de l'empoisonnement de l'organisme par l'altération des humeurs intérieures, en particulier de la bile et du sang : de sorte que nous confirmons aujourd'hui sur ce point, par des explications plus rationnelles et plus scientifiques, les vues humorales des fondateurs de la Médecine.

Ce qui ressort principalement de l'ensemble des travaux effectués depuis quinze ans, c'est que les psychopathies dues à

des auto-intoxications, pour si divers que soient les poisons qui
les engendrent, comportent des altérations du système nerveux
et des manifestations symptomatiques analogues à celles de
toutes les autres intoxications. En ce qui concerne notamment
la symptomatologie, on la trouve semblable à la fois dans les
diverses psychoses d'auto-intoxications, dans les psychoses
d'exo-intoxications, et dans les psychoses d'infections. Il existe
donc, comme je me suis surtout attaché à le démontrer, une
véritable *formule clinique des psychoses d'intoxication*, les reliant
et les groupant toutes sans exception, dans une grande famille
nosologique.

Aussi répéterai-je ici ce que je disais plus haut : bien connaître
les types fondamentaux des psycho-névroses et psychoses par
lesquels s'exprime l'intoxication de l'organisme : la *psychasthénie*, la *mélancolie*, la *confusion mentale*, le *délire onirique*, c'est
connaître, dans leur physionomie générale et dans leur ensemble,
toutes les psychoses toxiques. Il convient par suite, au seuil de
ce chapitre et du suivant, de se reporter à la description de ces
types fondamentaux, à celle, en particulier, de la *confusion
mentale* et de ses formes (voy. p. 285).

Nous ne nous étendrons pas en détail sur les psychopathies
liées à chacune des auto-intoxications, que nous diviserons en
spéciales et *générales* et que nous passerons en revue dans
l'ordre indiqué sur le tableau ci-dessus (voy. p. 460).

SECTION PREMIÈRE

AUTO-INTOXICATIONS SPÉCIALES

ARTICLE PREMIER

AUTO-INTOXICATIONS GASTRO-INTESTINALES

Les effets des auto-intoxications gastro-intestinales sur le
système nerveux ne consistent pas uniquement en délire et en
psychose. Ils peuvent se traduire par des troubles psychiques

purement élémentaires, sans parler des manifestations de simple névropathie, dont nous n'avons pas à nous occuper ici. Il y a donc là toute une gamme d'accidents cérébraux à considérer.

1° Symptomatologie. — Nous envisagerons successivement dans la symptomatologie : 1° les *troubles psychiques élémentaires*; 2° les *psychoses proprement dites*.

A. TROUBLES PSYCHIQUES ÉLÉMENTAIRES. — Un grand nombre d'auteurs tels que BEAU, GERMAIN SÉE, LEVEN, KRISHABER, etc., ont signalé les symptômes psychiques qui accompagnent fréquemment les maladies gastro-intestinales. Mais c'est CH. BOUCHARD qui a bien mis ces symptômes en lumière dans la dilatation de l'estomac prise pour type, et a montré qu'il s'agissait là de phénomènes d'auto-intoxication.

DUCHON-DORIS a développé les idées de BOUCHARD et fait une étude détaillée des troubles cérébraux liés à la dilatation de l'estomac. Les plus importants de ces troubles sont : la *torpeur psychique* avec *hypocondrie*, les *sensations douloureuses* et la *céphalalgie*, les *vertiges*, l'*insomnie* accompagnée d'*hallucinations* et de *cauchemars*, parfois le *délire*.

HEAD, dans ses études récentes des états psychiques associés aux maladies viscérales, a confirmé et complété le tableau clinique si bien tracé par CH. BOUCHARD.

Ce sont, d'abord, des *accès de tristesse* caractérisés par un besoin de s'isoler, d'aller pleurer à l'écart sous l'influence de la moindre cause, d'un air de musique, d'un mot, parfois même sans motif. Dans ces accès, les malades sont dans ce que l'on appelle l'*attente anxieuse*, c'est-à-dire en proie à la sensation très vive de quelque chose de fâcheux qui va arriver, sans qu'ils sachent quoi, qui les oblige à revenir chez eux pleins d'angoisse, pour savoir s'il n'est pas survenu quelque malheur. Ils voient également tout en noir : personnes, objets, événements; ils ont même parfois de la tendance au suicide, mais sous une forme généralement imprécise et qui ne se réalise pas par suite du peu de durée de la crise.

. Ils présentent souvent aussi avec cela une tendance non pas au délire de persécution, mais au *soupçon maladif*. Jamais ils ne vont jusqu'à penser qu'on les accuse de faits graves, mais seulement d'indolence et d'incapacité. Tout cela d'ailleurs est chez eux vague, mal consistant et s'ils ne sentent pas spontanément que leurs soupçons sont imaginaires, ils sont prêts cependant à accepter qu'on leur démontre leur erreur.

Des troubles divers de la *mémoire*, de l'*attention*, du *caractère*, à la fois irritable et déprimé, accompagnent cet état mental.

Mais ce qui existe de plus caractéristique ce sont les *hallucinations*, qui peuvent atteindre la vue, l'ouïe, l'odorat, peut-être aussi le goût. Toutes ces hallucinations sont d'un type inférieur.

Les *hallucinations de la vue* sont les plus communes. Elles consistent en visions noires ou blanches, mais jamais nettement colorées, de fantômes et de têtes. Les fantômes sont drapés, mais non vêtus, la tête fréquemment couverte d'un drap. Ils ont parfois une longue chevelure sombre et cependant leur sexe reste toujours indécis. Ils apparaissent à une certaine distance, puis s'approchent ; ou bien ils traversent la chambre et sortent par le mur opposé. Jamais les membres ne sont visibles, sauf dans les cas rares où la vision prend la forme d'une main qui surgit à travers quelque ouverture. Les fantômes ne parlent pas mais souvent ils semblent grimacer.

A côté de ces hallucinations, symptômes de l'avant-sommeil, d'autres ont lieu durant la nuit, succédant à un cauchemar qui a brusquement réveillé le dormeur. Parfois les hallucinations surviennent lorsque le sujet est éveillé complètement, soit qu'il se trouve dans la demi-obscurité, soit que la fermeture de ses paupières fasse apparaître la vision.

Ces hallucinations éprouvent beaucoup les malades, non qu'elles soient très pénibles de caractère, mais parce qu'elles les impressionnent fortement et les confirment dans l'appréhension qu'ils ont de devenir aliénés.

L'*insomnie* est la règle, soit l'insomnie pure sans rumination mentale irrésistible, soit, plus souvent encore, l'insomnie obsédante avec domination d'idées à tournure fâcheuse ou funeste.

Et lorsqu'enfin le sommeil arrive, c'est un sommeil agité, entrecoupé de cauchemars qu'influencent les sensations éprouvées (névralgies transformées en tortures physiques infligées par des ennemis ou des assassins). Des réveils en sursaut ont lieu et les patients redoutent de se rendormir de peur de retomber dans leur fatigante somniation.

Les *hallucinations de l'ouïe* ne sont pas formées de voix articulées, et les malades ne se figurent pas, comme les aliénés, qu'on leur parle. Ils perçoivent seulement des sons de cloches qui augmentent progressivement, puis diminuent pour augmenter de nouveau. Ou bien ils entendent distinctement frapper à la porte, au volet, et il leur arrive de se lever à diverses reprises pour ouvrir, malgré l'intervention des personnes présentes.

Les *hallucinations de l'odorat* sont fréquentes, mais difficiles à caractériser. Elles se manifestent sous forme d'odeurs désagréables (chiffons brûlés, poisson pourri, œufs couvés, fuite de gaz, odeur de mort, etc...). Il s'y joint souvent des nausées, suivies ou non de vomissements. Quand une hallucination de ce genre survient au milieu d'un repas, le sujet est obligé de quitter momentanément la table.

HEAD a spécialement appelé l'attention sur des zones douloureuses de la paroi cutanée correspondant de façon précise au siège de la maladie viscérale et susceptibles de la révéler. Ces zones, dites de HEAD, réclament une plus complète confirmation.

Tels sont les premiers symptômes cérébraux que l'on observe le plus souvent dans les affections des voies digestives et auxquels nous n'avons à ajouter, pour être complet, que les *accès d'emportement*, les *impulsions* et en particulier l'*impulsion à boire*, revêtant parfois la vraie forme *dipsomaniaque*, par accès. Ces symptômes réalisent surtout, comme on le voit, un état *neurasthénique*, accompagné fréquemment de troubles psychiques rudimentaires, notamment d'*hallucinations* assez caractéristiques.

B. PSYCHOSES. — Entre les manifestations gastro-intestinales que nous venons de signaler — états névropathiques et troubles psychiques rudimentaires — et les complications cérébrales plus graves qu'il nous reste à décrire, il n'y a pas de séparation absolue. Elles sont reliées les unes aux autres par des transitions graduelles, et souvent le délire et la psychose ne sont que l'aboutissant des phénomènes du premier degré, ainsi que beaucoup d'auteurs l'ont constaté.

Il nous paraît important, en ce qui concerne les psychoses d'origine gastro-intestinale, de distinguer celles qui résultent d'une *auto-intoxication aiguë* et celles qui sont liées à une *auto-intoxication chronique*, absolument comme on distingue l'alcoolisme aigu et l'alcoolisme chronique. Ces psychoses ont en effet, cliniquement, une physionomie différente.

a. *Psychoses des auto-intoxications gastro-intestinales aiguës.* — L'affection gastro-intestinale pathogène, quelle qu'elle soit, agit par une *crise*, un *épisode d'auto-intoxication* aiguë. Et cette crise d'auto-intoxication aiguë reconnaît presque toujours pour cause immédiate une *constipation* rebelle, la *coprostase*. C'est là une particularité qu'il importe au plus haut point de mettre en lumière.

Le rôle de la *constipation* dans la production des délires a été admis de tout temps. Tous les auteurs l'ont mentionné et en ont cité des exemples. Mais c'est seulement en 1890, dans sa thèse, qu'un élève du professeur PIERRET, FEYAT, a abordé la question dans une étude d'ensemble et montré la fréquence et l'influence auto-toxique considérables de la constipation chez les aliénés.

D'autres auteurs, à l'étranger, laissant de côté l'action de la constipation dans des folies déjà existantes, se sont surtout attachés à l'étude des cas aigus typiques de psychose par rétention fécale. Parmi eux nous citerons : HUTCHINSON (1886), BRIDGER (1886), WAGNER VON JAUREGG (1896 et 1904), ALESSI (1897), SÖLDER (1898), FÜRST (1901).

Le mécanisme de l'auto-intoxication, dans ces cas, a été bien indiqué par FEYAT, qui a montré que le bouchon stercoral, formé de matières trop dures, n'était que peu toxique par lui-même, tandis qu'en amont de ce bouchon s'accumulaient des matières diarrhéiques d'une haute virulence et constituant par suite le rôle principal dans l'empoisonnement.

La crise de constipation qui provoque l'auto-intoxication

aiguë peut être un fait imprévu et purement accidentel : mais, le plus souvent, elle se rattache à une affection gastro-intestinale antérieure dont elle n'est qu'un épisode passager.

La psychose peut être précédée d'une période d'invasion caractérisée par des troubles de la santé générale, de la perte d'appétit, de la tristesse, de l'inquiétude, de l'insomnie et surtout par une *céphalalgie* intense, rebelle.

Le plus souvent, le début est *brusque*, nocturne ou diurne, caractérisé parfois par des *attaques convulsives* ou de la *tétanie*. Très rapidement, l'accès atteint sa plus haute intensité. Comme l'accès d'alcoolisme auquel il ressemble beaucoup et parfois même trait pour trait, il se présente sous une forme *subaiguë, aiguë*. ou même à la façon d'un véritable *délire aigu*. Comme l'accès d'alcoolisme aussi, il est constitué par un *délire hallucinatoire* à caractère professionnel ou terrifiant, avec prédominance de fausses sensations visuelles, représentant une sorte de *rêve en action* (délire onirique). Les malades sont obtus, désorientés, paraissent déments, et certains, qui présentent en outre des tremblements fibrillaires, de la difficulté de la parole, de l'inégalité pupillaire, ont l'air atteints de *paralysie générale*. D'autres, comme dans les cas publiés par MIRALLIÉ, ITULA, réalisent le complexus du *méningisme*.

Concurremment avec les symptômes cérébraux, on constate des phénomènes d'ordre physique caractéristiques. D'abord des symptômes généraux : amaigrissement, fièvre plus ou moins marquée, pouls rapide, faciès grippé, céphalalgie intense. Puis symptômes locaux : ballonnement du ventre, météorisme, tuméfaction stercorale au niveau de la fosse iliaque droite, sensibilité abdominale, douleurs à la pression dans les régions caractéristiques, arrachant des cris aux malades ou leur faisant faire la grimace malgré leur trouble mental, foie douloureux, estomac dilaté, etc. Enfin, à l'analyse, urines typiques contenant une grande quantité d'indican, de l'acétone, des acides β-oxybutyrique et diacétique, parfois aussi un peu d'albumine ou d'urobiline, lorsque, ce qui n'est pas rare, le foie et le rein sont également pris dans le processus d'auto-intoxication. Fèces également caractéristiques.

Dans certains cas, la psychose aiguë par coprostase se termine par la *mort* ; la plupart du temps, pour si grave qu'elle paraisse, elle reste susceptible de *guérison*, et souvent il suffit d'une purgation énergique ou d'une débâcle spontanée pour la provoquer.

Mais, et c'est là une particularité qui doit rendre le pronostic toujours réservé, les *rechutes* et les *récidives* ne sont pas rares, et on a vu des malades, guéris une ou plusieurs fois d'accès de ce genre, succomber ultérieurement, par suite d'accidents analogues ayant pris une tournure plus grave.

b. *Psychoses des auto-intoxications gastro-intestinales chroniques.* — Lorsqu'il s'agit d'une *auto-intoxication chronique*, telle qu'elle est réalisée, par exemple, par les dyspepsies, le cancer de l'estomac, etc., le trouble mental se manifeste habituellement sous la forme d'un état de *mélancolie dépressive, anxieuse* ou *consciente*, sans aucun délire ou avec idées prédominantes d'hypocondrie, de ruine, de découragement, de culpabilité, de défiance et d'empoisonnement, inquiétude très grande, insomnie, refus d'aliments, tendance plus ou moins marquée au suicide, le tout coïncidant avec des perturbations fonctionnelles évidentes de l'appareil digestif.

BETTENCOURT-RODRIGUES (1889) a bien mis en lumière la mélancolie gastro-intestinale et démontré pour la première fois son origine auto-toxique. Toutes les affections gastro-intestinales persistantes peuvent la produire.

D'habitude les troubles psychiques oscillent en sens direct ou inverse des troubles viscéraux, auxquels ils peuvent même se substituer comme des sortes d'*équivalents*. Souvent ils se reproduisent à divers moments de la vie, sous forme d'*accès* de *mélancolie hypocondriaque et consciente*, à type *anxieux*, coïncidant avec une poussée plus marquée d'auto-intoxication. Cette *mélancolie consciente par accès* est le type notamment de la psychose viscérale arthritique, ainsi que l'ont clairement établi MABILLE et LALLEMANT (1891), SÉGLAS (1894), LANGE (1896), HERZOG (1898), etc.

Nous n'ajouterons qu'un mot aux très judicieuses considérations de ces auteurs. C'est que les *accès de mélancolie anxieuse consciente d'origine viscéro-arthritique* ont souvent des rapports étroits avec la *neurasthénie*. Tantôt il s'agit d'une mélancolie qui ressemble à une neurasthénie, ou inversement ; tantôt et plus fréquemment peut-être, il s'agit en quelque sorte de formes mixtes, dans lesquelles les deux éléments neurasthénique et mélancolique s'associent en proportions variables (Régis, Boissier). Il va de soi que le diagnostic est parfois alors des plus difficiles.

Les psychoses liées aux auto-intoxications gastro-intestinales chroniques peuvent revêtir une autre forme que l'accès de mélancolie dépressive, consciente, anxieuse, dont nous venons de parler. Elles peuvent se présenter aussi sous les traits de la *mélancolie hypocondriaque avec délire d'obstruction* et *d'inexistence d'organes*.

Ce délire, signalé par BAILLARGER (1860) dans la paralysie générale et considéré pendant longtemps comme spécial à cette maladie, s'observe en réalité, de même que tous les délires, dans nombre de psychopathies. COTARD (1882) en a fait, nous l'avons vu, sous le nom de *délire de négation*, l'élément fondamental d'une variété de mélancolie anxieuse dans laquelle il revêt tous les caractères d'une systématisation progressive. On l'observe également, soit dans des cas encore mal connus de *névrose d'angoisse aiguë* à base neurasthénique, soit, mélangé ou non au délire d'indignité et de culpabilité habituel, dans certains cas de *lypémanie*, qui, par suite, ressemblent plus ou moins à la paralysie générale hypocondriaque, au point de n'en être pas toujours facilement distingués (Régis, 1889).

Or, ces deux derniers ordres de cas surviennent le plus souvent chez des arthritiques, et ils sont liés à des troubles viscéraux, en particulier à des troubles gastro-intestinaux très évidents. Le délire hypocondriaque d'obstruction et de négation est donc ici le résultat d'une auto-intoxication des voies digestives, probablement par l'intermédiaire des altérations cénesthésiques qu'elle détermine. Les malades nient leurs organes parce qu'ils ne les sentent plus, parce qu'ils ont une véritable anesthésie viscérale constatable, chez beaucoup, par un manque total de réaction des muqueuses aux divers excitants.

A côté de ces mélancolies à délire hypocondriaque prédominant, on trouve aussi, dans les auto-intoxications gastro-intestinales chroniques, des psychoses de toute sorte dans lesquelles le délire ou les hallucinations s'objectivent sur l'organe malade, de façon que les sujets en arrivent à croire qu'ils ont des corps étrangers, des animaux, des vers, des personnages vivants, le diable et jusqu'à des « conciles » dans le ventre, comme la célèbre « *Mère Concile* » d'Esquirol, à l'autopsie de laquelle on trouva une lésion chronique de l'intestin.

Beaucoup de cas de *délire de possession* soit par des êtres surnaturels, soit par des humains, soit par des animaux, et de *délire de fausse grossesse*, ont en effet pour origine ou pour localisation des troubles gastro-intestinaux, depuis les simples borborygmes de la dyspepsie flatulente, jusqu'aux lésions, tumeurs et maladies abdominales les plus graves.

Bechterew (*Délire de possession par les reptiles*), Dupré et Léri (1903) (*Délire de zoopathie interne*). Pfersdorff (1904) (*Idées délirantes intestinales dans la folie maniaque dépressive*). sont revenus récemment sur les relations des délires hypocondriaques de cette nature avec les affections gastro-intestinales. Mirallié (1904), de son côté, vient de montrer aussi l'importance de l'entéro-colite muco-membraneuse comme point de départ du délire de possession ou du délire de grossesse par fausse interprétation des sensations éprouvées, et Pick (de Prague) (1904) vient d'insister sur la valeur diagnostique et pronostique des zones de Head, c'est-à-dire des modifications de la sensibilité qui se présentent en diverses régions de la surface cutanée, en relation avec des douleurs ou des maladies des viscères, dans les psychoses gastro-intestinales avec délire de possession.

Nous n'insisterons pas davantage sur les psychoses des auto-intoxications gastro-intestinales chroniques. Rappelons simplement qu'il est souvent difficile d'y faire la part respective de la prédisposition mentale et de l'auto-intoxication, d'apprécier si c'est le trouble viscéral qui a précédé ou provoqué le trouble psychique ou si c'est l'inverse. Hormis les cas de mélancolie survenant par accès, à l'occasion de poussées d'intoxication, et où par conséquent le mécanisme étiologique paraît incontestable, il est toujours possible de supposer, comme l'ont fait certains auteurs, en particulier Baumelon (1893), que la perturbation nutritive est le résultat de la psychopathie, alors même que celle-ci s'amende sous l'influence du traitement anti-dyspeptique, par suite du cercle vicieux réalisé.

2° Anatomie pathologique. — Les psychoses aiguës dont nous avons parlé sont les seules formes de psychoses d'auto-intoxication gastro-intestinale dans lesquelles des lésions aient été décrites. D'après Sölder, l'autopsie fournit, dans ces cas, les données suivantes : cerveau et ses membranes hyperémiés et œdématiés ; dans les poumons, hyperémie, œdème aigu ou pneumonie ; dans le rein et le muscle cardiaque, souvent aussi dans le foie, dégénérescence parenchymateuse. L'intestin présente toujours une forte coprostase. La muqueuse offre, comme formations secondaires, de la rougeur, de la tuméfaction, de la nécrose.

3° Diagnostic. — Le diagnostic des psychoses d'auto-intoxication gastro-intestinale est relativement facile, le plus souvent. Il se tire, tout d'abord, de la forme même du trouble mental. Les psycho-névroses ou psychoses anxieuses, intermittentes ou par accès, les délires hypocondriaques d'obstruction, de négation, de possession doivent faire songer à une auto-intoxication, surtout à une auto-intoxication grastro-intestinale. L'examen des organes de l'appareil digestif, la constatation d'une affection ou d'un trouble d'un de ces organes, leur ptose (Glénard), l'existence des zones de Head, d'une constipation opiniâtre, la présence dans l'urine d'une forte proportion d'indican, de scatol, l'analyse des fèces, etc., compléteront la démonstration. La distinction entre une auto-intoxication secondaire à une psychose et une auto-intoxication productrice d'une psychose, parfois difficile comme nous l'avons dit, pourra se faire par l'antériorité de l'auto-intoxication sur la psychose, ainsi que par la forme clinique de cette dernière.

Il serait également possible, d'après Krafft-Ebing, de différencier le délire aigu par auto-intoxication gastro-intestinale du délire aigu ordinaire, le premier se caractérisant par une profonde diminution mentale, l'absence de rémission, de troubles moteurs graves, l'évolution apyrétique, enfin par l'action souvent efficace d'un traitement approprié.

4° Traitement. — Le traitement par excellence est évidemment ici le traitement de l'auto-intoxication par le régime, les purgatifs répétés, les lavages de l'intestin, les lavages de l'estomac, les désinfectants gastriques, ainsi que par les pratiques hydrothérapiques, électrothérapiques et le massage, suivant les cas. On peut aussi parfois, comme dans toutes les psychoses d'intoxication, recourir à la psychothérapie. Enfin GLÉNARD (1902) admet que la chirurgie doit également avoir sa part dans la cure des psychoses symptomatiques à pathogénie digestive.

ARTICLE II

AUTO-INTOXICATION HÉPATIQUE

La possibilité, pour l'auto-intoxication d'origine hépatique, d'engendrer des troubles psychiques n'a rien qui doive surprendre puisque, de tout temps, on a admis que les affections du foie et de ses annexes jouaient dans la production de la folie un rôle des plus importants.

C'est CHARRIN et KLIPPEL qui, les premiers, ont nettement établi le caractère et le mécanisme auto-toxiques des psychoses dans les maladies du foie. Tous deux ont repris la question depuis dans de nombreux travaux. En dehors d'eux, nous avons à citer surtout les noms de L. LEVI, JACOBSON, CRAMER, CULLERRE, JOFFROY, JACCOUD, BALLET, MAURICE FAURE, VIGOUROUX, JUQUELIER, LAIGNEL-LAVASTINE, LUIGI MONGERI, etc...

1° Étiologie et pathogénie. — Sous le nom d'*hépatisme*, GLÉNARD entend, comme on sait, une disposition du foie, constitutionnelle, héréditaire ou acquise, à créer l'une des grandes maladies de la nutrition. L'hépatisme devient ainsi, en quelque sorte, synonyme de diathèse et comprend : 1° l'*hépatisme uricémique* ou ancien arthritisme (diabète, rhumatisme chronique,

lithiase urique, goutte, asthme, obésité) ; 2° l'*hépatisme cholé-
mique* (dyspepsie, lithiase biliaire, entéroptose).

Cette conception d'un hépatisme-diathèse résultant de l'altération d'abord fonctionnelle puis dynamique du foie sous l'influence de l'hérédité, des infections et des intoxications, des
émotions, des traumatismes, etc.., ne constitue, ainsi que le
remarque MONGOUR (Maladies du foie, 1905), qu'un fragment de
l'insuffisance hépatique classique; c'est en quelque sorte le *petit
hépatisme*, à côté duquel se place un *grand hépatisme* correspondant à l'insuffisance hépatique proprement dite.

Dans le petit hépatisme, les urines sont alcalines ou hyper-
acides (sels acides de la série grasse), chargées en urates, contenant souvent du sucre en abondance. La glycosurie expérimentale peut être provoquée. GLÉNARD et GAUTRELET considèrent la
peptonurie comme un signe capital du petit hépatisme.

Dans le grand hépatisme, l'urobilinurie, la glycosurie alimentaire, l'hypertoxicité urinaire, l'hypoazoturie avec augmentation de l'ammoniaque, l'indicanurie, la présence du pigment
rouge brun et, dans certains cas, de pigments biliaires normaux,
l'élimination intermittente du bleu de méthylène, sont les prin-
pales manifestations urologiques qui se produisent, groupées en
partie ou en totalité. La constatation de l'albumine, de la
leucine, de la tyrosine, de la xanthine a une valeur moindre.

MONGOUR insiste sur la distinction du grand hépatisme en
hépatisme par *hyperfonction* et hépatisme par *hypofonction* du
foie, se manifestant par des différences cliniques et urinaires
parfaitement appréciables et représentés au maximum l'un par
la cirrhose hypertrophique de HANOT, l'autre par la cirrhose de
LAENNEC.

Laissant ici de côté ce qui a trait au petit hépatisme ou hépatisme-diathèse, que nous retrouverons en parlant des psychoses
diathésiques, nous nous occuperons exclusivement des troubles
psychiques de l'*insuffisance hépatique*, qui peuvent être produits
ainsi que le remarque KLIPPEL, par toutes les maladies du foie
mettant obstacle à la fonction antitoxique de la cellule hépatique : destruction aiguë du foie, qui entraine invariablement
le délire parmi ses symptômes ; lésions chroniques, dans les-

quelles il apparait souvent aux périodes ultimes, lorsque la cellule hépatique s'altère à son tour (c'est le cas de toute cirrhose et particulièrement de la cirrhose hépatique).

2° Symptomatologie. — Les troubles psychiques d'origine hépatique comprennent : 1° des *troubles psychiques élémentaires;* 2° des *psychoses proprement dites.*

A. TROUBLES PSYCHIQUES ÉLÉMENTAIRES. — Les accidents nerveux liés aux affections hépatiques peuvent se borner aux symptômes d'une neurasthénie plus ou moins fruste, bien étudiée par L. LÉVI et MASSALONGHO. Mais très souvent il survient des troubles psychiques élémentaires.

Parmi ces *troubles psychiques élémentaires* et en dehors des modifications du caractère, qui sont presque constantes, il faut citer d'abord la tendance à la *tristesse,* à la *mélancolie.* Cette tendance est plus spéciale aux maladies à ictère, en particulier à l'ictère catarrhal, à la lithiase biliaire, à toute obstruction chronique du foie. Les malades perdent leur gaieté, il deviennent tristes, indifférents, incapables de tout travail, ils manifestent du dégoût de la vie avec des idées de ruine pouvant les conduire à une tentative de suicide, ou bien ils sont obsédés par des idées fixes. L'ictère passé, souvent tout rentre dans l'ordre. parfois jusqu'au prochain ictère qui ramène le nouvel accès.

GILBERT et LEREBOULLET ont beaucoup insisté, tout récemment (1904), sur la fréquence de la *neurasthénie biliaire* et sur la psychologie des cholémiques faite d'humeur mélancolique, d'aboulie, d'indécision. Ils vont même, avec COLOLIAN (1904), jusqu'à attribuer une *origine biliaire* à la *mélancolie,* en se basant sur les antécédents biliaires fréquents chez les mélancoliques, sur les symptômes et signes physiques de la cholémie qui accompagent le plus souvent la mélancolie, enfin sur le traitement de l'affection biliaire qui fait souvent disparaître la mélancolie.

A côté de cette disposition à la mélancolie, on note souvent aussi de l'affectuosité exagérée, de l'enfantillage et particulièrement de l'indifférence, de l'hébétude, de l'accablement, de l'abandon fataliste. Cela s'observe surtout dans le cancer du foie, comme l'a montré HANOT.

De cette *torpeur*, de cette *hébétude*, souvent accompagnées
d'assoupissement, constatées par la plupart des auteurs dans
l'insuffisance hépatique et récemment encore par P. VERGELY
chez les nouvelles accouchées, il faut rapprocher, bien qu'il ne
s'agisse pas là à proprement parler d'un trouble psychique,
la *somnolence*, qui peut aller jusqu'au sommeil invincible, à la
narcolepsie.

La *somnolence* est fréquente au cours des affections du foie,
notamment dans la période avancée de la cirrhose (MURCHISON).
Elle se rencontre au début des états graves et se transforme en
coma. Dans d'autres cas, elle n'indique pas de gravité réelle
mais acquiert par ses caractères une importance tout à fait
caractéristique. BALLET et LÉVI ont cité des exemples de cette
sorte de narcolepsie hépatique qui coïncide souvent avec une
hypothermie très marquée, et GILBERT CASTAIGNE a fait de la
somnolence des hépatiques une étude spéciale.

L'*insomnie*, de son côté, est presque la règle au cours des affections hépatiques. Il est fréquent aussi d'y rencontrer durant le
sommeil des *troubles psychiques* tels que *rêves, cauchemars, hallucinations visuelles, excitation*. Beaucoup de malades étant en
même temps des alcooliques, il est malaisé par suite de faire
exactement la part de ce qui revient dans ces troubles à l'intoxication hépatique et à l'intoxication alcoolique. On trouve cependant ces mêmes symptômes avec les mêmes caractères chez des
sujets non alcooliques, ce qui prouve que l'insuffisance seule du
foie peut les produire. Du reste il semble qu'on tende à considérer à l'heure actuelle les accidents cérébraux de l'alcoolisme
comme d'origine hépatique, par suite de l'action de l'alcool sur
le foie (KLIPPEL).

Quoi qu'il en soit, dans les affections hépatiques comme dans
toutes les intoxications, les phénomènes d'*hallucinations* et
d'excitation vespérales et nocturnes, ainsi que le *délire transitoire*
sont des plus communs.

B. PSYCHOSES. — Nous venons de voir que ce qui domine
dans l'état intellectuel de l'hépatisme, c'est d'une part la tendance à la tristesse, à la *mélancolie*, avec torpeur pouvant aller

jusqu'à la somnolence continue, d'autre part l'amoindrissement psychique, l'obtusion, l'hébétude, c'est-à-dire la *confusion mentale*. Il n'est pas étonnant par suite que lorsque le trouble intellectuel arrive jusqu'à la psychose, cette psychose se manifeste par un état mélancolique ou une confusion mentale caractérisés.

a. *Mélancolie*. — L'accès mélancolique d'origine hépatique ressemble à celui d'origine gastrique, ce qui ne saurait surprendre puisqu'il s'agit souvent dans ce cas d'intoxication gastro-hépatique. Il se traduit donc d'habitude par un ou plusieurs accès à répétition de mélancolie à forme consciente et anxieuse avec vision attristée et inquiète de toutes choses, particulièrement avec hypocondrie morale, sentiment d'impuissance, découragement, mais sans délire.

Dans certains cas cependant, plus intenses et plus aigus, il y a du délire, sous forme d'idées de ruine, d'indignité, de culpabilité imaginaire, et de la tendance au suicide.

Ces accès de mélancolie qui, dans leurs formes atténuées, sont de véritables états mixtes faits à la fois de neurasthénie et de mélancolie, c'est-à-dire des *psycho-névroses* à type de *neurasthénie mélancolique* ou de *mélancolie neurasthénique*, durent plus ou moins longtemps en général et se dissipent lorsque l'état gastro-hépatique est devenu meilleur, parfois brusquement, sous l'influence d'une libération calculeuse du foie. DELAYE et FOVILLE et tout récemment encore GIXÉ ont cité des cas de psychose à répétition de ce genre liée à des crises de colique hépatique avec ictère par rétention et cédant à une médication appropriée. Dans le cas de GIXÉ, il s'agissait d'un trouble mental avec excitation et non avec dépression.

b. *Confusion mentale*. — La plupart des auteurs qui ont spécialement étudié les psychoses hépatiques, en particulier KLIPPEL, CULLERRE, VIGOUROUX et JOQUELIER, MAURICE FAURE, ont confirmé cette notion qu'elles se traduisaient par les symptômes et syndromes morbides habituels aux intoxications et infections. La confusion mentale surtout s'y retrouve sous toutes ses formes et variétés, avec fréquence très grande du *délire onirique*.

La psychose hépatique à *confusion mentale simple* se caractérise essentiellement par des phénomènes d'obtusion, d'obnubilation, de désorientation psychique, sans délire ni hallucinations bien caractérisées, qui donnent aux malades l'aspect de déments. Très rapidement, en quelques jours parfois, on les voit tomber comme en enfance ; ils ne se souviennent plus de rien, agissent en automates et se livrent à des actes niais et ridicules. On dirait que leurs facultés n'existent plus et que leur déchéance intellectuelle est irréparable. Or, il n'en est rien et cet état de démence, qui n'est en réalité que de la *pseudo-démence*, peut s'atténuer et disparaître même parallèlement avec les symptômes de la lésion hépatique.

Cette forme de psychose appartient de préférence aux maladies chroniques du foie (hépatite, cirrhose, cancer). Elle s'observe cependant dans les cas d'insuffisance hépatique aiguë et passagère, par exemple dans les accès ictériques ; mais le plus souvent alors il s'y joint du *délire onirique* avec cauchemars, hallucinations terrifiantes, panophobie, etc., absolument comme dans l'alcoolisme. Parfois l'accès de confusion mentale avec ou sans délire onirique traverse, comme un épisode accidentel, le cours d'un état mélancolique.

La *confusion mentale aiguë* d'origine hépatique ne diffère de la variété précédente que par son degré d'intensité et d'acuité. Tantôt et plus fréquemment, elle affecte la forme de *stupeur* avec suspension complète, de toute activité, physique et mentale, parfois même avec catalepsie (Danisch et Cramer); tantôt elle revêt le type de confusion mentale agitée et même de *délire aigu*. C'est ce qui a fait admettre par Mongeri deux types de psychoses hépatiques : la stupeur mélancolique ; le délire hallucinatoire aigu avec confusion mentale. Dans la plupart des cas, quelles que soient l'acuité de la psychose et la gravité de l'état général, la fièvre n'est pas élevée; au contraire, la température se maintient d'habitude plus ou moins au-dessous de la normale.

Disons enfin que, à l'exemple de toutes les intoxications, la toxhémie hépatique peut déterminer une *pseudo-paralysie générale*, habituellement régressive, signalée par Klippel, Joffroy, Maurice Faure, Vigouroux et Laignel-Lavastine.

3º **Anatomie pathologique**. — Comme dans les psychoses

d'origine gastro-intestinale et comme dans toutes les psychoses d'intoxication, l'anatomie pathologique révèle, dans les psychoses hépatiques, en dehors des lésions du foie, des lésions du cerveau. Ces lésions, qui ne s'observent évidemment que dans les états graves, tels que le délire aigu ou la pseudo-paralysie générale, sont celles de tout processus toxique ou infectieux, c'est-à-dire des lésions essentiellement parenchymateuses portant sur les cellules nerveuses et consistant en déformation globuleuse, migration périphérique du noyau, chromatolyse ou même achromatose (G. BALLET, MAURICE FAURE, LAIGNEL-LAVASTINE, etc.).

4° Pronostic. — Le pronostic des psychoses hépatiques est subordonné non seulement à la forme et à l'acuité de la psychose elle-même, mais aussi et surtout à la nature et à la gravité de la maladie du foie dont elle dépend. Il est donc indispensable de bien définir celle-ci pour le formuler.

5° Diagnostic. — S'il est relativement facile, en présence d'une psychose hépatique, de constater qu'il s'agit là d'une psychose d'intoxication, en revanche il est souvent très difficile de rapporter cette psychose à une auto-intoxication émanée du foie. Cela tient d'abord à ce que les psychoses de toutes les intoxications sont, comme nous le savons, semblables entre elles ; cela tient ensuite à ce que le plus souvent on se trouve en présence non pas d'une intoxication hépatique simple, isolée, mais d'une véritable polytoxie. Rien n'est plus commun par exemple que la coexistence de l'intoxication alcoolique et de l'intoxication hépatique, puisque l'une conduit à l'autre. Il est tellement malaisé, dans ces cas, de faire la part de l'action de chacune des deux intoxications, que, pour certains auteurs, en tête desquels s'est placé KLIPPEL, le délire alcoolique ne serait pas autre chose qu'un délire hépatique : théorie séduisante, parce qu'elle explique pourquoi l'alcoolique ne délire que dans des conditions déterminées, lorsque son foie est devenu insuffisant. MAURICE FAURE semble même vouloir appliquer ce mécanisme pathogénique aux délires des infections.

D'autre part, l'auto-intoxication hépatique qui s'associe fréquemment avec une intoxication d'origine externe, comme l'alcoolisme, s'associe plus fréquemment encore avec une ou plusieurs intoxications d'origine interne, en particulier avec l'auto-intoxication rénale, de façon à réaliser ce que l'on a appelé l'auto-intoxication hépato-rénale, et même avec l'auto-intoxication gastro-intestinale. CASSAET et MONGOUR ont insisté (1894) sur cette *facilité du surmenage hépatique* au cours de maladies multiples, en particulier des infections aiguës et chroniques.

On comprend pour tous ces motifs combien les psychoses par auto-intoxication hépatique sont difficiles à isoler de toutes les psychoses similaires. Les meilleurs éléments d'appréciation sur lesquels on puisse se baser sont, d'une part, l'existence très nette, dans l'état psychopathique, de la torpeur, de l'hébétude, de la somnolence et de l'hypothermie ; d'autre part, la prédominance, sur tous les autres, des signes de l'insuffisance hépatique, en particulier des signes urologiques. Chacun de ces signes pris isolément peut faire défaut, mais presque toujours plusieurs d'entre eux sont constatables ; ce qui en fait la valeur, c'est leur association, leur évolution dans le temps, parallèle au progrès ou au décours des troubles fonctionnels engendrés par le processus hépatique (CHAUFFARD).

6° Traitement. — Le traitement, ici plus encore qu'ailleurs, est celui de la cause, c'est-à-dire de la maladie hépatique. Ce traitement suffit souvent à faire disparaître les troubles psychiques accidentels avec une rapidité surprenante. J'ai vu aussi des mélancolies avec conscience par accès qui avaient résisté à une thérapeutique opposée uniquement à l'état mental, guérir merveilleusement sous l'influence d'une cure thermale telle que la cure de Vichy. L'opothérapie hépatique peut donner d'excellents résultats dans les cas d'auto-intoxication par hypofonction (MONGOUR).

ARTICLE III

AUTO-INTOXICATION RÉNALE

Les troubles psychiques liés aux maladies des reins ont été connus de tout temps, mais ce n'est guère qu'à dater de LASÈGUE

(1852), qu'ils ont commencé d'être précisés. Depuis, ils ont été observés et étudiés par un grand nombre d'auteurs : ARAN (1860), HOLSEY (1872), CHARPY (1873), JOLLY (1873), BOURNEVILLE (1873), SAMUEL WILKS (1874), LECORCHÉ (1875), SCHOLZ (1876), HAGEN (1881), BRIEGER (1881), RAYMOND (1882, 1890), BOUVAT (1883), DIEULAFOY (1885, 1886, 1893), KLENDGEN (1886), MAX KÖPPEN (1889), VASSALE (1890), ALICE BENNETT (1890), JOFFROY (1891, 1894), FLORANT (1891), SPIGAGLIA (1891), BONDURANT (1892, 1893), ANTONIO GILMORE (1893), JACOBSON (1894), HUBERT C. BRISTOWE (1895), AUERBACH (1895), PIERRET (1896), HONIGMANN (1896), TELJANIK (1896), TH.-P. PROUT (1897), GUÉLOU (1897), KLIPPEL, BISCHOFF (1898), BAILLET (1898), BERCKLEY, MAURICE DE FLEURY (1899), CULLERRE (1894, 1901), VIALLON (1901), ROUDAIRE (1902), SCHERB (1902), VIGOUROUX et JUQUELIER (1903), SEMIDALOFF (1905).

On peut, comme le fait très justement remarquer PIERRET, observer dans le brightisme toute une gamme de troubles du système nerveux allant du simple mal de tête ou de la torpeur intellectuelle au délire aigu fébrile et mortel.

Nous n'avons pas à rappeler ici les accidents nerveux si bien décrits dans le petit brigthisme par DIEULAFOY et confirmés depuis par nombre d'auteurs tels que MAURICE DE FLEURY. Bornons-nous à dire que ces accidents nerveux se présentent le plus souvent sous forme de faiblesse irritable, d'un état neurasthénique qui ressemble trait pour trait à celui qui s'associe si fréquemment à l'artério-sclérose (RÉGIS).

1° Symptomatologie. — Nous distinguerons dans la symptomatologie psychopathique du brightisme, comme pour les articles précédents : 1° les *troubles psychiques élémentaires;* 2° les *psychoses proprement dites.*

A. TROUBLES PSYCHIQUES ÉLÉMENTAIRES. — Le premier des troubles psychiques élémentaires, dans le brightisme, c'est la *torpeur intellectuelle.* ADDISON en 1839 et LASÈGUE en 1852 avaient déjà nettement signalé cette torpeur caractéristique, allant parfois jusqu'à l'*hébétude,* et tous les auteurs venus ensuite n'ont fait que confirmer l'existence de ce signe. On peut même dire que cette torpeur, cette paresse, cette apathie, se

retrouvent à un degré quelconque dans toutes les variétés de
psychoses brightiques, contribuant pour une large part à leur
donner le caractère de *confusion mentale* qu'elles revêtent.

A côté de la torpeur, nous avons à mentionner aussi, comme
des plus importants, les *troubles psychiques nocturnes* se traduisant par des *rêves*, des *cauchemars*, des *hallucinations*, du *délire*.
Le sommeil est troublé par des rêves tantôt professionnels,
tantôt sinistres, allant parfois jusqu'au cauchemar et dont le
malade n'a qu'un souvenir plus ou moins vague au réveil. A un
degré de plus, ces rêves s'objectivent sous forme d'hallucinations, surtout de la vue, plus rarement de l'ouïe, représentant
des ombres, des têtes, des fantômes, des morts, des personnages
grotesques, des scènes entières de diverse nature, ou même des
animaux. Un degré de plus encore et le sujet ne se contente pas
d'assister en spectateur muet à ces rêves, à ces visions; sa
propre personnalité entre en jeu ; il devient lui-même acteur
ou « partie prenante », comme disait LASÈGUE à propos du rêve
alcoolique, et alors suivant les cas, il parle, se remue ou agit
dans le sens de l'action qui se déroule : c'est le délire nocturne,
délire essentiellement hallucinatoire et fantastique, cessant
régulièrement le jour pour reprendre chaque soir à la tombée
de la nuit.

B. Psychoses. — FLORANT et SPIGAGLIA avaient déjà noté, en
1891, l'analogie du délire urémique et du délire alcoolique, et le
dernier s'était même demandé, en présence de cette ressemblance frappante, « si la plupart des délires toxiques, alcoolique, saturnin, puerpéral, ne sont pas déterminés par l'intermédiaire des lésions rénales concomitantes ». C'est, on le voit,
l'idée qui a été reprise par KLIPPEL en ce qui concerne non plus
le rein, mais le foie.

Cette similitude de la psychose brightique et de la psychose
alcoolique, sur laquelle CHEVALIER-LAVAURE et moi avons insisté
à notre tour en 1893, n'a fait, depuis, que s'établir et s'affirmer
davantage, grâce surtout aux travaux de BISCHOFF, de JACOBSON,
de VIGOUROUX et JUQUELIER, et il est généralement admis aujour-
d'hui que la psychose urémique, comme toutes les psychoses

toxiques, a pour type morbide la *confusion mentale* sous toutes ses formes : simple, hallucinatoire, agitée, stupide, pseudo-démente, pseudo-paralytique.

Les psychoses du brightisme, comme celles de l'alcoolisme, peuvent se diviser en aiguës et chroniques.

a. *Psychoses aiguës.* — Les psychoses aiguës se lient généralement à des poussées aiguës d'urémie soit isolées, soit à répétition. Elles sont donc précédées par les manifestations plus ou moins nettes et plus ou moins violentes du syndrome urémie : dyspnée, troubles oculaires, cardiaques, œdème, attaques éclamptiques, insuffisance urinaire, albuminurie, hémoglobinurie, etc. C'est dans ces conditions et assez rapidement en général que survient l'accès.

Tantôt il s'agit de *confusion mentale simple* avec *délire onirique* soit purement nocturne et apparaissant tous les soirs pour disparaître le matin, soit à la fois nocturne et diurne. Ce délire est exactement semblable au délire dit subaigu de l'alcoolisme et comme lui consiste en un rêve hallucinatoire, professionnel, terrifiant ou très mobile et sans caractère déterminé, se traduisant au dehors par des lambeaux de phrase incohérents, des attitudes, des gestes, des actes d'effroi. Les idées morbides les plus fréquentes sont les idées de criminalité, de condamnation, de poursuite, de négation, de mort, etc. Au sortir de la crise délirante, qui est courte et interrompue d'habitude par des moments de lucidité, le malade n'en garde qu'un souvenir incomplet.

D'autres fois il s'agit d'une *confusion mentale aiguë*, sous forme de délire hallucinatoire violent, de stupeur, de délire aigu (CULLERRE, MARCHAND, etc.), accompagnée de fièvre et d'un état général grave. C'est dans ces cas surtout que l'on observe, s'ajoutant au tableau symptomatique, des manifestations motrices, des symptômes choréiformes (MAGGIOTTO), en particulier des *attitudes cataleptoïdes*, des contractures, des grimaces et des poses extatiques, en un mot de la *catatonie*. Ces phénomènes, signalés par BRISSAUD et LAMY, par LATROX, par BISCHOFF, par CULLERRE, par LALANNE et moi, semblent appartenir surtout à l'auto-intoxication rénale, et à ce titre ont une certaine importance. La psychose urémique ressemble alors absolument à la démence précoce à type catatonique, au point qu'on est en droit de se demander si elle ne se confond pas avec elle.

Lorsque l'accès de confusion mentale aiguë urémique a disparu, quelle qu'en soit la durée, il laisse après lui le plus souvent de l'obtusion intellectuelle et une amnésie qui peut être complète et revêtir même le caractère rétrograde. Cela a lieu notamment quand il y a eu des attaques d'éclampsie. Parfois aussi on voit persister, après guérison, des idées fixes post-oniriques, c'est-à-dire certaines convictions erronées puisées inconsciemment dans le délire de rêve et qui n'ont pas disparu avec les autres.

b. *Psychoses chroniques.* — Les psychoses chroniques du brightisme se manifestent dans les états d'auto-intoxication rénale chronique. Elles peuvent succéder aux accidents psychiques aigus ou être momentanément interrompues par eux, à la façon d'un épisode aigu. C'est exactement ce qui se produit, on le sait, dans l'alcoolisme chronique.

Comme dans l'alcoolisme chronique, du reste, il s'agit ici de *confusion mentale simple* avec obtusion des facultés, amnésie, incohérence, désorientation, insomnie nocturne, rêves et cauchemars.

Comme dans l'alcoolisme chronique aussi, cet état peut simuler la démence et surtout la *démence paralytique.* Nous avons déjà vu que toutes les intoxications, sans exception, peuvent donner lieu à un complexus symptomatique ressemblant à la paralysie générale au point de mériter, dans certains cas, le nom de *pseudo paralysie générale.* Cela est surtout vrai dans l'intoxication d'origine rénale. Déjà en 1872, dans sa thèse, HOLSEY avait signalé l'embarras de la parole dans le délire de la néphrite scarlatineuse. Depuis, ce symptôme a été maintes fois indiqué dans la néphrite, notamment par KIDD et par BRISSAUD et LAMY. L'analogie ne se borne pas là d'ailleurs, et il existe plusieurs faits, entre autres ceux de HÖSSLIN, de BAUBY, de BISCHOFF, de JOFFROY, de BRUNS, de BERCKLEY, qui ressemblent vraiment à la paralysie générale.

BRUNS, qui a observé quatre cas de néphrite avec urémie présentant le tableau clinique de la paralysie générale, a noté comme symptômes ne rentrant pas dans le cadre de la paralysie générale, des vomissements fréquents, de l'inappétence, des accès d'asthme. Le facteur le plus important du diagnostic différentiel est pour lui l'albuminurie. Il fait ressortir aussi l'absence de troubles pupillaires ainsi que d'infection spécifique. Dans trois cas sur quatre, un traitement approprié (diète lactée, enveloppements chauds, etc...), amena rapidement l'amélioration de tous les symptômes.

Cette notion de la pseudo-paralysie brightique a d'autant plus d'importance que certains auteurs ont été jusqu'à rapprocher et à assimiler presque la paralysie générale et le brightisme. C'est ainsi que Bristowe, après avoir constaté la fréquence du rein granuleux contracté dans la paralysie générale et la similitude des lésions vasculaires dans la paralysie générale et dans l'affection rénale, conclut finalement que les deux maladies ont entre elles des rapports de dépendance si singulièrement étroits que, selon toute probabilité, elles ont une commune origine.

2° **Anatomie pathologique**. — La lésion la plus fréquente dans les psychoses urémiques est l'œdème du cerveau qu'on constate quelquefois à son degré maximum. Plus rarement on trouve de l'hydrocéphalie aiguë et de la distension des ventricules, l'hyperhémie de l'arachnoïde et de la pie-mère, l'anémie très marquée de l'écorce cérébrale. Au point de vue microscopique, Schule a signalé un gonflement hydropique des cellules ganglionnaires, et Nissl de nombreuses divisions du noyau des cellules de l'écorce, avec processus de prolifération névroglique. Rappelons que Acquisto et Pusateri ont constaté, après la ligature des uretères chez le chien, que l'animal mourait d'urémie et que ses cellules ganglionnaires, aussi bien celles de l'écorce cérébrale que celles de la moelle, examinées avec les méthodes de Golgi et de Nissl, étaient atteintes dans toutes leurs parties.

3° **Pronostic**. — Le pronostic des psychoses urémiques est plus grave que celui des autres psychoses d'auto-intoxication. Cela tient à ce que les accidents urémiques auxquels il se rattache sont eux-mêmes généralement plus graves. Les psychoses urémiques aiguës se terminent souvent en effet par la mort. Dans les autres cas, elles peuvent soit guérir, avec ou sans reliquat d'amnésie, d'obtusion, de diminution psychique, soit se continuer par un état de confusion mentale chronique qui prend parfois l'aspect de la démence précoce à type catatonique.

Les psychoses moins aiguës, en particulier le délire onirique subaigu de l'urémie est beaucoup plus bénin et se comporte comme le délire alcoolique subaigu, guérissant en quelques jours, mais récidivant comme lui à chaque nouvelle poussée d'intoxication.

Quant aux psychoses chroniques, confusion mentale, pseudo-démence, pseudo-paralysie générale, elles représentent des altérations intellectuelles plus profondes et plus durables, mais elles sont susceptibles néanmoins de rétrocéder et de s'améliorer, sinon de guérir, parallèlement avec la maladie rénale qui les a produites.

4° Diagnostic. — Les psychoses urémiques se présentent si nettement avec les caractères des psychoses toxiques qu'on ne saurait hésiter, dans la plupart des cas, à les reconnaître pour telles.

La difficulté commence lorsqu'il s'agit de préciser l'intoxication dont elles émanent, en particulier de les distinguer des psychoses alcooliques ou des autres psychoses auto toxiques, gastro-intestinales et hépatiques. Cela vient d'une part de ce que, comme nous ne cessons de le répéter, les psychoses toxiques se distinguent difficilement les unes des autres, cliniquement; d'autre part, de ce que les intoxications alcoolique, gastro-intestinale ou hépatique s'associent fréquemment à l'intoxication rénale, de façon à réaliser des polytoxies alcoolo-rénale, gastro-entéro-rénale ou hépato-rénale.

Pour qu'on puisse conclure à l'existence d'une psychose urémique, il faut non seulement qu'il existe des lésions rénales, mais encore que manifestement la psychose soit sous la dépendance de ces lésions, évolue parallèlement à elles et subisse nettement l'influence du traitement qui leur est opposé. Lorsque, par des constatations multiples et sérieuses, c'est-à-dire à la fois par l'examen clinique, l'analyse complète et réitérée des urines, la cryoscopie, l'épreuve de la glycosurie alimentaire et du bleu de méthylène, on s'est assuré qu'il y a insuffisance rénale ; lorsque, d'autre part, les rapports de cette insuffisance rénale avec la psychose ont été mis en évidence, alors, mais alors seulement, il est permis de conclure à une psychose urémique. Ce diagnostic deviendra d'ailleurs plus certain si la psychose offre quelqu'une de ces particularités symptomatiques qui la distinguent dans une certaine mesure, sans lui être tout à fait spéciales, telles que les attaques éclamptiques et hystériformes et surtout les attitudes cataleptoïdes.

Il y a là un ensemble de faits qui non seulement servent à isoler, autant qu'il est possible, la psychose urémique des autres psychoses toxiques, mais encore à différencier les vraies psychoses urémiques, produites par l'insuffisance rénale, des psychoses vésaniques, à forme variable et quelconque, existant chez des individus atteints de lésion des reins, sans liens aucuns avec ces lésions.

Il arrive parfois qu'une auto-intoxication rénale, d'origine fonctionnelle ou organique, survienne dans le cours d'une vésanie chronique. Guélou a fait observer que dans les cas de ce genre l'urémie intercurrente se traduisait par des symptômes psychiques indépendants, tels que l'hébétude et la stupeur, ou même par une démence qui devient définitive. C'est là une notion intéressante à connaître.

5° Étiologie. — Toutes les affections des reins, aiguës ou chroniques, peuvent déterminer des troubles psychiques, lorsqu'il y a insuffisance de la fonction avec prédisposition cérébrale. Ces troubles psychiques sont surtout fréquents dans la néphrite scarlatineuse et plus encore dans l'albuminurie de la grossesse ou de l'accouchement, qu'il y ait ou non attaques éclamptiques. Hirtz et Lemaire, Merklen les ont signalés récemment au cours de la crise urinaire accompagnant la résorption des grands œdèmes.

6° Traitement. — De même et plus encore peut-être que

dans les psychoses gastro-intestinales et hépatiques, le traitement de l'auto-intoxication a une action des plus efficaces sur les psychoses urémiques. Le régime lacté, les diurétiques, les purgations, la saignée, les grandes injections de sérum artificiel ont suffi dans de nombreux cas à les améliorer et même à les faire disparaître très rapidement. D'habitude l'amélioration de la psychose coïncide avec la diminution ou la disparition des éléments anormaux de l'urine, notamment de l'albumine, mais surtout, ainsi que je l'ai constaté bien des fois, avec le relèvement du taux urinaire. Il n'est pas rare de voir la quantité d'urine des vingt-quatre heures tomber au-dessous de 800, de 600 et même de 400 centimètres cubes au moment qui précède l'apparition des troubles psychiques, et, par contre, de voir cette quantité d'urine s'élever, comme dans une sorte de débâcle salutaire, au-dessus de 2000 centimètres cubes, lors de l'amendement des troubles psychiques.

Vigouroux a récemment employé avec succès, dans les psychoses urémiques, le suc rénal et la ponction lombaire.

ARTICLE IV

AUTO-INTOXICATION CUTANÉE, BRULURES

La suppression de la fonction cutanée, lorsqu'elle n'est pas suffisamment compensée par les autres fonctions éliminatoires, détermine nécessairement une rétention de certains poisons de l'organisme. Cette auto-intoxication doit donc, comme toute auto-intoxication, s'accompagner, dans certains cas, de troubles psychiques.

Toutefois ces troubles psychiques, en raison de leur rareté relative et de la difficulté de les isoler de toutes les autres causes pathogènes, ont été très peu observés et on ne sait pas encore exactement par quoi se traduit, sur le cerveau, la suppression brusque de la transpiration, sous l'influence, par exemple, d'une poussée diathésique, comme dans l'arthritisme, ou d'un accident, comme dans le vernissage.

Ce n'est guère que dans les *brûlures* étendues qu'on peut se rendre compte, dans une certaine mesure, des effets de ce genre d'auto-intoxication.

Il résulte en effet des travaux successifs de Ardakof, Sokoloff, Lesser, Foa, Reiss, Lustgarten, Vassale et Sacchi, Kianicine, Boyer et Guinard, que les brûlures graves agissent en grande partie à la façon des empoisonnements, des auto-intoxications. Kianicine, Vassale et Sacchi, Lustgarten ont trouvé dans le sang des animaux soumis à des brûlures étendues une ptomaïne analogue à la muscarine, qui, injectée à d'autres animaux, détermine des accidents comparables à ceux qu'on observe dans les brûlures et dans le vernissage, en particulier de l'engourdissement, de la somnolence, du refroidissement, des crampes convulsives, de l'albuminurie. Boyer et Guinard, étudiant à la fois les divers phénomènes présentés par les brûlés et les lésions organiques diverses qui peuvent se rencontrer chez eux à l'autopsie, voient là les effets d'une intoxication de l'organisme dont une large part d'influence revient à la suppression des fonctions cutanées. Les urines de chiens fortement échaudés à l'eau bouillante et les urines de brûlés prises dans les hôpitaux se sont montrées considérablement hypertoxiques et ont provoqué des manifestations d'un empoisonnement grave, comparable à l'urémie.

Tout semble donc démontrer que les accidents consécutifs aux brûlures sont dus à une auto-intoxication.

Parmi ces accidents, c'est à peine si les troubles psychiques ont été mentionnés jusqu'ici par quelques auteurs, notamment dans l'article « Brûlure » du *Dictionnaire Dechambre*, qui signale la prostration, la torpeur de l'intelligence et un délire agité avec paroles brèves et sans suite, mouvements convulsifs, suivis bientôt d'un assoupissement profond au milieu duquel survient la mort.

Je ne parle pas du fait publié par Bourneville et Tissier, dans lequel il s'agit non de délire, mais d'un état d'arriération intellectuelle consécutive à une brûlure de la tête.

En réalité, les troubles psychiques consécutifs aux brûlures graves et profondes ne doivent pas être rares, mais ils échappent presque toujours à l'observation pour cette raison qu'ils se

rattachent à des accidents chirurgicaux et évoluent par conséquent en dehors des milieux psychiatriques. Ils font partie de ce
que j'appelle, pour ce motif, les *délires des hôpitaux*.

J'ai pu étudier de très près, à l'hôpital, un cas de *délire de
brûlure* survenu chez un individu très bien portant et non alcoolique qui, transportant un chariot de fonte en fusion, fut,
par suite d'une secousse, éclaboussé de la tête aux pieds par le
métal, et brûlé sur toute la partie postérieure du corps. Il présenta, à dater du sixième jour après l'accident, du *délire onirique nocturne* professionnel, avec hallucinations terrifiantes et
une *confusion mentale* profonde, avec hébétude, désorientation,
absurdité d'actes, amnésie, qui dura quatre mois. Au bout de ce
temps, la guérison fut complète et définitive.

Il résulte de ce fait indiscutable, qui a servi de base à la thèse
de mon élève LAURENTI (1898), que les troubles psychiques produits par les brûlures ne diffèrent en rien des troubles psychiques
de toutes les intoxications, et se traduisent comme eux par cette
formule clinique caractéristique : *confusion mentale* et *délire onirique*. Je viens d'observer un second cas identique.

ARTICLE V

AUTO-INTOXICATION GÉNITALE.

Sous cette rubrique nous rangeons tous les états psychopathiques qui ont leur point de départ dans un processus physiologique ou pathologique de la fonction génitale ou dans la
maladie d'un des organes concourant à cette fonction.

Nous dirons donc un mot successivement des troubles psychiques reconnaissant pour cause : 1° *la puberté* ; 2° *la menstruation* ; 3° *la ménopause* ; 4° *la grossesse, l'accouchement, la lactation* ; 5° *les maladies génitales*.

§ 1. — PUBERTÉ

On sait ce que c'est que la puberté. Elle a été magistralement
étudiée, dans ces dernières années, à la fois dans ses rapports

avec l'anthropologie, la physiologie et la pathologie par A. MARRO. Au point de vue psychiatrique, elle a fait l'objet de très nombreux travaux de la part de CLOUSTON, WILLE, J. VOISIN, CULLERRE, CHRISTIAN, ZIEHEN, HIRAM ELIOTT, RORIE, etc.., etc...

1° Symptomatologie. — Les troubles psychiques reconnaissant pour cause la puberté comprennent : 1° des *troubles psychiques élémentaires* ; 2° des *psychoses proprement dites*.

A. TROUBLES PSYCHIQUES ÉLÉMENTAIRES. — Tantôt il s'agit d'une simple *dépression* plus ou moins vive, avec tendance à la solitude, à la morosité, à la timidité excessive, à la pudeur confuse, aux aspirations vagues, aux larmes et à la tristesse ; tantôt au contraire on constate une *excitation* de degré variable, se traduisant par une activité incessante, de la coquetterie, de la turbulence, de l'insomnie, des espiègleries et des taquineries continuelles, de la dissimulation et du mensonge. A un degré plus élevé on observe des *accidents hystériformes* variés, de la *neurasthénie* (neurasthénie pubérale), de l'*hypocondrie* ayant pour objet les phénomènes nouveaux qui se passent du côté de la fonction génitale et les transformations corporelles qui les accompagnent, de l'*anorexie mentale* avec abolition de la sensation de la faim et pouvant aboutir à la mort par cachexie (SOLLIER, RÉGIS), des *obsessions* diverses, en particulier des obsessions de doute, de scrupule, de chasteté, etc..., enfin des tendances malfaisantes, de la cruauté envers les animaux, des *impulsions* au vol, au meurtre, et surtout à la fugue et à l'incendie.

Un certain nombre de ces jeunes garçons qui quittent leur famille, mûs par l'idée de voir du pays, de courir le monde, d'être libres, de renouveler la vie aventureuse et si tentante de ROBINSON, sont certainement sous l'action de la puberté.

De même beaucoup d'incendies commis sans motifs ou pour des motifs futiles par des adolescents, émanent de pubères, particulièrement de jeunes filles à leur période d'instauration menstruelle (voir plus haut l'article « Impulsions » p. 141).

B. PSYCHOSES. — MARRO distingue les psychoses de la puberté en trois classes : 1° celles dont le développement trouve dans cet âge une cause prédisposante par suite de l'éréthisme plus grand du système nerveux, et se caractérisent par une grande excitation, ordinairement intermittente, des délires extravagants, courts, très curables, plus fréquents à la première période de l'époque pubérale ; 2° celles qui reconnaissent pour cause le développement tumultueux de la puberté, l'accroissement très rapide du squelette, le trouble général des viscères qui s'ensuit, sur un terrain préparé par l'hérédité, les traumatismes et les maladies infectieuses du premier âge, et qui présentent les caractères de l'hébéphrénie de HECKER et de KAHLBAUM, avec démence terminale plus ou moins profonde et traces constantes de méningite ancienne à l'autopsie; 3° celles qui dépendent d'une évolution pubérale imparfaite, par cause organique congénitale, maladies antécédentes, vice de masturbation, etc., et qui revêtent des apparences cliniques diverses, particulièrement celles de la paranoia rudimentaire, de la folie morale, de l'imbécillité passive.

MARRO mentionne enfin à côté de ces trois classes, les psychoses qui, sans être liées à l'époque de la puberté, subissent son influence et reçoivent d'elle des caractères particuliers, comme la *psychose masturbatoire* des Anglais.

Pour ZIEHEN, presque toutes les psychoses connues se rencontrent dans la puberté. L'influence de la puberté se borne à imprimer à ces psychoses certaines modifications spéciales de symptômes et d'évolution : débilité exagérée des troubles affectifs; discordance entre ces troubles et les réactions mimiques ; incohérence des pensées normales aussi bien que des idées délirantes qui sont triviales, illogiques, fantastiques : tendance aux stéréotypies, à la marche circulaire, ou à une démence progressive.

RORIE, qui a relevé tous les cas de psychoses observés entre quinze et vingt-cinq ans à l'asile de DORSET depuis 1856, les classe en trois catégories : 1° Formes simples, du type maniaque ou mélancolique, à guérison rapide; 2° formes récurrentes, à rechute parfois définitive: 3° formes tournant promptement à la démence. La proportion suivant les sexes était pour chacune de ces classes: 1° formes simples : hommes 34 p. 100, femmes 40 p. 100 :

2º formes récurrentes : hommes 15 p. 100, femmes 21, 2 p. 100 ;
3º formes démentes : hommes 50 p. 100, femmes 38 p. 100.

Ces relevés concernent la totalité des psychoses survenant à la puberté. Si l'on ne tient compte que de celles dues à l'influence de cette étape génitale, on constate qu'elles sont moins fréquentes et moins variées.

Chez certains malades, c'est un *accès aigu de manie* ou de *mélancolie* qui éclate, généralement passager, mais à évolution souvent rémittente, intermittente, ou même circulaire (Trowbridge, Elmiger).

Dans la grande majorité des cas, il s'agit de *confusion mentale*. Cette confusion mentale peut se présenter sous la forme délirante. C'est alors un délire érotique, un délire religieux, plus fréquemment encore un délire érotico-mystique, qui affecte l'allure d'un délire systématisé aigu, rapide, transitoire et se traduit par la peur du diable, de l'enfer, de la damnation, des idées sexuelles bizarres, de l'amour platonique et mystique pour des beautés imaginaires, de l'onanisme, etc.

La confusion mentale revêt aussi la forme *aiguë hallucinatoire*. On voit dans ces cas éclater brusquement des crises de délire agité, violent, à paroxysmes nocturnes, caractérisées par des visions terrifiantes d'animaux, de démons, de fantômes, de morts, d'assassinats, des mouvements et des actes panophobiques impulsifs, des attaques et convulsions motrices variées telles qu'on les observe dans les psychoses toxiques et qui font penser à de l'alcoolisme et surtout à de l'hystérie.

La confusion mentale peut se traduire également par du *délire aigu fébrile* grave et susceptible même de se terminer par la mort. Cet état de délire aigu, qui tient du méningisme et de la méningite, survient surtout chez les jeunes filles au moment d'une des premières époques menstruelles.

La forme de confusion mentale la plus ordinaire dans la puberté est la *stupeur* ou *stupidité*, qui tantôt se manifeste d'emblée et tantôt succède à une crise de délire hallucinatoire aigu. C'est l'*hébéphrénie* de Kahlbaum, de Hecker, de Christian; la *démence précoce hébéphrénique* de Kraepelin. Nous n'avons pas à revenir ici sur sa symptomatologie, l'ayant décrite plus haut. Rappelons simplement qu'elle est composée d'alternatives d'agitation et de prostration, d'obtusion profonde, d'impulsions souvent violentes, de gâtisme, et qu'on y observe fréquemment aussi les grimaces et tics, les stérérotypies, les attitudes cataleptoïdes, le négativisme qui caractérisent l'état catatonique. Mucha (1902) a récemment publié une observation de stupeur catatonique type liée à la première menstruation.

Mairet considère la *psychose choréique* comme une simple variété de psychose pubérale, dans laquelle le délire et la chorée seraient deux syndromes d'un même processus : la puberté. Cette manière de voir n'est certainement pas applicable à tous les cas; aussi continuerons-nous, avec la plupart des auteurs, à décrire à part la psychose choréique. Il serait plus légitime de rattacher la psychose confusionnelle de la masturbation aux psychoses de la puberté, si tant est qu'elle constitue une variété spéciale.

Nous ne mentionnerons ici que pour mémoire la *paralysie générale juvénile*, qui, bien que survenant d'habitude à l'âge de la puberté, se rattache en réalité aux mêmes causes infectieuses que la paralysie générale des adultes.

2° Pronostic. — Le pronostic des psychoses de la puberté n'est pas uniforme. Souvent favorable quand il s'agit de troubles psychiques élémentaires, d'accès aigus de manie, de mélancolie, de confusion mentale, il est beaucoup plus sérieux pour les psychoses généralisées intermittentes et périodiques ainsi que pour la stupeur catatonique, à cause de leur tendance à la chronicité et à la démence précoce.

Marro a fait judicieusement remarquer que les psychoses du début de la puberté étaient moins graves que celles de la fin. Pour Elmiger, les psychoses de la puberté, prises en bloc, présentent seulement une proportion de guérisons de 30 p. 100, près de trois fois moindre chez les garçons que chez les filles et encore avec fréquence extrême des récidives.

3° Étiologie. — Les psychoses de la puberté reconnaissent évidemment les mêmes facteurs étiologiques que toutes les autres. Le rôle de l'hérédité non seulement vésanique, mais aussi névrosique, alcoolique, y est en particulier des plus manifestes et se retrouve, d'après ELMIGER, directe ou indirecte, dans 67 p. 100 des cas. Les sujets sont loin d'être des dégénérés, des faibles d'esprit; la plupart même sont particulièrement bien doués au point de vue intellectuel (60 p. 100, ELMIGER).

Comme causes adjuvantes, on a invoqué les traumatismes, le surmenage, soit intellectuel, soit physique (LEITENSEN), l'onanisme, les émotions religieuses, etc. Ces influences peuvent évidemment agir à un degré plus ou moins marqué; mais en réalité la véritable cause occasionnelle est l'évolution pubérale, la puberté, dont les limites peuvent être considérées comme s'étendant de douze à vingt-deux ans environ.

On tend à admettre aujourd'hui que cette évolution pubérale, comme tous les grands processus climatériques de l'organisme, se traduit par des modifications nutritives, des auto-intoxications et que, par suite, les psychoses de la puberté sont surtout des psychoses auto-toxiques. C'est l'opinion que j'ai personnellement soutenue et cette opinion trouve sa confirmation dans le type clinique, fait surtout de confusion mentale, sous lequel se présentent les psychoses de la puberté.

Les psychoses de la puberté sont plus fréquentes chez les jeunes filles que chez les garçons (31 filles pour 18 garçons, ELMIGER). Elles paraissent y affecter, en revanche, des formes plus aiguës, plus curables.

4° Diagnostic. — Toutes les psychoses survenant à l'époque de la puberté ne sont pas, par cela même, des psychoses dues à la puberté. Témoin la paralysie générale juvénile dont nous parlions plus haut. Témoin aussi d'autres psychoses variées, d'origine essentiellement héréditaire et qui n'ont avec la puberté que des rapports de coïncidence.

Les psychoses pubérales vraies, c'est-à-dire celles dans lesquelles le processus génital joue un rôle réel et actif, sont surtout les psychoses à forme de confusion mentale : psychose hallucinatoire aiguë, délire aigu, démence précoce (hébéphrénie). Aussi leur apparition et leur évolution coïncident-elles presque toujours du côté du corps avec des particularités significatives et qu'il importe pour ce motif de rechercher soigneusement en pareil cas : poussées de croissance, localisations douloureuses du côté des cartilages épiphysaires, céphalée, troubles respiratoires, gastro-intestinaux, cardiaques, vaso-moteurs, difficultés des premières règles, pertes séminales, etc., etc.

5° Traitement. — Sur ce point encore, une distinction doit être faite entre les psychoses qui surviennent à l'occasion de la puberté et qui sont surtout des psychoses héréditaires et dégénératives et les psychoses pubérales proprement dites.

Les premières ne réclament pas ici de traitement particulier. Quant aux secondes, elles comportent, à côté du traitement du trouble mental, qui est l'effet, le traitement du processus d'évolution, qui est la cause. C'est dire qu'on se trouve bien, dans ces cas, des voyages, des distractions, de la gymnastique, de l'hydrothérapie, de l'électrothérapie, du massage, de la psychothérapie, et surtout de la médication auto-toxique, tonique, emménagogue. Chez les jeunes filles, j'ai obtenu de réels succès par l'emploi de l'ovairine, méthodiquement suivi et surveillé. BESTION DE CAMBOULAS, dans sa thèse sur le suc ovarien, en rapporte aussi quelques-uns. JACOB, RAULIER, COMBERLACH en ont cité, à leur tour, de caractéristiques.

§ 2. — MENSTRUATION

1° Symptomatologie. — La fonction menstruelle, une fois établie, peut provoquer ou favoriser l'apparition soit de *troubles psychiques élémentaires*, soit de *psychoses confirmées*.

A. TROUBLES PSYCHIQUES ÉLÉMENTAIRES. — Chez la plupart des femmes, même à l'état physiologique, le retour des règles s'accompagne chaque fois de changement de caractère et d'humeur, de troubles nerveux plus ou moins nets et qui attirent plus ou moins l'attention. Chez certaines, il se produit des malaises variés, de la céphalée, de l'énervement, de l'insomnie, de l'excitation, surtout sexuelle, du besoin de mouvement et d'action, de la tendance à la loquacité, à la tracasserie, à la susceptibilité, à l'emportement, aux caprices, ou, au contraire,

de la dépression avec indifférence et apathie. Parfois ces phénomènes sont plus accentués, et il s'y joint des crises nerveuses
à type hystériforme, des rêves, des cauchemars, des hallucinations oniriques, des impulsions. Ces impulsions, conscientes,
obsédantes, irrésistibles, se traduisent par des tendances souvent périodiques à la dipsomanie, à l'érotisme, aux perversions sexuelles, au vol, à l'incendie, à l'homicide, au suicide.
Le *vol à l'étalage*, alors même qu'il se rattache à d'autres
causes, telles que l'hystérie, est, comme nous l'avons déjà vu,
très fréquent au moment de la menstruation (voir plus haut
article « Impulsions » p. 137).

B. PSYCHOSES. — Les psychoses menstruelles ont été étudiées
par nombre d'auteurs, en particulier par BERTHIER, TAGUET,
BALL, HOWARD, JOHNSTONE, WISE, PESKOFF, SCHROTER, TRÉNEL,
THOMAS, etc... Presque tous s'accordent à reconnaître que ces
psychoses se manifestent le plus souvent par un accès plus ou
moins aigu de psychose transitoire, ayant tendance à se reproduire périodiquement à chaque retour des règles.

La forme clinique habituelle est représentée par un *délire
hallucinatoire* violent, désordonné, à teinte érotique, mystique
ou terrifiante, accompagné d'attitudes, de gestes, de paroles,
d'actes traduisant une excitation génitale plus ou moins
grande.

Cette crise délirante qui rappelle en tout le délire hallucinatoire des intoxications, en particulier le délire hallucinatoire des
hystériques, éclate d'habitude brusquement aux approches de la
phase menstruelle et s'atténue ou disparaît même souvent dès
le premier jour du flux. Elle peut se prolonger jusqu'à sa cessation.

L'accès de psychose menstruelle revêt parfois aussi la forme
de *délire aigu* ou de *confusion* allant jusqu'à la *stupeur*.

Après guérison, il reste presque toujours de l'obnubilation
passagère et un certain degré d'*amnésie*, comme à la suite de
toutes les psychoses toxiques.

Ce que nous venons de dire s'applique non seulement à la
menstruation s'effectuant de façon régulière et normale, mais

aussi et plus encore, cela va sans dire, aux troubles de la menstruation, à l'*aménorrhée* et à la *dysménorrhée*, qu'Esquirol considérait comme pouvant revendiquer le sixième des cas de folie chez les femmes.

Ici encore la psychose consiste en un accès de *délire hallucinatoire* agité, désordonné, mystique ou obscène, revenant périodiquement à l'époque des règles supprimées et disparaissant rapidement sans laisser de traces. J'ai observé pendant longtemps à l'hôpital Saint-André de Bordeaux, dans le service du Dr Lande, une jeune femme hystérique qui, ayant cessé d'être menstruée, présentait tous les mois de l'hématidrose palpébrale et concurremment un accès de délire agité hallucinatoire d'une durée de deux à trois jours, avec exacerbations quotidiennes à heure fixe.

Cette psychose de la dysménorrhée et de l'aménorrhée offre encore ce caractère particulier que, comme la psychose menstruelle proprement dite, elle guérit habituellement au moment de l'amélioration ou du retour des règles.

Une jeune femme de trente-six ans, observée par Brierre de Boismont, présentait régulièrement trois ou quatre jours avant ses règles, un trouble mental qui, à l'époque du flux, s'accentuait singulièrement. Elle devenait hébétée, inerte, muette, gâteuse, jusqu'au moment où les règles prenant leur cours et devenant plus abondantes, le trouble mental disparaissait. Cette malade guérit au bout de dix mois, sous l'influence d'un traitement emménagogue qui fit cesser la dysménorrhée.

On connaît aussi l'observation, citée par Esquirol, de cette jeune fille devenue aliénée par la suppression des règles, qui, un matin, en se levant, alla se jeter au cou de sa mère en s'écriant qu'elle était guérie ; ses menstrues avaient coulé abondamment durant la nuit et sa raison s'était rétablie aussitôt.

A côté de ces cas qui constituent les psychoses menstruelles vraies, il faut citer ceux dans lesquels l'intervention de la fonction cataméniale ou de ses troubles se borne à favoriser l'éclosion d'un délire quelconque. Cela a lieu dans les névroses, surtout dans l'hystérie et l'épilepsie, et chez un certain nombre de dégénérées et de vésaniques.

30.

Mentionnons aussi l'influence de la menstruation dans les psychoses déjà existantes. Cette influence est multiple et variée. Tantôt les règles persistent durant le cours de la folie et leur retour est marqué chaque fois par un paroxysme d'agitation, d'hallucinations ou d'impulsions. Tantôt elles se suppriment et leur rétablissement est alors suivant le cas, le signal soit de l'amélioration, soit de la tendance à l'incurabilité. La fonction menstruelle influe même sur les psychoses chroniques (NAECKE).

2° Étiologie et pathogénie. — Les psychoses menstruelles, rangées pendant longtemps au nombre des folies dites sympathiques, c'est-à-dire dues au retentissement nerveux d'un organe sur le cerveau, ont pris place aujourd'hui parmi les psychoses toxiques. Il n'est pas douteux en effet, et les analyses et expériences tentées à cet égard achèvent de le démontrer, que la fonction menstruelle est, entre autres choses, une fonction d'élimination toxique dont les moindres variations et perturbations se traduisent par des modifications dans la nutrition générale et des empoisonnements de l'organisme, en un mot par de l'auto-intoxication. Les recherches récentes de G. LOISEL communiquées à l'Académie des Sciences démontrent que les glandes génitales des échinodermes, des batraciens et des mammifères renferment des substances toxiques appartenant au groupe des globulines et des alcaloïdes, et que les poisons retirés de l'ovaire sont plus actifs que ceux retirés du testicule. BESTION DE CAMBOULAS, sous la direction du professeur FERRÉ, avait déjà démontré que le suc ovarien était toxique à certaines doses.

Cela n'empêche en rien, bien entendu, les autres causes, en particulier l'hérédité, la prédisposition nerveuse et psychopathique, de jouer également leur rôle.

Les troubles psychiques de la menstruation, aussi bien les troubles psychiques élémentaires que les accès de délire, surviennent surtout, nous l'avons vu, aux approches des règles ou en leur lieu et place, et cessent au moment de leur apparition ou peu après. Il y a là encore une preuve de la nature auto-toxique de ces troubles psychiques, qui paraissent correspondre à la période de saturation de l'organisme par les poisons génitaux. CHARRIN a montré en effet que la toxicité du sérum sanguin est en croissance au moment où les règles vont survenir. WISE attribue les troubles psychiques de la menstruation à la tension excessive des vaisseaux sanguins du cerveau produite par un excès d'acide carbonique dans le sang durant la période précataméniale.

3° Pronostic. — Les psychoses menstruelles sont essentiellement curables et bénignes, puisque le plus souvent elles ne durent que quelques jours, rentrant ainsi dans la catégorie des psychoses transitoires. Mais il faut tenir compte de ce fait, au point de vue du pronostic, qu'elles récidivent avec la plus grande facilité et d'une façon pour ainsi dire régulière, périodique, exposées ainsi, à la longue, à persister sous une forme continue.

On ne doit pas oublier non plus que les troubles psychiques de la menstruation ont une tendance marquée à se traduire en impulsions plus ou moins graves et dangereuses. Il y a donc là un point important de médecine légale à signaler et à retenir lorsqu'il s'agit de déterminer la part de responsabilité qui incombe à une femme auteur d'un délit, ou d'un crime, ou même d'une action extraordinaire, accomplis au moment des règles ou pendant cette fonction.

4° Diagnostic. — Le diagnostic des pychoses menstruelles est généralement facile, surtout lorsqu'elles se présentent sous leur forme typique de délire hallucinatoire aigu, désordonné, érotique, se reproduisant périodiquement par accès mensuels transitoires et correspondant à l'époque des règles, présentes ou absentes. Elles doivent cependant dans ces cas mêmes être distinguées des autres psychoses périodiques transitoires, en particulier des délires liés à l'épilepsie.

Un diagnostic plus délicat encore consiste à différencier le délire menstruel du délire hystérique, d'autant que l'hystérie existe souvent aussi dans le premier cas. L'étude des antécédents et la recherche soigneuse des stigmates est donc ici nécessaire.

La difficulté est souvent la même en ce qui concerne l'anémie et la chlorose des jeunes filles, qui accompagnent fréquemment la psychose de la dysménorrhée et qui émanent, on le sait, d'auto-intoxications analogues.

E. Thomas a cité également une observation de psychose menstruelle avec goitre et exophtalmie périodiques.

Les impulsions liées à la menstruation et à ses troubles se reconnaissent à leurs rapports avec cette fonction, à leur périodicité, et aussi, dans une certaine mesure, à leurs caractères cliniques, dans lesquels se retrouve fréquemment un élément plus ou moins marqué d'excitation sexuelle.

Il est facile, en général, de séparer les psychoses menstruelles vraies de celles qui n'ont avec la menstruation que des rapports de coïncidence.

5° Traitement. — Le traitement des psychoses menstruelles, en dehors du traitement symptomatique du trouble psychique, qui n'offre rien de particulier, consiste essentiellement à favoriser le cours normal ou la réapparition des menstrues, suivant le cas. Il comprend donc toute la série des moyens usités en pareille circonstance : les toniques généraux, l'hydrothérapie, l'électrothérapie, le massage, les cures d'air, les bains de mer et bains salés, les emménagogues, etc...

Une mention spéciale doit être réservée à la médication ovarienne qui m'a donné, dans les psychoses menstruelles vraies, des résultats excellents, de même que, toutes proportions gardées, dans les vésanies pures avec paroxysmes coïncidant avec des époques dysménorrhéiques.

§ 3. — MÉNOPAUSE

La ménopause, si justement appelée *époque critique*, est une période dangereuse à traverser pour beaucoup de femmes, et elle est très fréquemment l'occasion provocatrice des affections les plus variées du système nerveux. Les névroses de la ménopause (Blocq), particulièrement l'hystérie (De Fleury) et la neurasthénie (Souleyre, Chahinian), sont aujourd'hui bien connues. Il en est de même des troubles psychiques.

1° Symptomatologie. — Nous distinguerons encore ici :

1° les *troubles psychiques élémentaires* ; 2° les *psychoses proprement dites*.

A. TROUBLES PSYCHIQUES ÉLÉMENTAIRES. — Ce serait se répéter que de décrire en détail les modifications d'idées, de caractère et de sentiments, les perversions psychiques qu'on observe dans le sexe féminin à l'époque climatérique ; elles sont en effet analogues à celles de la puberté et de la menstruation.

Signalons simplement comme particularités intellectuelles plus spéciales peut-être à l'âge critique : 1° l'*irritabilité*, l'humeur difficile et acariâtre ; 2° le *mysticisme* avec dévotion excessive et actes d'exaltation religieuse, moins fréquent et moins marqué cependant qu'à la puberté ; 3° l'*érotisme*, étudié par divers auteurs, notamment par LOUYER VILLERMAY, GUÉNEAU DE MUSSY, BRIERRE DE BOISMONT, MOREL, RICARD, PAUL GARAT (de Bayonne), etc., et qui se traduit par des inclinations amoureuses, des passions parfois platoniques et mystiques, mais aussi par une excitation génitale, une nymphomanie, une salacité tout à fait extraordinaires et en désaccord complet avec la pudeur, la réserve et la retenue antérieures ; 4° la *jalousie*, tenace, tracassière, persécutrice, mélangée le plus souvent à de l'érotisme, à des idées de persécution, à des symptômes hystériformes, tout à fait caractéristiques ; 5° l'*hypocondrie*, portant principalement sur les fonctions génitales et liée le plus souvent à un état neurasthénique.

Citons encore les *obsessions* et *idées fixes* de doute, de scrupule, les *phobies impulsives*, enfin les *impulsions* conscientes et plus ou moins irrésistibles à la coprolalie, à la *dipsomanie*, au vol, à l'homicide, à l'incendie, au suicide.

Les troubles psychiques élémentaires dus à la ménopause ne sont pas exclusifs à la femme ; ils existent aussi chez l'homme, qui a, comme elle, son âge critique vers cinquante ans.

SKAE qui les a signalés dans le sexe masculin, donne, parmi les plus fréquents : l'appréhension constante, la peur d'un malheur quelconque, le souci de la damnation, la tendance au suicide, c'est-à-dire les états neuro-psychopathiques de doute, de crainte, d'anxiété. BOMBARDA qui a également insisté sur les troubles psychiques de la « ménopause virile », mentionne surtout le changement de caractère, les excès de boisson, l'inconduite, la débauche, l'hypocondrie neurasthénique obsédante et tenace, la jalousie sauvage, presque délirante, enfin les attachements amoureux, platoniques ou non, mais passionnés, impérieux, dominateurs, devant lesquels tout s'efface et disparait, ainsi que les perversions sexuelles (sadisme, masochisme, exhibitionnisme, pædophilie, etc.) Ces troubles sont évidemment favorisés par la prédisposition héréditaire, les excès d'alcool et de tabac, la syphilis, l'artério-sclérose.

B. PSYCHOSES. — Les psychoses de la ménopause ont été surtout étudiées par SKAE, KRAFFT-EBING, B. BALL, GUIMBAIL, SAVAGE, AUVARD, BEYER, etc. Elles seraient, d'après ces auteurs, de type clinique très variable. Sur 60 cas, KRAFFT-EBING avait observé : 4 mélancolies, 1 folie circulaire, 1 délire aigu, 42 formes aiguës, 12 démences paralytiques. GUIMBAIL, sur 21 cas relatés dans sa thèse, note : 13 folies générales aiguës ou subaiguës, la plupart à expression mélancolique, 4 délires partiels et chroniques d'emblée avec hallucinations de l'ouïe, 4 folies névropathiques avec prédominance de l'élément nerveux hypocondriaque. SAVAGE, à son tour, sur 54 cas, a trouvé : 10 cas de manie, 32 cas de lypémanie, et 7 de délire systématisé.

De tels résultats, vagues et contradictoires, viennent de ce que ces statistiques portent indistinctement sur l'ensemble des cas de psychoses observés à l'époque de la ménopause et ne distinguent pas, sous des rubriques spéciales, d'importantes formes cliniques, actuellement isolées. En réalité, il faut séparer ici les *psychoses climatériques proprement dites*, vraiment dues à la ménopause, et les psychoses quelconques, survenant simplement à l'époque et à l'occasion de l'âge critique, et plus ou moins indirectement influencées par lui.

Parmi ces dernières, nous citerons principalement le *délire systématisé de persécution*, qui revêt très fréquemment à cet âge la forme jalouse, érotique, mystique et s'accompagne d'hallucinations génitales, de viol, de possession sexuelle, de fausse grossesse, de zoopathie interne, etc., et la *paralysie générale* qui fut longtemps considérée pour ce motif, chez la femme, comme une maladie de la ménopause.

Les psychoses climatériques proprement dites se présentent d'habitude sous forme de *psychose aiguë*, *mélancolie anxieuse* ou *confusion mentale* sous l'une quelconque de ses variétés : *simple*, *délirante*, *hallucinatoire*, *stupide*, *délire aigu*.

Quelle qu'elle soit, cette psychose survient non pas à un moment quelconque de l'évolution ménopausique, mais au moment et sous l'influence plus directe d'un incident génital, tel que : premières cessations de règles, hémorragie abondante, attaque hystériforme, manifestations douloureuses ou pathologiques du côté des organes utéro-ovariens, etc.

Presque toujours aussi cette psychose s'accompagne de certaines particularités symptomatiques révélant son origine ménopausique : *délire mystique* ou *érotique*, *hallucinations extatiques* ou *terrifiantes*, langage et actes *obscènes*, *troubles névropathiques* et *vaso-moteurs*, etc.

2° Pronostic. — Les psychoses ménopausiques proprement dites, les seules dont nous ayons à nous occuper ici, ont un pronostic relativement favorable, surtout lorsqu'elles se traduisent par un accès aigu de confusion mentale délirante ou hallucinatoire. Il est moins bon, lorsqu'il s'agit de stupeur, de délire aigu ou de mélancolie anxieuse, cet état pouvant entraîner la mort ou conduire à la chronicité.

Les troubles psychiques simples, en particulier les idées fixes, la jalousie, les impulsions sont également d'un pronostic plus fâcheux.

Les complications somatiques, locales et générales, telles que l'anémie, l'état congestif, les hémorragies, les maladies viscérales aggravent nécessairement encore, lorsqu'elles existent, ce pronostic.

3° Étiologie et pathogénie. — Nous pouvons répéter une fois encore ce que nous avons dit dans les articles précédents, à savoir que l'étiologie véritable est ici, non plus la sympathie, mais l'auto-intoxication, s'effectuant par le même mécanisme, ou par l'intermédiaire de la glande thyroïde (dysthyroïdie pubérale et ménopausique de DUPRÉ et PAGNIEZ) et agissant parfois sur d'autres organes tels que le rein (LE GENDRE).

Toutes les causes qui peuvent troubler l'évolution ménopausique, l'avancer, la retarder, la rendre difficile, longue et douloureuse, par cela même qu'elles augmentent la tendance à l'auto-intoxication de l'organisme, doivent favoriser la production des troubles psychiques.

Bien entendu, il faut toujours tenir compte des prédispositions héréditaires, des maladies antérieures, de l'état des diverses fonctions, en particulier de l'état du système nerveux et artériel, des shocks physiques et moraux, etc.

Les hommes, nous l'avons vu, ont leur âge critique et peuvent en subir cérébralement l'influence. Mais chez eux les choses se bornent presque toujours aux troubles psychiques plus ou moins élémentaires que nous avons signalés. Les psychoses de la ménopause sont donc, en réalité, beaucoup plus fréquentes et beaucoup plus intenses chez la femme, comme toutes les psychoses génitales, ce qui s'explique à la fois par la vulnérabilité plus grande de son système nerveux, et aussi, si le fait est réel, par la toxicité plus marquée de ses glandes génitales.

4° Traitement. — Même traitement que celui des psychoses menstruelles. La médication ovarienne, en particulier, peut être très efficace, notamment lorsqu'il s'agit de ménopause prématurée ou dysménorrhéique. Le suc testiculaire pourrait être de même utilisé chez l'homme, surtout contre les troubles psychiques à forme dépressive de l'âge critique.

§ 4. — GROSSESSE, ACCOUCHEMENT, LACTATION
(PSYCHOSES PUERPÉRALES)

Ce paragraphe comprendra successivement : 1° les *généralités* relatives aux psychoses puerpérales ; 2° la psychose de la *grossesse* ; 3° la psychose *puerpérale proprement dite* ; 4° la psychose de la *lactation*.

A) GÉNÉRALITÉS

Les psychoses puerpérales ont été longtemps regardées comme

des folies, des vésanies ordinaires, développées sur un fond d'hérédité, de dégénérescence, sous l'influence occasionnelle d'une des phases de la fonction de la maternité. C'est là l'opinion soutenue par Marcé (1858), par Boudrie (1878), par Magnan et ses élèves, Garcia Rijo (1879), Mlle de Gorsky (1888) et même par P. Castin (1899).

Mais déjà de nombreux observateurs, surtout à l'étranger, signalaient l'influence prépondérante de l'intoxication et de l'infection dans la psychose puerpérale et dans la psychose éclamptique. Citons parmi eux : Leidesdorf (1872), Holm (1874), Furstner (1875), D. Fraser (1885), Campbell Clark (1887-1888), Hansen (1888), Ernst Meyer (1888), Savage (1888), Kramer (1889), Olshausen (1891), etc.

En France, plusieurs élèves de Pierret, à Lyon, tels que E. Faure (1890), Evrot (1894), Serrigny (1896), mettaient également en lumière, expérimentalement et cliniquement, l'origine infectieuse de la psychose puerpérale.

Cette origine fut rapidement admise par la plupart des accoucheurs, Bar, Porak, Doléris, Maygrier, etc., bien placés pour la constater, et c'est à l'instigation de Bar, son maître, que Lallier publia, en 1892, sa remarquable thèse sur « la folie puerpérale dans ses rapports avec l'éclampsie et les accidents infectieux des suites de couches », dans laquelle il faisait une excellente mise au point de la question.

Depuis, la notion du caractère toxique, infectieux de la psychose puerpérale n'a fait que s'affirmer de plus en plus, et tend même à s'étendre à la psychose de la lactation et à nombre de cas de psychoses de la grossesse, phases dans lesquelles l'organisme est également en état d'auto-intoxication réalisée ou toujours imminente (Bouffe de Saint-Blaise 1898-1899, Baracoff-Dimitre 1902, Charrin et Vitry 1904, etc.).

1° Fréquence. — Il est difficile de préciser exactement quelle peut être la fréquence des psychoses puerpérales prises en bloc. La plupart des aliénistes admettent que la proportion est de 1 sur 400, 700 et même 1.100 naissances (Menzies, Robert Jones, etc.) Mais ces chiffres sont évidemment beaucoup trop faibles, les psychoses puerpérales suivies d'internement ne représentant pas, il s'en faut, la totalité des cas. Une statistique plus exacte, bien qu'encore incomplète, est celle des Maternités. qui donne une moyenne de 1 psychose puerpérale sur environ 200 accouchements. Les résultats varient essentiellement, du reste, suivant les milieux.

On a des données plus certaines sur la fréquence comparative des trois variétés de psychoses puerpérales.

En réunissant les faits produits par certains des plus récents observateurs et qui constituent un ensemble de 717 cas, nous relevons : psychose de la grossesse, 122; psychose puerpérale, 399; psychose de la lactation, 196.

La psychose puerpérale proprement dite est donc deux fois plus fréquente que la psychose de la lactation et quatre fois plus fréquente que la psychose de la grossesse.

2° Age, état civil, primiparité, multiparité. — La question de l'âge ne paraît pas jouer un rôle important. MENZIES a trouvé comme âge moyen chez ses malades: pour la psychose de la grossesse, trente et un ans et demi ; pour la psychose puerpérale, vingt-huit ans et demi : pour la psychose de la lactation, trente et un ans et demi.

La proportion des *filles mères*, sur l'ensemble des femmes atteintes de psychoses puerpérales, est de 9 p. 100 (ASCHAFFENBURG), de 12 p. 100 (MENZIES). Mais tandis que cette proportion est de 2 à 3 p. 100 seulement dans la psychose de la lactation et de 8 p. 100 dans la psychose puerpérale. elle est de 20 à 25 p. 100 dans la psychose de la grossesse (ROBERT JONES, MENZIES).

On compte dans les psychoses puerpérales 25 p. 100 de *primipares* (MENZIES). Elles existent surtout dans la psychose de la grossesse. Les *multipares* sont, au contraire, très nombreuses dans la psychose de la lactation où MENZIES en a trouvé 23 p. 100 ayant eu de 3 à 7 enfants.

3° Étiologie, accès antérieurs. — L'*hérédité* est indiquée en proportion variable par les auteurs : 80 fois sur 100 par ASCHAFFENBURG, 50 fois sur 100 par ROBERT JONES, 25 fois sur

100 par Menzies qui la relève séparément 26,6 fois sur 100 dans la psychose de la grossesse, 18,7 fois sur 100 dans la psychose puerpérale, 30,4 fois sur 100 dans la psychose de la lactation.

Ce qui domine dans l'hérédité c'est, en premier lieu, l'alcoolisme des parents, puis le suicide, l'épilepsie, l'hystérie, la tuberculose. J'ai constaté personnellement dans certains cas, l'hérédité similaire, c'est-à-dire l'existence chez la mère de la malade, comme chez celle-ci, de la psychose puerpérale.

Les autres causes indiquées par les auteurs sont : les excès, les émotions subites et violentes, les chagrins, les difficultés du travail, le rhumatisme, les affections cardiaques, surtout mitrales, la grippe, la pleurésie, le goitre exophtalmique, la néphrite, la syphilis, l'épuisement, les hémorrhagies.

Pour Aschaffenburg, le nombre et le rapprochement des grossesses est sans importance. Cela ne paraît pas tout à fait exact, surtout en ce qui concerne la psychose de la lactation, sur laquelle influent nettement les grossesses répétées et les lactations prolongées.

Menzies a trouvé que 27 p. 100 de ses malades atteintes de psychose de la grossesse avaient présenté des *accès antérieurs*, toujours sous forme de psychose puerpérale ; dans deux cas même il existait deux accès antérieurs, le premier de la lactation, le second puerpéral. 20 p. 100 de ses malades atteintes de psychose de couches avaient eu également des accès, dont deux seulement de psychose puerpérale. Enfin 28,2 p. 100 de ses malades atteintes de psychose de la lactation avaient eu des accès antérieurs, tous liés à la fonction de reproduction, dont 8 puerpéraux, 4 de la lactation et 1 de la grossesse.

4° Formes cliniques. — La plupart des auteurs ont constaté que les psychoses puerpérales se manifestaient sous des formes cliniques variées, et qu'il n'existait pas, par suite, de type spécifique de psychose puerpérale.

Certains cependant signalent comme symptômes plus particulièrement fréquents dans ces psychoses : les idées érotiques et mystiques, la tendance au suicide et à l'infanticide, les accidents hystériques.

Mais le point sur lequel tous paraissent être d'accord, c'est la fréquence de l'obtusion, de la torpeur, du délire hallucinatoire, des phénomènes aigus, en un mot de la *confusion mentale*, surtout dans la psychose puerpérale proprement dite.

L'albuminurie, signalée par Robert Jones comme rare, lui paraît d'un pronostic grave. Nous verrons plus loin qu'il n'en est pas ainsi.

5° Curabilité. — On est d'accord sur la grande curabilité des psychoses puerpérales, qui est évaluée à 80 p. 100 des cas (Aschaffenburg, Levan-Bevis). Au point de vue de la curabilité comparative, Savage la fixe de 75 à 80 p. 100 pour la psychose puerpérale, à 80 p. 100 pour la psychose de la lactation. Robert Jones a trouvé pour sa part, comme guérison : psychose de la grossesse 48 p. 100 ; psychose puerpérale 73 p. 100 ; psychose de la lactation 60 p. 100. Menzies, s'appuyant sur ses propres observations, arrive à des résultats à peu près identiques et trouve comme guérison : psychose de la grossesse 43 p. 100 ; psychose puerpérale 75 p. 100, psychose de la lactation 56 p. 100.

Il suit de là, d'une part que les psychoses puerpérales prises en bloc guérissent fréquemment, d'autre part que l'aptitude à la guérison, différente pour les trois variétés, s'établit de la façon décroissante suivante : psychose puerpérale, psychose de la lactation, psychose de la grossesse. En principe, les types et les cas les plus curables paraissent être ceux qui sont le plus en rapport avec une étiologie toxique ou infectieuse.

B) PSYCHOSE DE LA GROSSESSE

Certaines femmes, débiles ou nerveuses, ne se portent jamais mieux que durant leurs grossesses ; d'autres, en grand nombre, sans devenir aliénées, présentent pendant ce temps des troubles névropathiques ou intellectuels plus ou moins marqués. Il est à peine besoin de rappeler ces *envies*, ces désirs extravagants, ces dépravations de l'appétit, cette irritabilité, cette exaltation religieuse ou sexuelle, cette impulsivité, en particulier cette tendance au vol, que l'on observe fréquemment chez les femmes pendant l'état de gestation.

La psychose de la grossesse affecte deux types bien distincts, suivant qu'elle est due à la prédisposition vésanique ou à l'intoxication.

1° Vésanie dans la grossesse. — La vésanie, dans la grossesse, se manifeste sous la forme d'une folie classique, en particulier par un *accès de manie* et surtout de *mélancolie* qui survient à un moment quelconque de la gestation sous l'influence occasionnelle de causes morales.

Son début est graduel. Lorsqu'il s'agit de mélancolie, ce qui a lieu le plus habituellement, c'est tantôt de la *dépression mélancolique simple*, sans délire, tantôt de la *mélancolie délirante*, avec idées de culpabilité, d'indignité, de défiance, de jalousie, mais principalement de mysticisme et d'érotisme, accompagnées ou non d'hallucinations.

L'évolution de la grossesse et sa terminaison n'ont pas sur ce type vésanique de psychose une action bien marquée, et il n'est pas rare, notamment dans le cas de mélancolie délirante et hallucinatoire et de délire à tendance systématisée, de la voir persister après l'accouchement.

En somme, il s'agit là plutôt d'une folie ordinaire développée, chez les prédisposées, à l'occasion de la grossesse, que d'une psychose de la grossesse proprement dite.

2° Psychose de la grossesse. — Toute autre est la psychose de la grossesse. Ici, l'hérédité vésanique est absente ou à l'arrière plan. La *cause* réelle, fondamentale, est dans l'intoxication de l'organisme provoquée soit par l'état de grossesse lui-même, soit par une de ses complications. C'est dire que les causes adjuvantes sont : l'anémie, la fatigue, le mauvais fonctionnement des grands viscères, les maladies toxiques ou infectieuses, les émotions violentes, etc...

Contrairement à la vésanie, la psychose toxique de la grossesse survient à des moments déterminés de la gestation, correspondant aux phases maxima des troubles de la nutrition : dans le premier mois, dans les deux derniers, mais surtout du quatrième au sixième.

D'habitude le *début* est rapide, parfois même brusque. Il se manifeste par une crise de *délire hallucinatoire* bruyant, précédé ou accompagné dans certains cas d'accidents hystériformes. Suivant le degré d'acuité de la crise, le désordre et la confusion des idées sont plus ou moins marqués ; il y a de l'agitation, de l'érotisme, de l'obscénité, des hallucinations terrifiantes ou célestes, des attitudes théâtrales, de l'extase, des erreurs d'identité de personnes, du délire systématisé aigu ou au contraire incohérent, des actes extravagants, violents, de la tendance aux impulsions et en particulier aux impulsions sexuelles et suicides.

La *durée* et la *terminaison* de cet état sont variables. Le plus souvent cependant il *guérit* soit avant l'accouchement, soit au moment de l'accouchement.

3º Diagnostic. — On voit que les deux types de psychoses de la grossesse sont sensiblement différents l'un de l'autre, à tous les points de vue ; aussi convient-il de les *distinguer* dans la pratique, c'est-à-dire de se demander, dans chaque cas, s'il s'agit d'une vésanie ou d'une psychose toxique. Le plus souvent la distinction sera facile et le traitement pourra, par suite, être précisé. Parfois, cependant, on se trouvera embarrassé : en présence. par exemple, de malades qui offriront simultanément ou successivement des symptômes de psychose toxique et de psychose vésanique. En principe, il faut, ici comme ailleurs, se défier de ces cas dans lesquels on voit un délire toxique s'associer ou tourner à un délire vésanique, et réserver le *pronostic*.

De façon générale, la psychose de la grossesse, surtout dans sa forme vésanique, n'exerce par elle-même, et en dehors des actes nuisibles qu'elle peut engendrer, aucune influence fâcheuse sur la gravidité. Dans certains cas tout à fait exceptionnels, le trouble mental est si menaçant vis-à-vis de l'état de grossesse, que la question peut se poser de la nécessité d'un accouchement provoqué. On comprend qu'une telle solution ne peut être adoptée et réalisée qu'à la suite d'une mûre et sérieuse consultation.

C) PSYCHOSE PUERPÉRALE PROPREMENT DITE

1º Étiologie. — La psychose puerpérale proprement dite ou des suites de couches est presque unanimement considérée aujourd'hui non plus comme une vésanie due à l'hérédité ou à la dégénérescence, mais comme une psychose infectieuse ou toxique.

Les preuves étiologiques, expérimentales, cliniques et thérapeutiques accumulées dans les dernières années ne laissent plus guère de doute à cet égard. Aussi comme l'a fort bien dit SIEGEN-THALER, de Bâle (1898), il faudra désormais s'efforcer de fixer le type symptomatique des psychoses puerpérales suivant la nature bactériologique ou toxémique de l'infection, cette infection pouvant être soit puerpérale, soit non puerpérale, ou, suivant l'expression de PICQUÉ et PRIVAT (1904), utérine ou extra-utérine.

Quant à l'agent d'infection, il varie peut-être, mais il est probable que, dans la plupart des cas de psychose puerpérale aiguë, on doit avoir affaire au *streptococcus pyogenes* déjà cultivé, en 1890, dans cette maladie, par COURMONT, à la clinique de PIERRET, et qui est identique aux streptocoques puerperalis et erysipelatus.

Il faut tenir compte aussi dans l'étiologie de la psychose puerpérale, de l'action des auto-intoxications secondaires, notamment de l'insuffisance hépatique (P. VERGELY, A. DUPOUY), et aussi, d'après ce dernier auteur (1904), de la toxémie par insuffisance thyroïdienne, ovarienne, etc.).

2° Début. — La psychose puerpérale peut apparaître à un moment quelconque de la période des suites de couches, soit immédiatement après l'accouchement, ce qui est rare, soit, ce qui est le plus fréquent, dans la première et dans la deuxième semaine. Le maximum de fréquence paraît être du sixième au dixième jour.

Tantôt son apparition a été précédée les jours d'avant ou même dès le temps de la grossesse par certaines singularités qui avaient déjà attiré l'attention sur la mentalité de la malade ; cela a lieu de préférence chez les déséquilibrées, les hystériques, les alcooliques, les albuminuriques. Tantôt, et le plus souvent, le trouble mental survient brusquement, après quelques prodromes tels que : état saburral, constipation, fièvre, énervement, rêvasseries et surtout *céphalée*, qui fait rarement défaut, nous le savons.

au début des psychoses d'intoxication. Cette poussée psychopathique coïncide d'habitude, cela va sans dire, avec des manifestations infectieuses soit locales (accouchement long, difficile, compliqué d'intervention et de mort de l'enfant, déchirures du périnée, etc.), soit générales (grippe, rhumatisme, tuberculose, syphilis) et, phénomène sur lequel nous ne saurions trop appeler l'attention, avec une diminution plus ou moins notable du taux urinaire.

Behr établit une distinction entre l'infection d'un faible degré, comme la paramétrite, et l'infection à forme grave, comme la pyohémie, l'endocardite ulcéreuse et la septicémie.

3º Symptomatologie. — Le type clinique de la psychose est toujours, croyons-nous pouvoir dire, la *confusion mentale*. Mais, suivant sans doute l'intensité de l'infection de l'organisme, cette confusion mentale peut varier de degré et de forme. Dans certains cas, il s'agit de *confusion mentale simple*, asthénique, sans délire, limitée à l'obtusion, à la désorientation, à l'incoordination psychique. P. Vergely a bien étudié, dans la *puerpéralité*, cet état de confusion mentale simple caractérisé par de l'abattement, de la somnolence, de l'indifférence, de l'apathie, de la narcolepsie

Dans d'autres cas, il s'agit de *délire aigu fébrile* avec méningisme ou méningite, rapidement mortel.

Parfois enfin on a affaire à une des variétés intermédiaires entre ces deux extrêmes : le *délire onirique subaigu*, le *délire hallucinatoire aigu, la stupeur*.

Le plus souvent, il survient une confusion mentale plus ou moins agitée, plus ou moins violente, avec désordre d'idées, d'actes, obscénité, c'est-à-dire un *délire hallucinatoire aigu*. Cette phase violente, d'aspect maniaque, dure un certain temps, quelques jours ou quelques semaines, mais il est rare qu'elle persiste davantage ; ou bien elle s'apaise pour se terminer par le calme mental, puis par la guérison, ou bien elle fait place à de la confusion mentale simple, délirante ou non, ou à de la *stupeur*.

Le *délire* dans ces cas est toujours de nature *onirique*, c'est-à-dire qu'il constitue un rêve vécu ou en action, fait surtout de scènes de la vie antérieure, professionnelle, conjugale, ou de visions célestes, diaboliques, zoopsiques, terrifiantes. D'acuité et de durée très variables, il est, chez certaines malades, tout à fait passager ; chez les autres, il persiste la nuit et le jour pendant tout le temps de l'accès.

Quant à la *stupeur*, complète parfois au point d'atteindre les limites extrêmes de l'inertie physique et mentale, elle alterne souvent avec des périodes d'agitation. C'est dans ces cas que la psychose puerpérale peut s'accompagner de suggestibilité, d'attitudes cataleptoïdes, de négativisme, en un mot des symptômes de l'état désigné sous le nom de *démence précoce catatonique* (voy. fig. 29).

Tous les auteurs ont signalé la fréquence de l'origine puerpérale de la *démence précoce*, et c'est en visant particulièrement les faits de ce genre que j'ai pu considérer la démence précoce, surtout dans sa forme catatonique, comme une confusion mentale aiguë infectieuse tendant à l'état chronique.

Les *symptômes généraux* font rarement défaut dans la première phase ou phase aiguë de la psychose puerpérale et ils sont plus ou moins marqués suivant le cas. Le facies est altéré, terreux, les yeux brillants, les lèvres et la langue sèches, souvent fuligineuses, la peau également sèche ou couverte de sueur, la constipation opiniâtre, le pouls petit et rapide, la température fébrile mais sans élévation très considérable, sauf les cas de délire aigu.

On constate souvent de la fétidité des lochies, de l'inflammation, du pus du côté des organes génitaux ; ou bien c'est la suppression de la sécrétion lactée, un abcès du sein, une otite moyenne, de la parotidite, du rhumatisme, un panaris grave, une complication infectieuse quelconque qui se manifeste.

J'ai essayé de déterminer dans ces derniers temps, par des analyses aussi régulières et aussi complètes que possible, l'*urologie* de la psychose puerpérale. Je suis arrivé ainsi à des constatations intéressantes.

Le fait le plus saillant, c'est qu'il existe le plus souvent un parallélisme très net non pas entre le trouble mental et la quantité de tel ou tel élément de l'urine, normal ou anormal, mais

entre le trouble mental et la *quantité d'urine excrétée*. Le début
de la psychose coïncide avec la diminution du taux urinaire ;
le maximum de la psychose avec le maximum de cette diminution ; l'amélioration de la psychose correspond enfin à un relèvement du taux urinaire qui peut atteindre les proportions d'une
véritable débâcle polyurique. Ces rapports de la courbe psychopathique et de la courbe urologique paraissent être ceux d'ailleurs de toute psychose d'intoxication aiguë.

A côté de cette particularité, j'ai noté également dans la psychose puerpérale l'acidité presque constante de l'urine, son
aspect louche et trouble, l'abondance du sédiment, les grandes
variations de l'urée qui peut aller sans raison appréciable de
8 à 50 grammes par litre, la présence à peu près constante de
l'*albumine* à des doses presque toujours légères, la rareté du
sucre et des pigments biliaires, enfin la fréquence du pus dans
le sédiment, avec parfois des cylindres, de l'épithélium pavi-
menteux et des globules sanguins.

4° Terminaison. - La psychose puerpérale, nous l'avons vu
plus haut aux considérations générales, est, de l'avis de tous les
auteurs, *extrêmement curable*, puisqu'elle guérit environ 75 à
80 fois sur 100, proportion que j'ai moi-même retrouvée.

Les cas qui ne guérissent pas peuvent être divisés en trois
catégories : 1° les cas de délire aigu terminés par la *mort* ; 2° les
cas mixtes ou toxi-vésaniques qui, après une période de confusion mentale plus ou moins longue, se continuent par une sorte
de *folie chronique* mal systématisée ; 3° les cas qui aboutissent
à la *démence précoce*.

La guérison dans la psychose puerpérale a lieu tantôt rapidement, brusquement même dans les accès aigus qui n'ont duré
que quelques jours, tantôt lentement, par gradations, avec des
temps de recul, dans les accès longs où la phase aiguë a été
suivie d'une période prolongée de confusion ou de stupeur.

5° Psychose post-éclamptique. — Il est de règle, comme
dans toute psychose toxique, d'observer à la suite de la psychose
puerpérale une *amnésie* profonde, parfois même complète, du
type lacunaire ou rétro-antérograde. J'ai insisté, avec mon élève

Lauly (1904), sur cette importante particularité. Cette amnésie porte surtout sur la phase aiguë de l'accès et peut se borner là. Elle peut s'étendre à toute la maladie. Elle peut même remonter dans la période antérieure. Cela a lieu surtout dans la *psychose puerpérale post-éclamptique* qui, au point de vue symptomatique, ne diffère précisément de la psychose post-puerpérale ordinaire que par la profondeur habituelle de son *amnésie*. Bidon, Sander et d'autres auteurs ont cité des cas dans lesquels les malades, après une psychose éclamptique, avaient perdu soit le souvenir de leur accouchement, soit même celui de leur grossesse et de leur mariage.

Quant à la pathogénie de la psychose post-éclamptique et pour en finir avec cette variété de psychose puerpérale, elle ne doit pas être cherchée dans les attaques convulsives ou l'albuminurie qui l'accompagne ; « il faut considérer l'éclampsie et le délire comme deux manifestations d'un même facteur, l'intoxication, manifestations souvent réunies et coexistantes, mais susceptibles aussi de se montrer isolément, absolument comme le délire et la polynévrite dans d'autres états infectieux » (Régis).

6° Traitement. — De même que toutes les psychoses toxiques et infectieuses, la psychose puerpérale doit être traitée dans les salles d'isolement spécial des hôpitaux, et ce n'est que lorsque, la phase aiguë passée, elle a tendance à se chronifier ou à tourner à la vésanie, qu'elle relève de l'asile d'aliénées.

Son traitement doit être avant tout basé sur son étiologie, c'est-à-dire être *anti-infectieux* ou *anti-toxique*, au point de vue général comme au point de vue local. Les purgatifs, les désinfectants gastro-intestinaux, les diurétiques sont très indiqués ; les injections de sérum artificiel, préconisées par Cullerre, Jacquin, Marie et Buvat, etc., donnent souvent d'excellents résultats, concurremment avec les sédatifs, dans les phases aiguës. Dans les périodes de confusion, de stupeur, de dénutrition, la suralimentation, les toniques, l'arsenic organique, l'opothérapie, l'hydrothérapie, l'électricité, le massage sont indiqués.

Certaines *interventions chirurgicales* faites à propos, comme l'ont montré Arnold Lea, Picqué et Privat, en débarrassant la malade d'un foyer d'infection, peuvent amener une amélioration et même une guérison rapide, et Lea a cité en 1897 le cas d'une primipare qui, prise sept jours après son accouchement d'un accès de délire hallucinatoire, guérit dès qu'on eut par un curettage, avec maintien d'un libre écoulement, débarrassé son utérus de la toxémie qui s'était produite.

Je rappelle enfin que Mongeri, de Constantinople, a traité une multipare sans hérédité psychopathique prise, au douzième jour de l'accouchement, de délire aigu, par des injections de sérum anti-streptococcique. L'apyrexie survint dès la première injection, l'amélioration psychique après la troisième et la guérison totale au bout de dix injections.

D) Psychose de la lactation

La psychose de la lactation a tellement de points communs avec la psychose puerpérale que pour ma part je les englobe toutes deux sous la rubrique commune de psychoses post-puerpérales, subdivisées en *psychoses des suites de couches* et *psychoses de la lactation*, c'est-à-dire en *précoces* et *tardives*, comme les autres psychoses par shock, traumatique, opératoire, etc.

1° Étiologie. — La psychose post-puerpérale tardive ou de la lactation diffère cependant de la psychose post-puerpérale précoce ou des suites de couches par quelques points que nous devons indiquer.

Et d'abord, si la *cause* est la même, l'*intoxication*, le mécanisme en est différent. Dans la psychose puerpérale proprement dite, la source de l'empoisonnement est une infection ou une auto-intoxication aiguë ; dans la psychose de la lactation, c'est la dénutrition lentement progressive de l'organisme, l'inanition qui, suivant l'expression de Charrin et Vitry, « fait fléchir la résistance en accumulant les poisons organiques, en diminuant la résistance à ces poisons ». La psychose des suites de couches est donc une psychose d'infection ou d'intoxication aiguë ; la psychose de la lactation, une *psychose d'épuisement*.

D'autre part, la psychose de la lactation, par le fait même de ce mécanisme, est une psychose tardive, appartenant de préférence à la fin de la lactation, aux lactations prolongées au delà du temps habituel (dix-huit mois, deux ans et plus), aux accouchements et allaitements répétés.

2° Symptomatologie. — La psychose de la lactation revêt parfois la *forme aiguë* et Behr y a constaté 14 fois sur 20 du *délire hallucinatoire aigu*. Elle peut, dans ce cas, prendre l'aspect d'une *manie aiguë*, mais à base confuse Le plus souvent, cependant, elle se manifeste sous forme de *confusion mentale simple, asthénique*, avec un *délire onirique* passager et sans grande intensité, ou par un état de dépression mélancolique avec plus ou moins d'anxiété. L'aversion pour le nourrisson, l'infanticide, le suicide s'y peuvent rencontrer comme conséquence du trouble mental, mais ils n'y ont pas la spécificité qu'on leur avait attribuée.

Toutes les autres particularités signalées à propos de la psychose puerpérale proprement dite s'appliquent à la psychose de la lactation, y compris les modifications urinaires.

3° Terminaison. — La psychose de la lactation est généralement *plus longue* et *guérit* un peu moins fréquemment, comme nous l'avons vu, que la psychose des suites de couches, ce qui tient à son caractère moins franchement aigu et aussi à l'état d'épuisement général de l'organisme. Elle tourne aussi parfois à la *vésanie* surtout lorsqu'il existe de la prédisposition héréditaire. Enfin lorsque la dénutrition est profonde, elle peut se compliquer facilement d'une maladie intercurrente, et surtout de tuberculose, que favorise, semble-t-il, la puerpéralité (Kania, thèse Paris. 190+).

Certains auteurs ont constaté dans la psychose de la lactation la *paralysie générale*. Mais il faut distinguer dans ces cas, avec Robert Jones, ceux où la paralysie générale existait déjà avant la grossesse, et ceux où elle s'est seulement manifestée plus ou moins longtemps après l'accouchement. L'action de la puerpéralité ne saurait évidemment être invoquée que dans ces derniers et lorsque tout autre facteur étiologique important semble faire défaut.

La toxémie puerpérale n'en est pas moins susceptible de déterminer parfois, comme toute infection aiguë, une paralysie générale ou un état semblable à la paralysie générale. CRISTIANI (1895) et d'autres auteurs ont signalé des faits de ce genre et mon élève A. DELMAS, qui a bien étudié dans sa thèse (1895) ces relations entre les maladies infectieuses aiguës et la paralysie générale, rapporte entre autres une observation de délire aigu puerpéral à syndrome paralytique, avec streptocoques, terminé par la guérison. Ces cas de confusion mentale à type de paralysie générale appartiennent plutôt aux suites de couches, c'est-à-dire à la psychose puerpérale proprement dite, qu'à celle de la lactation.

§ 5. — MALADIES GÉNITALES

1º Exposé de la question. — Pendant longtemps on a admis comme réelle et comme fréquente une *folie sympathique* due à l'influence des maladies génito-urinaires, et de nombreux auteurs, tels que GAULTIER DE CLAUBRY, LISFRANC, FRIEDREICH, BELHOMME, FLEMMING, L. MEYER, VILLARD, BAZIN (de Bordeaux), AZAM, LOISEAU, BAILLARGER, DAVID SKAE, etc., avaient cité des cas curieux de trouble mental disparaissant avec la guérison d'une hypertrophie de l'utérus, d'ulcérations du col, l'ablation d'un polype, voire après le simple redressement de la matrice par un pessaire dans le cas de prolapsus.

AZAM, réunissant tous ces faits, avait conclu que « les folies sympathiques d'origine utérine prennent le plus souvent le type de lypémanie suicide ou homicide et que la fréquence de ce rapport sympathique est suffisante pour autoriser le praticien à rechercher, même en présence d'une cause morale apparente, s'il n'y a pas de lésion utérine chez toute lypémaniaque suicide ou homicide ».

Ces idées, en quelque sorte traditionnelles, prévalaient encore lorsque j'écrivais, en 1884, l'article *sympathique (folie)* du *Dictionnaire encyclopédique des sciences médicales* et même à l'époque récente des deux premières éditions de cet ouvrage.

Depuis, la question a été reprise complètement, si bien qu'elle est redevenue une des actualités intéressantes de la psychiatrie. Cela tient aux progrès de la gynécologie, qui non seulement ont forcé les aliénistes à se moins désintéresser de l'état des organes pelviens chez les délirantes de leurs asiles, mais qui tendent encore à faire pénétrer peu à peu dans ces établissements des chirurgiens généraux ou même, comme en Amérique, des gynécologistes proprement dits, hommes et femmes. Ainsi s'est créée une véritable *chirurgie des aliénés*, particulièrement une chirurgie gynécologique, et le vieux problème de la folie sympathique par altération des organes pelviens s'est aujourd'hui presque concentré sur un point : l'influence des opérations génitales sur les psychoses coexistantes.

Nous ne pouvons ici faire l'historique de cette question de la chirurgie chez les aliénés, en particulier de la chirurgie gynécologique. Nous l'avons récemment résumé ailleurs.

Disons simplement que les avis sont très partagés. Certains auteurs comme ROHÉ, HOBBS, CLARA BARRUS, HÉLÈNE KUHLMANN, MAXTON, GORDON MUNN, RICHARD M. BRUCKE, SCHULTZE, SIEMENS, etc., à l'étranger, PICQUÉ et ses élèves PELAS, COLOMBANI, MALLET, PRIVAT, en France, estiment que l'intervention opératoire chez les aliénées, en guérissant leurs maladies gynécologiques, guérit très souvent aussi leur maladie mentale.

Ces maladies gynécologiques auraient chez elles, d'après la plupart de ces auteurs, une extrême fréquence. Parmi les plus communes on noterait, par ordre de décroissance : les métrites et endométrites, les déviations et prolapsus utérins, les affections et ulcérations du col, les affections des ovaires ou des trompes, les déchirures du périnée et les fistules, les cancers et fibromes, les polypes du col, etc... Les meilleurs succès, au point de vue psychique, seraient obtenus par les interventions pour maladies des ovaires ou des trompes, puis par les interventions pour maladies du corps et du col de l'utérus. Celles pour tumeurs utérines et déchirures du périnée occuperaient le dernier rang.

D'autres auteurs tels que JAMES RUSSEL, TOMLINSON, B.-J. MAYO, ANNE BURNETT, A.-B. RICHARDSON, DREW, Mc GUGAN, WOODSON, WILLIAMSON, MABON, J.-C. SKÈNE, ANGELUCCI et PIERACCINI, CUYlits, etc.., sont plus ou moins d'avis que les maladies gynécologiques ne sont pas plus fréquentes chez les aliénées que chez les autres femmes. et qu'en tout cas leur traitement opératoire n'entraîne pas souvent la disparition de la psychose.

2° Troubles psychiques et maladies génito-urinaires chez l'homme. — La plupart des auteurs que nous venons de citer ont eu exclusivement en vue les maladies des organes génito-urinaires chez la femme. Cependant, et bien qu'à un moindre degré, ces maladies ont toujours été considérées comme pouvant influer aussi psychiquement sur *l'homme*. Barthélemy Guisy (1896), Colombani (1901). Picqué (1902 ont récemment cité de nouveaux faits à cet égard. Les malformations génitales. les pertes séminales, les maladies de l'urètre, de la prostate, du testicule, le varicocèle et l'hydrocèle auraient l'action la plus marquée, et provoqueraient surtout la *neurasthénie*, *l'hypocondrie*, des *obsessions*, du *délire hypocondriaque*. Quant à la blennorragie, elle donnerait lieu, de plus, à la symptomatologie caractéristique des psychoses d'infection, c'est-à-dire à de la *confusion mentale*, de la *stupeur*, des *hallucinations*.

En somme, et ici il ne paraît pas y avoir grande divergence d'opinion, les maladies génito-urinaires, chez l'homme, ont dans certains cas sur l'état psychique une influence réelle qui ne va que rarement cependant jusqu'à la psychose confirmée.

Tantôt et le plus souvent, les malformations congénitales, les mutilations accidentelles ou opératoires, la spermatorrée, l'impuissance, les infirmités douloureuses, gênantes ou épuisantes, agissent sur le moral, rendent l'individu sombre, préoccupé, timide, douteur, misanthrope, et peuvent ainsi créer chez lui de la neurasthénie, de l'hypocondrie, des obsessions, de la mélancolie avec ou sans délire.

D'autres fois, la perte du testicule, son ablation, la blennorragie surajoutent à cette même action morale les effets d'une intoxication spéciale qui se traduit alors soit, à des degrés divers, par les modifications mentales de l'eunuchisme. soit par des psychoses d'infection. D'après Möbius, la castration retentit d'autant plus fréquemment sur l'état intellectuel qu'elle est plus tardive.

3° Troubles psychiques et maladies génito-urinaires chez la femme. — La question des rapports des maladies génito-urinaires a, chez la femme, une importance toute particulière et elle y a été, nous l'avons vu, beaucoup plus étudiée. Nous en résumerons les points principaux.

a. *Fréquence des maladies pelviennes chez les aliénées.* — Sur ce premier point, les statistiques sont contradictoires. La plupart, cependant, semblent indiquer que les maladies génito-urinaires sont très communes chez les aliénées. Nous devons donc tenir le fait pour probable. Nous disons seulement probable, car il s'agit de recherches pratiquées par des observateurs différents, dans des conditions non identiques : les uns apportant des faits impersonnels, les autres des faits personnels : les uns ayant examiné toutes les aliénées de leur asile, les autres seulement une partie ; les uns ayant relevé et mis en ligne de compte toutes les maladies gynécologiques, jusqu'aux plus légères, les autres ayant exclu celles-ci ; les uns enfin ayant visé indistinctement les névroses et les psychoses, les autres les psychoses seulement, etc.

Pour arriver à une véritable certitude et à des chiffres précis, il serait donc nécessaire qu'un même observateur étudiât comparativement et sur des données aussi nombreuses que rigoureuses, la proportion des maladies gynécologiques chez les aliénées et chez les femmes saines d'esprit.

b. *Influence des maladies pelviennes sur la production des psychoses et sur leur forme clinique.* — Sur le second point, celui qui concerne les rapports étiologiques et cliniques des maladies pelviennes avec les folies, la démonstration est moins évidente encore, car il ne suffit pas de constater que ces maladies se retrouvent très fréquemment chez les aliénées pour les considérer comme la cause de leur trouble mental.

On ne saurait oublier, en effet, que chez un grand nombre de femmes, les maladies gynécologiques n'entraînent pas de désordres intellectuels ; que, chez les aliénées elles-mêmes, ces maladies restent très souvent silencieuses au physique et au moral, et même ignorées de tous, à moins d'un examen fortuit ; enfin que des aliénées affligées de maladies pelviennes graves, de grosses tumeurs, par exemple, peuvent, ainsi que l'a justement fait remarquer ANNE BURNETT, guérir de leur psychose sans opération. Je viens tout justement d'observer un cas de ce genre.

Il n'est pas contestable non plus que lorsque la lésion locale retentit sur l'état mental, c'est d'habitude *non pas pour créer la psychose elle-même*, mais simplement *pour lui imprimer une couleur spéciale* ou pour lui surajouter des idées délirantes, des interprétations, des hallucinations en rapport avec son siège et ses réactions cénesthésiques, ainsi que cela a lieu d'ailleurs dans la plupart des viscéropathies.

Les psychoses nées à la suite et sous l'influence réelle d'une maladie génitale, évoluant parallèlement à elle, suivant ses oscillations et fluctuations et guérissant par sa guérison, existent à n'en pas douter ; mais elles sont en somme assez rares, et c'est à peine si, parmi les nombreux cas cités, on en trouve quelques-uns rentrant bien nettement dans cette catégorie.

Le *type clinique* qu'elles revêtent alors est assez spécial et se rapproche de celui observé dans les psychoses d'auto-intoxications intestinales chroniques, c'est-à-dire qu'il se présente sous forme de *neurasthénie mélancolique*, de *mélancolie anxieuse* avec *délire hypocondriaque* soit de *négation*, soit surtout de *fausse grossesse*, de corps étrangers, d'animaux, d'êtres humains, divins ou diaboliques dans l'abdomen, ou encore sous forme de *délire de persécution* accompagné d'hallucinations, d'érotisme, d'accusations de viol, ainsi que d'accidents hystériformes, ou enfin et surtout peut-être, de *confusion mentale*.

Quant au mécanisme pathogénique, dans ces cas, on peut légitimement supposer que la maladie pelvienne agit à la fois par l'action réflexe de son système nerveux viscéral et aussi par les phénomènes d'auto-intoxication qui l'accompagnent habituellement.

c. *Influence curative des opérations gynécologiques sur les psychoses.* — L'influence curative des opérations gynécologiques sur les psychoses reste enfin elle-même très discutable.

Il faut avouer, en effet, que les chiffres de guérisons et d'améliorations à la suite d'interventions de toute sorte et dans des maladies mentales de toutes formes, fournis par certains auteurs, dépassent toute croyance : 83 cas de guérison et 45 cas d'amélioration marquée de la folie sur 200 interventions, au total plus de 60 p. 100 de bénéfices psychiques. comme l'indique la statistique de BRUCKE. c'est un résultat tellement merveilleux que, s'il était réel. il faudrait désormais considérer l'opération chirurgicale comme le traitement par excellence de la folie chez la femme.

Nous croyons qu'il convient d'en rabattre et largement.

Quelle que soit la moyenne vraie des succès, moyenne qui reste encore à préciser, il ne s'ensuit pas d'ailleurs à notre avis, et c'est aussi celui de nombreux aliénistes. de CHRISTIAN en particulier, que les psychoses disparaissant à la suite d'une opération sur les organes pelviens fussent toutes dues à la maladie de ces organes, ni même qu'il y eut entre elles le moindre rapport. Ceux qui ont l'expérience des aliénés savent que chez eux tout shock, tout traumatisme, toute suppuration, toute maladie incidente aiguë peuvent amener la guérison ou l'amélioration d'une vésanie, même ancienne, et c'est ce qui a conduit d'excellents observateurs à préconiser les suppurations artificielles ou même, comme WAGNER VON JAUREGG, des injections de virus semi-atténués, comme médication réactionnelle dans les états délirants qui tardent à guérir.

Rien ne prouve donc que la guérison, dans les faits qui nous occupent, soit due à la guérison de la maladie pelvienne et non à l'acte chirurgical lui-même, ni que cette guérison ne se fût pas produite si l'opération, au lieu d'être pratiquée sur l'abdomen, eût porté sur un autre point quelconque du corps.

En faveur de l'influence de l'acte chirurgical on peut, me semble-t-il, rappeler les cas où la guérison de la psychose suit *immédiatement* l'opération, soit dès le lendemain comme dans une observation de BRUCKE, soit au sortir même du sommeil anesthésique, comme cela a eu lieu chez une de mes malades qui. endormie délirante, se réveilla saine d'esprit. Il est évidemment plus logique de voir là l'action du shock que celle d'une guérison utéro-ovarienne non encore réellement effectuée.

Quant aux cas de guérison de psychoses après une opération

non gynécologique, ils sont trop nombreux et trop bien établis pour être révoqués en doute. Je sais bien que Brucke, qui déclare avoir obtenu 83 guérisons et 45 améliorations mentales sur 200 cas d'opérations gynécologiques, ajoute par contre, que dans 63 autres opérations de chirurgie générale, telles que cures de hernie, ablations de tumeurs, il n'a constaté qu'une seule fois l'amélioration mentale. Mais ce fait est si extraordinaire, il est si contraire à l'opinion des autres chirurgiens, qui tous ont signalé des succès après les opérations les plus diverses, voire, comme Picqué, après fixation du rein ou après énucléation de l'œil pour staphylome, qu'il ne saurait infirmer notre manière de voir.

A cette excellence soi-disant spécifique des opérations pelviennes, on pourrait même opposer de nombreux cas où, les conditions étant parfaites pour un succès, vu les rapports paraissant exister entre la forme du délire et la lésion, l'intervention n'a produit aucun résultat au point de vue mental. Chacun de nous en a des exemples.

J'estime donc que l'organisation, pour les aliénés, d'une assistance chirurgicale digne de ce nom, telle que celle proposée en Allemagne par Schultze et par Siemens et celle réalisée par Picqué dans les Asiles de la Seine, mérite d'être partout poursuivie ; mais que, en psychiatrie comme ailleurs, la chirurgie doit rester strictement cantonnée dans le domaine de ses attributions.

Ainsi que le proclament Tomlinson, Mayo et la plupart des spécialistes les plus autorisés d'Amérique et de tous les pays, la chirurgie, particulièrement la chirurgie gynécologique, ne doit intervenir chez les aliénés que pour des raisons exclusivement chirurgicales et dans les conditions mêmes où elle aurait à intervenir chez les individus sains d'esprit, ni plus ni moins. Si, sous l'influence d'un mécanisme qui reste encore à élucider, l'opération pratiquée est suivie pour le surplus de la guérison ou de l'amélioration de l'état psychique, rien de mieux ; mais en dehors de certains cas, d'ailleurs fort rares et qu'il appartient à l'aliéniste d'indiquer, après observation attentive, l'opération ne saurait avoir pour objet de guérir la folie.

C'est donc à tort et en sortant manifestement de son rôle que la gynécologie se laisserait aller à multiplier les interventions chez les aliénées sans indication opératoire formelle et tenterait de tracer les règles de ces interventions dans les différentes formes de psychopathies, d'après leur action supposée sur l'état mental.

Agir de la sorte serait vouloir faire de la chirurgie ce qu'elle ne peut et ne doit pas être : un moyen de traitement de la folie.

4º Résumé. — En résumé :

1º Il est permis d'admettre, en attendant une enquête définitive, que les maladies gynécologiques sont relativement très communes chez les aliénées ;

2º Dans une première catégorie de cas, les plus nombreux, il s'agit d'une simple coïncidence, et la maladie gynécologique n'est pour rien dans la production de la folie ;

3º Dans une seconde catégorie de cas, la maladie gynécologique intervient, mais uniquement pour teinter le délire et lui surajouter des hallucinations, des illusions, des interprétations en rapport avec son siège et ses réactions cénesthésiques ;

4º Enfin, dans quelques cas rares, la maladie gynécologique peut être considérée comme la cause productrice, par voie réflexe ou par auto-intoxication, de la psychose. Celle-ci est alors manifestement consécutive à la lésion locale, marche de pair avec elle, et revêt, le plus souvent, la forme de mélancolie anxieuse ou de confusion mentale, avec délire hallucinatoire viscéral ;

5º Il est légitime et recommandable de procéder, avec la réserve et la prudence nécessaires, à l'examen des organes pelviens chez les aliénées, comme on le fait pour les autres appareils.

Mais on ne doit intervenir chirurgicalement, chez elles, que pour des raisons chirurgicales, absolument comme chez les femmes saines d'esprit et pour les mêmes raisons, sans chercher à faire de l'opération un moyen de traitement de la folie, sauf dans ceux des rares cas indiqués plus haut où l'aliéniste, après examen approfondi, croit devoir lui-même la conseiller.

ARTICLE VI

AUTO-INTOXICATION THYROIDIENNE

Nous résumons ici, pour dire un mot de chacun, les principaux états psychopathiques paraissant relever, d'après les données actuelles, d'une auto-intoxication thyroïdienne.

Nous les diviserons en deux catégories : 1° les états psychopathiques par *hypofonction thyroïdienne* ou *hypothyroïdation* ; 2° les états psychopathiques par *hyperfonction thyroïdienne* ou *hyperthyroïdation*.

§ 1. — ÉTATS PSYCHOPATHIQUES PAR HYPOFONCTION THYROIDIENNE

Les états psychopathiques par hypofonction thyroïdienne comprennent : 1° le *crétinisme* ; 2° le *myxœdème*.

A) CRÉTINISME

On désigne sous le nom de *crétinisme* un arrêt de développement de l'organisme, à caractères particuliers, de nature endémique, probablement dû à une insuffisance thyroïdienne et s'accompagnant habituellement de goitre.

1° Description. — Les crétins sont divisés habituellement en trois classes qui représentent les trois degrés progressifs de la dégénérescence : 1° les *crétineux* ou *pesants* ; 2° les *semi-crétins* ; 3° les *crétins*.

1° Les *crétineux* sont essentiellement caractérisés : *intellectuellement*, par les symptômes d'une imbécillité plus ou moins complète ; *physiquement*, par les signes du premier degré de la cachexie. Ces signes consistent surtout dans l'épatement du nez, la largeur de la bouche, la coloration terreuse de la peau, la

bouffissure de la face, la mauvaise implantation et le mauvais
état des dents, un arrêt de développement général de l'organisme plus ou moins accusé, enfin dans l'existence presque cons-

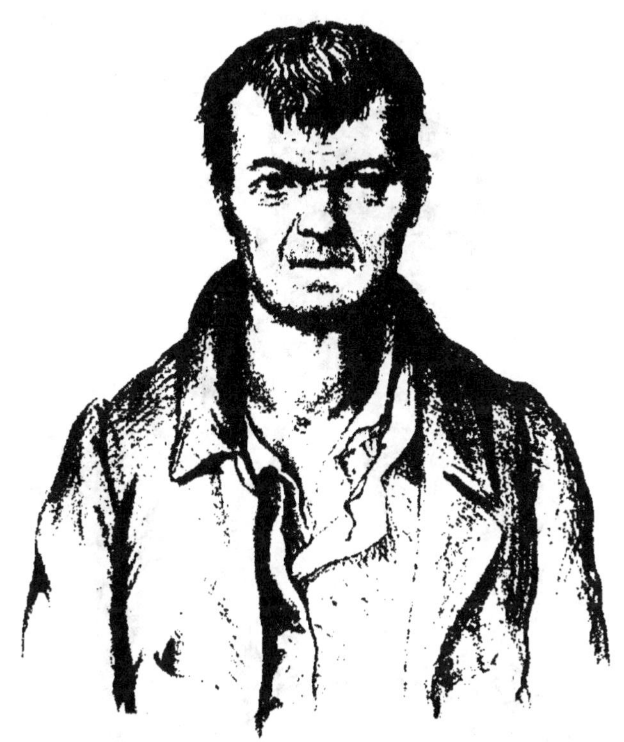

Fig. 57.
Crétineux, goitre (d'après MOREL).

tante d'un goitre de volume variable. La grosseur de la tête est
en général considérable et le type *brachycéphale* évident comme
chez la plupart des crétins.

Les crétineux présenteraient également toujours, d'après
CERISE, une dépression fronto-occipitale assez prononcée. Ils
sont aptes à la reproduction ;

2° Les *semi-crétins* se différencient surtout des crétineux par un

degré beaucoup plus accusé des signes de cachexie extérieure.
La différence au point de vue intellectuel est moindre ; au reste
la plupart des crétins ne sont pas, à proprement parler, des

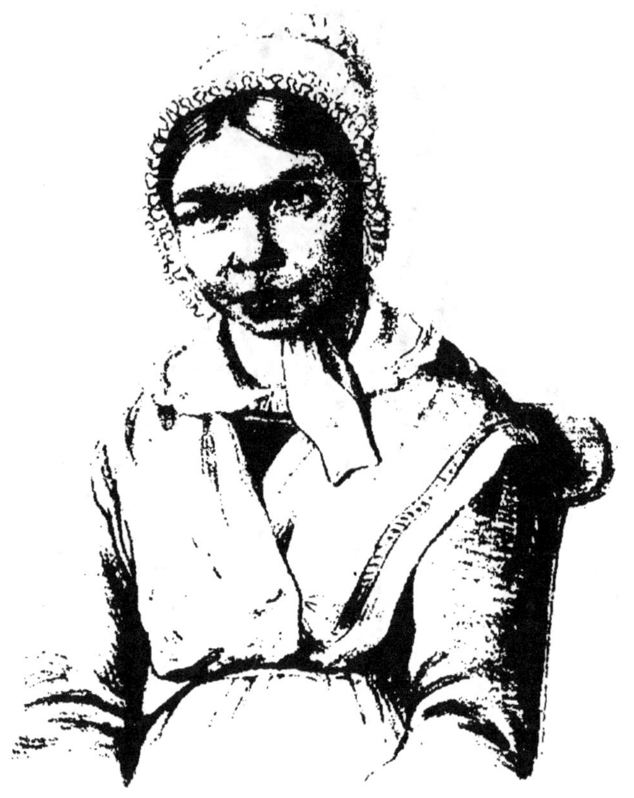

Fig. 58.
Semi-crétine, 22 ans, léger goitre, fille du précédent (d'après Morel).

idiots, et chez quelques-uns la dégénérescence intellectuelle n'est
nullement en rapport avec la dégénérescence physique. Les
semi-crétins ont en général la taille ramassée, les membres tra-
pus, les articulations volumineuses et engorgées, le cou gros et
court ; d'autres fois, au contraire, ils sont maigres et élancés ;
leur tête est volumineuse, développée surtout en largeur, leurs

yeux écartés, à demi-recouverts par des paupières bouffies, plissées; leurs joues et leurs lèvres grosses, flasques et pendantes; leurs dents cariées et mal implantées; leur peau terreuse et ridée. Leur démarche est lourde, parfois vacillante et désordonnée; leur respiration courte, stertoreuse et sifflante ; leur langue pend souvent entre leurs lèvres écartées, laissant s'écouler la salive. Leur sensibilité est très obtuse, leur intelligence très bornée, leur parole défectueuse et leur langage très imparfait, ou même rudimentaire.

Bien différents des crétins complets, ils ont des organes génitaux volumineux, et font preuve presque toujours d'une grande salacité. Le goitre, chez eux, n'est pas constant.

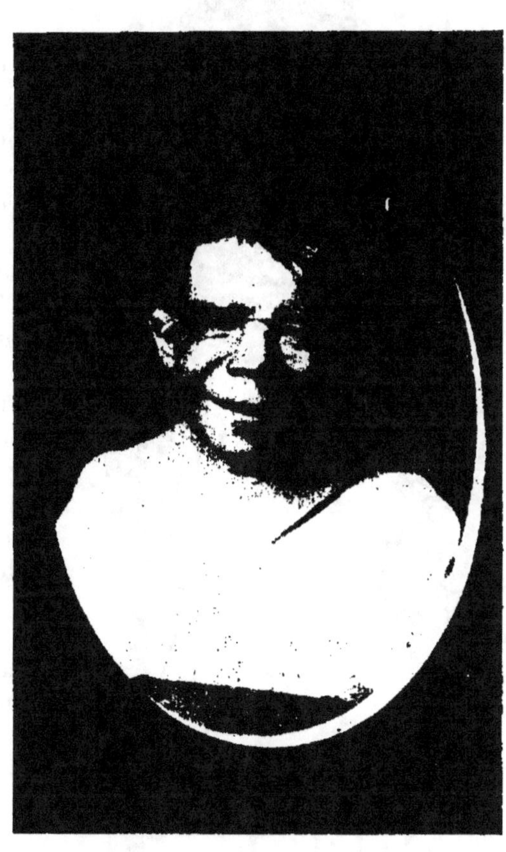

Fig. 59.

Semi-crétin des Pyrénées (collection de l'auteur).

3° Les *crétins complets*, entièrement dépourvus de facultés intellectuelles et reproductrices, ainsi que de langage articulé, doués uniquement de facultés végétatives et d'instincts, représentent le plus haut degré de la dégénérescence crétineuse (MARCÉ). Ils ressemblent à des enfants en bas âge et ont, comme eux, la poitrine grêle, le

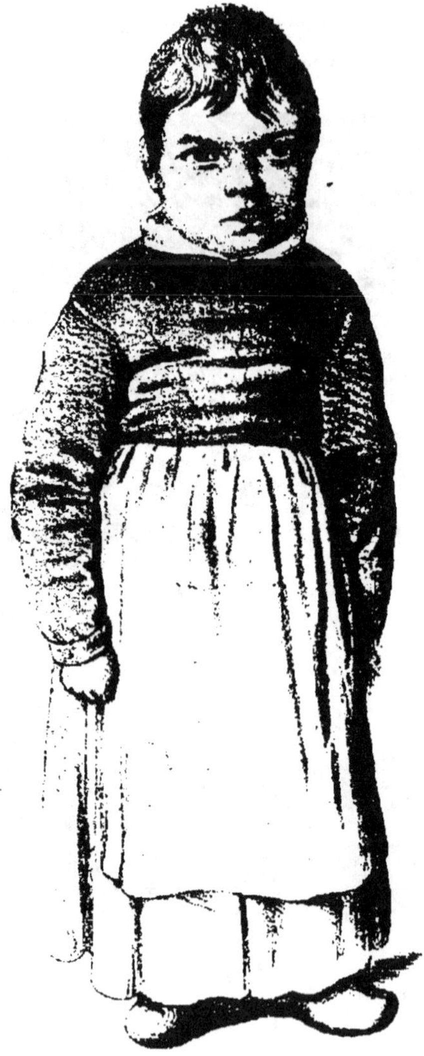

Fig 66.

Crétine complète, 15 ans (d'après Morel).

ventre proéminent, des dents de lait persistantes. Leur goitre est peu volumineux lorsqu'il existe et leur corps thyroïde est souvent même atrophié ou absent. Leurs organes génitaux sont tout à fait rudimentaires. Ils peuvent à peine marcher, et restent quelquefois dans l'immobilité la plus absolue. Tous leurs sens sont obtus et quelquefois nuls ; la voix est réduite à des cris rauques ou à des grognements qui n'ont rien d'humain. Beaucoup sont rachitiques au plus haut degré.

2° Étiologie. — Bien des causes ont été incriminées comme agents de production du crétinisme.

Les unes tiendraient à la constitution géologique du sol, à l'altitude, à la situation topographique, à la constitution chimique de l'air et des eaux. On sait, en effet, que le crétinisme s'observe à l'état endémique dans certaines vallées resserrées entre les montagnes des Alpes, des Pyrénées, de l'Auvergne, de l'Ecosse, du Tyrol, de la Nouvelle-Grenade, de l'Indoustan. En France, c'est le département de la Haute-Savoie qui fournit le plus de crétins. Ces vallées sont, pour la plupart, resserrées, humides, privées d'air, de lumière et de soleil, à une altitude égale ou à peine supérieure au niveau de la mer. Leurs villages sont adossés contre le flanc des montagnes, et les maisons basses et humides. Le terrain est un terrain magnésien ; les eaux, provenant de la fonte des neiges sont crues, mal aérées, mêlées de silice, chargées de sels de chaux et dépourvues de brôme et d'iode. De plus, dans les villages infestés, les conditions hygiéniques sont des plus mauvaises et les malheureux habitants y vivent dans la malpropreté la plus repoussante.

A côté de ces causes, qui se retrouvent dans tous les pays où sévit la dégénérescence crétineuse et qui font d'elle une *affection endémique*, viennent se placer des causes individuelles consistant surtout dans l'hérédité, les mariages consanguins, etc... Que les cachexies goitreuse et crétineuse soient, ou non, les mêmes, il n'en est pas moins vrai que les crétins représentent les rejetons les plus dégradés d'une race qui a commencé par le goitre et que les goitreux et les crétins s'engendrent mutuellement.

3° Nature, anatomie pathologique. — On a longtemps considéré le crétinisme comme une *hydrocéphalie œdémateuse diffuse*, produite par la compression qu'exerce la *glande thyroïde* sur les vaisseaux du cou. Cette théorie tombe devant ce fait que certains crétins, les crétins complets surtout, loin d'être goitreux, ont le plus souvent, au contraire, une atrophie de la glande thyroïde. Les données et recherches nouvelles permettent de voir dans le crétinisme le résultat d'une auto-intoxication due à l'insuffisance ou à l'abolition de la fonction thyroïdienne par suite de l'atrophie ou de la dégénérescence colloïde de la glande, cette fonction étant très probablement à la fois trophique pour les centres nerveux et antitoxique (SCHIFF).

Quant à l'*anatomie pathologique*, elle n'a rien d'absolument spécial. Elle consiste dans l'augmentation d'épaisseur des os du crâne, le rétrécissement des trous du crâne, notamment du trou occipital, le retard d'ossification des sutures, avec persistance des fontanelles, l'épaisseur et l'adhérence de la dure-mère aux parois craniennes, la diminution du volume et du poids du cerveau, le peu de développement des circonvolutions, des corps striés, des couches optiques, des pédoncules cérébraux, du cervelet et du bulbe.

4º Traitement. — Le crétinisme comporte un *traitement prophylactique*, qui réside dans l'application de mesures d'hygiène destinées à lutter contre les causes générales de cette dégénérescence. On sait que depuis le percement des routes, l'assainissement des villages, la captation et l'aménagement des bonnes eaux potables, enfin la diminution de la misère dans les pays infectés, le goitre et le crétinisme y ont diminué de fréquence. Il en est de même des mariages assortis qui peuvent, dans une certaine mesure, combattre efficacement le principe héréditaire.

Quant au *traitement curatif*, il consiste dans le déplacement des enfants crétins et leur transport dans des contrées saines, dans une éducation morale et physique appropriée, dans l'usage de l'iode et des préparations iodurées, enfin et surtout dans l'emploi méthodique et régulier des *préparations thyroïdiennes*. Cette application de la médication thyroïdienne aux crétins des montagnes n'est pas assurément facile à organiser, mais elle mérite de l'être car elle est susceptible de donner de bons résultats, ainsi que le montrent les essais tentés, notamment ceux de mon élève GABY (1893), qui a pu l'appliquer avec quelque méthode dans certains villages de la Savoie.

B) MYXŒDÈME

Le *myxœdème* est un véritable crétinisme, car il a essentiellement les mêmes caractères symptomatiques et la même origine athyroïdienne, si bien qu'il est logique de considérer les diverses variétés de myxœdème comme des formes du crétinisme, ne différant du type classique ou endémique que par suite des conditions particulières dans lesquelles elles se manifestent. Nous avons à envisager ici : 1º le *myxœdème infantile* ou *idiotie myxœdémateuse*, appelé aussi *crétinisme sporadique, idiotie créti-*

noïde ; 2° le *myxœdème des adultes* ou *cachexie pachydermique* ; 3° le *myyxœdème opératoire* ou *cachexie strumiprive*.

1° Myxœdème infantile ou idiotie myxœdémateuse. — Cette variété de myxœdème, connue antérieurement sous le nom de *crétinisme sporadique*, a été bien décrite par CURLING, HILTON-FAGGE et par BOURNEVILLE.

A. ÉTIOLOGIE. — Elle parait être due surtout à l'influence de certaines maladies toxiques et infectieuses des parents : *alcoolisme, syphilis, tuberculose*, de celles, en particulier, qui atteignent la mère pendant la grossesse. J'ai publié récemment (1904) le cas d'un myxœdémateux infantile chez lequel la seule cause constatable était une grave fièvre typhoïde de la mère, accompagnée de thyroïdite, immédiatement avant son mariage.

Les maladies infectieuses de l'enfant susceptibles de retentir sur la glande thyroïdienne, comme l'érysipèle, le rhumatisme articulaire, la pneumonie, la rougeole, la coqueluche, peuvent favoriser également la production du myxœdème infantile.

Le myxœdème infantile n'existe pas dès la naissance et c'est à tort, par suite, qu'on l'appelle parfois congénital. Il n'apparait qu'après le sevrage, à l'époque de la première dentition. C'est à ce moment qu'il se manifeste par un retard de l'évolution intellectuelle et physique, avec signes caractéristiques du côté du visage et des téguments.

B. SYMPTOMATOLOGIE. — Lorsque le myxœdème est constitué, sa symptomatologie est typique. En voici les principaux éléments :

Physiquement : taille petite ou même naine ; tête volumineuse particulièrement en arrière, surmontant un corps petit et ramassé ; face blême et comme œdématiée ; front bas et étroit ; cheveux rudes et peu abondants ; paupières bouffies et plissées ; nez court, écrasé à la base ; lèvres épaisses, l'inférieure déjetée en dehors, laissant souvent s'écouler la salive ; langue large et grande ; oreilles plates, déplissées, amincies, se retournant en avant ; menton petit ; cou court, disparaissant dans les téguments infiltrés, par suite de la position penchée de la tête ;

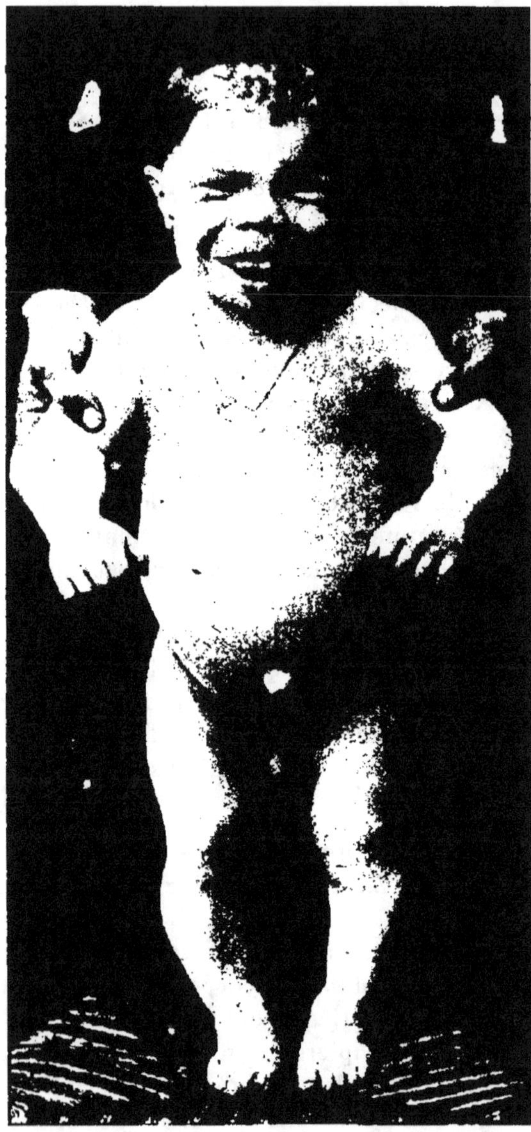

Fig. 61.

Myxœdème infantile type (dû à l'obligeance
du Dr MATTON, de Salies-de-Béarn).

thorax étroit ; colonne vertébrale fréquemment déviée ; masses lipomateuses, surtout sus-claviculaires et parfois symétriques ; ventre large, étalé, ballonné ; membres incurvés ; mains et pieds gonflés en forme de bêche ; démarche lourde et pesante ; organes génitaux généralement peu développés, sauf la verge, dans certains cas ; peau sèche, refroidie, blanche ou violacée suivant les endroits, présentant un faux œdème et résistant à la pression du doigt ; voix rauque et discordante ; respiration lente, avec dyspnée d'effort ; circulation ralentie ; cyanose des extrémités ; température centrale abaissée ; sensibilité extrême au froid ; pouls faible, non accéléré ; pression sanguine diminuée ; troubles gastro-intestinaux et constipation opiniâtre ; urine peu abondante, avec faible quantité d'urée et d'acide urique ; persistance très longue, indéfinie

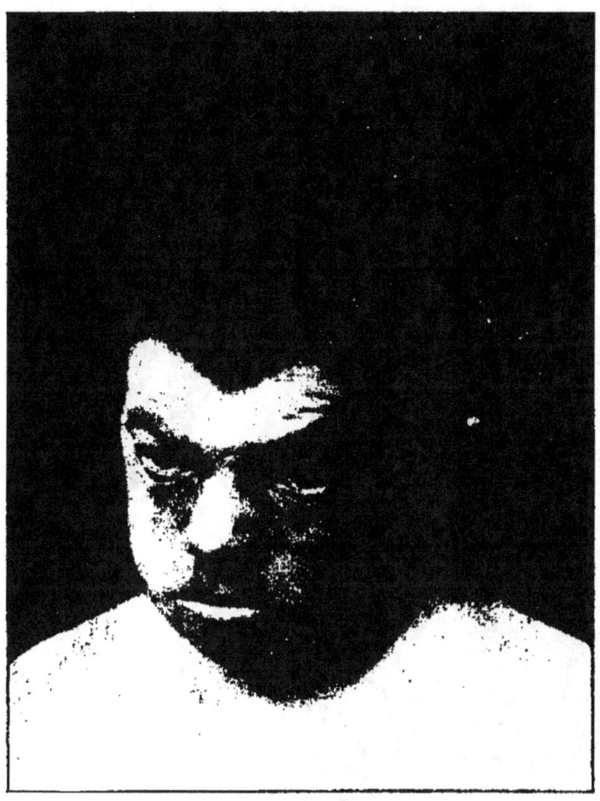

Fig. 62.

Myxœdème infantile, 28 ans. Goître unilatéral gauche. Lipomes symétriques sus-claviculaires (d'après ARNOZAN et RÉGIS, 1888).

même pour quelques dents, de la première dentition ; dents mal implantées, en éventail, avec surdents fréquentes, carie dentaire ; absence ou rareté du système pileux ; ongles grêles, friables et cassants, etc., etc.

Au *point de vue mental*, l'état est tout particulier. Ce n'est point, comme on pourrait le croire et comme cela existe chez les idiots. une absence réelle, indélébile, une inexistence des facultés avec survivance des instincts et, par suite, prédominance

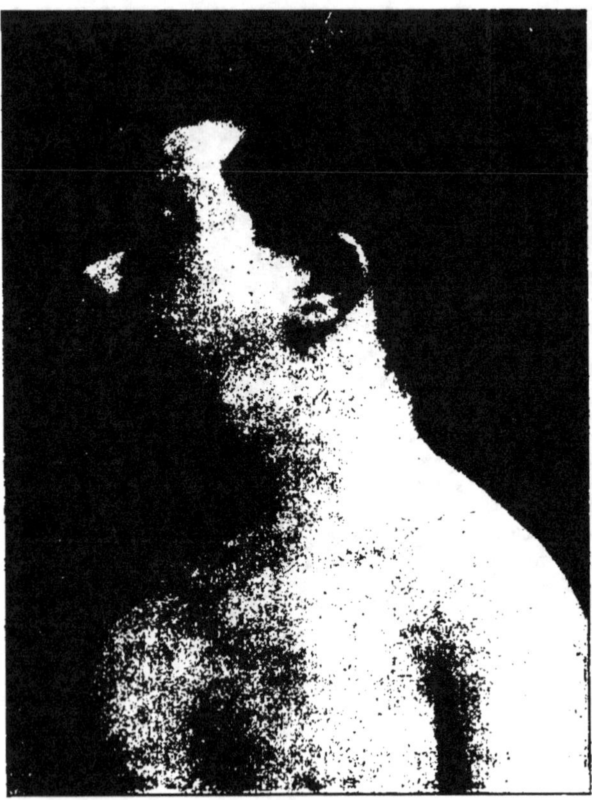

Fig. 63.
Le même, vu de profil.

des impulsions automatiques. violentes et malfaisantes. L'intelligence du myxœdémateux juvénile est celle d'un enfant ordinaire chez qui elle se serait immobilisée, *endormie*, sans progresser. Aussi trouve-t-on habituellement chez lui tous les caractères de la cérébralité d'un enfant d'un bon naturel tant au point de vue mental proprement dit, qu'au point de vue de l'humeur, des goûts, des jeux, de la timidité, de l'attachement pour la mère, etc., etc. A dix ans, quinze ans et plus, les myxœdémateux sont comme ces bébés bien tranquilles qui restent indéfiniment sans bouger et sans parler sur le siège où on les a placés.

Ce qui domine donc au point de vue psychique, chez le myxœdémateux infantile, c'est la *torpeur* plus encore que l'inintelligence ; or, si l'on songe que cette torpeur se retrouve chez lui au point de vue physique, aussi bien dans l'activité générale que dans l'activité de chaque fonction, il devient évident que la *torpeur* physique et mentale est le symptôme saillant du myxœdème infantile. Nous en voyons encore la preuve dans le fait que cette torpeur existe au même degré dans les autres formes de myxœdème, et que le premier effet du traitement spécifique est précisément de réveiller, de ranimer dans une certaine mesure l'activité du sujet.

Ajoutons enfin que cette torpeur va souvent, dans toutes les formes du myxœdème jusqu'à l'*engourdissement*, jusqu'à la *somnolence*.

Les auteurs s'accordent à dire qu'on constate par la palpation, chez le myxœdémateux infantile, l'*absence de la glande thyroïde*. Cela est vrai habituellement, mais au lieu d'atrophie thyroïdienne on peut constater, ainsi que nous l'avons déjà noté, ARNOZAN et moi, du *goitre*, ce qui rapproche une fois de plus le myxœdème du crétinisme (voy. fig. 62 et 63).

Il ne faut donc pas dire, comme cela est courant, qu'il n'y a pas de glande thyroïde et partant, pas de goitre dans le myxœdème infantile ; il faut dire, comme l'avait déjà fait ROBINSON en 1886, que la glande thyroïde y est ou absente ou affectée de quelque altération organique.

Tels sont les caractères principaux du myxœdème infantile : on y peut trouver encore de façon plus ou moins fréquente d'autres particularités signalées dans certaines observations, notamment des *lipomes symétriques*, ordinairement sus-claviculaires (ARNOZAN et RÉGIS, 1888), des *côtes cervicales surnuméraires* (RÉGIS, 1897), etc., etc.

Le myxœdème infantile offre des *degrés* comme le crétinisme et on pourrait très bien lui reconnaître comme à celui-ci une *forme légère*, une *forme moyenne* et une *forme grave*, se caractérisant par une plus ou moins grande accentuation des symptômes. Nous possédons toute une série de cas et de photographies, trop nombreuses pour être reproduites ici, qui montrent cette gradation progressive.

C. ANATOMIE PATHOLOGIQUE. — Les principales altérations constatées dans le myxœdème infantile par ORD, VIRCHOW, STILLING, HORSLEY, BOURNEVILLE, etc., siègent évidemment dans le *corps thyroïde* où l'on trouve de l'endartérite oblitérante avec prolifération du tissu conjonctif interstitiel, d'où résulte la sclérose de la glande.

En dehors de ces altérations, on trouve aussi : du côté des *téguments*, de la prolifération du tissu conjonctif avec atrophie des glandes sébacées et sudoripares ainsi que des follicules pileux et de la lipomatose; du côté du *système osseux*, de l'ossification tardive; du côté du *système nerveux*, des altérations peu caractéristiques des grands centres et des nerfs périphériques; du côté du *sang*, de la leucocytose avec diminution de l'hémoglobine; du côté de la *circulation*, de la sclérose des vaisseaux.

D. TRAITEMENT. — Il y a quinze ans encore, on était complètement désarmé contre le myxœdème infantile; aujourd'hui, nous sommes en état de le modifier très favorablement et on peut dire, avec ARNOZAN, que le traitement du myxœdème est le véritable triomphe de l'*opothérapie*.

C'est en effet par le *traitement thyroïdien*, logiquement déduit de la conception pathogénique actuelle du myxœdème, qu'on peut agir sur cette affection.

Nous n'avons pas à faire ici l'histoire de la médication thyroïdienne. Disons simplement qu'à l'heure actuelle, à l'exception de quelques essais de greffe thyroïdienne (LANNELONGUE), on s'accorde généralement à la pratiquer par la voie digestive et à la considérer comme délicate et nécessitant une surveillance particulière.

J'ai soutenu depuis longtemps que les sujets les plus sensibles à la médication thyroïdienne et chez qui par conséquent il fallait

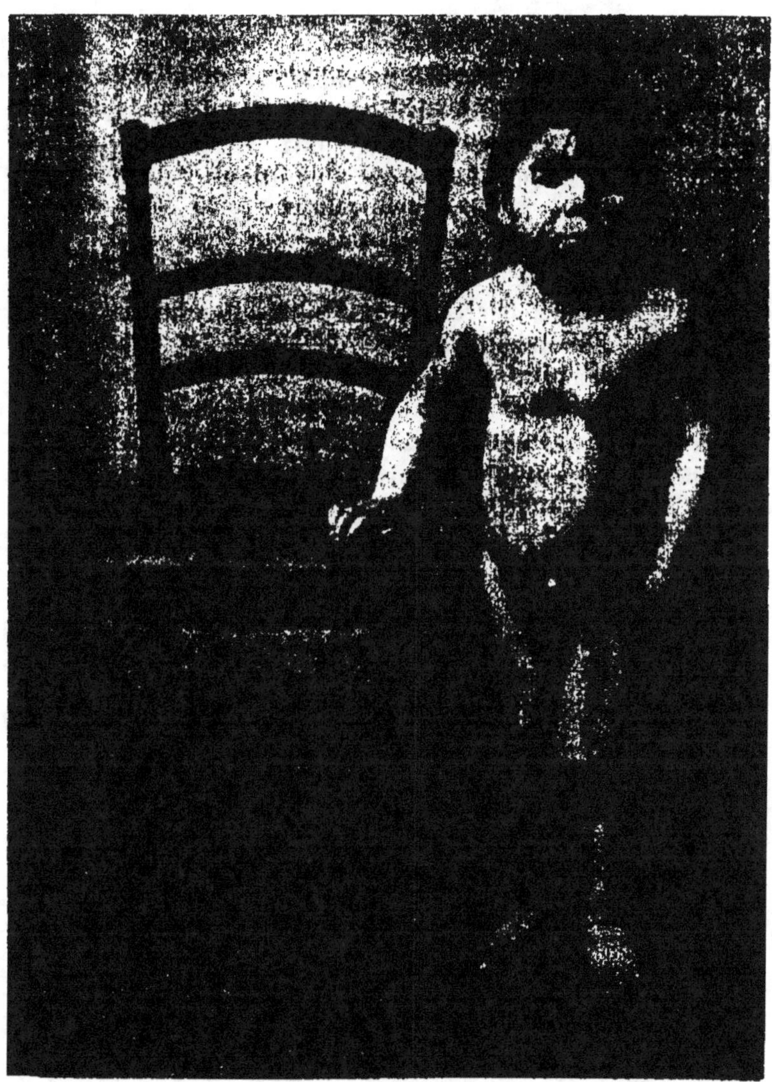

Fig. 64.

Myxœdème infantile.

Henriette D..., 13 ans et demi : décembre 1894; *avant le traitement.*

Taille : 0^{m}92,5. — Poids : 19^{kg},700. — Dentition : 20 dents dont 18 dents de lait.
Marche : lourde, presque impossible. — Intelligence tout à fait obtuse.

(Collection de l'auteur et de Florens)

user le plus de prudence dans son emploi, étaient ceux atteints d'affection du corps thyroïde par hypo- aussi bien que par hyper-fonction. Personnellement et depuis plus de douze ans, je me sers dans le traitement du myxœdème infantile de pastilles de thyroïdine FLOURENS, exactement dosées à 20 centigrammes. Je commence par un quart de pastille par jour et, si le médicament est bien toléré, s'il ne se produit aucun des signes habituels d'intoxication (énervement, excitation, céphalée, tachycardie, etc.), j'augmente progressivement et par quart de pastille, en surveillant toujours de près le malade, jusqu'à une pastille, une pastille et demie au plus, par jour, sauf exception. Au bout de trois semaines à un mois de traitement, je le fais cesser, pour le recommencer après un temps de repos, et ainsi de suite, en espaçant de plus en plus les périodes de suspension.

Les effets de la médication sont constants et immédiats. En quelques jours, on voit le jeune myxœdémateux changer, se transformer, au grand émerveillement de ses proches : sa taille s'élève, sa bouffissure et son empâtement disparaissent, son visage s'éclaire et s'anime, sa voix est moins gutturale, sa marche plus libre, son intelligence se réveille, il est plus vif, plus alerte, plus gai.

Ce qu'il y a de plus intéressant peut-être, c'est l'action spéciale de la thyroïdine sur les fonctions trophiques, en particulier sur la dentition.

On voit en quelques jours, en quelques semaines, des dents de lait tomber et être remplacées par des secondes dents chez des myxœdémateux dont l'évolution dentaire s'était immobilisée depuis des années.

Cette amélioration si rapide du myxœdémateux, au point de vue physique et mental, est suivie d'une période pendant laquelle les progrès se continuent et s'accentuent.

Puis, le plus souvent, à la longue, on finit de part ou d'autre par se lasser, et il est rare, sauf dans les services spéciaux comme celui de BOURNEVILLE, que les myxœdémateux aient pu être traités et suivis indéfiniment.

Si bien que, en fin de compte, nous ne sommes pas exactement fixés sur la question de savoir si le traitement thyroïdien

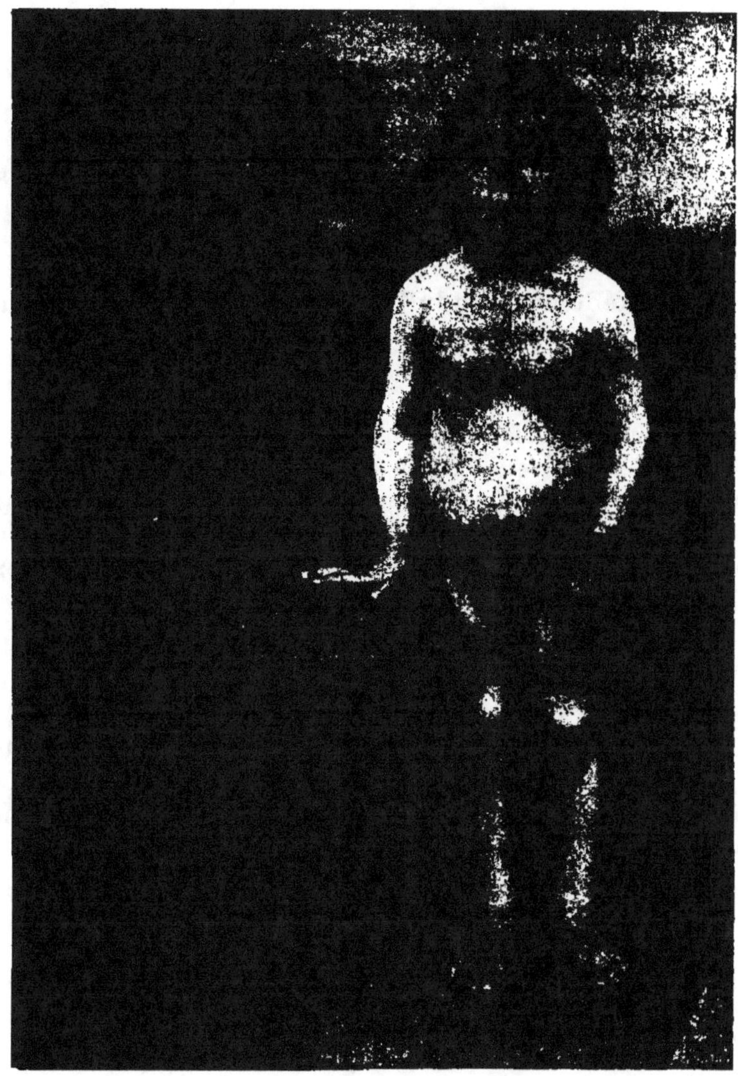

Fig. 65.

Myxœdème infantile.

La même : novembre 1895 ; *après 11 mois de traitement.*

Taille : 1ᵐ,575. — Poids : 22ᵏᵍ,500. — Dentition : 25 dents. — Marche : très facile. Fait 5 à 6 kilomètres sans fatigue. — Intelligence : éveillée. Comprend tout. Récite des fables. — Dose du médicament : demi à trois quarts de pastille.

(Collection de l'auteur et de FLOCHENS)

guérit entièrement le myxœdème infantile ou s'il produit seulement une amélioration relative. C'est cette dernière hypothèse qui paraît être la vraie, et il semble même que plus tard, lorsque le myxœdémateux reste trop longtemps sans recourir à la médication spécifique, les symptômes d'intoxication aient, dans une certaine mesure, tendance à revenir.

2° Myxœdème des adultes ou cachexie pachydermique. — Le myxœdème des adultes, décrit d'abord par W. Gull en 1873, puis par Ord, par Charcot et Ballet, Bourneville et d'Ollier, offre les mêmes caractères fondamentaux que le myxœdème infantile.

Les différences qui l'en séparent tiennent uniquement à ce que la cachexie toxique frappe des individus d'âge mûr, ayant acquis leur entier développement et non plus des enfants au début même de leur évolution. Nous nous contenterons donc d'indiquer les quelques particularités qui lui sont propres.

A. Étiologie. — Le myxœdème des adultes s'observe généralement entre quarante et cinquante-cinq ans, surtout chez la femme au moment de la ménopause. Le fait a son importance, car le corps thyroïde subit, on le sait, des modifications importantes à chaque grande période de la vie génitale, et j'ai remarqué que, dans les pays goitrigènes, le cou grossit plus ou moins chez presque toutes les femmes à l'époque de l'âge critique. Dupré et Pagniez ont récemment insisté, nous l'avons dit, sur la dysthyroïde pubérale et ménopausique.

Quant aux autres conditions étiologiques du myxœdème, il faut citer les hémorrhagies utérines, les maladies infectieuses aiguës, la syphilis.

B. Symptomatologie. — Le myxœdème des adultes survient lentement, progressivement. Il est constitué par l'ensemble des symptômes caractéristiques de la cachexie, en particulier par *l'infiltration des téguments, l'obnubilation des facultés intellectuelles, l'atrophie de la glande thyroïde.*

Chez l'enfant myxœdémateux il y a, nous l'avons vu, arrêt ou retard dans la croissance du système pileux, des dents, des ongles ;

chez le myxœdémateux adulte, il se produit de la chute des cheveux, de la chute et de la carie des dents, de la dystrophie et de la chute des ongles, de la chute des poils, et rien n'est plus caractéristique chez ces sujets que l'état glabre de leurs aisselles ou de leur pubis.

Leur peau est également sèche, rugueuse, squammeuse et leur sensation de froid très prononcée.

Mais ce qui domine ici encore, et cela frappe davantage que chez l'enfant, c'est la *torpeur* : torpeur physique, torpeur mentale, qui fait que les sujets ont l'air engourdis, apathiques, refroidis, comme de vrais animaux hibernants, se mouvant peu, lentement, mollement, parlant d'une voix sourde, monotone, scandée, pensant et agissant à peine, somnolant souvent de façon pour ainsi dire irrésistible.

Et pourtant il n'y a pas là, comme on le croit et comme on le dit généralement, sauf dans les phases terminales, *affaiblissement de l'intelligence* : il n'y a que *torpeur*, que sommeil et la preuve, c'est que si le sujet fait un effort ou s'il se soumet au traitement spécifique, son activité renaît et ses facultés se réveillent plus ou moins complètement.

Il faut insister sur ce point, car en établissant que le trouble psychique fondamental du myxœdème est non pas la démence,

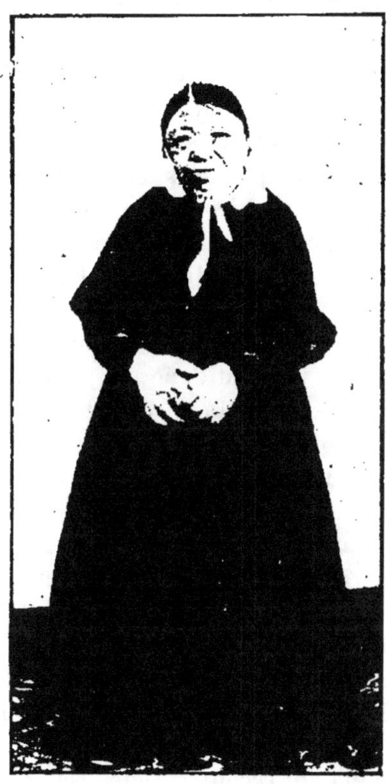

Fig. 66.

Myxœdème des adultes amélioré par le traitement thyroïdien (d'après Roubinovitch, *Traité de Pathologie mentale* de Ballet).

mais, ce qui est bien différent, l'*obtusion*, la *confusion mentale*, on a du même coup établi que le myxœdème est bien une auto-intoxication et une auto-intoxication à effets surtout stupéfiants.

Au reste, on a cité des cas où le myxœdème des adultes s'accompagnait, outre cette obtusion, cette hébétude, d'*idées fixes*, de *délire*, d'*hallucinations*, d'*excitation*, identiques à ceux qui se produisent dans les *psychoses d'intoxication*. J'ai observé pour ma part des idées d'érotisme, de jalousie et de persécution.

Les troubles psychiques sous une forme quelconque sont très fréquents dans le myxœdème. Pilcz (1901) a recueilli dans la littérature médicale 40 cas de ce genre dont 5 seulement chez des hommes.

On s'est même demandé, depuis quelques années, si l'insuffisance thyroïdienne ne jouait pas un rôle étiologique plus ou moins important dans la folie en général. Ce serait l'avis de quelques auteurs. Amaldi (1898), par exemple, qui a examiné 107 thyroïdes d'aliénés et 22 de personnes saines d'esprit, a trouvé que les premières étaient lésées beaucoup plus fréquemment que les autres et que les lésions consistaient surtout en atrophie de la partie parenchymateuse de la glande : d'où il conclut que les altérations de la glande thyroïdienne ont, par insuffisance fonctionnelle, une certaine importance dans la production des psychoses, et qu'il est nécessaire de recourir dans beaucoup de cas, chez les aliénés, à l'opothérapie thyroïdienne à petites doses longtemps continuées. Latarjet, de son côté, dans un récent article (1904), déclare que tout sujet présentant des troubles psychiques plus ou moins graves, en particulier lorsqu'il s'agit de femmes, doit être examiné au point de vue thyroïdien. S'il paraît y avoir une relation entre les phénomènes mentaux et l'état de la glande, il ne faut pas hésiter à intervenir chirurgicalement. Une incision médiane avec drainage « pour favoriser la décharge thyroïdienne » (Poncet), peut suffire.

Cette tendance à attribuer certaines psychoses à une thyroïdopathie et à les traiter opératoirement, se retrouve encore dans la thèse de Biros (décembre 1904), autre élève de Poncet, qui admet et décrit, en outre des troubles psychiques élémentaires habituels (asthénie intellectuelle, troubles de la mémoire et de la volonté, instabilité mentale, impulsivité), de véritables psychoses thyroïdiennes, à type lypémaniaque, érotique, etc. Il ajoute aussi que ces états psychopathiques relèvent essentiellement du traitement chirurgical qui amène sinon leur disparition complète, au moins une amélioration mentale constante et appréciable.

Une particularité assez curieuse que je signale et sur laquelle il serait intéressant de poursuivre les observations, consiste dans les relations du myxœdème et de la *paralysie générale.*

Non seulement la paralysie générale s'accompagne parfois, surtout chez la femme, d'un certain degré de myxœdème, non seulement le myxœdème lui-même peut prendre plus ou moins l'aspect de la démence paralytique, au point d'embarrasser le diagnostic, mais encore j'ai vu deux sujets atteints de myxœdème qui ont tourné à la paralysie générale. Il est probable que dans ces cas la syphilis initiale avait d'abord poduit une thyroïdite avec myxœdème et finalement la méningo-encéphalite diffuse.

C. Traitement, terminaison. — Le myxœdème des adultes est, comme celui des enfants, très accessible au *traitement thyroïdien.* Il est même susceptible, sous son influence, d'amélioration plus marquée, peut-être même de guérison.

Malgré l'opinion de Poncet et de ses élèves, cités plus haut, nous pensons que le traitement thyroïdien doit être avant tout médicamenteux et qu'il y a lieu d'éviter ici encore l'exagération chirurgicale, comme dans la gynécologie des aliénées.

Lorsque le myxœdème est abandonné à lui-même ou dans les cas graves, il se termine soit par une congestion cérébrale ou viscérale, soit par une cachexie progressive avec affaiblissement mental et souvent aussi tuberculose.

3° Myxœdème opératoire ou cachexie strumiprive. — Le chirurgien génevois J. Reverdin s'aperçut, en 1882, qu'à la suite de l'ablation opératoire du corps thyroïde, le sujet pouvait tomber dans un état de cachexie physique et mentale qui fut appelé *cachexie strumiprive* ou *crétinoïde* et qui n'est autre que la *cachexie myxœdémateuse.* Depuis, le fait a été confirmé par d'autres observateurs et on admet, par conséquent, comme variété spéciale, un *myxœdème opératoire.*

Le début de ce myxœdème n'est pas immédiatement consécutif à la thyroïdectomie. Il ne se manifeste que quelques semaines ou quelques mois après et de façon lente et insidieuse.

Dans quelques cas exceptionnels cependant, on peut voir survenir une sorte de *myxœdème aigu*, rapide, avec accidents convulsifs et tétaniformes et *confusion mentale hallucinatoire*.

Lorsqu'il est constitué, il ne diffère en rien du myxœdème ordinaire, et, comme lui, il se caractérise essentiellement par la bouffissure du visage et l'infiltration des téguments, par l'inertie, l'apathie, la torpeur intellectuelle et physique. Si l'ablation a eu lieu chez les enfants, il se produit un myxœdème infantile grave, avec arrêt de développement du corps et de l'esprit ; si c'est chez les personnes d'âge mûr, on voit survenir le type du myxœdème des adultes avec, parfois, quelques symptômes délirants et hallucinatoires.

Une particularité intéressante de l'histoire du myxœdème opératoire, c'est que lorsque la thyroïdectomie a été incomplète et a épargné une partie de la glande, la cachexie est moindre ou même ne s'effectue pas. Il en est ainsi également, comme GLEY l'a montré, lorsque les glandes thyroïdiennes accessoires ou parathyroïdiennes subsistent, et enfin, paraît-il, dans certains cas où il s'établirait une sorte de suppléance fonctionnelle du côté du thymus ou de la glande pituitaire.

Lorsque la thyroïdectomie a été totale ou qu'il n'existe pas de suppléance, le myxœdème opératoire aboutit à la cachexie et se termine par une des complications déjà indiquées.

§ 2. — ÉTATS PSYCHOPATHIQUES PAR HYPERFONCTION THYROIDIENNE

Nous dirons un mot ici : 1° des *troubles psychiques du goitre exophtalmique*; 2° des *psychoses toxi-thyroïdiennes*.

A) GOITRE EXOPHTALMIQUE

Le *goitre exophtalmique* réalise un ensemble symptomatique qui est en quelque sorte la contre-partie, l'opposé du myxœdème. Il est donc logique de l'attribuer, avec PIERRE MARIE, à une *hyperthyroïdation*, et on en a la preuve dans ce fait que l'intoxication médicamenteuse par la thyroïdine, c'est-à-dire l'hyperthyroïdation, détermine avant tout des symptômes rappelant la maladie de Basedow, en particulier la tachycardie, le tremblement, l'excitation.

1° Troubles psychiques élémentaires. — Les sujets atteints de goitre exophtalmique sont, en général, fantasques, irritables, mobiles et inégaux dans leur manière d'être et leur caractère.

Ils ont, au plus haut point, de l'*émotivité*, émotivité morbide, névropathique, se traduisant non seulement par une impressionnabilité, une inquiétude, une anxiété psychique des plus intenses, mais encore par des phénomènes somatiques surtout marqués dans le domaine de la *vaso-motion* : palpitations, étouffements, angoisse précordiale, bouffées de chaleur et de pâleur, crises de sueur et de diarrhée, etc.

On trouve aussi chez eux de l'*insomnie* avec rêves et cauchemars, de l'*onirisme*, des *hallucinations nocturnes*, et surtout des *accidents hystériques* ou hystériformes qui font rarement défaut.

Dans certains cas ces troubles psychiques élémentaires sont remplacés par une véritable psychose étudiée par divers auteurs tels que SAVAGE, MEYNERT, CHARCOT, RENDU, BALLET, RENAUT, JOFFROY, RAYMOND et JANET, DEBOVE, LANDOUZY, M. MARTIN, HIRSCHL, DEVAY, etc.

2° Psychoses. — La plupart de ces auteurs soutiennent avec BALLET que la maladie de BASEDOW se complique rarement de psychose et que, lorsque cette complication survient, c'est sous la forme *maniaque*, les autres formes rencontrées n'étant que la conséquence de l'hystérie, de la neurasthénie et de l'alcoolisme, souvent surajoutés à la maladie de BASEDOW. JOFFROY estime cependant, qu'on peut observer dans cette affection aussi bien la *mélancolie* que la *manie*, toutes deux lui empruntant leurs caractères. DEVAY, enfin, a plus récemment soutenu l'opinion que la maladie de BASEDOW, névrose de l'angoisse par excellence, avait tout naturellement tendance à produire la *mélancolie anxieuse*.

Nous sommes pleinement de cet avis; nous croyons même qu'il faut rapporter au goitre exophtalmique non seulement la plupart des cas de mélancolie anxieuse, mais encore de psychoses diverses coexistant avec lui et qui ont été attribués à d'autres facteurs, tels que l'hystérie ou l'alcoolisme.

Ces psychoses ont, il est vrai, un aspect assez variable, car elles peuvent se présenter sous forme agitée, violente ou, au contraire, sous forme déprimée, avec un délire exalté, exubérant, vaniteux, ou au contraire du délire inquiet, mélancolique ou persécuté (RENAUT).

Mais ce n'est là que l'apparence. Au fond, il s'agit toujours d'un accès de *confusion mentale*, généralement *aigu*, se traduisant à la fois par de l'agitation ou par des alternatives d'agitation et de dépression et par du *délire hallucinatoire*, à type *onirique* très caractérisé.

Les éléments les plus fréquents de ce délire hallucinatoire sont des *idées mystiques, érotiques,* de *persécution,* de *viol,* de *fausse grossesse, d'empoisonnement,* des *hallucinations contemplatives, extatiques, professionnelles, zoopsiques, terrifiantes, génitales.*

Ces accès sont habituellement passagers, comme tous les accès de psychoses toxiques et ils disparaissent au bout de quelques jours ou de quelques semaines. Ce n'est que dans quelques cas rares qu'ils se prolongent, susceptibles alors de verser dans un *délire chronique* plus ou moins faussement systématisé.

3° Diagnostic. — La maladie de BASEDOW étant très fréquemment associée à *l'hystérie,* il est souvent difficile, comme on l'a dit, de savoir si le délire qui éclate au cours de son évolution lui appartient en propre ou relève de l'hystérie, d'autant que, nous l'avons vu, il offre les mêmes caractères dans les deux cas. Toutefois, lorsque les accidents hystériques ne dominent pas la scène mais semblent, au contraire, accessoires, et lorsque, en même temps, les troubles psychiques surviennent par crises correspondant aux poussées basedowiennes, le pronostic ne saurait être douteux.

B) PSYCHOSES TOXI-THYROIDIENNES

Le suc thyroïdien peut, nous l'avons vu, lorsqu'il est absorbé à des doses trop fortes, produire dans l'organisme des phénomènes d'intoxication rappelant les principaux symptômes de la maladie de BASEDOW.

Cette intoxication est-elle susceptible de se traduire par des troubles psychiques, du délire, de la psychose, comme celles résultant des poisons thérapeutiques venus du dehors?

La question paraît devoir être résolue affirmativement, car bien que l'attention n'ait pas été spécialement portée de ce côté et que les observations, par suite, soient encore rares, il en est qui ne laissent aucune prise au doute.

Telle par exemple celle de FERRARINI (1900), relative à une psychose toxique résultant d'un traitement trop intensif à la thyroïdine, dans un cas d'obésité. La forme fut en tous points une *confusion mentale hallucinatoire*. Le pouls était fréquent, la température resta normale. Il y eut des alternatives de diarrhée et de constipation. Aucune modification du corps thyroïde ni des yeux ne se produisit. La guérison survint quelque temps après la suppression du médicament.

Ce ne fut point là, comme dit l'auteur, un trouble psychique basedowien, mais une véritable psychose par intoxication.

Il faut donc retenir ce fait que l'intoxication thyroïdienne médicamenteuse peut donner naissance à des troubles psychiques qui revêtent la forme habituelle des psychoses d'intoxication, en un mot qu'il existe des *psychoses toxi-thyroïdiennes*.

ARTICLE VII

DYSTROPHIES DIVERSES. AUTO-INTOXICATIONS PITUITAIRE, SURRÉNALE, ETC.

A côté du myxœdème viennent se placer diverses autres dystrophies récemment étudiées et décrites, telles que le *nanisme*, l'*infantilisme*, le *feminisme*, l'*obésité*, l'*adipose douloureuse ou maladie de Dercum*, le *trophœdème*, la *neuro-fibromatose ou maladie de Recklinghausen*, etc., etc.

Ces dystrophies peuvent, comme le myxœdème, s'accompagner de troubles psychiques, encore insuffisamment connus, et

33.

comme lui, paraissent être, suivant l'expression de JANSELME (1904) à propos de la *maladie de Recklinghausen*, les multiples expressions d'une disposition tératologique.

GHELFI (1904), commentant un cas d'association du syndrome de BASEDOW et du *syndrome de Dercum*, se range à l'opinion de CARDUCCI et GAUTHIER qui classent dans un même groupe de maladies par altération fonctionnelle de la glande thyroïde l'*adipose douloureuse*, le *goitre exophtaimique* et le *myxœdème*.

C'est là, semble-t-il, l'opinion qui tend à prévaloir : la lésion de l'appareil thyro-parathyroïdien serait le fait primitif, ayant pour conséquence certaines maladies nerveuses ou des dystrophies ; le trouble fonctionnel de la glande retentirait sur le système nerveux dont la réaction modifierait secondairement l'innervation des organes ou l'équilibre de la nutrition.

Au reste le chapitre de l'empoisonnement de l'organisme par l'altération des glandes à sécrétion interne semble devoir s'ouvrir largement dans l'avenir et déjà l'étude des auto-intoxications d'origine *pinéale, pituitaire, surrénale*, etc., suit de près celle des auto-intoxications d'origine thyroïdienne.

On sait déjà que l'*acromégalie* ou maladie de PIERRE MARIE donne très souvent lieu à des *symptômes psychiques*, comme le prouvent les observations de TAMBURINI (1897), de S. GARNIER et SANTENOISE (1898), de JOFFROY (1898), de HUTCHINGS (1898), de DAVID BLAIR (1899), de PETERSON (1899), etc.; et LAURENT BRUNET (1899) a déjà esquissé l'état mental des acromégaliques. On observe chez eux de la *dépression mélancolique*, de l'*hypocondrie*, des *idées de suicide*, des *idées de persécution*, de l'*excitation*, mais surtout de la *torpeur*, de l'*obtusion*, de la *narcolepsie* (SOCA), en un mot, de la *confusion mentale* voire même du *myxœdème* (MODENA, 1905).

D'autre part, BRISSAUD et MEIGE (1895, 1902), dont les importants travaux sur les dystrophies sont si connus, LAUNOIS, ROY, DUFRANE (1902, 1903), enfin LAUNOIS et ROY dans leur bel ouvrage récent (1904), ont étudié le *gigantisme*, dans lequel la *tristesse*, la *dépression mélancolique*, la *torpeur psychique* sont habituelles, et établi son identité nosologique avec l'*acromégalie*.

Ce sont là deux états morbides similaires de la croissance, deux syndromes pituitaires, deux types ou variétés de gigantisme : le *gigantisme infantile* et le *gigantisme acromégalique* (BRISSAUD), différant suivant que la dystrophie hypertrophique se produit avant ou après la soudure des épiphyses, avec, entre les deux, des états intermédiaires ou de transition.

On a également, en ce qui concerne la *maladie d'Addison*, mis en pleine évidence les symptômes d'*asthénie physique* et *mentale*, la *torpeur* et même des accidents plus graves tels que le *délire*, les *convulsions épileptiformes* et le *coma*. KLIPPEL (1899), qui a précisé cette *encéphalopathie addisonnienne*, a montré qu'au point de vue anatomique elle pouvait se caractériser par une *encéphalite diffuse à lésions subaiguës*.

Ici, comme dans le myxœdème, comme dans l'acromégalie, l'opothérapie par la glande surrénale ou l'adrénaline a déjà commencé de porter ses fruits.

SECTION II

AUTO-INTOXICATIONS GÉNÉRALES

Dans cette seconde partie du chapitre consacré aux psychopathies des auto-intoxications, nous envisagerons celles liées aux principales auto-intoxications générales : 1° *diathèses* ; 2° *surmenage* et *inanition* ; 3° *traumatismes* ; 4° *opérations chirurgicales;* 5° *insolation*.

ARTICLE PREMIER

DIATHÈSES

La conception scientifique de la diathèse s'est aujourd'hui beaucoup modifiée et, sous l'influence de remarquables travaux, au premier rang desquels il convient de citer ceux du professeur CH. BOUCHARD, son domaine s'est précisé en même temps qu'a moindri.

Ch. Bouchard définit la diathèse : « Un trouble permanent des mutations nutritives qui prépare, provoque et entretient des maladies différentes comme formes symptomatiques, comme siège anatomique, comme processus pathologique. Le lien commun de ces maladies différentes, mais de même famille, la cause commune qui les engendre et qui les associe, c'est le trouble nutritif général, c'est la diathèse caractérisée par la nutrition retardante. La diathèse est un tempérament morbide. »

La diathèse ainsi conçue est représentée par *l'arthritisme* et *l'herpétisme*, interprétés un peu diversement suivant les auteurs, mais ayant entre eux les rapports les plus étroits et pouvant être considérés comme les deux ordres de manifestations, à peine dissemblables, d'une seule et même disposition morbide.

Nous désignerons donc cette diathèse sous le nom générique *d'arthritisme*, tout en rappelant — ainsi que nous l'avons vu plus haut à l'auto-intoxication hépatique — que certains auteurs la nomment aujourd'hui de préférence l'*hépatisme*.

Après avoir résumé les troubles psychiques de l'*arthritisme en général*, nous dirons successivement un mot de ceux liés à ses principales manifestations : *rhumatisme, goutte, diabète, dermatoses*.

§ 1. — Arthritisme en général

1° Troubles psychiques élémentaires. — Les arthritiques présentent le plus souvent un caractère spécial. D'après Lemoine, ce qui domine chez eux, c'est : 1° l'*inquiétude*, avec mobilité, besoin de remuer et de changer de place, grande sensibilité psychique, indécision, hyperémotivité, anxiété, tristesse ; 2° la tendance à l'*hypocondrie*, qui peut se présenter ici soit sous la forme *nosophobique* (souci de la santé, maladies imaginaires), soit sous la forme dite *morale* (découragement, pessimisme, vie sans but, etc.) ; 3° l'*instabilité mentale* ; 4° l'*irritabilité*.

Tout cela constitue le tableau de la *neurasthénie*, qui est en effet le plus souvent, comme on le sait, greffée sur un fond d'arthritisme.

La neurasthénie, chez les arthritiques, peut affecter toutes les formes et toutes les prédominances : gastro-intestinale, hépatique, génitale, cardiaque, psychique, etc. ; mais, quelles que soient sa forme ou sa prédominance, il est rare qu'elle ne s'accompagne pas, au moins par intervalles, d'asthénie physique et psychique, de tristesse, de pessimisme, d'hypocondrie, de tendance aux idées fixes, aux obsessions.

Il s'y joint aussi très fréquemment des troubles cardio-vasculaires, en particulier des troubles vaso-moteurs, des spasmes, de l'oppression, des malaises divers, avec angoisse, inquiétude, anxiété, sans parler de tous les autres symptômes neurasthéniques habituels.

Un point important à signaler, c'est la fréquence de l'association, chez les arthritiques, de la neurasthénie avec l'*artério-sclérose*. Nous reviendrons plus loin et avec quelques détails sur cette association en parlant de l'artério-sclérose cérébrale.

Les troubles névropathiques et psychiques des arthritiques, quels qu'ils soient, sont essentiellement mobiles et paroxystiques et soumis aux fluctuations de l'état physique. Ils peuvent s'aggraver ou au contraire s'atténuer et même disparaître sous l'influence de dérivations diverses, telles que les flux hémorroïdal et menstruel, les crises de diarrhée, de polyurie, de glycosurie, d'hyperhydrose, les accès d'asthme ou de migraine, les poussées d'exanthèmes cutanés ou de fluxion articulaire, etc.

On observe souvent, en effet, un *balancement* très net entre les accidents psychiques et les autres manifestations diathésiques, et cette particularité s'applique non seulement aux simples modifications de l'état mental ou moral, mais encore et surtout aux accidents névrosiques ou psychopathiques plus graves, qu'on appelait autrefois à tort pour ce motif : folie herpétique, dartreuse, migraineuse, hémorrhoïdaire, asthmatique, etc.

2° Psychoses. — En dehors de ces troubles psychiques élémentaires, il peut survenir, dans l'arthritisme, de véritables *psychoses*. Le plus souvent il s'agit, dans ce cas, comme l'ont établi ROUILLARD, MABILLE et LALLEMANT, LEMOINE et HUYGHES, d'accès intermittents et quelquefois périodiques de mélancolie, surtout de *mélancolie avec conscience*, caractérisés par de la torpeur physique et intellectuelle, de l'inquiétude, des idées fixes, de l'hypocondrie, du découragement, de la tendance au suicide et des troubles gastro-intestinaux, avec des stigmates de neurasthénie plus ou moins marqués, en un mot de ces états mixtes que nous appelons *neurasthénie mélancolique* ou *mélancolie neurasthénique*. On peut observer aussi des *crises d'excitation*, soit simple, soit alternant régulièrement avec la mélancolie. Ces accès psychopathiques accompagnent les diverses poussées de congestions locales ou, au contraire, alternent avec elles. MABILLE et LALLEMANT insistent beaucoup sur l'*intermittence* et la *périodicité* des troubles mentaux dans l'arthritisme, signes pour eux caractéristiques, à ce point qu'ils conseillent de rechercher l'existence de la diathèse dans l'ascendance et dans les antécédents personnels de tout malade chez lequel on voit une psychose et particulièrement la mélancolie survenir par accès. Les travaux de MABILLE et LALLEMANT paraissent établir, en outre, et c'est là un point des plus intéressants, que les accès de délire chez les arthritiques coïncident avec des modifications chimiques de l'organisme, notamment avec de l'hypoazoturie, de l'hypophosphaturie, de l'oxalurie, des variations notables dans le chiffre de l'urée, et en particulier avec de véritables *décharges d'acide urique*, qui annonceraient généralement la fin de l'accès.

Dans l'arthritisme s'accompagnant d'artério-sclérose, la mélancolie revêt fréquemment la forme *anxieuse*, avec idées obsédantes hypocondriaques pouvant aller jusqu'au *délire d'obstruction* et de *négation*. Ou bien il s'agit de *confusion mentale aiguë* susceptible de verser dans l'*état chronique* et la *démence* à travers une symptomatologie délirante et hallucinatoire à la fois multiple et diffuse.

Quant à la *paralysie générale*, elle paraît avoir des rapports étroits avec l'arthritisme. Bien des auteurs ont insisté déjà sur la fréquence de l'hérédité des tendances congestives dans la méningo-encéphalite chronique (LUNIER, DOUTREBENTE, BAILLARGER, BALL et RÉGIS, etc.), et d'autres ont appelé l'attention sur l'existence, chez les paralytiques généraux, de quelques-uns des stigmates de l'arthritisme, tels que hémorrhoïdes, migraine,

exanthèmes, diabète, fluxions articulaires, sueurs locales, etc.,
(CHARCOT, CHARPENTIER, LEMOINE), rétraction de l'aponévrose
palmaire (RÉGIS).

Il y a donc des rapports évidents et fréquents entre l'arthritisme et la paralysie générale progressive. Quant à la nature de
ces rapports, ils sont loin d'être éclaircis, et nous ne pouvons
que signaler, sur ce point, l'opinion de LEMOINE et celle de KLIPPEL. Pour eux l'arthritisme serait cause prédisposante de la
paralysie générale, à laquelle il préparerait le terrain par les
congestions répétées et la surproduction de produits de désassimilation, et que développerait ensuite une cause occasionnelle,
intoxication (alcoolisme, saturnisme) ou infection (syphilis,
impaludisme).

3° Diagnostic. — Le diagnostic des troubles psychiques liés
à l'arthritisme ne présente généralement pas de difficultés. Rappelons seulement que dans la majorité des cas de *neurasthénie
émotive* et de *psychose intermittente*, surtout de *mélancolie avec
conscience* ou *anxieuse* avec délire de négation, on doit songer
à cette diathèse et en rechercher la filiation et les stigmates chez
le malade, sans omettre les renseignements précieux fournis par
l'analyse complète et fréquente de l'urine.

4° Pronostic. — Le pronostic des psychoses d'origine arthritique est variable suivant les cas. Même lorsqu'il s'agit d'un
accès aigu, il ne faut pas oublier que le propre des manifestations diathésiques, mentales ou physiques, c'est l'*intermittence*,
et qu'on se trouve souvent ainsi en face d'une psychose en apparence curable, mais en réalité désespérante par le retour périodiquement fatal de ses accès.

5° Traitement. — Le traitement doit s'adresser avant tout à
la diathèse. L'état général du malade et de ses fonctions organiques, en particulier des fonctions gastro-intestinale et hépatique et de la fonction circulatoire ; la composition du sang, de
la sueur, surtout de l'urine ; l'apparition d'un flux habituel
(hémorrhoïdes), d'un exanthème, d'une crise d'asthme, d'une
migraine, constituent autant d'indications précieuses pour le

traitement. Il m'est arrivé à plusieurs reprises, depuis que la pathogénie des psychoses arthritiques est mieux établie, d'améliorer rapidement et sérieusement leurs manifestations par les alcalins à haute dose, la médication salicylée et lithinée, les antiseptiques, les purgations répétées, le lavage de l'estomac, etc., et c'est même par un traitement anti-arthritique préventif qu'on peut le mieux espérer rompre la périodicité, sans cela fatale, de certaines psychoses par accès ou circulaires.

§ 2. — RHUMATISME

Les troubles psychiques du rhumatisme, signalés pour la première fois par LEURET en 1865, ont été surtout étudiés depuis par MESNET, GRIESINGER, MOREL, FLEMING, FRASER, SIMSON, SIMON, MARÉCHAL, BALL et FAURE, etc.

Ils diffèrent suivant qu'ils se manifestent dans le *rhumatisme chronique* ancien, en dehors des épisodes aigus de la maladie, ou qu'ils se lient aux *accès aigus du rhumatisme*.

Les troubles psychiques liés au *rhumatisme chronique* consistant, le plus souvent, en modifications du caractère, rentrent dans l'état mental de l'arthritisme, décrit plus haut. Nous n'avons donc pas à y revenir ici.

1° Symptomatologie. — La véritable *psychose rhumatismale* est celle qui survient au cours des *épisodes aigus du rhumatisme*. Elle peut apparaitre, exactement comme celles des maladies infectieuses aiguës auxquelles elle ressemble du reste de point en point, soit au début de l'accès, soit durant la phase fébrile, soit enfin au cours de la convalescence.

Quel que soit le moment de son apparition, la psychose rhumatismale affecte le type de la *confusion mentale*, sous l'une quelconque de ses variétés.

Déjà avant que la confusion mentale fut connue, isolée et classée, comme aujourd'hui, les observateurs avaient noté dans le rhumatisme aigu des particularités psychiques qui sont précisément celles regardées aujourd'hui comme la caractérisant. « Le plus souvent, disions-nous dans la précédente édition de cet ouvrage, il existe une *torpeur* plus ou moins profonde avec délire et hallucinations caractéristiques. Les malades ont des *visions terrifiantes* ; ils voient tout en feu (MESNET) : ils sont poursuivis par des bêtes féroces (VAILLARD) ; ils voient des vers ramper sur leur lit (BURROWS) ; ils se croient morts. Les *hallucinations de l'ouïe*, plus rares, revêtent le même caractère effrayant, et consistent habituellement en des malédictions et des injures. Il s'y joint presque toujours de l'*excitation*, accompagnée parfois d'*impulsions* subites et violentes. Le fond de l'état mental est constitué par une *obtusion intellectuelle* plus ou moins grande, et même, dans certains cas, par une diminution des facultés qui peut persister et devenir permanente. »

Il est difficile, on le voit, de ne pas reconnaître là les principaux caractères de la confusion mentale.

Ainsi que cela a lieu dans les psychoses infectieuses aiguës, la confusion mentale revêt d'habitude une forme clinique différente suivant le moment où elle apparaît. Lorsque c'est tout à fait au début de l'accès de rhumatisme, avant même la poussée articulaire et fébrile, ce qui est rare, elle se manifeste par de la *confusion agitée*, violente, qui peut être prise pour un accès de *manie aiguë* ; lorsqu'elle survient dans le cours de l'accès aigu de rhumatisme, durant la période fébrile, c'est sous forme ou de *confusion mentale hallucinatoire*, avec *délire onirique* d'acuité variable, ou de *confusion stupide*, ou même, dans les cas graves, de *confusion méningitique*, c'est-à-dire de *délire aigu* ; lorsque enfin, c'est après la cessation de la fièvre, dans la phase de défervescence de l'accès ou au cours de la convalescence, il s'agit alors de *confusion mentale simple*, avec ou sans *délire onirique*, léger et par bouffées, avec surtout une *obtusion mentale*, une désorientation, une *amnésie* des plus marquées.

Il arrive parfois, toujours comme dans les psychoses infectieuses, que la poussée délirante, chez les rhumatisants, coïncide par une sorte de *métastase* avec la disparition des manifestations articulaires, d'où une *alternance* qui peut se reproduire successivement plusieurs fois.

2° Terminaison. — La psychose rhumatismale *guérit* dans la plupart des cas et ce n'est que lorsqu'il s'agit de délire aigu méningitique, c'est-à-dire de rhumatisme cérébral grave, que la mort peut avoir lieu. Notons toutefois que, ainsi qu'il arrive à la suite des confusions mentales très profondes et très longues. il peut rester ici, après guérison, une certaine *obnubilation* de l'intelligence qui persiste plus ou moins longtemps, parfois même définitivement.

Notons enfin que la psychose rhumatismale a tendance à se reproduire dans les accès ultérieurs de rhumatisme.

3° Diagnostic. — Il faut se garder, bien entendu, ce qui est arrivé dans certains cas, de confondre un accès de psychose rhumatismale avec une *vésanie* ou un *délire alcoolique* et de faire interner le malade. On évitera cette confusion en surveillant soigneusement l'état général des délirants et les manifestations infectieuses locales possibles, et en songeant toujours à une intoxication ou à une infection, quand on se trouve en présence d'une confusion mentale, quelle qu'en soit la forme.

4° Traitement. — Le traitement de la psychose rhumatis-male est avant tout celui du rhumatisme aigu lui-même. Il varie d'ailleurs, comme indications spéciales, suivant son type clinique et surtout suivant la phase du rhumatisme à laquelle il se rattache. Dans la psychose de la convalescence, il est nécessaire d'insister, mais avec prudence et en allant progressivement, sur le traitement tonique et reconstituant.

§ 3. — Goutte

Un grand nombre d'auteurs, tels que SYDENHAM, TODD, GARROD, GAIRDNER, LORRY, CLOUSTON, BESNIER, LÉCORCHÉ, SÉNAC, BALL, BOUCHARD, CHARCOT, etc., ont signalé et décrit les troubles nerveux et psychiques qui peuvent survenir chez les goutteux. Ces troubles ne sont autres que ceux que nous avons indiqués à propos de l'état mental et des névroses des arthritiques. KOVALEWSKY a insisté récemment sur la fréquence, dans la goutte, de la migraine, de l'épilepsie, de l'angine de poitrine et surtout de l'anxiété précordiale dont il reconnaît trois variétés.

Quant à la psychose de la goutte proprement dite, elle est assez rare et il en a été peu question jusqu'à ce jour.

La plupart des cas cités, soigneusement relevés par MABILLE et LALLEMANT, se rapportent à des crises délirantes survenant durant l'accès de goutte ou alternant au contraire avec des manifestations goutteuses.

Lorsque la psychose éclate à l'occasion d'un accès de goutte, il s'agit presque toujours, comme dans le rhumatisme, d'une *confusion mentale aiguë*, ordinairement *hallucinatoire*. Lorsque, au contraire, la psychose alterne avec les symptômes de la diathèse, elle revêt ordinairement la forme de *confusion mentale simple*, avec *torpeur* intellectuelle et physique, *dépression*, *hébétude*, *idées hypocondriaques*, tendance au *suicide*. C'est alors surtout qu'on peut voir se produire un *balancement* plus ou moins périodique entre les manifestations psychopathiques et les accidents articulaires, les dermatoses, les crises d'asthme, etc.

§ 4. — DIABÈTE

Les troubles psychiques du diabète ont été parfaitement mis en lumière par MARCHAL DE CALVI, LEGRAND DU SAULLE, DE SANTOS, LASÈGUE, COTARD, LÉCORCHÉ, FASSY, MABILLE et LALLEMANT, JERZYKOWSKI, KEITH CAMPBELL, J. VERGELY, OBERTHÜR et CHEXAIS, etc. Ils se bornent presque toujours à des modifications plus ou moins profondes de l'intelligence et du moral et n'aboutissent que rarement à la psychose confirmée.

1º Troubles psychiques élémentaires. — L'état mental des diabétiques se traduit en général par de l'*hypocondrie*, de la *torpeur*, de l'*hébétude*, de l'*amnésie* (BERNARD et FÉRÉ), une *somnolence* quelquefois invincible, des *craintes de ruine* ou de *malheur*, des *préoccupations sans motif*, de la *tendance au suicide*. L'hypocondrie affecte nécessairement ici un caractère particulier ; elle a pour objet la présence du sucre dans l'urine et pousse les malades à l'examiner, à la goûter, à multiplier les analyses, à disserter sur le chiffre de la glycose et la composition du régime alimentaire, à l'exclusion de tout autre sujet.

Il est à remarquer que cette hypocondrie est en raison directe de la quantité de sucre excrétée, car elle s'améliore dès que la dose de sucre diminue. Alors les malades redeviennent gais, dispos, confiants, moins soucieux d'eux-mêmes et plus accessibles aux préoccupations d'autrui. Quant aux craintes de ruine, elles ont pour effet de rendre les malades avares, parcimonieux à l'excès, obsédés par l'idée de faillite inévitable et par le désir de la mort qui peut seule les soustraire au déshonneur. La torpeur, elle, se caractérise par la fatigue intellectuelle, la crainte de l'effort psychique, « la perte d'appétit pour la pensée » (Lasègue), ainsi que par l'inertie physique, souvent complète (J. Vergely).

Ce qu'il y a de caractéristique chez les diabétiques, c'est la concordance des fluctuations de l'état mental avec celles du sucre de l'organisme et l'influence pour ainsi dire barométrique de la composition de l'urine sur les dispositions psychiques.

2° Psychoses. — Ainsi qu'on l'a justement fait remarquer, il convient de distinguer, dans les psychoses survenant chez les diabétiques, deux ordres de cas : les *vésanies* dues à l'hérédité, qui n'ont avec le diabète qu'un rapport de coïncidence, et les *psychoses diabétiques* proprement dites. Ce sont ces dernières seulement qui nous intéressent ici.

Les *psychoses diabétiques* se manifestent souvent, comme toutes les psychoses diathésiques, par des accès de *mélancolie* soit *simple*, soit *anxieuse* et *délirante*, à type *rémittent* ou *intermittent*.

Ces accès de mélancolie coïncident d'habitude avec les poussées glycosuriques et s'aggravent avec leurs maxima; d'autres fois au contraire ils alternent en quelque sorte avec celles-ci et, comme dans un cas cité par Cotard, ils cessent au moment où le sucre fait son apparition.

Mais la psychose diabétique peut aussi se traduire par de la *confusion mentale* et du *délire onirique hallucinatoire*. Il suffit de relire pour s'en convaincre les descriptions données par les auteurs, même anciens. Lasègue, notamment, a fait cette observation très juste que le délire est *nocturne, hallucinatoire* et ressemble au délire ultime des cardiaques. J. Vergely, de son côté, résumant les principaux travaux parus, trace du délire diabétique le plus commun le tableau suivant, auquel il est difficile de ne pas reconnaître un délire de rêve hallucinatoire, d'état second : « Le malade se parle à lui-même de ce qui l'intéresse; il se raconte des histoires à ce sujet et il s'écoute mieux qu'il n'écoute les gens qui lui parlent. Puis peu à peu, le délire augmentant, il parle à ceux qui l'entourent de son idée qui l'obsède de plus en plus, à laquelle il rapporte tout, aux fins de laquelle il conforme ses actes. A un degré plus fort, il s'entretient de son idée avec des personnes qui ne sont pas présentes, avec des personnes imaginaires même ; il parle à haute voix, discute, et cela souvent d'une façon à peu près incohérente. LEGRAND DU SAULLE et LASÈGUE qui ont bien étudié ce délire des diabétiques citent des exemples remarquables de ces faits ; nous ne retenons que l'histoire du malade de LASÈGUE qui voyait la lune à travers la fenêtre et croyait à des illuminations. Une malade de KEITH CAMPBELL avait des hallucinations de la vue, se croyait morte, voyait sa tête coupée, son corps mort, etc. »

Ces détails et ces faits sont typiques et on ne saurait douter que le diabète s'accompagne fréquemment de confusion mentale avec délire hallucinatoire onirique.

S'il en est ainsi pour le diabète ordinaire, on comprend que cela soit plus vrai encore pour le *coma diabétique*. Il existe en effet une forme de coma diabétique dite forme cérébrale dans laquelle le délire est l'élément dominant. Nous la résumerons d'après la description de J. VERGELY.

Le délire apparait le plus souvent à la période d'invasion du coma diabétique et se traduit par de la loquacité, de l'incohérence du langage, de la gaieté excessive, de l'agitation désordonnée, de l'insomnie. Le malade se lève à tout instant de son lit, se débat, et on a la plus grande peine du monde à le maintenir couché, ses forces paraissent décuplées ; puis surviennent des périodes d'engourdissement, de torpeur, de somnolence d'où il est difficile de le tirer. Fréquemment aussi on constate des hallucinations variées de la vue et de l'ouïe ; le sujet est en butte à des gens qui le poursuivent et cherche à leur échapper. Il entend des bruits, des coups de pistolet, des cris, des pleurs, des vociférations. « Comme dans le délire alcoolique, dit VERGELY, il voit des animaux. Il a quelquefois du délire professionnel ; on assiste à une véritable attaque de delirium tremens. »

Ce délire, qui est bien un délire toxique dû à l'empoisonnement acétonémique, ne dure généralement que quelques jours et lorsque le malade succombe, ce qui est l'ordinaire, il ne tarde pas à faire place au coma proprement dit.

Un certain nombre de paralytiques généraux présentent, temporairement ou de façon durable, au début ou dans le cours de leur maladie, du sucre dans l'urine. Mais le diabète vrai peut-il produire la *paralysie générale ?* On n'a jusqu'ici cité, en faveur de cette opinion, que des cas bien peu probants et celui de LAUDENHEIMER, dans lequel le diabète paraît avoir agi à l'exclusion de toute autre cause connue, paraît avoir bien plutôt affecté les allures d'une pseudo-paralysie générale avec régression des symptômes, comme le dit son auteur lui-même, que celles d'une vraie paralysie générale.

Les troubles psychiques du diabète ne sont pas toujours d'un *diagnostic* facile et il faut savoir les reconnaitre. Aussi ne faut-il jamais négliger l'examen somatique, en particulier l'examen de l'urine, chez tout individu qui délire, particulièrement s'il s'agit d'un arthritique et d'une psychose mélancolique intermittente ou confusionnelle. C'est un point sur lequel OBERTHÜR et CHENAIS ont tout récemment insisté encore avec raison.

Le *traitement* de ces troubles psychiques offre ceci de particulier qu'il relève, dans une certaine mesure, de celui du diabète et on a cité plusieurs cas probants de délire cédant assez rapidement au régime et à la médication anti-diabétique.

§ 5. — DERMATOSES

Les dermatoses qui se rattachent à la diathèse herpétique, telles que l'eczéma, peuvent, comme les grandes manifestations de cette diathèse, s'accompagner de troubles psychiques.

Le mécanisme est le même, car les maladies cutanées sont généralement considérées aujourd'hui comme le résultat d'intoxications diverses, en particulier d'auto-intoxications, et, d'autre

part, il résulterait de recherches récentes (DESGREZ et AYRIGNAC),
que les maladies cutanées exercent à leur tour une influence
retardante marquée sur les échanges nutritifs.

1° Troubles psychiques élémentaires. — Les individus
atteints de dermatoses présentent souvent des troubles psychiques
élémentaires, plus souvent même peut-être encore que les diathésiques à manifestations non cutanées. L'irritabilité, la tristesse, les changements d'humeur, l'hypocondrie sont particulièrement fréquents chez eux. L'hypocondrie se fixe naturellement,
dans bien des cas, sur la maladie cutanée, au point de devenir
parfois une phobie, une obsession (dermatophobie). Le malade
ne songe qu'à son mal, à son « infirmité », il consulte partout
et fait toutes sortes de traitements ; finalement, il devient
sombre, misanthrope, et peut même finir par le suicide.

2° Psychoses. — Les psychoses des dermatoses existent,
mais elles se confondent, le plus souvent, avec les psychoses de
la diathèse elle-même.

Quoi qu'il en soit, deux cas peuvent se présenter : 1° ou bien
le trouble psychique évolue en sens inverse de la manifestation
cutanée ; 2° ou bien au contraire il marche de pair avec elle.

1° Le premier cas est le plus fréquent. C'est en effet surtout
entre les dermatoses et les psychoses que se réalise ce *balancement* qui a été observé de tout temps dans les diathèses.

Il n'est pas rare de voir, et j'en ai personnellement observé
des exemples, des herpétiques eczémateux chez qui l'exanthème
disparaissant rapidement, par effet naturel ou thérapeutique, il
survient, par une sorte de répercussion métastatique, eût-on dit
autrefois, par brusque rétention toxique, peut-on dire aujour-
d'hui, des accidents psychiques. Cela a été signalé dans toutes
les dermatoses et tout récemment encore par ANGLADE et DU-
BREUILH (1905) dans l'érythème polymorphe.

Ces accidents psychiques sont alors plus ou moins aigus et se
traduisent d'habitude par un accès de *confusion mentale agitée*
ou de *délire confus hallucinatoire*, parfois même, mais rarement,
par un véritable *délire aigu* ou de la *stupeur*.

D'autres fois, c'est le contraire qui se produit, c'est-à-dire que l'apparition, chez un sujet atteint de troubles psychopathiques, d'une poussée d'exanthème a pour effet d'amender ou même de faire disparaître ces troubles psychopathiques, souvent du jour au lendemain.

Ou bien c'est une sorte de balancement régulier qui s'opère entre les manifestations cérébrales et les manifestations cutanées, les unes remplaçant les autres et réciproquement. Il s'agit alors soit d'un *état maniaque*, soit plutôt d'un *état mélancolique intermittent*, ou même d'une *psychose circulaire*.

2° Dans le cas où les troubles psychiques accompagnent la dermatose, ils surviennent ordinairement au début, durant la phase d'éruption et consistent dans une poussée d'*excitation* vite calmée, ou, plus fréquemment encore, dans un *accès de mélancolie inquiète, anxieuse*, avec tendance au suicide, rarement délirante, le plus souvent avec conscience.

Le *diagnostic* de psychose dermatique se fait à la fois par sa forme clinique et par ses rapports, quel qu'en soit le caractère, avec la dermatose.

Le *pronostic* est, de façon générale, assez favorable, surtout dans les cas aigus, et quand il ne s'agit pas de psychoses intermittentes ou circulaires.

Quant au *traitement*, il doit être évidemment avant tout celui de la diathèse et en particulier celui des rapports de l'exanthème avec la psychose. Il y a souvent intérêt, par conséquent, en dehors du traitement général de l'auto-intoxication, à essayer de rappeler, par des moyens appropriés, mais sans danger, cet exanthème ou à le remplacer par un exutoire qui en tienne lieu.

ARTICLE II

SURMENAGE ET INANITION

Dans un récent article (1904), TOUPET et LEBRET disent que les *délires d'inanition* ont été rarement observés et sont surtout connus par la thèse de SAVIGNY qui les signale chez les naufragés de la *Méduse*, dont il avait partagé les souffrances en qualité de médecin.

Les troubles psychiques de l'inanition et l'influence de l'inanition sur les éléments anatomiques du système nerveux ont en réalité sollicité depuis longtemps l'attention. Il suffit de rappeler les travaux de BECQUET sur le délire d'inanition dans les maladies (1866), les recherches de CHOSSAT sur l'inanition, de MONTI sur l'altération du système nerveux dans l'inanition (1895), de KARL SCHAFFER sur l'altération des cellules nerveuses dans l'inanition (1897), l'auto-observation de WEYGANDT, enfin le tout récent travail de MATHIEU et ROUX (1905). Je mentionne surtout la thèse de mon élève LASSIGNARDIE sur *l'état mental dans l'absti-nence* (1897), dans laquelle, laissant de côté le délire d'ina-nition dans les maladies, où sa pathogénie est complexe, il étudie de façon précise les troubles psychiques dans l'abstinence soit volontaire, comme celle des grands mystiques ou des grands jeûneurs (SUCCI, MERLATTI), soit surtout involontaire, comme celle des grands naufragés.

Au récit déjà connu de SAVIGNY, il a pu ajouter un document clinique important : la description inédite des troubles psy-chiques survenus chez les naufragés de la *Ville-de-Saint-Nazaire* par le médecin du bord, le Dr MAIRE, ancien interne d'un asile d'aliénés.

1° Symptomatologie. — Du rapprochement de tous les faits, de toutes les observations, LASSIGNARDIE a tiré des considéra-tions générales et des conclusions pleines d'intérêt, se résumant en ceci que les troubles psychiques de l'inanition sont exacte-ment semblables à ceux des intoxications.

A un premier degré, c'est, après une angoisse passagère, une exaltation curieuse de la lucidité, de la mémoire, de l'imagi-nation ; puis, des modifications du caractère, de la méfiance, de l'égoïsme, de l'irritabilité, de l'excitation, de l'obnubilation intellectuelle, de l'aboulie, de l'impulsivité ; enfin du mauvais sommeil, des rêves, des cauchemars, des illusions, des hallu-cinations, de l'onirisme délirant, se continuant le jour dans cer-tains cas.

Au degré le plus marqué, la *confusion mentale* est extrême et s'accompagne soit de *torpeur*, de *stupidité*, soit le plus souvent d'un *délire* violent, avec *hallucinations* terrifiantes et *impulsions* graves et dangereuses, qui dure parfois jusqu'à la mort.

Les *hallucinations*, telles qu'elles ont été observées par SAVIGNY et par MAIRE, ont un caractère fantasmagorique, imagé, extatique, comme celles des mystiques.

Elles peuvent être pénibles, terrifiantes et consister en combats, batailles, égorgements, apparition de fantômes, de brigands, de démons tentateurs. Elles sont habituellement agréables, composées de tableaux représentant le ciel, des personnages célestes, des décors de féeries, les beautés de la nature, en particulier des beautés féminines ou des festins magnifiques avec les mets les plus exquis. Il peut s'y joindre des *illusions de l'ouïe*, mais elles sont rares et consistent en mots, chuchotements, paroles prononcées à voix basse, quelquefois voix célestes.

Parfois, la raison est encore suffisamment conservée pour que le sujet se rende compte qu'il est le jouet de visions chimériques, et il peut même les provoquer en fixant les nuages du ciel et les brouillards du crépuscule ou bien en fermant les yeux, et se complaire dans leur contemplation. D'autres fois, il les subit malgré lui et, complètement dupe, les prend pour des réalités.

« A un moment, dit le capitaine NICOLAÏ, de la *Ville-de-Saint-Nazaire*, je n'avais plus autour de moi que des hallucinés qui voyaient dans le ciel, dans les nuages, des choses extraordinaires. Il y en avait un qui se croyait au théâtre et qui contemplait un ballet. Il envoyait des baisers aux danseuses. Par quel mystère, en ces cas-là, les nuages affectent-ils la forme de femmes? Cela dépasse vraiment toute conception. Moi-même, bien qu'ayant toute ma raison, je voyais distinctivement dans le ciel une femme qui me tendait les bras et qui était belle. En ces hallucinations, il y en a qui ont subi des crises terribles. Sept sont morts fous... »

A côté de la vision appétissante de mets et de repas, vision malheureusement tantalesque, qui s'évanouit au dernier moment et qui se retrouve aussi dans le délire d'inanition des maladies, on note aussi fréquemment, dans les hallucinations

des naufragés, la vision des objets et lieux familiers, ou
même le défilé panoramique des endroits vus et des événements
vécus dans l'existence antérieure, la vision obstinément renouvelée du sauvetage et du salut survenant de mille façons diverses,
enfin la simultanéité des mêmes visions, observée par SAVIGNY
et MAIRE chez plusieurs naufragés de la *Méduse* ou de la *Ville-
de-Saint-Nazaire*.

Signalons encore la sensation de l'âme se séparant du corps
et s'élevant dans les airs, ainsi que cela se produit dans certaines
intoxications, notamment dans le hachichisme. Le Dr MAIRE
l'a plusieurs fois éprouvée lui-même. « Ma voix ne semblait plus
m'appartenir. Il se produisait là un dédoublement de la personne ; l'âme ne tenait plus qu'à un fil, l'âme s'essayait à quitter
la carcasse... et pour ce que valait la carcasse en ce moment !...
J'avais des sensations éthérées, agréables. J'étais en quelque
sorte dédoublé. Mon âme flottait sereine au-dessus de ma personne et j'assistais impassible à nos désastres. »

Les troubles psychiques de l'inanition, quand ils restent élémentaires et limités à des hallucinations, disparaissent rapidement avec l'abstinence elle-même sans laisser de trace et sans
être suivis d'*amnésie*. Lorsqu'ils ont été plus profonds, il reste
une perte plus ou moins complète du souvenir, des rêves à répétition de l'événement et une dépression mentale assez durable.
Chez le Dr SAVIGNY ces symptômes d'asthénie psychique se pro-
longèrent pendant deux ans.

2° Pathogénie. — En présence de ces troubles psychiques
qui rappellent trait pour trait par leur nature et par leurs caractères les troubles psychiques des intoxications, LASSIGNARDIE
s'est demandé avec nous si l'état mental de l'abstinence ne
serait pas lui-même le résultat d'une *auto-intoxication*.

A l'appui de cette hypothèse, il cite les recherches de MORA-
ZOFF (1897) sur la morphologie du sang de l'homme à l'état de
jeûne ; les études de MONTI et de KARL SCHAFFER sur les lésions
des cellules nerveuses et de KLIPPEL sur celles de la cellule hépatique dans l'inanition ; enfin la constatation faite par tous les
auteurs de l'acétonurie chez les inaniliés.

L'inanition produirait donc, par *autophagie*, un véritable empoisonnement de l'organisme et on s'expliquerait ainsi ses troubles psychiques et leurs caractères.

Les *délires d'inanition dans les maladies*, soit fébriles, soit stomacales, que les auteurs et en particulier Toupet et Lebret ont eu spécialement en vue, ne diffèrent pas sensiblement de ceux que nous venons d'indiquer chez les jeûneurs non malades. Mais, ainsi que nous l'avons dit, dans les maladies, quelles qu'elles soient, surtout dans les maladies infectieuses aiguës, des causes multiples interviennent qui ne permettent pas de considérer les délires, mêmes ceux de la convalescence, comme exclusivement dus à l'inanition.

3° Surmenage. — Quant au surmenage, qui agit de la même façon et par un mécanisme analogue à celui de l'inanition, il est susceptible lui aussi de déterminer des troubles psychiques, surtout lorsqu'il est aigu et intense. On a cité quelques faits probants chez certains grands coureurs, après de longues et dures épreuves sportives. La *confusion mentale*, l'*obtusion*, la *torpeur*, l'*amnésie* semblent prédominer dans ce cas sur le délire et les hallucinations.

ARTICLE III

TRAUMATISMES

Nous nous proposons ici de décrire brièvement et exclusivement les troubles psychiques dus aux traumatismes corporels, en particulier aux traumatismes craniens.

Mais il ne faut pas oublier que, dans la pratique, ces troubles sont le plus souvent inséparables des troubles névropathiques, avec lesquels ils forment des états mixtes ou *psycho-névroses traumatiques*.

Les troubles psychiques et les troubles nerveux d'origine traumatique reconnaissent pour cause les mêmes shocks : chutes, coups violents, fractures, accidents de chemin de fer et du travail, etc., etc.

1° Historique. — Ces troubles psychiques ont été signalés dès la plus haute antiquité par Hippocrate, Galien, Félix Plater, Willis, et, à des époques plus récentes, par Pinel, Mathey, Ellis, Esquirol, Griesinger, etc.

Le premier auteur qui les ait décrits en termes précis est un chirurgien, Dupuytren : « *Si le soir, le lendemain ou le surlendemain d'une fracture, d'une luxation ou d'une opération quelconque, dit-il, le malade parait dans un état de gaieté surnaturelle, s'il parle beaucoup, s'il a l'œil vif et la parole brève, les mouvements brusques et involontaires, s'il affecte un courage et une résolution désormais inutiles : tenez-vous sur vos gardes. Bientôt il se manifeste une singulière confusion d'idées sur les lieux, les personnes et les choses.*

« *Le malade, en proie à l'insomnie, est ordinairement dominé par une idée plus ou moins fixe, mais presque toujours en rapport avec sa profession, ses passions, ses goûts, son âge, son sexe; il se livre à une jactation continuelle.*

« *Les parties supérieures de son corps sont couvertes d'une sueur abondante, les yeux deviennent brillants, injectés, la face s'anime, se colore; il profère avec une loquacité extraordinaire des vociférations effrayantes. L'affection peut au bout de quatre à cinq jours se terminer par la mort, ou le plus souvent, par la guérison. Si cette terminaison doit avoir lieu, le calme revient sans crise apparente et aussi brusquement que le désordre a commencé. Un sommeil profond s'empare du malade, puis il se réveille en pleine raison sans se souvenir du passé* ».

J'ai tenu à reproduire ici cette description du « délire nerveux des blessés » publiée par Dupuytren en 1819, dans un mémoire sur les fractures du péroné, car il y a dans ces quelques lignes non seulement le tableau très exact de la *psychose traumatique type*, mais encore celui, avant l'heure, de la *confusion mentale*. Si bien que le chirurgien Dupuytren se trouve être à la fois le premier qui ait signalé, peint et dénommé la *confusion d'idées* ou *confusion mentale*, avec ses caractères essentiels, jusques et y compris son amnésie consécutive, et le premier aussi qui ait montré que cette confusion mentale, qu'il ne faut pas confondre, malgré ses nombreux points de ressemblance, avec le delirium tremens, est la psychose caractéristique des traumatismes et des opérations chirurgicales.

Il a fallu arriver jusqu'à l'époque actuelle pour que les idées si justes de ce grand observateur, perdues de vue ou discutées, fussent reprises par la psychiatrie. Expression même de la vérité, elles arriveront certainement à s'imposer.

Parmi les auteurs postérieurs à DUPUYTREN qui se sont spécialement occupés des psychoses traumatiques, citons : SCHLAGER (1857), FRANCIS SKAE (1866), KRAFFT-EBING (1868), VALLON (1882), CHRISTIAN (1889), RIGAL (1894), BECKHOLIN (1896), COWEN (1896), PEUGNIEZ (1897), NAECKE (1898), CHAGNON (1899), SMESKAL (1899), CHEILZA (1899), CARPENTER (1900), MURALT (1900), TROEGER (1901), EDEL (1901), RATHMANN (1901), AUBEAU (1901), WERNER (1902), MARIE et PICQUÉ (1902), ROSENFELD (1903), FOREL (1903), VIEDENZ (1903), FROST (1903), VEDRANI (1903), SALA (1903), WENDE (1904), KAMENSKY (1904), TH. DRAPER (1904), MEYER (1904), TISSOT (1904), MARIE et VIOLLET (1904), WAHL (1904), MIDDLEMASS (1904), GAGOT (1904), etc., etc. La plupart admettent que le traumatisme intervient surtout en donnant un coup de fouet à la prédisposition cérébrale et, par suite, comme cause adjuvante de folie. Il ne serait que rarement le facteur réel de la psychose, et celle-ci, dans ce cas, peut se présenter sous différentes formes cliniques ; elle n'a pas de type spécial. On ne semble faire exception que pour la paralysie générale qui est considérée, avec VALLON, comme susceptible d'être due à des traumatismes du crâne, avec ou sans fractures des os.

Frappé de plusieurs faits très probants qui m'étaient passés sous les yeux, j'ai cherché à établir dans la thèse de MEYSSAN (1899) que les psychoses traumatiques, identiques aux psychoses post-opératoires, étaient essentiellement formées, comme elles, de *confusion mentale* à tous les degrés et qu'elles relevaient, par suite, d'un processus d'*auto-intoxication*. Depuis, d'autres cas du même genre n'ont fait que corroborer cette opinion qui se trouve exactement conforme, au point de vue clinique, à celle énoncée par DUPUYTREN.

Nous ne nous occuperons ici, bien entendu, que des psychoses réellement dues au traumatisme et non des vésanies survenues chez des prédisposés à l'occasion d'un traumatisme, comme à la suite d'une cause adjuvante quelconque.

2° Étiologie. — Les troubles psychiques réellement dus au traumatisme étant, pour nous, de nature auto-toxique, les conditions susceptibles de les favoriser doivent être, avant tout, celles qui tiennent l'organisme en imminence d'*auto-intoxication*. C'est donc chez les individus susceptibles de faire de l'insuffisance gastro-intestinale, hépatique, rénale, c'est-à-dire chez les arthritiques, les émotifs, les artério-scléreux, les infectés, que la psychose traumatique, comme la psychose opératoire, aura le plus de chances de se produire. Il en est ainsi en effet, et c'est ce qui explique que l'intensité et la fréquence de la psychose traumatique, comme de la psychose opératoire, soient bien moins en rapport avec la localisation ou la gravité du traumatisme lui-même qu'avec l'influence auto-toxique du shock chez l'individu. C'est ce qui explique aussi pourquoi les névroses traumatiques peuvent, comme le remarque justement FRAN-COTTE (1904), survenir sous l'influence de la seule frayeur, sans traumatisme corporel proprement dit.

3° Symptomatologie. — On peut rencontrer, à la suite des traumatismes, les troubles psychiques de la *confusion mentale* à tous les degrés. *Au premier degré*, il s'agit de modifications du caractère, d'irritabilité, d'aboulie, d'inaction et de torpeur, d'obtusion mentale avec légère amnésie actuelle ou rétrograde, de rêves et de cauchemars pénibles, reproduisant souvent des accidents ou l'accident lui-même, comme dans les névroses traumatiques. Ce sont les *troubles psychiques élémentaires*. Citons entre autres le cas de NAECKE, d'un état crépusculaire avec amnésie consécutif à une légère commotion par un coup au visage.

A un degré de plus, la confusion est plus accentuée et le rêve nocturne devient un véritable *onirisme* empiétant souvent sur la veille, surtout dans les moments d'assoupissement du malade. C'est, en un mot, de la *confusion mentale avec délire onirique*. J'ai rapporté, avec le Dr SENGENSSE, un fait typique de ce genre dans la thèse de MEYSSAN et tout récemment encore, j'en ai présenté un autre à ma clinique de l'hôpital Saint-André.

On peut enfin observer, comme psychoses traumatiques, les formes *les plus aiguës* de la confusion mentale : *délire hallucinatoire, stupeur, délire aigu*. A. MARIE (1902), TH. DRAPER (1904) en ont cité des exemples. MURALT (1900) a même noté le syndrome *catatonie* à la suite de traumatisme cranien.

Quels que soient leur aspect clinique et leur degré d'intensité, les troubles psychiques post-traumatiques nous paraissent devoir être divisés en *trois catégories distinctes*, suivant le moment de leur apparition. C'est là une division qui a son importance et qui s'applique à toutes les psychoses par intoxication ou infection aiguës, en particulier aux psychoses post-puerpérales et post-opératoires.

Le *premier groupe* est constitué par les cas dans lesquels le trouble psychique est immédiatement consécutif au traumatisme. Au sortir de sa perte de connaissance, le sujet ne revient pas à la lucidité et à la raison ; il reste dans un état intermédiaire de *confusion*, de torpeur, de désorientation, avec ou sans délire onirique, comme certains dormeurs mal réveillés, comme certains opérés sortent de leur coma anesthésique en état de *confusion* et de *délire*. C'est la *psychose traumatique immédiate*, dans laquelle le shock, par l'ébranlement organique qu'il occasionne, paraît être le facteur étiologique prépondérant. Notre cas, avec SENGENSSE, appartient à cette catégorie.

Le *second des groupes* que nous avons admis comprend tous les faits dans lesquels la psychose survient *du deuxième au dixième ou douzième jour environ*. Ce sont les plus fréquents et les plus typiques, exactement encore comme dans les psychoses post-puerpérales et post-opératoires. DUPUYTREN, dans la note citée plus haut, avait déjà signalé, nous l'avons vu, cette particularité chronologique. Il s'agit là de la *psychose traumatique proprement dite ou secondaire*, due à une auto-intoxication par insuffisance gastro-intestinale, hépatique ou rénale réalisée sous l'influence du traumatisme. Le malade que j'ai présenté récemment à ma clinique avait été pris le troisième jour, dans la soirée ; car, comme tous les délires d'intoxication, le délire traumatique débute au crépuscule ou au cours du sommeil et son retour ou ses paroxysmes sont essentiellement nocturnes.

Le *troisième groupe* est formé par les cas de *psychose traumatique tardive*. Ils existent aussi dans les psychoses post-puerpérales où ils sont représentés par la psychose de la lactation et dans les psychoses post-opératoires. Comme dans ces dernières, ils peuvent survenir plusieurs semaines ou même plusieurs mois après le traumatisme et sont dus eux aussi à un état d'auto-intoxication, mais d'un mécanisme un peu différent, engendré qu'il est par l'ensemble des causes qui peuvent dans ces conditions amener l'épuisement, la dénutrition de l'organisme : séjour prolongé au lit, suppuration longue, inanition, abus de certains pansements, surtout à l'iodoforme, etc. Dans ces cas, ce n'est presque jamais à une confusion mentale aiguë qu'on a affaire, mais à une *confusion simple*, avec ou sans délire onirique, où prédominent les symptômes d'*hébétude* et d'*amnésie*.

Reste la *paralysie générale* d'origine traumatique, qui peut être considérée, à son tour, comme un des accidents cérébraux tardifs, et même parfois très éloignés du traumatisme cranien : soit que la lésion initiale se réveille un jour et s'étende pour donner naissance à une méningo-encéphalite plus ou moins diffuse, soit que cette méningo-encéphalite se développe autour de l'ancien foyer sous l'influence d'infections ou d'auto-intoxications secondaires. De nombreux auteurs, en particulier Laségue (1853), Azam (1881), Vallon, Christian, Dubuisson (1890), Naecke, Frost, Wahl (1904), Middlemass (1904), ont rapporté des faits de ce genre. Je n'en ai personnellement observé aucun et n'ai vu que des sujets chez lesquels le traumatisme était consécutif à une paralysie générale déjà plus ou moins évidente, c'est-à-dire effet plutôt que cause de la maladie.

Il y a lieu de croire que les traumatismes craniens peuvent favoriser et hâter la production d'une paralysie générale, et, dans certains cas même, déterminer des états cérébraux plus ou moins semblables à la paralysie générale, comme toutes les intoxications, quelles qu'elles soient. Nous ne saurions affirmer cependant que ces traumatismes puissent produire de toutes pièces une véritable paralysie générale.

Rappelons que les *accidents convulsifs hystériques, épileptiques*, le *somnambulisme*, l'*amnésie rétrograde* et *antérograde* sont, ainsi que l'a montré Azam, très fréquents dans les psychoses traumatiques, en particulier dans les cérébropathies tardives.

4° Terminaison. — Les troubles psychiques du traumatisme sont en général *curables* et *passagers* comme tous ceux des intoxications et leur existence ne constitue pas, dans les shocks, un indice plus grave pour le *pronostic*. Les chances et la rapidité de la guérison varient d'ailleurs avec l'intensité de ces troubles et avec l'époque de leur apparition. Une confusion mentale simple, légère, est toujours moins grave qu'une confusion aiguë, une stupeur, un délire aigu. De même, on peut dire que plus la psychose est rapprochée du traumatisme, c'est-à-dire précoce, plus, en principe, elle est curable ; plus elle est tardive, plus elle est grave.

5° Traitement. — Le traitement doit viser l'état d'auto-intoxication et les symptômes. Il peut aussi être chirurgical, et Marie et Picqué ont cité des cas de psychose guérie à la suite de la première ou même de la seconde intervention opératoire dirigée contre le traumatisme ou ses suites.

ARTICLE IV

OPÉRATIONS CHIRURGICALES

1° Considérations générales. — Les psychoses consécutives aux opérations chirurgicales ou *psychoses post-opératoires* ont fait l'objet dans ces dernières années de travaux très nombreux, surtout en France, où la question a été discutée au Congrès d'Angers (1898), sur un très bon rapport de Rayneau, auquel je renvoie pour la documentation. Depuis, l'étude de ces psychoses a donné lieu à de nouvelles et importantes contributions.

De cet ensemble de travaux, il résulte que, pour certains aliénistes, il n'existe pas à proprement parler de psychoses post-opératoires et que les délires consécutifs aux interventions chirurgicales ne sont pas autre chose que des délires vésaniques, de forme quelconque, survenus chez des prédisposés à l'occasion d'une de ces interventions. C'est, ici encore, la conception simpliste de la prédisposition vésanique, de la dégénérescence se suffisant à elle-même et expliquant tout.

Mais, pour la plupart des auteurs, parmi les délires consécutifs aux opérations chirurgicales, il en est qui méritent réellement le nom de *délires post-opératoires*.

Ces délires post-opératoires sont évidemment ceux qui sont dus avant tout à l'opération ou à ses conséquences. Or, par suite d'une confusion fâcheuse au point de vue de la clarté de la question, Picqué appelle délires post-opératoires les délires vésaniques attribuables à l'hérédité. Quant à ceux provenant de l'opération, par ce fait qu'ils surviennent par la voie d'une infection ou d'une intoxication, ce ne sont pas pour lui des psychoses post-opératoires.

Cette opinion, bonne peut-être à établir que « la chirurgie ne crée pas de psychoses », ne saurait être admise, car elle tend à consacrer une erreur. C'est comme si l'on soutenait, en effet, que dans l'ensemble des psychoses des alcooliques, les vésanies héréditaires sont les vraies psychoses éthyliques, et les vraies psychoses éthyliques des psychoses purement issues de l'insuffisance hépatique. C'est encore comme si, dans l'ensemble des psychoses des nouvelles accouchées, on appelait psychoses puerpérales vraies les vésanies héréditaires, en rejetant les vraies psychoses puerpérales comme relevant de l'infection.

Les vraies psychoses opératoires sont en réalité, nous le répétons, celles qui sont dues, avant tout, à l'opération ou à ses suites ; quant aux vésanies, ce sont des folies ordinaires, quelconques, n'offrant rien de spécial, sinon d'être survenues à l'occasion d'une intervention opératoire, comme elles auraient pu survenir à l'occasion d'une autre circonstance banale, ou même en dehors de toute circonstance occasionnelle appréciable.

Ainsi que nous l'avons fait jusqu'ici pour toutes les psychoses symptomatiques, nous laisserons donc de côté les vésanies des héréditaires pour ne nous occuper que des véritables psychoses post-opératoires.

Ces psychoses post-opératoires, comme nous nous sommes efforcé de l'établir soit dans des travaux personnels (1893-1898), soit dans les thèses de nos élèves Penon (1893), Ginoux (1903), et comme beaucoup d'auteurs, tels que Pilcz (1902), l'admettent aujourd'hui, résultent, indépendamment de toute tendance héréditaire à la folie, du shock chirurgical et de son retentissement auto-toxique sur l'organisme, ainsi que des infections opératoires.

2° Symptomatologie. — Les troubles psychiques post-opératoires peuvent être *élémentaires* et se borner à de l'*obtusion*, de la *torpeur* ou bien à de l'*excitation* cérébrale avec insomnie, rêves, cauchemars, hallucinations nocturnes.

Ils peuvent aussi se traduire par une véritable psychose qui revêt toujours le type de la *confusion mentale*. Quel que soit, en effet, l'aspect extérieur du malade, qu'il y ait abattement, dépression ou au contraire agitation et violence, cela tient simplement à la variété en cause de confusion mentale : *simple, délirante, aiguë, hallucinatoire, stupide, méningitique*. Mais au fond, on retrouve dans tous les cas l'élément fondamental de la maladie, c'est-à-dire l'obtusion, l'hébétude, la désorientation d'esprit.

Sur ce fond de confusion mentale existe le plus souvent un *délire onirique* plus ou moins intense, roulant sur les événements de la vie familiale ou professionnelle, basé sur des hallucinations généralement pénibles, zoopsiques, fantomatiques, terrifiantes, et tantôt simplement nocturne, tantôt nocturne et diurne, c'est-à-dire continu.

Lorsque l'état est aigu, il s'y joint des symptômes généraux, de l'élévation thermique, de la sécheresse de la langue et des lèvres et comme une sorte d'état typhoïdique, parfois grave.

La symptomatologie des troubles psychiques post-opératoires connue, il faut se demander s'il n'est pas possible d'établir parmi eux une division. Celle qui me parait la plus rationnelle est la division chronologique, basée sur l'époque d'apparition des troubles psychiques.

Ces troubles psychiques se classent en effet pour ainsi dire d'eux-mêmes en *trois groupes*, analogues à ceux que nous avons admis pour les psychoses post-traumatiques : 1° les troubles psychiques *immédiats*, qui surviennent aussitôt après l'opération ; 2° les troubles psychiques *secondaires*, qui éclatent du deuxième au dixième jour ; 3° enfin les troubles psychiques *tardifs*, qui apparaissent plusieurs semaines après.

a. *Psychoses post-opératoires immédiates*. — Les psychoses qui succèdent sans transition au sommeil anesthésique, me paraissent dues à l'intoxication chloroformique agissant à la faveur du shock. La promptitude du délire, sa disparition en général assez rapide, son caractère typique de *délire toxique hallucinatoire confus*, tout, jusqu'à la saveur prolongée de chloroforme accusée souvent par les malades, semble trahir, en effet, sa véritable origine.

b. *Psychoses secondaires*. — Les psychoses secondaires sont dues soit à la septicémie, à une infection accidentelle, soit surtout à une auto-intoxication déjà existante ou réalisée, chez certains individus moins résistants, par le shock opératoire. Ce sont les plus fréquentes et les plus typiques, ce sont les psychoses post-opératoires proprement dites.

Leur processus est exactement le même que celui de toute confusion mentale toxique ou infectieuse et ils sont précédés, accompagnés et suivis des mêmes particularités symptomatiques. C'est dire qu'en règle générale, leur apparition coïncide avec une *diminution parfois très notable de la quantité d'urine*, de l'état saburral, de la constipation ; qu'ils débutent par de la *céphalée*, de l'insomnie, de l'agitation ; qu'ils se traduisent par un fond constant d'*obtusion psychique*, avec *délire hallucinatoire onirique*, professionnel, zoopsique ou terrifiant, et que cet état de confusion mentale plus ou moins aiguë et parfois fébrile laisse après lui une hébétude plus ou moins longue avec *amnésie* habituelle de la crise. Ainsi que nous l'avons noté à diverses reprises dans les autres intoxications s'accompagnant de confusion mentale, l'évolution des troubles psychiques est habituellement ici aussi parallèle à l'évolution auto-toxique, en particulier à la courbe urinaire, dont le relèvement, qui peut aller jusqu'à la décharge polyurique, annonce et traduit l'amélioration mentale.

c. *Psychoses tardives*. — Les psychoses post-opératoires tardives sont le résultat d'un déficit de nutrition de l'organisme, sous l'influence de toutes les conditions qui peuvent le produire :

suppurations prolongées, décubitus, cachexie, fièvre, etc. Elles se présentent surtout alors, comme dans la psychose de la lactation ou dans la psychose traumatique tardive, sous la forme de confusion mentale simple ou asthénique, avec prédominance des symptômes de torpeur et d'hébétude. Elles peuvent aussi, dans certains cas, reconnaître pour cause ou les pansements longtemps prolongés, surtout à l'iodoforme, ou la suppression d'un organe à sécrétion interne, tel que le corps thyroïde ou l'ovaire. Dans ce dernier cas, assez rare d'ailleurs mais dont j'ai observé des exemples, les troubles psychiques s'accompagnent généralement de phénomènes somatiques assez caractéristiques, en particulier des phénomènes vaso-moteurs qui s'observent si souvent à l'âge critique.

3° **Pronostic.** — Ainsi que nous l'avons vu pour les traumatismes, l'existence d'un délire post-opératoire n'est pas l'indice d'un pronostic grave ni quant à l'état général, ni quant au délire lui-même, qui le plus souvent *guérit* après une durée relativement courte. Ce n'est que dans certains cas, principalement lorsqu'il y a prédisposition, hérédité vésanique, qu'il peut persister, tourner en quelque sorte à la folie et nécessiter l'internement.

4° **Étiologie.** — Les psychoses post-opératoires surviennent surtout chez les *auto-intoxiqués* et les individus en imminence d'auto-intoxication tels que les hépatiques, les constipés, les artério-scléreux, les vieillards, etc. Il convient donc au plus haut point de s'assurer avant toute grande opération et à chaque instant pour ainsi dire durant la période qui la suit, de l'intégrité et du bon fonctionnement des grands organes éliminateurs.

Il faut tenir compte aussi dans l'étiologie de l'influence des causes antérieures, psychiques et physiques, de débilitation, comme les émotions et les fatigues de la *guerre*, par exemple, pour les soldats. Les dernières grandes guerres ont nettement confirmé le fait.

Les psychoses post-opératoires sont notablement plus fréquentes dans le *sexe féminin*. Elles sont très rares chez les enfants.

On a cherché à établir s'il existait des opérations plus aptes que d'autres à donner lieu à des troubles psychiques. Certains auteurs ont indiqué comme telles les *opérations gynécologiques* qui, par leur importance, leur durée, la quantité d'anesthésique employé, l'intensité de leur shock, leur siège, leurs conséquences possibles, etc., étaient les plus susceptibles d'exercer une action fâcheuse à ce point de vue. En réalité, la tendance à la psychose post-opératoire dépend bien moins de l'opération elle-même et de ses conditions que de l'intensité de son retentissement auto-toxique, c'est-à-dire en somme moins d'elle que de l'individu. C'est pourquoi l'on voit des sujets faire du délire post-opératoire pour l'opération la plus bénigne, la plus légère, tandis que d'autres n'en font pas pour les opérations les plus graves. L'exemple le plus probant de ce fait nous est fourni par l'opération de la *cataracte* qui, bien qu'étant une opération sans gravité, sans anesthésie générale, sans aucune des conditions considérées comme aggravantes, parait être celle qui fournit le plus de délires post-opératoires. Pourquoi ? Est-ce parce que c'est là qu'il y a le plus de prédisposés vésaniques ? Assurément non ; c'est tout simplement parce que la plupart des cataractés sont des *vieillards*, des *artério-scléreux*, à exutoires usés, fonc-tionnant mal, faisant pour un rien de la rétention toxique et, par suite, du délire auto-toxique.

Depuis que j'ai attiré l'attention sur ce mécanisme du délire post-opératoire, le délire consécutif à l'opération de la cataracte, que les oculistes avaient interprété de mille façons contradic-toires, s'est trouvé expliqué, et certains d'entre eux, comme FROMAGET, ont publié des cas probants dans lesquels le délire, coïncidant avec une poussée de constipation ou un abaissement à 300 et 400 grammes du taux urinaire, disparaissait rapide-ment sous l'influence du traitement antitoxique approprié.

C'est le cas de répéter avec TROUSSEAU, qui semble avoir deviné la nature auto-toxique de la psychose post-opératoire : *« Quand un sujet âgé délire, s'agite à la fin de l'opération, qu'on s'inquiète !.... Quand la langue se sèche, quand la quantité des urines diminue, quand surtout il y a anurie, qu'on s'alarme. »*

5° Diagnostic. — Comme toutes les psychoses auto-toxiques, cliniquement identiques entre elles, nous le savons, les psychoses post-opératoires peuvent être confondues, l'ont été et le sont encore souvent, avec les *psychoses alcooliques*. Ç'a été même pendant un temps la théorie régnante de considérer les délires post-opératoires, aussi bien que les délires de la pneumonie, les délires paludéens, et tant d'autres, comme des délires alcooliques. On en est revenu aujourd'hui. Mais telle est l'analogie des uns et des autres que, malgré la conception nouvelle dés délires auto-toxiques, qui explique cette analogie, on a encore tendance à considérer un délire hallucinatoire post-opératoire, lorsqu'il survient, comme un délire alcoolique. La distinction, cliniquement difficile, se fait surtout par l'étude des antécédents, par le caractère plus confus du délire post-opératoire, par les symptômes concomitants d'auto-intoxication. Il faut également, comme le dit PILCZ, distinguer les psychoses post-opératoires des *démences* jusque-là latentes, mais écloses à la faveur des opérations, surtout chez les vieillards après la cataracte.

6° Traitement. — Le traitement des psychoses post-opératoires doit être essentiellement un traitement causal, c'est-à-dire celui de l'infection ou de l'auto-intoxication originelles.

ARTICLE V

INSOLATION

Le soleil et la chaleur ne se bornent pas à produire les psychoses de l'insolation aiguë. Leur action lente peut déterminer encore, surtout dans les climats tropicaux, des troubles nerveux et psychiques plus ou moins marqués que nous devons mentionner tout d'abord brièvement.

§ 1. — TROUBLES NERVEUX ET PSYCHIQUES D'ORIGINE TROPICALE

Ces troubles nerveux et ces troubles psychiques élémentaires, dans la production desquels interviennent aussi tous les facteurs étiologiques accumulés dans les colonies et qui sont connus sous le nom de *neurasthénie tropicale*, de *soudanite*, ont été signalés et décrits par nombre d'auteurs, en particulier par LAYET, TREILLE, LE DANTEC, ESCANDE DE MESSIÈRES. Ils atteignent de préférence les prédisposés névropathes, les individus de santé débile ou déjà altérée par le paludisme chronique, la diarrhée, la dysenterie, la syphilis, les maladies antérieures, enfin et surtout par l'alcool, l'opium ou la morphine.

L'influence psychique des pays chauds sur les coloniaux peut ainsi conduire à des états nerveux variés, à des impulsions, à des actes de cruauté, de férocité vraiment extraordinaires, et dont nous avons eu, dans ces dernières années, des exemples aussi tristes que typiques.

Je renvoie plus particulièrement, pour les détails relatifs aux troubles nerveux et psychiques dus à l'influence des pays chauds, à la dernière édition du *Précis de pathologie exotique* de mon collègue LE DANTEC et à la toute récente brochure de notre ancien élève ESCANDE DE MESSIÈRES sur « la psychologie des coloniaux ».

Je me borne à insister simplement sur la nécessité qu'il y a pour les gouvernements, les administrations, les familles, à n'envoyer aux colonies que des individus exempts de toute tare, surtout mentale, et aussi sur la nécessité qu'il y a pour les Européens résidant aux colonies d'observer plus encore qu'ailleurs les règles de l'hygiène et de la sobriété les plus rigoureuses. Un Européen prédisposé originairement par son hérédité, ou accidentellement par ses excès, qui va vivre aux colonies et qui s'y intoxique, est un homme perdu cérébralement.

§ 2. — PSYCHOSES D'INSOLATION

Nous n'avons pas souvent l'occasion, dans nos climats tempérés, d'observer des troubles cérébraux sous l'influence de l'insolation, bien qu'ils y soient moins rares qu'on le suppose. Dans les pays chauds, en revanche, ces troubles sont des plus fréquents et parfois des plus graves.

Les psychoses de l'insolation sont signalées sans détails dans les traités de pathologie exotique. Il ressort cependant de ces indications classiques que le délire et les hallucinations existent à peu près constamment dans la seconde période ou période d'excitation de l'insolation (sunstroke des Anglais) et que, dans certains cas même, ils sont à ce point marqués qu'on admet une forme délirante de la maladie, désignée autrefois sous le nom de *calenture*.

Quant aux psychiatres, ils n'ont guère étudié, et cela se comprend, ce genre de psychoses et nous n'avons guère à signaler comme travaux spéciaux sur le sujet que celui de Th.-B. Hyslop (1890) et le nôtre (1901). Nous basant, en ce qui nous concerne, sur l'ensemble des faits publiés et sur un cas personnel typique, nous avons montré que les psychoses d'insolation se traduisaient très nettement par des états de confusion mentale, c'est-à-dire par une symptomatologie identique à celle de toutes les intoxications externes ou internes.

1º Symptomatologie. — Nous passerons donc rapidement en revue, dans la symptomatologie des psychoses d'insolation, les principales formes de confusion mentale sous lesquelles elles se présentent : 1º le *délire hallucinatoire aigu;* 2º le *délire aigu ;* 3º la *confusion mentale amnésique ;* 4º le *syndrome paralytique.*

a. *Délire hallucinatoire aigu.* — Le délire hallucinatoire aigu revêt ici les mêmes caractères que partout ailleurs. Il est constitué par un état d'agitation désordonnée, violente, incoercible d'idées, de langage, d'actes, provoqué et entretenu par des hallucinations pénibles, terrifiantes. Sous l'influence de leurs visions, les malades sont dans un état d'effroi inexprimable et le plus souvent, pris d'affolement, de panophobie, ils courent impulsivement devant eux et vont jusqu'à se jeter par les fenêtres ou, s'ils sont à bord, dans la mer.

Cette particularité avait tellement frappé les médecins qui en furent témoins qu'ils y virent le principal symptôme de la maladie. C'est ainsi que Nysten définit la *calenture* « une espèce de délire furieux auquel les navigateurs sont sujets sous la zone torride : c'est une affection cérébrale caractérisée particulièrement par le désir de se jeter à la mer ».

En réalité, il n'y a rien là de spécial à l'insolation ; c'est une impulsion commune à toutes les psychoses toxiques à délire hallucinatoire terrifiant et que nous retrouverons notamment dans les psychoses de la période hyperthermique des infections aiguës : fièvre typhoïde, pneumonie, variole, scarlatine, érysipèle, etc. C'est l'impulsion aveugle de tout délirant qui fuit, épouvanté, devant ses redoutables visions.

Parfois même, comme dans un cas cité par RAYNEAU (1900), la fuite devient une véritable *fugue*, une crise d'*automatisme ambulatoire*, de caractère somnambulique, comme celles qui ont lieu dans la psychose alcoolique.

b. *Délire aigu*. — Le délire aigu n'est, nous le savons, que le délire hallucinatoire terrifiant à un degré plus marqué d'intensité, avec symptômes méningitiques, souvent mortels. Cette variété grave de confusion mentale est fréquente dans l'insolation. Elle n'y offre pas des caractères spéciaux.

c. *Confusion mentale amnésique*. — Toutes les intoxications et toutes les infections aiguës donnent lieu, nous le savons aussi, à des psychoses habituellement suivies d'amnésie lacunaire et parfois aussi d'amnésie de fixation. Quelques-unes de ces intoxications et infections déterminent, comme par une sorte d'aptitude spéciale, des amnésies plus fréquentes et plus profondes. De ce nombre sont : l'*éclampsie*, la *polynévrite*, l'*insolation*.

L'observation que j'ai publiée et celle que LE DANTEC a signalée dans la récente édition de son ouvrage montrent de façon typique que l'amnésie peut, à la suite de l'insolation, être la manifestation dominante et se prolonger pendant plusieurs années.

Tantôt la confusion mentale revêt dès le début la *forme amnésique*, ainsi que cela a lieu fréquemment dans la polynévrite. D'autres fois, c'est à la suite d'un accès de *délire hallucinatoire* ou de *délire aigu* que la confusion mentale prend ce caractère.

Dans ce dernier cas, l'amnésie est tout d'abord *lacunaire*. Les malades ont totalement oublié la période aiguë de leur délire, ou bien il n'en surnage que quelques vagues débris dans leurs souvenirs. L'amnésie peut être alors également *rétrograde* et remonter plus ou moins en arrière. Mon malade avait oublié non seulement sa crise de délire hallucinatoire aigu, durant laquelle il avait été traité dans un hôpital aux colonies, mais encore la majeure partie des dix-huit mois précédents, enveloppés d'un nuage des plus obscurs. La lacune amnésique était ainsi comme une période absente de la mémoire, précédée et suivie d'une véritable phase d'amnésie crépusculaire.

Mais la variété d'amnésie qui ne manque dans aucun cas et qui donne à l'état mental sa physionomie particulière, de même que dans la psychose polynévritique, c'est l'*amnésie antérograde, actuelle*, ou mieux l'*amnésie de fixation*. Chez mon malade, cette amnésie était poussée à un point extrême. Il fallait qu'il fût accompagné quand il sortait, car il oubliait dix fois en route où il se rendait : il ne savait ce qu'il avait fait la veille ou le matin ; il ne pouvait répéter au bout d'un instant un mot, un nom, le mois, la date du jour qu'on venait de lui dire. Il commettait ainsi les pires bévues, paraissant absolument étranger à ce qu'il exécutait. Le malade de LE DANTEC et PITRES, jeune médecin de marine, présentait exactement les mêmes particularités, c'est-à-dire une *amnésie lacunaire*, une *amnésie rétrograde crépusculaire* remontant à cinq ans et une *amnésie de fixation* des plus marquées. Lorsque l'amnésie de fixation est profonde, comme dans les deux cas cités, elle se prolonge quelquefois pendant très longtemps. Mon malade, frappé d'insolation en juillet 1900, est resté pendant plus de trois ans hors d'état d'assimiler les faits présents et c'est à peine si aujourd'hui il est entièrement guéri.

Ces amnésies toxiques présentent bien des particularités qu'il serait intéressant d'étudier. Ainsi, mon malade qui avait appris l'anglais aux colonies, c'est-à-dire au cours d'une époque dont il avait perdu le souvenir, avait conservé cependant la connaissance de cette langue. D'autre part, tandis qu'il était incapable de fixer quoi que ce soit dans son esprit et de s'en souvenir un instant après, il pouvait apprendre de longues pièces de vers aussi facilement qu'autrefois et les réciter même au bout d'un certain temps.

L'amnésie de fixation s'accompagnait chez lui d'un degré marqué d'obtusion, de torpeur et même de somnolence.

d. *Syndrome paralytique.* — D'après J. MICKLE, l'insolation serait une cause assez fréquente de paralysie générale chez les soldats anglais de l'Inde et son opinion s'appuie sur l'autorité de Meyer, Victor, Berstein et autres. En ce qui le concerne, et sur 49 cas, Hyslop n'en a trouvé qu'un seul dans lequel la paralysie générale était certaine ; mais le nombre de ceux qui simulaient la maladie était remarquable. Dans 14 cas, l'association de symptômes d'affaiblissement psychique et physique rendait le diagnostic d'une extrême difficulté. Il existait du tremblement de la langue, de la difficulté ou embarras de la parole, des anomalies pupillaires, de l'altération des réflexes (principalement exagérés), une écriture cassée et saccadée, une marche incertaine et faible, de la perte du contrôle vésical et rectal, des hallucinations ou perversions de tous les sens ou de quelques-uns (celui de l'odorat moins communément), de la mélancolie ou de l'hypocondrie, plus souvent encore de l'exaltation, de l'extravagance, de l'excitation ou même de la manie aiguë. Le diagnostic de paralysie générale paraissait, on le voit, s'imposer ; mais, après un certain temps, les signes physiques disparaissaient et le malade guérissait mentalement. Parfois, cependant, l'intelligence restait définitivement altérée et on voyait persister soit de la désorientation et des absences, soit plutôt des traces d'exaltation ou d'idées fixes avec tendances à la satisfaction et à la gaieté. Ces malades, avec ou sans troubles moteurs et sensoriels spéciaux, pouvaient rester des années dans cet état, sans changement notable d'une année à l'autre.

L'auteur insiste sur la fréquence et l'importance de la céphalalgie chez ces sujets, sur leur sensibilité à la chaleur, dont l'action suffit à réveiller leurs troubles psychiques.

2° Étiologie et pathogénie. — La cause des psychoses de l'insolation est nécessairement l'*action du soleil* frappant la tête, surtout au niveau de la nuque, principalement lorsque le sujet est immobile ou endormi. Mais il est d'autres facteurs adjuvants tels que la syphilis, l'artério-sclérose, l'état congestif et surtout l'*alcoolisme*. Beaucoup d'insolés, surtout dans nos pays, avaient bu ou étaient en état d'ivresse au moment où ils subirent l'action nocive du soleil, d'où difficulté pour le *diagnostic*.

Quant à la *pathogénie* des psychoses héliosiques, leurs caractères cliniques nous montrent nettement qu'elles sont dues à une *intoxication*. Cela est d'ailleurs en accord avec la théorie pathogénique de l'insolation actuellement prédominante, qui tend à en faire une intoxication, soit par action directe du calorique sur le système nerveux (calorique poison), soit par voie indirecte ou d'auto-intoxication.

Ce serait le même mécanisme que dans le shock traumatique, qui agit aussi par auto-intoxication. La psychose d'insolation rentrerait donc dans la catégorie des psychoses auto-toxiques par shock et cela explique ses analogies avec la psychose traumatique, qui avaient déjà frappé HYSLOP.

3° Pronostic, traitement. — Hormis les cas où il s'agit de délire aigu méningitique, les psychoses d'insolation ne se terminent pas par la mort. Elles ont cependant un *pronostic assez grave*, par suite des perturbations profondes et souvent très prolongées qu'elles entraînent dans la mémoire, perturbations auxquelles peut même se joindre une diminution définitive de l'état mental.

La récupération des souvenirs se fait toujours de façon très lente et graduelle et, chez les deux sujets qui nous ont servi de type tout au moins, par des images visuelles.

Le *traitement des accès de délire hallucinatoire et de delire aigu* se confond avec celui de l'insolation elle-même et doit par suite consister en réfrigération du corps, bains tièdes, glace sur la tête, révulsion sur l'intestin, antithermiques, etc.

Le *traitement des formes asthéniques et amnésiques* réclame les toniques et les stimulants, externes et internes. On peut, dans les cas d'amnésie persistante et rebelle, recourir à la *suggestion hypnotique*, mais, chez mon malade, les souvenirs antérieurs ne se réveillaient qu'en partie dans l'hypnose, et, quant aux suggestions, docilement acceptées, elles ne se réalisaient également que de façon incomplète, faute de se graver suffisamment, comme les perceptions à l'état de veille, dans le cerveau.

Le médecin major SABATIER (1905) préconise contre les accidents constituant le coup de chaleur l'extrait de capsules surrénales. De son côté le médecin major BONNETTE (1905), contre le

coup de chaleur dans les armées des pays tempérés, qu'il considère aussi comme un empoisonnement sanguin avec stase circulatoire dans les méninges et les poumons, conseille une série de
moyens, parmi lesquels les tractions rythmées de la langue, la
respiration artificielle, la saignée suivie d'injections de sérum
artificiel, enfin, dans les cas de céphalée persistante, la ponction
lombaire.

CHAPITRE III

PSYCHOPATHIES DES INFECTIONS

Ce chapitre est consacré aux psychoses des infections, divisées
en deux sections : 1° les *infections aiguës* ; 2° les *infections
chroniques*.

SECTION PREMIÈRE

INFECTIONS AIGUES

Après quelques considérations générales sur les psychoses des
infections aiguës, nous dirons un mot successivement des psychoses dans chacune des principales de ces infections.

§ 1. — GÉNÉRALITÉS

Les psychoses des maladies infectieuses aiguës offrent ceci de
particulier que non seulement elles ressemblent à toutes les
psychoses toxiques, au grand groupe desquelles elles apparlien-
nent, mais encore qu'elles sont identiques les unes aux autres.

1° Moment d'apparition, division. — Dans toutes les infections aiguës, les troubles psychiques peuvent apparaître à quatre
moments distincts : 1° au *début*, avant tout autre symptôme,
pour ainsi dire ; 2° à la *phase d'hyperthermie* ; 3° à la *phase de
défervescence* ; 4° enfin à un moment quelconque de la *convalescence*. D'où, au point de vue chronologique, quatre variétés de
psychoses dans les infections aiguës, susceptibles à la rigueur de
se réduire à deux principales : 1° les *psychoses de la période
aiguë* ou psychoses infectieuses proprement dites, comprenant
les *psychoses préfébriles* et les *psychoses fébriles* ; 2° les *psychoses*

de la période terminale ou psychoses post-infectieuses, comprenant les *psychoses de la défervescence* et les *psychoses de la convalescence.*

2° Symptomatologie. — Le type clinique des psychoses, dans toutes les infections aiguës, est la *confusion mentale*, c'est-à-dire la psychose caractéristique des états d'empoisonnement de l'organisme.

Durant le *stade fébrile*, la psychose infectieuse revêt ordinairement l'une des formes de la confusion mentale aiguë, en particulier la forme de *délire onirique hallucinatoire*, ou celle de *délire aigu méningitique*, parfois mortel.

Le délire onirique hallucinatoire se traduit par des rêves en action, vécus, mouvementés, faits de scènes professionnelles, familiales, ou purement fantastiques, de visions parfois agréables, célestes, mais le plus souvent pénibles, terrifiantes, où vivent, passent et s'agitent comme en des tableaux cinématographiques des animaux, des personnages grotesques, des fantômes, des démons, des assassins ; plus rarement il existe des hallucinations et des illusions de l'ouïe, du goût, des craintes d'empoisonnement, de l'érotisme, du mysticisme, etc. Cet état onirique ou de somnambulisme aigu, pour ainsi dire, s'accompagne d'une agitation plus ou moins vive, parfois de paroxysmes violents et souvent aussi d'impulsions panophobiques, au cours desquelles les malades, affolés par leurs terreurs hallucinatoires, se lèvent brusquement de leur lit et cherchent fébrilement à se cacher ou à s'enfuir par la première issue venue. C'est là la raison habituelle des précipitations par la fenêtre, si communes dans toutes les psychoses d'intoxication ou d'infection aiguës, et vis-à-vis desquelles il faut par suite être prévenu.

Durant le *stade post-fébrile* et de la *convalescence*, on a affaire principalement à la *forme asthénique* de la confusion mentale, variable de degré et de durée, mais constituée essentiellement par du désarroi intellectuel, de l'obnubilation, de la stupidité, de la pseudo-démence avec ou sans délire et agitation.

L'amnésie de fixation y est d'ordinaire très marquée et dans certains cas même peut dominer la scène au point de légitimer la création d'une variété *amnésique* de confusion mentale. C'est ce qui a lieu notamment dans les accidents polynévritiques.

Une autre forme de confusion mentale qui est susceptible de s'observer dans toutes les infections aiguës, soit dans la période hyperthermique, soit surtout dans la convalescence, c'est la forme à *syndrome paralytique*, caractérisée par les symptômes mentaux et somatiques de la paralysie générale. Le tableau clinique est le même et cet état ne diffère de la paralysie générale classique que par son évolution rapide et sa tendance naturelle à la régression, à la guérison.

Ce sont là de véritables paralysies générales *régressives* ou *temporaires* (Régis) qui s'arrêtent et rétrocèdent parce que les lésions aiguës qui les produisent s'arrêtent et rétrocèdent aussi le plus souvent.

3° Anatomie pathologique, pathogénie. — Les lésions cérébrales dans les psychoses des infections aiguës sont, en effet, celles de la paralysie générale, c'est-à-dire des lésions de *méningo-encéphalite diffuse*, mais de méningo-encéphalite diffuse aiguë.

Elles consistent en œdème du cerveau, vascularisation active, altération à divers degrés des cellules et des fibres, prolifération de la névroglie.

Il s'y joint parfois des lésions des viscères, en particulier du cœur, du foie et des reins. Au point de vue *pathogénique*, les psychoses des maladies infectieuses aiguës sont le résultat, ainsi que Chardon l'a bien indiqué dans sa thèse (1899) : 1° soit de l'action directe des microbes localisés dans les centres nerveux ; 2° soit de l'action des produits sécrétés par les microbes ou toxines ; 3° soit de l'auto-intoxication secondaire résultant de l'atteinte des viscères ou de la non-élimination des poisons.

4° Diagnostic. — Les *psychoses du début* des infections aiguës, celles qui éclatent avant toute autre manifestation morbide bien évidente, risquent d'être prises pour de la *folie ordinaire*, de la *vésanie*, notamment pour un accès de *manie*. L'erreur a été fréquemment commise, elle l'est encore et sa conséquence presque obligée est l'internement regrettable dans un asile d'aliénés d'un malade à la phase initiale d'une fièvre typhoïde, d'une pneumonie, d'une grippe, etc. C'est en grande partie pour obvier à des méprises de ce genre que les chefs de service ont en tous lieux demandé l'organisation dans chaque grand hôpital de salles ou chambres d'observation spéciales, et que le Congrès des Aliénistes et Neurologistes français a émis, en 1901, un vœu unanime en faveur de cette création, qui permettrait « de ne transférer les malades délirants et agités des hôpitaux dans les asiles, qu'après aliénation mentale confirmée ».

Quoi qu'il en soit, il est des signes qui peuvent permettre au médecin d'établir le diagnostic de psychose infectieuse pré-fébrile et qui, en tous cas, l'obligent à temporiser. Ce sont : la *céphalée* prémonitoire, les modifications de l'urine et du taux urinaire, l'état saburral, la constipation opiniâtre, l'apparition de la fièvre, la brusquerie du délire, son caractère onirique, hallucinatoire, confus, son acuité. C. ROUGÉ a insisté récemment sur ce diagnostic (1903).

Une autre erreur bien souvent commise, c'est celle qui consiste à voir dans le *délire infectieux* un *délire alcoolique*. Elle sera évitée si l'on a présent à l'esprit que le délire onirique à hallu-cinations professionnelles ou terrifiantes n'est pas, comme on l'a cru longtemps, le monopole exclusif de l'alcoolisme, mais bien la manifestation psychopathique ordinaire de toute intoxi-cation et de toute infection. La constatation de ce délire signifie donc non pas alcoolisme, mais simplement intoxication ou infection. C'est à l'ensemble des autres symptômes à indiquer ensuite de quelle sorte d'empoisonnement, interne ou externe, il s'agit.

Il y a lieu enfin de distinguer, suivant les cas, la psychose infectieuse de la *méningite*, de la *démence vraie*, du *délire systé-matisé*, de la *paralysie générale progressive*. Cette distinction n'offre pas en général de très sérieuses difficultés.

5° Pronostic. — Au point de vue du *pronostic*, on peut dire que, malgré leurs réactions souvent désordonnées et violentes, et malgré certains signes de déchéance en apparence graves, les psychoses des infections aiguës aboutissent le plus souvent à la *guérison*, sauf le délire aigu méningitique, qui se termine parfois par la mort.

Il faut ajouter aussi que leur guérison n'est pas toujours bien complète et qu'elles laissent fréquemment après elles les sujets diminués et en état d'*infériorité psychique*, particulièrement en ce qui concerne la *mémoire*, indépendamment de l'*amnésie lacunaire*, qui est à peu près la règle en pareil cas.

6° Traitement. — Au point de vue *thérapeutique*, le traitement *anti-infectieux*, *antiseptique*, général ou local, donne souvent ici d'excellents résultats. C'est donc à la cure de l'infection ou de l'auto-intoxication qu'il faut surtout recourir pour combattre et guérir le trouble mental.

Parmi les indications spéciales, celle qui s'impose avant tout est de procurer au malade un *sommeil* assez profond et assez prolongé pour que les troubles délirants et hallucinatoires ne puissent s'y manifester. Le chloral, le bromidia, mais surtout le véronal donnent à cet égard les meilleurs résultats.

7° Division. — Nous allons maintenant rapidement passer en revue, dans des articles distincts, les psychoses des maladies infectieuses aiguës suivantes : *Fièvre typhoïde* et *Typhus exanthématique ; Grippe ou influenza ; Pneumonie ; Polynévrite périphérique ; Fièvres éruptives (Variole et Vaccine ; Rougeole ; Scarlatine) ; Diphtérie ; Erysipèle ; Choléra ; Rage*.

§ 2. — FIÈVRE TYPHOÏDE

La psychose de la fièvre typhoïde est le type des psychoses liées aux maladies aiguës infectieuses, et elle est, comme l'ont établi NASSE, SCHLAGER, CHRISTIAN, relativement assez fréquente.

1° Psychoses de la période aiguë. — La psychose de la période fébrile ou psychose *pertyphique* (MARANDON DE MONTYEL) peut éclater dès le *début* de la maladie, à la phase initiale, et revêt le plus souvent alors la forme de *confusion mentale* avec *violente agitation*, c'est-à-dire les caractères de la *psychose hallucinatoire* ou même du *délire aigu*. Lorsque le délire apparaît ainsi au début même de la fièvre typhoïde, il peut en masquer plus ou moins les symptômes et entraîner de ce chef l'internement du malade dans un asile d'aliénés. Ce fait a été signalé depuis longtemps par les auteurs.

Mais ce n'est pas seulement dans la période initiale de la fièvre typhoïde que peuvent se manifester des troubles psychiques ; ils peuvent également survenir dans la *période d'état*. Ces délires de la période d'état sont encore mal connus et on en a cité de formes diverses consistant surtout en *psychoses aiguës* avec hallucinations terrifiantes (THORE, CHRISTIAN), idées de persécution (BARIÉ), délire mystique (CHÉRON, JOFFROY, BARIÉ, GLOVER) ou même délire méningitique (LIEBERMEISTER cité par KRAEPELIN, RAYMOND). GLOVER soutient avec RAYNAUD que le type ordinaire du délire à la période d'état, chez l'individu non prédisposé, est représenté par un état mélancolique avec délire d'action ou par une stupeur profonde avec excitation mentale considérable. Chez le prédisposé vésanique il s'agirait le plus souvent d'un véritable délire aigu d'une gravité extrême, avec agitation musculaire, incoordination, crises convulsives toniques et cloniques, albuminurie, collapsus à la période terminale.

Il est facile de voir, au fond de toutes ces constatations en apparence différentes, qu'il s'agit là des manifestations variées d'un seul type de psychose, la *confusion mentale*, se présentant, au cours de la fièvre typhoïde, sous l'une de ses formes aiguës : *délire hallucinatoire, stupeur, délire aigu.*

2° Psychoses de la convalescence. — Les travaux, en ce qui concerne les *délires post-typhiques*, ont été plus nombreux et plus concordants. Depuis très longtemps déjà on a constaté en effet qu'un état psychopathique pouvait survenir à la suite de la fièvre typhoïde, soit durant la convalescence, soit plus ou moins longtemps après et que cet état psychopathique se caractérisait essentiellement par une *obtusion* profonde et parfois absolue de l'intelligence, à laquelle se joignaient souvent des idées délirantes variées, notamment des *idées de grandeur*, du délire ambitieux, rappelant par son caractère absurde et diffus celui de la *paralysie générale* (SAUVET, LEUDET, MARCÉ, DELAsiauve, Mugnier, Béhier, Christian, Liouville, Barbelet, Régis, Marandon de Montyel, Max Simon, Glover, Kraepelin etc.). Marcé (1862) a insisté particulièrement sur le délire ambitieux et Delasiauve (1864) sur l'obtusion. Delasiauve faisait remarquer déjà que malgré l'agitation et la dépression, qui ont fait attribuer bien des cas de psychose post-typhique à la manie et à la mélancolie, il s'agit en réalité de *confusion mentale*.

Tous les auteurs, depuis, ont mis en relief cette obtusion, qui est le signe le plus évident de l'épuisement, de l'asthénie de l'organisme à ce moment, d'où le nom de *psychose asthénique* donnée par Kraepelin à la psychose de la convalescence des infections graves.

Il n'est pas douteux en effet, que ce qui domine là c'est la confusion mentale, la pseudo-démence constituée par une « obtusion intellectuelle extrême et une abolition complète de la mémoire qui impriment aux conceptions délirantes, de quelque nature qu'elles soient, un cachet d'absurdité spéciale. Les malades délirent d'une façon niaise et leur psychose rappelle les psychoses séniles ; on croirait entendre radoter de jeunes vieillards. Il n'y a pas chez eux de systématisation, ils émettent les conceptions les plus absurdes sans qu'elles se rattachent dans leur esprit à une association d'idées logiquement agencée. Ils parlent de leurs hallucinations, les racontent comme des faits divers, telles qu'ils les subissent, sans chercher à les comprendre ou à les interpréter. Cette stupeur de l'intelligence se reflète sur le visage et le regard paraît hébété » (Régis, 1882). A cet état peut se joindre parfois de la catalepsie symptomatique, de la catatonie.

Les *idées délirantes ambitieuses* dont nous avons parlé présentent ce caractère curieux de persister parfois après la guérison complète de la fièvre typhoïde et des autres troubles psychiques. Divers auteurs (Ballet, Dufour 1899, Rougé 1905), en ont cité des exemples et Delasiauve avait même déjà noté que ces impressions délirantes, qui survivent à l'amélioration cérébrale, peuvent devenir la base d'une sorte de délire systématisé. J'ai montré que ces idées délirantes, qui d'ailleurs peuvent revêtir une forme quelconque, sont le résultat de la persistance, dans la conscience, des conceptions prédominantes du délire onirique ou rêve somnambulique infectieux, et qu'elles sont identiques par suite, aux idées fixes post-somnambuliques ou hypnotiques, d'où le nom *d'idées fixes post-oniriques* que je leur ai donné. J'ai montré aussi que ces idées fixes post-oniriques, souvent durables et tenaces, étaient, comme les idées fixes post-somnambuliques, justiciables de la suggestion hypnotique. MARSAT, dans sa récente thèse (1902), a confirmé le fait.

Ce qu'il convient d'ajouter ici, c'est que la fièvre typhoïde est la maladie infectieuse aiguë à la suite de laquelle on observe le plus souvent ces idées fixes post-oniriques, véritables reliquats monoïdéiques de l'accès délirant.

C'est aussi l'une de celles — le fait est devenu proverbial — à la suite desquelles l'*amnésie* est la plus profonde et la *diminution du niveau mental* la plus évidente et la plus persistante, au moins dans bien des cas.

Ajoutons que les psychoses post-typhiques s'observent aussi chez l'enfant (COMBY 1896, DIEUZAIDE 1903).

Dans les psychoses de la fièvre typhoïde, comme dans les psychoses de toutes les autres infections aiguës, on a signalé des lésions de *méningo-encéphalite* dont la ressemblance avec celles de la paralysie générale a depuis longtemps frappé les auteurs (CHÉDEVERGNE 1863, A. VOISIN 1883).

3° Cérébro-typhus. — Les symptômes de confusion mentale aiguë qui constituent les psychoses dans la fièvre typhoïde se manifestent non seulement dans les formes ordinaires d'infection typhique, mais encore et surtout dans les formes cérébrales, en particulier dans celle désignée par AUDEMARD, élève de PIERRET, sous le nom de *cérébro-typhus* sans dothiénentérie (1898). La séro-réaction de WIDAL permet de reconnaître la nature et l'origine de cette *typho-psychose*, et par suite, comme le fait justement remarquer AUDEMARD, d'éviter les internements intempestifs ou prématurés.

4° Typhus exanthématique. — La *confusion mentale* et ses diverses variétés, mais surtout le *délire onirique* sont également les psychoses habituelles du *typhus exanthématique*. J'ai observé plusieurs cas très nets de confusion mentale avec délire onirique professionnel et hallucinatoire dans la dernière épidémie de typhus de Bordeaux, il y a quinze ans.

§ 3. — GRIPPE OU INFLUENZA

Si l'on en excepte quelques cas rares et isolés, notés antérieurement, ce n'est guère que depuis les grandes épidémies récentes que les troubles psychiques de l'influenza ont été étudiés. Citons, parmi les travaux les plus importants sur le sujet, ceux de KRAEPELIN, LADAME, JOFFROY, KIRN, ALTHAUS, PIERRET et PARET, KRYPIAKIEWICZ, SAVAGE, TOULOUSE, etc.

Comme pour la fièvre typhoïde et pour toutes les infections aiguës, nous avons à examiner dans la grippe les psychoses de la période fébrile ou *psychoses pergrippales* et les psychoses de la convalescence ou *psychoses post-grippales*.

1° Psychoses de la période aiguë. — La grippe, de même que les autres maladies infectieuses aiguës, *débute* parfois par une crise de délire (REVILLIOD, EWALD, ALTHAUS) qui, par cela même qu'il ouvre la scène morbide, peut faire croire à une folie commençante et amener l'internement. Nous avons vu plus haut, aux généralités, comment l'erreur peut être évitée.

Les *psychoses pergrippales* vraies, celles de la période fébrile ou d'état, ont été distinguées par KIRN (1891) en *délires fébriles* ou *psychoses transitoires aiguës*, caractérisées par de l'excitation ou de la dépression avec illusions, hallucinations, cris, parfois symptômes de méningite et en *psychoses proprement dites*, débutant brusquement à l'apogée de la fièvre, se traduisant par des aspects divers, agitation ou dépression, idées mélancoliques, idées de grandeur, ressemblant parfois au délire alcoolique et se terminant ordinairement au bout de quelques semaines par la guérison.

Il n'y a pas lieu, pensons-nous, de maintenir cette distinction, basée d'ailleurs sur de simples nuances, difficilement appréciables. Ce qu'il importe surtout d'indiquer, c'est que les psychoses grippales de la période fébrile se traduisent par de la *confusion mentale*, en particulier par du *délire hallucinatoire aigu* ou du *délire aigu*.

Comme toujours, ces manifestations délirantes, exclusivement nocturnes ou à paroxysmes nocturnes, sont constituées par des scènes de rêve vécues et coïncident avec de l'oligurie et une céphalée souvent très pénible, rappelant presque celle de la méningite.

L'agitation est dans certains cas des plus violentes et le malade, principalement dans les paroxysmes de la nuit, parle, crie, s'épouvante et cherche à se lever, à s'échapper par la porte ou la fenêtre, pour fuir les dangers imaginaires que lui créent ses terrifiantes visions.

La crise délirante peut être très légère et très brève et se borner à quelques rêvasseries hallucinatoires, revenant, durant quelques nuits seulement, à l'entrée ou au sortir du sommeil. Elle peut aussi être continue, prolongée et très intense. Rarement cependant le délire aigu grippal se termine par la mort.

2° Psychoses de la convalescence. - - KRAEPELIN reconnaît quatre types dans les psychoses post-infectieuses en général : 1° le *délire de collapsus* ; 2° la *démence* ou *délire hallucinatoire avec stupeur* (hallucinatorische Verwirtheit) ; 3° la *démence* ou *délire asthénique* (asthenische Verwirtheit) ; 4° la *démence aiguë* ou *stupidité*. Ces divers types s'observent dans la convalescence de la grippe ; ce ne sont d'ailleurs, sous d'autres noms, que certaines des variétés que nous avons admises à la confusion mentale, en particulier les variétés dans lesquelles dominent la torpeur et l'obtusion, c'est-à-dire des *psychoses asthéniques*.

On sait combien fréquemment la grippe laisse après elle un état d'asthénie physique et mentale profond, persistant, tenace : il n'y a donc pas lieu de s'étonner si les psychoses de la convalescence revêtent essentiellement un caractère *asthénique*. Les malades sont hébétés, stupides, désorientés, avec, sur ce fond de pseudo-démence, de l'agitation, du délire onirique, des hallucinations et un état physique qui traduit, comme l'état psychique de dénutrition, l'épuisement de l'organisme.

Parmi les psychoses post-grippales, il faut faire une place à part à la *paralysie générale*. La grippe est en effet l'infection aiguë qui donne lieu de la façon la plus fréquente et la mieux caractérisée au syndrome paralytique. Beaucoup d'auteurs ont cité des cas de ce genre, dans lesquels rien ne manquait au tableau clinique : embarras de la parole, tremblement ataxiforme de la langue et des lèvres, inégalité des pupilles, exagération des réflexes tendineux, affaiblissement mental, délires absurdes et incohérents, etc. Mais, et c'est en cela que réside la différence, le syndrome paralytique, dans la grippe, comme dans toutes les infections aiguës, n'est ni stable, ni progressif; les symptômes somatiques même, tels que la dysarthrie et l'inégalité pupillaire, varient d'une journée à l'autre, voire dans la même journée, et le plus souvent, de cet ensemble si menaçant, il ne reste plus rien ou que fort peu de chose au bout de quelques semaines. Le cas de Krypiakiewicz, dans lequel la démence et la parésie s'accentuèrent progressivement est, à ce point de vue, exceptionnel, de même que le cas plus récent de G. Borie, de Cumberland, terminé en sept mois par la mort, dans lequel le malade avait contracté la syphilis après l'influenza. La paralysie générale de la grippe, si elle est une *vraie* et non une *pseudo*-paralysie générale, est donc bien le type de ces paralysies générales *régressives* ou *temporaires* auxquelles donnent lieu les infections aiguës.

3° Pathogénie, anatomie pathologique. — Les psychoses de la grippe ont la même origine que toutes les psychoses des maladies infectieuses aiguës : elles sont dues soit à l'action directe des microbes ou de leurs toxines, ce qui a lieu surtout dans les périodes aiguës, soit aux auto-intoxications secondaires, si fréquentes dans la convalescence, soit enfin à la dénutrition et à l'épuisement.

Quant aux *lésions anatomiques*, sur lesquelles ont insisté Pierret (1893) et Camia (1900), elles sont celles des méningo-encéphalites aiguës diffuses d'origine infectieuse, microbienne. Pierret, qui les a fort bien décrites, les résume ainsi, d'après un cas typique, avec Paret : stase des globules dans les vaisseaux, diapédèse et accumulation de globules blancs dans les gaines, émigrations lointaines des globules blancs qui se rencontrent disséminés dans tous les espaces où ils ont accès. Dans la substance blanche, comme dans la substance grise, on les observe avec leurs caractères histochimiques, tantôt rangés à la file, tantôt formant des groupes. Autour des cellules nerveuses ayant le plus souffert dans leur nutrition, on les voit réunis, contrastant par leur vitalité avec la cellule elle-même, au protoplasma trop clair, réticulé, et au noyau déformé qui tend à devenir excentrique. Sur des coupes traitées par l'acide osmique, on peut constater que beaucoup de leucocytes sont chargés de très fines granulations graisseuses, et il a semblé même à PIERRET voir des bacilles très petits dans le voisinage de quelques cellules nerveuses.

4° Pronostic. — Les psychoses grippales, aussi bien celles de la période aiguë que celles de la convalescence, aussi bien celles qui affectent des formes d'apparence grave, comme le syndrome paralytique, que les simples confusions asthéniques et les délires oniriques purement nocturnes, sont habituellement *curables* et ce n'est qu'exceptionnellement, dans certains cas de délire aigu fébrile, qu'elles peuvent aboutir à la mort.

Mais l'intoxication ou, comme dit PIERRET, l'*intoxication grippale* a une action particulièrement neurasthénisante, épuisante. Il s'ensuit que, bien que curables, les psychoses de la grippe *durent* souvent plus longtemps que celles des autres infections.

Elles sont, comme celles-ci, suivies d'une *amnésie* plus ou moins complète et d'une *asthénie mentale* plus ou moins intense et durable, moins marquées cependant qu'à la suite de la fièvre typhoïde.

Elles peuvent atteindre les *enfants* (KALISCHER, 1896), comme les adultes.

§ 4. — PNEUMONIE

Nous avons déjà eu l'occasion de dire que toutes les psychoses des auto-intoxications et des infections, par cela même qu'elles ressemblent au délire alcoolique, avaient été souvent confondues avec lui.

Cela est plus particulièrement vrai pour certaines d'entre elles : les psychoses du *paludisme*, des *traumatismes chirurgicaux*, de la *pneumonie*, etc., et encore aujourd'hui, beaucoup admettent par tradition que le délire de la pneumonie, de la pneumonie du sommet surtout, n'est pas autre chose qu'un *délire alcoolique*. Or, s'il est exact que les alcooliques présentent une aptitude spéciale à délirer sous l'influence des maladies qui les atteignent, pour la bonne raison qu'ils sont en état de chimisme instable et constamment prêts à faire de l'auto-intoxication, cette aptitude ne leur appartient certes pas en propre et on peut affirmer que dans la très grande majorité des cas de psychoses infectieuses, la cause réelle du délire, c'est l'infection.

Il existe donc de véritables psychoses de la pneumonie, dans lesquelles nous pouvons distinguer, comme pour les précédentes : 1° les *psychoses de la période aiguë* ; 2° les *psychoses de la convalescence*.

1° Psychoses de la période aiguë. — Il n'est pas rare que la pneumonie *débute par du délire*, délire habituellement brusque, agité, hallucinatoire, violent. « Il peut arriver alors que l'individu soit transporté dans un asile d'aliénés. Mais la pneumonie qui se déclare bientôt, vient en aide pour faire cesser la méprise » (POTAIN, 1897). Pas toujours cependant, car on a cité des faits, celui de DESPLATS (1902), par exemple, où une pneumonie s'est manifestée seulement par un accès de délire aigu et l'élévation de la température. Il faut donc se méfier toujours des accès de délire hallucinatoire aigu qui surviennent brusquement, s'accompagnent de céphalée, de troubles généraux et sont rapidement suivis de fièvre. Il y a, sous roche, quelque intoxication ou quelque infection qui ne tarde pas à éclater.

Le *délire de la période d'état* de la pneumonie est très fréquent ; pour certains auteurs il serait même presque de règle (CALANDRUCCIO 1895, BRANCATI 1902). Ce délire revêt habituellement l'une des *formes les plus aiguës de la confusion mentale*, en particulier la forme du *délire aigu* méningitique. « Le soir, le malade commence un peu à divaguer ; cette divagation, d'abord passagère, ne tarde pas à persister. Le sujet est pris de malaise,

d'anxiété, d'agitation ; puis vient l'état somnolent et ensuite
comateux. Alors les pupilles peuvent être modifiées, soit dilatées, soit contractées. Le strabisme n'est pas rare ; dans les cas
graves, on observe le prolapsus de la paupière supérieure, parfois
la paralysie du facial. Pour le pouls, il n'y a rien de constant ;
on peut le trouver accéléré. Il y a aussi une forme apoplectique
dans laquelle le malade perd connaissance, tombe dans le coma.
La gravité de cette forme est excessive ; la maladie dure peu,
deux ou trois jours et se termine ordinairement par la mort »
(POTAIN).

Le délire de la période d'état de la pneumonie peut affecter
aussi le type de *délire hallucinatoire aigu*, très semblable au
delirium tremens et caractérisé comme lui par des visions terrifiantes d'animaux, de fantômes, de démons, d'assassins, des
actes et des fugues panophobiques, de l'agitation violente, de
la trémulation générale, etc. Rarement cette agitation fait
place à de la *stupeur* ou alterne avec elle.

On peut observer dans le délire onirique de la pneumonie,
comme dans celui de toute intoxication ou infection, une sorte
d'état second *ecmnésique* faisant revivre le malade à une période ancienne de son existence. « THE LANCET » a récemment
cité un cas curieux de ce genre.

2° Psychoses de la convalescence. — Les *psychoses de la
convalescence* de la pneumonie ont été bien étudiées depuis BAIL-
LARGER, THORE, MUGNIER, par divers auteurs récents, en particulier par MAIRET (1887), FRAENKEL, RAYMOND (1893), CALANDRUCCIO
(1895), CORONADO (1895), MOIZARD (1896), FONTAINE (1898), etc.

Il résulte de leurs observations et de leurs travaux, très concordants, que la psychose de la convalescence de la pneumonie
survient presque toujours *au moment de la chute de la fièvre*, de
la *défervescence* et c'est là une particularité intéressante, car
dans la plupart des maladies infectieuses aiguës, c'est pendant
la convalescence proprement dite et quelquefois même assez tardivement, qu'apparaissent les troubles psychiques. Aussi a-t-on vu
dans ce délire un phénomène critique de la pneumonie.

Cette psychose de la défervescence a des caractères à peu près toujours identiques. Elle est essentiellement constituée par une *confusion mentale aiguë avec hallucinations* multiples et agitation très vive.

Mairet en a donné une bonne description générale. Elle éclate, fait-il remarquer, d'une manière brusque, dès les premiers moments de la convalescence, alors que la fièvre est tombée. Elle débute le plus ordinairement par des hallucinations et illusions de la vue et de l'ouïe. Les malades voient passer devant eux ou contre le mur des personnages fantastiques, des moines, des soldats, des fantômes qui défilent comme dans un panorama mouvant ou en des tableaux cinématographiques. Ils s'imaginent que ce sont des morts, des damnés ; c'est le diable qui leur fait voir tout cela, qui les possède. A d'autres moments, au contraire, ils aperçoivent des personnages célestes, se croient inspirés de Dieu et prêchent des heures entières bruyamment, entrecoupant leurs discours d'ignobles sottises, de propos érotiques, d'actes de salacité. Ils entendent aussi des bruits de cloche, des glas, des voix accusatrices ou menaçantes, et c'est alors qu'affolés, ils se précipitent violemment hors du lit pour se défendre contre ces dangers imaginaires ou pour les fuir, en se cachant derrière les meubles, en s'élançant vers la porte ou vers la fenêtre qu'ils enjambent parfois dans une de ces crises de panophobie impulsive.

Très souvent aussi il y a des hallucinations ou des illusions du goût, créées ou entretenues par un état saburral intense et d'où naissent des idées morbides d'empoisonnement, assez actives et assez tenaces parfois pour provoquer un refus complet de tout aliment, de toute boisson, de tout remède.

Ces symptômes de délire hallucinatoire, nocturne ou nocturne et diurne, suivant leur degré, s'accompagnent d'une agitation motrice considérable, parfois suivie de stupeur. L'insomnie est la règle ; l'état général est précaire, la dénutrition très marquée.

C'est d'ailleurs à cette dénutrition, à cet épuisement de l'organisme et à l'inanition qui en résulte que Mairet et Fraexkel ont attribué le délire de la défervescence de la pneumonie. Calandruccio, Fontaine rapportent ce délire *précritique*, comme l'appelle le dernier de ces auteurs, à l'action des toxines pneumococciques, faisant remarquer que c'est le moment où ces toxines sont à leur maximum d'abondance et de virulence et où, par contre, l'organisme et le cerveau épuisés par l'infection sont à leur minimum de résistance. Fontaine observe aussi que ce délire se produit en même temps que la *crise urinaire*, si bien décrite par Roger et Gaume et par Charrin.

Le délire précritique ou de la défervescence de la pneumonie est en général *transitoire* et ne dure que quelques jours. Ce n'est qu'exceptionnellement qu'il se prolonge davantage.

Les *psychoses de la convalescence* proprement dite, c'est-à-dire celles survenant plus ou moins longtemps après la période fébrile, sont moins fréquentes que dans les autres infections aiguës. Elles y revêtent d'ailleurs les mêmes caractères de *confusion mentale asthénique* avec dépression psychique et physique intense, sans délire et sans excitation bien marqués. Griesinger et Roxdot (1883) ont rapporté des cas de démence subite, d'obtusion intellectuelle, de stupeur compliquée ou non d'accidents paralytiques, dans la convalescence de la pneumonie.

§ 5. — Polynévrite ou névrite multiple périphérique

(Maladie de Korsakoff)

Dans divers travaux parus en 1887, 1889, 1890, le regretté Korsakoff, de Moscou, a décrit les troubles psychiques particuliers observés dans certains cas de polynévrite. Il a montré que ces troubles psychiques, presque constants dans la névrite multiple des alcooliques, se rencontrent aussi dans les névrites périphériques de causes diverses, telles que : affections hépatiques, fièvre typhoïde, tuberculose pulmonaire, paludisme, tumeurs de l'utérus, etc., et qu'ils sont, comme la polynévrite, d'origine toxémique, d'où le nom de *psychose polynévritique* ou *cérébropathie toxémique* sous lequel il a proposé de les désigner.

Les observations de Korsakoff sur les troubles psychiques de la polynévrite ont été continuées et précisées par les nombreux auteurs qui se sont occupés depuis de la question. Citons simplement, parmi les travaux les plus importants, ceux de JAMES ROSS (1890-1893), SERBSKI (1891), FISHER (1892), HŒVEL (1892), ILLING (1892), CHARCOT (1893), W. CAMPBELL (1893), KLIPPEL (1893), RÉGIS (1894), COLELLA (1895), REDLICH (1896), SOUKHANOFF (1897, 1899, 1902, 1903), SCHULTZE (1897), JOLLY (1897), MÖNKEMÖLLER (1898), BALLET et FAURE (1898), KAHLBAUM (1899), SMITH (1900), LÜKERATH (1900), CHANCELLAY (1901), Mlle LIRERMANN (1902), WYROUBOW (1902), POTEL (1902), CHOTZEN (1902), CROCQ (1903), CRAMER (1903), MEYER et RAECKE (1903), JOHN TURNER (1903), DEROUBAIX (1903), JUQUELIER et PERPÈRE (1903), SYDNEY J. COLE (1904), MILLER (1904), BONHOEFFER (1904), BRODMANN (1904), etc., etc.

Tous ces travaux s'accordent sur les caractères symptomatiques des troubles psychiques polynévritiques et sur leur origine toxique variable due non seulement à l'alcoolisme, mais encore à la plupart des intoxications et infections. En revanche, l'interprétation nosologique de ces troubles n'est pas uniforme et il existe à cet égard deux opinions bien différentes.

Nous commencerons par résumer la *symptomatologie* des troubles psychiques polynévritiques. Nous discuterons ensuite leur *valeur nosologique*.

1° Symptomatologie. — L'*amnésie*, déjà relevée en 1884 par CHARCOT dans l'état mental de la polynévrite alcoolique, est le principal des troubles psychiques polynévritiques, celui sur lequel KORSAKOFF et ses successeurs, SERBSKI et SOUKHANOFF, ont le plus insisté. Cette amnésie est essentiellement une amnésie *antérograde, actuelle* ou *de fixation*, c'est-à-dire des faits présents qui, bien que perçus, ne font que traverser la conscience sans s'y arrêter et sans y laisser de trace apparente. Le sujet oublie au fur et à mesure ce qu'on vient de lui dire, ce qu'il vient de penser, de formuler, d'exécuter, et il lui arrive de répéter plusieurs fois de suite et sans s'en apercevoir la même chose, de réclamer une boisson qu'il achève à peine d'avaler ou un objet qu'il tient dans sa main. Lorsque le cas est plus grave, l'amnésie porte aussi sur les faits antérieurs et il s'y mêle des *pseudoréminiscences* de personnes et de choses, en particulier le faux souvenir d'événements et d'actes purement imaginaires, donnés comme réels par le malade.

Les partisans les plus convaincus des idées de KORSAKOFF reconnaissent que cette amnésie est précédée presque toujours, sinon toujours, dans les cas surtout où il s'agit d'une polynévrite non alcoolique, par des phénomènes de désorientation et un tableau ressemblant à la *confusion mentale aiguë* (SOUKHANOFF). D'autre part, cette amnésie peut coïncider avec une lucidité plus ou moins parfaite ou s'accompagner d'*idées délirantes* et d'*hallucinations*. Elle peut guérir mais après un temps habituellement très long et en laissant à sa suite un certain *déficit mental*. Elle peut aussi entraîner finalement une véritable déchéance intellectuelle, c'est-à-dire de la *démence*.

Ces troubles psychiques de la polynévrite ont été distingués par BALLET en trois formes ou catégories, résumées par lui ainsi qu'il suit :

« a. *Forme délirante*. — Elle consiste en un délire qui présente d'habitude les caractères d'un rêve éveillé : délire du soir et de la nuit au début et dans les formes légères, qui ne devient durable et permanent que dans les formes graves. Ce délire s'accompagne d'hallucinations vagues, surtout visuelles, à caractère hypnagogique. Il rappelle tout à fait le délire onirique sur lequel RÉGIS a appelé l'attention.

« Quelquefois, quand il s'est dissipé, il laisse après lui une ou deux idées fausses qui subsistent encore quelque temps (quelques jours ou quelques semaines) dans la conscience, comme y subsiste le souvenir d'un rêve inconscient. Au sortir d'une fièvre typhoïde, par exemple, au cours de laquelle le délire onirique a été intense, un malade reste pendant plus de quinze jours convaincu qu'il vient d'être décoré et qu'on vend pour son compte, à l'Hôtel des Ventes, de précieux objets rapportés par lui du Tonkin. Ces croyances fausses peuvent, dans la psychose polynévritique, constituer l'unique trouble : les malades racontent alors une série d'événements chimériques, sérieux ou sans importance, auxquels ils sont convaincus d'avoir pris part ; et ce n'est pas sans surprise qu'on entend quelqu'un de ces derniers, dont la logique et même la mémoire ne semblaient pas atteintes, assurer posément, alors qu'il n'a pas, depuis plusieurs semaines, quitté son lit, qu'il vient de faire une promenade à cheval, ou de rendre visite à ses amis.

« b. *Forme de confusion mentale*. — C'est une de celles que la psychose polynévritique revêt le plus souvent ; on observe alors les troubles de perception, les défectuosités de l'association des idées, les erreurs de temps et de lieu, les changements d'état cénesthésique, avec physionomie tantôt mélancolique, tantôt maniaque, qui caractérisent la confusion mentale : forme rarement transitoire, plus souvent prolongée et durable pendant des semaines, des mois, des années, pouvant même aboutir à la démence.

« c. *Forme amnésique*. — Il s'agit en général d'une amnésie assez particulière, en ce sens que le trouble mental est limité à celui de la mémoire ; la logique est intacte, le raisonnement ne paraît pas altéré, contrairement à ce qu'on observe dans les démences organiques ou autres, mais il y a d'énormes lacunes dans les souvenirs ; les malades ne savent pas s'ils sont souffrants depuis un mois ou depuis un an, s'ils ont déjà, dans la journée, reçu la visite du médecin ; les impressions actuelles effleurent leur cerveau sans y laisser d'empreinte. On devine que ce trouble est fort variable quant au degré.

« Ajoutons que les formes dont nous venons de parler peuvent s'associer ou se succéder et qu'entre elles il y a des intermédiaires qui les rapprochent. »

Cette dernière remarque de BALLET est absolument juste. A notre avis, même, il y a plus que des liens d'association, de succession ou de transition entre les trois types de troubles psychiques polynévritiques dont il résume si bien la description. Il n'y a pas là, en effet, pour nous, trois syndromes différents, dont un fait de confusion mentale, mais bien trois variétés d'un seul et même syndrome clinique : la *confusion mentale*, avec prédominance, suivant le cas, de l'élément *délire*, de l'élément *obtusion* ou de l'élément *amnésie*.

2º Valeur nosologique. — En donnant la première description des troubles psychiques polynévritiques, KORSAKOFF en fit une psychose particulière : la *psychose polynévritique*, et ses

amis et successeurs, considérant avec lui la « psychose polynévritique comme une forme morbide autonome dans laquelle les
symptômes psychiques s'associent aux phénomènes polynévritiques » (SOUKHANOFF), la désignent aujourd'hui sous le nom de
« Maladie de KORSAKOFF ».

Tout en s'associant à ce juste hommage rendu au savant professeur de psychiatrie de Moscou, beaucoup d'auteurs estiment
que les troubles psychiques polynévritiques ne sont rien moins
qu'une maladie et qu'il y a lieu, par suite, d'abandonner cette
interprétation nosologique erronée et la dénomination qui la consacre.

Pour eux, l'association des troubles psychiques signalés et de
la polynévrite est inconstante et fortuite. Ces troubles psychiques
peuvent exister avec ou sans accompagnement d'accidents polynévritiques et lorsqu'ils coexistent avec eux, ils sont sous la dépendance, non pas de ces accidents, mais du processus infectieux
qui les engendre les uns comme les autres. Il n'y a donc pas une
psychose des polynévrites alcoolique, tuberculeuse, paludéenne,
diphtéritique, etc., etc., mais, ce qui est bien différent, une psychose alcoolique, tuberculeuse, paludéenne, diphtéritique, etc.,
avec ou sans polynévrite concomitante.

On est ainsi amené à conclure que psychose et polynévrite,
comme psychose et éclampsie, sont deux manifestations d'un
même facteur, l'intoxication de l'organisme, manifestations
souvent réunies et coexistantes, mais non dépendantes et pouvant se montrer isolément (RÉGIS).

En bonne logique les troubles psychiques symptomatiques des
polynévrites ne devraient pas, par suite, être décrits à part sous
la rubrique commune de psychoses polynévritiques ; ils devraient
être simplement mentionnés à chacune des intoxications ou
infections dont ils dépendent.

Cette interprétation de la valeur nosologique des troubles
psychiques polynévritiques est corroborée par ce fait qu'ils
répondent aux mêmes *lésions anatomiques* que tous les autres
troubles psychiques des infections et qu'ils ont les mêmes *caractères symptomatiques*.

En ce qui concerne les *lésions*, en particulier les lésions corticales, BALLET et FAURE, qui les ont bien décrites, ont constaté les mêmes altérations cellulaires que dans les divers processus infectieux aigus. RAIMANN, ELZHOLZ ont insisté sur l'identité des lésions de la psychose polynévritique avec celles de la poliencéphalite aiguë hémorragique supérieure, et CRAMER avec celles de la paralysie générale.

Et quant aux *caractères symptomatiques*, ils sont exactement, comme il est dit plus haut, ceux de la *confusion mentale* et de ses variétés cliniques, c'est-à-dire ceux de la psychose habituelle et typique des intoxications et des infections.

Il n'y a pas jusqu'au *syndrome paralytique*, à la *paralysie générale*, qui n'aient été signalés concurremment avec des accidents polynévritiques par JOLLY, SOMMER, MEYER et RAECKE, et par DEROUBAIX qui a récemment publié un cas de « syndrome de KORSAKOFF paralytique ».

Tout au plus pourrait-on dire que dans les troubles psychiques polynévritiques, l'*amnésie* est généralement très accusée et joue un rôle prédominant. Mais cette amnésie se retrouve. sous la même forme et au même degré, dans beaucoup d'autres psychoses toxiques soit avec troubles moteurs, comme la psychose post-éclamptique, soit sans troubles moteurs, comme la psychose d'insolation.

Telles sont les principales considérations qui militent contre la conception d'une psychose polynévritique maladie autonome et qui portent à regarder les troubles psychiques polynévritiques comme des manifestations de confusion mentale, se rattachant non à la polynévrite elle-même, mais à l'intoxication ou infection originelle. C'est l'opinion que j'ai toujours défendue pour ma part, de concert avec SÉGLAS, BALLET, CHASLIN, MABILLE, PITRES et VAILLARD, FRANCOTTE, CROCQ, PAUL MASOIN, etc.

Il faut remarquer au reste que même les partisans les plus convaincus de la maladie de KORSAKOFF, comme SOUKHANOFF, reconnaissent que « les phénomènes polynévritiques y peuvent être si peu marqués ou si passagers qu'il est difficile de prouver cliniquement leur existence et cela précisément dans les cas où le tableau psychique existe d'une manière très marquée et très démonstrative ».

Ils reconnaissent aussi que la symptomatologie de la psychose polynévritique ressemble beaucoup à celle de la confusion mentale et même, nous l'avons vu, que la psychose polynévritique peut débuter par des symptômes de confusion mentale aiguë.

Il n'y a pas loin, de là, à admettre que la psychose de Korsakoff n'est pas autre chose qu'une confusion mentale et qu'elle ne saurait avoir pour cause une simple manifestation morbide, la polynévrite, qui peut même y faire défaut.

§ 6. — Fièvres éruptives (variole et vaccine, rougeole, scarlatine)

1° Généralités. — Les *psychoses des fièvres éruptives* sont exactement celles des infections aiguës. Elles se divisent en effet, comme elles, en *psychoses de la période fébrile* ou hyperthermi que comprenant les *délires du début* ou *préfébriles* et les *délires de la phase d'état*, et en *psychoses post-fébriles* comprenant à leur tour les *délires de la défervescence* et les *délires de la convalescence*. Comme elles aussi, elles se manifestent par de la *confusion mentale* soit *aiguë* (délire onirique hallucinatoire, stupeur, délire aigu), soit *asthénique* (pseudo-démence), soit enfin *paralytique* (syndrome paralytique).

La seule particularité à signaler, c'est que la psychose la plus fréquente dans les fièvres éruptives est celle qui coïncide avec le processus de l'éruption.

Presque toujours, il s'agit d'un *délire onirique hallucinatoire* plus ou moins *aigu* qui survient au moment où l'éruption va se faire, qui dure pendant qu'elle s'établit et pendant son acmé et qui cesse au moment de son déclin ou de son aboutissement à la suppuration. Il y a là un parallélisme des plus nets et des plus significatifs. On constate même un certain rapport entre l'intensité et la gravité du délire et la confluence, la difficulté de l'éruption. De même que les autres psychoses des infections aiguës, les psychoses des fièvres éruptives se terminent par la *guérison*, exception faite de quelques cas de mort survenant dans le délire aigu méningitique et de l'obtusion amnésique persistante qui succède parfois à l'atteinte de confusion mentale.

Ces brèves indications générales nous dispensent d'insister sur les psychoses de chacune des fièvres éruptives en particulier. Aussi ne dirons-nous qu'un seul mot sur chacune d'elles.

2° Variole. — Les psychoses varioliques de la *période fébrile* se manifestent très rarement à la *phase d'incubation*. En revanche, elles sont relativement fréquentes à la *phase d'éruption*. Elles consistent en un *délire onirique hallucinatoire* plus ou moins violent et plus ou moins agité suivant le cas, cessant d'habitude au moment de la suppuration des pustules.

Quant aux *psychoses post-fébriles*, celles de la *période terminale* ou de desquamation répondent en général à la forme *mélancolique anxieuse* avec idées délirantes tristes, inquiètes, hallucinations, accès d'agitation, tentatives de suicide, sitiophobie et sont habituellement *curables* (LAGARDELLE, KRAEPELIN, QUINQUAUD, CHARDON).

Celles de la *convalescence* proprement dite revêtent d'ordinaire le type d'*obtusion mentale*, de *pseudo-démence* et dans certains cas même, l'aspect de la *paralysie générale*, ainsi que l'ont montré BAILLARGER, FOVILLE (1873), AUGUSTE VOISIN (1883), MABILLE (1883). Ce dernier auteur a relaté l'observation d'une démence paralytique survenue à la suite d'une variole et confirmée par l'autopsie.

WESTPHAL (1871) a également appelé l'attention sur l'existence à la suite de la variole d'un complexus symptomatique rappelant d'assez près celui de la *sclérose en plaques*, notamment avec altération scandée de la parole, modification de l'humeur, du caractère et affaiblissement de la mémoire.

3° Vaccine. — J'ai signalé et décrit (1903) un *délire vaccinal.* Ce délire est intéressant en ce sens que, comme il résulte d'une infection provoquée, il prend presque, par la précision des constatations, la valeur d'un délire expérimental.

Sur sept cas observés, en effet, le délire apparut trois fois le cinquième jour après l'inoculation, deux fois le sixième et deux fois le septième, c'est-à-dire au *moment de la période inflammatoire de l'éruption.* Chaque fois, il avait été précédé et s'accompagna d'une *céphalée* qui, chez certains malades, offrit un carac-

tère très pénible. Il s'y joignait de la fièvre, de l'oligurie et
même, exceptionnellement, de l'albuminurie.

Sauf un cas où il se prolongea pendant dix jours, le délire ne
présenta dans tous les autres qu'une durée de *un à trois jours*,
cessant exactement au moment où la pustule vaccinale entrait
dans sa phase de suppuration. Il fut constamment suivi de *guérison*, avec une *amnésie* plus ou moins complète de l'accès.

Le délire fut essentiellement un *délire onirique hallucinatoire*,
formé de rêves terrifiants, le plus souvent zoopsiques.

Dans les cas légers, il revenait seulement le soir ; dans les cas
plus aigus il persistait dans la journée, avec paroxysmes nocturnes et agitation. Aucun des malades, qui étaient tous des
enfants ou des adolescents, n'était alcoolique.

4° Rougeole. — Les *psychoses de la rougeole* ne sont pas très
communes, si l'on s'en rapporte au petit nombre de travaux et
de faits publiés, parmi lesquels nous n'avons guère à citer que
ceux de FOVILLE, de TORVILLE, d'ALBERS, de H. WEBER, de KOVA-
LEWSKY, de SÉGLAS et de FINKELSTEIN.

Il est probable cependant qu'elles sont, surtout à un degré
léger, assez fréquentes.

Elles peuvent, comme toute psychose d'infection aiguë, débuter
pendant la *période d'incubation*, et FINKELSTEIN a cité un cas
de délire hallucinatoire terrifiant avec cris, agitation, survenu
chez une fillette de quatorze ans sept jours avant l'apparition
de l'exanthème et disparu le troisième jour de celui-ci.

Mais, le plus souvent, c'est durant la *convalescence* que se produit la psychose, soit au moment même de la chute de la température, de la défervescence, soit plus ou moins longtemps
après, vers le douzième jour comme dans le cas de SÉGLAS, le
vingt-unième jour comme dans un des cas de FINKELSTEIN. Il
s'agit ici de *confusion mentale* avec obtusion profonde, torpeur,
hébétude, accompagnée ou non de crises paroxystiques de délire
bruyant, agité, impulsif, anxieux, terrifié ou obscène et parfois
de signes de pseudo-méningite.

Cette psychose de la convalescence *dure* plus longtemps que
les psychoses préfébrile et fébrile, habituellement transitoires,

mais elle se termine, sauf complication imprévue, par la *guérison*.

Pour en terminer avec la rougeole, signalons les cas où elle intervient, comme infection surajoutée, au cours ou dans la convalescence d'une autre maladie. Dans les cas de ce genre, le délire est plus fréquent que dans la rougeole isolée.

5° Scarlatine. — Les *psychoses de la scarlatine* paraissent être les plus fréquentes de toutes les psychoses des fièvres éruptives. En dehors des observations particulières publiées par divers auteurs, tels que Trousseau, Baillarger, Clouston, Marcus et Florant, Wick, Baup, etc., elles ont été l'objet de travaux spéciaux, notamment de la part de Joachim (1889) qui les a étudiées chez l'enfant et de Ratelier (Thèse Bordeaux, 1903).

Signalons d'abord les *délires préfébriles*, antérieurs à toute manifestation du côté de la peau. ressemblant à s'y méprendre à ceux de la *méningite* et dont le diagnostic différentiel n'est pas toujours facile lorsque la notion épidémique vient à manquer (Trousseau, Cliniques).

Dans certains cas les malades ont été enfermés dans des asiles jusqu'au jour où leurs troubles psychiques cessèrent avec l'apparition de l'exanthème. Généralement, en effet, ce délire finit avec l'éruption ; parfois cependant il s'exaspère avec celle-ci, tourne au délire aigu méningitique et le malade meurt au milieu de symptômes ataxiques ou de convulsions.

Les *délires de la phase d'éruption* ont le plus souvent aussi un caractère aigu et violent et peuvent emporter les malades (Gintrac). Ils se présentent sous forme de *délire onirique hallucinatoire* terrifiant et impulsif, avec agitation, violence. refus de toutes boissons, précipitations panophobiques, et d'habitude ne durant que quelques jours, disparaissant brusquement, comme ils sont venus.

Les *délires de la défervescence* coïncident avec la chute de la température. Ils se montrent brusquement et disparaissent de même, après un temps relativement très court. Ils sont représentés, comme les précédents, par du *délire hallucinatoire aigu* ou par du *délire onirique simple*, sans agitation violente.

Les *psychoses de la convalescence* sont très fréquentes, surtout dans les cas avec syndrome infectieux tardif (ROGER), c'est-à-dire avec complication suppurative, albuminurique, cardiaque, pleuro-pulmonaire, méningitique, etc.

On a affaire alors à une *confusion mentale typique*, avec obtusion, désorientation, stupeur, paraphasie amnésique et presque toujours aussi délire onirique.

Dès que le soir arrive, le délire apparaît. Tantôt c'est une simple rêvasserie, où dominent des illusions qui, causées par les ombres, l'éclairage d'une pièce, suscitent chez les malades les conceptions les plus extravagantes. Mon élève DESVAULX, qui a justement consacré sa thèse au délire dans les maladies aiguës (1899), voyait lui-même la nuit, au cours d'une scarlatine, des gens causer sur son lit, sur les meubles, sur les tableaux. Au milieu d'une de ces visions, on vint de la chambre voisine ; à mesure que la lumière approchait, les personnages disparaissaient peu à peu. Une fois la lumière dans la chambre, il retrouva sa parfaite conscience. On remporta la lumière et toutes les visions reparurent.

A un degré plus marqué, le délire persiste le jour ; les malades ne se contentent pas de suivre passivement leur délire ; ils le vivent et exécutent des actes en rapport avec lui, comme dans l'état somnambulique.

On peut observer là des *idées de persécution*, d'*empoisonnement*, de *mysticisme*, d'*érotisme*, de *grandeur* (BAILLARGER, P. VERGELY).

Ces psychoses post-scarlatineuses *guérissent* ordinairement. En dehors de l'*amnésie*, qui est constante et plus ou moins profonde, elles se terminent parfois cependant par un véritable *affaiblissement mental* durable ou par des *idées fixes post-oniriques* d'une ténacité variable.

Dans certains cas même, c'est le *syndrome paralytique*, c'est-à-dire le tableau des signes physiques et psychiques de la *paralysie générale*, qui se manifeste.

§ 7. — DIPHTÉRIE

Il n'existe guère de travaux sur les *psychoses de la diphtérie*, soit qu'elles n'aient pas spécialement appelé l'attention, soit, ce qui est plus probable, qu'elles n'aient pas une grande fréquence.

On peut dire cependant, d'après les cas connus, que les troubles psychiques dans la diphtérie sont analogues à ceux de toutes les maladies infectieuses, particulièrement à ceux des fièvres éruptives. On y a même signalé, comme dans celles-ci, la possibilité de la *paralysie générale* (PHILIPPEAU, 1867).

Ce qu'il y a de particulier à la diphtérie, c'est que les psychoses, rares durant la *période aiguë* de l'infection, surviennent surtout durant la *convalescence*, si prolongée, si traînante et si sujette, comme on sait, aux complications. Il faut ajouter précisément que, parmi ces complications, la *polynévrite* joue un rôle important et qu'on peut voir, par suite, la psychose de la convalescence de la diphtérie se manifester de concert avec des accidents polynévritiques. J'en ai observé un cas typique avec association de rougeole.

§ 8. — ÉRYSIPÈLE

Les troubles psychiques sont relativement très fréquents dans l'*érysipèle*, surtout dans l'érysipèle de la face et du cuir chevelu (BAILLARGER, JACCOUD, ROGER, WIDAL, KROUPETZKY, JOANNY ROUX, CHANTEMESSE, BEIGBEDER.)

Ils peuvent survenir dès le *début*, durant le *stade pré-fébrile*, pendant la *poussée érythémateuse*, à la *phase de défervescence* ou dans la *convalescence*. D'après ROGER, ils se seraient montrés 31 fois sur 48 cas à la période d'état.

De même, au point vue symptomatique, ils se présentent sous une des formes quelconques de la *confusion mentale*. Aux *psychoses hyperthermiques* appartiennent de préférence, cependant, les formes tout à fait *aiguës*, voire le *délire aigu*; aux *psychoses de la défervescence*, la *confusion mentale commune* avec *délire onirique hallucinatoire* plus ou moins actif ; enfin aux *psychoses de la convalescence* les *confusions mentales asthéniques*, stupides et parfois la *paralysie générale*, comme cela a été signalé par BAYLE et par BAILLARGER.

Le délire, très variable d'aspect, peut être constitué par

des idées plus ou moins fixes d'érotisme, d'hypocondrie, de persécution, de grandeur ; le plus souvent c'est un délire professionnel avec hallucinations calmes, zoopsiques, terrifiantes, comme dans le cas de KROUPETZKY où il s'agissait d'un individu qui, se croyant entouré d'ennemis et affolé à l'idée qu'on voulait l'empoisonner, l'assassiner, refusait toute nourriture et cherchait à s'échapper par la fenêtre.

Le Dr JOANNY ROUX a publié en 1897 la très intéressante histoire d'un délire de quatre jours qu'il a eu lui-même durant un érysipèle grave. Or, bien placé pour apprécier ce qui s'est passé chez lui à ce moment, il montre comment, avec des manifestations extérieures d'agitation et d'apparente incohérence, il s'est agi en réalité d'un véritable *rêve* parfaitement coordonné, suivi et qui s'est déroulé logiquement dans toutes ses péripéties en s'assimilant les êtres et les choses de l'entourage : à ce point que, par l'analyse de son propre cas, l'auteur arrive à cette conclusion, but de son travail, que « le délire fébrile peut, dans certains cas, être assimilé à un rêve se produisant à l'état de veille et se mélangeant à des doses diverses à la réalité extérieure ».

Cette conclusion est, on le voit, la formule même de ce que nous appelons le *délire onirique*.

§ 9. — CHOLÉRA

Les psychoses du *choléra*, signalées par RAYER (1832), MULLER, de RIGA (1849), DELASIAUVE (1849), WOILLEZ (1849), MESNET (1866), KRAEPELIN (1881-1882), BALL (1885), etc., présentent tous les caractères des psychoses infectieuses. Dans la période de *réaction*, il s'agit le plus souvent d'une *confusion mentale très aiguë, délire hallucinatoire* ou *délire aigu* ; dans la *convalescence, de confusion mentale* avec *torpeur,* dépression, idées délirantes mélancoliques ou vaniteuses. DELASIAUVE a vu un malade qui présenta du *délire ambitieux* avec ataxie des mouvements à la suite d'une attaque de choléra et qui guérit au bout de deux mois.

Nous devons mentionner surtout la très complète observation de psychose post-cholérique publiée par SÉGLAS en 1893. C'est un cas typique, comme le fait observer l'auteur lui-même, de confusion mentale à forme de stupidité hallucinatoire, suivie de guérison, aussi intéressant par lui-même que par les réflexions qui l'accompagnent.

§ 10. — RAGE

Les troubles psychiques liés à la rage, décrits par BRIERRE DE BOISMONT, ont été plus particulièrement étudiés, depuis, par PIERRET, BELOUS, CHARDON, VAN GEHUCHTEN et NELIS.

Au début, on a noté de l'insomnie, une céphalalgie particulière (sensation d'étau), des cauchemars, une excitation générale de l'organisme avec besoin de locomotion, des troubles de sécrétion, en particulier du crachotement.

Puis éclatent des phénomènes d'agitation avec hallucinations, illusions et *délire* rappelant le *délire alcoolique*. C'est un *état aigu d'agitation confusionnelle,* de *délire hallucinatoire* ; le malade casse, brise tout, gesticule et pousse des cris en rapport avec ses illusions et ses hallucinations.

A cette période d'excitation générale de tout le système nerveux succède une période de dépression et de paralysie. Des phénomènes typhoïdes surviennent et la *mort* termine la scène.

PIERRET donne les paralysies multiples, notamment celles des mâchoires et du pharynx, comme caractéristiques du délire rabique pour lui nettement infectieux.

SECTION II

INFECTIONS CHRONIQUES

C'est une loi générale en pathologie que les mêmes causes produisent les mêmes effets. Déjà nous avons constaté et répété mainte et mainte fois que l'intoxication de l'organisme, quelles qu'en fussent la nature et la source, produisait par son action sur les centres nerveux des troubles psychiques similaires, ne différant que par quelques-uns de leurs caractères et leur degré d'intensité.

Nous avons vu notamment, dans les pages précédentes, que les psychoses des maladies infectieuses aiguës étaient calquées pour ainsi dire les unes sur les autres et qu'une description générale suffirait, à la rigueur, à les faire connaître toutes.

On pourrait presque en dire autant pour les psychoses des maladies infectieuses chroniques. Celles-ci aussi, en effet, se ressemblent beaucoup entre elles, autant du moins que permet de le constater leur histoire, qui est loin d'être écrite encore.

Il y a plus. Non seulement les psychoses des infections chroniques sont toutes identiques, mais elles se rapprochent singulièrement, et c'est là un fait plein d'intérêt, des psychoses des infections aiguës. La caractéristique essentielle de celles-ci est, on le sait, de se manifester soit dans la phase hyperthermique, sous l'une des formes de la confusion mentale aiguë, particulièrement sous celle de délire hallucinatoire, soit dans la phase de déclin ou de convalescence, sous l'une des formes de la confusion mentale asthénique, pseudo-démente, ou encore sous forme de paralysie générale plus ou moins nette.

Or, la caractéristique essentielle des psychoses des infections chroniques pourrait également se résumer en ceci : qu'elles se manifestent, soit sous forme de *confusion mentale aiguë*, de *délire hallucinatoire*, au cours des *épisodes aigus* de l'infection, soit par de la *confusion mentale asthénique*, obtuse, ou de la *paralysie générale*, aux *autres moments* de sa longue évolution.

De sorte que, entre les deux ordres de psychoses, il n'y a que la différence qui doit nécessairement séparer les mêmes manifestations, lorsqu'elles relèvent les unes d'un processus infectieux rapide et temporaire, les autres d'un processus infectieux lent et même définitif.

Ceci posé, nous résumerons brièvement ce qui a trait aux psychoses dues : 1° à la *syphilis* ; 2° à la *tuberculose* ; 3° au *cancer*.

§ 1. — SYPHILIS

Nous sommes encore trop peu sortis de cette conception systématique et étroite que la cause fondamentale, constante, de tout trouble psychique est l'hérédité, la prédisposition vésanique, pour qu'on admette sans restriction l'existence d'une *psychose syphili-tique* vraiment due à la syphilis, agissant en tant qu'infection.

Pourtant, comme le dit Jacquin dans son excellente thèse de Lyon sur les *syphilo-psychoses* (1899), à laquelle je renvoie pour l'historique détaillé de la question « si, pour quelques auteurs, la relation entre la psychose et l'infection est d'ordre moral seulement, pour les autres et surtout pour l'école moderne, le délire est le produit direct de l'action toxique sur le système nerveux central. »

La psychiatrie actuelle tend en effet à accepter l'idée si rationnelle de psychoses nées exclusivement de l'action de poisons sur l'économie et même à orienter les recherches dans cette voie.

Cette tendance se retrouve en ce qui concerne les psychoses syphilitiques, non seulement dans les travaux antérieurs à la thèse de Jacquin, mais aussi et à un degré plus marqué, dans les travaux qui ont suivi, en particulier dans ceux de Colloti (1899), de Dawson (1901), de Sckaikewitsch (1901), de Potowsky (1902), de Galiana (1903), de Marchand (1905). Quelques-uns cependant, comme celui de Kéraval (1903), tiennent encore et surtout pour la prédisposition et la dégénérescence.

Ainsi que nous l'avons fait pour tous les états morbides précédents, nous ne parlerons ici que des psychoses syphilitiques proprement dites, infectieuses, et non des obsessions, des idées fixes, du suicide, des accès de folie chez des névropathes ou des déséquilibrés, survenant à l'occasion de la syphilis ou même par suite de l'effet moral qu'elle peut produire. Le professeur Alf. Fournier a magistralement tracé les conséquences de cet effet moral dans son étude sur le *suicide dans la syphilis.*

Certains auteurs ont tenté de classer les psychoses de la syphilis au point de vue clinique : tel Galiana qui admet, dans les rapports de cette infection avec les psychopathies, trois catégories de cas : 1° les cas dans lesquels la syphilis agit comme cause commune des perturbations psychiques ordinaires ; 2° les *psychoses syphilitiques* proprement dites, dues à des lésions cérébrales spécifiques et divisées en *démentielles, délirantes et motrices*; 3° la *paralysie générale* d'origine syphilitique.

La plupart des auteurs distinguent les psychoses de la syphilis suivant la période à laquelle elles appartiennent. W.-R. Dawson établit à cet égard le schéma suivant :

I. *Psychoses de la syphilis précoce* (période primaire et secondaire) : 1° *Psychose toxique aiguë* (analogue au délire ou à la manie alcoolique) ; 2° *Mélancolie avec ou sans démence*, probablement due à l'anémie cérébrale.

II. *Psychoses de la syphilis tardive* (période tertiaire) : 1° *Psychose due à une lésion syphilitique de la base et des vaisseaux ;* 2° *Psychose due à une lésion de la convexité.*

III. *Psychoses métasyphilitiques* (parasyphilitiques) : 1° *Psychose du tabes ;* 2° *Paralysie générale des aliénés.*

Nous croyons qu'il y a avantage à conserver une division de ce genre. Nous ne dirons rien toutefois des *psychoses para-syphilitiques*, qui trouveront leur place à l'histoire de la paralysie générale et du tabes, ni des *psychoses de la période primaire* qui sont très rares et qui, suivant la remarque de Goldsmith et de Savage, sont dues plutôt à l'influence morale qu'à l'action spécifique de l'infection.

Nous parlerons uniquement des *psychoses de la période secondaire* et de celles de la *période tertiaire*, que nous ferons suivre de quelques mots sur les *psychoses hérédo-syphilitiques.*

1° Psychoses de la période secondaire. — Les psychoses de la période secondaire sont les vraies psychoses toxi-infectieuses de la syphilis, en ce sens qu'elles sont dues directement à l'action du poison spécifique et non aux lésions cérébrales provoquées par la syphilis. Ce sont aussi les plus intéressantes et les moins connues, comme le fait ressortir Jacquin qui a tout spécialement consacré sa thèse à leur étude.

Il est difficile de savoir si les psychoses de la syphilis secondaire sont fréquentes, et dans quelle mesure, l'attention n'ayant pas été encore suffisamment attirée sur elles. Les divers cas relevés par les auteurs et ceux qui, d'abord méconnus, ont été par la suite rapportés à leur véritable origine, montrent qu'elles doivent être moins rares qu'on ne l'a cru jusqu'ici.

Elles surviennent d'ordinaire en même temps que la période

secondaire, c'est-à-dire vers le quarantième jour de l'accident primitif, précédant rarement, suivant quelquefois la phase éruptive. Ou bien elles apparaissent à un moment quelconque de la période secondaire, mais presque invariablement au moment d'une poussée quelconque d'accidents, que cette poussée soit ou non accompagnée de fièvre.

Quelques-uns des sujets ainsi atteints étaient déjà antérieurement des cérébraux, des alcooliques, des surmenés. Beaucoup, par contre, n'avaient aucun antécédent morbide.

Les troubles psychiques débutent plus ou moins brusquement, comme cela est à peu près la règle pour les délires toxiques. A la façon de ceux-ci également, ils s'annoncent par la *céphalée*, sur laquelle insiste Jacquin, par de l'insomnie, des troubles gastro-intestinaux, de la coprostase, de la diminution du taux urinaire avec traces fréquentes d'albumine et même élévation légère de la température.

Une fois constituées, les psychoses syphilitiques se traduisent essentiellement par une *torpeur* constante allant parfois jusqu'à la *stupeur*, à la somnolence, au gâtisme, par de l'*obtusion mentale*, de l'hébétude, de la désorientation, par de l'*anxiété mélancolique*, du *délire onirique hallucinatoire* fait le plus souvent d'idées et de sensations absurdes et incohérentes de persécution, d'empoisonnement, de violence, de viol, par de l'*amnésie*, soit actuelle, soit rétro-antérograde, soit même progressive.

Ces symptômes, nettement relevés par Jacquin dans des observations d'auteurs antérieurs et dans les siennes propres, sont, trait pour trait, comme on le voit et comme il le fait observer, ceux des psychoses d'auto-intoxication et d'infection, c'est-à-dire ceux de la *Confusion mentale*, dont ils revêtent les diverses formes suivant leur association. Angiolella et Galdi (1904) disent aussi que les troubles psychiques de la syphilis ont tous les caractères des psychoses d'intoxication.

Les types le plus fréquemment rencontrés sont : 1° la *Confusion mentale stupide*, pseudo-démentielle ; 2° la *Confusion mentale hallucinatoire* avec *délire onirique* et agitation ; 3° la *Confusion mentale* avec *anxiété mélancolique* ; 4° le *Délire aigu*.

Quelle que soit la forme, et ce paraît être là un des effets les plus particuliers du poison syphilitique, l'obtusion, l'hébétude et la torpeur souvent somnolente font rarement défaut.

Inutile de redire ici encore que les psychoses de la syphilis secondaire, principalement la Confusion mentale avec délire onirique hallucinatoire, ressemblent beaucoup à la psychose alcoolique et demandent à en être distinguées. KIERNAN, en 1880, avait déjà signalé le fait.

Les troubles psychiques de la syphilis secondaire coïncident, comme nous l'avons déjà dit, avec des manifestations spécifiques de cette période, notamment avec les plaques muqueuses, la roséole et les éruptions pustuleuses, les papules cuivrées, l'adénopathie inguinale, sous-maxillaire, cervicale, la desquamation de la peau, la céphalalgie, les douleurs musculaires, etc., etc., qui permettent d'établir le véritable diagnostic.

Ce *diagnostic* se confirme d'ailleurs par l'influence incontestable du *traitement spécifique*. Tous les auteurs qui ont rapporté des cas de ce genre ont en effet insisté sur ce point important que les psychoses dont nous parlons étaient toujours améliorées et très souvent guéries, dans un temps même assez court, par le traitement spécifique. Parfois la psychose s'amendait dès le début de la médication et, si on suspendait celle-ci, revenait visiblement en arrière.

Les psychoses le plus rapidement et le plus complètement *curables* sont les *formes aiguës, délirantes, hallucinatoires* de la *Confusion mentale;* celles qui sont surtout *atténuées*, mais avec *reliquat démentiel* possible, sont les *formes stupides* ou *anxieuses* de la *Confusion.*

Il nous paraît ressortir nettement de là que les psychoses de la syphilis secondaire sont vraiment dues à l'infection syphilitique. Quant au *mécanisme pathogénique*, il est difficile de le préciser tant que la nature de la syphilis ne sera pas exactement connue. L'hypothèse la plus probable est qu'il s'agit là, de même que dans la plupart des infections à la phase aiguë et ainsi que l'admettent nombre d'auteurs, en particulier ROBERTSON (1900), de l'action directe du poison sur des cellules nerveuses corticales spécialement vulnérables. Mais, comme dit JACQUIN, « qu'il s'agisse là de microbes, qu'il s'agisse de toxines, le résultat est le même ; il n'y a pas unitoxie, mais *polytoxie*. A côté du poison spécifique, il faut tenir compte d'auto-intoxications sur le rôle desquelles le professeur Pierret a particulièrement insisté : le rein, le foie, l'intestin, la peau fonctionnent mal chez les infectés comme le sont les syphilitiques ; ils font d'abord de la mauvaise chimie élémentaire, puis sont soumis à des intoxications secondaires qui aboutissent à des modifications humorales. »

2° Psychoses de la période tertiaire. — Les psychoses de la période tertiaire ont attiré l'attention depuis plus longtemps que les précédentes et elles ont déjà été étudiées par nombre d'auteurs, notamment par A. Fournier, qui les a décrites sous le nom de *forme mentale* de la syphilis cérébrale.

Elles diffèrent des psychoses de la période secondaire en ce qu'elles surviennent plus ou moins longtemps après l'infection, quelquefois très tardivement ; qu'elles ne correspondent à aucune poussée extérieure, exanthématique, fébrile de syphilis, mais bien à un de ses processus anatomo-pathologiques sur le cerveau, tels que méningo-encéphalite, artérite et endartérite oblitérante, néoplasmes, etc. ; qu'elles s'accompagnent ordinairement de troubles moteurs ou convulsifs (crises épileptiformes, crampes, contractures, névrites périphériques, ictus parétiques localisés, paralysies oculaires, embarras de la parole, etc.) ; que, tout en ayant pour type clinique fondamental la *Confusion mentale*, elles se manifestent rarement sous l'une de ses formes aiguës (délire hallucinatoire agité et violent, délire aigu), mais presque toujours au contraire sous l'une de ses *formes subaiguës, dépressives* ou *pseudo-démentielles*.

La forme *pseudo-démentielle* est de beaucoup la plus commune. Elle consiste en une obtusion, une torpeur très marquées des facultés, avec hébétude, amnésie profonde des idées, des souvenirs, des sentiments, incohérence et désorientation, stupidité, gâtisme. Les malades semblent du jour au lendemain avoir été plongés dans une démence irrémédiable. Il y a là, suivant l'expression d'Angiolella et Galdi, des formes de passage entre les psychoses et la paralysie générale, ou encore des états de transition entre les myélites syphilitiques, le tabes et la paralysie générale (GUILLAIN et THAON, 1905).

Ces symptômes caractéristiques se retrouvent du reste à un degré plus ou moins marqué dans les formes s'accompagnant de *délire*, notamment dans les variétés *dépressive* et *expansive* de FOURNIER. La *variété dépressive*, faite de dépression générale ou d'anxiété, de délire à prédominance d'idées d'hypocondrie, de persécution ou d'empoisonnement, d'hallucinations confuses du goût, de l'odorat, de l'ouïe, de refus d'aliments, de tendance au suicide, repose en effet sur un fond d'hébétude et de démence très marqué ; et quant à la *variété expansive*, constituée à son tour par de l'excitation cérébrale avec suractivité psychique, optimisme, délire vaniteux, elle reçoit aussi son empreinte de l'obtusion mentale, qui donne aux conceptions un cachet d'enfantillage et d'absurdité très net.

Il va sans dire que l'*évolution* de ces psychoses est subordonnée à celle de la lésion cérébrale spécifique à laquelle elles se rattachent, c'est-à-dire qu'elles s'améliorent avec elle, s'exacerbent avec ses recrudescences, prennent enfin une allure tout à fait aiguë lorsque le processus anatomique est lui-même aigu.

Dans la grande majorité des cas, les psychoses tardives de la syphilis *guérissent*, mais, plus souvent encore que les psychoses précoces, elles laissent après elles un *déficit*, une *déchéance psychique* plus ou moins marquée, avec ou sans coexistence de troubles moteurs.

Le *diagnostic*, d'autant plus délicat qu'il n'existe généralement pas ici de manifestations extérieures de syphilis, se tire surtout des antécédents, de la forme même des troubles psychiques, enfin de l'efficacité du traitement spécial qui produit toujours des résultats favorables, souvent même complets.

POTOWSKY (1902), qui a récemment consacré une intéressante étude au diagnostic des psychoses syphilitiques précoces et tardives, le base sur l'ensemble des particularités suivantes, qui résume en effet leurs principaux caractères : 1° obnubilation de la conscience, sous forme de torpeur, de somnolence pathologique ; 2° affaiblissement des capacités intellectuelles se traduisant par la lenteur particulière des opérations cérébrales, l'am-

nésie pour les faits courants ou récents, l'affaiblissement très
intense du sens moral ; 3° évolution de la maladie, se signalant
par l'inconstance des symptômes dans la période primordiale
et par la succession subite des exacerbations et des rémissions ;
4° existence des troubles nerveux spéciaux aux lésions syphilitiques (céphalalgie, analgésies cutanées, états épileptïques, équivalents) ; 5° lésions syphilitiques cutanées ; 6° influence favorable du traitement spécifique.

3° Psychoses hérédo-syphilitiques. — Si nous consacrons
un paragraphe spécial aux psychoses hérédo-syphilitiques, c'est
bien moins pour les décrire que pour les signaler comme un
sujet d'observation et d'étude à suivre de près.

Depuis, en effet, que l'attention est attirée sur ce point, on a
reconnu que certaines maladies organiques du système nerveux,
particulièrement chez l'enfant et l'adolescent, étaient le résultat très probable de la syphilis héréditaire.

On sait aussi que la *paralysie générale juvénile*, ainsi que je
me suis surtout efforcé de le démontrer et ainsi que cela paraît
être admis aujourd'hui, est due à la syphilis héréditaire.

Mais, à côté de ces maladies organiques du système nerveux
central, l'hérédo-syphilis a certainement droit aussi à revendiquer sa part dans certains états psychopathiques proprement
dits, tels que les *neurasthénies constitutionnelles obsédantes* et
impulsives, les *dégénérescences mentales*, voire les *psychoses de
l'adolescence et du développement*, telles que la *démence précoce*,
surtout *hébéphrénique*. Comme le dit fort bien KÉRAVAL, « bon
nombre de monstruosités mentales : débilité mentale, imbécillité, idiotie et pas mal de perturbations intellectuelles du jeune
enfant et de l'adolescent, sont imputables à la syphilis des
générateurs. On y note concurremment des troubles pupillaires,
l'atrophie du nerf optique. Il n'est pas rare que le cachet de la
syphilis s'accuse par des accidents cutanés, osseux, par des
gommes. Tout récemment nous avons perdu un enfant de quatorze ans, interné au quartier des idiots, de gommes oculaires
et cérébrales à marche suraiguë. A tout instant, quelque malheureux de ce genre ou quelque dément précoce même, présente

des manifestations de la vérole, alors que jusque-là rien de
semblable n'avait été remarqué. »

Pour l'instant, nous ne pouvons que nous en tenir là et signaler simplement ces faits. Mais il est clair qu'il faudra compter
dans l'avenir avec la syphilis héréditaire comme facteur de
psychopathies.

§ 2. — TUBERCULOSE

Les *troubles psychiques de la tuberculose* ont été signalés depuis
longtemps, notamment par ESQUIROL, GEORGET, BURROWS et
ELLIS, FRIEDREICH, SCHRŒDER VAN DER KOLK, SKAE, CLOUSTON,
BIAUTE, BALL, PETER, L. LEUDET, etc.

Ces auteurs avaient notamment insisté : 1° sur la fréquence
de la tuberculose chez les aliénés ; 2° sur l'état mental de beaucoup de tuberculeux, caractérisé par l'hypocondrie, mais surtout par de l'euphorie, de l'excitation génitale, de la dipsomanie ; 3° sur les folies de la tuberculose, susceptibles de revêtir
la forme de mélancolie avec idées de persécution, de mélancolie aiguë, de manie, de démence, de paralysie générale avec
idées hypocondriaques (CLOUSTON) et, au point de vue de l'évolution, tantôt marchant parallèlement avec les lésions pulmonaires, tantôt alternant avec elles, tantôt enfin, les remplaçant :
4° sur le délire de la période terminale de la maladie, considéré
comme toxique.

Dans ces dernières années, les rapports de la tuberculose avec
les maladies mentales ont été repris de façon très active et on
s'est efforcé à la fois de combattre la tuberculose dans les
asiles d'aliénés par la création de pavillons spéciaux d'isolement, et de préciser l'influence étiologique et pathogénique de
la tuberculose sur les psychoses et sur la paralysie générale.
Parmi les travaux les plus récents et les plus importants à ce
sujet, je signalerai ceux de LA BONNARDIÈRE (1898), CHARTIER
(1899), S. BERNHEIM (1900), TH. DRAPER (1901), BÉRAUD (1902),
BIENVENU (1903), S. SAXE (1903), ANGLADE et CHOCREAUX (1903),
L. BOUR (1903), A. MORSELLI (1903), ANGLADE (1904).

Le plus important de ces travaux est sans contredit celui de

A. Morselli, qui embrasse la question dans son ensemble et l'étudie dans chacune de ses parties principales.

Nous envisagerons successivement ici : 1° les *troubles psychiques élémentaires*, c'est-à-dire l'état mental du tuberculeux, sa psychologie (Béraud), son psychisme (A. Morselli) ; 2° les *psychoses de la tuberculose*.

1° Troubles psychiques élémentaires. — Les troubles psychiques élémentaires constituant par leur ensemble la mentalité du tuberculeux sont connus depuis longtemps, et ils se résument dans ces quelques lignes empruntées à la précédente édition de cet ouvrage : « Chez beaucoup de tuberculeux, l'intelligence et le caractère s'affectent plus ou moins. On voit survenir une tendance anormale à l'hypocondrie, à la tristesse ou au contraire à la satisfaction, à l'optimisme, au bien-être, à l'*euphorie*, comme on l'a dit. Les malades deviennent irritables, mobiles à l'excès ; souvent aussi ils font preuve d'une *excitation génésique* remarquable. Enfin, ils peuvent se laisser aller à des actes morbides et à de véritables tendances impulsives, par exemple à la dipsomanie. »

Les travaux récents ont confirmé et précisé sur certains points cette mentalité. A. Morselli, par exemple, remarque que d'une manière générale, l'affectivité est augmentée chez le tuberculeux qui est émotif, bizarre, volubile, capricieux, souvent égoïste, parfois d'un altruisme excessif ; que le sens des besoins organiques, souvent altéré, produit du dégoût pour les aliments ou de la voracité outrée ; que la volonté est toujours diminuée, ce qui se traduit par des décisions à l'improviste et injustifiées ; que l'intelligence est au contraire en état d'hyperexcitabilité (mémoire excellente, sens critique très avisé, etc.), au point, d'après Lombroso, de pouvoir atteindre jusqu'au génie, au moins à la période du début. S. Saxe considère que les troubles psychiques essentiels chez le tuberculeux consistent en diminution plus ou moins accentuée de la conscience, exaspération de l'égoïsme brutal, exagération de la suggestibilité, de l'émotivité et de l'irritabilité et que ces troubles sont le résultat de l'altération du système nerveux central par les produits toxiques micro-

biens. BÉRAUD, de son côté, dans sa thèse spécialement consacrée
à la psychologie du tuberculeux (1901), insiste sur la succession
chez lui de phénomènes d'asthénie et d'hyperexcitabilité et sur
son *optimisme* : au début optimisme du diagnostic (le malade
ne croit pas être tuberculeux), à la fin optimisme du pronostic
(le tuberculeux ne croit pas être malade). LETULLE (1900) a
également mis en relief cet « illusionisme délirant » des tuberculeux qui fait que certains voient leur espoir augmenter au fur et
à mesure que leurs forces déclinent, et enfin E. DUPRÉ (1904), à
propos d'un cas récent accompagné d'autopsie, montre que cette
euphorie délirante des phtisiques, comparable à celle des cancéreux morphinisés, est le résultat d'une intoxication qui a ses
facteurs dans les poisons bacillaires, l'insuffisance hépato-rénale
et l'anoxhémie aiguë, et son substratum anatomique dans les
lésions destructives des cellules du lobe frontal.

L'obsession et la phobie s'observent aussi chez les tuberculeux
(PITRES et RÉGIS).

Il nous faut signaler enfin ici les publications récentes dont
l'*excitation génitale* du tuberculeux a été l'objet, à la suite d'un
ouvrage littéraire sur la vie dans les sanatoriums spéciaux.
CABANÈS notamment a provoqué sur ce point une enquête médicale intéressante mais peu concluante, et la question a été reprise
il y a quelques mois, dans sa thèse sur « l'Excitation génitale
chez les tuberculeux » (1904), par LANDRET, qui la résout d'une
façon nettement affirmative.

Cette excitation génitale du tuberculeux que nous avions déjà
observée et mentionnée en termes formels, comme on l'a vu
plus haut, dans notre édition précédente et que BÉRAUD a si
bien caractérisée dans sa thèse est, en somme, bien réelle, et elle
se retrouve, quand il est possible de l'observer, dans un certain
nombre de cas, surtout au début, comme l'indique SAXE. J'y vois
volontiers pour ma part un symptôme d'irritation cérébrale qui,
lorsqu'il s'associe à l'excitation intellectuelle et physique, à l'optimisme euphorique, à la toxicomanie alcoolique ou morphinique,
contribue à constituer un état de *dynamie fonctionnelle* comparable à celui qu'on observe au début de la paralysie générale.

Faisons ici une remarque d'une portée plus étendue. L'excitation génitale relevée dans la tuberculose et qui ressemble dans une certaine mesure à celle de la paralysie générale est susceptible de s'observer aussi dans tous les autres processus toxiques et infectieux de l'organisme, chroniques ou aigus. Non seulement, en effet, le délire des infections aiguës prend fréquemment un caractère érotique, mais on voit encore des malades, en pleine hyperthermie typhique, grippale ou exanthématique, présenter des érections perpétuelles et une tendance irrésistible à la masturbation. L'excitation génitale n'est donc pas un symptôme spécial à la tuberculose ; ce paraît être un phénomène commun, à divers degrés, à toutes les intoxications et infections et c'est dans cet ordre d'idées plus large qu'il conviendrait, par suite, de l'étudier.

2° Psychoses. — Les auteurs récents qui ont relevé les formes de psychoses observées par eux dans la tuberculose ont constaté, pour la plupart, qu'elles étaient très variables, et cela se comprend d'autant plus aisément que certains d'entre eux n'ont pas fait la distinction entre les psychoses des tuberculeux et les psychoses chez les tuberculeux.

En réalité, et de l'ensemble même de leurs travaux, il résulte quelques notions déjà assez claires et qu'il nous paraît possible de résumer ici.

Et d'abord disons que la tuberculose ne fait pas exception à cette règle générale de nosologie psychiatrique qui veut que toute infection ou toute intoxication se traduise cliniquement par de la *confusion mentale*.

Toutefois ici, et c'est l'une des causes qui ne permettent pas toujours de reconnaître la psychose tuberculeuse, les troubles mentaux n'apparaissent pas à des phases, à des moments bien précis de l'infection. Sauf ceux qui accompagnent les poussées tuberculeuses aiguës du côté du cerveau, du péritoine ou du poumon, ou des accidents polynévritiques, les autres surviennent sans que rien trahisse l'action du poison, et il n'est pas rare, comme on l'a déjà remarqué, de voir ces troubles mentaux se manifester de préférence dans les tuberculoses pulmonaires latentes ou en rémission.

Quoi qu'il en soit, on peut observer dans la tuberculose toutes les formes de confusion mentale.

La forme la plus fréquente est celle où domine la *torpeur* avec *état mélancolique anxieux* ou *stupide, hallucinations multiples, faux délire systématisé de persécution*. BIENVENU a tout récemment encore cité des cas probants de ce genre, sans altérations bacillaires du cerveau ou des méninges à l'autopsie.

Une autre forme également fréquente est la *confusion mentale* avec *délire hallucinatoire* soit terrifiant, soit coordonné, comme une sorte de *délire systématisé* ou de *paranoia aiguë* avec prédominance d'*idées de persécution*.

Citons encore la *confusion mentale suraiguë* du *méningisme tuberculeux*, qui se confond avec le *délire aigu infectieux* et la *confusion mentale de la polynévrite tuberculeuse*, observée par COLELLA et où dominent comme toujours l'excitation, l'irritabilité, le délire et les hallucinations nocturnes, l'amnésie.

Je crois devoir rappeler tout particulièrement ici la fréquence de la *démence précoce* chez les tuberculeux et par suite la tendance de la confusion mentale des tuberculeux, quelle qu'en soit la forme, à prendre les allures de la *démence précoce*, surtout de la *démence précoce catatonique*. C'est un fait qu'il importe de bien connaitre et qui montre la nécessité d'examiner avec soin, chez les malades atteints de confusion mentale aiguë avec symptômes catatoniques, l'état des organes respiratoires. ROUBINOVITCH et PHULPIN viennent encore d'insister avec raison sur cette particularité.

Je rappelle également la tendance indiquée par quelques auteurs, notamment par LA BONNARDIÈRE et par A. MORSELLI, de certaines psychoses tuberculeuses à s'accompagner d'*accidents hystériques* et même de revêtir le type de *psychose hystérique*, caractère qui les rapproche encore de la démence précoce, dans laquelle on observe communément des accidents hystériques ou pseudo-hystériques.

Le *délire de la période ultime de la tuberculose* ou délire terminal est fréquent et connu depuis longtemps. C'est au premier chef un délire toxique, dû sans doute au défaut d'hématose et à la saturation du sang par l'acide carbonique et analogue, par suite, au délire des périodes asphyxique et agonique de toutes les maladies similaires. Il consiste en un *délire onirique* avec *hallucinations*, obnubilation de la conscience, agitation modérée, carphologie, revenant par accès de plus en plus rapprochés, et s'affaiblissant par degrés avec les forces mêmes du sujet.

Nous ne parlerons pas ici des relations de la tuberculose et de la *paralysie générale*. Contentons-nous de dire que, comme toutes les infections, en particulier comme la syphilis à laquelle elle ressemble surtout par son évolution et par certaines de ses lésions sur le système nerveux, la tuberculose paraît avoir une action réelle sur la production de cette maladie, soit isolément, soit concuremment avec la syphilis. Plusieurs auteurs tels que ANGLADE et CHOCREAUX, A. MORSELLI, BOUR, ont récemment repris dans des travaux intéressants l'étude de cette question.

Quant aux *psychoses par hérédité tuberculeuse*, il est certain qu'elles existent, comme celles de l'hérédo-syphilis, mais elles sont encore mal connues et n'ont guère été signalées que par A. MORSELLI, qui relève parmi celles qui paraissent le plus soumises à l'influence de cette hérédité infectieuse : l'*obsession*, en particulier l'*éreutophobie* (PITRES et RÉGIS), la *psychose polynévritique*, le *délire systématisé*, la *mélancolie*, la *paralysie générale* et, bien entendu, la *dégénérescence*.

La plupart des auteurs qui se sont occupés, dans ces dernières années, des psychoses de la tuberculose, n'hésitent pas, nous l'avons vu, à en faire de véritables *psychoses toxiques* et à les rapporter soit aux toxines elles-mêmes, soit aux localisations cérébrales de l'infection. BIENVENU rappelle même fort justement ce fait que, chez les animaux, les injections de tuberculine ont donné lieu à une torpeur analogue à celle qui domine dans les psychoses tuberculeuses et à celle qu'on a constatée en thérapeutique, avec le traitement par la tuberculine.

Le véritable *traitement* des psychoses de la tuberculose doit être évidemment, comme pour la syphilis, le traitement spécifique. Il est donc à présumer que si, pour l'instant, elles échappent à une thérapeutique rationnelle, elles sont appelées à bénéficier par la suite, de la découverte de sérums véritablement curateurs.

§ 3. — CANCER

L'histoire des *troubles psychiques dans le cancer* est des plus simples, car c'est là une question qui n'a guère attiré jusqu'ici, et à tort, l'attention des observateurs.

Bien que simple, nous trouvons encore dans cette histoire, comme dans celle de tous les processus morbides que nous venons de passer en revue, deux phases distinctes : l'une, dans laquelle on admet, en citant quelques cas à l'appui, que le cancer est une cause, d'ailleurs rare, de folie (ESQUIROL, GUIS-LAIN, MOREL, DECORSE, SAUZE et AUBANEL, AUZOUY, DAGONET, GRIESINGER, TROUSSEAU, GEOFFROY et BERTHIER, A. VOISIN, BES-SIÈRES); l'autre, plus récente et plus scientifique, dans laquelle on cherche à montrer que les troubles psychiques ne sont pas plus rares chez les cancéreux que chez les tuberculeux (CROCQ, 1894), et surtout qu'il s'agit là non de folie, de vésanie, mais de *troubles psychiques toxi-infectieux* (ELZHOLZ, 1898 ; KLIPPEL, 1899 ; JACQUIN, 1900).

Il est plus que probable, sinon certain, que les troubles psychiques du cancer comportent, comme ceux de la tuberculose, des *troubles psychiques simples* ou *élémentaires*, représentant l'état mental des cancéreux, et des *psychoses* proprement dites.

Nous connaissons peu les premiers. Nous savons simplement que le cancer, chez la plupart des malades, détermine des modifications du caractère, de l'irritabilité, de la tristesse, du découragement, parfois aussi des idées de suicide.

Quant aux *psychoses* proprement dites, il était admis qu'elles affectent le plus souvent la *forme mélancolique* avec anxiété, hallucinations et illusions internes ou cénesthésiques, idées hypocondriaques et de persécution, particulièrement délire de possession, de zoopathie, de fausse grossesse, etc.

Ces notions cliniques ont été récemment confirmées par TATY et TOY (1897) qui ont publié trois cas de psychose avec délire de persécution, liée à l'évolution d'un cancer de l'utérus, de l'estomac et du sein, par Valker (1897) qui a rapporté un cas de carcinome du pylore avec mélancolie et délire hypocondriaque et aussi par Elzholz qui, dans les trois cas observés par lui, a constaté des troubles psychiques à caractère dépressif, anxieux, accompagnés dans l'un d'entre eux par de la tendance au suicide. Elzholz, qui n'a relevé dans ces trois cas aucun antécédent héréditaire névropathique et qui, malgré un examen histologique soigneux au Marchi des circonvolutions cérébrales, ne trouve aucune dégénérescence dans les fibres de projection ou d'association, discute, en terminant, l'hypothèse d'une intoxication par le poison cancéreux, susceptible d'expliquer les troubles psychiques et le coma carcinomateux.

Klippel, qui a consacré en 1899 un remarquable article aux accidents nerveux dus à la cachexie cancéreuse, relève d'abord, du côté du *système neuro-musculaire*, un ensemble de signes se rencontrant dans tous les cas : 1º hyperexcitabilité mécanique des muscles amaigris généralisée et facile à produire; 2º exagération des réflexes tendineux ; 3º diminution des réactions électriques, surtout aux membres inférieurs où les dégénérescences neuro-musculaires sont le plus accusées ; 4º tachycardie jusqu'à 140 pulsations. Il existe parfois des troubles de la sensibilité.

En ce qui concerne les *troubles cérébraux*, Klippel note expressément que la psychose des cancéreux est de la *confusion mentale* telle qu'on la rencontre dans les infections et auto-intoxications. Il signale encore le délire terminal, la polynévrite, les attaques de sommeil, enfin le coma cancéreux qui est à rapprocher du coma diabétique et qui atteint son maximum de préférence quand les organes gastro-intestinaux sont le siège de la tumeur.

Les conditions pathogéniques sont, pour lui, les suivantes : désassimilation exagérée des albuminoïdes entraînant une altération de tous les organes et partant une auto-intoxication.

Quant à l'observation très intéressante de Jacquin, c'est un cas typique de *confusion mentale* avec *délire hallucinatoire terrifiant* liée à l'évolution d'un lymphadénome du cou et persistant jusqu'à la mort. Jacquin n'hésite pas à voir là une psychose toxiinfectieuse.

En résumé, il paraît résulter des travaux les plus récents et qu'il y a intérêt à poursuivre : que les troubles psychiques du cancer existent réellement et sont sans doute plus fréquents qu'on ne le pense ; qu'il y a un *état mental* des cancéreux, comme il y a un état mental des tuberculeux ; que les psychoses du cancer paraissent se manifester surtout sous forme de *psychoses mélancoliques* avec dépression, anxiété, idées et interprétations délirantes d'hypocondrie et de persécution, hallucinations et illusions cénesthésiques, ou de *délire onirique hallucinatoire terrifiant*, en un mot avec le type habituel des psychoses d'intoxication ; que ces psychoses peuvent survenir dans tous les cancers, quelle qu'en soit la localisation, mais de préférence dans les dernières périodes, celles de cachexie ; enfin qu'il est possible et légitime de les attribuer à l'infection elle-même ou à ses auto-intoxications secondaires.

CHAPITRE IV

PSYCHOPATHIES DES MALADIES DU SYSTÈME NERVEUX

Nous nous occuperons dans le présent chapitre des troubles psychiques des maladies du système nerveux, naturellement divisées en deux sections : 1° *maladies cérébro-spinales* ; 2° *névroses*.

Nous serons très brefs dans la description de ces troubles psychiques parce que leur histoire appartient, dans son ensemble, plus à la Neurologie qu'à la Psychiatrie.

Exception faite pour la *paralysie générale*, qui reste plus spécialement du domaine de cette dernière et à laquelle nous consacrerons une étude aussi détaillée que le comportent les proportions de cet ouvrage, nous ne dirons donc qu'un mot des troubles psychiques liés aux autres maladies du système nerveux, en particulier de ceux des maladies organiques du cerveau et de la moelle qui ont été récemment l'objet, de la part de E. Dupré, d'un chapitre magistral et complet dans le grand *Traité de Pathologie mentale* de Ballet. Nous avons largement emprunté, pour la rédaction de ce chapitre, à cette œuvre remarquable.

SECTION PREMIÈRE

AFFECTIONS CÉRÉBRO-SPINALES

Dans cette première section seront passées en revue, en autant d'articles, les affections suivantes, envisagées surtout au point de vue de leurs troubles psychiques : 1° *abcès du cerveau* ; 2° *tu-*

meurs de l'encéphale ; 3° artério-sclérose cérébrale et cardiopathies ;
4° hémorrhagie et ramollissement ; 5° paralysie générale ; 6° tabes ;
7° sclérose en plaques ; 8° syringomyélie ; 9° maladie de Parkinson.

ARTICLE PREMIER

ABCÈS DU CERVEAU

Aux périodes successives du processus anatomo-clinique des abcès encéphaliques, bien mis en lumière par KLIPPEL, correspondent des réactions psychopathiques adéquates.

1° *Dans la phase d'encéphalite aiguë*, on note de la fièvre, de la céphalée, des convulsions, de l'agitation, de l'insomnie, des hallucinations, du délire actif, parfois violent, aigu, ou au contraire de la torpeur, de l'obtusion, de la dépression somnolente, attristée, avec rêvasseries tranquilles. « Dans tous les cas, le syndrome psychopathique révèle bien son origine toxi-infectieuse par la prédominance des accidents de *confusion mentale*, de *délire onirique*, *d'hallucinations*, etc. » (DUPRÉ).

2° *Dans la phase de rémission*, il y a un certain réveil de l'activité intellectuelle avec apaisement des symptômes précédents, mais il reste un certain degré de torpeur, de somnolence diurne, d'insomnie nocturne, de céphalée, d'obtusion. Cette phase de rémission, qui correspond à une formation lente de l'abcès dans une région tolérante de l'encéphale, peut durer des mois et même des années.

3° Quant à la *période terminale*, elle est marquée par l'apparition de phénomènes accentués de torpeur, de somnolence, de stupeur progressive, de gâtisme, de coma (DUPRÉ).

Tels sont, suivant les périodes auxquelles ils se rattachent, les principaux troubles psychiques des abcès de l'encéphale, auxquels peuvent parfois s'en joindre d'autres tels que *puérilisme mental* (DUPRÉ), *satisfaction et gaieté paradoxales* (BRUNS, JASTROWITZ, DUPRÉ), *affaiblissement intellectuel* (KLIPPEL).

Lorsque, par exception, l'affection guérit, elle peut être suivie d'une *amnésie antérograde* et même *rétro-antérograde* profonde, remontant plus ou moins loin dans le passé.

Ainsi que le fait très justement observer Klippel, il ne faut pas oublier que les abcès encéphaliques peuvent passer inaperçus et que parfois des individus présentant simplement des modifications du caractère, de légers troubles délirants et un certain degré d'affaiblissement mental, sont internés dans un asile où, après leur mort, l'autopsie finit par révéler la véritable lésion.

ARTICLE II

TUMEURS DE L'ENCÉPHALE

1° Troubles psychiques. — Dans son important article sur les troubles psychiques des tumeurs encéphaliques du *Traité de Pathologie mentale*, E. Dupré, après avoir rappelé que ces troubles appartiennent à la classe des symptômes diffus de l'affection, montre : qu'ils sont *presque constants;* qu'ils sont *très variables* de forme, d'intensité, d'évolution, tout en étant caractérisés en général par la *diminution*, la *dépression* et l'*obnubilation psychiques;* qu'ils sont en rapport avec le siège des lésions; enfin que l'*intoxication cérébrale* joue un rôle important dans leur pathogénie.

Nous nous bornerons à résumer ces constatations, sur lesquelles s'accordent généralement tous les travaux relatifs au sujet, même ceux postérieurs à l'article de Dupré.

La *diminution psychique*, bien que réelle, est généralement moins profonde qu'elle ne paraît dans les tumeurs encéphaliques, où il s'agit plutôt de pseudo-démence que de démence vraie.

La *dépression*, plus ou moins accentuée, au point de prendre parfois l'aspect de la mélancolie grave, se confond elle aussi avec l'*obnubilation intellectuelle*. En somme, il est évident que ces trois symptômes se trouvent réunis et assimilés, ici comme ailleurs, parce que ce sont les éléments fondamentaux de la *confusion mentale*.

La confusion mentale, dans les tumeurs encéphaliques, revêt très rarement une forme aiguë, agitée, violente et affecte le plus souvent au contraire, la *forme torpide, obtuse, pseudo-démente*. C'est dire que ce qui y domine c'est la *torpeur*, l'*indifférence*, l'*engourdissement psychique* avec *inertie physique* correspondante, la rareté des pensées et des actes, la *somnolence*.

A cet état fondamental peuvent se joindre d'autres manifestations telles que : « une *sorte de somnambulisme* dans lequel le sujet, hanté par son rêve, évolue avec aisance dans un milieu qui paraît à la fois complètement étranger à son attention consciente et volontaire, et tout à fait familier à ses habitudes inconscientes et automatiques » (DUPRÉ), c'est-à-dire exactement ce que nous appelons l'*état second onirique;* de l'*automatisme ambulatoire* (DEVIC et P. COURMONT, DEVIC et GAUTHIER, PATEL et L. MAYET, SABRAZÈS et DE BATZ, etc.), variable de forme mais le plus souvent amnésique; des *impulsions diverses*, du *délire de jalousie*, du *délire de persécution* vague, diffus, incohérent, basé sur des hallucinations ou de fausses sensations diverses; du *puérilisme* (DUPRÉ, BRISSAUD, CESTAN et LEJONNE, SCHUSTER, GOWERS, SOULLARD, etc., etc.), se manifestant par le caractère enfantin des réactions psychiques à la fois dans les idées, les tendances, les goûts, la mimique, l'attitude, la voix, le langage, les occupations et les actes. Ce puérilisme, suivant qu'il s'accompagne d'excitation ou de dépression, se combine avec de la tristesse, ou au contraire avec cette jovialité frivole, cette disposition étrange à l'ironie, à la farce, que BRUNS et JASTROWITZ ont signalée tout particulièrement sous le nom de *Moria* ou *Witzelsucht* dans les tumeurs du lobe frontal.

On peut observer encore d'autres particularités neuro-psychopathiques dans les tumeurs cérébrales, notamment la *cérébrasthénie* et des *accidents hystériques* variés. J'y signale, en dehors du puérilisme mental tel que l'indique DUPRÉ, une sorte d'état plus ou moins analogue à ce que PITRES appelle *ecmnésie* et qui reporte les sujets à une période plus ou moins éloignée de leur vie passée, si bien qu'ils croient vivre dans des milieux et avec des êtres en rapport avec cette époque. C'est, dans une certaine mesure, l'*ecmnésie hystérique*, si bien décrite par PITRES et BLANC-FONTENILLE, mais une ecmnésie diffuse, confuse, incohérente et pour ainsi dire démente.

Ces troubles psychiques sont toujours associés aux symptômes somatiques diffus des tumeurs cérébrales : *céphalée, vomissements* dits *cérébraux, vertiges, convulsions épileptiques,* ou à quelques-uns d'entre eux.

2° Troubles psychiques dans les diverses tumeurs de l'encéphale. — Les troubles psychiques se rencontrent également au cours des néoplasmes encéphaliques de *tout siège* et de *toute nature.*

Cependant les diverses régions de l'encéphale ne sont pas toutes égales devant la *réaction psychopathique,* et, comme le fait ressortir DUPRÉ, cette réaction psychopathique peut être très marquée dans les zones dites à tort, à ce point de vue, tolérantes et silencieuses.

P. SCHUSTER a dressé, d'après l'ensemble considérable des faits recueillis par GIANELLI, un intéressant tableau statistique montrant la *fréquence comparative des troubles psychiques dans chaque variété topographique de tumeurs cérébrales.*

Voici le pourcentage obtenu :

1° Tumeurs du corps calleux	100	p. 100
2° Tumeurs du lobe frontal.	79,3	—
3° Tumeurs du lobe temporal. . . .	66,6	—
4° Tumeurs de l'hypophyse et de la région	65,3	—
5° Tumeurs du lobe occipital. . . .	60	—
6° Tumeurs multiples	59.6	—
7° Tumeurs de la glande pinéale . .	53,8	—
8° Tumeurs du lobe pariétal	51,1	—
9° Tumeurs des ganglions opto-striés.	50	—
10° Tumeurs du cervelet.	35,5	—
11° Tumeurs du centre ovale	28,8	—
12° Tumeurs du tronc cérébral. . . .	25	—

Quant à la forme même des troubles psychiques, elle ne diffère pas, dans les tumeurs de chaque région, de façon suffisamment nette pour qu'on puisse établir à ce point de vue des distinctions précises ; « il n'existe pas, en réalité, de symptôme psychique pathognomonique de la localisation cérébrale, d'une lésion circonscrite » (DUPRÉ).

3° Pathogénie. — En ce qui concerne la pathogénie des accidents diffus et particulièrement des troubles psychiques des tumeurs cérébrales, elle parait se résumer en un ensemble de causes dont les principales, d'après DUPRÉ, sont les suivantes : compression cérébrale, hypertension céphalo-rachidienne, troubles circulatoires, lésions locales concomitantes ou secondaires. infection de voisinage, intoxication de l'écorce par les produits cellulaires ou microbiens de la néoplasie. Le rôle de l'*intoxication* du cortex a été nettement mis en lumière par DUPRÉ. Il est probable qu'il faut tenir compte aussi, comme dans tout état infectieux, de l'action des *auto-intoxications* secondaires du côté du rein, du foie et de l'intestin. Rappelons avec DUPRÉ, la frappante analogie qui existe au point de vue symptomatique entre les grandes encéphalopathies toxiques de l'urémie, du diabète, du saturnisme et le syndrome des tumeurs cérébrales, notamment les erreurs de diagnostic commises en ce qui concerne l'*urémie cérébrale* et les *tumeurs encéphaliques*.

ARTICLE III

ARTÉRIO-SCLÉROSE CÉRÉBRALE. CARDIOPATHIES

Il y a lieu d'étudier séparément dans cet article : 1° les *troubles psychiques de l'artério-sclérose cérébrale ;* 2° ceux des *cardiopathies*.

1° Artério-sclérose cérébrale. — Avec DUPRÉ, nous indiquerons sous ce titre : « l'ensemble des troubles psychiques qui relèvent de la *dénutrition chronique* et progressive de l'encéphale et particulièrement du manteau cortical, secondaire aux *artériopathies* scléreuse, athéromateuse, graisseuse, des *intoxications chroniques* externes (alcoolisme, saturnisme, etc.), ou internes (arthritisme, diabète, goutte, etc.), des *infections chroniques* (syphilis, tuberculose, etc.), et de la *sénilité* ».

ALZHEIMER distingue, dans la réaction psychopathique de l'artério-sclérose cérébrale : 1° une *forme légère ;* 2° une *forme grave*.

a. *Forme légère*. — La forme légère se manifeste par de la

céphalée, du vertige, de la somnolence diurne et de l'insomnie nocturne, de la dysmnésie, de l'adynamie psychique, de l'hyper-émotivité, de la sensiblerie, de l'irritabilité, de la tristesse, etc., en un mot par une série de symptômes étudiés par LANCEREAUX, GRASSET, RÉGIS, KOVALEWSKI, WINDSCHEID et qui, par leur ensemble, réalisent un *état neurasthénique*.

Sans insister ici sur ce point, je me borne à rappeler que dans ce que j'appelle la neurasthénie de l'artério-sclérose, la neurasthénie n'est pas associée seulement à l'artério-sclérose cérébrale, mais à l'artério-sclérose en général et à toute ses phases, même prémonitoires et initiales, quelle qu'en doive être ultérieurement la localisation organique finale.

Cette neurasthénie est essentiellement *spasmodique, vaso-motrice*, très lentement progressive, parfois même longtemps stationnaire, et se caractérise par l'association aux symptômes de la neurasthénie ordinaire, à forme généralement psychique, nosophobique, anxieuse, de signes tels que vertiges congestifs, bourdonnements et diminution de l'acuité auditive localisés ou prédominant à gauche, diminution de l'acuité visuelle, troubles cardio-vasculaires, pollakiurie nocturne. etc., etc., dont la réunion dénote, suivant leur degré, une artério-sclérose imminente, latente, ou en pleine évolution.

Plus tard, lorsque les lésions artérielles sont devenues plus graves et s'affirment du côté du cerveau, mais alors seulement, cette neurasthénie se confond avec l'état symptomatique rappelé par ALZHEIMER, et, comme le remarque DUPRÉ, signalé depuis longtemps, notamment par GENDRIN, en 1840.

b. *Formes graves.* — Dans les formes graves décrites par ALZHEIMER sous le nom de *dégénération artério-scléreuse grave progressive*, et *d'encéphalite chronique subcorticale* (BINSWANGER), aux troubles psychiques précédents s'en ajoutent d'autres, plus marqués : *apathie, stupeur, agitation motrice*, accès de *confusion mentale hallucinatoire*, parfois même *démence*.

C'est dans ces formes graves que rentrent les états décrits par GRASSET sous le nom de sclérose multiple disséminée et de *cérébro-sclérose* (1904).

Il va sans dire que les troubles neuro-psychopathiques de

l'artério-sclérose cérébrale ne se bornent pas au schéma que nous venons d'indiquer. On peut y constater encore bien d'autres phénomènes morbides, en particulier la *catalepsie symptomatique* (BRISSAUD, LAMY, DUPRÉ, BAUER). Ce phénomène, plus ou moins analogue à l'état *catatonique* de la démence précoce, serait psychique pour BRISSAUD qui l'attribue à des troubles circulatoires de l'écorce ; pour LALANNE et nous, il serait dû à de l'auto-intoxication, surtout rénale ; pour BAUER, qui insiste sur sa coïncidence avec le type respiratoire de CHEYNE-STOKES, à l'insuffisance corticale ; pour DUPRÉ, qui l'a observé associé avec des états de méningisme, de confusion, de stupeur, d'extase. à deux facteurs : l'athéromasie cérébrale et une infection ou une intoxication surajoutée.

On peut enfin observer là des manifestations psychosiques plus accusées : *accès mélancoliques anxieux, délirants*, avec tendance marquée au *suicide*, se rattachant à la *mélancolie présénile* de KRAEPELIN, SÉRIEUX, CAPGRAS ; *délire onirique hallucinatoire* variable, avec idées de persécution, de vol, d'empoisonnement, de grandeur, confusément systématisé par la répétition même des rêves hallucinatoires et constituant ainsi le *délire onirique de l'artério-sclérose* ou *délire onirique des gens âgés* (RÉGIS).

2° Cardiopathies. — Il est impossible de séparer les troubles psychiques des cardiopathies de ceux des artériopathies. C'est pourquoi nous en dirons un mot ici. Toutes les maladies du cœur peuvent produire des troubles psychiques ; mais celles dont l'action paraît la plus fréquente sont les *lésions mitrales* et les *lésions aortiques*.

a. *Troubles psychiques élémentaires.* — Les affections cardiaques s'accompagnent très souvent soit de *troubles nerveux*, soit de *troubles psychiques élémentaires*. Signalons, parmi les plus fréquents : les modifications du caractère et de l'humeur, la torpeur, l'indifférence, l'asthénie mentale avec confusion des idées et de la mémoire, l'irritabilité, l'excitation par accès, les hallucinations hypnagogiques et oniriques.

b. *Psychoses.* — La *psychose cardiaque* affecte le plus souvent la forme *mélancolique*, au moins dans les cas d'affections mitrales, car, d'après certains auteurs et notamment D'ASTROS, les *aortiques seraient des excités* et les *mitraux des déprimés* ; en sorte que les premiers aboutiraient plutôt à l'état *maniaque* sous toutes ses formes et les seconds à la *mélancolie*.

La *dépression*, chez ces malades, va quelquefois jusqu'à la *stupeur* ; la *tendance au suicide*, déjà signalée par CORVISART, est fréquente chez eux ; enfin ils ont également une propension marquée aux *impulsions* et aux *actes morbides*, surtout à l'*emportement* et à la *violence*.

Les *conceptions délirantes*, très variables, ne se présentent pas, ici, avec un type unique ; il semble cependant que les *idées de persécution* soient particulièrement fréquentes dans la psychose cardiaque où elles forment souvent la base même du délire. Quand aux *hallucinations*, qui sont surtout nocturnes, elles viennent très souvent se joindre à cet état mental, et, dans ce cas, elles peuvent avoir quelque rapport de nature et de caractère avec la maladie organique, comme chez cette cardiaque dont j'ai cité l'histoire autre part, qui entendait une voix lui parler dans le cœur. DEVENTER (1888) a également signalé chez les cardiaques l'existence d'hallucinations auditives synchrones avec les bruits du cœur.

La psychose cardiaque est une psychose à *oscillations brusques*, à *ressauts*, *intermittente* ou plutôt *rémittente* dans ses allures et dans ses manifestations. Les troubles délirants subissent d'habitude l'influence de la maladie cardiaque. C'est au moment des recrudescences de cette maladie qu'ils sont le plus prononcés. Quelquefois, au contraire, on observe une sorte de *balancement* contradictoire entre les troubles somatiques cardiaques et les troubles intellectuels.

La *psychose cardiaque est grave*, parce que la cause, la maladie du cœur, est permanente et incurable. Les accès délirants, qui le plus souvent affectent, comme nous l'avons dit, le type intermittent ou rémittent, guérissent d'ordinaire, mais le plus souvent ils se reproduisent et sont particulièrement sujets aux récidives.

c. *Délire asystolique*. — Les troubles psychiques sont très fréquents dans les derniers temps de l'*asystolie*. Il s'agit dans ce cas d'un *délire onirique hallucinatoire* avec confusion d'idées, désorientation, erreurs de lieu et de personnes, mélange du rêve à la réalité, tel qu'on l'observe dans la période ultime de la tuberculose et, de façon générale, à la fin de toutes les maladies cachectiques, et qui est dû, dans tous ces cas, à une véritable intoxication asphyxique des cellules cérébrales.

HUCHARD (1891) a justement fait remarquer que la psychose cardiaque, qu'il distingue suivant qu'elle survient en dehors ou au moment de l'asystolie, était relativement rare, et qu'il importait de ne pas confondre avec elle un certain nombre de délires survenant chez les cardiaques tels que le délire *cardio-rénal*, résultant à la fois de l'asystolie et de l'urémie, les délires *médicamenteux* (digitalique, belladoné, etc.), les délires *arthritique, alcoolique, hystérique* et *puerpéral*.

ARTICLE IV

HÉMORRHAGIE ET RAMOLLISSEMENT

1° Troubles psychiques antérieurs à l'ictus. — L'*hémorrhagie* ou le *ramollissement* par thrombose sont préparés, avant l'ictus apoplectique, par des processus artériopathiques qui s'accompagnent fréquemment de modifications de l'intelligence, du caractère et de l'affectivité. Ces phénomènes, qui passent dans bien des cas d'ailleurs inaperçus, ne sont pas autres que ceux dont nous venons de parler à propos de l'artério-sclérose et que visait GENDRIN lorsqu'il signalait, parmi les prodromes de l'apoplexie : l'inaptitude aux travaux intellectuels, la fatigue mentale facile, l'incapacité d'attention, l'irascibilité et une « faiblesse morose qui exagère les impressions et produit des terreurs non motivées, des inquiétudes déraisonnables sur nous-mêmes ou sur ceux qui nous touchent ».

2° Troubles psychiques postérieurs à l'ictus. — Après *l'apoplexie*, lorsque le malade sort de la période comateuse, variable d'intensité et de durée, il reste plus ou moins touché dans sa mentalité et on peut dire à ce point de vue que son retour à l'intégrité absolue est exceptionnel.

Les altérations psychiques qu'il subit se résument essentiellement en une *diminution* partielle et plus ou moins profonde de l'*intelligence*, avec *amnésie* variable de forme et d'intensité, *conservation relative de la conscience*, *affaiblissement* ou *perversion* de la *moralité* et de la *volonté*, *irritabilité*, *sensiblerie*, *troubles du caractère* (Dupré).

Ces altérations psychiques affectent tous les degrés de gravité, suivant l'importance, le siège et l'étendue de la lésion, et suivant aussi les dispositions antérieures des individus.

Chez un certain nombre même, à ces symptômes fondamentaux de *déchéance cérébrale* viennent se joindre d'autres troubles psychosiques qu'il est nécessaire de signaler.

C'est d'abord un état de *dépression* ou plus souvent encore *d'excitation*, se traduisant par une véritable *agitation automatique*, tracassière, bruyante, grossière, désordonnée, malpropre, violente même parfois, presque invariablement plus marquée la nuit que le jour, ou même exclusivement *nocturne*.

Ce sont ensuite des *délires*. Les délires, chez les apoplectiques, peuvent être de deux sortes. Les uns relèvent d'une cause autre que la lésion organique, par exemple de l'hérédité vésanique, de l'alcoolisme, etc. Il s'agit alors d'un état *maniaque*, *mélancolique*, d'un *délire de persécution*, *de jalousie*, etc., qui emprunte quelques caractères spéciaux au fond démentiel, mais qui peut évoluer de façon indépendante. Les autres sont des délires dus à la *lésion cérébrale* elle-même ou à ses conséquences, en particulier aux *auto-intoxications secondaires* qui se produisent. Dans ce cas, on a affaire soit à des *hallucinations simples*, visuelles, auditives (parfois unilatérales, Séglas, Joffroy, Lwoff, Toulouse, etc.), gustatives, cénesthésiques, à caractère pénible ou même terrifiant; soit à des *délires* absurdes, incohérents, enfantins, faits d'idées hypocondriaques, de négation, de vanité et de grandeur, de jalousie, d'érotisme avec obscénité et salacité, de mysticisme, etc.; soit enfin et surtout à du *délire onirique hallucinatoire*, parfois professionnel, à de la torpeur somnolente, à de l'indifférence, à de l'hébétude, à de la *confusion mentale* sous toutes ses formes, aiguë même, dans certains cas.

Dans un récent travail sur les *Démences liées aux lésions circonscrites du cerveau* (1904), A. VIGOUROUX cherche à démontrer, par la clinique et l'anatomie pathologique. que seules les lésions diffuses surajoutées à ces lésions circonscrites doivent être regardées comme la cause de leurs troubles psychiques.

Il s'appuie pour cela sur ce fait que l'état mental des lésions circonscrites est le même que l'état mental produit par les lésions diffuses, que celui, par exemple. de la *paralysie générale*.

Et il ajoute qu'en dehors des paralysies localisées. chacun des signes physiques de la paralysie générale : inégalité pupillaire, tremblement de la langue. embarras de la parole, crises épileptiformes, peut s'observer dans les méningo-encéphalites dues à des lésions circonscrites.

Si la démence globale est plus souvent observée chez les paralytiques généraux, c'est parce que chez eux l'évolution de la méningo-encéphalite est plus rapide.

Quant aux délires, lorsqu'ils existent. ils portent tous, dans les deux catégories de sujets, le cachet de la démence et sont plus ou moins absurdes et incohérents suivant le degré même de cette démence.

ANGLADE vient, plus récemment encore (1905), d'émettre une opinion analogue en montrant que le ramollissement n'est pas une nécrose pure et simple, et qu'il s'accompagne d'une encéphalite interstitielle parfois limitée au pourtour du foyer, parfois généralisée, ce qui explique les symptômes psychiques si fréquents dans les ramollissements, surtout corticaux.

ARTICLE V

PARALYSIE GÉNÉRALE

La paralysie générale est une affection d'origine toxi-infectieuse, ordinairement post-syphilitique, caractérisée anatomiquement par une méningo-encéphalite diffuse avec lésions accessoires diffuses de tout le système nerveux et cliniquement par des symptômes progressifs de démence et de paralysie (démence paralytique), auxquels viennent fréquemment s'associer des symptômes accessoires divers, somatiques et psychiques.

La découverte de la paralysie générale, dont BAILLARGER a pu dire avec raison qu'elle était le plus grand progrès que l'on puisse signaler dans l'histoire des maladies mentales, remonte à peine à quatre-vingts ans, bien qu'on ait essayé de démontrer qu'elle était autrefois connue et qu'HASLAM et PERFECT, notamment, en avaient rapporté des exemples à la fin du XVIII⁰ siècle.

ESQUIROL commença le premier le mouvement en signalant, d'une manière générale, l'extrême gravité des cas dans lesquels la paralysie complique la démence et la signification fâcheuse qu'il faut attribuer à l'embarras de la parole comme élément de pronostic.

Mais c'est à ses élèves qu'était réservé l'honneur de mettre la maladie véritablement en lumière. GEORGET la décrit en 1820 sous le nom de *paralysie musculaire chronique;* DELAYE, en 1824, sous le nom de *paralysie générale incomplète,* qu'elle a conservé depuis ; CALMEIL enfin, en 1826, sous celui de *paralysie considérée chez les aliénés.*

Tous regardent la maladie comme une forme spéciale de paralysie venant s'ajouter à la folie, c'est-à-dire comme la *complication d'une maladie mentale déjà existante.*

Mais déjà BAYLE, en 1822, dans sa thèse inaugurale, avait formulé une opinion nouvelle, et changé la face des choses. Pour lui, la paralysie générale n'est pas une simple complication de la folie, mais une véritable *entité morbide.* Il la désigne sous le nom d'*arachnitis* ou *méningite chronique,* en raison de sa lésion prédominante, fait du délire ambitieux son symptôme nécessaire, caractéristique, et lui assigne une marche constante divisée en trois périodes successives : l'une de *monomanie,* l'autre de *manie,* la troisième de *démence.* Comme CALMEIL, il insiste sur ses caractères anatomo-pathologiques, et considère comme pathognomoniques les adhérences existant entre les méninges et les circonvolutions. C'est donc avec BAYLE que la paralysie générale devient un état morbide spécial. Aussi, peut-on réellement l'appeler la « maladie de BAYLE ».

Les idées de BAYLE sont acceptées peu à peu, et PARCHAPPE, en 1838, va jusqu'à regarder la paralysie générale comme une folie spéciale qu'il désigne sous le nom de *Folie paralytique*.

REQUIN en 1846, fait une restriction à cette manière de voir, et, considérant que la paralysie générale, à laquelle il ajoute l'épithète de *progressive*, peut exister sans folie, il en admet deux formes : *l'une avec troubles intellectuels, l'autre sans aucun trouble de ce genre*. Cette distinction est confirmée et précisée par plusieurs auteurs, notamment par SANDRAS, LUNIER et BAILLARGER. Ce dernier fait même ressortir qu'au point de vue psychique, c'est la *démence* et non le *délire* qui constitue le symptôme essentiel de la maladie. Aussi propose-t-il de l'appeler *Démence paralytique* (1845).

A ce moment, les recherches se multiplient, et il paraît sur la matière une série de travaux importants parmi lesquels il faut citer surtout ceux de CH. LASÈGUE, J. FALRET, A. LINAS.

En 1858 a lieu, à la Société médico-psychologique, une longue discussion qui consacre, malgré les objections de certains opposants et notamment de BAILLARGER, les idées de BAYLE, c'est-à-dire le *principe de l'essentialité de la paralysie générale*.

L'idée d'entité morbide acceptée, on s'appliqua à poursuivre en ses diverses parties l'étude de la maladie.

Dans une première période, remplie surtout par les travaux de BAILLARGER, on s'attache à l'analyse clinique et on perfectionne sa description.

Dans une seconde, on reprend l'étude des lésions anatomiques et on s'efforce d'en préciser la nature, le siège et l'évolution (ROKITANSKY, MAGNAN, WESTPHAL, MIERZEJERWSKI, MENDEL, CRICHTON-BROWN, TUCZEK, ZACHER, BONNET et POINCARÉ, JOFFROY, RAYMOND, BINSWANGER, BALLET, KLIPPEL, ANGLADE, etc.).

Dans une troisième et dernière période enfin, parallèle à la précédente, on aborde sur des données nouvelles le problème de l'*étiologie* et de la *pathogénie* de la paralysie générale, dans laquelle on tend à voir de plus en plus une affection d'origine et de nature toxi-infectieuse (ESMARK, JESSEN, FOURNIER, RÉGIS, STRÜMPELL, KRAFFT-EBING, KRAEPELIN, CHRISTIAN, RITTI,

Joffroy, Raymond, Vallon, Klippel, Sérieux, Ballet, E. Dupré, etc., etc.).

Nous diviserons l'étude que nous allons faire dé la paralysie générale en six paragraphes, savoir : 1° *description clinique ;* 2° *évolution ;* 3° *anatomie pathologique ;* 4° *étiologie, nature et pathogénie ;* 5° *diagnostic ;* 6° *traitement.*

§ 1. — Description clinique

Dans une première partie de ce paragraphe, nous décrirons par périodes, les *symptômes cliniques* de la paralysie générale. Dans la seconde partie, nous indiquerons les *formes cliniques* de la maladie, c'est-à-dire celles résultant des divers modes d'association des symptômes.

A) Symptômes cliniques

La paralysie générale, envisagée au point de vue clinique, peut être divisée en quatre périodes successives : 1° *période pré-paralytique ;* 2° *période de début ;* 3° *période d'état ;* 4° *période de terminaison.* Nous devons énumérer, pour chacune de ces périodes, les symptômes qui la composent.

1° Période préparalytique. — A. Incubation. — Il n'est peut-être pas de maladie qui s'établisse avec plus de lenteur que la paralysie générale. A moins qu'elle n'ait débuté brusquement par un ictus congestif, son invasion est graduellement insensible et il est presque toujours impossible de lui assigner son véritable commencement qui se perd, pour ainsi dire, dans la nuit du passé. Quand on scrute attentivement la vie des paralytiques généraux et qu'on enquête sérieusement auprès de leurs familles, on en arrive à découvrir que des symptômes avant-coureurs, consistant en modifications de la santé physique et morale, ont marqué, durant plusieurs années parfois avant son apparition évidente, l'incubation de la maladie.

Il y a là une véritable période de préparation lente, que Christian appelle *prédélirante* et que j'appelle moi-même *pré-paralytique,* par analogie avec la période pré-ataxique du tabes.

Il n'est pas d'usage encore, dans les traités classiques, de décrire cette période préparalytique. Pourtant elle existe bien, et il serait, on le comprend, d'un intérêt majeur de la dépister dans les cas possibles. C'est pourquoi nous essaierons de l'esquisser ici.

a. *Particularités physiques.* — *L'aspect général* des futurs paralytiques se modifie très souvent à l'avance. Leur physionomie change : ils ont le teint mat, les chairs flasques et pâles, les traits tirés et moins expressifs, les cheveux et les sourcils ordinairement secs et raréfiés, les yeux dépourvus d'éclat et d'humidité.

Du côté de la *motilité* et de la *sensibilité*, on peut rencontrer : des ictus épileptiques généraux, mais surtout partiels, à forme motrice ou sensitive, précédant parfois de plus d'une année les signes de la maladie (Ballet, Charcot, Magalhaes Lemos), des spasmes, des mouvements automatiques, des tics (tic œsophagique, Séglas ; tic buccal, Obregia), des paralysies, presque toujours sous forme de *paralysies oculaires* (strabisme, diplopie, ptosis, inégalité et rigidité des pupilles), qui sont relativement très fréquentes dans les années qui précèdent la paralysie générale (Christian, Régis). On constate encore : des hyperesthésies ou des anesthésies des organes des sens (en particulier de l'*anosmie*, A. Voisin), et de la surface cutanée (de Crozant), de l'*exagération des réflexes tendineux*, de la diminution du réflexe crémastérien et de l'insensibilité testiculaire. Il n'est pas rare non plus d'observer de la céphalalgie, des névralgies, des topoalgies, de la *migraine ophtalmique* (Charcot), des douleurs névritiques, des crises gastriques et vésicales analogues à celles du tabes, des symptômes névropathiques variés et jusqu'à des attaques d'hystérie. Le sommeil est souvent mauvais, pénible, coupé de rêves et de cauchemars, de crampes, de soubresauts, parfois de convulsions, de sueurs abondantes, générales ou locales, et s'accompagne dans beaucoup de cas, dès ce moment, d'une respiration difficile, saccadée, avec des pauses, des temps d'arrêt, suivis de secousses brusques et d'expirations plaintives.

Du côté des *fonctions organiques*, vaso-motrices et trophiques, je signale comme s'observant plus ou moins fréquemment : les caprices de l'appétit, la dilatation de l'estomac, les douleurs et vomissements gastriques, la constipation habituelle alternant avec des diarrhées subites, l'entérite muco-membraneuse (Félix Bernard, 1905), des palpitations et de la faiblesse du cœur, une grande, sensibilité au froid, des bouffées d'hyperhémie céphalique, des alternatives de suppression et d'exagération de la sueur ou de flux périodiques, menstruels, hémorrhoïdaires, des modifications dans la quantité et la qualité de l'urine (polyurie, oligurie, glycosurie, peptonurie), des arthralgies, du mal perforant, de la dystrophie et de la chute des ongles et des dents, des fractures spontanées et des troubles trophiques des os, de la synostose du sternum, etc.

b. *Particularités psychiques.* — *Psychiquement,* le futur paralytique général conserve toutes les apparences de l'intégrité la plus complète. Mais il sent, lui, que son énergie mentale diminue et décline lentement, que le travail lui est pénible, que sa mémoire a des défaillances et que c'est de plus en plus par une sorte d'automatisme professionnel qu'il accomplit à peu près correctement sa tâche de chaque jour. Quelques sujets suivent avec anxiété le lent travail de désorganisation physique et psychique qui s'opère en eux, et c'est ainsi qu'absolument conscients de leur état et parfois même prescients de leur avenir, ils peuvent à ce moment annoncer leur déchéance imminente ou essayer de s'y soustraire par la mort. Enfin, le caractère s'altère peu à peu ; les malades sont sombres, préoccupés de leur santé ; ils s'irritent facilement, s'emportent, changent d'humeur, ont des incertitudes, se montrent indifférents à ce qui les touchait le plus. Parfois ils ont de véritables accès de tristesse névropathique, d'anxiété, avec crises de pleurs ; ou bien ils deviennent hypocondriaques, se plaignent de palpitations, d'étouffements, de sensations et de maux de toute sorte ; ils vont consulter sur leur état, ne cessent de se lamenter et se gorgent de médicaments. D'autres fois, au contraire, ils se sentent dispos, vigoureux, bien portants, ils éprouvent un bien-être anormal et montrent pour le travail, pour l'action, pour le plaisir, une ardeur extraordinaire. On voit même, chez certains, ces deux dispositions contraires alterner entre elles.

Tel est, dans son ensemble, le tableau des signes qu'on peut rencontrer, en tout ou partie, dans les temps qui précèdent l'apparition de la paralysie générale.

B. INVASION. — Entre cette période d'incubation et la période de début proprement dite, s'interpose le plus souvent une phase de transition qui termine l'une et commence l'autre, annonçant l'imminence prochaine de la maladie. C'est la phase d'*invasion*.

Cette phase peut se présenter sous deux aspects différents : 1º sous la forme *neurasthénique*; 2º sous la forme d'*excitation* ou de *dynamie fonctionnelle*. Ce sont, en somme, les manifestations, accentuées au point de représenter des syndromes, des deux dispositions contraires que nous signalions plus haut.

a. *Forme neurasthénique.* — La forme neurasthénique, signalée par A. Voisin (1879), Mendel (1880), Régis (1892), a été spécialement étudiée par Ballet (1893), Gross, de Heidelberg (1895), Régis (1896), etc. Elle appartient à la série des *neurasthénies préorganiques*, sur lesquels Levillain a insisté (1891, 1896).

La *neurasthénie préparalytique*, très fréquente et presque la règle même, pour Gross, offre le tableau symptomatique habituel de la neurasthénie. On s'explique de la sorte les fréquentes erreurs commises et comment on peut prendre un simple neurasthénique pour un paralytique général, et inversement, chose plus grave, un paralytique général au stade d'invasion pour un simple neurasthénique. On s'explique aussi pourquoi nombre d'auteurs ont insisté sur le diagnostic différentiel de la *neurasthénie préparalytique* et de la *neurasthénie proprement dite*, en particulier de la neurasthénie de la syphilis tardive ou *parasyphilitique* (Roscioli (1888), Gugl'Hugo (1892), Krafft-Ebing (1892), A. Fournier (1892-1893), Bouveret (1890). Magnan et Sérieux, Ballet (1893), Lövenfeld (1894), Thomsen (1895), Gross (1895), Judson S. Bury (1896), Levillain (1896), Régis (1896), etc.).

Nous n'indiquerons pas tous les signes distinctifs qui ont été énumérés. Ceux qui ont le plus d'importance et sur lesquels, par suite, il convient surtout de s'appuyer, sont : le caractère ou *constitutionnel* ou *accidentel* de l'état neurasthénique (Gross, Krafft-Ebing); l'existence ou l'absence d'une *syphilis* antérieure

(KRAFFT-EBING, RÉGIS) ; l'existence ou l'absence, à côté des symptômes de la neurasthénie, de quelques-uns des symptômes initiaux, somatiques et psychiques, de la maladie organique : modifications profondes du caractère, diminution réelle de la mémoire, de la conscience, de la personnalité, ophtalmoplégie interne, altération appréciable de la parole et de l'écriture, etc., (BALLET, GROSS, ROSCIOLI, LEVILLAIN, KRAFFT-EBING, FOURNIER, MAGNAN et SÉRIEUX) ; enfin la variabilité des symptômes chez le neurasthénique paralytique, sa tendance à moins s'observer, à moins se plaindre, en revanche à se laisser influencer davantage par tout et par tous (BALLET, FOURNIER, MAGNAN et SÉRIEUX).

Au fond, comme le dit fort bien BALLET, il ne s'agit là que de *simples nuances* et le diagnostic reste souvent très difficile, tant que les premiers symptômes de la paralysie générale confirmée ne sont pas apparus. Passe encore la distinction entre la neurasthénie préparalytique et la neurasthénie constitutionnelle, sensiblement différentes ; mais entre la neurasthénie d'une infection chronique, telle que la syphilis, et la neurasthénie préparalytique, l'hésitation s'impose d'autant plus qu'il s'agit là, en somme, d'un même état neurasthénique susceptible, suivant le cas, de verser ou non dans la maladie organique. « C'est qu'en effet la neurasthénie tardive de la syphilis ou neurasthénie parasyphilitique de FOURNIER n'est plus une simple névrose, mais bien une sorte de prélude de la paralysie générale : c'est un pont jeté entre la syphilis, infection originaire, et la méningoencéphalite terminale ; c'est un état de transition non fatal, mais critique, entre les lésions purement fonctionnelles et les lésions organiques, entre l'épuisement des éléments nerveux et leur altération anatomique » (RÉGIS, 1896).

b. *Forme d'excitation ou de dynamie fonctionnelle.* — La forme d'excitation ou de dynamie fonctionnelle, que j'ai décrite sous ce titre en 1879, et sur laquelle PARANT a insisté depuis (1887), est essentiellement caractérisée par une suractivité de l'organisme analogue à celle de l'excitation ou *exaltation maniaque.* Le plus souvent générale, c'est-à-dire à la fois psychique et physique, elle domine parfois d'une façon très marquée dans l'une ou l'autre des deux sphères. *Psychiquement,* elle se traduit par

le surfonctionnement des processus intellectuels et affectifs :
il y a hyperidéation, hypermnésie, hyperproduction de pensées,
de combinaisons, de calculs, d'inventions, de travaux, de poésies, d'œuvres de toute sorte, portant l'empreinte de cette stimulation, de ce coup de fouet passager avant-coureur de la
déchéance ; il y aussi hyperloquacité facile, abondante et non
parfois sans éloquence ; il y a enfin hypersensibilité, hyperaltruisme. *Physiquement*, le surfonctionnement est le même et se
manifeste par un besoin excessif et incessant d'action, d'où résulte
une sorte d'entrainement impulsif à la marche, aux déplacements, aux excès de boisson et aux excès sexuels, à la voracité, à
l'irritabilité, etc., etc.

A ce moment, le sujet peut paraître encore aussi intelligent,
sinon plus qu'auparavant et réaliser une production supérieure,
comme quantité et comme brillant, à celle de son ordinaire activité. Certains individus même, tel que celui cité par PAILHAS (1901),
peuvent inaugurer leur entrée dans la paralysie générale par une
métamorphose heureuse et complète de leur personnalité morale.

Mais déjà certaines défaillances intellectuelles et physiques se
manifestent, annonçant le début réel de la maladie. « L'observateur attentif, dit J. FALRET, commence déjà à constater quelques absences momentanées de mémoire ou d'intelligence, de
véritables lacunes dans les conceptions, en un mot des traces
non contestables de *démence commençante* qui sont comme la
marque caractéristique de la paralysie générale, même dès ses
premiers débuts.

Ces défaillances se résument :

Intellectuellement, en faux pas étranges de la mémoire, oubli
des faits récents, fautes d'orthographe ou erreurs de calcul non
habituelles sur lesquelles CORNILLOT vient à juste raison d'insister à nouveau (1904), défaut de suite dans les combinaisons et
les projets, impuissance absolue de rien terminer, etc. *Moralement*, et cela frappe surtout chez les malades des classes supérieures, on voit apparaître un oubli tout à fait frappant des
règles de la politesse et de la bienséance, une négligence dans
la tenue, quelquefois aussi de l'indélicatesse et de la grossièreté,
enfin une tendance plus ou moins marquée à l'alcoolisme, à

l'érotisme cynique, aux actes délictueux, surtout aux vols absurdes et sans but, aux achats inconsidérés.

Physiquement, le malade devient inhabile, maladroit, inapte à sa tâche ; s'il est artisan il gâche son travail, le recommence pour le faire plus mal encore et perd de plus en plus l'aptitude aux mouvements délicats et de précision, si bien qu'il est renvoyé de chez tous ses patrons et finit par ne plus trouver d'ouvrage. En même temps apparaissent *quelques troubles légers de la parole*, consistant dans une certaine hésitation, surtout apparente après les repas, et quelquefois aussi, de véritables attaques congestives, à type apoplectique ou épileptique.

En un mot, dans les trois modalités de l'individu, surviennent déjà des signes d'*affaiblissement* qui, s'accentuant par degrés, attirent peu à peu l'attention et conduisent progressivement à la période de début confirmée de l'affection.

2° Période de début. — La paralysie générale étant essentiellement caractérisée, cliniquement, « par des symptômes progressifs de démence et de paralysie (démence paralytique), auxquels viennent fréquemment s'associer des symptômes accessoires divers, somatiques et psychiques », il en résulte que tous ces symptômes, essentiels et accessoires, physiques et psychiques, existent dès la période de début et qu'ils ne font, par la suite, que s'accentuer.

Il serait donc, au fond, plus rationnel et plus simple de se borner à décrire dans la paralysie générale une symptomatologie globale, non scindée en périodes, comme l'ont fait Magnan et Sérieux, Weygandt et Roubinovitch.

Pour nous conformer à l'usage, nous maintiendrons, dans cette description, les trois périodes de début, d'état, de terminaison ; mais afin de ne pas nous répéter, nous ne ferons que mentionner, à la période de début, les différents symptômes, d'abord *somatiques*, puis *psychiques*, en insistant simplement sur ceux qui lui sont plus particuliers, nous réservant de préciser en détail ces symptômes à la période d'état, où ils atteignent leur plein développement.

A. Symptômes somatiques. — α) Le symptôme pour ainsi

dire capital, pathognomonique de la maladie, est l'*altération de la parole*, représentée par une forme spéciale de dyslalie, de trouble de l'articulation des mots. Ce symptôme a une telle importance que, tant que l'on ne l'a pas constaté et quels que soient les autres symptômes, on peut soupçonner, on ne peut affirmer l'existence de la paralysie générale.

A la période de début, il est encore le plus souvent léger et constitué par de simples *accrocs* ou *faux-pas* intermittents de la parole. Aussi faut-il s'efforcer de le saisir, de le déceler par une observation attentive et à l'aide des moyens habituels.

β) Le *tremblement* est un des premiers phénomènes qui se manifestent au début de la paralysie générale, le premier, a dit Lasègue. Il affecte plus spécialement la langue, les lèvres, les mains et donne à l'*écriture* un caractère particulier de fine trémulation. Comme l'hésitation de la parole, il n'est encore à ce moment que peu marqué et intermittent.

γ) L'*affaiblissement musculaire* n'est guère perceptible au début de la paralysie générale et, dans les formes avec excitation, il paraît y avoir plutôt accroissement des forces. Il en est de même de l'*incertitude de la marche*, qui ne se révèle que dans certains mouvements, par exemple lorsqu'on fait retourner et pivoter brusquement le malade sur lui-même.

δ) Les *troubles oculo-pupillaires*, sans être constants dans la paralysie générale et sans lui appartenir en propre, ont cependant une sérieuse importance, car étant le plus souvent très précoces, antérieurs même parfois au début confirmé de la maladie, ils peuvent mettre sur la voie du diagnostic. Ils consistent surtout en inégalité de dilatation des pupilles, avec altération des réflexes iriens et, plus ou moins fréquemment, amaurose, ptosis, achromatopsie, érythropsie (Ladame), nystagmus, etc.

ε) Les *réflexes, tendineux et cutanés*, sont généralement modifiés. Cette modification se manifeste en sens divers, mais à la période initiale elle a pour formule habituelle l'exagération des réflexes tendineux et la diminution des réflexes cutanés.

ζ) Il existe, dans nombre de cas de paralysie générale au début, de l'*anesthésie* superficielle et même profonde soit générale, soit plus accusée dans certaines régions. Ziehen a signalé la perte

de la mémoire de localisation des sensations tactiles, et PITRES
l'anesthésie testiculaire.

γ) Mentionnons enfin, parmi les autres troubles somatiques
plus ou moins communs dans cette période : le *facies paralytique*,
la *céphalée*, les *névralgies*, les *topoalgies*, l'*insomnie nocturne*,
la *somnolence*, les *troubles digestifs*, consistant principalement
en *exagération de l'appétit* et *tendance à la constipation*, enfin les
ictus apoplectiques, épileptiques, aphasiques, les *mouvements automatiques* de succion, de mâchonnement, de déglutition, etc.

B. SYMPTÔMES PSYCHIQUES. — α) Si le trouble de la parole est
le premier des symptômes somatiques, l'*affaiblissement de l'intelligence* est sans contredit le symptôme psychique cardinal. Cet
affaiblissement de l'intelligence, destiné à s'accroître par degrés
et à plonger le sujet dans une démence complète, n'atteint
d'abord qu'à un degré relatif l'ensemble des facultés. Il y a
diminution de l'attention, de la volonté, de la mémoire, surtout
pour les faits récents, et commencement d'*amnésie progressive* ;
il y a altération psychique du langage et de l'écriture ; il y a
diminution du sens moral, de la notion et de la portée des actes,
de l'affectivité ; il y a *modification grave du caractère*, de l'humeur,
de la conduite ; indifférence émotive ; perte de l'autocritique : en
un mot commencement de *dissolution de la personnalité*, mentale et morale.

Et cependant, l'appareil psychique, bien que touché, entamé
dans ses œuvres vives, continue encore de fonctionner plus ou
moins bien par une sorte d'habitude acquise et en quelque sorte
automatique. Il est même fréquent de voir les malades conserver encore une *conscience* assez nette de leur état et des symptômes qu'ils présentent, et continuer pendant un certain temps
l'exercice de leur profession.

Beaucoup d'aliénistes, ARNAUD en particulier, contestent ce
fait. Il est exact cependant et DUPRÉ, qui admet que le paralytique général, à la période de début, « se rend compte lui-même
parfois de son affaiblissement psychique », rappelle justement
que, d'après les recherches de MARANDON de MONTYEL, les deux
tiers environ de ces malades conservent la conscience de certains

de leurs accidents. Or, ces recherches portent exclusivement sur des paralytiques généraux d'asiles, c'est-à-dire aliénés ; le fait est encore plus frappant, sinon plus fréquent, chez les paralytiques généraux non internés, que j'ai surtout en vue.

β) Sur ce fond d'affaiblissement intellectuel et moral, de démence commençante, se greffent très fréquemment d'autres troubles psychiques : excitation avec satisfaction, optimisme absurde et hors de propos, dépression avec tristesse et inertie, *délires divers*, en particulier *délire des grandeurs* ou *délire hypocondriaque, obsessions, impulsions irrésistibles.*

Ces troubles psychiques seront plus complètement indiqués et décrits à la période d'état. Je ne veux mentionner ici d'une façon spéciale que les *actes délictueux*, parce qu'ils appartiennent surtout à cette période et au stade d'invasion, d'où le nom, donné par LEGRAND DU SAULLE, de *période médico-légale* de la paralysie générale.

Ces actes délictueux consistent surtout en *vols à l'étalage* et dans les magasins, *abus de confiance, grivèlerie, achats et dépenses inutiles sans payer, spéculations hasardeuses, outrages publics à la pudeur* habituellement sous forme d'*exhibitionnisme*, attentats et viols, etc. Tous ces actes, qui émanent habituellement de paralytiques généraux affaiblis et parfois excités, ont un caractère absurde, enfantin, inconscient, dysmnésique même, qui permet de les reconnaître avec un peu d'attention.

3° Période d'état. — Nous décrirons ici successivement, avec quelques détails, les symptômes somatiques et psychiques de la paralysie générale, mentionnés simplement, pour la plupart, à la phase précédente.

A. SYMPTÔMES SOMATIQUES. — Les principaux symptômes somatiques de la paralysie générale consistent en : 1° *troubles de la motilité ;* 2° *troubles visuels ;* 3° *troubles des réflexes ;* 4° *troubles de la sensibilité générale et spéciale ;* 5° *troubles vaso-moteurs et trophiques ;* 6° *troubles des grands appareils* et de *l'état général.*

a. *Troubles de la motilité.* — α) *Tremblement.* — Le tremblement, dans la paralysie générale, est un symptôme *constant*, plus ou moins marqué suivant les cas. Il est généralisé, mais prédomine aux extrémités. On le constate aux mains sous deux types. L'un est le *tremblement* proprement dit, tremblement appelé *fibrillaire*

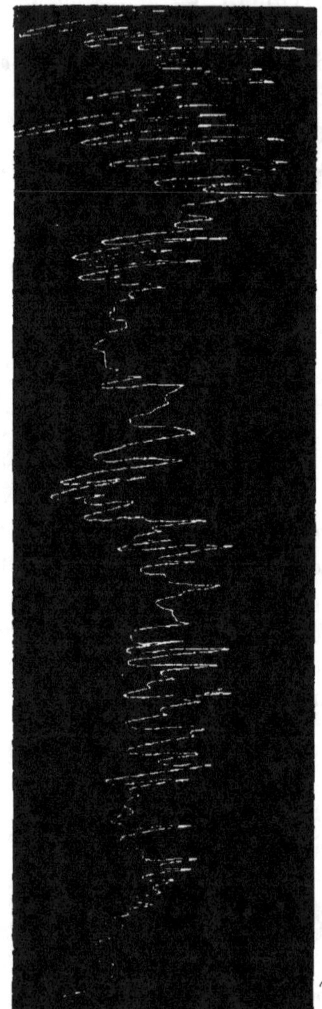

Fig. 67.

Paralysie générale. Tremblement de la main dans l'attitude du serment. Décharges musculaires irrégulières (d'après E. Dupré: art. Paralysie générale, du *Traité de Pathologie mentale* de Ballet).

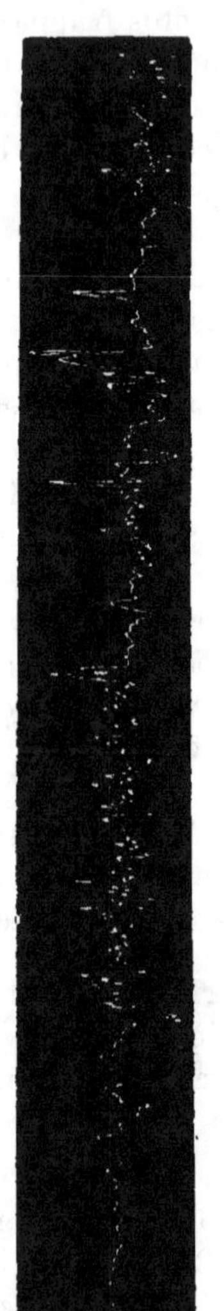

Fig. 68.

Paralysie générale. Tremblement de la langue hors de la bouche (d'après E. Dupré: art. Paralysie générale du *Traité de Pathologie mentale* de Ballet).

en raison de son caractère fin, menu, rapide (6 à 8 vibrations par seconde), sans déplacement notable des doigts, nul au repos, apparaissant et s'exagérant sous l'influence d'un mouvement ou d'un effort, comme un tremblement intentionnel. L'autre est *l'instabilité*. Cette instabilité, différente du tremblement fibrillaire, mais l'accompagnant d'habitude, consiste en secousses brusques, ataxiformes. En faisant étendre la main au malade, dans l'attitude du serment, on observe en même temps que la trémulation fibrillaire, des déplacements soit de la main entière soit plutôt d'un ou deux doigts isolés qui, par instants, sont entraînés latéralement comme par une décharge électrique. Ces secousses brusques des doigts ont, à notre avis, une certaine importance au point de vue du diagnostic.

Du côté de la *langue*, le tremblement offre exactement les mêmes caractères, c'est-à-dire présente à la fois de la *trémulation fibrillaire* et de *l'instabilité*.

La *tremblement fibrillaire*, très visible non seulement lorsque la langue est tirée au dehors, mais encore souvent lorsqu'elle est maintenue au repos la bouche ouverte, consiste en de fins tressaillements se manifestant par endroits à la surface de l'organe, sans l'agiter dans son entier. Il diffère du *tremblement* ou *tremblottement gélatineux* de PARANT, en ce que celui-ci, comme l'indique son nom, est plus massif et plus général.

L'instabilité de la langue est réalisée par ce que MAGNAN a heureusement appelé *mouvement de trombone*, sorte de va-et-vient saccadé, ataxique de la langue, se produisant lorsque le sujet essaie de la tirer et de l'immobiliser au dehors. Ce n'est qu'au bout d'un instant qu'il y parvient, et dans certains cas, pas du tout.

E. FOURNIER, qui a consacré sa thèse (1895) au tremblement de la langue dans la paralysie générale et qui fait ressortir toute l'importance de ce symptôme, y distingue trois éléments : le tremblement fibrillaire, le tremblement ataxique et le tremblement en masse, clonique et spasmodique, pouvant exister isolément ou associés.

Au tremblement de la langue se joint le plus souvent du *tremblement des lèvres* et des *muscles de la face*. Ce tremblement consiste en *trémulations fibrillaires*, mais surtout en *secousses ataxiques* qui surviennent exclusivement au moment où le malade veut tirer la langue ou parler. Ces secousses ataxiques sont dans certains cas assez intenses et assez étendues pour empêcher pendant quelques instants la projection de la langue hors de la bouche ou l'émission des premières syllabes. Aussi, pour les observer et les bien mettre en évidence, convient-il de faire exécuter au sujet, à diverses reprises successives, des mouvements de projection de la langue ou d'articulation des mots.

On peut également, pour les étudier plus en détail, utiliser les appareils enregistreurs, comme l'ont fait CHAMBARD et LEFILLIATRE. Les tracés ainsi obtenus montrent très nettement qu'il y a là à la fois, dans la paralysie générale, du tremblement proprement dit et de l'ataxie.

β) *Troubles de la contraction musculaire.* — Il y a, à n'en pas douter, dans la paralysie générale, *affaiblissement musculaire*. Mais cet affaiblissement musculaire est, ainsi qu'on l'a fait remarquer depuis longtemps, plus une *parésie* qu'une *paralysie*. En effet, l'acte de serrer la main, le dynamomètre et le myographe accusent jusqu'aux dernières périodes une persistance de la force musculaire proprement dite (CHRISTIAN, CHAMBARD). Cependant les malades se fatiguent vite et sont incapables de grands efforts. Les tracés myographiques obtenus chez eux par CHAMBARD sont caractéristiques. La ligne d'ascension est plus irrégulière, et la ligne du tétanos physiologique coupée par des *secousses ataxiques* plus ou moins étendues (voy. fig. 69).

La *contractibilité électro-musculaire* reste à peu près intacte. LENZI a néanmoins constaté une diminution de l'excitabilité neuro-musculaire avec tendance à la réaction complète de dégénérescence au fur et à mesure des progrès de la maladie.

Les *paralysies musculaires* incomplètes, transitoires, sont fréquentes à la suite d'ictus ; les paralysies complètes et permanentes sont rares.

E. DUPRÉ a noté de l'*état catatonique,* en relation avec de la rétention d'urine.

Les *spasmes, crampes, contractures* peuvent s'observer ; il y a surtout un état *semi-spasmodique* qui donne parfois aux mouvements une sorte de raideur caractéristique. Signalons, à propos des contractures, des spasmes, des tics, certains symptômes assez fréquents et assez caractéristiques dans la paralysie géné-

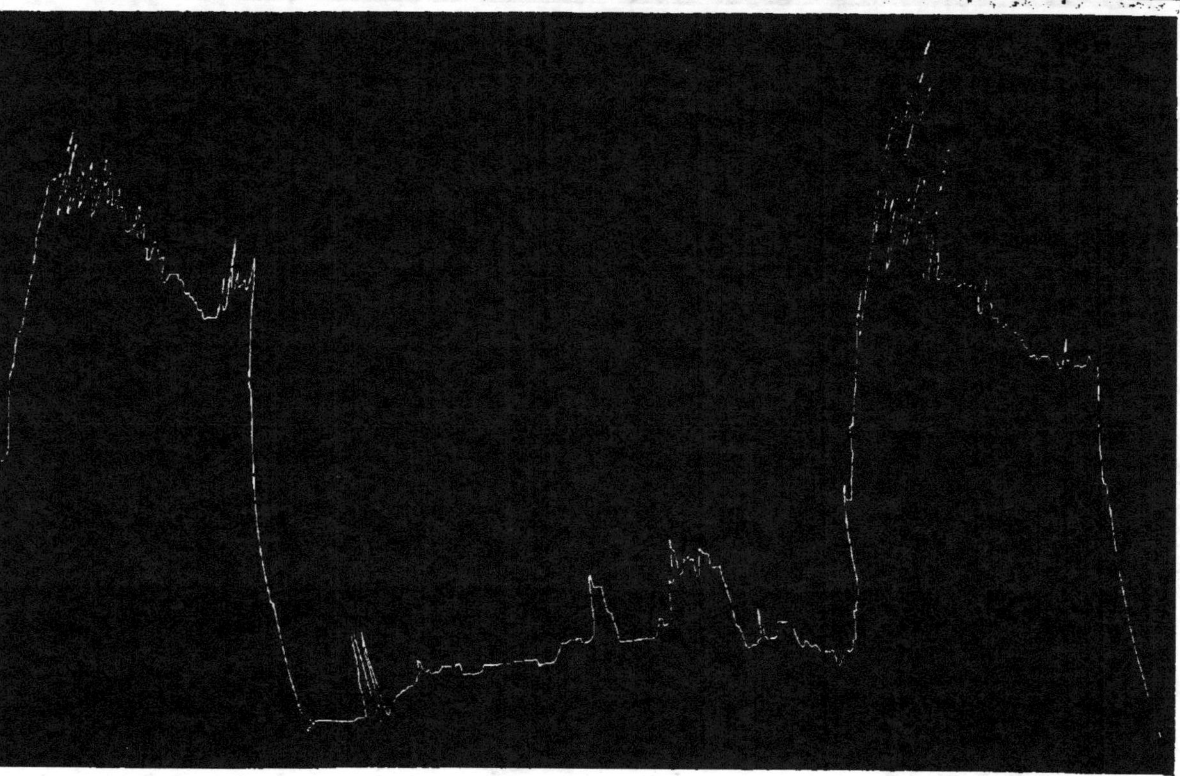

Fig. 69.

Contraction musculaire dans la paralysie générale (d'après CHAMBARD : art. Paralysie générale du *Traité de Pathologie mentale* de BALLET).

rale, tels que : la *contracture des muscles de la nuque*, sous l'influence de laquelle la tête se raidit et ne touche plus le lit dans le décubitus dorsal; le *mâchonnement*, espèce de mouvement de rumination ou de dégustation quelquefois incessant, et un *grincement des dents* tout à fait typique qui peut aller à la longue jusqu'à user les dents et s'entend presque toujours à une très grande distance.

γ) *Troubles de la marche.* — La marche du paralytique général offre des caractères typiques. Comme tous les troubles de la motilité de la paralysie générale, en particulier comme la parole et l'écriture dont nous allons parler, elle est faite de quatre éléments associés et provenant d'une même origine corticale : *parésie, ataxie, spasme* et *tremblement*.

Au début, ainsi que nous l'avons déjà dit, le trouble de la marche est peu apparent et ne se révèle que lorsqu'on le provoque. Plus tard, il s'accentue progressivement.

D'une façon générale, la marche du paralytique général est à la fois *trémulante, trébuchante, raide* et *lourde*. Mais elle varie suivant que tel ou tel de ces caractères domine, pour devenir plus spécialement : *parétique, ataxique, spasmodique* ou *spastique, trémulante*.

δ) *Troubles de la parole.* — On peut observer dans la paralysie générale tous les troubles du langage admis par SÉGLAS : des *dyslogies* (modifications du ton, du débit, illogisme, incorrection, incohérence) ; des *aphasies* et des *dysphasies* d'origine corticale, soit *sensorielles*, soit plutôt *motrices*, avec parfois *surdité verbale* (MAGNAN, JOFFROY, SÉRIEUX); de la *paralexie* et de la *paraphasie* (RÉGIS) ; mais surtout de la *dysarthrie* ou *dyslalie*, c'est-à-dire des troubles dans l'émission, dans l'articulation des mots.

La *dysarthrie* ou embarras de la parole de la paralysie générale en est, comme nous l'avons dit, le symptôme pathognomonique. Elle offre les mêmes caractères que les autres troubles de la motilité, et comme eux varie suivant que c'est l'un ou l'autre de ces caractères qui domine.

On peut, à cet égard, lui reconnaitre deux types : 1° le type *tremblé, ataxique*; 2° le type *spasmodique, parétique*.

Le premier consiste dans une espèce d'incoordination de la

parole qui court, se heurte, se précipite et fait de continuels faux pas. Chaque émission de son, chaque mot sont précédés et accompagnés, nous l'avons vu, d'une série de tremblements, de secousses ataxiques de la langue et des lèvres qui rendent la parole trémulante, incertaine, chevrotante, ânonnée, avec des hésitations, des accrocs, des arrêts, des répétitions, des élisions, des inversions, des suppressions de syllabes.

Le second type se manifeste par une lenteur scandée et psalmodiée de la parole, par une véritable épellation des mots et des syllabes. Il ressemble dans une certaine mesure à la dysarthrie de la sclérose en plaques, avec le ton guttural en moins, et provient dans certains cas du malade lui-même qui, surtout au début, cherche à corriger, par cette façon de parler, son trouble d'articulation, dont il a conscience.

La dysarthrie de la paralysie générale, très légère et simplement intermittente dans les périodes initiales, s'accentue progressivement au point que dans les phases ultimes, la parole devient un bredouillement presque inintelligible.

A ce degré, il n'y a évidemment aucune difficulté à la constater et à la reconnaître. Il n'en est pas de même lorsqu'elle est moins marquée et surtout au début. Il faut alors chercher à la provoquer ou à la rendre évidente par une longue conversation, une lecture et par l'emploi de *mots d'épreuve*. Les meilleurs sont les mots à *labiales* comme « *inamovibilité* », « *incompatibilité* », « *inaliénabilité* », préférables aux mots à linguales et à dentales comme « *artilleur d'artillerie* », etc. On peut du reste associer les uns aux autres diversement, pour former des membres de phrase difficiles à prononcer.

Depuis quelques années, on s'est également servi et avec succès du *phonographe* qui peut non seulement enregistrer, mais encore conserver ces manifestations morbides d'articulation, et même reproduire, en les exagérant, les altérations de la parole provenant de troubles dans le *timbre* et l'*intonation* de la *voix* ou de *troubles de la respiration* sur lesquels a insisté SELETZKY (1900) et plus récemment MARANDON DE MONTYEL (1903).

ε) *Troubles de l'écriture*. — Les troubles de l'écriture, analogues aux troubles de la parole, sont comme eux de deux sortes :

psychiques et graphiques, *psychographiques* et *calligraphiques*, comme dit heureusement JOFFROY.

Les troubles *psychographiques* comprennent tout ce qui, dans les écrits du sujet, est la conséquence de son état mental : choix d'un sale chiffon de papier, direction anormale des lignes, abus

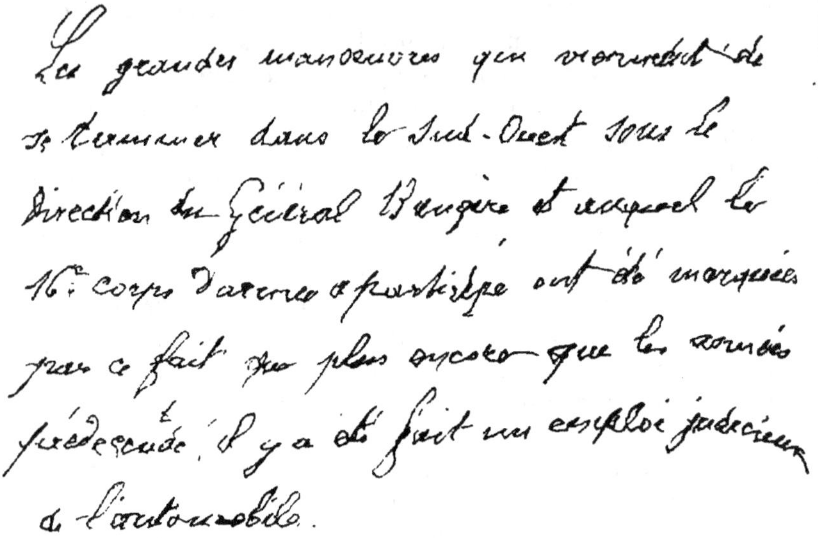

Fig. 70.

Paralysie générale. Spécimen d'écriture : troubles *calligraphiques* très nets, sans troubles *psychographiques*. (Collection BERGÉ; art. Paralysie générale de E. DUPRÉ du *Traité de Pathologie mentale* de BALLET).

de majuscules et de signes, intercalation de figures et de dessins, attribution de titres imaginaires, suscriptions au nom de grands personnages, répétition, multiplicité des ratures, omission de syllabes ou de mots, fautes d'orthographe et de grammaire, etc.

Les troubles *calligraphiques* sont à l'écriture ce que les troubles dysarthriques ou dyslaliques sont à la parole. Ils se caractérisent principalement par les altérations que le tremblement, l'ataxie des doigts sont susceptibles de provoquer dans l'écriture : écriture grosse et repassée, ou au contraire pâle et menue;

tremblement général des traits, surtout dans les jambages et
les déliés, qui présentent une sorte de trémulation fibrillaire ;
brusques déviations des lignes, comme lorsque le coude a été

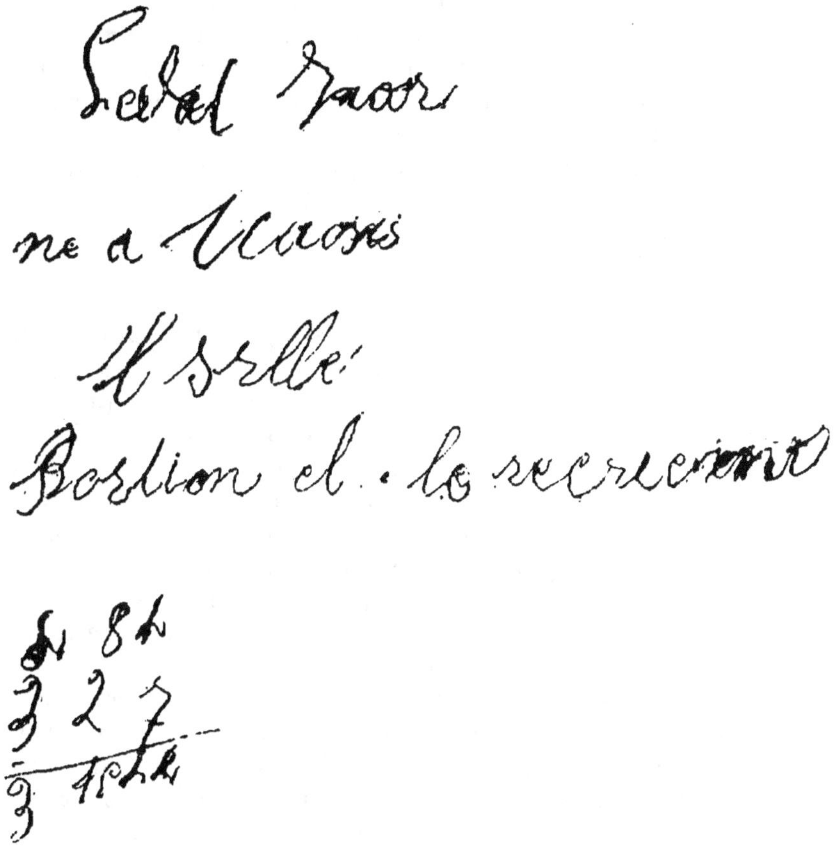

Fig. 71.

Paralysie générale juvénile. Spécimen d'écriture et de calcul : troubles *calligraphiques* et *psychographiques*, et erreurs de calcul très marquées (Collection de l'Auteur).

heurté : lettres mal formées, empiétant les unes sur les autres ;
mots confus, hésitants, sinueux, empâtés ; éclaboussures ou taches
d'encre, etc., etc.

Il va sans dire que ces troubles sont, de même que tous les autres, essentiellement progressifs et que si, à la fin de la maladie, l'écriture n'est plus qu'un chaos indéchiffrable, au début il faut parfois bien chercher pour y découvrir de légères altérations. On pourrait alors, pour les déceler, faire écrire également au sujet des mots d'épreuve, comportant des lettres à longs et nombreux jambages et déliés, ou user de la loupe.

Les troubles psychographiques et calligraphiques, bien que coexistant habituellement, n'ont pas toujours une intensité parallèle. Lorsqu'ils sont les uns et les autres suffisamment marqués, ils rendent l'écriture du paralytique général tout à fait caractéristique.

b. *Troubles visuels*. — Les troubles visuels les mieux connus et les plus apparents, dans la paralysie générale, sont les troubles pupillaires. Ils consistent en *contraction exagérée, parfois punctiforme des pupilles* (myosis) ou en *dilatation excessive* (mydriase); en *déformation des pupilles* (JOFFROY, SCHRAMECK) (pupille irrégulière, déchiquetée, ovalaire, etc.) ; en *inégalité de dilatation pupillaire* (BAILLARGER) ; en *troubles des réflexes pupillaires*.

L'*inégalité pupillaire* existe dans les deux tiers des cas environ, tantôt très marquée, tantôt à peine apparente, tantôt au profit de la pupille droite, tantôt au profit de la pupille gauche, sans qu'il y ait de règle précise à cet égard. Elle est du reste intermittente et variable au cours de la maladie

Le plus souvent, elle s'accompagne du *signe d'Argyll Robertson*, c'est-à-dire de disparition du réflexe lumineux avec conservation du réflexe accommodateur. Mais ce signe est loin d'avoir dans la paralysie générale la constance qu'il a dans le tabès. Parfois il n'existe pas ; parfois c'est le réflexe lumineux qui est conservé et l'autre aboli ; dans certains cas même, il y a *réaction paradoxale de la pupille*, c'est-à-dire dilatation à la lumière (MORSELLI, BECHTEREW), rétrécissement synergique de la pupille à l'occlusion des paupières (PILTZ, WESTPHAL), réflexe psychique ou par évocation (PILTZ), etc.

On savait déjà que les troubles pupillaires et, en particulier, l'inégalité des pupilles, n'étaient pas spéciaux à la paralysie générale et qu'ils se rencontraient avec une certaine fréquence dans d'autres états pathologiques, notamment dans l'alcoolisme, dans les diverses intoxications et infections. Magnot, Sérieux et Marandon de Montyel les ont retrouvés aussi en proportion très notable dans toutes les psychoses sans exception, notamment dans la *démence précoce*.

Cependant, il convient, à côté de ces faits, de rappeler que Babinski et son élève Charpentier ont conclu, de recherches récentes, que la rigidité pupillaire et le signe d'Argyll Robertson pouvaient être considérés comme des stigmates de syphilis, avant-coureurs plus ou moins prochains d'un tabes, d'une paralysie générale, etc. Leur signification, dans ce cas, serait évidemment de la plus haute importance.

A côté des troubles pupillaires, on constate aussi parfois dans la paralysie générale du *ptosis*, du *strabisme*, de la *diplopie*, du *nystagmus*, enfin des *lésions du fond de l'œil*.

Les *lésions du fond de l'œil*, en particulier les altérations vasculaires, l'atrophie de la pupille avec amblyopie et amaurose, s'observent dans la paralysie générale ; mais il était généralement admis qu'elles y étaient rares (Magnan, Gowers, Boy, Ballet) et Klippel expliquait cette rareté par l'intégrité relative dans la maladie du neurone sensitif.

Il résulterait de récentes recherches de Kéraval et Raviart (1902), de Kéraval et Danjean (1904), de Bruche, Raviart et Caudron (1905), que les lésions du fond de l'œil sont plus communes qu'on ne le supposait et qu'elles sont identiques aux névrorétinites de l'alcoolisme, de la syphilis et du tabes.

c. *Troubles des réflexes*. — Les *réflexes tendineux*, altérés de 80 à 90 fois sur 100 (Briand, Renaud), sont, d'habitude et dans les quatre cinquièmes des cas, *exagérés*. Ils sont parfois *abolis*, mais cela est rare et n'a guère lieu que dans les formes spinales.

L'exagération des réflexes tendineux est générale, mais plus marquée du côté des membres supérieurs. Elle s'atténuerait pour certains auteurs (Marandon de Montyel) au fur et à mesure des progrès de la maladie et serait même souvent remplacée, dans les dernières périodes, par l'état opposé.

Les *réflexes orificiels* et les *réflexes profonds* paraissent variables dans la paralysie générale. Ils n'y ont pas du reste été étudiés systématiquement.

Les *réflexes cutanés* sont eux aussi variables, et MARANDON DE MONTYEL n'a pas trouvé de rapport fixe, aux différentes périodes de la maladie, entre eux et les réflexes tendineux. Ils seraient cependant plus souvent diminués ou abolis.

Le réflexe des orteils de BABINSKI paraît rare en dehors des cas avec lésions pyramidales (E. DUPRÉ) ; il a été surtout observé par ARDIN-DELTEIL et ROUVIÈRE et par CHARUEL, dans la paralysie générale associée à diverses lésions organiques ou à de la sclérose latérale ou combinée.

Le signe de KERNIG, associé au clonus du pied et au signe de BABINSKI, serait fréquent, d'après DARCANNE (1905), surtout dans les dernières périodes.

Pour CROCQ, l'altération anatomique des neurones corticaux au début de la paralysie générale donne lieu d'une part à l'affaiblissement des réflexes cutanés, par lésion de leurs centres corticaux, d'autre part à l'exagération des réflexes tendineux, par la diminution de l'inhibition corticale. Plus tard, les altérations anatomiques se généralisant de plus en plus, les réflexes tendineux et cutanés s'affaiblissent progressivement.

d. *Troubles de la sensibilité générale et spéciale.* — Il y a souvent, dans la paralysie générale, *diminution de la sensibilité cutanée* à tous ses modes : *contact, piqûre, température,* etc. Mais ce symptôme, d'ailleurs peu stable et inégal suivant les régions, est difficile à contrôler chez les malades, en raison de leur état mental.

L'analgésie du cubital à la pression (signe du cubital ou de BIERNAKI), fréquent dans le tabes, existe en proportion variable (BRIAND et ISCOVESCO, ARNALDI et PERUGIA, KÉRAVAL et LAURENT) dans la paralysie générale.

On peut encore y rencontrer des troubles de la *sensibilité subjective,* tels que céphalées, névralgies, prurit et trichotillomanie (FÉRÉ), fourmillements, engourdissements, algies profondes avec hypoesthésie superficielle (E. DUPRÉ).

Du côté des *sensibilités spéciales,* nous n'avons pas de particularités importantes et bien établies à noter, sauf en ce qui concerne la sensibilité *olfactive* et *gustative*. Déjà A. Voisin (1879) avait signalé l'*anosmie*, unilatérale ou bilatérale, comme un signe précoce et fréquent de paralysie générale. Son existence a été confirmée dans ces derniers temps par DE MARTINES (1900), TOULOUSE et VASCHIDE (1900, 1902) qui l'ont constatée aux diverses époques de la maladie, en même temps qu'une diminution du goût. FÉRÉ a cité un cas de paralysie générale avec zona facial, hallucination du goût, et hallucination unilatérale de l'ouïe.

e. *Troubles vaso-moteurs et trophiques.* — Les troubles vaso-moteurs tels que bouffées congestives, bourdonnements d'oreille (EITELBERG), pâleurs, refroidissement, asphyxies locales, etc., sont certainement assez communs dans la paralysie générale, mais ils n'y ont pas été l'objet d'une observation complète.

L'*hématome de l'oreille* ou *othématome* est la seule manifestation de ce genre qui ait donné lieu à une étude spéciale. Il consiste, comme on sait, en une tumeur ou bosse sanguine du volume d'une noisette à celui d'un œuf de pigeon, survenant plus ou moins brusquement et occupant tout le pavillon de l'oreille à l'exception du lobule. Au début, cette tumeur communique au toucher la sensation de crépitation. Incisée, elle donne issue à du sang mêlé à de la sérosité. Elle guérit d'habitude au bout de quelques semaines, mais laisse après elle une déformation le plus souvent indélébile et caractéristique, sous forme de bosselures plissées et dures. L'épanchement siège pour les uns (FOVILLE) dans le périchondre, pour les autres (MABILLE) entre le cartilage et la peau, pour certains enfin (VALLON) dans l'épaisseur du périchondre.

L'othématome serait, d'après un assez grand nombre d'auteurs, le résultat d'un traumatisme et surtout de coups, et ils font valoir à l'appui de leur opinion ce fait qu'il est plus fréquent à gauche et chez les hommes (DARCANNE).

D'après d'autres auteurs, non moins nombreux, il est spontané et résulte d'un trouble de l'innervation vaso-motrice. En réalité, il paraît dû à un trouble primitif de circulation périphérique, à la faveur duquel le moindre choc ou frottement suffirait à le provoquer. Son origine microbienne ne paraît pas exacte (DARCANNE, 1905).

Rappelons que l'othématome n'est pas spécial à la paralysie générale, puisqu'on le retrouve dans l'épilepsie, la manie, l'idiotie, les cérébropathies congestives, ainsi que chez les lutteurs, les clowns, etc., et qu'il peut siéger à droite ou des deux côtés, soit simultanément, soit successivement. La plus grande fréquence à gauche n'implique pas d'ailleurs qu'il résulte d'une violence telle qu'un soufflet, car nombre de symptômes par troubles circulatoires de la tête, à commencer par la sclérose otique, par exemple, prédominent de ce côté.

Quant aux *troubles trophiques*, dont Hérissey a fait récemment une bonne étude d'ensemble (1903), ce sont, avec moins de fréquence, ceux qu'on a relevés et décrits dans le tabes : zona, purpura, pemphigus (Déjerine, 1876 ; Cololian, 1898 ; Lalanne, 1898), vitiligo, ichthyose, dystrophie et chute spontanée des ongles (Régis, Trêves), sillons unguéaux (Pierret), dystrophies et chute des dents (Guérard, 1903), et des cheveux ; lipomes symétriques, hernies intestinales et musculaires (Régis), mal perforant (Christian), escarre du sacrum, du grand trochanter, du talon, etc. ; *arthropathies*, périostose sternale douloureuse (Régis) ; mais surtout *fractures osseuses spontanées* ou tout au moins semi-spontanées, se produisant dans certains cas tout à fait au début, comme dans le tabes, et se consolidant avec une extrême facilité, sans cal vicieux (Christian et Ritti, Biaute, Régis, Lalanne, Quéneudec, etc.)

f. État des grands appareils. — Les grands appareils sont souvent atteints dans la paralysie générale, mais leurs altérations ne sont pas d'habitude suffisamment recherchées. Elles ont été dans ces dernières années plus nettement précisées par Klippel et par Durante. Nous nous bornerons à énumérer les principales.

Appareil digestif. — Exagération habituelle de l'appétit ; voracité, gloutonnerie, troubles de la déglutition, asphyxie possible par le bol alimentaire dans les dernières périodes. Exagération des fonctions digestives dans les formes expansives et excitées, diminution de ces fonctions, état saburral, auto-intoxications gastro-intestinales secondaires dans les formes dépressives, entérite muco-membraneuse (F. Bernard, 1905).

Fig. 72.

Paralysie générale juvénile. Fracture semi-spontanée. Radiographie due à l'obligeance du professeur Bergonié, montrant la consolidation normale de l'os (Collection de l'Auteur).

Insuffisance hépatique chez certains paralytiques généraux, décelée par les signes urologiques ordinaires (E. Dupré, Tissot, 1902), mais étant bien loin d'être constante, même chez des paralytiques généraux alcooliques (E. Dupré, Sébilleau, Prosper Mercklen, Devaux).

Appareil respiratoire. — Les affections et complications pulmonaires telles que congestions, broncho-pneumonies, pneumonies, abcès, gangrène, tuberculose, ne sont pas rares dans la paralysie générale. Elles ne donnent généralement pas lieu à des symptômes très apparents et très nets et peuvent même passer inaperçues, lorsqu'on ne les recherche pas.

Appareil circulatoire. — Troubles vaso-moteurs déjà signalés. Athérome, aortite, lésions cardiaques, surtout chez les malades âgés.

Appareil génito-urinaire. — Il est de notion courante que les *fonctions génitales*, susceptibles d'être excitées au début de la paralysie générale, ne tardent pas à s'amoindrir et à s'éteindre. Christian va même jusqu'à dire que l'impuissance est la règle dès le début.

Cette conclusion est beaucoup trop absolue. Si l'abolition des érections, l'impuissance virile, la suppression des menstrues, l'absence de désirs vénériens existent chez un certain nombre de malades, il en est d'autres, en revanche, plus nombreux qu'il ne semblerait d'après les recherches de Marandon de Montyel (1900-1901), qui conservent leurs facultés génésiques et même leur aptitude à la reproduction. Je n'en veux pour preuve que les accouchements généralement très simples, très faciles, de femmes paralytiques générales à la période d'état, étudiés dans sa thèse sur la *Paralysie générale et la grossesse* par mon élève Bruas (1900), les naissances d'enfants issus de pères paralytiques généraux avérés, enfin les examens faits par Lalanne du produit de l'éjaculation de paralytiques généraux, dans lequel existaient des spermatozoïdes nombreux et bien vivants.

Les *affections des reins* sont loin d'être rares dans la paralysie générale. Bristowe (1895) après y avoir constaté la présence habituelle du rein granuleux contracté, et la similitude des lésions vasculaires avec celles de la maladie rénale, est allé jusqu'à conclure que les deux états morbides ont entre eux des rapports de dépendance si singulièrement étroits, que, selon toute probabilité, ils ont une commune origine.

Sécrétions, urine, sang, liquide céphalo-rachidien. — Divers troubles sécrétoires ont été observés dans la paralysie générale. notamment l'*hyperhydrose cutanée* se produisant par crises et parfois sous forme de sueurs locales ou unilatérales (RÉGIS, 1887 ; MARANDON DE MONTYEL, 1903) ; la *sialorrhée*, abondante, incessante, épuisante, qui peut même se manifester dans la phase d'incubation ou précéder des attaques épileptiformes (sialorrhée paroxystique de FÉRÉ) ; l'*hydrorrhée nasale* et, d'une façon générale, l'hyperfonctionnement isolé ou collectif des grandes sécrétions de l'organisme (MARANDON DE MONTYEL, 1904).

L'*urine* ne parait pas offrir, dans la paralysie générale, des caractères constants et sa quantité comme sa composition varient à la fois suivant les individus et suivant les moments. KOPPEN (1888) y a signalé l'existence de l'albumine, fait récemment confirmé par MARANDON DE MONTYEL (1903). MARRO celle de la peptonurie qui, pour lui, serait même constante. FÉRÉ, BRIAND, BAUDIN, ROUILLARD (1889), LAILLER (1890), KLIPPEL et SERVEAUX (1893), SIEGMUND, (1893), TURNER (1895), RIEDER (1895), E. DUPRÉ et SÉBILLEAU (1903), etc., ont tour à tour étudié l'urine dans la paralysie générale. Il résulte de l'ensemble de ces recherches qu'on observe surtout la polyurie avec hypoazoturie, hypophosphaturie, hyperchlorurie et acétonurie à la période d'état, et parfois la peptonurie, la glycosurie, l'albuminurie, l'oligurie, l'anurie et l'hématurie (SAVAGE). L'hypoazoturie serait particulièrement fréquente.

Les recherches en ce qui concerne l'état du *sang* dans la paralysie générale ont été poussées assez loin dans ces dernières années par CAPPS (1896), SMITH ELLIOT, JELLIFE (1897), JENKS (1900), KLIPPEL et LEFAS (1902), SABRAZÈS et MATHIS (1902-1903), DIEFENDORF (1903). SABRAZÈS et MATHIS ont conclu que dans la paralysie générale, au moins avant la période cachectique, le taux de l'hémoglobine était un peu abaissé (92 p. 100), le nombre des globules rouges normal ou un peu supérieur à la normale (5.100.000), la valeur globulaire de 0,90 ; que la leucocytose était négligeable (8.500), et le nombre des éosinophiles quelque peu augmenté (5, en moyenne).

Les conclusions du travail de Capps sont d'autre part les suivantes : 1° dans la paralysie générale l'hémoglobine et les globules rouges sont toujours diminués ; le poids spécifique est un peu au-dessous de la normale; dans beaucoup de cas il existe une légère leucocytose (environ 22 p. 100 au-dessus de la normale); parmi les leucocytes on note une augmentation du nombre des grandes cellules mononucléaires et, dans quelques cas, l'existence de cellules éosinophiles très abondantes. 2° Dans les attaques congestives on constate une augmentation habituelle de l'hémoglobine et des globules rouges pendant l'attaque convulsive, mais une diminution dans les attaques apoplectiformes d'assez longue durée; poids spécifique variable. Après les attaques convulsives et apoplectiformes, leucocytose brusque et assez prononcée, en raison directe de la gravité et de la durée de l'attaque ; dans cette leucocytose, l'accroissement du nombre des grandes cellules mononucléaires est relativement plus marqué que pour les autres variétés.

Diefendorf, dont les conclusions se rapprochent de celles de Capps, fait remarquer que l'existence de la leucocytose à la période terminale et dans les attaques congestives est un signe évident en faveur de l'origine toxique de la paralysie générale.

D'autres auteurs, comme d'Abundo, Chevalier-Lavaure, Séglas, Legrain, Mairet et Vires, Cololian, Ceni, W. Kuhnon, Jolly, ont étudié la *toxicité* et le *pouvoir bactéricide du sang* dans les psychoses en général et en particulier dans la *paralysie générale*. Il résulte de ces travaux que la toxicité du sang et son pouvoir bactéricide seraient augmentés dans les états d'excitation et la paralysie générale, vis-à-vis surtout du staphylocoque pyogène, et diminués dans les états de dépression.

Rappelons enfin que Cabitto aurait trouvé un *microbe* dans les périodes d'attaques ou d'ictus de la paralysie générale et que W. Ford Robertson y aurait trouvé aussi, avec Jeffrey et avec Shennan, un *micro-organisme* semblable à celui de Löffler.

De très nombreux auteurs ont étudié dans ces dernières années la *cytologie* du liquide céphalo-rachidien dans la paralysie générale. Citons entre autres les travaux de Widal, Sicard et Ravaut, de R. Monod, de Nageotte, de Séglas et Nageotte, de Dupré, de Devaux, de Faure et Laignel-Lavastine, de Duflos, de A. Marie et Duflos, d'Anglade et Chocreaux, de Joffroy et Mercier, de Widal et Lemierre, de Maillard, d'Ardin-Delteil, de Voulcoff, etc..., etc...

La plupart de ces travaux amènent à cette conclusion qu'il existe dans le liquide céphalo-rachidien des paralytiques généraux une *lymphocytose* abondante, habituellement très précoce et marquée surtout au cours des ictus congestifs. Toutefois, tandis que certains auteurs comme Joffroy voient dans cette lymphocytose céphalo-rachidienne le plus précoce et le plus constant des signes de la maladie, d'autres considèrent qu'il peut faire parfois défaut.

Il résulterait de certaines recherches que le liquide céphalo-rachidien des paralytiques généraux contient le plus souvent de l'albumine, fréquemment même en quantité notable (Guillain et V. Parant fils, 1903, A. Marie et Viollet, 1905) ; qu'il est toxique pour les cobayes, surtout après les accès épileptiformes (Bellisari, 1899) ; que son pouvoir bactéricide est généralement augmenté (d'Abundo, 1894 ; Scabia, 1899 ; G. Donzello, 1900), de même que son pouvoir hématolytique (Bard, 1903) ; enfin qu'il peut contenir des microbes, surtout du pneumocoque (Klippel, 1891 ; Montesano et Montessori, etc...)

g. *État général.* — Les paralytiques généraux ont un *facies spécial* qu'on désigne sous le nom de *masque paralytique* et qui consiste dans la couleur terreuse et la flaccidité des joues, avec effacement des plis cutanés, surtout des sillons naso-labiaux, ce qui enlève au visage toute vivacité et toute expression.

Au début de la période d'état, surtout lorsqu'il coïncide avec un apaisement d'excitation, la nutrition générale s'améliore et le malade prend de l'embonpoint. Plus tard survient un amaigrissement progressif qui aboutit finalement à un état de cachexie dénutritive appelé *fonte paralytique*, dans lequel Kraepelin voit un signe de la nature générale et toxique de la maladie.

La *température* et le *pouls* ne présentent pas de modifications appréciables. Mais il peut survenir, en même temps que les ictus cérébraux ou des complications intercurrentes, des *poussées hyperthermiques*, indice de processus toxi-infectieux subaigus (KLIPPEL, KRAEPELIN, LEGRAIN). D'autres fois, ce sont de véritables accès d'*hypothermie* qui se produisent et s'accentuent progressivement, au point d'atteindre parfois 26°, jusqu'à la mort (JOFFROY).

B. SYMPTÔMES PSYCHIQUES. — Le symptôme psychique essentiel, fondamental de la paralysie générale, celui qui ne fait jamais défaut, c'est *l'affaiblissement intellectuel progressif*, la *démence*. Sur ce fond de démence se greffent plus ou moins fréquemment d'autres symptômes psychiques inconstants, accessoires, représentés surtout par des troubles psychosiques. Nous avons par suite à décrire successivement: 1° *la démence*; 2° *les psychoses*.

a. *Démence.* — La démence, à la période d'état de la paralysie générale, est évidente et caractéristique.

Ce qui y domine avant tout, c'est la diminution de la mémoire, l'*amnésie*. Cette amnésie ne se borne plus aux faits récents, nouveaux, actuels ; elle s'étend aux faits anciens, aux notions de temps et de lieu. Les malades ont oublié leur âge, la date de leur naissance, le nombre, le nom, l'âge de leurs enfants, leur domicile et ils commettent à cet égard des erreurs grossières, sans en être surpris, et sans s'émouvoir si on les leur indique. L'un donne 1820 ou 1880 comme année présente, ou le 34 mars comme quantième du mois. Un autre dit avoir neuf ans, ou être âgé de trente ans et avoir un fils de vingt-huit ans. Une femme annonce qu'elle va se marier et elle ne sait pas avec qui (MAGNAN et SÉRIEUX).

Une diminution très notable de l'*attention*, de *la réflexion*, du *jugement*, du *sens critique*, de *la volonté* accompagne cette amnésie. De leur côté, les *facultés morales et affectives* s'émoussent de plus en plus.

De cette désagrégation mentale globale résulte une *dissolution progressive de la personnalité* au triple point de vue intellectuel, moral et affectif. Les idées s'appauvrissent, elles sont niaises, enfantines, sans lien et sans enchaînement ; l'inconscience de

l'état, du milieu, est très marquée ; l'indifférence vis-à-vis de
tous et de toutes choses, très profonde ; la crédulité, la passivité très grandes, malgré les moments d'irritation, d'excitation
et les variations incessantes de l'humeur. En un mot, l'automatisme mental règne en maître et a remplacé l'activité cérébrale
supérieure.

A cet état psychique correspondent une *attitude* et *des actes*
significatifs. L'*attitude* du paralytique général témoigne en effet
de sa démence. Il est négligé de sa personne, malpropre, se tient
mal, incorrectement, indécemment même ; il a l'air étranger à
ce qui l'entoure, à ce qu'on fait, à ce qu'on dit autour de lui,
aux questions qu'on lui pose ; il ne s'étonne de rien et, le plus
souvent, n'a d'autre souci que celui de son bien-être présent, en
particulier de sa nourriture.

Quant aux *actes*, ils sont d'une niaiserie et d'une extravagance enfantines et qui dépassent toute croyance. Un paralytique général entre à l'eau pour se noyer, mais se rappelant qu'il
est rhumatisant, il se hâte d'en sortir ; un autre veut se suicider par le charbon, mais aussitôt le réchaud allumé, il ouvre
la fenêtre toute grande pour que la fumée ne le fasse pas
tousser (Mendel), ou ne salisse pas ses rideaux (Magnan et
Sérieux). Les malades dissipent leur argent, le distribuent au
premier venu, volent en pleine rue et sans se cacher des objets
quelconques, etc..., etc... Aussi, comme l'ont fait remarquer
Magnan et Sérieux, est-ce pour l'entourage l'heure de la curée,
lorsque les paralytiques ne sont pas surveillés et placés déjà
hors des atteintes de la captation.

Cette démence, si caractéristique, s'accentue durant l'évolution de la période d'état et tandis qu'au début de cette phase il
restait encore quelques idées, quelques notions, quelques souvenirs, un langage quelque peu suivi et correct, tout cela, à la fin,
achève de disparaître. A ce moment, les idées se circonscrivent
de plus en plus et se limitent aux choses de la vie matérielle et
aux besoins de l'existence. Les malades en viennent à n'avoir
plus aucune notion de ce qui existe autour d'eux ; ils se livrent à
des actes absurdes, automatiques, enfantins, sont malpropres,
mal vêtus, ramassent des ordures, des cailloux, des chiffons

de papier, dont ils emplissent leurs poches. Il ne reste plus rien de ce qu'ils ont été autrefois.

b. *Psychoses*. — La démence progressive qui constitue l'élément psychopathique constant et fondamental de la paralysie générale s'accompagne fréquemment de troubles psychiques, d'états délirants accessoires et surajoutés.

Tous les types de psychoses existants peuvent s'observer dans la paralysie générale : *états maniaques, états mélancoliques, folie à double forme, confusion mentale, délire onirique, délires systématisés.*

Quels qu'ils soient, tous ces délires ont des caractères communs, parfaitement résumés par J. FALRET dans quatre adjectifs bien connus. Ils sont : *absurdes, mobiles, contradictoires, incohérents. Absurdes*, car leur extravagance saute aux yeux dès l'abord ; *mobiles*, car ils varient d'un instant à l'autre dans leur expression, leur formule, leur nature et jusque dans leur existence ; *contradictoires*, car ils s'associent souvent dans la même phrase avec d'autres idées ou déclarations contraires ou tout à fait incompatibles avec eux ; *incohérents* enfin, car ils n'ont ni coordination, ni suite dans leur composition et dans leurs manifestations.

Ces caractères, très typiques, les délires de la paralysie générale, les tirent, ainsi que l'a surtout fait remarquer MAGNAN, du fond de démence sur lequel ils se reproduisent, et on peut dire d'un mot que, ce qui les distingue surtout, c'est leur *cachet démentiel*.

α) *États maniaques*. — L'état maniaque peut se présenter, dans la paralysie générale, sous toutes ses formes et à tous ses degrés. Il est fréquent de voir la maladie débuter par un état *d'excitation maniaque* avec suractivité intellectuelle et physique, euphorie, optimisme, etc., donnant lieu à cette *dynamie fonctionnelle* caractéristique, dont nous avons parlé.

A l'encontre des autres excités maniaques, vésaniques, circulaires, hystériques, qui se font remarquer par leur malignité, leur méchanceté extrême, le paralytique général dans ces conditions est surtout un expansif, chez lequel l'excitation maniaque développe de préférence la générosité, la philanthropie, l'affectuosité et qui rêve souvent, dans ses conceptions grandioses, de fondations charitables, l'abolition de la misère, la fraternité des peuples, le bonheur universel. Son délire dans ce cas est un vrai délire d'altruisme (RÉGIS).

D'autres fois, c'est la *manie aiguë* qui survient, avec son agi-

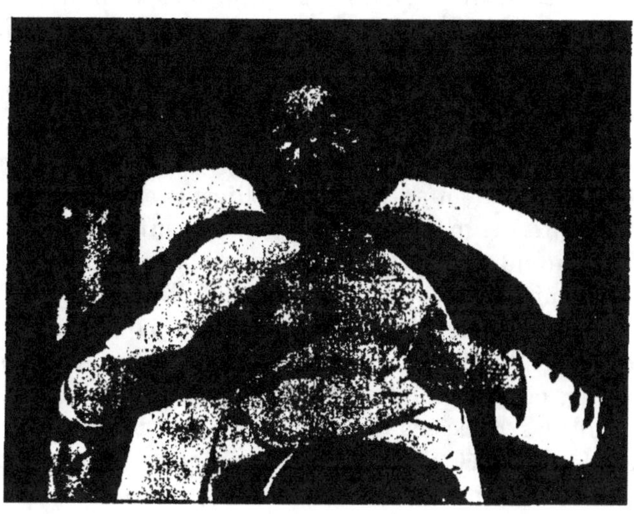

Fig. 73.

Paralysie générale féminine (collection Dreux: art. Paralysie générale du *Traité de Pathologie mentale* de BALLET.

Etat expansif avec excitation mégalomaniaque démentielle : satisfaction exubérante, érotisme avec exhibition complaisante des formes : la malade fait voir ses mains, son cou, son ventre ; elle vient de faire admirer son bras droit, qui est encore découvert, lorsqu'elle montre ses seins, dans une attitude et avec une expression de satisfaction à la fois orgueilleuse et sensuelle.

tation bruyante, désordonnée, violente et le cortége de tous ses symptômes habituels.

C'est dans ces états maniaques surtout que s'observe le *délire des grandeurs*.

Nous disons surtout, car chose curieuse, le délire des grandeurs peut se montrer aussi dans les états dépressifs, soit seul, soit en coexistence avec du délire mélancolique.

Le *délire des grandeurs*, dans les états maniaques de la paralysie générale, n'a pas une intensité parallèle à l'intensité de l'agitation. Il en est souvent ainsi cependant.

Quoi qu'il en soit, ce délire doit être considéré comme englobant toutes les conceptions vaniteuses des malades, depuis leur euphorie débordante et leurs idées excessives de force et de santé, qui en constituent le rudiment, jusqu'aux formules les plus hyperboliques de leurs titres et de leurs richesses imaginaires.

A son degré le plus simple, ce délire vaniteux se traduit uniquement par des idées de satisfaction puérile. Les malades sont contents, heureux de tout et de rien, béatement ; ils sont d'une force incroyable et font admirer leur poitrine et leurs bras ; ils sont beaux ; leurs enfants sont intelligents et superbes ; ils ont des vêtements, des meubles, des bijoux magnifiques. Les femmes surtout, vantent complaisamment leurs charmes qu'elles étalent impudiquement, leurs cheveux, leurs toilettes, le contenu de leurs armoires et de leurs tiroirs (voy. fig. 73).

A un degré plus élevé, le délire s'exprime par toutes sortes de superlatifs, portant sur toutes les grandeurs possibles. Les malades ont des richesses considérables, des millions, des milliards ; ils sont princes, rois, ducs, évêques, papes, généraux, amiraux : ils commandent des armées, des flottes, des Etats. Ils vont donner des fêtes splendides où tout le monde sera invité. Ils distribuent à la pelle des titres, des richesses, des décorations. Tout est à eux, tout leur appartient.

Au degré maximum enfin, le grandiose absurde de ce délire atteint les limites les plus fantastiques. Les malades sont Dieu, plus que Dieu ; ils ont des organes en or, des fesses en diamant, leurs excréments valent des millions, etc., etc.

Ce délire s'augmente, s'amplifie, se contredit à chaque instant ; non seulement le malade y ajoute du sien, mais il y joint tout ce qu'on lui suggère. Aucune objection, aucun démenti, aucune impossibilité ne l'étonnent, il se grise de ses propres hyperboles comme un hâbleur de ses inventions chimériques. Et si, pendant qu'il parle de sa fortune colossale, on l'interrompt pour lui demander son métier ou ce qu'il gagne, il répond tranquillement et exactement : « Je suis cordonnier ; je gagne six francs par jour, etc. » (MAGNAN).

β) *Etats mélancoliques.* — Tous les états mélancoliques, depuis le plus léger jusqu'au plus aigu, s'observent dans la paralysie générale : *dépression mélancolique, mélancolie aiguë, mélancolie anxieuse, mélancolie avec stupeur.* Ces états mélancoliques s'accompagnent le plus souvent, ici comme ailleurs, de délire triste, fait d'idées de ruine, de culpabilité, d'auto-accusation, de damnation, avec tendance au suicide et parfois hallucinations.

Mais le délire mélancolique le plus fréquent, le plus typique dans la paralysie générale est le *délire hypocondriaque,* décrit par BAILLARGER en 1857.

Ce délire est en effet tout spécial. Les malades croient que leurs organes sont changés, détruits ou complètement obstrués. Ils prétendent qu'ils n'ont plus de bouche, plus de dents, plus de ventre, plus d'a-

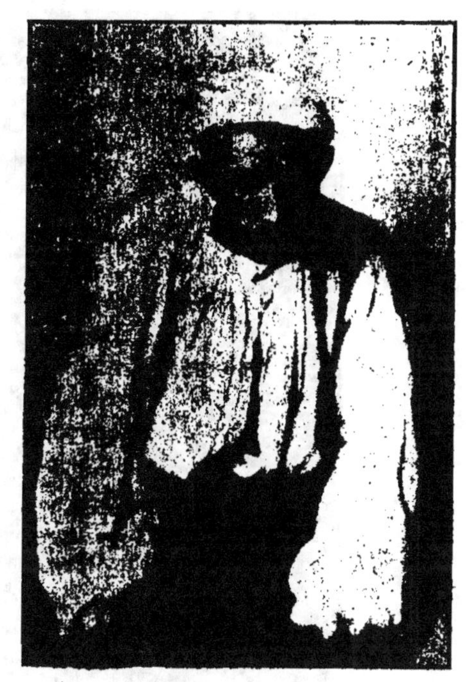

Fig. 74.
Paralysie générale (collection G. BALLET ; art. Paralysie générale de E. DUPRÉ, du *Traité de Pathologie mentale*).
Etat dépressif, avec idées mélancoliques.

nus, que leur gosier est bouché, leur estomac complètement plein, leur ventre barré. Ils répètent constamment : « Ça ne passe pas. » Ils croient que leurs aliments s'en vont dans la peau, tombent dans un trou. Ils disent ne plus pouvoir ouvrir les yeux, la bouche, ne plus pouvoir avaler, aller à la selle, uriner. Ils affirment que leurs membres sont changés, détruits ou même qu'ils sont morts. Ce délire hypocondriaque d'obs-

truction n'est pas autre chose, on le voit, qu'un *délire de néga-tion*; mais il est rare que les idées de négation s'étendent au dehors et s'appliquent au monde extérieur comme cela a lieu

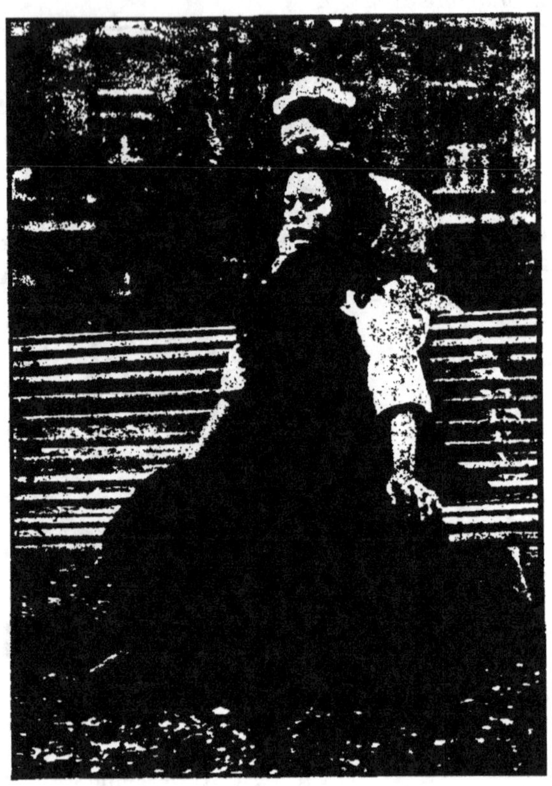

Fig. 75.

Paralysie générale mélancolico-maniaque (collection G. BALLET; art. Paralysie générale de E. DUPRÉ, du *Traité de Pathologie mentale*).

Paralytique générale en état de dépression mélancolique.

dans le syndrome de COTARD. Ici, le malade nie surtout son existence, son corps, ses organes, en particulier ses organes digestifs, et cette particularité a son importance, car elle peut permettre, ainsi que nous le verrons plus loin, de rattacher le délire à des lésions du grand sympathique.

De ce délire, il faut rapprocher les délires, au fond similaires, de *transformation corporelle*, dans lesquels les sujets se croient changés en verre, en bois, le délire *micromaniaque ou de petitesse* (MATERNE), dans lequel ils se croient tout petits, enfin le délire de *fausse grossesse*, avec signes plus ou moins marqués de gravidité (E. DU-PRÉ) et qui peut être de teinte soit dépressive, soit expansive.

Il n'y a là, le plus souvent, que les expressions différentes d'un même délire hypocondriaque, d'origine cénesthésique.

Les divers délires mélancoliques que nous venons d'énumérer sont, comme tous les délires de la paralysie générale, cela va sans dire : *absurdes, mobiles, contradictoires, incohérents* ; ils ont tous le *cachet démentiel* caractéristique.

Ils peuvent aussi, avons-nous dit, s'associer au délire de grandeurs; soit qu'ils se combinent avec lui pour former un *délire mégalo-mélancolique* (RÉGIS) (les malades *doivent*

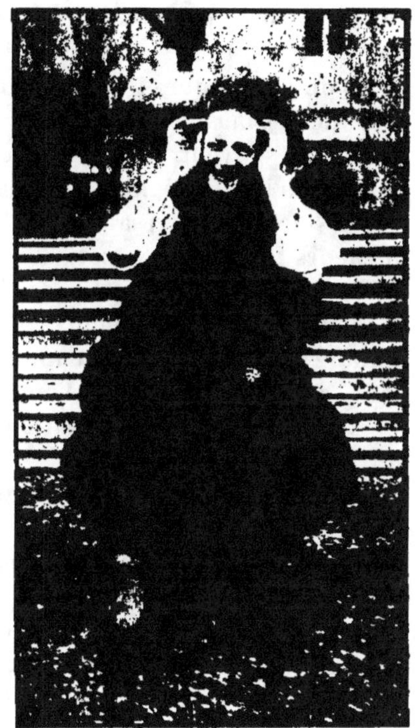

Fig. 76.

Paralysie générale mélancolico-maniaque (collection G. BALLET: art. Paralysie générale de E. DUPRÉ, du *Traité de Pathologie mentale*).

Même malade en état d'excitation expansive.

des millions et des milliards, ils ont l'estomac bouché par 300.000 vers, des billets de banque dans la tête): soit que les deux délires coexistent, mais indépendants (le malade est bouché, déglotté, et il est prince, il a des millions) ; soit enfin que les deux délires se succèdent d'un instant à l'autre.

γ) *États mélancolico-maniaques.* — Nous venons de voir que le délire de grandeurs et le délire mélancolique pouvaient s'associer et se succéder dans la paralysie générale. Il n'est donc pas étonnant que cette succession des deux délires puisse s'opérer de façon plus lente et plus régulière, donnant lieu ainsi à une sorte de *psychose cyclique* ou *circulaire*.

Le plus souvent, il faut bien le dire, ces alternatives n'ont pas la périodicité, la régularité, l'identité entre elles des vraies psychoses circulaires vésaniques et il est rare qu'elles se répètent plusieurs fois (DE LAMAESTRE, 1878).

Dans tous les cas, l'attitude, l'aspect, l'activité, le ton affectif se modifient naturellement à chacune des deux périodes et les malades présentent dans l'une et dans l'autre un contraste frappant, en rapport, comme l'ont montré KLIPPEL et DUMAS, avec les variations de la circulation vaso-motrice (voy. fig. 75 et 76).

δ) *Confusion mentale.* — À l'exception de RAYMOND et SÉRIEUX qui signalent, d'ailleurs comme un fait exceptionnel, la possibilité de la *confusion mentale hallucinatoire* dans la paralysie générale, cette association n'est pas mentionnée par les auteurs. Nous croyons qu'elle y existe cependant et qu'on y rencontre, même assez fréquemment, toutes les formes de la confusion mentale : la *confusion mentale simple*, la *confusion mentale hallucinatoire*, le *délire onirique*, le *délire aigu*, déjà connu sous le nom de *délire aigu paralytique*, la *stupidité*, avec états *catatoniques* au complet (RAYMOND et SÉRIEUX).

Nous avons appelé l'attention dans ces dernières années, LALANNE et moi, sur *l'origine onirique* de certains délires dans la paralysie générale.

Il y a lieu certainement d'étudier de plus près les rapports de la confusion mentale et de la paralysie générale, soit au cours ordinaire de son évolution, soit surtout au moment des ictus et des complications qui s'y produisent si fréquemment.

ε) *Délires systématisés.* — L'affaiblissement mental si profond qui existe dans la paralysie générale ne permet évidemment pas la formation de véritables *délires systématisés*, dont les caractères sont précisément l'opposé des caractères des délires de la paralysie générale.

On peut toutefois observer des *idées* plus ou moins *systématisées*, dues soit à des interprétations délirantes, soit à des hallucinations de l'ouïe.

On a même vu des *délires systématisés de persécution* au début de la maladie ou durant les périodes de rémission (MAGNAN).

ζ) *Hallucinations, obsessions, impulsions.* — On a longtemps discuté la question de savoir s'il existait ou non des *hallucinations* dans la paralysie générale. Leur existence n'y est pas douteuse et on peut les y rencontrer sous toutes leurs formes : *sensorielles* (auditives, visuelles, olfactives, gustatives, tactiles), *cénesthésiques*, ou même *psycho-motrices verbales* (SÉRIEUX, A. MARIE et BUVAT, etc.). Il faut reconnaitre cependant que sauf dans les cas avec états dépressifs, elles sont relativement rares, et que, d'une façon générale, elles n'ont pas dans la maladie de BAYLE, quelle qu'en soit la forme, l'activité et la persistance qu'elles ont ailleurs.

Les *obsessions* et les *idées fixes*, possibles au début de la paralysie générale, sont rares dans la maladie confirmée.

Quant aux *impulsions,* elles sont, au contraire, fréquentes, tout particulièrement dans les cas accompagnés d'états délirants, dont elles reflètent les caractères. Les plus fréquentes sont les tendances au vol, à la salacité sexuelle, au suicide, à la violence. Elles ont un caractère plus ou moins irréfléchi, spontané, subit, dément, suivant le degré d'affaiblissement mental du malade.

4° Période terminale. — Après une durée plus ou moins longue de la période d'état qui, suivant qu'elle est traversée ou non par des complications, surtout congestives, peut durer quelques mois ou même plusieurs années, le malade s'achemine vers la période terminale qui est marquée, elle, par l'apparition d'un signe caractéristique : le relâchement des sphincters, dont la conséquence est *l'état gâteux*.

Il commence habituellement par uriner la nuit dans son lit, puis dans ses vêtements, d'abord d'une façon intermittente, ensuite d'une façon continue; peu à peu il en arrive à laisser échapper ses matières fécales et devient complètement gâteux; ses sphincters vésical et rectal sont paralysés. Par instants, cette paralysie donne lieu à de la rétention d'urine ou des matières fécales.

Le paralytique, dès lors, se dégrade de plus en plus; il marche lourdement ou d'une façon ataxique, toujours prêt à tomber, se tenant à peine debout; il est incapable de s'habiller, de procéder aux actes les plus simples de la vie; il est tout à fait malpropre, mange gloutonnement, se nourrit d'ordures et dévore même quelquefois ses excréments. La physionomie exprime l'*hébétude* et la *démence la plus complète*; l'*inégalité pupillaire* est le plus souvent très apparente; l'*embarras de la langue* est tel que la parole n'est plus qu'un bredouillement incompréhensible, compliqué parfois d'une véritable aphasie; le *grincement des dents* et le *mâchonnement*, lorsqu'ils existent, deviennent très marqués; les *tremblements spasmodiques* des mains, des lèvres, de la langue très accentués; les *contractures*, surtout celle du cou, sont très manifestes; la *sensibilité* est nulle ou presque nulle; la *paralysie du pharynx* se joint à celle des sphincters, à ce point que les aliments avalés gloutonnement s'entassent fréquemment dans l'isthme du gosier, et déterminent parfois une *asphyxie par bol alimentaire*, qui peut entraîner la mort.

Enfin, de dégradation en dégradation, les malades en arrivent à ne plus quitter le lit, à devenir *grabataires*, et bientôt ils présentent des *troubles trophiques* divers, en particulier des escarres, avec amaigrissement cachectique.

Certains cependant, plus nombreux même qu'on ne le pense, ainsi qu'il résulte des constatations d'ARNAUD et de BONNAT, vont et viennent plus ou moins facilement jusqu'à la fin, sans qu'on soit obligé de les aliter systématiquement. Beaucoup de paralytiques généraux « meurent debout », comme dit ARNAUD.

Quoi qu'il en soit, lorsque le malade arrive aux phases ultimes, il présente le tableau de la déchéance la plus profonde et la plus lamentable ; il n'a plus rien d'humain, tombe véritablement à l'état d'animal inférieur, et est réduit, comme on l'a dit, à un tube digestif.

La *mort* est la terminaison constante de cet état. Elle a lieu soit pas les progrès mêmes de la déchéance physique, appelée *marasme* ou *cachexie paralytique*, soit par le fait d'une *complication quelconque* (maladie incidente, congestion pulmonaire hypostatique, etc...), soit enfin à la suite d'*ictus cérébraux* dits *attaques congestives*.

Les ictus, dus, suivant les notions nouvelles, à des poussées infectieuses ou auto-toxiques secondaires (LEGRAIN, PIERRET, DIEFENDORF, etc.), jouent un rôle important dans l'existence de la paralysie générale. Ils peuvent en ouvrir la marche au début, l'interrompre à un moment quelconque de la période d'état, enfin la terminer brusquement par la mort à la dernière période.

Ils se manifestent sous les formes les plus diverses, à ce point qu'AUBANEL et MARCÉ en avaient distingué jusqu'à six ou huit variétés. En réalité, deux dominent surtout : la forme *apoplectique* ou *apoplectiforme*, la forme *épileptique* ou *épileptiforme*, cette dernière principalement formée d'un ou plusieurs accès convulsifs successifs, réunis parfois en une sorte d'état de mal, et le plus souvent généralisés.

Ces ictus, qui peuvent reparaître plusieurs fois dans le cours de la maladie, mais de préférence à la dernière période, sont constamment suivis d'une aggravation sensible des symptômes et souvent même de mort, ce qu'on peut prévoir à l'élévation progressive de la température (BOURNEVILLE). Ils laissent généralement après eux divers accidents tels qu'hémiplégie, contracture, aphasie, en général transitoires.

B) FORMES CLINIQUES

Après la description des symptômes de la paralysie générale que nous venons de faire, nous pouvons indiquer maintenant les principales formes symptomatiques de la maladie.

1° Forme simple ou démente, démence paralytique. — De ce fait que le symptôme fondamental et constant de la paralysie générale, au point de vue psychique, est l'affaiblissement intellectuel pur et simple, c'est-à-dire la démence dégagée de tout délire, qui n'est ici qu'un élément surajouté, une complication, il s'ensuit que la forme vraie, classique de la paralysie générale est la *forme démente* ou *sans délire*, appelée aussi *démence paralytique*. Cette opinion de BAILLARGER, soutenue par MAGNAN et adoptée dans les précédentes éditions de cet ouvrage, est en effet exacte et conforme aux faits. Elle n'est cependant pas acceptée de tous et certains auteurs, tels qu'ARNAUD, soutiennent que le délire existe toujours ou à peu près dans la paralysie générale, par suite que la forme démente est très rare.

Cette objection, inexacte même en ce qui concerne les paralytiques généraux des asiles, parmi lesquels on trouve, surtout chez les femmes, une assez notable proportion de déments simples, l'est bien plus encore pour ce qui est des paralytiques généraux des hôpitaux, des policliniques externes, de la clientèle de la ville, chez lesquels ils constituent la grande majorité.

La *forme simple ou démente*, la *démence paralytique* proprement dite est donc bien la forme vraie, typique et classique, de la paralysie générale.

Ajoutons que cette forme doit comprendre non seulement les cas dans lesquels il n'existe absolument que de la démence, du commencement jusqu'à la fin, mais encore ceux où il se produit quelques poussées momentanées, transitoires et peu intenses, de délire.

Ajoutons aussi que la démence est plus ou moins marquée suivant les sujets. Globale et très profonde dès le début chez certains, elle est, chez d'autres, beaucoup moindre. Ce sont ces derniers malades qui peuvent encore, quoique paralytiques généraux avérés, continuer pendant un certain temps, tant bien que mal, leurs occupations professionnelles. Les symptômes somatiques d'embarras de la parole, de tremblement, d'incertitude de la marche, etc., l'emportant visiblement chez eux sur les symptômes psychiques, on dit parfois, pour ce motif, qu'ils ont une *paralysie générale à forme somatique*.

Il n'y a pas lieu d'admettre, comme on le faisait antérieurement, une *forme congestive*, dans laquelle les attaques apoplectiformes ou épileptiformes seraient particulièrement fréquentes.

2° Formes délirantes. — Les formes délirantes de la paralysie générale sont celles dans lesquelles il existe, en plus de la démence, du *délire*.

On peut donc, suivant le type de cet état délirant surajouté, admettre plusieurs formes délirantes de paralysie générale : 1° la *forme maniaque, expansive* ou *mégalomaniaque*, celle qui s'accompagne d'état maniaque, de suractivité expansive, de délire de grandeurs; 2° la *forme dépressive, mélancolique, hypocondriaque*, celle qui s'accompagne d'état mélancolique, de dépression, de délire triste, en particulier de délire d'obstruction et de négation; 3° la *forme circulaire* ou à *double forme*, celle dans laquelle il y a succession plus ou moins régulière d'états maniaques et d'états mélancoliques; 4° la *forme confusionnelle* avec *délire onirique, délire hallucinatoire, stupeur, délire aigu*, celle dans laquelle la confusion mentale existe sous une quelconque de ses manifestations; 5° enfin et à la rigueur, la *forme systématisée* et la *forme hallucinatoire* ou *sensorielle* (SÉRIEUX et MIGNOT), celles dans lesquelles dominent, comme troubles psychosiques, des idées délirantes systématisées ou des hallucinations.

Il est bon de répéter que ces formes délirantes sont loin de constituer des types cliniques bien définis. Elles persistent rarement telles quelles, en effet, durant tout le cours de la maladie, soit que les délires paraissent et disparaissent une ou plusieurs fois, à la façon de syndromes accessoires, épisodiques, soient qu'ils s'associent, s'enchevêtrent ou existent simultanément.

Dans ce dernier cas, il peut être difficile de dire si un malade présentant à la fois, par exemple, du délire des grandeurs et du délire hypocondriaque, est atteint de forme maniaque ou de forme mélancolique.

Tout cela prouve, une fois de plus, que les délires dans la paralysie générale, bien que pleins d'intérêt, n'y ont pas la valeur nosologique capitale qu'on leur attribuait autrefois.

Ils font partie des symptômes accessoires, inconstants et variables.

§ 2. — ÉVOLUTION

Dans la première partie de ce paragraphe nous indiquerons les *caractères d'évolution de la paralysie générale*; dans la seconde, ses *formes d'évolution.*

1° Caractères d'évolution. — Un mot successivement sur ce que nous appelons les caractères d'évolution de la paralysie générale : 1° *marche, rémissions et complications;* 2° *durée;* 3° *terminaison;* 4° *pronostic.*

a. *Marche, rémissions et complications.* — La paralysie générale est une maladie essentiellement *chronique* et *progressive.*

Lorsque sa *marche* est *régulière*, ce qui a lieu surtout dans la forme simple, démente, elle parcourt lentement et successivement ses périodes successives : *période préparalytique, période de début, période d'état, période terminale*. sans à-coups et sans interruption.

Lorsque, au contraire, sa marche est *irrégulière*, ce qui est fréquent par suite de toutes les associations et complications morbides, somatiques et psychiques, qui peuvent venir la traverser, son évolution offre des caractères spéciaux. Elle peut dans ce cas être plus rapide, plus lente, parcourir une de ses étapes sans presque s'y arrêter, s'immobiliser au contraire pendant un temps plus ou moins long à l'une d'elles, enfin rétrocéder. Ce sont ces temps d'arrêts et ces rétrocessions qui portent le nom de *rémissions.*

Les *rémissions* dans la paralysie générale sont de plusieurs sortes. Il y a d'abord les *fausses rémissions* (BALLET), consistant simplement dans la disparition d'un des syndromes accessoires, épisodiques de la maladie, en particulier de l'état délirant surajouté, mais avec persistance des symptômes fondamentaux de démence et de paralysie. Il y a ensuite les *vraies rémissions*, caractérisées par l'*arrêt*, l'*atténuation*, la *disparition* de ces symptômes fondamentaux eux-mêmes et comprenant par suite :

les *rémissions-arrêts*, les *rémissions-atténuations* ou *incomplètes*, les *rémissions-disparitions* ou *complètes*, chacune d'elles pouvant être *temporaire*, *transitoire* ou au contraire *durable*, parfois même *définitive*.

Les rémissions peuvent survenir à toutes les périodes de la maladie, mais elles sont plus fréquentes, cela va sans dire, dans les phases les plus rapprochées du début.

Dans certains cas elles sont spontanées. D'habitude elles sont provoquées ou favorisées par le traitement, par une maladie incidente grave, une suppuration étendue, enfin par une prédisposition vésanique ou névrosique marquée.

Les *complications*, dont nous avons déjà énuméré quelques-unes : ictus congestifs, accidents, processus toxi-infectieux aigus, maladies incidentes telles que congestion pulmonaire, tuberculose surtout, peuvent évidemment précipiter par leur gravité la marche de la maladie et la terminer plus ou moins brusquement par la mort. Les complications viscérales ont été étudiées par divers auteurs, notamment par KLIPPEL, DURANTE, CARRIER.

b. *Durée*. — La paralysie générale, à compter de son début évident, a une durée moyenne de *deux* à *quatre* ans, dont un an, maximum, pour la période de début, deux ans pour la période d'état, et un an pour la période terminale.

Mais ce n'est là qu'une *durée moyenne* et qui est bien loin d'être applicable à tous les cas. Chez certains sujets, en effet, et dans les formes rapides, la maladie parcourt son cycle très vite, en une année ou en quelques mois ; chez d'autres, au contraire, et dans les formes démentes chroniques, sans ictus ni complications, ou rémittentes, elle peut durer au delà de cinq ans, de dix ans et même plus.

Je n'ai jamais observé, pour ma part, un seul cas de paralysie générale aussi prolongée.

Il suit de là que la paralysie générale a une durée plus longue dans la forme démente simple, sans complications, de préférence par suite chez la femme et l'adolescent, et dans les formes chroniques, rémittentes, comme chez les vésaniques, les hystériques, les alcooliques, etc.

En revanche elle a surtout une durée courte dans les cas à complications, principalement à processus infectieux aigus, c'est-à-dire chez les sujets prédisposés par artério-sclérose, maladie de cœur, de l'estomac, insuffisance hépatique, rénale, etc., à faire de l'auto-intoxication secondaire plus ou moins grave.

c. *Terminaison.* — La terminaison de la paralysie générale est la *mort*, qui peut survenir soit *lentement* et progressivement, dans la cachexie paralytique terminale, soit *brusquement*, par une complication ou un ictus qui tue pour ainsi dire le malade debout (Arnaud, Vallon, Doré, Bonnat, Marandon de Montyel, etc.).

Il est de notion courante que les paralytiques généraux meurent principalement dans les mois de novembre et de décembre, à la chute des feuilles, les premiers froids humides et les brusques variations barométriques favorisant chez eux l'apparition des ictus (Motet).

d. *Pronostic.* — Le pronostic de la paralysie générale est donc des plus graves : il est *fatal*.

Pourtant la question s'est posée depuis longtemps et elle se pose plus que jamais aujourd'hui de savoir si cette maladie ne serait pas, au moins dans certains cas, susceptible de guérison.

Les auteurs ne sont pas d'accord sur ce point important : les uns tenant pour la curabilité possible, en s'appuyant sur quelques faits avérés de guérison, les autres tenant pour l'incurabilité absolue en contestant, dans ces faits, soit la réalité de la guérison vraie et définitive, soit la réalité du diagnostic.

Je n'ai jamais observé, en ce qui me concerne, dans la paralysie générale confirmée, autre chose que des rémissions, des améliorations temporaires.

J'ai toujours cru, cependant, que la paralysie générale n'était pas en principe et pour toujours, absolument incurable. Et si l'on englobe dans le cadre de la paralysie générale les méningo-encéphalites diffuses des états infectieux et des intoxications, étudiées plus haut, qui ne sont, en effet, que des paralysies générales temporaires, régressives, ou des pseudo-paralysies générales, comme on voudra, il est évident que la curabilité de la paralysie générale est d'ores et déjà un fait acquis et même fréquent.

Ce qu'on peut dire, donc, c'est que la paralysie générale

chronique, progressive, démente, celle que nous connaissons classiquement est, sauf exception peut-être, absolument incurable. Mais les autres espèces de paralysie générale, celles qu'on en séparait jusqu'ici sous des noms divers, en raison justement de leur tendance régressive, sont, au plus haut point, curables.

2° Formes d'évolution. — Au point de vue de son mode d'évolution, la paralysie générale comporte plusieurs types ou formes.

L'un de ces types est le type *chronique* et *progressif*. C'est celui de la paralysie générale ordinaire, commune, normale.

Un autre type est le type *rémittent*, c'est-à-dire celui dans lequel l'évolution de la paralysie générale est irrégulière, entrecoupée par des temps d'arrêt, des améliorations.

Enfin, il existe aussi un *type aigu*. Même en laissant de côté les cas de paralysie générale aiguë ou galopante de BEAU, TRÉLAT, LINAS, BROSSERT (1899), BUCELLI (1899), RICHAULT (1897), BUCHHOLTZ (1902), qui peuvent être interprétés comme étant plutôt du délire infectieux et rentrant par suite, ainsi que le fait remarquer DUPRÉ, dans ce que j'appelle la paralysie générale temporaire des infections aiguës, il est certain que la paralysie générale ordinaire prend parfois une allure rapide, aiguë. On doit distinguer, dans ces cas, avec BUCHHOLTZ, ceux où l'évolution est rapide du début à la fin et ceux où une évolution aiguë vient précipiter la marche d'une paralysie générale jusqu'alors lente et chronique.

Il est encore prématuré d'admettre, parmi les formes évolutives, une paralysie générale *régressive* ou *curable*.

§ 3. — ANATOMIE PATHOLOGIQUE

Nous décrirons successivement dans ce paragraphe : 1° *les caractères anatomiques* ; 2° *les formes anatomiques* de la paralysie générale.

A) CARACTÈRES ANATOMIQUES

L'anatomie pathologique de la paralysie générale est un de ses chapitres les plus complexes et les plus difficiles à présenter

41.

sous une forme claire et précise. Cela vient de la multiplicité même des lésions signalées dans cette maladie et dont aucune partie du système nerveux central, périphérique, sympathique, ne paraît exempte.

Décrire toutes ces lésions une à une et organe par organe et les interpréter ensuite, nous entraînerait trop loin. Cela n'est possible que dans de grands ouvrages magistraux, ainsi que E. Dupré l'a remarquablement fait dans le *Traité de pathologie mentale* de BALLET.

Il nous paraît préférable ici de suivre la méthode adoptée par PHILIPPE dans le paragraphe « Anatomie pathologique » de l'article *Paralysie générale* de RAYMOND et SÉRIEUX (*Traité de médecine* de BROUARDEL et GILBERT, t. IX, 1902) et de distinguer avec lui : 1° *les lésions de la paralysie générale pure;* 2° *les lésions associées.*

1° Lésions de la paralysie générale pure. — Les lésions de la paralysie générale pure sont les unes *fondamentales*, les autres *accessoires* ou *contingentes*.

A. LÉSIONS FONDAMENTALES. — Il existe deux lésions fondamentales de la paralysie générale : la *méningite* et l'*encéphalite corticale*.

a. *Méningite*. — La méningite atteint plus spécialement l'arachnoïde et la pie-mère qui, devenues opaques et soudées l'une à l'autre, revêtent la surface d'une sorte de membrane épaisse, blanchâtre, rosée ou rouge par places avec des surélévations ou des nodules le long des vaisseaux, d'où augmentation des corpuscules de PACCHIONI. L'incision de ces enveloppes donne issue à une quantité parfois assez abondante de sérosité céphalorachidienne ou d'œdème.

Ces méninges sont à peu près constamment adhérentes à l'écorce sous-jacente. Ces *adhérences méningo-corticales*, signalées par les premiers auteurs, sont considérées, avec raison, comme une des altérations les plus caractéristiques et les plus constantes.

Quelquefois elles sont à peine apparentes, surtout si le malade est mort au début de son affection; la méninge happe seulement

alors à l'écorce cérébrale. Le plus souvent la méninge, en se
détachant, entraine avec elle des ilots de couche corticale, en
sorte qu'après son ablation, le cerveau présente çà et là des
érosions, des exulcérations plus ou moins confluentes et plus ou
moins profondes. Le siège le plus habituel des adhérences est

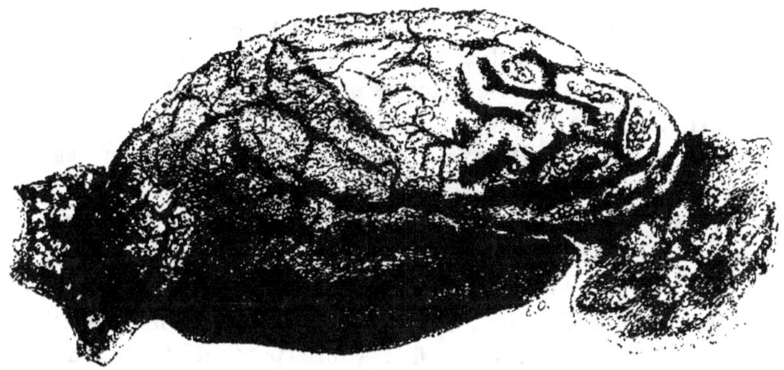

Fig. 77.

Paralysie générale : lésions macroscopiques (d'après Cu. Philippe :
art. Paralysie générale de Raymond et Sérieux, du *Traité de médecine* de Brouardel et Gilbert).

la superficie des plis corticaux au niveau des régions antéro-
latérales et particulièrement des circonvolutions qui avoisinent
le sillon de Rolando. Parfois, au contraire, elles prédominent
dans la région occipitale ; enfin, tout le cerveau peut en être
parsemé (voy. fig. 77).

Histologiquement cette méningite est de nature fibro-plas-
tique. Les fibres prédominent dans les couches interne et externe.
Il existe aussi de fréquentes néoformations cellulaires. La tunique
externe et l'adventice des gros vaisseaux sont engainées et infil-
trées par des amas de cellules rondes.

b. *Encéphalite.* — L'encéphalite est déjà constatable à l'examen macroscopique : par les ulcérations résultant de l'ablation
des méninges ; par l'amincissement des circonvolutions ; par le
ramollissement et l'état criblé de la substance grise qui s'enlève
en bouillie et se détache facilement par râclage de la substance

blanche (BAILLARGER) ; enfin par une diminution de poids, souvent considérable, du cerveau (BRUNET, 1899 ; MARANDON de MONTYEL, 1900 ; ILBERG, 1903).

L'examen histologique révèle des lésions diffuses dans tous les éléments de l'écorce : *fibres, cellules nerveuses, vaisseaux* et *névroglie*.

α) Les lésions des *fibres nerveuses* consistent essentiellement dans la destruction diffuse des tubes nerveux corticaux, des fibres myéliniques intra-corticales et sous-corticales, des fibres tangentielles.

Cette importante altération, signalée d'abord par TUCZEK en 1882, a été étudiée depuis par d'autres observateurs tels que FISCHL, KLIPPEL, ZACHER, KÉRAVAL, TARGOWLA, BINSWANGER, LUBIMOFF, BALLET, PHILIPPE. La démyélinisation, qui est précédée de l'état variqueux moniliforme et de la fonte des tubes, s'effectue progressivement et dans un ordre déterminé. Au début elle atteint les fibres les plus fines (fibres tangentielles), d'abord dans leur couche superficielle ou sous-pie-mérienne (réseau d'EXNER), puis dans leurs couches moyenne et profonde. Plus tard, elle gagne les grosses fibres radiées et celles du centre ovale de la circonvolution, mais reste toujours prédominante dans les régions externes de l'écorce (voy. fig. 78 et 79).

β) Les lésions des *cellules nerveuses*, très marquées surtout dans les régions supérieures, les couches externes de l'écorce, sont diffuses et variées. Tous les types dégénératifs possibles avaient déjà été signalés, depuis le gonflement avec pseudo-hypertrophie jusqu'à la désintégration granuleuse totale.

Avec la méthode de GOLGI, KLIPPEL et AZOULAY ont pu indiquer des lésions cellulaires antérieures et plus précoces telles que l'atrophie et la disparition des nombreuses épines et saillies qui recouvrent les prolongements ramifiés du protoplasma des cellules, l'atrophie des organes de terminaison et des panaches de ces prolongements, enfin l'état variqueux et renflé des tiges protoplasmiques.

NISSL, de son côté, a été conduit par l'emploi de sa méthode à reconnaître, dans les altérations cellulaires de la paralysie générale, des *processus aigus* et des *processus chroniques*.

Les *processus aigus* se traduisent au début, et cela dans toute
l'étendue de l'écorce, par l'augmentation de volume de la cellule
avec colorabilité diffuse de la substance achromatique, dispari-

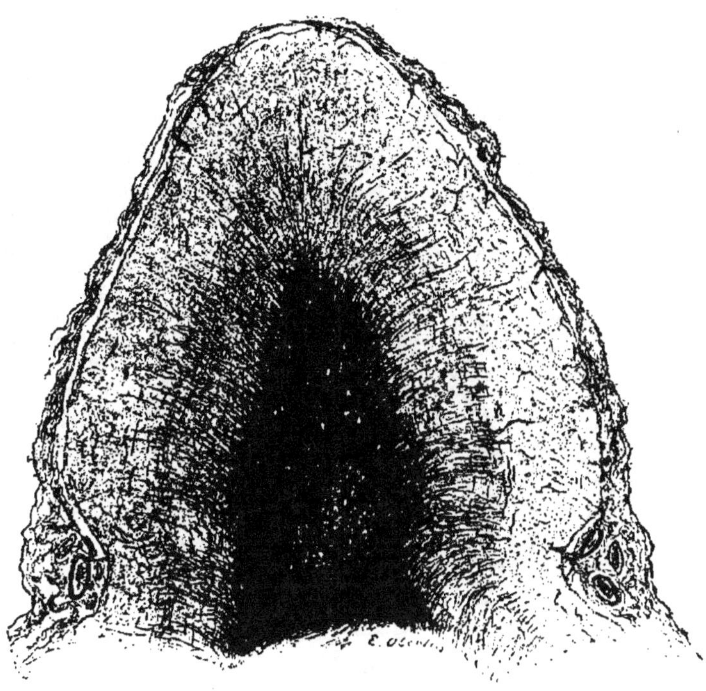

Fig. 78.

Paralysie générale : lésions des fibres (d'après Ch. PHILIPPE : art.
Paralysie générale de RAYMOND et SÉRIEUX, du *Traité de médecine*
de BROUARDEL et GILBERT).

Écorce d'une circonvolution au stade initial de la paralysie générale (démyélinisation précoce et considérable de toutes les couches de fibres fines (fibres tangentielles).
— Le réseau d'EXNER a disparu à peu près complètement. Les feutrages super- et
inter-radiaires sont très décolorés. Les grosses fibres radiées et du centre ovale
résistent encore. Çà et là foyers de démyélinisation, notamment dans le centre ovale
de la circonvolution.

tion des chromatophiles, gonflement et colorabilité du cylindre-
axe et des prolongements protoplasmiques, et consécutivement
par la régénération possible de la cellule ou au contraire par sa
désintégration progressive jusqu'à sa disparition.

Les *processus chroniques* sont surtout caractérisés par la sclérose de la cellule avec déformation et ratatinement des prolongements, déformation du corps cellulaire dont la périphérie

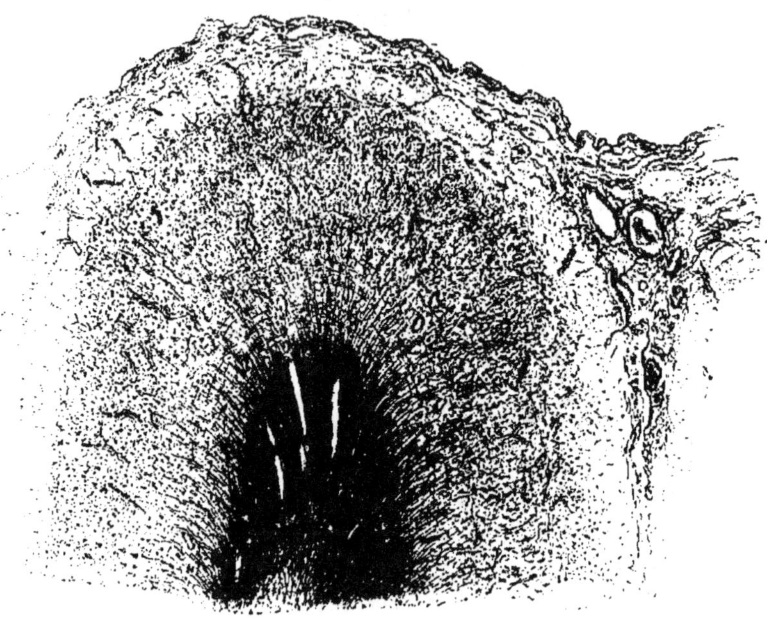

Fig. 79.

Paralysie générale : lésions des fibres (d'après Ch. Philippe ; art. Paralysie générale de Raymond et Sérieux, du *Traité de médecine* de Brouardel et Gilbert).

Dessin d'ensemble d'une circonvolution à un stade avancé de la paralysie générale. — Les fibres nerveuses ont disparu à peu près totalement dans toute l'étendue de l'écorce (fibres tangentielles, fibres radiées). Le centre ovale reste noir. Les cellules nerveuses forment encore çà et là des traînées continues. Épaississement méningé considérable. Sclérose névroglique dense de la région d'Exner. Engainement des capillaires pie-mériens et intra-corticaux.

devient anguleuse et comme étoilée et enfin, par degrés, désintégration (voy. fig. 80).

On a commencé d'étudier l'état des *neuro-fibrilles* dans la paralysie générale.

Marinesco (1904) d'abord, puis Ballet et Laignel-Lavastine

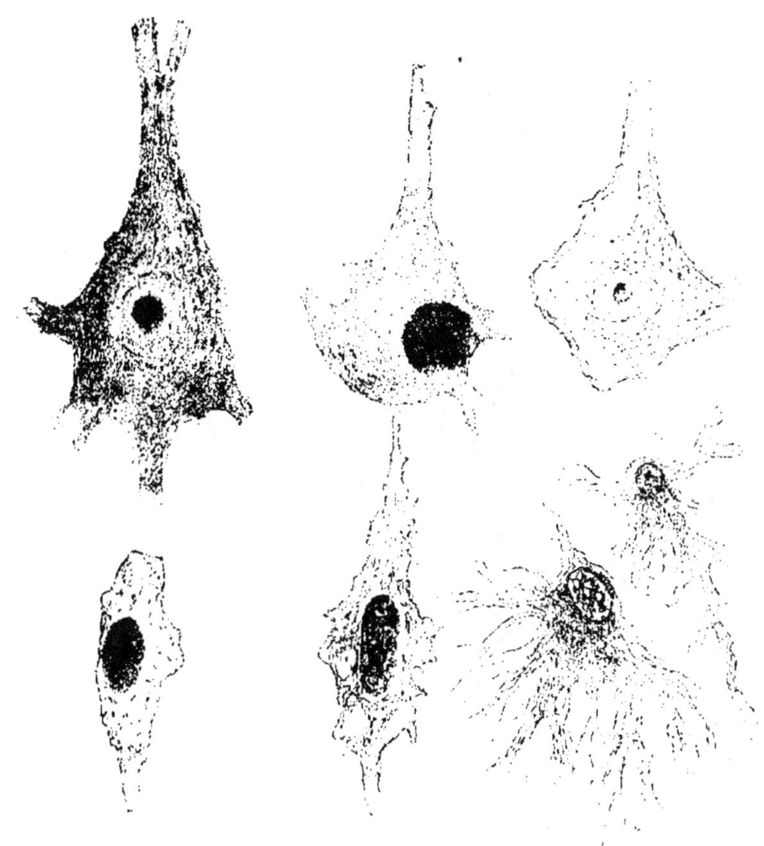

Fig. 80.

Paralysie générale : lésions des cellules (d'après Ch. Philippe: art.
Paralysie générale de Raymond et Sérieux, du *Traité de médecine*
de Brouardel et Gilbert).

Dessin histologique à un fort grossissement pour montrer les détails de structure
des cellules nerveuses et des cellules névrogliques aux divers stades de la paralysie
générale. Les trois cellules nerveuses représentées dans l'étage supérieur sont
atteintes de lésions aiguës (Nissl); à gauche élément gonflé, surcoloré, chromatolysé;
au milieu cellule à protoplasma clair, mais à noyau en état chromatophilique; à
droite cellule en train de disparaître avec achromatose généralisée du protoplasma
et du noyau. Les deux autres cellules nerveuses dessinées dans l'étage inférieur sont
plus malades (lésions chroniques, Nissl); celle de gauche a perdu ses prolongements,
elle possède un protoplasma fissuré et en pleine désintégration granuleuse; celle de
droite subit la transformation scléreuse, avec ses bords tranchants et ses prolongements déchiquetés. A droite de cette dernière, deux cellules névrogliques telles
qu'elles apparaissent au stade avancé de la maladie (masse protoplasmique développée, noyau volumineux et excentrique, fibrilles très abondantes).

(1904) et Marchand (1904) ont constaté qu'elles étaient lésées et qu'elles subissaient la pigmentation, la transformation granuleuse, la raréfaction, surtout autour du noyau des cellules pyramidales moyennes et petites les plus rapprochées des méninges.

J. Dagonet (1904) a conclu au contraire que les neuro-fibrilles persistent dans la paralysie générale et y présentent les mêmes caractères qu'à l'état normal. La question en est là.

γ) Les lésions des *vaisseaux* consistent dans leur multiplica-

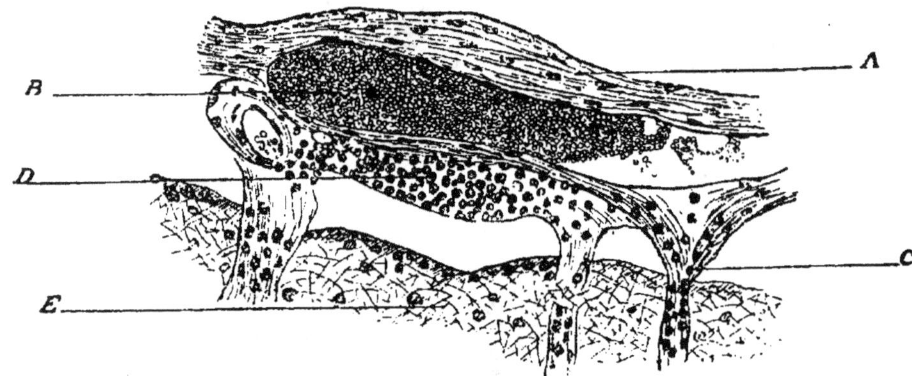

Fig. 81.

Paralysie générale : lésions des capillaires (d'après Binswanger ; art. Paralysie générale de E. Dupré, du *Traité de Pathologie mentale* de Ballet).

A. paroi épaissie. — B, accumulation de globules rouges. — C, prolifération. — D, noyaux infiltrés. — E, écorce.

tion, qui porte à la fois sur les artérioles, les veinules et les capillaires et se retrouve dans toute l'étendue de l'écorce. Cette néoformation vasculaire a été spécialement étudiée par Lubimoff. D'autre part, la tunique externe des moyens et petits vaisseaux est altérée, et cette péri-vascularite, subissant par degrés les divers processus habituels, aboutit finalement à la sténose et à l'oblitération complète du vaisseau, avec les petits ramollissements lacunaires des couches superficielles de l'écorce qui en sont la conséquence (voy. fig. 81).

Les *gaines lymphatiques*, distendues, constituent autour des vaisseaux des manchons remplis et gonflés par des leucocytes, des hématies, des granulations amorphes et pigmentaires et des globules brillants et hyaloïdes formés par des gouttelettes de cérébrine (Dagonet).

Pour Mahaim, qui l'a décrite (1901) avec son élève Mlle de Pavlekovic-Kopalna (1903), l'accumulation dans l'espace vaginal des artères de l'écorce de lymphocytes à noyau presque nu, mêlés ou non à quelques cellules plasmatiques et à de gros noyaux incolores, caractériserait histologiquement la paralysie générale et ne se retrouverait que dans la syphilis cérébrale diffuse et la rage.

Dans un travail tout récent, signalé par E. Dupré et Devaux, Nissl insiste sur ce fait que dans la paralysie générale les vaisseaux sont, non seulement à la surface de l'écorce, à la partie la plus superficielle de la gaine lymphatique péri-vasculaire, mais dans toute l'épaisseur de l'écorce, engainés d'un manchon plus ou moins épais de cellules plasmatiques (plasmazellen).

δ) Les *lésions de la névroglie*, dans la paralysie générale, ont été étudiées par divers auteurs, notamment par Magnan et Mierzejewski, et plus récemment par Klippel et surtout par Anglade qui seul ou avec son élève Chocreaux, s'est attaché de façon spéciale à les mettre en lumière, comme nature et comme importance.

Elles consistent essentiellement dans une hyperplasie très évidente de la névroglie, portant sur tous ses éléments : fibrilles, noyaux, cellules proprement dites. Cette hyperplasie diffuse prédomine dans les couches superficielles de l'écorce et dans les couches sous-épendymaires, en sorte que les éléments nerveux, fibres myéliniques et cellules, sont raréfiés et comme étouffés entre ces deux processus de sclérose névroglique, corticale et sous-épendymaire, qui pénètrent en sens inverse toute la masse cérébrale.

L'*hyperplasie fibrillaire*, prédominante dans la zone sous-piemérienne, y forme des bourgeons ou nodules qui, par l'union qu'ils contractent avec les méninges molles voisines, expliquent les *adhérences méningo-corticales*.

Ce sont ces mêmes bourgeons de fibrilles névrogliques qui,

sous l'épendyme ventriculaire, soulevant par places le revêtement superficiel, forment les *granulations épendymaires* de BAYLE

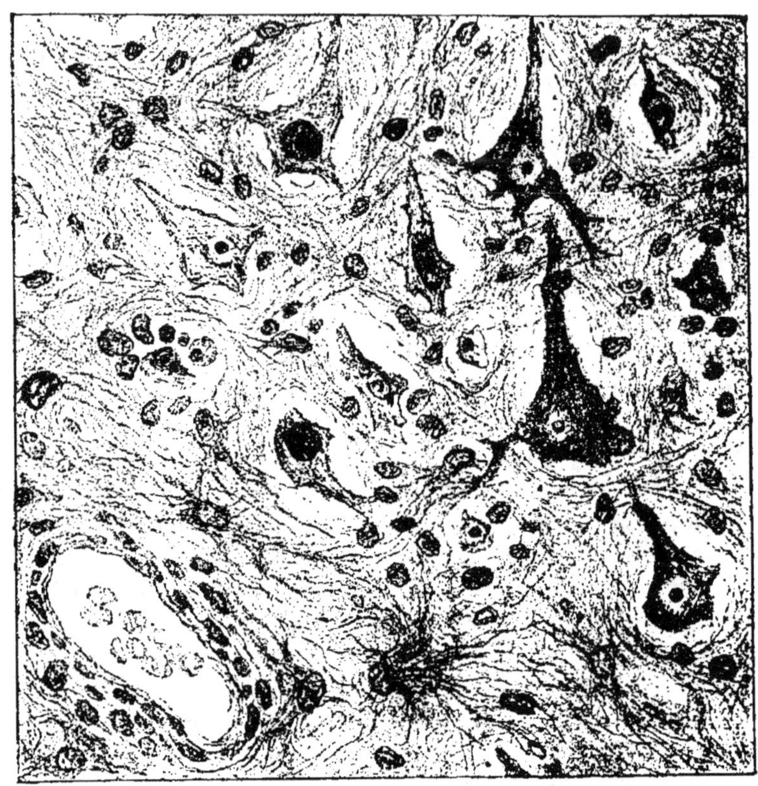

Fig. 82.

Paralysie générale : lésions de la névroglie (d'après CH. PHILIPPE:
art. Paralysie générale de E. DUPRÉ, du *Traité de Pathologie mentale* de BALLET.

Cette coupe représente un fragment d'écorce à un stade avancé de la paralysie
générale. — Proliférations névrogliques intenses (réticulum fibrillaire assez dense ;
noyaux et cellules-araignées proliférés en grand nombre, souvent orientés autour
d'un vaisseau). Les cellules nerveuses existent encore, quoique diminuées de nombre
et malades à divers degrés. Les fibres nerveuses ont disparu.

et JOIRE d'où résulte, surtout à la surface du quatrième ventricule, cet aspect chagriné ou en langue de chat caractéristique.

La *multiplication des noyaux névrogliques* s'opère principalement près des cellules en voie de dégénérescence, dans les espaces intertubulaires au voisinage des vaisseaux.

La *prolification des cellules-araignées* se manifeste plus tardivement que les lésions des fibrilles et des noyaux. Ces cellules énormes se rencontrent surtout autour des vaisseaux, sur les parois desquels elles semblent s'appuyer par leurs fibrilles. Elles finissent, à la longue, par constituer un véritable réseau s'anastomosant dans tous les sens (voy. fig. 82).

c. *Etendue des lésions fondamentales.* — Les lésions que nous venons d'indiquer ne sont pas limitées à telle ou telle partie du cerveau, ni même au cerveau seul; elles s'étendent plus ou moins aux diverses autres parties de l'encéphale.

D'après Taty et Jeanty (1903) le *cervelet* participé au processus morbide, fait déjà signalé par Roecke, mais la réaction paraît moins intense que dans le cerveau et se montre surtout au voisinage de la couche de Purkinje. Les lésions habituelles consistent en altération et raréfaction constante des cellules de Purkinje, allant de la chromatolyse ordinaire à la destruction totale. La couche des grains est touchée, mais de façon moins apparente. La couche moléculaire est également atteinte. La méninge est, en général, peu malade. Les altérations vasculaires sont rares; on trouve peu de leucocytes autour des vaisseaux. Autour des cellules de Purkinje atteintes et à la place des disparues on constate des éléments analogues à ceux décrits par Laxnois et Paviot dans l'atrophie du cervelet et ayant pour la plupart le caractère des leucocytes.

d. *Importance et ordre d'apparition des lésions fondamentales.* — On n'est pas d'accord sur l'importance respective et l'ordre d'apparition des lésions fondamentales de la paralysie générale.

Au début, la maladie fut considérée, nous l'avons vu, comme étant essentiellement et d'abord d'une *méningite*.

Plus tard, grâce au microscope, le caractère primitif de l'*encéphalite* fut reconnue. Mais, cette encéphalite comportant deux grands groupes de lésions : les *lésions parenchymateuses* et les *lésions interstitielles*, une discussion s'éleva sur la priorité des unes ou des autres. Cette discussion n'est pas terminée encore.

Un certain nombre d'auteurs tiennent pour l'antériorité des lésions parenchymateuses, soit de celles de la *cellule nerveuse* (Pierret, Joffroy, Kronthal, Klippel, etc.), soit de celles des *tubes nerveux* de l'écorce (Tuczeck, Philippe, etc.).

D'autres auteurs, au contraire, défendent la théorie de l'encéphalite interstitielle primitive, que les lésions commencent par la *névroglie elle-même* (Magnan et Mierzejewski, Christian et Ritti), ou que le processus soit avant tout *vasculaire* (Mendel, Anglade).

Quelques-uns, enfin, comme Ballet, Philippe, sont plutôt des éclectiques et, tout en se ralliant de préférence l'un à l'*encéphalite interstitielle*, l'autre à l'*encéphalite parenchymateuse* avec altération primitive des fibres tangentielles, ils reconnaissent que la paralysie générale est avant tout, une encéphalite chronique diffuse dans laquelle tous les éléments sont pris.

Aussi parait-il inutile, comme dit Dupré, « de discuter sur la priorité parenchymateuse ou interstitielle du processus. La lésion de l'un des éléments anatomiques n'est pas subordonnée à la lésion de l'autre ; l'atteinte de tous les éléments se produit à peu près simultanément, mais inégalement, suivant les aptitudes réactionnelles de chaque élément devant l'agent morbifique ». C'est aussi l'opinion de Pierret.

B. Lésions accessoires. — Les lésions accessoires ou *contingentes* de la paralysie générale diffèrent des lésions fondamentales que nous venons d'énumérer dans le cortex en ce qu'elles sont inconstantes et très variables dans leur intensité, leurs localisations et leurs conséquences.

α) Signalons parmi ces lésions : 1° l'*épaississement des os du crâne*, principalement au niveau des grands sinus ; 2° la *pachyméningite*, souvent *hémorrhagique* et avec *hématome* ; 3° la *sclérose névroglique*, diffuse et superficielle des noyaux gris centraux, du bulbe et de la moelle (Magnan) ; 4° la *destruction de certains tubes nerveux* et l'*atrophie pigmentaire de certaines cellules nerveuses* au niveau des *noyaux des nerfs craniens* et dans les *cornes antérieures de la moelle* ; 5° les *lésions du fond de l'œil*, très fréquentes, contrairement à l'opinion généralement répandue, selon Kéraval et Raviart et consistant pour eux en lésions de la *rétine* analogues à celles du cortex cérébral, en *lésions de la papille* atrophiée dans ses fibres et présentant de la sclérose névroglique et conjonctive, enfin en lésions du *nerf optique*, analogues à celles de la papille ; 6° les *foyers de sclérose* situés dans les *cordons postérieurs* au niveau des zones endogènes (Pierre Marie) ; 7° les *névrites périphériques* étudiées par Rémon-Levis, Déjerine, Westphal, Bianchi, Pick, Klippel, Colella, très communes et qui seraient craniennes et rachidiennes, cutanées, musculaires ou sensorielles.

Signalons encore, parmi ces lésions contingentes, celles du *grand sympathique* et celles des *viscères*.

β) Les lésions du *grand sympathique*, constatées il y a trente ans déjà par Bonnet et Poincaré et considérées par eux comme d'une importance de premier ordre dans la paralysie générale, ont été étudiées de nouveau, dans ces derniers temps, par plusieurs auteurs, notamment par Klippel, par Marina, mais surtout par Laignel-Lavastine (1903) et par Cazeneuve (1904).

Laignel-Lavastine a constaté dans le plexus solaire de paralytiques généraux des lésions variables des fibres, des lésions interstitielles et des lésions cellulaires tendant vers l'atrophie pigmentaire probablement secondaires au processus de sclérose.

La rétraction de la cellule dans sa capsule endothéliale lui paraît une lésion d'une grande valeur pathologique.

Cazeneuve conclut à son tour dans sa thèse, inspirée par Anglade, que le grand sympathique participe aux lésions diffuses de la paralysie générale ; que le processus inflammatoire frappe tous les éléments constitutifs du ganglion ; que dans les formes rapides, la réaction parenchymateuse, violente, se traduit par la désintégration aiguë, mortelle des cellules sympathiques, et la réaction interstitielle par la prolifération conjonctive et l'envahissement du ganglion par de nombreuses cellules rondes en diapédèse ; que dans les formes chroniques, les lésions des cellules nerveuses sont dégénératives et atrophiques et tendent lentement vers la dégénérescence pigmentaire, tandis que les lésions interstitielles tendent vers la sclérose adulte du ganglion ; que les lésions du sympathique déterminent des troubles trophiques locaux et généraux ; que les troubles viscéraux peuvent parfois apparaitre avant les troubles encéphaliques de manière à constituer une forme de *paralysie générale à début sympathique* dans laquelle les idées de négation sont fréquentes ; enfin que ces troubles viscéraux produisent en définitive l'insuffisance de tous les organes et ajoutent ainsi des intoxications progressives à l'infection première, cause de la paralysie générale.

γ) Les *lésions des viscères*, dont KLIPPEL (1892) a fait une étude particulière, sont distinguées par lui en quatre groupes : 1° les lésions antérieures à l'éclosion de la paralysie générale (cirrhoses alcooliques, tuberculoses anciennes, etc.) ; 2° les lésions liées à l'influence directe du système nerveux paralytique (congestions chroniques, ectasies capillaires, hémorrhagies viscérales, etc.) ; 3° les lésions d'ordre marastique (congestions passives, stéatoses) ; 4° les lésions dues aux infections secondaires (pneumococcie, streptococcie, colibacillose, etc.).

Les lésions du second groupe, les plus fréquentes et les plus intéressantes en l'espèce, sont principalement dues aux lésions du grand sympathique. Elles constituent les altérations de ce que KLIPPEL a désigné et décrit sous le nom de *foie, rein, cœur, poumons vaso-paralytiques.*

2° Lésions associées. — Les lésions de la paralysie générale pure que nous venons d'indiquer sont accompagnées fréquemment d'autres lésions diverses n'appartenant pas en propre à la maladie.

Parmi ces *lésions associées*, les principales sont les suivantes : *a)* du côté de l'encéphale : l'*athéromasie* et les *anévrysmes miliaires*, produisant des foyers de ramollissement ischémique et des foyers d'hémorrhagie ; les lésions ordinaires, circonscrites ou diffuses, de la *syphilis*, de la *tuberculose ; les méningo-encéphalites infectieuses aiguës secondaires* (KLIPPEL, LAIGNEL-LAVASTINE et MERMIER) ; les *encéphalopathies toxiques* (alcoolisme, saturnisme, arthritisme, etc.) ; *b)* du côté de la moelle : la *sclérose combinée* des cordons antéro-latéraux et postérieurs (myélite à corps granuleux), prédominante dans le cordon latéral et dans la région dorsale ; la *sclérose des cordons postérieurs* (dégénérescence grise).

Pour certains auteurs (JOFFROY, STOJANOVITCH. RABAUD (1898), les lésions des cordons postérieurs, dans la paralysie générale, diffèrent de celles du *tabes ;* elles sont moins systématisées et plus diffuses. Pour d'autres (PIERRET, RAYMOND, NAGEOTTE, PHILIPPE, FÜRSTNER, HOMEN, SIBÉLIUS, MARCHAND, PIERRE MARIE, ARNAUD, PERPÈRE, etc.), il y a identité de lésions et association fréquente des deux affections (tabes moteur, tabes paralytique, tabes centripète, paralysie générale ascendante et descendante, tabes cérébro-spinal, paralysie générale tabétique, tabo-paralyse de FÜRSTNER, etc., etc.). C'était déjà l'opinion de WESTPHAL, de BAILLARGER, de REY, de MAGNAN, de FALRET, de FOURNIER, de CHRISTIAN, etc., etc.).

Citons encore, comme susceptibles de s'associer aux lésions de la paralysie générale, celles de la *sclérose en plaques* (CHARCOT, VARIOT, SCHÜLE, MENDEL), de la *syringomyélie* (MAGNAN, JOFFROY, LOMBARDI, FÜRSTNER, POPOW, OPPENHEIM, etc.), de l'*atrophie musculaire progressive* (GRELLIÈRE, LIOUVILLE, BALL, JOFFROY, etc.), enfin celles de diverses autres maladies purement coexistantes, telles que la *fibromatose* (CULLERRE, 1903).

B) FORMES ANATOMIQUES

En se plaçant au point de vue anatomo-pathologique, on peut établir divers ordres de distinctions dans la paralysie générale. On peut, comme conséquence logique de la division des lésions adoptée par PHILIPPE et que nous avons reproduite, reconnaître : 1° *une paralysie générale typique pure,* essentiellement constituée par les lésions du cortex cérébral, méningite et encéphalite : 2° des *paralysies générales atypiques et associées,* dans lesquelles au lieu et place ou à côté de ces lésions, en existent d'autres, accentuées ou même dominantes et déterminant suivant leur nature et leur localisation des *paralysies générales toxi-infectieuses aiguës* et *chroniques,* des *paralysies générales à forme sympathique, à forme névritique, à forme amyotrophique et bulbaire, à forme spasmodique, à forme tabétique.*

Les plus importantes, parmi ces paralysies générales atypiques, seraient les *paralysies générales toxi-infectieuses aiguës* (RÉGIS, KLIPPEL, DELMAS, etc.), et la *paralysie générale à forme tabétique*, ascendante et descendante, sur laquelle on a tant insisté depuis les travaux de BAILLARGER, surtout dans ces dernières années (PIERRET, KLIPPEL, FOURNIER, JOFFROY, RABAUD, RAYMOND, NAGEOTTE, ARMAND, GARBINI, MARCHAND, RENAUD, PERPÈRE, etc., etc.), et qui s'observerait de 3 à 14 fois sur 100. PIERRET (1904) a récemment fait ressortir le caractère rémittent de la paralysie générale tabétique, qui la rapproche de celle des alcooliques.

ALZHEIMER, dans un récent travail sur les *paralysies générales atypiques*, distingue parmi elles : 1° la *paralysie générale de Lissauer* (lésions atrophiques prédominant dans la moitié postérieure des hémisphères, marche par poussées, symptômes en foyer succédant à des attaques, démence rappelant celle des lésions en foyer) ; 2° la *paralysie générale sénile*, analogue à la précédente ; 3° la *paralysie générale à forme foudroyante*, rappelant le délire aigu (symptômes choréiformes fréquents, lésions d'aspect aigu) ; 4° la *forme cérébelleuse* (ataxie cérébelleuse, vertiges) ; 5° *des formes rares*, débutant par des lésions des couches optiques et se traduisant par des mouvements choréiformes.

On peut aussi, à l'exemple de KLIPPEL, considérer la paralysie générale non plus comme une maladie unique, ayant au point de vue anatomo-clinique une *forme typique* et des *formes atypiques*, suivant la nature et le siège de ses lésions, mais comme un simple syndrome, le *syndrome paralytique*, susceptible d'être produit par tel ou tel ordre de lésions, suivant le cas. En d'autres termes, il y aurait, pour KLIPPEL, non *une* paralysie générale, mais *des* paralysies générales correspondant à des déterminations anatomiques différentes.

KLIPPEL reconnaît ainsi *trois groupes* de paralysies générales :

1° le premier se caractérise par des lésions inflammatoires pouvant aller jusqu'à la diapédèse, conséquence d'un processus infectieux très banal, sans critérium histologique spécial. Ce sont les *paralysies générales inflammatoires*, comprenant des cas de formes rapides, mais plus souvent de formes lentes, démentielles.

2° Dans le second groupe, la même encéphalite inflammatoire est en évolution sur des lésions préalables et apparaît comme une infection secondaire. Ce sont les *paralysies générales asso-*

ciées, dans lesquelles rentrent : la *paralysie générale des alcoo-liques*, la paralysie générale des arthritiques artério-scléreux, la paralysie générale associée des tuberculeux, la paralysie générale associée aux tumeurs de l'encéphale, syphilitiques et autres, la paralysie générale associée des tabétiques, etc.

3° Le troisième groupe comprend des lésions purement dégé-nératives, de causes diverses, à l'exclusion de toute inflamma-tion marquée par la diapédèse vasculaire. Ce sont les *paralysies générales dégénératives*, reconnaissant les mêmes causes que les précédentes et comprenant les formes décrites sous le nom de *pseudo-paralysies générales*, telles que la pseudo-paralysie géné-rale arthritique, la paralysie générale dégénérative des tuber-culeux et des alcooliques s'accompagnant parfois de lésions prédominantes à la périphérie (*pseudo-paralysies générales névritiques*), la *pseudo-paralysie générale par lésions syphili-tiques multiples*, le *syndrome paralytique fugace*, résultat de simples réactions cellulaires, en dehors de leur destruction pro-fonde et progressive.

Comme conclusion générale, Klippel déclare que, de par les analyses anatomiques et pathogéniques, il n'y a pas entre les trois groupes de séparation absolue et que, simplement isolés par des transitions insensibles, ils donnent lieu tous trois à un syndrome commun, le *syndrome paralytique*.

§ 4. — ÉTIOLOGIE, NATURE ET PATHOGÉNIE

Ce paragraphe sera divisé en trois parties : 1° *facteurs étiolo-giques;* 2° *formes étiologiques;* 3° *nature et pathogénie.*

A) FACTEURS ÉTIOLOGIQUES

En dehors des véritables causes déterminantes ou productrices de la paralysie générale, qui sont les infections et particulière-ment la syphilis, il en est d'autres, générales ou individuelles, qui y prédisposent et favorisent son éclosion. Nous passerons rapidement en revue ces deux ordres de causes.

1° Causes prédisposantes. — *A.* PAYS, RACES, CONDITIONS SOCIALES, PROFESSIONS. — La paralysie générale, inconnue il y a un siècle, est aujourd'hui des plus répandues et, selon toute vraisemblance, en voie continue d'augmentation.

Bien que le chiffre des paralytiques généraux internés soit loin de représenter la totalité des sujets atteints de paralysie générale, on se fera une idée suffisante de la fréquence de cette maladie par ce fait que sur un total de 103.486 aliénés d'asiles, pris dans tous les pays, sans distinction, mon élève CABOUREAU a relevé 88.024 aliénés proprement dits, soit 85 p. 100 et 15.462 paralytiques généraux, soit 15 p. 100. On peut donc dire que la moyenne des paralytiques généraux dans les asiles du monde entier est à l'ensemble des aliénés internés comme 15 est à 100.

Cette fréquence de la paralysie générale varie beaucoup, suivant les *pays*, les *races*, les *milieux sociaux*, les *professions*.

Pour ce qui est des pays, on peut poser pour ainsi dire en règle que la fréquence de la paralysie générale y est proportionnelle au degré de civilisation, de vie intensive, ou, pour employer un mot qui rende mieux ma pensée, de *cérébralisation*. C'est dire que la vieille Europe et l'Amérique du Nord sont les contrées qui fournissent à la méningo-encéphalite diffuse le plus fort contingent.

Par contre, il en est d'autres, comme la Serbie (MILAN VASSITCH), la Chine (JEANSELME, MATIGNON) etc. etc., où la paralysie générale serait à peu près inconnue.

La différence, en ce qui concerne les *races*, tient encore à leur différence de cérébralité. Ainsi il est frappant de voir que dans un même pays, en Algérie, le tabes et la paralysie générale n'existent pas chez les *Arabes*, tandis que ces affections y sont fréquentes chez les *Juifs* (SCHERB). Cela vient non pas de ce que ces derniers sont syphilitiques en grand nombre et à l'exclusion des autres, mais simplement de ce que par suite de leur inégale cérébralité, l'Arabe ne peut faire encore qu'une syphilis osseuse cutanée, grossière, celle que nous faisions sans doute nous-mêmes autrefois, tandis que l'Israélite l'oriente tout naturellement vers les centres nerveux. On peut en dire autant pour la Bosnie et l'Herzégovine où, sur 614 aliénés indigènes, KOETSCHEF (1904) a trouvé seulement 4 paralytiques généraux, tandis qu'il en existait 19 sur 202 autres aliénés originaires de pays étrangers.

Cela est si vrai que, au fur et à mesure que la civilisation et ses conséquences pénètrent un peuple, la paralysie générale y apparaît avec une fréquence parallèlement croissante.

C'est ce qui arrive chez les nègres de l'Amérique (BABCOCK, 1895 ; CULLERRE, 1895 ; MAYS, 1897 ; DA ROCHA, 1898 ; BATTAREL, 1904) et aussi, comme l'établit dans ses rapports les plus récents le Dr WARNOCK, directeur médical de l'asile d'aliénés du Caire, chez les Arabes, considérés jusqu'à ce jour comme indemnes (MEILHON). Il en est de même dans la *race jaune*, car tandis que la paralysie générale n'existe pas en Chine (JEANSELME, MATIGNON), je tiens d'un distingué spécialiste japonais (communication orale) que la paralysie générale est déjà relativement fréquente à l'asile de Tokio. C'est là un fait des plus significatifs et on peut en quelque sorte tenir pour vraie cette opinion d'un auteur américain que la fréquence de la paralysie générale dans les divers pays et chez les divers peuples peut servir dans une certaine mesure de thermomètre relativement à leur degré de civilisation.

Déjà donc, nous voyons apparaître nettement les deux grands facteurs qui commandent l'étiologie tout entière de la paralysie générale, qui se retrouvent toujours et partout et sans lesquels on ne peut l'expliquer de façon rationnelle et complète : 1° la *cérébralité;* 2° l'*infection* (ordinairement la syphilis). C'est cette étiologie que KRAFFT-EBING a résumée en deux mots saisissants : 1° *civilisation*; 2° *syphilisation*.

Cela étant, il va de soi que la paralysie générale est, dans les divers *milieux sociaux*, d'autant plus commune qu'y sont plus grandes, non pas isolément. mais combinées, leur *cérébralisation* et leur *syphilisation*, d'autant plus rare qu'elles y sont ensemble moins marquées. Effectivement les *milieux urbains* fournissent à leurs asiles une proportion de paralytiques généraux qui est de 20 à 30 p. 100 du chiffre total des aliénés, tandis que les milieux ruraux ne donnent aux leurs qu'une proportion de paralytiques généraux qui ne dépasse pas 6 p. 100. De même, au moins chez les hommes, car chez les femmes cette règle est modifiée par d'autres conditions que nous indiquerons plus loin, la paralysie générale s'accroît avec la *condition sociale*. Rare chez le paysan, elle est beaucoup plus fréquente dans la *classe ouvrière des grandes villes* et atteint son maximum dans les *classes élevées de la société*, ainsi qu'en témoigne le chiffre des paralytiques généraux des maisons de santé privées, qui est de 24 à 40 et 50 p. 100 même, par endroits (PARANT), du total des aliénés.

Il en est de même en ce qui concerne les *professions*. Celles dans lesquelles la paralysie générale sévit le plus sont celles où, avec une cérébralité suffisamment préparée, la syphilis est à son maximum. Les filles publiques, les officiers de terre et de mer, les anciens militaires, marins, étudiants, les artistes, etc., sont en effet les plus fréquemment frappés.

Pour ce qui est spécialement des *militaires*, KUNDT en a relevé une proportion de 61.5 p. 100 chez les paralytiques généraux observés par lui ; GARNIER (de Dijon), 59 p. 100 ; MEILHON, à Quimper, 42,3 p. 100 ; TALON, à Marseille, 33,8 p. 100. CHRISTIAN, dans son service de Charenton, a trouvé que les militaires représentaient 12 à 13 p. 100 des aliénés ordinaires, et 30 à 32 p. 100 des paralytiques généraux ; de même, sur l'ensemble des militaires internés, la paralysie générale comprenait à elle seule 32.3 p. 100 des cas. Encore y a-t-il lieu de distinguer les militaires de carrière, de profession, comme les officiers et certains sous-officiers, et les simples soldats qui ne passent que temporairement par l'armée.

Je ne sais si la syphilis est plus ou moins fréquente dans la population militaire que dans la population civile de même âge, et les statistiques publiées à cet égard par GRANJUX et « le Caducée » ne sont ni absolument concordantes ni absolument concluantes. Mais ce qui n'est pas douteux, c'est qu'un grand nombre des paralytiques généraux que nous observons ont contracté la syphilis durant leur service militaire. Il y a là, au point de vue étiologique, une particularité importante à signaler.

A côté de ces faits et comme contraste, la paralysie générale se montre tout à fait exceptionnelle dans les professions où la syphilis est elle-même une exception, par exemple chez les *religieux*.

Certains auteurs, tels que Mac Dowall, Bouchaud, Krafft-Ebing, avaient déjà noté la rareté de la paralysie générale chez les religieux. J'ai fait reprendre cet intéressant sujet dans sa thèse (1900) par Caboureau qui, à la suite d'une enquête à peu près mondiale, a pu conclure de façon précise : qu'il existait 1 aliéné religieux sur 50 cas de folie ordinaire et seulement 1 paralytique général religieux sur environ 1.000 cas de paralysie générale ; que sur 100 aliénés religieux on ne trouvait en moyenne que 2 paralytiques généraux, au lieu de 15 p. 100 ; qu'il n'a jamais été cité de cas de paralysie générale chez une religieuse ; que cette extrême rareté de la paralysie générale chez les religieux ne peut s'expliquer que par l'absence habituelle de syphilis, puisqu'on trouve chez eux toutes les autres causes héréditaires et morbifiques incriminées dans la paralysie générale, même le surmenage et l'alcoolisme ; enfin que cette étiologie est confirmée par la constatation d'une syphilis antécédente chez ceux des rares religieux atteints de paralysie générale où une enquête suffisante a pu être établie.

B. Age. — La paralysie générale est, dans son ensemble, une maladie de l'*âge mûr*. Quant à l'époque de sa fréquence maxima, elle est assez difficile à déterminer de façon précise, en raison de sa variation relative suivant les époques et les milieux. Fixée à quarante-cinq, quarante-huit et même cinquante ans du temps de Bayle et de Calmeil, elle s'est certainement abaissée depuis, et j'ai trouvé pour ma part, ainsi que je l'indiquais dans les précédentes éditions de cet ouvrage, qu'elle correspondait à trente-huit ans. On l'observe surtout entre trente-cinq et quarante-cinq ans. Au-dessus et au-dessous de cette décade, elle se montre de moins en moins fréquente.

A côté de cette paralysie générale de l'*âge mûr*, qui est la paralysie générale ordinaire et classique, on peut cependant observer des cas d'une fréquence relative dans la *jeunesse* et dans la *vieillesse*.

La paralysie générale dans la jeunesse, assez contestée il y a

vingt ans quand j'appelai l'attention sur elle en publiant mes
premières observations, est aujourd'hui hors de doute. Le nombre
de faits relatés, qui dépasse 100 et dont la plupart ont été suivis
d'autopsies confirmatives, ne permet plus d'en nier l'existence.
Aussi a-t-elle déjà sa place dans les descriptions classiques. On
la constate surtout dans l'adolescence, à l'époque de l'évolution
pubérale, c'est-à-dire entre quatorze et vingt ans. Appelée par
moi, au début, en 1883, *paralysie générale prématurée*, elle est
de préférence désignée aujourd'hui sous le nom de *paralysie
générale juvénile*. Certains auteurs, A. Moussous, Bourneville,
Toulouse et Marchand, ont signalé certains états de méningo-
encéphalite de l'enfance comme réalisant un véritable syndrome
paralytique, une sorte de *paralysie générale infantile*. Quant aux
cas de paralysie générale survenant plus tôt que la paralysie
générale de l'âge mûr, mais plus tard que la paralysie générale
juvénile, c'est-à-dire entre vingt et trente ans, elle a reçu le
nom de *paralysie générale précoce* (Mingazzini, Saporito).

La paralysie générale *dans la vieillesse* existe aussi et on a
cité un certain nombre de cas entre cinquante et soixante ans,
et même au-dessus. Cette paralysie générale, dite *sénile*, s'accompagne le plus souvent de lésions du cœur et des vaisseaux,
d'où le nom de paralysie générale *athéromateuse* qui lui a été
aussi attribué (Cullerre, 1882; Klippel, 1899; Marchand, 1903;
Toulouse et Marchand, 1903; Doutrebente, Marchand et Olivier, 1905).

Ces diverses modalités relatives à l'âge sont dues à l'action de
la syphilis qui peut seule les expliquer.

En effet, si la paralysie est le plus ordinairement une maladie
de l'âge mûr et offre son maximum de trente-huit à quarante
ans, ce n'est pas, comme on le supposait autrefois, parce que le
cerveau humain traverse à ce moment de la vie une phase critique (les paralysies générales infantile, juvénile, précoce, sénile
ne se comprendraient pas avec cette hypothèse); c'est tout simplement parce qu'il s'écoule en moyenne de douze à quatorze
ans entre l'infection syphilitique et l'apparition de la paralysie
générale et que c'est surtout entre vingt-deux et trente ans qu'on
contracte la syphilis. *L'âge auquel on est frappé de paralysie*

*générale est donc commandé par l'âge auquel on devient syphili-
tique.* Et ma conviction est telle sur ce point que lorsque quinze
ans se sont passés à dater de la contamination, je commence à
rassurer les syphilitiques, plus nombreux qu'on ne croit, qui
vivent dans l'effroi anxieux de l'échéance paralytique, en leur
expliquant qu'au fur et à mesure que le temps marche, les risques
de la maladie qu'ils redoutent tant s'éloignent de plus en plus.

La paralysie générale *précoce* et la paralysie générale *sénile*
s'expliquent aussi par ce fait que la syphilisation causale a eu
lieu plus tôt ou plus tardivement, ou parce que l'intervalle a été
moins long ou plus long que d'habitude. Dans le cas de paralysie
générale sénile de DOUTREBENTE, MARCHAND et OLIVIER, le sujet
avait contracté la syphilis à 40 ans.

Mais c'est particulièrement la paralysie générale *juvénile*
qui s'explique par la syphilis et ne peut s'expliquer que par elle.
Ici, en effet, toute autre cause étant absente, il ne reste plus que
l'hypothèse d'une hérédo-infection, hypothèse aujourd'hui pleinement confirmée, puisque dans la presque totalité des cas de
paralysie générale juvénile on a trouvé soit une syphilis accidentelle du tout jeune âge, soit surtout la syphilis héréditaire.

C. SEXE. — On a remarqué de tout temps que la paralysie
générale était plus fréquente dans le sexe masculin. Cette différence varie du reste suivant les classes sociales. J'ai trouvé en
1882 que la paralysie générale, *très rare dans les deux sexes* dans
la *population rurale*, n'y était *qu'une fois et demie* plus fréquente
chez l'homme que chez la femme ; que, *relativement commune
dans les deux sexes* dans la *population ouvrière des villes*, elle y
était *trois fois* plus fréquente chez l'homme que chez la femme ;
enfin, que dans les *classes élevées de la société*, elle était *très fréquente chez l'homme et très rare chez la femme*, en chiffres *treize
fois plus fréquente* chez le premier que chez la dernière.

Tout cela s'explique encore et uniquement par la syphilis qui,
plus rare d'une façon générale dans le sexe féminin, y présente,
aux divers échelons sociaux, un étiage exactement parallèle à
celui de la paralysie générale et se trouve notamment tout à
fait exceptionnelle chez la femme des sphères moyennes et supé-

rieures, où la paralysie générale est à peu près inconnue, tandis que, pour la raison inverse, nous l'avons vu, elle atteint là, chez l'homme son maximum.

La démonstration devient encore plus évidente par ce fait que lorsque la femme mariée et honnête des sphères élevées devient paralytique générale, c'est qu'elle a presque à coup sûr contracté la syphilis de son mari. Cette vérité éclate aux yeux surtout dans les cas où la paralysie générale frappe simultanément ou successivement le mari et la femme.

Cette *paralysie générale conjugale*, comme on l'appelle (GOLDSMITH, 1885 ; ACKER, 1887 ; ZIECHEN, 1887 ; MENDEL, WESTPHAL, SIEMERLING, 1888 ; EVRARD, 1889 ; CULLERRE, 1890 et 1904 ; RÉGIS et ANGLADE, 1892 ; DEWEY, 1894 ; PHELPS, 1896 ; SPILLMANN et ETIENNE, 1898 ; MONKEMÖLLER, 1902 ; KÉRAVAL et RAVIART, 1902 ; LÜNDBORG, 1902 ; BRASH, 1903 ; SCALOZOUBOFF et FOPORKOFF, 1903 ; GARNIER et SANTENOISE, 190), est incontestablement due à la syphilisation l'un par l'autre des deux conjoints. —

D. HÉRÉDITÉ, TERRAIN. — Tant qu'on a cru que la paralysie générale était une forme de folie, on lui a nécessairement attribué l'hérédité de cette dernière. C'est ce que traduisait MARCÉ en disant que la paralysie générale et la folie ont une origine commune et s'engendrent réciproquement. Plus tard, on a reconnu que la paralysie générale, comme toutes les encéphalopathies organiques, ne naissait pas de la folie et n'engendrait pas la folie, et que la prédisposition originelle à cette maladie provenait de l'*hérédité congestive, arthritique, cérébrale* (LUNIER, DOUTREBENTE, BAILLARGER, BALL et RÉGIS, LEMOINE et PIERRET, CHARPENTIER, etc.). Cette hérédité arthritique, cérébrale, serait pour MAIRET, qui admet une foule de facteurs étiologiques de la paralysie générale, et pour ses élèves, VIRES, BELLOT (1903), la seule cause importante et constante, avec l'alcoolisme personnel.

Dans ces derniers temps, on est revenu sur cette question et quelques auteurs ont cherché à démontrer non seulement que la paralysie générale avait de nombreux rapports étiologiques et cliniques avec la folie pure, la vésanie, mais encore qu'on y trouvait très fréquemment les *stigmates physiques et psychiques de*

la dégénérescence (Nacke, Joffroy, Rogues de Fursac, etc.). C'est
en faire avant tout une maladie par tare héréditaire et par tare
psychopathique, dégénérative.

Je persiste plus que jamais à soutenir, d'accord en cela avec
Magnan, Sérieux et bien d'autres, que la paralysie générale n'est
pas une maladie de la famille vésanique, mais bien une maladie
de la famille cérébrale. Avec eux, j'estime « qu'il est tout à fait
exceptionnel de voir un aliéné devenir paralytique, au point que
la folie peut être considérée comme une garantie contre la paralysie générale » et que, d'autre part, — mon élève Auchier l'a
de nouveau établi dans sa thèse (1901) — les paralytiques
généraux ne sont que très rarement de véritables dégénérés.
J'estime encore avec eux que lorsqu'un ancien aliéné ou un dégénéré avéré devient, par exception, un paralytique général, c'est
qu'un autre facteur est intervenu, en particulier la syphilis. Je
rappelle que Lalanne a cité, au Congrès de 1900, le fait très
curieux d'un malade qui, soigné vingt ans auparavant dans sa
maison de santé pour un accès vésanique franc, y revint atteint
de paralysie générale. *Dans l'intervalle, et juste 12 ans avant,
il avait contracté la syphilis.* Je rappelle aussi le cas non moins
intéressant cité par de Perry (1902) d'un dégénéré avec grands
stigmates, tels que syndactylie en pinces de homard, qu'il eut
à soigner pour paralysie générale. Ce dégénéré avait, dans sa
jeunesse, contracté aussi la syphilis.

Il n'est pas inutile de redire que lorsque la paralysie générale s'allie ainsi à une hérédité psychopathique marquée, elle
affecte généralement une évolution chronique, rémittente, circulaire et une durée parfois très longue (Doutrebente, Lionnet,
Sauton, Régis, etc.).

J'ai soutenu également en 1882, et c'est là en quelque sorte
le corollaire de l'opinion précédente, que la paralysie générale
se développait très rarement chez les individus atteints d'une
névrose type, constitutionnelle, l'*hystérie* par exemple, et que
dans le cas où le fait se produit, la paralysie générale prenait
la même forme et la même allure chronique et rémittente que
celle greffée sur un terrain vésanique.

Cette vue, développée à nouveau dans la thèse de mes élèves

CARRIÈRE (1882) et ROBERT (1897), a été de même contestée dans ces derniers temps par JUQUELIER (1903), MARIE (1903), JOFFROY (1904).

Il me paraît exact cependant que si les accidents hystériques ou hystériformes sont relativement fréquents au cours, au début ou pendant l'incubation de la paralysie générale — et je les y ai moi-même signalés — en revanche la paralysie générale ne survient que rarement chez de grands hystériques constitutionnels, anciens et chroniques.

Et ce que je dis pour l'hystérie, je le dis aussi pour les autres névroses, en faisant cette remarque curieuse : c'est que tandis que la paralysie générale s'accompagne de façon courante de toutes les manifestations possibles de névroses symptomatiques, (épileptiformes, neurasthéniformes, hystériformes, choréiformes), par une sorte d'anomalie paradoxale elle ne frappe que très peu, quoi qu'on en puisse dire, les sujets foncièrement atteints, dans leur forme clinique bruyante et grave, d'épilepsie, de neurasthénie, d'hystérie, de chorée. Certains auteurs tels que ORCHANSKY (1897), PILCZ (1899), TSCHISCH (1900) professent, en principe, la même opinion.

Pour en finir avec cette question d'hérédité et de terrain, dans la paralysie générale, je dirai qu'on y rencontre parfois, surtout dans la forme juvénile, l'*hérédité similaire* (RÉGIS) et que ce fait d'observer des paralytiques généraux fils de paralytiques généraux (MULLER, 1898) ou, ce qui est tout proche, de tabétiques (KURT HENDEL, 1905), semble indiquer, dans ce cas encore, l'action spéciale de l'hérédo-syphilis.

Mais là où cette action de l'hérédo-syphilis se révèle surtout, c'est dans la *descendance des paralytiques généraux*. J'ai montré avec BALL, en 1883, que la descendance des paralytiques généraux se séparait de celle des vrais aliénés, des vésaniques. Reprenant depuis, cette étude, j'ai établi (1899) et mon élève RICARD a confirmé (1900) que cette descendance offrait exactement les mêmes caractères que la descendance des syphilitiques, en particulier la fréquence significative des fausses-couches et des mort-naissances. Et ce qui prouve bien que c'est la syphilis et non la paralysie générale qui influe sur cette descendance, c'est

que les tares originelles : fausses couches, mort-naissances, ché-
tivité, etc., accusées au maximum à la suite de l'infection, s'atténuent et s'effacent même au fur et à mesure qu'on s'en éloigne,
si bien que, fait en apparence paradoxal, mais en réalité logique, les descendants les plus tarés sont ceux qui se rapprochent
le plus de la date de la syphilis et les moins tarés ceux qui se
rapprochent le plus de la paralysie générale ou même ceux nés
d'un ascendant déjà atteint de paralysie générale. Béchet et
Wahl ont retrouvé ces caractères et Semper, dans sa thèse sur
« Les Enfants des paralytiques généraux » (1904-1905), vient
d'aboutir exactement aux mêmes conclusions que moi. Mon
maître et ami, le professeur Pitres, est arrivé de son côté à des
constatations tout à fait identiques en ce qui concerne la descendance des tabétiques, et Bassuet conclut de même dans sa
thèse toute récente (1904).

2° Causes déterminantes. — Grâce aux progrès réalisés dans
ces dernières années en pathologie générale, et, par voie de conséquence, en psychiatrie, on peut dire aujourd'hui que toutes
les causes déterminantes de la paralysie générale se résument
en une seule : l'*intoxication*, au sens général du mot, c'est-à-dire
comprenant tout ce qui est empoisonnement de l'organisme,
intoxication proprement dite ou infection. Car toutes celles de
ces causes qui ont été incriminées et celles qu'on incrimine encore
chaque jour : alcoolisme, saturnisme, pellagre, auto-intoxications gastro-intestinale, hépatique, rénale, arthritisme, diabète,
traumatisme, fièvres éruptives, érysipèle, fièvre typhoïde, grippe,
puerpéralité, tuberculose, syphilis, paludisme, insolation, fièvre
jaune, etc., etc., toutes ces causes ne sont que des intoxications
ou n'agissent que par voie d'intoxication.

Cela étant, et en présence de ce fait que tous les états d'intoxication et d'infection peuvent donner naissance à la paralysie générale ou, pour être plus exact, au *syndrome paralytique*, comme l'appelle fort justement Klippel, nous devons
rechercher, en quelques brèves considérations générales, si tous
ces états d'intoxication et d'infection ont le même rôle étiologique et produisent les mêmes effets morbides.

Lorsqu'on jette un coup d'œil d'ensemble sur les relations qui unissent le syndrome paralytique à ses nombreux facteurs toxiques et infectieux, on s'aperçoit qu'on y peut distinguer trois groupes de faits.

Les premiers sont constitués par les syndromes paralytiques dus à l'action des intoxications aiguës, exogènes et autogènes, et des maladies infectieuses aiguës. Type : syndrome paralytique de la grippe.

Les seconds visent les syndromes paralytiques dus à l'action des intoxications chroniques. Type : syndrome paralytique de l'alcoolisme.

Les derniers, enfin, sont relatifs aux syndromes paralytiques dus à l'action des infections chroniques. Type : syndrome paralytique de la syphilis.

a. *Intoxications et auto-intoxications aiguës, infections aiguës (paralysies générales aiguës ou temporaires).* — Les intoxications et auto-intoxications aiguës et les infections aiguës ont sur les éléments nerveux de l'écorce une action identique et qui doit être rapprochée.

Toutes peuvent, dans certains cas, déterminer une confusion mentale de degré plus ou moins aigu offrant l'ensemble des symptômes somatiques et psychiques de la paralysie générale.

Cet état de paralysie générale qui se manifeste à un moment quelconque du processus toxique ou infectieux aigu, mais le plus souvent à son déclin, n'est en général que passager. Si le processus est trop grave, et c'est le cas lorsqu'il s'agit par exemple d'un délire aigu fébrile, le sujet est d'habitude rapidement emporté. Sinon l'orage s'apaise plus ou moins vite et tous ces symptômes, dont l'ensemble a cliniquement une signification si grave, disparaissent peu à peu.

Il ne saurait être douteux, et les recherches de PIERRET l'ont bien prouvé, qu'il se produit là une méningo-encéphalite infectieuse aiguë et que lorsque l'action du poison n'a pas été assez violente pour entraîner la mort, les éléments nerveux, plus ou moins touchés mais non détruits, tendent par degrés à se reconstituer, en suivant les phases de régénération observées dans les intoxications et infections expérimentales.

Si c'est là de la paralysie générale, et l'hypothèse est acceptable, c'est alors une *paralysie générale aiguë* ou, comme je l'ai appelée, *temporaire*, avec ses deux variétés, *mortelle* et *curable*. Toutes les intoxications aiguës, exo- et autogènes, toutes les infections aiguës sont susceptibles de la produire. Celles au cours desquelles on l'observe le plus fréquemment sont l'*auto-intoxication hépatique*, l'*auto-intoxication rénale*, la *puerpéralité*, l'*érysipèle*, la *grippe*, l'*insolation*, etc.

b. *Intoxications chroniques (paralysies générales chroniques régressives ou pseudo-paralysies générales)*. — Les intoxications chroniques, en particulier les intoxications externes (alcoolisme, saturnisme, morphinisme, pellagre, etc.), certaines intoxications parasitaires comme le paludisme, certains shocks et traumatismes tels que les *traumatismes craniens*, certains néoplasmes cérébraux, spécifiques, etc., déterminent fréquemment aussi le syndrome paralytique, mais dans des conditions un peu différentes.

Ici, c'est au cours d'un processus chronique et déjà plus ou moins ancien que se manifeste l'état symptomatique de la paralysie générale, sous la forme surtout de démence paralytique, c'est-à-dire avec prédominance marquée des signes de confusion, d'obtusion, de stupeur, de parésie.

La caractéristique de cette démence paralytique, caractéristique qui la distingue, cliniquement, de la paralysie générale ordinaire, essentiellement *progressive*, elle, c'est d'être, ainsi que je l'ai appelée d'une épithète adoptée par MARANDON DE MONTYEL, GREIDENBERG, etc., *régressive*. Le syndrome paralytique suit en effet ici une marche inverse de celle de la paralysie générale progressive : il commence par la fin et finit par le commencement. C'est-à-dire que les symptômes sont d'emblée à leur maximum, à ce point que, dans certains cas, les malades semblent à ce moment à la période ultime et gâteuse de la démence paralytique : puis, plus ou moins vite, quelquefois même assez rapidement, ils s'améliorent et récupèrent comme par enchantement leurs diverses fonctions physiques et psychiques. Les uns, après cette atteinte, restent indéfiniment touchés, amoindris, dans une sorte de semi-démence paralytique qui peut durer des années et des années (paralysie générale chronique ou de longue durée de l'alcoolisme chronique, des traumatismes craniens, etc.). Les autres guérissent entièrement et peuvent reprendre, sans déficit sensible, leurs occupations antérieures, soit que leur guérison se maintienne à tout jamais, soit que par la suite, ils présentent à nouveau, et le fait n'est pas rare dans l'intoxication alcoolique, un ou même plusieurs autres accès similaires de démence paralytique régressive (NASSE, MOREAUX, BALL et RÉGIS, etc.). Les uns et les autres finissent d'habitude cérébralement, emportés fréquemment par une lésion maintes fois signalée chez eux : la *pachyméningite hémorrhagique* (RÉGIS et LACAILLE, 1884 ; BOISSIER, 1896 ; BOURDIX, 1899).

Ce syndrome paralytique représente en grande partie ce que l'on a appelé jusqu'ici les *pseudo-paralysies générales* (BAILLARGER, FOURNIER, BALL, RÉGIS, etc.), c'est-à-dire des états qui, ressemblant cliniquement à la paralysie générale ordinaire, en diffèrent par leur évolution et leur terminaison.

On a beaucoup bataillé sur cette question des pseudo-paralysies générales, mais au fond il n'y a là qu'une pure discussion de mots.

L'existence du syndrome paralytique dont nous venons de résumer les caractères n'est pas en effet contestable et n'est pas contestée. Son interprétation seule diffère. Si l'on voit là un état morbide qui ressemble à la paralysie générale mais qui n'est pas de la paralysie générale, et c'était jusqu'ici l'opinion courante, il faut bien donner un nom à cet état, et je me demande pourquoi on lui refuserait celui de *pseudo-paralysie générale*, qui dit bien ce qu'il veut dire et qui fait pendant aux autres « pseudo » de tout ordre, admises depuis longtemps en pathologie. Si, au contraire, on rejette en principe les « pseudo », si, comme on l'a dit, « il n'y a pas de pseudo-maladies, il n'y a que des pseudo-diagnostics » (PIERRET, VALLON, etc.), rien n'est plus facile encore que de s'entendre. Il suffit alors de faire rentrer les syndromes paralytiques dont nous parlons dans le cadre de la paralysie générale, en leur appliquant l'épithète nécessaire : les pseudo-paralysies générales deviennent dans ce cas des *paralysies générales* ou des *démences paralytiques régressives*. Le mot seul a changé, mais non la chose. Tel est aussi l'avis de F. Dupré.

Le mécanisme étiologique de ces pseudo-paralysies générales ou paralysies générales régressives paraît être surtout le suivant :

L'organisme étant, par le fait d'un processus chronique quelconque, par exemple de l'alcoolisme, dans un état d'équilibre nutritif précaire, il suffit d'une cause minime et banale : excès nouveau, suppression brusque du poison, émotion violente, etc., pour que se réalise une auto-intoxication passagère, par insuffisance gastro-intestinale, mais surtout hépatique et rénale. C'est sous l'influence de cette auto-intoxication que se produit le syndrome paralytique, épisodique, passager et renouvelable comme elle. La pseudo-paralysie générale ou paralysie générale régressive serait donc le résultat immédiat non de l'intoxication ou infection primitive et chronique, mais de l'auto-intoxication secondaire et transitoire. Ce mécanisme, très logique, a été particulièrement bien indiqué par KLIPPEL, notamment en ce qui concerne l'insuffisance hépatique dans l'alcoolisme.

c. *Infections chroniques (paralysie générale ordinaire, progressive, typique)*. — Les processus infectieux chroniques, par leur action toxique et auto-toxique lente sur les centres nerveux, produisent les lésions et les symptômes dont l'étude a fait l'objet de cet article, c'est-à-dire la paralysie générale ordinaire, progressive, typique. Le caractère lent, permanent, continu, graduellement extensif de ces infections chroniques explique le caractère lent, permanent, continu, progressif de la paralysie générale à laquelle ils donnent lieu, bien différente, à ce point de vue, des paralysies générales aiguës et temporaires des processus aigus, comme des paralysies générales régressives des processus d'auto-intoxication épisodique sur fond d'intoxication latente.

Toutes les infections chroniques sont sans doute susceptibles de produire la méningo-encéphalite diffuse. La chose est possible pour le *cancer*, bien qu'il n'ait pas encore été signalé de cas. Cela paraît plus évident encore pour la *tuberculose*, et certains travaux récents, tels que ceux de KLIPPEL, d'ANGLADE, de A. MORSELLI (1903), de BOUR (1903), de KLIPPEL (1905), tendent à faire jouer un rôle assez important à la tuberculose dans l'étiologie de la paralysie générale : soit que la tuberculose s'associe à la syphilis, par exemple dans la paralysie générale juvénile (RÉGIS), soit qu'elle agisse isolément, par son action propre.

Sans étendre au delà de ses limites vraies cette action de la tuberculose, nous croyons qu'elle est réelle, et que cette infection chronique intervient, avec ou comme la syphilis, mais de beaucoup après elle, dans la production de la paralysie générale.

Nous disons de beaucoup après elle, car il suffit de réfléchir un instant pour comprendre que la tuberculose ne peut avoir qu'une influence étiologique restreinte sur la paralysie générale. La tuberculose en effet atteint aussi souvent sinon plus la femme que l'homme, elle frappe surtout les adolescents, les classes inférieures de la société, tant rurales qu'urbaines, sévit dans toutes les professions, et loin d'épargner certaines catégories de personnes telles que les religieux et les religieuses, constitue, principalement chez ces dernières, l'une des causes importantes de la mortalité. Elle ne saurait donc être le facteur habituel de la paralysie générale, affection qui se manifeste, dans des conditions de sexe, d'âge, de milieux, de professions, de castes, différentes et même opposées.

La syphilis, au contraire, répond à tout et explique tout dans la paralysie générale : sa plus grande fréquence dans le sexe masculin ; son apparition ordinaire à l'âge moyen de la vie ; son existence possible dans l'adolescence ainsi que chez le mari et la femme ; sa prédominance, chez l'homme, dans les classes élevées de la société, chez les officiers, les artistes, les viveurs, et, chez la femme, dans la classe ouvrière des villes et parmi les prostituées ; sa rareté chez les religieux et les religieuses ; la multiplicité significative des fausses couches et mort-naissances chez les descendants des malades qu'elle frappe, etc., etc. Tout dans l'histoire étiologique de la paralysie générale comme dans son histoire symptomatique et anatomo-pathologique, ainsi que vient de le rappeler MARCHAND (1905), plaide en faveur du rôle prépondérant de la syphilis dans son étiologie.

Il n'est pas jusqu'à l'argument de prédilection opposé à cette opinion et reproduit dans la récente discussion de l'Académie de médecine par JOFFROY, celui de la rareté de la paralysie générale dans des pays à syphilis fréquente, qui ne soit cependant en parfait accord avec elle. Il y a longtemps en effet que nous soutenons que pour faire de la paralysie générale soit chez un individu, soit chez un peuple, il faut non seulement la syphilis, qui est la graine, mais une cérébralité préparée, c'est-à-dire le terrain. La rareté de la paralysie générale chez certains peuples plus ou moins syphilisés n'est donc pas un argument contre l'étiologie surtout spécifique de la paralysie générale ; elle prouve simplement, comme je l'ai dit, que la cérébralité de ces peuples, de même d'ailleurs que celle des paysans de nos campagnes, n'est pas encore suffisante pour que la syphilis y puisse produire la maladie de BAYLE.

Et ce qui confirme bien cette manière de voir, c'est que la paralysie générale s'accroît progressivement chez ces peuples au fur et à mesure que la civilisation les pénètre et augmente leur cérébralité. Il en est ainsi chez les nègres d'Amérique, chez les Arabes d'Egypte et, suivant la remarque de JOFFROY lui-même, chez les Japonais.

Une autre preuve encore, à mon sens importante, c'est que si, pour les raisons ci-dessus, il est possible de trouver la paralysie générale rare dans des pays à syphilis fréquente, en revanche on n'a jamais signalé l'inverse, c'est-à-dire la paralysie générale fréquente dans des pays à syphilis rare, tandis que cela existe pour les autres facteurs invoqués ; on peut voir notamment la paralysie générale très commune dans des pays où l'alcoolisme est peu répandu.

De tous les arguments invoqués contre l'origine syphilitique de la paralysie générale, il n'en est qu'un seul je crois, qui ait une réelle valeur. C'est la possibilité, pour un paralytique général, de contracter la syphilis après le début de sa maladie. On connaît actuellement une quinzaine de cas authentiques de ce genre, dont le dernier est dû à GARBINI (1903).

Bien que cette constatation soit en opposition avec la retentissante expérience citée par KRAFFT-EBING de l'immunité de neuf paralytiques généraux, vainement inoculés avec du virus syphilitique, elle n'en est pas moins à retenir.

Toutefois les faits de ce genre ne sauraient contredire sérieusement l'idée de la prédominance étiologique de la syphilis dans la paralysie générale. Ils prouvent tout au plus — ce que chacun admet, sauf peut-être quelques intransigeants — que la paralysie générale commune peut exceptionnellement n'être pas due à la syphilis, à moins, ce qui est possible encore, qu'il ne s'agisse là de syphilis avec réinfection.

Aussi, en présence de toutes les preuves qui se sont accumulées et qui s'accumulent chaque jour en France et à l'étranger, ma conviction s'est-elle fortifiée jusqu'à la certitude ; et c'est aujourd'hui sans hésitation que je dis, non plus à peu près seul en France, comme il y a vingt ans, mais cette fois avec la très grande majorité des spécialistes et des praticiens, en particulier avec mon éminent maître le professeur A. FOURNIER, qui vient d'exposer magistralement cette vérité dans son importante communication à l'Académie de médecine (1905) : « *la syphilis est le facteur étiologique prépondérant de la paralysie générale* ».

B) FORMES ÉTIOLOGIQUES

Les formes que l'on peut reconnaitre à la paralysie générale d'après son étiologie, c'est-à-dire les formes étiologiques, sont assez nombreuses. Nous ne ferons que les mentionner.

α) *La paralysie générale juvénile* est celle, nous l'avons vu, qui survient à l'adolescence, à l'époque de la puberté, entre treize et vingt ans. Elle est due à l'hérédo-syphilis, associée parfois à la tuberculose, se montre aussi fréquente chez les filles que chez les garçons, ce qui s'explique par l'égalité des deux sexes devant l'hérédité spécifique, arrête le développement physique et mental du sujet, se manifeste presque toujours sous la forme de démence paralytique simple, sans délire, sans ictus cérébraux fréquents, a une évolution plus lente, une durée plus longue et révèle à l'autopsie, en plus des lésions habituelles, une atrophie marquée des circonvolutions, surtout du cerveau antérieur.

La paralysie générale précoce, sans caractères particuliers autres que l'intervention assez fréquente, chez elle aussi, de l'hérédo-syphilis, est celle qui apparait entre vingt et trente ans.

Il existe des cas de méningo-encéphalite diffuse de l'enfance, avec syndrome clinique paralytique, qui mériteraient, peut-être, l'appellation de *paralysie générale infantile*.

La paralysie générale sénile est celle qui survient à cinquante ans, soixante ans et au-dessus. Cliniquement, elle ne présente rien de bien spécial, sauf la coexistence fréquente des maladies de cœur, de l'artério-sclérose, de l'athérome, qui lui a fait donner le nom de *paralysie générale athéromateuse*.

β) *La paralysie générale féminine* est celle de la femme. En dehors de toutes les particularités de fréquence, de condition sociale, etc., que nous avons déjà signalées, avec les explications qu'elles comportent, ajoutons que la paralysie générale chez la femme survient fréquemment à la ménopause, s'accompagne ordinairement de troubles menstruels, qui en sont l'effet plutôt que la cause (RÉGIS, GILBERT PETIT), revêt de préférence une forme fruste, terne, effacée, simplement démente ou avec délire peu brillant, est moins sujette aux complications d'ictus et dure plus longtemps (RÉGIS et COLOVITCH, 1882). Rappelons, à son sujet, la *paralysie générale conjugale*, se manifestant simultanément ou successivement chez les deux époux et due à la syphilisation de l'un par l'autre.

γ) Au point de vue *héréditaire* et *diathésique*, c'est-à-dire au point de vue du terrain, on peut distinguer : la *paralysie générale des congestifs*, des *arthritiques*, des *cérébraux*, qui est la paralysie générale ordinaire et la plus fréquente, sans caractères particuliers par conséquent; la paralysie générale des *vésaniques* et des *dégénérés*, relativement rare et se distinguant par la prédominance de ses états délirants et par son évolution rémittente; la paralysie générale des *névrosiques* (hystériques, neurasthéniques, épileptiques, choréiques) également rare et marquée à la fois par ses grandes manifestations névrosiques et son évolution irrégulière et oscillante.

δ) Quant aux formes de paralysie générale en rapport avec les causes déterminantes, il est permis de les comprendre différemment.

On peut, par exemple, admettre une *paralysie générale vraie*, celle que nous avons décrite cliniquement et anatomiquement et dont le facteur étiologique est la syphilis, et de fausses paralysies générales ou *pseudo-paralysies générales*, variant de type suivant les états morbides dont elles émanent (pseudo-paralysies générales aiguës, mortelles ou curables, des processus toxiques et infectieux aigus ; pseudo-paralysies générales proprement dites ou chroniques, confusionnelles, régressives, des processus toxiques et infectieux chroniques).

On peut aussi admettre non *une paralysie générale* unique, vraie, avec des pseudo-paralysies générales, mais *des paralysies générales*, et les diviser étiologiquement, ainsi que l'a fait KLIPPEL au point de vue anatomique, en trois groupes : 1° les *paralysies générales aiguës, temporaires*, correspondant aux pseudo-paralysies générales aiguës ; 2° les *démences paralytiques régressives*, correspondant aux pseudo-paralysies générales proprement dites ; 3° enfin, les *paralysies générales progressives, communes, typiques*.

Cette dernière manière de voir, que nous signalions dans l'historique de la précédente édition comme déjà formulée par plusieurs auteurs, notamment par BALL, et que PIERRET soutient aussi depuis vingt ans a, depuis, beaucoup gagné de terrain. Elle est probablement destinée à s'accentuer davantage encore dans l'avenir.

C) NATURE ET PATHOGÉNIE

Les théories actuelles sur la *nature* de la paralysie générale et sur sa *pathogénie* sont ce qui montre le mieux l'immense évolution qui s'est faite dans les esprits, dans ces dernières années, relativement à la conception de cette maladie.

Tous les auteurs, en effet, et ce sont les psychiatres les plus distingués des divers pays, qui ont spécialement formulé leur manière de voir à cet égard, envisagent la paralysie générale comme une *maladie toxique*, à la fois dans son origine, ses manifestations et ses lésions. Il y a donc tendance à l'accord sur ce point de doctrine fondamental.

Mais, et il en sera ainsi tant que, par un progrès nouveau qu'il est aujourd'hui légitimement permis de prévoir, le poison étiologique n'aura pas été isolé et suivi dans son action efficiente, les interprétations varient sur ce thème unique. Pour certains, la paralysie générale est une affection *parasyphilitique* ou même *syphilitique* (FOURNIER, STRÜMPELL, WESTPHAL, MÖBIUS, KRAFFT-EBING, RAYMOND, etc.). « Elle serait due, pour STRÜMPELL, à une toxine syphilitique qui circule dans les vaisseaux pie-mériens, et transsude de ceux-ci dans les cavités lymphatiques dans les plasmas intercellulaires de l'écorce » (DUPRÉ).

C'est aussi le lieu de rappeler les fameuses expériences citées par KRAFFT-EBING, au Congrès de Moscou (1897), desquelles il résulte que neuf paralytiques généraux, chez lesquels on n'avait pu découvrir cependant aucune trace de syphilis, furent inoculés à plusieurs reprises avec du pus de plaques muqueuses ou de chancre induré, sans présenter aucun accident. On peut avec raison blâmer de telles expériences ; le résultat n'en existe pas moins et il montre l'immunité des paralytiques généraux inoculés, vis-à-vis de la syphilis.

Pour d'autres auteurs, et c'est le plus grand nombre, l'intoxication syphilitique est bien toujours l'élément pathogénique principal de la paralysie générale, mais ce n'est pas le seul, ou bien il agit indirectement, par voie de conséquence. C'est à cette théorie que se rattachent au fond tous ceux qui considèrent, avec des variantes, la paralysie générale comme une maladie *post-infectieuse, post-toxique, para-toxique* (ANGIOLELLA, KOVALEWSKY, KRAEPELIN, KLIPPEL, RÉGIS, SÉRIEUX et FARNARIER, E. DUPRÉ, CROCQ, etc., etc.). La conception de KRAEPELIN, très originale, consiste à penser que la cause pathogène primitive, qui est habituellement la syphilis « détermine un trouble de nutrition générale de nature grave, atteignant tous les organes et sous l'influence duquel est élaboré le poison qui est la cause immédiate des lésions de la paralysie générale.

« Le poison n'épargne aucune région du système nerveux, mais les réactions diffèrent nécessairement suivant la vulnérabilité de tel ou tel territoire. Pareille aux poisons urémique et diabétique, la toxine de la démence paralytique n'est pas présente dans le sang d'une façon constante, du moins en quantité considérable. Les rémissions et les aggravations de la maladie s'expliquent par la diminution ou l'augmentation du pouvoir toxique du sang.

« KRAEPELIN rapproche ainsi la paralysie générale du

myxœdème, du diabète, de l'ostéomalacie, de l'acromégalie. La démence précoce sert de transition entre le myxœdème et la paralysie générale » (RAYMOND et SÉRIEUX).

Plusieurs auteurs se sont ralliés à la théorie de KRAEPELIN ou en ont exprimé une analogue. W. ALTER (1903) estime que l'affection est due à l'épuisement, à l'altération régressive de la cellule nerveuse sous l'influence de la toxine combinée à elle et que les rémissions doivent être attribuées à des composés chimiques secondaires, à une antitoxine qui arrive à soulager plus ou moins la cellule sans la débarrasser complètement et définitivement de l'étreinte toxique.

De leur côté, W. FORD ROBERTSON et JEFFREY (1903), ROBERTSON et SHENNAN (1903), auraient isolé, dans la paralysie générale, un micro-organisme semblable à celui de KLEBS-LÖFFLER, et dont la culture, absorbée avec de la nourriture par des rats, aurait déterminé chez eux un syndrome clinique et des lésions cérébrales analogues à celles de la paralysie générale. Ils estiment que la paralysie générale est le résultat d'une toxhémie chronique des appareils respiratoire et digestif, qui commence quand l'immunité naturelle a disparu sous l'influence de la syphilis, du saturnisme ou d'un autre facteur pathogénique, laissant se produire ainsi une excessive floraison de formes microbiennes variées, plus particulièrement d'une forme atténuée de bacille de KLEBS-LÖFFLER.

Tout cela n'est sans doute que du raisonnement et de l'hypothèse ; mais tout cela prouve la tendance de plus en plus grandissante et de plus en plus générale à voir dans la méningo-encéphalite diffuse non plus une complication de vésanie, non plus une vésanie, non plus même une maladie cérébrale quelconque, mais une maladie toxique généralisée de l'organisme avec action élective du poison sur le cerveau.

§ 5. — DIAGNOSTIC

Le diagnostic de la paralysie générale a une importance de premier ordre. Cette importance est capitale surtout au début de la maladie, non seulement parce qu'à ce moment le diagnostic est plus délicat et plus difficile, mais aussi parce qu'il comporte, tant au point de vue médical qu'au point de vue médicolégal, les conséquences les plus graves.

En traitant du diagnostic de la paralysie générale, nous aurons donc en vue principalement le diagnostic de la paralysie générale au début.

Pour être à même d'établir autant que possible le diagnostic de la paralysie générale au début, il faut avoir bien présent à l'esprit tous ses caractères cliniques, dans leur ensemble et dans leur détail. Il faut se rappeler notamment que la paralysie générale est une affection qui se manifeste surtout chez les individus à tempérament arthritique, congestif, cérébral, chez l'homme plus que chez la femme, chez les individus que leur condition sociale, leur profession, leur genre de vie ont disposés aux infections et aux intoxications de toute sorte, chez les anciens *syphilitiques*, à l'âge moyen de la vie, entre trente-cinq et quarante-cinq ans, et que cette affection, après une incubation plus ou moins longue et généralement ignorée, débute par des symptômes multiples, variés, dans lesquels on peut reconnaître, suivant leur prédominance, les types suivants : 1° *type névrosique* (neurasthénie, hystérie, etc.) ; 2° *type psychopathique* (excitation maniaque, mélancolie, confusion mentale, démence précoce, etc.) ; 3° *type encéphalopathique* (artériopathie cérébrale, démence organique, lésions circonscrites) ; 4° *type myélopathique* ou *spinal* (tabes, sclérose en plaques, maladie de PARKINSON, etc.).

1° Diagnostic de la paralysie générale à type névrosique. — L'un des modes de début les plus fréquents de la paralysie générale est, ainsi que nous l'avons vu, le *début neurasthénique*. En dehors des différences tirées de l'état neurasthénique lui-même, différences bien précisées par KRAFFT-EBING, FOURNIER, MAGNAN et SÉRIEUX, BALLET, HIRSCHL, et qui consistent surtout en ce que le neurasthénique paralytique, plus atteint psychiquement et physiquement que le neurasthénique ordinaire, se plaint moins et plus absurdement parce que sa conscience et sa personnalité sont déjà entamées, il faut tenir le plus grand compte des signes fournis par l'anamnèse. Une neurasthénie datant de longtemps, originelle, constitutionnelle, plaide en effet contre la probabilité de la paralysie générale; une neurasthénie récente, accidentelle, devra au contraire y faire songer, les neurasthénies tardives étant souvent symptomatiques d'une maladie organique en voie d'apparition (GROSS, RÉGIS). De même, *l'absence de syphilis antérieure* est une particularité qui permet de rejeter à peu près sûrement l'hypothèse d'une paralysie générale. Son existence au contraire la rend possible, sinon probable (RÉGIS).

Il résulte de là, par conséquent, que le diagnostic le plus difficile est celui entre la neurasthénie prodromique de la paralysie générale et la *neurasthénie tardive de la syphilis* (FOURNIER), puisqu'il s'agit là du même état, frappant les mêmes individus.

Avec les notions, devenues aujourd'hui courantes, sur l'étiologie essentiellement spécifique de la paralysie générale et du tabes, il n'est pas rare de voir d'anciens syphilitiques venir consulter pour des symptômes qui les inquiètent et dans lesquels ils voient les avant-coureurs du ramollissement ou de l'ataxie. Et, le plus souvent, ces symptômes : tremblement, fourmillements, engourdissements, parésie oculaire fugace, asthénie cérébrale, amnésie, etc..., existent en effet à un degré quelconque. P. Roy vient d'en citer un nouveau cas (1905).

S'agit-il là d'un état neurasthénique syphilitique avec simple phobie de la paralysie générale et du tabes, ou d'un état neurasthénique syphilitique réellement prodromique de l'une de ces affections? Je ne connais pas, dans les cas où les préoccupations du malade ont une apparence fondée et reposent sur des manifestations réelles, en tout ou partie, de diagnostic plus embarrassant. Il faut alors tenir compte de tous les faits, de toutes les particularités susceptibles d'établir s'il n'existe absolument chez le sujet que de *l'affaissement* physique et mental (neurasthénie), ou si déjà derrière cet affaissement se devine et transparait *l'affaiblissement* (paralysie générale). Parfois même il est nécessaire de prolonger un certain temps l'observation avant de se prononcer. C'est dans les cas de ce genre et, d'une façon générale, dans les cas douteux de paralysie générale au début, qu'on aura recours au *cyto-diagnostic*, tout en se rappelant que s'il peut donner de grandes probabilités, il ne fournit pas cependant la certitude absolue.

Le début de la paralysie générale par des symptômes pouvant la faire confondre avec les autres névroses, l'*hystérie*, l'*épilepsie*, la *chorée*, est beaucoup plus rare. Le diagnostic consistera encore à distinguer ces symptômes névropathiques récents et accidentels des manifestations des névroses chroniques et constitutionnelles. Cette distinction est habituellement facile, sauf le cas, en somme rare, où une de ces névroses constitutionnelles verse dans la paralysie générale ou la simule. On a cité quelques faits de ce genre en ce qui concerne l'*hystérie* [Régis (1882), Carrière (1882), Rey (1885), Pitres (1891), Robert (1897), A. Marie et Juquelier (1903), E. Mourier (1904)], l'*épilepsie* [Péon (1898), Toulouse et Marchand (1899), Séglas et François (1902)], la *chorée* [A. Marie et Vallon (1894), Bondurant (1896)].

2° Diagnostic de la paralysie générale à type psychopathique.

— Le paralytique général entre fréquemment dans sa maladie par une phase d'*excitation maniaque*, de suractivité, connue sous le nom de phase de *dynamie fonctionnelle*, (Régis, 1878), et dont nous avons résumé plus haut les principaux traits. Cet état ressemblant à tout autre état d'*excitation maniaque*, il y a là un diagnostic différentiel ordinairement des plus difficiles, sur lequel les auteurs ont appelé l'attention et insisté en raison de son importance.

Les signes d'incoordination psycho-motrice et d'affaiblissement mental, fort peu marqués à ce moment dans la paralysie générale, lorsqu'ils ne sont pas masqués par le vernis brillant de l'excitation, sont loin de suffire à lever tous les doutes. J'ai donné comme un des meilleurs signes de cette distinction, considérée parfois comme impossible, ce fait que, tandis que l'excitation maniaque des vésaniques héréditaires et circulaires se traduit par une disposition dominante à la malignité, à la méchanceté, ces malades étant « les plus malfaisants des aliénés » (J. Falret), l'excitation maniaque des paralytiques généraux, au contraire, détermine ordinairement une expansion altruistique outrée et caractéristique. Ce n'est certainement pas de l'altruisme vrai, de la générosité et de la philanthropie sincères, efficaces, ainsi que l'objecte CHRISTIAN ; mais il suffit que tout cela soit sur les lèvres et dans les vantardises des malades pour constituer un signe diagnostique de premier ordre. Et lorsque, de deux excités maniaques parfaitement semblables sur tous les points, l'un, souriant et les mains tendues, ne parle que de dons, de largesses, de soulagement des malheureux et des pauvres, de fondation d'hôpitaux, de suppression des prisons, de bonheur universel, etc..., alors même qu'il ne s'agit là que de paroles en l'air, peu importe : ce malade a toutes les chances possibles d'être un paralytique général. Voilà, je le répète, le fait diagnostique important (CUYLITS) qu'on ne peut pas contester et que ne contredisent en rien les cas, cités à diverses reprises et tout récemment encore, de violences et d'homicide commis par des paralytiques généraux. On y peut joindre très utilement aujourd'hui le cyto-diagnostic.

D'autres fois, le paralytique général manifeste, au début, une disposition contraire. Il est déprimé, affecté, *hypocondriaque*, et sa préoccupation porte tout particulièrement sur le fonctionnement de son appareil digestif. Ce n'est là, dans beaucoup de cas, qu'une exagération de l'état neurasthénique rappelé plus haut, car de la neurasthénie avec nosophobie à la mélancolie avec délire d'obstruction et de négation, il n'y a qu'une différence de degré comportant toutes les transitions intermédiaires (RÉGIS et COTARD, 1904). Le diagnostic peut être difficile entre cet état mélancolique hypocondriaque de la paralysie générale et la mélancolie hypocondriaque simple. (Voir p. 254 et 505.)

Les principales différences, que j'ai réunies et résumées dans un travail spécial (1889) consistent en ce que : la mélancolie avec délire hypocondriaque s'observe surtout à un âge avancé (quarante-cinq à soixante ans) et beaucoup plus fréquemment chez la femme que chez l'homme ; elle est relativement rare chez les syphilitiques ; le délire hypocondriaque n'y apparait pas dès le début de l'accès, mais au bout d'un certain temps et est constamment consécutif au délire habituel de la mélancolie, surtout au délire de culpabilité imaginaire ; il est tenace, fixe, persistant, avec rêves et hallucinations à caractère anxieux, terrifiant, refus d'aliments, tendance au suicide, crises paroxystiques plus ou moins aiguës ; il coïncide avec une intelligence intacte, des souvenirs précis, une lucidité complète ; il s'accompagne souvent de symptômes d'auto-intoxication gastro-intestinale, parfois de phénomènes fébriles ; il est curable, mais peut finir par le marasme cachectique ou le passage à l'état chronique avec délire de négation systématique de COTARD.

Plusieurs autres cas de mélancolie avec délire hypocondriaque d'obstruction et de négation que j'ai observés depuis avec LALANNE, toujours chez des femmes, et qui s'accompagnaient de désordres profonds d'idées et d'actes et même de grincement des dents, de gâtisme, etc., sans aboutir cependant de façon nette à la paralysie générale, montrent que ce diagnostic est parfois tellement difficile qu'il est permis de se demander s'il n'existe pas des cas intermédiaires, pour ainsi dire, entre ces deux ordres de psychoses cénesthésiques : la mélancolie hypocondriaque simple et la mélancolie hypocondriaque de la paralysie générale à lésions organiques.

Le début de la paralysie générale par *manie aiguë, mélancolie aiguë, mélancolie avec stupeur*, par *délire systématisé* surtout, est bien moins fréquent et ne comporte pas généralement de grandes difficultés de diagnostic.

La paralysie générale commençante est très aisée à confondre avec les psychoses d'intoxications, aiguës et chroniques, c'est-à-dire avec la *confusion mentale* sous toutes ses formes. Il y a là un diagnostic qui présente souvent de la difficulté et de l'embarras.

A vrai dire, si l'on s'entend désormais pour admettre qu'il n'y a plus de pseudo-paralysies générales, une grande partie de cette difficulté disparaît, puisqu'elle résidait surtout dans la différenciation des pseudo-paralysies générales, toxiques et infectieuses, et de la paralysie générale vraie. Il n'en reste pas moins d'autres cas, tels par exemple que ceux de *délire alcoolique hallucinatoire* surajouté à une paralysie générale au début et la masquant, ou ceux d'alcoolisme chronique à forme démente, de *démence alcoolique*, qui demandent à être éclaircis.

En ce qui concerne les premiers, il convient de songer toujours à la paralysie générale en présence de délirants alcooliques à l'âge moyen de la vie, anciens syphilitiques, dont les excès de boisson sont de date récente ; quant aux seconds, ils se distinguent de la démence paralytique en ce que l'effondrement de l'intelligence est moins profond, en ce que les malades ont, plus souvent encore que du délire des grandeurs, des idées mélancoliques, des idées de persécution, de jalousie, des hallucinations, des symptômes moteurs dus à des lésions cérébrales circonscrites, sans l'embarras de la parole caractéristique, enfin en ce que leur état peut rester stationnaire ou même s'améliorer (MAGNAN). Ils succombent souvent à une pachyméningite hémorrhagique et le diagnostic n'est fait parfois qu'à l'autopsie. Les mêmes remarques s'appliquent aux psychoses aiguës et chroniques des autres intoxications, en particulier au *saturnisme* (RÉGIS, VALLON, MAGNAN).

Une mention spéciale doit être réservée à la *démence précoce*, qui ne se sépare pas toujours nettement de la démence paralytique, surtout dans sa forme juvénile (CHRISTIAN, KRAEPELIN, TOULOUSE et MARCHAND, VURPAS et MARCHAND). (Voir p. 353 et 359). Outre que ordinairement la démence précoce, ainsi que nous l'avons vu, succède à un état de confusion mentale plus ou moins aigu, tandis que la démence paralytique juvénile a un début absolument insidieux, la démence précoce présente des alternatives d'agitation et de stupeur, de la désorientation, de l'hébétude, du négativisme, et souvent des symptômes catatoniques caractéristiques. Lorsque cependant ces symptômes font défaut ou sont peu marqués et que la démence précoce s'accompagne de signes physiques tels que tremblement, inégalité des pupilles, exagération des réflexes, etc., la distinction est loin d'être facile. En principe, plus la maladie sera apparente, significative, bruyante, plus il y aura de chances pour qu'il s'agisse de démence précoce, et inversement, car la démence paralytique juvénile est une maladie généralement silencieuse, effacée : il faut la chercher.

3° Diagnostic de la paralysie générale à type encépha-

lopathique ou démentiel. — Lorsque la paralysie générale revêt d'emblée sa forme typique, celle de démence paralytique, sans aucune des manifestations surajoutées que nous venons de passer en revue, elle peut être confondue avec la plupart des encéphalopathies s'accompagnant d'affaiblissement mental, telles que : *artério-sclérose cérébrale, démence organique, démence sénile*, etc., etc., et doit en être par suite distinguée.

L'*artério-sclérose cérébrale*, la *cérébro-sclérose* (GRASSET) atteint généralement des sujets plus âgés ; son début et son évolution sont beaucoup plus lents et nettement liés aux troubles cardio-vasculaires ; sa démence est moins accusée, ses signes moteurs, en particulier sa dysarthrie, sensiblement différents (ARNAUD).

La *démence sénile* apparaît également à un âge plus avancé, chez des individus nettement vieillis ; les troubles somatiques y sont plutôt ceux de l'affaiblissement, de l'usure des forces, des organes et des sens, que ceux de l'ataxo-parésie de la paralysie générale ; quant à la démence, elle y est toute autre et faite surtout d'amnésie progressive des faits et des mots, d'incohérence d'idées et de langage, d'idées confuses de persécution et de vol, d'agitation nocturne, d'actes enfantins.

La *démence organique* ou *apoplectique*, celle qui se développe sous l'influence de lésions cérébrales circonscrites (foyers de ramollissement, hémorrhagies méningées, pachyméningite, etc.), réalise parfois un état symptomatique qui se rapproche plus ou moins complètement du syndrome paralytique. Les différences, précisées par MARIE, MAGNAN, LWOFF, BEYER, etc.), consistent surtout en ce que la démence apoplectique est habituellement plus tardive, qu'elle éclate brusquement à la suite d'un ictus cérébral ; que sa marche et sa durée sont plus longues ; qu'elle se traduit, suivant la nature et le siège des lésions, par des paralysies véritables, localisées et permanentes, de l'hémiplégie, de l'aphasie, motrice et sensorielle, des troubles sensitifs et sensoriels localisés ; en ce que, enfin, sa démence est moins accusée et s'accompagne de sensiblerie, d'irritabilité, d'idées confuses de persécution avec agitation et hallucinations nocturnes.

Les *démences organiques* dues à des *tumeurs du cerveau* (néo-plasmes, kystes hydatiques, cysticerques, etc.,) se séparent de la paralysie générale par les mêmes caractères différentiels. Elles présentent en plus quelques autres symptômes tels que névrite optique, œdème papillaire, attaques épileptiformes répétées, vomissements, vertiges, torpeur, somnolence, qui complètent le diagnostic (Sérieux et Mignot). Ces tumeurs peuvent d'ailleurs s'associer à la paralysie générale (Klippel). Ces indications sont applicables à certains processus syphilitiques plus ou moins nettement circonscrits du cerveau (tumeurs gommeuses, méningite et encéphalite scléreuses et scléro-gommeuses diffuses, artérites) autour desquels se développent des méningo-encéphalites de voisinage. Il en résulte cliniquement un syndrome plus ou moins comparable à la paralysie générale, mais qui s'en sépare par la rapidité plus grande de son évolution, ses symptômes prédominants d'obtusion, d'hébétude, de fausse démence, de semi-conscience, et un ensemble de troubles moteurs (paralysies, anesthésies, convulsions localisées, etc.), qui n'appartiennent pas habituellement à la paralysie générale. Ce syndrome est d'ailleurs beaucoup plus accessible à l'action du traitement spécifique. Ces processus font partie de l'ensemble des lésions syphilitiques semi-diffuses et diffuses du cerveau qui constituent ce qu'on a appelé, avec Fournier, la *pseudo-paralysie générale syphilitique*. Ils peuvent coexister chez le même malade avec les lésions ordinaires de la paralysie générale (Raymond).

4º Diagnostic de la paralysie générale à type spinal. — La paralysie générale peut, nous le savons, s'associer au *tabes* dans trois conditions. Elle peut, à un moment quelconque de son cours, se compliquer de symptômes tabétiques ; elle peut survenir au cours du tabes ; enfin, elle peut d'emblée se présenter en coexistence avec le tabes et marcher de pair avec lui sous forme d'une sorte de *tabes cérébro-spinal* (Fournier).

Ces divers modes d'association du tabes et de la paralysie générale ne comportent pas, à vrai dire, un véritable diagnostic différentiel, et il est généralement facile de les constater.

Le seul point que nous ayons à mentionner ici, c'est la possibilité tout à fait au début, chez un syphilitique présentant de la neurasthénie préorganique accompagnée d'accidents tels que strabisme, ptosis, diplopie, d'hésiter entre un début de tabes et un début de paralysie générale. Les signes de trouble et surtout d'affaiblissement mental, si légers qu'ils soient, l'existence ou l'absence de douleurs fulgurantes, du signe de ROMBERG, l'état d'exagération ou d'abolition des réflexes tendineux, etc., permettront le plus souvent de résoudre la question.

La *sclérose en plaques* peut également s'associer à la paralysie générale, ce qui est relativement rare, ou revêtir plus ou moins le même aspect, ce qui est fréquent. La distinction, bien résumée par ARNAUD, s'établit par la différence symptomatique des deux affections. La sclérose multiloculaire se caractérise par le tremblement intentionnel, le nystagmus, les attaques apoplectiformes, les vertiges, les contractures, la paralysie spasmodique croissante ; par sa parole scandée, gutturale; par le type plus lourd, plus spastique de la marche; enfin et surtout par l'atteinte bien moins profonde de la démence et l'absence habituelle de manifestations délirantes. Toutefois, la ressemblance des deux maladies, surtout au début et lorsque la sclérose en plaques affecte un type en quelque sorte psycho-cérébral, est telle dans certains cas que le diagnostic devient des plus difficiles et nécessite une attention très grande et même une observation suivie.

§ 6. — TRAITEMENT

Le véritable traitement de la paralysie générale ne peut être que le traitement de la cause, c'est-à-dire, puisque c'est là le facteur habituel, le traitement de la *syphilis*.

Ce traitement de la syphilis, en ce qui concerne la paralysie générale ne devrait pas consister uniquement, ainsi que cela se pratique, dans l'application de la médication spécifique à des individus déjà atteints de paralysie générale ; il devrait surtout avoir pour but d'empêcher ces individus de devenir paralytiques généraux.

Le meilleur moyen pour cela serait de les empêcher de devenir syphilitiques.

La *prophylaxie de la syphilis*, comme je le répète depuis bien des années, et c'est aussi l'avis de mon maître A. FOURNIER, est donc la meilleure arme que nous possédions contre la paralysie générale. Diminuer, par les mesures hygiéniques que conseillera, je l'espère, la Commission spéciale récemment instituée, la fréquence de la syphilis dans la jeunesse d'un pays, civile et militaire, c'est diminuer d'autant la fréquence de la paralysie générale et je rappelle à ce sujet les recherches très intéressantes de HEIBERG (1896) qui a constaté que les élévations et les abaissements de la courbe de la paralysie générale à l'hôpital de Saint-Hans à Copenhague, correspondaient exactement, après l'intervalle moyen de douze ans, aux élévations et aux abaissements de la courbe de la syphilis.

J'insiste donc sur ce point que le premier des traitements de la paralysie générale doit être le traitement préventif de la syphilis.

Le second traitement, à ce point de vue, doit consister dans une cure plus générale et plus efficace de la syphilis.

Nous constatons actuellement que nombre de paralytiques généraux n'ont jamais traité leur syphilis, et aussi, il faut bien le dire, que la médication antérieure, chez ceux qui l'ont faite, sauf un plus long retard peut-être, ne les a pas empêchés de devenir paralytiques généraux, tout comme les autres.

Il conviendrait donc et de généraliser la cure de la syphilis et surtout de tenter de la rendre efficace vis-à-vis des graves affections tardives des centres nerveux dites para-syphilitiques, en l'améliorant suivant les préceptes que vient d'indiquer A. FOURNIER à l'Académie.

Il n'est peut-être pas téméraire, non plus, d'espérer qu'on aboutira un jour à une sérothérapie rationnelle ; au point de vue de la paralysie générale, on ne peut que le souhaiter fermement.

Le troisième traitement antisyphilitique de la paralysie générale est celui qui peut être pratiqué une fois la maladie déclarée et tout particulièrement à son début :

Autrefois déjà, on avait tenté, à diverses reprises, d'opposer à la méningo-encéphalite diffuse la médication spécifique telle qu'elle était alors usitée : pilules, frictions ou inhalations mercurielles par la flanelle de MERGET (de Bordeaux), et iodure à hautes doses. On y avait généralement renoncé, les résultats n'en étant guère favorables et les sujets en étant même parfois éprouvés.

Depuis que la méthode des injections mercurielles a fait son apparition, on est revenu plus activement que jamais au traitement antisyphilitique. Les injections de sels mercuriels solubles (benzoate, cyanure, biodure, etc.), ou insolubles (calomel), ont été pratiquées dans la profondeur des muscles, parfois même dans le canal rachidien, au lieu d'élection de la ponction lombaire (MARCHAND), ou même dans les veines. Ces injections, faites à des doses assez élévées (2 à 6 centigrammes par jour de sel soluble, ou 10 centigrammes de calomel par semaine), sont pratiquées par séries de huit à dix, séparées par des temps de repos.

Le mercure a été associé pour ces injections à l'iodure de potassium (MARCHAND), à l'extrait thyroïdien (CARL SPENGLER).

Dans l'intervalle, plusieurs font prendre l'iodure aux doses de 3, 4, et 6 grammes par jour.

Ce traitement, entre les mains de quelques auteurs tels que DEVAY, LEMOINE, LERREDDE, etc., aurait donné d'excellents résultats, c'est-à-dire des améliorations nombreuses, très marquées, et même de vraies guérisons.

Personnellement, nous n'avons jamais obtenu que des rémissions plus ou moins durables et toujours incomplètes, et chez certains de nos malades, le traitement, sans produire d'accidents graves, a été suivi de fatigue manifeste.

C'est la conclusion à laquelle sont arrivés déjà beaucoup d'autres observateurs, tels que DÉJERINE, MARIE, JOFFROY, BALLET, BRISSAUD, etc., et, en l'état actuel des choses, nous ne pouvons que nous rallier à l'avis de DUPRÉ lorsqu'il dit, à propos du traitement mercuriel de la paralysie générale : « qu'il n'en a jamais vu le bénéfice, qu'il en a constaté quelquefois l'innocuité, et qu'il en a souvent observé les inconvénients et le danger ». On peut continuer ce traitement, surtout dans les cas et aux phases où il a le plus de chances de donner des résultats, et cela jusqu'à ce que nous soyons entièrement fixés sur sa valeur. Mais il convient toujours de se montrer réservé vis-à-vis de son efficacité et prudent dans son application.

Nous ne possédons pas encore, par conséquent, de véritable traitement curatif de la paralysie générale, car je ne crois pas qu'on puisse recommander comme tel aucun de ceux, médicaux ou chirurgicaux, qui ont été préconisés dans ce but, par exemple le *drainage céphalo-rachidien* ou la *trépanation du crâne*.

Force est donc de faire, vis-à-vis de la maladie, le traitement des symptômes et des complications. Le premier comprend surtout : l'*isolement* dans un établissement spécial, sauf les cas où le sujet peut sans inconvénient vivre chez lui ou dans un hôpital ordinaire ; une *hygiène* physique, morale et alimentaire appropriée; les *révulsifs* locaux et généraux, les *dérivatifs* intestinaux, les *désintoxicants* et *désinfectants*, les *diurétiques*, les *régulateurs de la circulation*, les *sédatifs*, les *hypnotiques*, les *bains* à l'exclusion des *douches*, surtout des douches *froides* absolument contre-indiquées dans la paralysie générale, le *massage*, les *frictions sèches*, l'*électricité statique*, etc..., etc.

Le traitement des *complications* doit viser surtout à prévenir les *ictus cérébraux*, par la régularisation du fonctionnement de tous les organes et de tous les émonctoires, en particulier de l'intestin et de la vessie, ou à en atténuer les effets, lorsqu'ils se produisent, au moyen des révulsifs, des évacuants, des calmants, de la saignée au besoin. Il doit de même s'efforcer d'empêcher ou de faire disparaître, par les soins hygiéniques et les médications appropriées, les autres complications habituelles : *agitation, gâtisme, escarres* (ARNAUD), *rétention et infection urinaires* avec *miction par regorgement, souvent méconnues* (PIERRET), refus d'aliments, asphyxie par bol alimentaire, congestions et gangrène pulmonaires, etc..., etc.

Les considérations précédentes s'appliquent, bien entendu, à la paralysie générale ordinaire, celle consécutive à la syphilis.

Il va de soi par conséquent que si on range dans le domaine de la paralysie générale les syndromes paralytiques constituant le groupe des pseudo-paralysies générales, ils réclament, sur certains points tout au moins, une thérapeutique autre que celle que nous venons d'indiquer et variable pour chacun d'eux.

Ainsi les *paralysies générales aiguës* ou *temporaires* liées aux processus toxiques aigus et infectieux comportent le traitement des confusions mentales aiguës. De même les *paralysies générales régressives* des intoxications chroniques comportent avant tout le traitement de ces intoxications.

Pour des détails plus complets, relatifs au traitement de la paralysie générale, nous renvoyons aux articles spéciaux sur le sujet de Mairet, dans le Traité de *Thérapeutique appliquée* d'A. Robin, de P. Garnier et Cololian dans leur *Traité de Thérapeutique des maladies mentales et nerveuses*, et de E. Dupré dans le *Traité de pathologie mentale* de Ballet.

ARTICLE VI

TABES

On peut observer dans le tabes trois sortes de troubles psychiques : 1° des *troubles psychiques élémentaires* ; 2° des *psychoses* ; 3° le *syndrome paralytique*.

1° Troubles psychiques élémentaires. — Les *troubles intellectuels* proprement dits sont relativement très rares dans le tabes, et P. Marie insiste avec raison à cet égard, en faisant remarquer combien sont nombreux les tabétiques qui continuent de se livrer aux grands travaux de l'esprit. En revanche, il relève la fréquence chez ces malades des modifications pathologiques du *caractère* et de l'*humeur*, soit dans le sens de l'énervement, de l'irritabilité, soit dans le sens de l'apathie, de l'indifférence, ainsi que leur philosophie vis-à-vis de leur pénible affection et la rareté chez eux de la disposition au suicide.

Les *obsessions* de toute sorte s'observent assez fréquemment chez les tabétiques, particulièrement l'obsession phobique de l'équilibre, véritable *stasobasophobie* qui, surajoutant ses effets anxieux aux effets réels de l'ataxie, complique et rend plus difficiles encore leur station debout et leur marche. Cette phobie a été bien mise en lumière par plusieurs auteurs, notamment par PARISOT, de Nancy (1896), et par E. DUPRÉ et DELAHUE (1901).

Les accidents *hystériques* et *neurasthéniques* sont généralement communs, soit qu'il s'agisse d'états hystériques et neurasthéniques simplement accidentels, symptomatiques (le tabes débute souvent, comme la paralysie générale, par des symptômes névropathiques de ce genre), soit qu'il s'agisse de la coexistence de l'hystérie et de la neurasthénie avec le tabes (associations hystéro-tabétique et neurasthéno-tabétique).

2° Psychoses. — Parmi les psychoses susceptibles de se rencontrer chez les tabétiques, il faut signaler d'abord celles qui proviennent d'un élément surajouté : hérédité, dégénérescence (vésanies associées), intoxications, médicamenteuses ou non, (alcoolique, morphinique, cocaïnique, héroïnique, etc.). Nous n'avons ici qu'à les mentionner.

D'autres psychoses ont été rattachées au tabes. Ces psychoses vraiment tabétiques, très rares pour certains auteurs, n'en existeraient pas moins. Elles ont été décrites par PIERRET et ROUGIER qui ont montré qu'il s'agissait, le plus souvent, de *mélancolie avec obtusion, torpeur ou anxiété, idées vagues de persécution, hallucinations confuses, sensorielles et cénesthésiques*. Les malades accusent les personnes de leur entourage de vouloir les empoisonner, les faire brûler ; ils se plaignent d'entendre des injures, de sentir un mauvais goût dans leurs aliments et dans leur bouche, d'éprouver dans tout le corps des picotements et des sensations désagréables. On remarquera les analogies très grandes de cette psychose avec celles observées dans la *syphilis*, notamment par JACQUIN.

Dans un article tout récent sur les psychoses dans le tabes (1903), SCHUTZE, après avoir rappelé qu'on ne peut plus admettre aujourd'hui, avec LEYDEN, que la majorité des troubles psychiques chroniques des tabétiques relèvent de la paralysie générale, signale la possibilité, chez ces malades, de toutes les psychoses, en particulier de la *mélancolie sénile*, de la *paranoia hallucinatoire*, de la *démence précoce*.

Ajoutons enfin que beaucoup de vieux tabétiques, même

parmi ceux qui n'ont pas présenté au cours de leur maladie de troubles psychiques évidents, versent, à la période ultime, dans un état d'*affaiblissement psychique*, de *démence* plus ou moins accentué.

3° Syndrome paralytique. — Nous ne reviendrons pas sur les rapports du tabes et de la paralysie générale, les ayant déjà mentionnés dans l'étude de cette dernière maladie. Rappelons simplement que les symptômes du tabes peuvent s'associer aux symptômes de la paralysie générale soit en les précédant (paralysie générale ascendante, tabes cérébro-spinal ascendant), soit en les suivant (paralysie générale descendante, tabes cérébro-spinal descendant), soit enfin en apparaissant et en marchant de pair avec eux (tabes cérébro-spinal).

Une remarque curieuse, faite par la plupart des observateurs, c'est le balancement qui se produit souvent entre les symptômes paralytiques et les symptômes tabétiques, l'apparition des premiers atténuant les seconds, et inversement.

Cette succession ou cette coïncidence des deux affections doit être considérée non comme une association de deux maladies différentes, mais comme la réunion, sur le même névraxe, de processus reliés par les plus étroites affinités étiologiques, cliniques et évolutives (DUPRÉ).

Nombre d'auteurs ont étudié, cliniquement et anatomiquement, ces diverses formes de tabes cérébro-spinal. Bornons-nous à citer à nouveau les noms de PIERRET, JOFFROY, RAYMOND, NAGEOTTE, DÉJERINE et THOMAS, PERPÈRE, etc., etc.

ARTICLE VII

SCLÉROSE EN PLAQUES

Les troubles psychiques de la *sclérose en plaques* ont été maintes fois signalés et étudiés depuis CHARCOT et VULPIAN.

Ces troubles psychiques de la sclérose en plaques, si on laisse de côté les symptômes *hystériques*, *neurasthéniques* et les simples modifications du *caractère* et de l'*humeur* que l'on peut

rencontrer, appartiennent presque tous au *syndrome paralytique*. On ne saurait être surpris de cette fréquence du syndrome paralytique dans la sclérose en plaques, étant donnée la
constance, dans cette affection, des lésions méningo-corticales,
bien décrites par PHILIBERT et JONES.

Psychiquement, ce qui domine c'est la *démence*, qui ne fait
guère jamais défaut. Cette démence, constituée par un affaiblissement inégal et irrégulièrement progressif de l'intelligence, est
moins intense et moins globale que dans la paralysie générale.

Elle peut s'accompagner, comme celle-ci, d'idées délirantes,
en particulier d'*idées de grandeur* ou d'*idées hypocondriaques*,
mais bien moins fréquemment et à un bien moindre degré.

En revanche, il s'y joint d'habitude de l'*hyperémotivité*, de la
sensiblerie, du *rire* et du *pleurer spasmodiques*, sans parallélisme avec l'altération psychique (DUPRÉ).

PHILIPPE et CESTAN, qui ont repris récemment (1903) l'étude
générale des troubles psychiques dans la sclérose en plaques,
concluent que ces troubles y sont relativement plus rares
qu'aurait pu le faire croire l'ensemble incomplètement vérifié
des observations citées à ce jour et que ces troubles psychiques,
ainsi que l'avait déjà noté VULPIAN, sont *variables, inconstants,
irréguliers*, comme les lésions dont ils dépendent.

GEAY (Th. Lyon 1904) accorde au contraire, avec LANNOIS, une
grande importance aux troubles psychiques dans la sclérose en
plaques.

Quoi qu'il en soit, le diagnostic entre la sclérose en plaques
et la paralysie générale peut être difficile (CHARCOT, VARIOT,
SIOUES, etc.,) et il est nécessaire de l'établir à la fois sur les
symptômes physiques et les symptômes psychiques.

ARTICLE VIII

SYRINGOMYÉLIE

Plusieurs auteurs, parmi lesquels MAGNAN, FÜRSTNER, OPPEN-
HEIM, JOFFROY, ont signalé l'association possible de la *syringo-*

myélie et de la *paralysie générale*. Le fait est assez rare d'ailleurs et ne comporte pas ici de considérations détaillées. Disons simplement que dans certains cas, comme dans celui de Joffroy, cette association passe inaperçue et les lésions de syringomyélie ne sont constatées qu'à l'autopsie.

Quant aux troubles psychiques de la syringomyélie, jusqu'ici ignorés, il ont été mis en lumière, tout récemment, par P. Marie et G. Guillain (1903).

Il résulte des observations de ces auteurs que les troubles psychiques, indépendants de toute autre cause apparente, sont très fréquents chez les syringomyéliques, surtout à une phase avancée de leur affection et qu'ils se présentent sous forme *d'affaiblissement démentiel*, *de confusion mentale*, *de délire polymorphe*, *de délire hallucinatoire*, *d'idées de persécution*, *de mysticisme*, *d'érotisme*, *de mélancolie* pouvant aboutir au *suicide*, fait confirmé par Redlich.

Ce qui paraît dominer, par conséquent, dans les psychoses de la syringomyélie, ce sont les diverses variétés de la *confusion mentale* avec délires diffus à teinte mélancolique.

E. Dupré estime que ces troubles psychiques semblent devoir être rapportés, au moins dans quelques cas, à l'action, dans un cerveau prédisposé, de processus toxi-infectieux autochtones, développés dans l'organisme, peut-être dans les centres nerveux eux-mêmes, en un mot à une auto-intoxication qui expliquerait à la fois l'apparition ultime et la grande signification pronostique de ces troubles psychiques, avant-coureurs de la mort.

ARTICLE IX

MALADIE DE PARKINSON

Bien que les lésions anatomiques de la *maladie de Parkinson* ne soient pas encore bien connues, nous croyons devoir la mentionner ici et non au chapitre des névroses pures, dont elle s'éloigne par la plupart de ses caractères.

Les opinions sont loin d'être concordantes en ce qui concerne les *troubles psychiques* dans la maladie de PARKINSON. Les uns, avec PARKINSON, CHARCOT, BRISSAUD, n'ont pas relevé de troubles de ce genre et insistent au contraire sur la lucidité persistante de l'intelligence et de la mémoire chez les parkinsoniens. D'autres, avec BALL, PARANT, admettent que la paralysie agitante s'accompagne fréquemment de manifestations délirantes, dont ils tracent les caractères ; quelques-uns enfin avec DUTIL, estiment que ces accidents psychopathiques sont relativement peu communs et que, le plus ordinairement, ils ne dépendent pas de la paralysie agitante, mais d'un processus associé ou surajouté.

En réalité, nous croyons que la maladie de PARKINSON comporte dans sa symptomatologie un état mental spécial, habituel, presque constant pourrait-on dire, fait de *troubles psychiques élémentaires*, et que, en dehors de cet état mental, on y peut aussi observer dans certains cas des *délires* et des *psychoses*. Il y a là d'ailleurs une étude encore incomplète qui mérite d'être poursuivie.

1° Troubles psychiques élémentaires. — Ces troubles, qui font rarement défaut, sont plus ou moins marqués suivant les sujets. A un premier degré, pour ainsi dire, ils consistent en simples *modifications dépressives* du *caractère* et de l'*humeur* : tristesse, morosité, émotivité, résignation douloureuse, accompagnées d'une certaine *apathie* intellectuelle. A un degré plus accentué, ces modifications du caractère et de l'humeur se traduisent en outre par de l'*égoïsme*, de l'exigence outrée, de l'*hypersensibilité*, de l'*irritabilité*, et il s'y joint intellectuellement de l'*asthénie*, de l'*obtusion*, de la *torpeur* avec diminution de la mémoire, de l'attention, du pouvoir d'effort. Bien qu'en pleine lucidité et en pleine conscience, les malades sont incapables du moindre travail mental, de la moindre concentration d'esprit, de la moindre réflexion; on dirait, suivant l'expression de BALL, « qu'un poids invisible écrase l'intelligence et ralentisse à la fois les perceptions, les mouvements et les idées ». Cette torpeur, constatée par tous les observateurs et récemment encore par PEETERS, va chez certains jusqu'à l'*inaction complète*, à la *somnolence*.

A un troisième et dernier degré enfin, cet état psychique s'accompagne de *troubles du sommeil*, de rêves, de cauchemars, d'*hallucinations* nocturnes et souvent aussi, dans les dernières périodes, d'un véritable *affaiblissement*, d'une déchéance des facultés.

2° Psychoses. — Les psychoses indiquées par Ball et Parant comme plus spéciales à la maladie de Parkinson, sont les *psychoses mélancoliques* à forme dépressive, avec idées délirantes de ruine, de culpabilité, surtout d'hypocondrie et de persécution, et tendance au suicide. Une particularité curieuse, dans ces cas, c'est le contraste entre la nature profondément triste des conceptions morbides et le masque impassible, inexpressif du visage. Il y a là un exemple frappant de dissociation entre la pensée et sa traduction extérieure, c'est-à-dire de mimique paradoxale d'expression et d'action, de paramimie (Pierret).

On a également relevé dans la maladie de Parkinson, en particulier dans les dernières périodes, la fréquence de la *démence*. Il s'agit là d'un état démentiel tel qu'on le constate dans la plupart des maladies du cerveau à leurs phases ultimes, avec amnésie, incohérence, idées puériles, pleurs et rires sans motif, comme chez les pseudo-bulbaires et les ramollis.

Mais ce qu'on n'a pas encore signalé dans la paralysie agitante et ce qui m'y paraît peut-être le plus significatif comme état psychopathique, c'est la *confusion mentale avec délire onirique*. Déjà, dans les observations des auteurs antérieurs (Leys; Ball, 1882; Parant, 1883; Roger, 1885; Béchet, 1891-1892), on trouve incidemment mentionnés les *rêves*, les *cauchemars*, les *hallucinations visuelles professionnelles ou terrifiantes*, les *délires* purement *nocturnes*. J'ai observé de près dans la maladie de Parkinson (Thèse Collomb, 1905) ce délire onirique, très caractéristique, revenant par accès liés aux poussées de la maladie elle-même, et tout récemment aussi (1903), John Punton, de Kansas-City, a publié un cas très intéressant et très net de maladie de Parkinson avec confusion mentale asthénique et délire nocturne hallucinatoire terrifiant.

Il est possible que ces états de confusion mentale et de

délire onirique soient dus non pas à la maladie de Parkinson
elle-même, mais à un processus associé, en particulier à l'artério-sclérose, que j'ai retrouvée chez mes malades et qui existait
aussi chez celui de John Punton. Mais, que ce soit directement
ou indirectement, ils n'en sont pas moins liés à la maladie de
Parkinson et reconnaissent très probablement pour origine, là
comme ailleurs, des poussées d'auto-intoxication secondaire.
Chaque crise de délire coïncide, chez certains sujets, avec de la
céphalée, de la constipation, de la diminution de la miction
et la présence d'albumine dans l'urine.

SECTION II

NÉVROSES

Les troubles psychiques liés aux névroses sont décrits dans les
traités spéciaux ainsi que dans la plupart des ouvrages consacrés
aux maladies nerveuses. Nous ne ferons donc que rappeler ici
leurs caractères principaux dans l'*épilepsie,* dans l'*hystérie* et
dans la *chorée*. Quant aux troubles psychiques de la *neurasthénie*, il nous paraît inutile d'en faire l'objet d'un article à part,
étant donné que nous en avons maintes fois parlé au cours de
cet ouvrage, notamment dans les articles relatifs aux obsessions,
à l'arthritisme, à l'artério-sclérose, et que ce serait, par suite,
nous répéter une fois de plus.

ARTICLE PREMIER

ÉPILEPSIE

1° Symptomatologie. — Nous envisagerons successivement :
1° les *troubles psychiques élémentaires* dans l'épilepsie ; 2° les
psychoses épileptiques.

A. Troubles psychiques élémentaires. — Sous cette rubrique
nous comprenons tous les troubles psychiques de l'épilepsie qui
n'arrivent pas jusqu'à la psychose confirmée, c'est-à-dire :

1° l'*état mental des épileptiques*; 2° les *troubles psychiques pro-dromiques de l'accès* et les *auras psychiques*; 3° les *troubles psychiques consécutifs à l'accès*; 4° les *impulsions épileptiques*.

a. *État mental des épileptiques*. — Il est des épileptiques très intelligents et sans aucune anomalie psychique, au moins apparente. On a même relevé, chez un certain nombre de grands hommes, des accidents épileptiques plus ou moins avérés.

Par contre, beaucoup d'épileptiques sont des dégénérés, à divers degrés, et l'épilepsie est très commune chez les idiots.

Quel que soit leur degré d'intelligence, la plupart des épileptiques offrent certaines particularités morbides dont l'ensemble représente ce que l'on appelle l'*état mental des épileptiques*.

C'est principalement dans le *caractère* et l'*humeur* que se manifestent ces particularités.

Il y a à cet égard deux catégories d'épileptiques : les uns sombres, taciturnes, défiants, ombrageux, toujours prêts à se fâcher, à blesser les gens, à s'emporter, à frapper ; les autres, au contraire, obséquieux, prévenants, câlins, pleins d'effusion et de douceur.

Mais ces différences ne portent que sur les dispositions extérieures. Au fond, les épileptiques sont tous ou presque tous des irritables, sujets à des crises de colère et d'emportement subites, violentes et furieuses, pendant lesquelles ils ne s'appartiennent pour ainsi dire plus. Cette *irritabilité* est la note dominante de leur caractère.

Beaucoup ont en outre des vices et des instincts pervers ; ils sont gourmands, voleurs, menteurs, masturbateurs, érotiques, etc. Ils ont fréquemment une tendance à la piété maladive, à une espèce de religiosité outrée mêlée de tartuferie et qui n'est jamais aussi marquée qu'à l'époque de leurs accès.

Le *sommeil* des épileptiques, bien différent du sommeil des neurasthéniques et des hystériques, est un sommeil profond, lourd, avec des réveils en sursaut, des hallucinations hypnagogiques et des rêves le plus souvent pénibles, terrifiants, parmi lesquels il convient de citer les *rêves post-paroxystiques* (THOMAYER), les *rêves d'accès* (FÉRÉ), les *songes d'attaques* (DUCOSTÉ, FOURNIER).

b. *Troubles précurseurs de l'accès, auras psychiques.* — Durant les heures, quelquefois même durant les jours précédant immédiatement l'accès, l'état psychique des épileptiques subit des modifications plus ou moins marquées. Ces modifications se traduisent dans la sphère affective par de l'inquiétude, de la tristesse, de la mauvaise humeur, de la méchanceté, de la colère, ou au contraire, par de la tendresse, de la gaieté, de la joie insolite, et, intellectuellement, par de la torpeur ou de la suractivité cérébrales. A côté de ces troubles prodromiques plus ou moins éloignés de l'accès, il faut faire une place à part aux auras dites psychiques, c'est-à-dire aux troubles précédant immédiatement l'accès.

Les *auras psychiques* sont *émotionnelles, intellectuelles* ou *sensorielles*, suivant qu'elles consistent en une *émotion vive* (crainte, terreur, aversion, répulsion, excitation, dépression), en une *idée* quelconque, en une *obnubilation* passagère de la conscience, en une *réminiscence* subite, ou enfin en une *hallucination*.

Les *auras hallucinatoires* peuvent consister dans la vue d'un spectre, du feu, d'un objet gigantesque, d'une bête féroce ; ce peut être aussi une odeur désagréable, nauséabonde, ou bien, plus rarement, une hallucination de l'ouïe. En général, cette hallucination, comme les autres formes d'auras, du reste, se reproduit telle quelle lors des accès consécutifs. Il est très fréquent de voir les épileptiques prononcer les mêmes paroles, faire le même geste, accomplir le même acte, avant de tomber.

Une particularité importante à signaler, c'est que les auras épileptiques, psychiques ou autres, sont souvent appréciées très nettement par les malades qui reconnaissent en elles les avant-coureurs de l'accès et essaient, soit de se garer contre la chute imminente, soit même d'enrayer la crise. Ces faits sont, quand on examine les choses de près, beaucoup moins rares qu'il ne semblerait au premier abord.

c. *Troubles psychiques consécutifs à l'accès.* — Trois troubles prédominent après l'accès : la *torpeur*, l'*amnésie*, l'*impulsion*.

La *torpeur* psychique est constante ; elle fait partie du stertor ou coma post-épileptique et persiste plus ou moins longtemps

après, sous forme de confusion d'idées, d'obtusion, d'obnubilation de la conscience. C'est ce qu'on appelle à juste titre la *phase
crépusculaire* post-épileptique.

L'*amnésie* fait également partie de cette phase. Cette amnésie
peut affecter tous les types; elle est essentiellement *lacunaire*,
en ce sens que le temps de l'accès, depuis la chute jusqu'au
retour de la connaissance, forme une lacune, un trou dans les
souvenirs. Elle peut aussi remonter plus ou moins au delà de
l'accès et par suite être *rétrograde* (SÉGLAS, 1902).

Elle peut également se prolonger après l'accès, durant la
période crépusculaire, sous forme d'*amnésie antérograde, actuelle
ou de fixation*. Elle peut encore se présenter sous la forme
curieuse d'*amnésie retardée*. Ce type d'amnésie, signalé par
OTTOLONGHI, par KOVALEWSKY et bien étudié par J. MAXWELL dans
sa remarquable thèse, consiste en ceci qu'un souvenir, présent
au sortir de l'accès convulsif, disparaît parfois et généralement
peu après. L'importance de cette sorte d'amnésie, au point de
vue médico-légal, ne saurait échapper. L'amnésie peut enfin,
ainsi que je l'ai observé, prendre le type *ecmnésique* et reporter
le sujet, à chacun de ses accès, à une période déterminée de sa
vie antérieure, toujours la même, avec une attitude, un langage
et des actes correspondants.

Les *impulsions post-épileptiques* sont assez fréquentes. Chez
les épileptiques simples, sans délire, elles consistent en un acte
instinctif, automatique, inconscient et *amnésique*, particulièrement sous la forme d'*automatisme ambulatoire*, d'*exhibition
génitale*, de *vol*, etc.

Ce n'est pas seulement après l'accès convulsif que les impulsions se manifestent dans l'épilepsie; elles peuvent survenir soit
avant l'accès (impulsions pré-épileptiques), soit au lieu et place
de l'accès (équivalents épileptiques), soit dans l'intervalle des
accès.

Les impulsions ont donc dans l'épilepsie une importance
clinique et médico-légale qui nous oblige à rappeler ici à part
leurs principaux caractères.

d. *Impulsions épileptiques.* — L'impulsivité des épileptiques,
qui a été notée de tout temps et sur laquelle tous les auteurs ont

justement insisté, a été particulièrement mise en lumière par PARANT (1895) qui a successivement étudié les impulsions irrésistibles liées aux manifestations convulsives de l'épilepsie essentielle et jacksonienne et les impulsions irrésistibles indépendantes des attaques convulsives (épilepsie larvée — épilepsie mentale — équivalents épileptiques).

Les impulsions que l'on observe le plus fréquemment, chez les épileptiques, sont : les attentats et violences contre les personnes, y compris l'homicide ; les auto-mutilations et le suicide ; le vagabondage et l'automatisme ambulatoire ; les vols, les incendies ; les outrages et les attentats publics à la pudeur, en particulier les exhibitions génitales.

Plus encore que celles des dégénérés, les impulsions des épileptiques portent la marque de l'état pathologique dont elles relèvent. Soudaineté d'apparition ; violence aveugle et brutale ; rapidité et brièveté ; inconscience automatique ; amnésie ; réitération similaire, intermittente ou même périodique de l'acte, tels en sont les caractères.

Une impulsion se présentant avec ces attributs appartient à l'épilepsie.

Mais il n'en est ainsi que pour les impulsions liées aux accès d'épilepsie ou les constituant elles-mêmes (phases pré- et post-convulsives, épilepsie mentale, équivalents épileptiques). Les impulsions étrangères aux accès, convulsifs ou délirants, sont loin de présenter au complet ce tableau symptomatique ; quelquefois même elles ressemblent plus ou moins aux impulsions vulgaires.

Les stigmates considérés comme les plus essentiels des manifestations épileptiques : inconscience et amnésie, ne seraient même pas constants dans les impulsions des accès épileptiques si l'on s'en rapporte à certains faits publiés dans ces dernières années, en particulier à ceux contenus dans la thèse de DUCOSTÉ, qui, dans son étude sur l'*épilepsie consciente et mnésique*, a insisté sur le *suicide impulsif conscient* et sa fréquence relative comme équivalent de l'accès épileptique.

Quoi qu'il en soit, ainsi que le dit fort bien PARANT, « du moment où l'amnésie est presque constante à la suite des impulsions épileptiques et que, dans la presque généralité des cas, elle est absolue, complète, réelle, il n'y a évidemment pas lieu, à cause des exceptions, d'en méconnaître la valeur. Des exceptions ne sont pas de nature à infirmer une règle ». Et SOLLIER dit aussi : « L'amnésie simple est tellement caractéristique de l'épilepsie, sous quelque forme que ce paroxysme se présente, que, lorsqu'on la constate, on doit immédiatement y songer. Elle a une importance toute particulière dans l'épilepsie larvée et sa constatation, en présence d'un acte insolite, doit faire rechercher les autres indices capables de révéler l'épilepsie. »

B. PSYCHOSES ÉPILEPTIQUES. — Dans les psychoses épileptiques, on peut distinguer, pour la commodité de l'étude : 1º les *psychoses de l'épilepsie non convulsive ;* 2º les *psychoses de l'épilepsie convulsive ;* 3º la *démence épileptique.*

a. *Psychoses de l'épilepsie non convulsive.* — On a cru pendant longtemps qu'il n'existait de psychoses épileptiques que celles liées à l'épilepsie convulsive. On admet, depuis MOREL, que les épilepsies non convulsives peuvent aussi se traduire par des syndromes psychopathiques qui sont des manifestations de cette *épilepsie larvée* comme le sont d'autres syndromes tels, par exemple, que la migraine.

Il va de soi que l'accès moteur — véritable marque d'identité de l'épilepsie — faisant ici défaut, la nature comitiale de ces syndromes psychopathiques est souvent difficile et longue à reconnaître, ce qui explique les nombreuses discussions dont l'épilepsie mentale a été l'objet.

Il n'est pas douteux cependant qu'elle existe et la preuve, c'est que généralement les **syndromes** psychopathiques dont nous parlons se terminent par des accès convulsifs ou alternent avec eux.

Deux cas peuvent se présenter. Ou bien le syndrome psychopathique consiste en une *psychose* variable de forme, mais *durable ;* ou bien il se manifeste par des *crises délirantes* essentiellement *transitoires* et *intermittentes*, voire même périodiques, qui manifestement tiennent la place des accès convulsifs, à titre d'équivalents.

α) Les *psychoses durables* de l'épilepsie larvée, sont, avons-nous dit, de forme variable. On y rencontre en effet soit l'*état maniaque*, soit l'*état mélancolique*, soit plus souvent encore les *délires systématisés*, en particulier le *délire de persécution*. MOREL, LUCKEY y ont signalé également les *psychoses intermittentes et circulaires*, et DOUTREBENTE, qui a cité un cas remarquable de ce genre, est allé jusqu'à se demander si la *folie cyclique* et la *folie à double forme* n'étaient pas des psychoses de nature épileptique.

Ces diverses psychoses durables de l'épilepsie larvée sont très difficiles à reconnaître, parce qu'elles n'ont rien dans leur symptomatologie et dans leur évolution qui leur appartienne en propre. Tout au plus peut-on dire qu'elles affectent un caractère plus violent, plus impulsif et qu'elles sont sujettes d'autre part à des paroxysmes aigus plus ou moins réguliers et à des épisodes fréquents de confusion mentale. Il faut donc ne rien négliger ni de leurs particularités cliniques, ni de celles de l'état général, pour arriver au diagnostic. Dans bien des cas même, ce diagnostic ne deviendra évident que par la manifestation des accès convulsifs.

β) Les *psychoses transitoires et par accès* de l'épilepsie larvée se reconnaissent beaucoup plus aisément.

En règle générale, en effet, tout délire transitoire et par accès doit faire songer à l'épilepsie. Et cette hypothèse se transforme pour ainsi dire en certitude lorsque les accès de ce délire reviennent avec une certaine périodicité, sont identiques les uns aux autres et ordinairement suivis d'amnésie.

Quant à la forme de ces accès délirants à répétition, elle est essentiellement *hallucinatoire et impulsive*. Il s'agit le plus souvent d'une *crise maniaque*, violente et passagère, survenant brusquement, durant quelques heures ou quelques jours et disparaissant très rapidement, ou plutôt d'une crise de *confusion mentale hallucinatoire aiguë*, quelquefois même d'un véritable *somnambulisme*, d'un *état second*. A la suite, il y a d'habitude non seulement *amnésie* de la crise, mais encore *obnubilation crépusculaire* plus ou moins appréciable. Nous avons déjà dit cependant que ces crises délirantes ou impulsives, véritables équivalents de l'attaque, pouvaient être subconscientes, sub-mnésiques et même parfois conscientes et mnésiques.

b. *Psychoses de l'épilepsie convulsive*. — Les psychoses de l'épilepsie convulsive se distinguent tout naturellement en deux catégories, suivant qu'elles sont indépendantes des accès ou qu'elles font partie de leur processus.

α) Les *psychoses indépendantes des accès* ne relèvent pas toutes de l'épilepsie, il s'en faut. Beaucoup, dans le nombre, sont dues à un facteur surajouté : alcoolisme, dégénérescence, intoxication ou infection occasionnelle, etc. Elles revêtent alors, ainsi que cela a lieu dans toutes les associations psychopathiques (MAGNAN), des caractères en rapport avec leur étiologie.

Les psychoses interconvulsives d'origine épileptique sont de tous points analogues aux psychoses durables de l'épilepsie larvée ; elles affectent, comme elles, une forme variable et on peut leur appliquer exactement ce que nous avons dit plus haut de celles-ci.

β) Les *psychoses qui font partie de l'accès convulsif* sont presque toujours consécutives à l'accès. Avant, tout se borne le plus souvent à des troubles psychiques élémentaires. Les psychoses post-convulsives sont donc les véritables psychoses de l'épilepsie motrice.

La *psychose post-convulsive* peut se traduire par un accès de *mélancolie anxieuse* ou surtout *stupide* avec prostration, immobilité, hébétude, gâtisme, etc. Mais le plus souvent c'est sous la forme agitée qu'elle se manifeste, soit par un *délire hallucinatoire terrifiant*, soit même par un *délire aigu*.

Sous l'influence de leurs délires et de leurs hallucinations, qui font apparaître à leurs yeux les visions les plus horribles et les plus menaçantes, les malades sont dans un état d'agitation et de fureur indescriptible, d'où le nom de *fureur épileptique* donné depuis longtemps à cet état. C'est le moment où les épileptiques sont le plus dangereux. Ils sont hors d'eux-mêmes et prennent un aspect terrible. Vultueux, rouges, les yeux saillants, les forces décuplées, ils brisent, détruisent, frappent, dans l'excès de leur violence, tout ce qui se trouve devant eux ; ou bien ils s'enfuient de tous côtés, affolés, prenant les personnes qu'ils rencontrent ou qui les entourent pour des ennemis ou des êtres fantastiques, sur lesquels ils se ruent.

Cet accès aigu et souvent suraigu de *confusion mentale*, car il s'agit bien là de confusion mentale, éclate en général brusquement au sortir de l'accès convulsif ou, au maximum, dans les deux ou trois jours qui le suivent; il dure peu de temps, une semaine au plus, et se termine brusquement aussi, laissant après lui et une *amnésie lacunaire complète* et parfois de l'*obnubilation crépusculaire* avec amnésie de fixation qui se prolongent plus ou moins longtemps.

Il est probable que la psychose post-convulsive est due à des auto-intoxications secondaires provoquées par le shock convulsif. Les modifications quantitatives et qualitatives de l'urine à ce moment là, et la présence de l'albumine, qui y est si fréquente, corroborent cette manière de voir.

c. *Démence épileptique.* — Pour en finir avec les psychopathies épileptiques, nous devons signaler la *démence épileptique*, qui est la terminaison habituelle de toutes ces psychopathies.

Cette démence est plus ou moins hâtive, plus hâtive en tous cas que dans la plupart des états morbides, car l'épilepsie a une tendance particulière à affaiblir les facultés. Il va de soi, d'ailleurs, que cette démence survient plus vite chez les dégénérés, chez les alcooliques ou chez les malades à graves atteintes de psychose.

Chez certains sujets, cette démence peut revêtir de plus ou moins près l'aspect de la démence paralytique, au point de rendre le diagnostic parfois difficile. On trouve du reste chez ces malades des lésions de méningo-encéphalite diffuse (PÉON, RÉGIS, SÉGLAS, etc.).

2° **Diagnostic.** — Le diagnostic de psychose épileptique n'est, en général, pas difficile, quand la psychose s'accompagne d'accès; il est quelquefois très difficile, nous l'avons dit, quand l'épilepsie est larvée.

Les *impulsions* soudaines et instantanées, la *répétition* des mêmes faits avec les mêmes particularités, enfin et surtout l'*inconscience* et l'*amnésie* de la crise, sont, sauf les cas signalés plus haut, caractéristiques des psychoses épileptiques.

3º Pronostic. — Le pronostic des psychoses épileptiques est éminemment *variable*. Le malade peut en effet mourir en état de délire aigu post-convulsif. Le plus souvent, si aiguë qu'elle soit, la crise délirante guérit. Mais cette guérison n'est qu'apparente et momentanée, puisque la psychose a de grandes tendances à se reproduire et à prendre le type cyclique.

4º Traitement. — Le traitement des psychoses épileptiques est celui de l'épilepsie en général. Il consiste donc avant tout dans l'emploi prolongé des antinerveux et des antispasmodiques, du bromure en particulier qui reste malgré tout, bien qu'insuffisant, le meilleur agent médicamenteux du mal comitial et de toutes ses manifestations morbides.

En dehors de ce traitement, les psychoses épileptiques comportent leur traitement propre. Presque toujours elles nécessitent, par leur gravité et les actes dangereux auxquels elles entraînent, l'*internement*.

Suivant les cas, on aura recours aux *sédatifs*, aux *hypnotiques*, à l'*alitement* et surtout à la *médication antitoxique*.

ARTICLE II

HYSTÉRIE

Les troubles psychiques sont tellement importants et constants dans l'hystérie, « maladie psychique par excellence », comme a dit CHARCOT, que leur description détaillée et complète se trouve dans tous les Traités des maladies nerveuses et dans toutes les monographies consacrées à la névrose. Nous ne ferons donc que les résumer ici très succinctement en y distinguant : 1º les *troubles psychiques élémentaires*; 2º les *psychoses hystériques*. On trouvera d'autres détails dans les belles *Leçons cliniques* de PITRES sur l'hystérie, dans le rapport de BALLET sur les relations de l'hystérie et de la folie, les ouvrages de

Gilles de la Tourette et de Sollier, ainsi que dans l'article de Colin sur l'état mental des hystériques, du *Traité de pathologie mentale* de Ballet.

1º Troubles psychiques élémentaires. — Les *troubles psychiques élémentaires* comprennent ici : 1º *l'état mental dans l'hystérie* ; 2º les *idées fixes subconscientes* ; 3º les *hallucinations oniriques*. Nous laisserons de côté les troubles psychiques élémentaires liés aux attaques, en particulier les troubles psychiques de la phase prodromique, qui sont connus de tous.

A. ÉTAT MENTAL DANS L'HYSTÉRIE. — Il est des hystériques qui, tout en ayant des stigmates mentaux, ne présentent pas d'accidents mentaux (P. Janet), c'est-à-dire de troubles psychiques proprement dits. Il en est même chez qui l'impressionnabilité extrême de l'intelligence et de la sensibilité, résultat de la névrose, se traduit par des qualités supérieures d'esprit et de cœur, admirablement employées.

Ces déclarations préalables sont de nature à donner satisfaction à ceux qui, comme l'a fait récemment encore Colin dans son intéressant article du *Traité de pathologie mentale* de Ballet, protestent avec raison contre le tableau trop noirci et surtout trop généralisé qu'on fait habituellement de l'état mental des hystériques.

Il n'en est pas moins vrai que beaucoup d'hystériques ont un état mental à part, facilement reconnaissable, et qu'il convient, par suite, de le conserver dans les descriptions.

Dès le jeune âge, les futures hystériques — car nous parlons surtout ici des hystériques du sexe féminin — se font remarquer par des caractères particuliers. Ce sont, pour la plupart, des jeunes filles d'une grande vivacité intellectuelle, précoces à l'excès, impressionnables, coquettes, cherchant à fixer sur elles l'attention, habiles à feindre et à mentir, sujettes en outre aux terreurs nocturnes, aux rêves, aux cauchemars. L'hystérie une fois établie, l'état mental et moral de ses tributaires se caractérise principalement, du *côté de l'intelligence*, par une *mobilité excessive* qui fait que les malades n'ont aucun esprit de suite, aucune idée arrêtée, et que, tout en étant capables de déployer, à l'occasion, une intelligence cultivée, brillante, souvent caustique, elles sont absolument hors d'état de mener à bien une chose sérieuse. Avec cela une tendance très manifeste à la *contradiction*, à la *controverse*, aux idées paradoxales, à toutes les opinions et théories qui peuvent les distinguer et les mettre en évidence, comme aussi à l'*imitation*, à la *suggestibilité*, à l'*auto-suggestion*. *Moralement*, l'état est le même. *Caractère bizarre*, capricieux, fantasque, mobile à l'excès ; sensibilité très vive et hors de proportion avec les événements ; changements perpétuels et subits dans les sentiments, les affections ; enthousiasmes irréfléchis ; duplicité, mensonge, habileté à simuler, à tromper, à inventer, fourberie ; propension brusque et intempestive aux actes les plus pervers et les plus criminels, comme aux actions d'humanité, de bravoure et d'éclat les plus méritoires ; besoin constant de mouvement, de se donner en spectacle, d'occuper l'entourage, le public, la presse, et par conséquent, de provoquer des coups de théâtre ou de tisser les fils d'un roman inextricable ; rêves habituels, imagés, vivants, à type mystique, érotique, professionnel, zoopsique, très analogues à ceux des alcooliques et retentissant fréquemment sur la vie éveillée (PITRES, ESCANDE DE MESSIÈRES, TISSIÉ, etc.,) : tels sont les caractères principaux de l'état mental des hystériques, et qui peuvent se résumer dans ce fait que tout, chez elles, est *mobilité* et *contraste* : *idées, sentiments, affections, instincts* et *actes*.

Quant à l'excitation sexuelle, considérée pendant longtemps comme le signe pathognomonique de l'hystérie, il faut reconnaitre que son existence est loin d'être constante et qu'il y a souvent au contraire frigidité, avec ou sans pratiques anormales et perversions.

Tous ces troubles, qu'ils soient réunis au complet, ou, ce qui est plus fréquent, en partie seulement, révèlent en somme chez l'hystérique un manque absolu d'équilibre. Ils s'exagèrent presque toujours à l'occasion des divers événements de l'existence, surtout des grands processus de la vie génitale, comme grossesse, menstruation, ménopause.

Chez l'homme ils s'associent ordinairement à des symptômes de neurasthénie (CHARCOT, COLIN).

B. IDÉES FIXES SUBCONSCIENTES. — L'influence des idées fixes subconscientes dans l'hystérie est des plus considérables à la fois sur la mentalité, sur les sentiments, sur le caractère et sur les actes. Leur rôle a surtout été mis en lumière par P. JANET qui leur a consacré quelques-uns de ses remarquables travaux de psychologie pathologique. Ces idées fixes, nées dans le subconscient nocturne ou diurne du sujet et non agrégées à sa personnalité principale, d'origine « polygonale », comme dirait GRASSET, constituent des personnalités accessoires ou secondaires et déterminent des manifestations diverses, somatiques ou psychiques : anesthésies, hyperesthésies, paralysies, contractures, hémorrhagies, anorexie, insomnie, tics, obsessions, impulsions, hallucinations, délires.

Il convient d'être très averti en ce qui concerne ces idées fixes subconscientes, et y songer chez les hystériques toutes les fois qu'on se trouve en présence d'un tic, d'une obsession, d'une impulsion, d'une hallucination, d'un accès de délire. Ces phénomènes, en effet, sont tellement variables de forme et d'allure qu'ils peuvent parfaitement être méconnus dans leur mécanisme pathogénique.

En général, cependant, ils ont un début brusque ; ils ressemblent, par leur apparence consciente, aux délires vésaniques, mais ils en diffèrent complètement par l'impossibilité où se trouvent les malades d'expliquer et de s'expliquer à eux-mêmes le point de départ et le mobile, demeurés subconscients, de leurs actes pathologiques ; ils peuvent enfin s'éclairer complètement, au point de vue de leur genèse pathologique, dans l'état de somnambulisme ou d'hypnose susceptible aussi de les influencer favorablement.

C. HALLUCINATIONS ONIRIQUES. — Les hystériques sont très sujettes à des *hallucinations*, en dehors même de tout délire proprement dit.

Ces hallucinations sont essentiellement *oniriques*, c'est-à-dire qu'elles se produisent soit la nuit dans l'état intermédiaire entre

la veille et le sommeil, ou l'état de rêve, soit le jour dans un
état analogue. Elles consistent surtout en visions, en apparitions
colorées, mobiles, mais peuvent aussi affecter isolément ou
simultanément plusieurs sens, en particulier le sens génital. Les
malades ont souvent, à un degré variable, la notion du caractère pathologique de leurs hallucinations, et certaines peuvent
les provoquer à volonté, en fermant les yeux, ou en se plon-
geant dans le recueillement, la méditation, l'extase. Il n'en
est pas toujours ainsi cependant, et j'ai connu, entre autres,
une hystérique qui, dans la journée, suivait de chambre en
chambre, jusqu'à ce qu'elles disparussent à travers une porte,
les apparitions fantastiques qui surgissaient à ses yeux, croyant
que c'étaient des âmes.

Le type le plus fréquent de ces hallucinations isolées des hystériques est celui que j'ai décrit sous le nom d'*hallucinations
oniriques* ou du *sommeil* chez les *mystiques*. J'en rappelle ici les
principaux traits :

« Le sujet est endormi, à demi-éveillé ou plongé dans la
méditation. Une apparition surgit à ses yeux, clos ou non, le
plus souvent animée et céleste, mais toujours environnée d'une
clarté plus ou moins brillante. Quelle qu'elle soit d'ailleurs,
l'image ici n'est autre que le reflet fantastique d'une réalité
déjà vue ou conçue et les personnages surnaturels qui apparaissent, toujours à peu près les mêmes, répondent habituellement au type conventionnel des descriptions ou des effigies
qui les représentent.

« Il est rare que la scène se termine là. Même lorsqu'elle est
muette, en effet, il se manifeste des signes sensibles : mots tracés, gestes, attitudes, changements à vue des éléments de la
vision, comme dans les tableaux vivants, traduisant sous forme
d'énigmes plus ou moins claires la volonté d'en haut. Mais
presque toujours une voix s'élève et cette voix, après s'être fait connaître, dicte au malade dans la langue mystique et sybilline des
révélations, ce que le Ciel attend de lui à travers mille obstacles
et au péril même de sa vie, soit pour sa conversion, soit pour
l'évangélisation des foules, soit pour le bien de la religion et de
la patrie ; en un mot, elle lui révèle, suivant sa constante et

propre expression, la *mission* à la fois de souffrance et de gloire qu'il a désormais à remplir.

« D'habitude le mystique, humblement muet, recueille avec ferveur ces paroles qui lui serviront désormais de mot d'ordre et de but dans la vie. Parfois cependant il s'enhardit jusqu'à entrer en conversation avec l'apparition, et c'est alors, entre elle et lui, une série de questions et de réponses explicatives.

« Dans certains cas, *surtout chez les hystériques*, le rapprochement entre la créature et l'être surnaturel devient plus étroit ; il y a *possession*, avec sensation sexuelle désagréable s'il s'agit du diable, *incarnation*, avec sensation exquise s'il s'agit de Dieu. Enfin, surtout dans l'état extatique, le sujet n'est pas censé rester toujours immobile devant une scène qui se déroule à ses yeux ; souvent, il croit lui-même se déplacer et être transporté dans les sphères aériennes, où il est admis à voir de près la majesté de Dieu, les puissances du ciel ou des morts qu'il a connus. C'est le *ravissement* de l'extase.

« Dès que la voix s'est éteinte et que la communication est terminée, la vision disparaît et avec elle la clarté qui l'accompagnait. La fin de la vision peut d'ailleurs coïncider avec des phénomènes harmonieux d'un timbre céleste ou, lorsqu'il s'agit de démons, avec des bouffées de fumée et d'odeurs mauvaises, trahissant les hôtes de l'enfer.

« Lorsque ces hallucinations ont lieu pendant le sommeil, elles se dissipent plus ou moins brusquement au réveil ; lorsqu'elles ont lieu pendant le jour, l'occlusion et l'ouverture des paupières, provoquées ou volontaires, ont une influence sur elles ».

2° Psychoses hystériques. — Les psychoses hystériques peuvent être divisées en trois catégories : 1° les *délires liés aux attaques*; 2° les *délires en dehors des attaques*; 3° les *vésanies dans l'hystérie*.

A. DÉLIRES LIÉS AUX ATTAQUES. — Nous ne reproduirons pas ici la description, si bien tracée par CHARCOT et par ses élèves et aujourd'hui classique et connue de tous, du délire qui accompagne les attaques d'hystérie. Il nous suffira de rappeler qu'il s'agit essentiellement là d'un *délire de rêve*, à caractère nettement hallucinatoire dans la troisième phase ou phase des attitudes passionnelles, à caractère de souvenirs ou de récits monologués dans la quatrième période, d'où les noms de *délire sensoriel* et de *délire de mémoire* qu'on donne communément à l'un et à l'autre pour les distinguer. Au fond il s'agit d'un même délire, mais répondant à deux degrés différents de profondeur de rêve, les sujets dans la quatrième période étant simplement dans un état intermédiaire entre le sommeil et la veille. Un des délires les plus fréquents au sortir de l'attaque est le *délire ecmnésique* (PITRES), revêtant très souvent la forme du *puérilisme mental* de E. DUPRÉ (Soullard, 1905). Inutile d'ajouter que ces délires ont un retentissement plus ou moins marqué sur la vie consciente du sujet et qu'ils sont plus ou moins complètement amnésiques.

B. DÉLIRES EN DEHORS DES ATTAQUES. — Les délires hystériques qui se manifestent en dehors des attaques sont, pour nous, les plus intéressants et ceux qui méritent le plus d'attirer notre attention.

De ce qu'ils se produisent en dehors des attaques, cela ne veut pas dire qu'ils n'aient aucune relation avec elles ; au contraire, CHARCOT a montré et ses élèves ont confirmé que ces délires étaient presque toujours des *délires d'attaques* dans lesquelles les manifestations motrices étaient réduites au minimum ou faisaient même entièrement défaut, en un mot de véritables *équivalents psychiques* de l'attaque.

Nous pouvons reconnaître, parmi ces délires symptomatiques, plusieurs variétés, en particulier : le *délire somnambulique*, dont la manifestation la plus caractéristique est l'*automatisme ambulatoire* ou *fugue hystérique;* le *délire d'extase*, le *délire prophétique*, le *délire d'auto- et d'hétéro accusation*.

Nous nous bornerons, pour ne pas allonger indéfiniment cet article, qui est presque un hors-d'œuvre ici, à dire un mot des deux derniers. Nous avons d'ailleurs résumé plus haut, au paragraphe consacré à la séméiologie des *Impulsions*, les caractères distinctifs de la *fugue somnambulique hystérique* (p. 147). Quant au délire de l'extase, il demanderait, pour être décrit, même succinctement, une longue étude spéciale.

a. *Délire prophétique.* — Le délire prophétique, bien que

s'observant dans la folie, est surtout fréquent dans l'hystérie. En voici les principaux caractères, empruntés à la description que j'en ai tracée avec mon élève PROUVOST (1896) :

« Le délire prophétique hystérique se présente à l'état *isolé*, ou à l'état *épidémique* et naît soit spontanément, soit plus souvent par contagion. La crise, plus ou moins aiguë, débute absolument comme une crise d'hystérie, avec des prodromes identiques. Tantôt elle s'accompagne de phénomènes convulsifs et peut être considérée alors comme une véritable attaque d'hystérie dans laquelle la phase délirante et hallucinatoire occuperait une place prépondérante et presque exclusive ; tantôt elle a lieu dans un véritable état d'hypnose. Cet état d'hypnose est provoqué dans certains cas par une personne étrangère ou par le *barnum*; dans d'autres cas par le sujet lui-même qui, à sa volonté, peut entrer en crise par un moyen quelconque, soit en fixant simplement son regard, comme BERGUILLE, soit en le convulsant en haut, comme Mlle COUESDON. C'est ainsi qu'au bout d'un certain temps d'accoutumance et d'entrainement, les prophètes peuvent prophétiser à la demande de chacun, un nombre infini de fois par jour, au besoin.

« Dans tous les cas, la phase prophétique est essentiellement constituée par un état de *délire hallucinatoire*, toujours le même chez les mêmes sujets. Il consiste dans une communication des malades avec le personnage divin qui les inspire. Cette communication peut s'opérer de deux façons différentes :

« Dans l'une, le sujet sert uniquement d'intermédiaire entre le public et la divinité, entre l'interrogeant et l'interrogé. Souvent il *voit* la puissance avec laquelle il est en rapport, et cette apparition a les caractères des hallucinations visuelles des hystériques extatiques. Il peut avoir aussi des hallucinations des autres sens, mais ce sont les hallucinations auditives psycho-sensorielles qui dominent alors. Le prophète interroge la divinité qui l'inspire ; celle-ci, quand elle est bien disposée toutefois, lui intime sa réponse qu'il entend dans les deux oreilles ou dans une seule (hallucination unilatérale) comme une voix normale, et cette réponse il la communique à son tour aux intéressés dans le langage courant, parlant en son propre nom, ne faisant qu'*interpréter* la pensée d'en haut. Aussi sa formule habituelle est : « Dieu fait savoir, Dieu ordonne, Dieu dit... »

« Dans l'autre mode de communication la situation est toute différente. Ici, en effet, le sujet n'est plus un simple intermédiaire entre le public et la divinité; celle-ci s'empare de lui, le pénètre et parle par sa propre bouche : c'est une incarnation, une possession véritables. Dans ce cas, le sujet n'a pas d'hallucinations visuelles. En revanche, il peut avoir d'autres hallucinations, notamment des hallucinations de la sensibilité générale ou cénesthésiques, qui lui font éprouver, du fait de sa possession délirante, les sensations internes les plus diverses, quelquefois les plus voluptueuses. Ce qui domine, ce sont des hallucinations parlées, qui revêtent le type psycho-moteur verbal et non plus le type psycho-sensoriel.

Les malades n'entendent pas la divinité, personnage extérieur, parler à leur oreille; ils la *sentent en eux* formuler intérieurement une réponse qui s'exhale par leur bouche. La conséquence, c'est que leur personnalité disparaît plus ou moins complètement dans cette incarnation. On comprend dès lors comment la divinité, parlant elle-même, s'exprime à la première personne, et parfois tutoie les interlocuteurs (c'est le cas de Mlle Couesdon), interdisant à ceux-ci la réciproque ; comment, obligée de parler un langage céleste et non le langage vulgaire des humains, elle emploie ces formules sybillines, récitatifs plus ou moins étrangement cadencés, rimés et psalmodiés, faits de conseils, de menaces et de prédictions, élevés ou vulgaires, qui sont le langage favori des prophètes de tous les temps et de tous les lieux. On comprend enfin comment les sujets, dans cet étrange état psychique où leur moi est si profondément dissocié, peuvent parler en tant que divinité sans s'en rendre compte, même au moment où les paroles prophétiques s'échappent de leur bouche. »

Deux symptômes accompagnent et suivent habituellement la crise de délire prophétique : l'*insensibilité* et l'*amnésie*. Celle-ci seule est constante et plus ou moins absolue.

Il est inutile, pensons-nous, de discuter ici la valeur des prophéties des délirants que nous étudions. La réalisation des événements annoncés a lieu ou n'a pas lieu, ce qui est le cas le plus fréquent, suivant le pur hasard. Ainsi que le disait justement BOURDIN à ce sujet, en parlant de BERGUILLE : « Les prophètes d'occasion mettent la main dans un sac qui contient beaucoup plus de mauvais numéros que de bons ».

Ajoutons que c'est le public qui fait et défait pour ainsi dire les prophètes et que le meilleur moyen, par conséquent, de ne pas laisser s'aggraver et se propager les cas morbides de ce genre, c'est de séparer le sujet du public et le public du sujet, en un mot de faire autant que possible le silence autour de celui-ci. C'est juste le contraire de ce qui a lieu habituellement. De même, lorsque le délire prophétique a pris un caractère épidémique, le premier devoir des autorités et des médecins est d'isoler les uns des autres les co-délirants, de les disperser avec la prudence nécessaire, au besoin d'interner momentanément les plus malades. L'histoire montre que toutes les fois qu'on a agi ainsi, l'épidémie, attaquée dans son foyer, n'a pas tardé à s'éteindre.

b. Délire d'hétéro-et d'auto-accusation. — Un des délires les plus fréquents dans l'hystérie est le délire d'*hétéro-accusation*, c'est-à-dire le délire consistant à accuser d'autres personnes de méfaits, de délits, de crimes soit imaginaires, soit réels, mais qu'elles n'ont pas commis.

Toutes les dénonciations calomnieuses des hystériques ne sont pas, il s'en faut, délirantes, et il en est qui ont pour motif de leur part la malignité, la haine et comme une sorte de besoin de nuire, parfois. L'hystérique excelle dans ces machinations et elle y apporte une habileté, une astuce, un machiavélisme dangereux et redoutables. Souvent cependant l'hystérique est de bonne foi et si elle accuse, c'est qu'elle est dupe de son délire ou de ses hallucinations. CHARCOT, PITRES, CULLERRE et bien d'autres ont très justement attiré l'attention sur cette genèse de la dénonciation calomnieuse chez l'hystérique et il convient, par conséquent, de toujours l'avoir à l'esprit lorsqu'on se trouve en présence, dans la pratique, d'un fait de ce genre.

Ce qui prouve bien, du reste, que l'hystérique est parfois sincère en agissant ainsi, c'est que, dans certains cas, c'est elle-même qu'elle dénonce, malgré les risques qu'elle peut courir (délire d'auto-accusation). Il suffit de se rappeler les sorcières du moyen âge qui, tout en sachant le sort qui les attendait, n'hésitaient pas cependant à avouer leur présence à un sabbat purement hallucinatoire.

Il s'agit là d'hallucinations ou de délires oniriques, s'imposant aux malades comme une réalité.

E. Dupré et son élève Manet (1903) ont récemment attiré l'attention sur un état psychopathique plus complexe encore chez l'hystérique, état dans lequel la malade accuse à la fois une personne étrangère et elle-même de la perpétration d'un délit ou d'un crime, le plus souvent d'ordre génital. C'est ce qu'ils appellent le *délire d'auto-hétéro-accusation*.

C. Vésanies dans l'hystérie. — De même que nous l'avons fait pour tous les autres états morbides précédents, nous n'avons parlé ici que des psychoses ou délires hystériques, laissant de côté les *vésanies* chez les hystériques.

Il va de soi, naturellement, que les hystériques ne sont pas à l'abri des vésanies ordinaires et qu'on observe chez ces malades la *manie*, la *mélancolie*, les *délires systématisés*, notamment le *délire de persécution hypnophobique*, la *dégénérescence* et la *démence*. On peut même ajouter que, ici comme ailleurs, le terrain n'est pas sans influer sur la psychopathie et lui imprime des caractères rappelant le fond hystérique sur lequel elle s'est greffée.

Mais il ne s'agit pas là de *folie* ou de *dégénérescence hystériques*, à proprement parler. Il y a des *hystériques aliénés*, il y a des *hystériques dégénérés*; mais l'hystérie n'est pas plus une folie qu'elle n'est une dégénérescence mentale, au sens où nous entendons ce mot.

ARTICLE III

CHORÉE

1° Symptomatologie. — Nous envisagerons successivement dans la chorée : 1° les *troubles psychiques élémentaires;* 2° les *psychoses*.

A. TROUBLES PSYCHIQUES ÉLÉMENTAIRES. — a. *État mental dans la chorée.* — Les choréiques ont très souvent un état mental particulier, bien mis en lumière par MARCÉ, BERNDT, ROSAGUITI. BALL, ZIEMSSEN, etc.

Intellectuellement, les troubles principaux que l'on rencontre sont la diminution de l'attention et de la mémoire, surtout pour les souvenirs actuels (amnésie de fixation), la mobilité des idées, l'hébétude, la torpeur. Moralement, les troubles portent principalement sur le caractère qui se modifie, s'altère. La plupart des malades deviennent impressionnables, émotifs, irascibles, impatients, disputeurs, emportés et même violents.

b. *Hallucinations.* — Les hallucinations, très fréquentes dans la chorée, ont été admirablement décrites par MARCÉ (1860). La description de MARCÉ a été confirmée depuis par nombre d'observateurs, en particulier par BERGERON (1861), THORE (1865), DELASIAUVE (1869), RITTI (1873), DIGOY (1890), etc.

Ces hallucinations sont surtout *visuelles;* elles surviennent principalement le soir, dans l'état d'assoupissement intermédiaire entre la veille et le sommeil, et se prolongent très souvent pendant l'état de rêve. Elles peuvent aussi se produire le matin au moment du réveil et pendant le jour, quand le malade ferme les yeux.

Ces visions sont généralement *terrifiantes :* les malades voient autour d'eux des fantômes, des figures fantastiques, des croix, des cercueils, des cimetières, ou encore des animaux qui grimpent sur leur lit, se cachent dans leurs rideaux et reparaissent un instant après.

« Dans certains cas, ajoute MARCÉ, ce sont, au contraire, des figures amies, des parents qui sont le sujet de ces visions, mais ils apparaissent très malades, à l'agonie ou dans mille positions pénibles.

« Lorsque la chorée a éclaté à la suite d'une vive frayeur, souvent l'objet qui a si vivement frappé l'attention détermine la nature de l'hallucination.

« Lorsque les malades ouvrent les yeux, les visions persistent pendant quelque temps encore, et souvent en changeant de forme et d'aspect, puis elles finissent par disparaître, et reviennent de nouveau dès que les paupières s'abaissent, pour se reproduire sous forme de rêves, même au milieu d'un profond sommeil. Il en résulte pour les choréiques beaucoup d'inquiétude et d'angoisse ; ils s'endorment avec peine et éprouvent alors un vif sentiment de terreur qui se traduit par des cris, de l'agitation, etc. Lorsque c'est pendant le rêve que ces hallucinations surviennent, on voit ces réveils en sursaut, ces cris, ces cauchemars observés depuis longtemps chez les choréiques mais dont on n'avait pas encore suffisamment cherché le point de départ. »

Il est facile de voir, par cette description même de Marcé, que les hallucinations des choréiques sont des *hallucinations oniriques*.

Déjà Marcé avait été frappé de leur similitude avec celles des hystériques et insista sur ce point. Aujourd'hui nous pouvons aller plus loin et dire que les hallucinations des choréiques ont tous les caractères des hallucinations des états d'intoxication, notamment de celles de l'alcoolisme. Cela est déjà une présomption en faveur de la nature toxique des troubles psychiques de la chorée, opinion que j'ai soutenue avec mon élève Rousseau (1896), comme Möbius l'a fait de son côté en Allemagne (1892).

Cela achèvera de ressortir des caractères présentés par les psychoses choréiques.

B. Psychoses choréiques. — On a, jusqu'ici, parlé de « folie choréique », distinguée en « manie » et « mélancolie ». J'estime qu'il faut aujourd'hui parler de *confusion mentale*, car c'est la confusion mentale, avec ses diverses variétés, qui constitue la psychose ordinaire de la chorée.

a. *Confusion mentale agitée aiguë, délire aigu.* — En dehors de l'état mental et des hallucinations ci-dessus indiquées, Marcé a décrit, chez les choréiques, un état d'*agitation aiguë*. Cet état d'agitation aiguë n'est pas autre chose qu'une *confusion mentale aiguë hallucinatoire* allant parfois jusqu'au *délire aigu*. Tantôt, remarque Marcé, il apparaît dès le début de la chorée avec une violence telle qu'il peut masquer les convulsions choréiques ; tantôt, et le plus souvent, il vient compliquer une chorée déjà existante.

Au point de vue de la forme, c'est, dans certains cas, l'agitation qui domine : le délire est incohérent, d'une violence effrayante, accompagné de cris rauques et inarticulés, de paroles sans suite, d'actes absolument désordonnés. D'autres fois, le délire se rattache d'une manière plus intime et plus visible aux hallucinations terrifiantes, dont l'exagération même lui donne naissance. L'état général est des plus graves ; le pouls dépasse 120 pulsations, la peau est brûlante, la langue sèche ; il y a du mâchonnement, de la sputation, une agitation terrible, des convulsions, du décubitus aigu. A ce degré, la guérison peut avoir lieu, mais elle est rare et on observe alors soit un reliquat d'idées délirantes, soit, comme après les infections graves, une hébétude profonde avec amnésie. Le plus souvent, les malades succombent au milieu de formidables accidents ataxiques qui se terminent en général par un coma profond. A l'autopsie, on trouve des lésions de méningite aiguë.

Il est impossible de ne pas être frappé de l'identité de ces caractères de la manie choréique indiqués par MARCÉ, avec ceux du délire infectieux. Toutefois, comme à cette époque l'hypothèse de la nature infectieuse de la chorée n'avait pas encore été émise, MARCÉ rattachait ces troubles psychiques aigus et leurs lésions à des accidents cérébraux de rhumatisme articulaire aigu.

b. *Confusion mentale avec stupeur*. — La psychose choréique peut se manifester non seulement sous forme de confusion mentale hallucinatoire agitée, de délire aigu, mais encore sous celle de *confusion mentale avec torpeur* plus ou moins prononcée ou même *stupeur*.

Cette confusion mentale avec stupeur est, je crois, assez fréquente. Le cas que j'ai publié en 1890 en est un exemple typique. Il y a lieu d'étudier de plus près cette forme et de rechercher si elle n'est pas susceptible, en raison de ses caractères et de l'âge habituel des sujets atteints, de se terminer parfois par la *démence précoce*. Ce qu'il y a d'important, c'est que, dans cette forme stupide comme dans les formes agitées, les hallucinations sont dominantes et offrent le même caractère terrifiant. Le malade de mon observation en a fait lui-même une description des plus précises et des plus curieuses.

2° Pathogénie. — Les indications qui précèdent, bien que résumées, ne permettent plus de considérer les troubles psychiques des choréiques comme relevant de leur tempérament nerveux (SÉGLAS, 1887), de la dégénérescence (JOFFROY, 1885, 1891, 1892, 1893, et BRETON, 1893), de la puberté, produisant par son action sur deux régions différentes du système nerveux : une folie musculaire (chorée) et une folie psychique (manie) (MAIRET, 1889).

Il est de toute évidence que, depuis l'asthénie et l'hébétude des malades légèrement troublés dans leur état mental jusqu'à la confusion hallucinatoire aiguë, le délire aigu, la stupeur, en passant par les hallucinations oniriques, il s'agit là de troubles psychiques nettement toxiques.

Il y a là, ainsi que l'a fort bien vu MÖBIUS, un argument de plus à l'appui de la théorie infectieuse de la chorée. Et si, suivant l'idée de MAIRET, les troubles psychiques de la chorée sont dus, de même que ses troubles moteurs, à la puberté, il est permis de supposer que ce processus climatérique agit ici, comme on le suppose pour la démence précoce, par la voie de l'auto-intoxication.

3° État mental dans la chorée chronique ou de Huntington. — Les descriptions ci-dessus s'appliquent spécialement à la chorée vulgaire ou chorée de SYDENHAM. Mais les autres formes de chorée peuvent s'accompagner aussi de troubles psychiques.

La plus intéressante à ce point de vue est la *chorée chronique* ou *chorée de Huntington*. Les troubles psychiques y sont en effet pour ainsi dire constants, prédominants, héréditairement primaires, comme dit ROSSI (1904), les mouvements choréiques n'étant que secondaires. Ces troubles consistent essentiellement dans un *affaiblissement progressif* de l'intelligence, aboutissant parfois à une *démence* absolue.

Leur début est lent ; ils s'ouvrent par de la tristesse, des préoccupations hypocondriaques. Puis un affaiblissement croissant des facultés se manifeste, auquel il se joint, dans certains cas, de la *mélancolie*, des *idées de suicide*, de l'*irritabilité*, de la *tendance à la violence*, plus rarement des idées *de persécution*, de *grandeur*, des *hallucinations*.

Parfois l'état représente plus ou moins exactement le tableau du *syndrome paralytique*.

On ne saurait mieux caractériser l'état mental de la chorée chronique par rapport à celui de la chorée de SYDENHAM, qu'en le comparant à ce qu'est l'état mental de l'alcoolisme chronique vis-à-vis de celui de l'acoolisme aigu.

LIVRE TROISIÈME

PRATIQUE PSYCHIATRIQUE

Après avoir exposé, dans les deux livres précédents, la pathologie mentale, générale et spéciale, nous résumerons dans ce troisième et dernier livre les principales applications de la pathologie mentale à la pratique, subdivisées en deux parties : 1° la *pratique médicale*; 2° la *pratique médico-légale*.

PREMIÈRE PARTIE

PRATIQUE MÉDICALE

La pratique médicale de la psychiatrie comprend : 1° le *diagnostic*; 2° le *traitement*; 3° *l'assistance des aliénés*.

Il ne s'agit ici bien entendu, pour ce qui est du diagnostic et du traitement, que d'indications générales, les indications spéciales à chacun des états psychopathiques ayant été formulées avec sa description.

CHAPITRE PREMIER

DIAGNOSTIC

De même que le diagnostic, dans la pratique médicale ordinaire, se compose de deux éléments distincts : *l'étude des commémoratifs* et *l'examen du malade*, de même et plus encore, en psychiatrie, il est indispensable de se renseigner sur les antécédents du sujet avant de procéder à son interrogatoire et à son examen direct.

Mais, tandis que dans la clinique médicale, le malade peut habituellement et même mieux que personne donner les renseignements qui sont utiles au médecin pour arriver au diagnostic, dans la clinique mentale il en est tout autrement et force est le plus souvent de puiser les anamnestiques à une autre source. Beaucoup d'aliénés en effet ne peuvent fournir la moindre indication sérieuse sur leur passé : les uns, comme les dégénérés inférieurs et les déments, parce qu'ils en sont incapables; d'autres, comme les maniaques agités, parce qu'il est impossible de fixer leur attention ; quelques-uns, comme les mélancoliques, parce qu'ils présentent un mutisme plus ou moins absolu; d'autres enfin, comme les persécutés, parce qu'ils sont réticents et qu'ils se défient de chacune des questions qu'on leur pose.

C'est donc, à moins d'impossible, une faute que d'aborder directement l'aliéné sans informations préalables, et avant d'en arriver là, il convient d'interroger sa famille ou quelqu'un de ceux qui le touchent de plus près. On recueillera de cette façon des indications précieuses, capables de faciliter de beaucoup le problème à résoudre.

Nous allons examiner successivement les deux parties qui concourent à l'établissement du diagnostic en psychiatrie. Nous les résumerons ensuite en tableaux synoptiques.

§ 1. — COMMÉMORATIFS OU ANAMNESTIQUES

Les renseignements à recueillir auprès des parents ou des proches comprennent : 1° *l'étude de la famille*; 2° celle des *antécédents personnels du malade*. Comme ils roulent le plus souvent sur des points d'une extrême délicatesse, le médecin, en les demandant, doit se montrer discret, réservé, user des plus grands ménagements, et faire comprendre aux personnes qu'il interroge que tous ces détails, loin d'être superflus, peuvent avoir, au contraire, une importance majeure. Malgré tout, il ne faut pas oublier que les données que l'on obtient ainsi sont loin d'être l'expression exacte de la vérité. Soit par une ignorance de bonne foi, soit plus souvent encore par un sentiment de répugnance et de fausse honte très commun dans le monde, les familles trompent fréquemment le médecin sur la question des antécédents héréditaires. Aussi, peut-on, d'une façon générale, considérer comme au-dessous de la vérité les demi-aveux que l'on recueille à cet égard.

1º Étude de la famille. — Dans l'étude de la famille, il ne faut pas se borner uniquement à se renseigner sur le père et la mère du malade, c'est-à-dire sur ses ascendants directs. Il faut également se renseigner sur ses collatéraux et ses descendants, et remonter dans l'ascendance jusqu'aux grands-parents. Il convient donc de s'informer si parmi les générateurs, paternels ou maternels, comme chez les descendants ou les collatéraux, il n'a pas existé de cas bien avérés *d'aliénation mentale, d'affections cérébrales, de maladies de la moelle, de névroses, d'alcoolisme, d'intoxications, de suicide, de vices anormaux ou de criminalité, de surdi-mutité, de consanguinité, d'avortements, de mort-naissances, de mortalité infantile, de diathèses* en général (tuberculose, arthritisme, cancer, syphilis) ou, tout simplement, des cas *d'excentricité* ou *d'organisation psychique défectueuse;* car, ainsi que l'a fait justement remarquer MOREL, très souvent la folie ne naît pas directement de la folie, mais bien d'une prédisposition qui ne s'est traduite chez les ascendants que par une simple bizarrerie dans le caractère, par une tendance insolite à la tristesse ou à l'excitation.

A ces renseignements, il faut en joindre certains autres dont la connaissance n'est pas sans intérêt. Ainsi, il est bon de savoir, quand on le peut, si le malade n'est pas un enfant naturel, si, à l'époque de sa conception présumée, ses parents étaient jeunes ou vieux, s'ils étaient sous l'influence d'une excitation alcoolique, de la convalescence d'une maladie longue et grave, d'un épuisement quelconque, etc., etc. Il est, en effet, très important de spécifier la nature des affections ou des particularités morbides qui ont pu exister dans la famille, car tous les genres de psychopathies n'ont pas la même origine et ne reconnaissent pas la même hérédité. C'est ainsi que certaines variétés de folie telles que la folie à double forme, le suicide, etc., proviennent souvent d'une forme semblable chez les ascendants, tandis que, dans les autres, l'hérédité est, en général, dissemblable.

L'importante question de l'hérédité résolue, non seulement dans son existence proprement dite, mais encore dans tous ses caractères de multiplicité, de complexité, de forme, etc., il importe aussi d'étudier la famille du malade dans sa constitution générale, dans les principales manifestations de sa vie, dans ce que nous avons étudié, avec BALL, sous le nom de *caractères biologiques* de la famille. Les principaux de ces caractères sont : la *longévité* ou durée de la vie, *plus longue* en général dans les familles d'aliénés ; la *natalité* ou chiffre moyen des naissances, *plus élevée* également dans les familles d'aliénés, surtout chez les alcooliques et les cérébraux ; la *vitalité* ou puissance de vie, *moindre* au contraire, surtout au bas âge et pendant la gestation chez les paralytiques généraux, comme chez les syphilitiques, dans le bas âge chez les alcooliques. On peut trouver là certains indices, certaines particularités qui trahissent la tare héréditaire et démontrent manifestement la dégénérescence et la forme de la dégénérescence qui pèse sur la race.

2° Antécédents du malade. — La famille du malade connue, aussi bien sa descendance que son ascendance, il faut *se renseigner sur son propre compte*, et cela depuis l'époque de sa naissance jusqu'à l'heure même où l'on est appelé auprès de lui. Cette enquête comprend donc deux termes bien distincts : 1° *histoire du sujet jusqu'à sa maladie* ; 2° *histoire de sa maladie*.

a. *Histoire du sujet jusqu'à sa maladie.* — Il importe de s'enquérir rapidement de tous les faits saillants de la vie du sujet, de son *âge*, de son *état civil*, de sa *constitution physique, intellectuelle et morale*, de sa ressemblance, à l'un de ces points de vue, avec tel ou tel de ses ascendants, de son degré d'*instruction*, de ses *sentiments affectifs*, de son *caractère*, de ses tendances au point de vue *religieux*, de ses *instincts*, de ses *goûts*, de ses *habitudes* et de ses *penchants* ; demander s'il est *nerveux* et *impressionnable* ; à quelle époque est survenue la *puberté* et de quelle façon elle s'est accomplie : si c'est une femme, comment se comportent les *règles*, si elles sont supprimées, difficiles ou normales, si leur retour périodique s'accompagne de troubles nerveux ou psychiques, s'il y a eu plusieurs *grossesses* et comment elles se sont passées, avec leur résultat au point de vue des enfants; s'informer si le malade n'a pas été ou n'est pas atteint encore de quelque *affection grave* (méningite, convulsions, fièvre typhoïde, affection viscérale ou diathèse quelconque, surtout accès antérieur d'aliénation mentale); s'il n'a pas eu de traumatisme, en particulier de *traumatisme cranien*; s'il n'a pas commis d'*excès vénériens* ou *alcooliques*; s'il n'a pas abusé du tabac, de la *morphine* ou de quelque autre poison; si sa profession ne l'expose pas à quelque *intoxication* ou à quelque inconvénient sérieux; s'il n'a pas subi quelque *shock moral*: deuil cruel, revers de fortune, joie inattendue; s'il a passé subitement d'une vie active à une vie de repos, ou inversement, etc., etc.

En un mot, il ne faut laisser aucun point dans l'ombre et tâcher d'arriver exactement à la connaissance des antécédents du sujet.

b. *Histoire de la maladie*. — Passant alors à la maladie qu'il s'agit de déterminer, il faut interroger les parents sur sa *cause* ou ses causes probables, morales ou matérielles: la *date* et le *mode* de son *début*, ses *premières manifestations intellectuelles et physiques*, la *marche* qu'elle a suivi depuis son origine; s'enquérir de la *conduite actuelle* du patient, de la *nature de ses idées*, de ses *discours*, de ses *sentiments*, de ses *actes*; s'informer de l'*état de ses fonctions organiques*, surtout de ses fonctions *digestive* et *génitale*, et, avant tout, de son *sommeil*.

Toutes les fois qu'on le peut, on doit se faire aussi présenter des *écrits* du malade et les comparer à d'autres de ses écrits, pris à diverses époques antérieures. Les autographes des aliénés méritent en effet de fixer toute l'attention du médecin, car ils révèlent souvent leur état morbide, soit au point de vue de la *forme*, comme représentation graphique, soit au point de vue du *fond*, comme mode d'expression des idées (troubles calligraphiques et psychographiques de JOFFROY).

L'interrogatoire de la famille terminé, on se trouve déjà en possession de renseignements précieux qui permettent dès lors de procéder avec fruit à l'examen du malade lui-même.

§ 2. — Examen du malade

1° Entrée en matière. — Il peut arriver qu'on ait affaire à un malade *alité*, avec plus ou moins de *fièvre* ou atteint d'une affection viscérale aiguë compliquée de délire ; dans ce cas, on peut l'aborder comme un malade ordinaire, et le diagnostic consiste d'une part à déterminer l'affection somatique, d'autre part à spécifier la nature du délire qui l'accompagne.

Le plus souvent il s'agit d'un *aliéné* qui continue, dans une certaine mesure, à aller et venir, à vivre de la vie commune, et qui est encore susceptible de comprendre ce qui se passe autour de lui et de soutenir une conversation. C'est donc surtout ce cas qu'il nous faut avoir en vue, dans notre étude.

Beaucoup d'aliénés se considérant comme très bien portants, le médecin est loin de pouvoir toujours procéder librement à leur examen. C'est un tort cependant que de se prêter dans ce cas aux combinaisons et aux artifices de toute sorte proposés par les familles. On ne fait jamais au complet l'examen mental d'un individu quand on ne se présente pas nettement à lui en médecin. Le seul subterfuge dont on puisse user à la rigueur, c'est de feindre d'être venu pour une autre personne de la famille (femme, enfants, etc.) ; la santé de cette personne, dont on lui parle d'abord, est un sujet de conversation très propice qui permet de le conduire tout naturellement, et presque à son insu, sur le terrain de sa propre santé.

2° Inspection du sujet. — Une fois en présence du malade, il faut éviter de l'attaquer de front et de l'interroger brutalement sur l'objet de son délire. L'entretien ne doit donc porter tout d'abord que sur des questions insignifiantes et d'ordre banal. On profite d'ailleurs des premiers instants pour se livrer à *l'inspection du sujet*, pour juger l'ensemble et les détails de son état physique qui peut fournir les indications les plus précieuses et qui même, dans certains cas, éclaire à lui seul le diagnostic. C'est ainsi que la microcéphalie, le prognathisme, le déplissement des oreilles, la surdi-mutité, la blésité et, en général, les malformations et les arrêts de développement, sont l'indice d'un état de dégénérescence ; l'asymétrie excessive de la face avec traces de chutes sur le front fait songer à l'épilepsie ; l'hémiplégie dénonce la démence apoplectique ; l'embarras de la parole à lui seul, à plus forte raison lorsqu'il s'accompagne de tremblement et d'inégalité des pupilles, suffit, le plus souvent, pour faire reconnaître la paralysie générale ; le tremblement très marqué des mains révèle l'alcoolisme ; l'agitation, les actes désordonnés, les cris incessants, l'incohérence, l'animation de la face et du regard dénotent la manie ; la dépression, l'accablement, l'immobilité, l'abaissement de la tête, la couleur violacée des téguments, l'odeur infecte de l'haleine, la mimique anxieuse, la torpeur, la stupidité, les grimaces, la catatonie identifient la confusion mentale et la démence précoce ; les cicatrices dans certains lieux de prédilection, notamment à la tête, au cou, témoignages accusateurs d'une ou de plusieurs tentatives de suicide, indiquent la mélancolie ; l'attitude sombre, hautaine, méfiante d'individus aux yeux fixement ouverts et méchants, trahit le persécuté halluciné ; l'étrangeté du costume, l'arrangement spécial de la tête, de la coiffure et de la barbe, les rubans de couleur, les médailles et chapelets portés d'une façon ostensible, l'attitude majestueuse et digne trahissent la folie systématisée, surtout la mégalomanie, etc., etc. La seule inspection physique, qu'on néglige trop, le plus souvent, révèle donc des particularités intéressantes qui, aidées des renseignements déjà acquis, suffisent parfois pour fixer complètement l'observateur. Il est bon, en même temps, de jeter un coup d'œil sur l'*appartement* du malade, qui, dans sa disposition générale, comme dans l'arrangement de certaines parties, de certains meubles ou objets accessoires, présente, parfois, des indices caractéristiques d'un dérangement d'esprit et de sa nature.

3º Manière d'interroger. — Pendant ce temps, la conversation a fait du chemin, et on s'est emparé peu à peu de l'esprit du sujet, au point de *l'amener progressivement sur le terrain de son délire*. Arrivé là, il n'y a plus de ligne de conduite invariable à suivre, pas plus qu'il n'existe un ordre méthodique de questions à poser. Tout est subordonné à la nature de la maladie et à l'attitude du malade. Aussi peut-on établir en principe que *le cours de la conversation ne saurait être arrêté d'avance et consister dans une série de questions toutes faites et posées dans un ordre déterminé*. Le médecin, sans perdre un instant de vue son objectif, *doit laisser parler le sujet* et l'écouter sans l'interrompre lorsqu'il dit des choses utiles, le ramener au contraire à la question lorsqu'il s'en écarte, l'interroger au besoin par des demandes nettes, précises et tendant droit au but. On arrive ainsi à éclaircir tous les points du problème et à pénétrer jusqu'aux idées, jusqu'aux sentiments les plus intimes et les plus secrets de l'aliéné.

4° Recherche des signes d'infirmités psychiques (dégénérescence, démence). — Quel que soit le cas qui se présente, il ne faut jamais oublier qu'on a deux choses essentielles et bien distinctes à envisager : 1° l'état du *fonds intellectuel*, c'est-à-dire l'intelligence au point de vue *quantitatif* ; 2° l'état du *fonctionnement intellectuel*, c'est-à-dire l'intelligence au point de vue *qualitatif*. L'étude du premier point servira à indiquer si les facultés psychiques du malade sont *normalement développées ou intégralement conservées*, c'est-à-dire s'il y a ou s'il n'y a pas *infirmité psychique, congénitale* ou *acquise* ; l'étude du second point précisera si les facultés, normalement constituées ou non, *travaillent à faux*, c'est-à-dire s'il y a *maladie psychique* ou *psychose* et de quel genre.

Pour mesurer, au point de vue *quantitatif*, le niveau mental du sujet, on doit prendre pour terme de comparaison soit le niveau moyen des individus de même âge et de même condition dans le cas de *dégénérescence*, soit son propre niveau antérieur dans le cas de *démence*, et y rapporter l'état que l'on constate, en se servant comme moyens de mensuration de questions diverses, de souvenirs évoqués, de dates et de calculs, de quelques lignes qu'on fait écrire, d'appréciations littéraires, philosophiques ou morales que l'on provoque, et qui permettent de juger du fonds de l'intelligence, et surtout de l'état de la mémoire, de l'idéation, du raisonnement, du jugement et du sens moral. Ce point important du problème acquis, et il est le plus souvent facile de l'élucider, à moins que le degré de débilité d'esprit ou de démence soit très peu marqué, on cherche à résoudre le second point qui consiste à savoir si le malade est atteint de psychose et de quel genre.

5° Recherche des symptômes de maladies psychiques ou psychoses (généralisées, systématisées). — Les renseignements qu'on a recueillis de la bouche de la famille, joints à ceux qu'on a tirés soi-même de l'inspection du sujet et des questions qu'on lui a posées, ont déjà permis de s'assurer s'il est réellement atteint d'un trouble mental. L'existence chez lui de *délire*, *d'hallucinations*, *d'illusions*, *d'obsessions*, *d'impulsions*, de *troubles de la conscience* et de la *personnalité*, permettra de dire s'il présente soit à l'état isolé, soit groupés en maladie, les grands syndromes constitutifs des psychoses.

La réalité de la *psychose* constatée, il reste à en déterminer le *genre* : a) *psychose généralisée* (1° avec excitation ou manie ; 2° avec dépression ou *mélancolie* ; 3° avec confusion ou *confusion mentale*) ; b) *psychose systématisée*. On précise ensuite l'espèce, variété ou *degré*, et, dans le cas d'une psychose généralisée, particulièrement d'une confusion mentale, si elle est *symptomatique* d'un autre état morbide, par exemple d'une exo-intoxication, d'une auto-intoxication ou d'une infection. C'est là un complément indispensable du diagnostic qu'on ne peut résoudre d'une façon satisfaisante qu'en ayant bien présents à l'esprit les symptômes fondamentaux des états psychopathiques et la façon dont ces symptômes s'enchaînent pour constituer les diverses formes de psychoses. Ainsi, un trouble général de l'activité, *excitation* ou *dépression*, dénote un état de *manie* ou de *mélancolie*, tandis que l'absence de ce trouble général indique la *folie partielle* ou systématisée ; de même la mobilité dans les idées, l'incohérence, les illusions sensorielles et mentales, l'excitation désordonnée des discours et des actes caractérisent la *manie aiguë* ; les conceptions délirantes tristes, les idées de culpabilité, d'humilité, de ruine, de damnation, de perdition, les hallucinations, le refus de parler, de manger, de bouger, les idées de suicide sont le propre de la *mélancolie*; le délire systématisé cohérent, soit de persécution, soit de mysticisme, les hallucinations de l'ouïe et les troubles de la sensibilité générale, la réticence, les impulsions appartiennent aux *folies partielles*, etc., etc. : en un mot, pour distinguer les uns des autres, dans la pratique, les divers genres de psychoses, il faut nécessairement connaitre les principaux symptômes de chacun d'eux.

Il nous parait inutile de rappeler que, quel que soit l'état du malade, il convient de le traiter toujours avec la plus grande politesse et les meilleurs égards, car, pour si profondément atteints qu'ils soient, les aliénés sont toujours sensibles aux procédés d'urbanité et aux marques de déférence qu'on leur prodigue. C'est du reste en grande partie par ce moyen qu'on arrive à capter leur bienveillance et à s'emparer de leur esprit, but principal auquel on doit tendre.

Je n'ai pas besoin d'ajouter que, dans aucun cas, on ne doit faire consister la partie principale de l'interrogatoire dans ces questions et moyens d'enquête sans portée suffisante auxquels le public et certains magistrats attribuent bien à tort la valeur d'un véritable *criterium*, et qui consistent dans de simples interrogations sur le cours du temps ou la valeur respective de diverses pièces de monnaie. On sait en effet que, pour certaines personnes, dire son âge, le mois de l'année où l'on se trouve, reconnaitre les gens et indiquer exactement la valeur monétaire d'une pièce d'argent et de billon, c'est prouver clairement qu'on n'est pas aliéné.

6° Mutisme, réticence, dissimulation. — Il arrive parfois au médecin de rencontrer un malade qui reste *volontairement muet* à toutes les questions, de sorte qu'après avoir épuisé tous les moyens en sa possession, il est forcé de s'avouer vaincu, et de renoncer à l'interrogatoire. Or, ce *mutisme* absolu, en clinique mentale, n'a rien qui doive surprendre ni surtout décourager, car il a, par lui-même, une valeur clinique, et s'il prive

des renseignements précieux fournis par les réponses de l'aliéné,
il constitue, en revanche, un véritable symptôme qui, bien que
négatif, ne laisse pas d'avoir sa signification.

Le mutisme, en effet, est une particularité spéciale à quelques
formes de psychoses, que son existence contribue, par conséquent, à révéler.

Ainsi, si on l'observe chez un individu fortement déprimé,
abattu, immobile, les yeux baissés, la tête inclinée sur la poitrine, et que rien ne parait émouvoir, on a presque sûrement
affaire à un aliéné atteint de stupeur, syndrome relevant soit de
la mélancolie, soit de la confusion mentale. Et le diagnostic se précisera si, en même temps, on constate chez le malade ces troubles de
la circulation périphérique, cette couleur violacée des téguments,
ce refroidissement des extrémités qui sont les indices extérieurs
de l'état mélancolique, ou bien le négativisme, la suggestibilité,
les attitudes cataleptoïdes qui caractérisent la catatonie.

Si, au contraire, le malade resté muet est un individu qui
prend à l'approche du médecin une attitude défiante, ombra-
geuse, qui se recule de lui, ou au contraire le regarde arrogam-
ment avec de grands yeux fixement ouverts, on peut être presque
certain qu'on a affaire à un halluciné atteint de *folie systématisée* et surtout de *délire de persécution*. Le plus souvent, d'ailleurs, en dépit de sa *réticence* voulue, il lui échappera quelques
phrases significatives, injurieuses ou typiques dans le genre des
suivantes qui suffisent à éclairer complètement le diagnostic :
« Vous le savez mieux que moi. — Je n'ai rien à vous dire. —
C'est mon affaire. »

A côté des réticents, il faut aussi songer aux *dissimulés*, c'est-
à-dire aux malades qui tout en répondant plus ou moins facilement, cachent soigneusement, dans un but quelconque, par
exemple pour obtenir une mise en liberté, leur délire. Ce sont
aussi, le plus souvent, des aliénés à délire systématisé et surtout des persécutés.

7° Durée de l'interrogatoire. — Le médecin qui interroge
un aliéné ne doit jamais se décourager des rebuffades qu'il peut
subir, ni rompre la conversation au moindre refus de répondre

qu'il éprouve. *En principe, l'interrogatoire des aliénés, celui sur-tout des raisonnants et des délirants systématisés, doit être pro-longé,* car ces malades demandent à être captés peu à peu ; le premier quart d'heure n'apprend pas souvent grand'chose, alors qu'une seule minute du second en apprend à elle seule bien davantage. Une heure n'est pas trop quelquefois. Contrairement à ce qu'en disent la plupart des auteurs, je crois donc qu'*il faut fatiguer l'aliéné* sans le pousser à bout, bien entendu. Quand il est suffisamment pressé, il se rend, parle sans ambages ni restrictions, et appartient vraiment à celui qui l'interroge. Aussi, lorsqu'on est arrivé à grand'peine au moment des confi-dences, ne *faut-il jamais abandonner la conversation et en remettre la fin à un autre jour,* car avec un aliéné, à moins qu'on ne l'ait confessé à fond, il n'est guère possible de reprendre l'entretien au point précis où on l'a laissé ; le plus souvent il devient nécessaire de recommencer en entier l'interrogatoire et d'obtenir à nouveau les aveux de la veille, avant de pousser plus loin les investigations. Ce n'est que dans des cas exceptionnels et lorsque l'examen de l'aliéné comporte une étude suivie et renouvelée, qu'on peut ainsi abandonner le bénéfice d'un inter-rogatoire à moitié fait pour le continuer plus tard.

8° Examen des fonctions organiques. — Après l'interro-gatoire du malade, il faut passer rapidement en revue ses divers appareils, comme on le fait en clinique ordinaire, parti-culièrement en clinique nerveuse, en insistant par conséquent sur la recherche des troubles de la *sensibilité,* de la *motricité,* de la *réflectivité,* et surtout du *sommeil.* Il faut procéder, toutes les fois que cela n'est pas absolument impossible, à un *examen rapide de ses grandes fonctions organiques,* en insistant davan-tage sur cet examen, si l'on soupçonne ou si l'on découvre un trouble viscéral susceptible d'avoir quelque relation avec le trouble mental. C'est surtout dans les formes de confusion mentale et de mélancolie, de même que chez les aliénés pré-sentant des illusions internes ou des sensations génitales, qu'il est nécessaire de se livrer à une étude minutieuse des grands appareils de l'économie.

9° Auto-observation du malade. — Lorsque l'interrogatoire et l'examen du malade sont terminés, le médecin doit
prendre congé de lui poliment, aimablement, en l'engageant,
s'il paraît y avoir utilité, à écrire lui-même son histoire. Ces
auto-observations d'aliénés sont le plus souvent, au point de vue
du diagnostic, des documents précieux. Il en est de même,
comme le montre à nouveau ROGUES DE FURSAC dans son récent
ouvrage (1905), de leurs *écrits* et *dessins*.

§ 3. — TABLEAUX POUR LE DIAGNOSTIC

Ma fréquentation quotidienne des élèves depuis vingt-cinq
ans m'a montré leur constant embarras en présence d'un aliéné
à examiner et d'un diagnostic psychiatrique à établir. Les
auteurs d'ouvrages spéciaux, rompus à ce genre de pratique, ne
se préoccupent peut-être pas assez de cet embarras, parfois
extrême et, en tout cas, ne se mettent pas toujours suffisamment à la place et à la portée des non initiés.

Aussi, beaucoup de praticiens et d'étudiants m'ont-ils souvent
demandé de dresser à leur intention des sortes de *tableaux-
guides*, clairs et concis, destinés à leur servir de plan et de fil
conducteur dans l'examen ou la prise d'observation d'un malade
atteint de psychopathie et dans l'établissement du diagnostic.

C'est pour répondre à ce désir que j'ai cru devoir faire suivre
ce chapitre de diagnostic de deux tableaux qui en sont pour
ainsi dire le résumé et le complément. L'un est un *plan général*
pour l'*examen* d'un malade en psychiatrie, susceptible d'être
utilisé dans tous les cas. L'autre est un *tableau-guide* permettant
une fois l'examen fait, d'arriver, d'après les constatations rele-
vées, au *diagnostic* de la classe, du genre, de la forme et de la
variété de la psychopathie en cause.

Ces deux tableaux peu compliqués et d'ailleurs perfectibles, s'ils
ne permettent pas au praticien et à l'élève d'identifier et de fixer
à son rang nosologique un psychopathe aussi facilement qu'ils le
feraient pour une plante à l'aide des classifications d'une flore,
ou pour un individu à l'aide du Bertillonnage, ne les en aideront
pas moins dans leur tâche souvent difficile, et c'est là l'essentiel.

J'ai cru devoir indiquer, dans ces tableaux, les pages du *Précis* auxquelles le lecteur pourrait avoir besoin de se reporter pour bien établir son diagnostic.

PLAN

POUR L'EXAMEN D'UN MALADE EN PSYCHIATRIE

I. — COMMÉMORATIFS OU ANAMNESTIQUES

1° Antécédents de famille

Ascendants directs (père, mère, grands-parents paternels et maternels).

Collatéraux (oncles, tantes, grands-oncles, grand'tantes, cousins, cousines, frères, sœurs).

Descendants (enfants, avec indications sur le conjoint).

Age actuel ou au décès, cause du décès.

Degré d'intelligence, équilibre mental.

Grossesses, accouchements, fausses couches, mort-naissances, morts en bas âge, etc.

Consanguinité. Maladies antérieures, surtout mentales, cérébrales, nerveuses, toxiques, infectieuses, diathésiques (folie, épilepsie, imbécillité, surdi-mutité, suicide, hystérie, tuberculose, cancer, arthritisme, artério-sclérose, alcoolisme, syphilis, etc.).

2° Antécédents du malade

Age. État civil.

Constitution physique, intellectuelle et morale. Degré d'intelligence, d'instruction. Caractère, goûts. Sentiments religieux. Sentiments affectifs, instincts, habitudes, penchants.

Enfance. Puberté. Règles. Grossesses. Accouchements. Lactation. Descendance.

Maladies antérieures (méningite, convulsions, fièvre typhoïde, maladies organiques et viscérales, accès antérieurs de folie, névroses, traumatismes, surtout crâniens).

Excès vénériens ou alcooliques; tabac, morphine, etc. Intoxication professionnelle.

Shocks moraux, deuils. Chagrins domestiques; revers de fortune. Surmenage. Passage brusque de la vie active à la vie de repos ou inversement.

3° Histoire de la maladie

Cause ou causes probables, morales ou matérielles.

Date et mode de début.

Premières manifestations, intellectuelles et physiques.

Marche suivie.

Conduite actuelle du malade. Nature de ses idées, de ses propos, de ses actes. État de ses fonctions somatiques, du sommeil.

Écrits actuels: comparaison avec écrits antérieurs, de diverses époques.

II. — EXAMEN DU MALADE

4° Inspection

Aspect général. Costume. Attitude. Expression. Voix. Mimique. Gesticulation. Grimaces. Tics.

Visage. Vue, regard. Cicatrices, etc.

Appartement.

TABLEAU-GUIDE POUR

	1° *Infirmités d'évolution* (Dégénérescence). (p. 493).	2° *Infirmités d'involution* (Démence). (p. 451).	1° *Exci*… (Man… (p. 2…
I. — PSYCHOPATHIES-INFIRMITÉS (Infirmités psychiques). (Altérations du fonds psychique).			
SYMPTÔMES PHYSIQUES	*Stigmates physiques* (anomalies : malformations : atrophies : hypertrophies : paralysies. etc.). Tête. Face. Oreilles. Voûte palatine. Dents. Organes génitaux. Membres. Mains et pieds, etc.	*Déchéance physique.* Artério-sclérose ; athérome. Lésions viscérales. Tremblement. Paralysies ; aphasies. Gâtisme.	*Excitation dé*… Agitation. Violence. Insomnie.
SYMPTÔMES PSYCHIQUES	*Stigmates psychiques* (anomalies : malformations). Lacunes. Arrêt de développement. Déséquilibration. Instabilité. Obsessivité. Impulsivité. Amoralité. Inaffectivité. Insociabilité.	*Déchéance psychique.* Affaiblissement intellectuel global. Amnésie progressive. Incohérence. Idées enfantines.	*Excitation dés*… Suractivité des… Hypermnésie. Association aut… idées, des m… Fuite des idées. Illusions. Incohérence. Lo… gorrhée).
DÉLIRES	Polymorphes. Des persécutés-mélancoliques. Systématisés aigus. D'interprétation. Raisonnants ou des persécutés-persécuteurs.	Diffus. Absurdes. Incohérents. Mobiles.	Pas de délire s… Idées de persé… ambitieuses,
FORMES ET VARIÉTÉS	1° *Dégénérés supérieurs dégénérescents* (p. 505). 2° *Dégénérés moyens dégénérés proprement dits* (p. 497). 3° *Dégénérés inférieurs* (monstruosités) (p. 449).	1° *Démence sénile* (p. 453). 2° *Démence apoplectique* (p. 679). 3° *Démence paralytique* (paralysie générale) (p. 681). 4° *Démence résanique* (p. 152, 232, 266, 273, 301, 377, 400).	1° *Manie aiguë*… b, subaiguë o… maniaque (p… 2° *Manie chroni*… 3° *Manie cycli*…
INDICATIONS SPÉCIALES			La manie et la… les *Psychoses*… variétés : a, … laire ou con… Les psychoses… psychoses d'e… sont formées… sion mentale…

...NOSTIC EN PSYCHIATRIE

II. — PSYCHOPATHIES-MALADIES (Psychoses).
(Altérations du fonctionnement psychique).

...CHOSES AVEC TROUBLE GÉNÉRAL		B. PSYCHOSE SANS TROUBLE GÉNÉRAL
2° Dépression (Mélancolie ou lypémanie). (p. 236).	**3° Torpeur** (Confusion mentale). (p. 285).	(Psychose systématisée progressive). (p. 374).
Aspect général et attitude tristes avec *dépression* ou avec *excitation* inquiète, anxieuse. Troubles viscéraux. Auto-intoxications, surtout abdominales.	*Aspect général d'indifférence, de torpeur, d'hébétude.* Céphalée. Insomnie ; somnolence. Agitation ou stupidité. Troubles des viscères, de la nutrition. Fièvre fréquente.	*Pas de troubles physiques.*
Tristesse muette ou *tristesse agitée, inquiète, anxieuse.* Troubles des perceptions sensorielles et cénesthésiques. Concentration pénible de l'esprit. Mutisme ou parole rare. Refus d'aliments. Tendance au suicide.	*Torpeur.* Obtusion ; désorientation. Confusion d'esprit. Amnésie de fixation.	*Hallucinations* sensorielles (ouïe, toucher, odorat, goût, exceptionnellement vue). Hallucinations psycho-motrices. Conservation de la lucidité, de la mémoire. Idées systématisées.
Délire triste : de culpabilité imaginaire ou d'auto-accusation, de déshonneur, de ruine, d'impuissance, de damnation, d'hypocondrie, de crainte de châtiments et de malheur, etc.	Délire onirique ou de rêve hallucinatoire, véritable état second ou somnambulique.	Délire limité, systématisé, logique, progressif, hallucinatoire.
1° *Mélancolie aiguë* (a, typique, anxieuse, avec stupeur; b, subaiguë ou dépression mélancolique) (p. 236, 261). 2° *Mélancolie chronique* (p. 264). 3° *Mélancolie cyclique* (p. 267).	1° *Confusion mentale simple* (a, asthénique ; b, délirante) (p. 286, 293). 2° *Confusion mentale aiguë* (a, délire hallucinatoire aigu ; b, stupidité ; c, délire aigu) (p. 305, 308, 310). 3° *Démence précoce* (a, hébéphrénique ; b, catatonique ; c, paranoïde) (p. 316, 325, 338, 340).	1° *Délire hypocondriaque* (p. 380). 2° *Délire de persécution, religieux, jaloux, érotique* (p. 382, 389, 395). 3° *Délire ambitieux* (p. 397).
...onstituent par leur association ...o-*maniaques* avec leurs deux ...e ou *intermittente*; b, *circu*- 271).		

...symptomatiques (p. 458), en particulier le grand groupe des
...ons p. 461), d'auto-intoxications (p. 497), d'infections p. 624).
...types de psychoses généralisées, notamment par la *Confu*-
...ses variétés (p. 285, 293, 305, 308, 310, 316).

2° SIGNES DES INFIRMITÉS PSYCHIQUES

A. SIGNES OU STIGMATES DE DÉGÉNÉRESCENCE (p. 188) :

1° *Stigmates physiques* (Taille, tête, crâne, face, oreilles, dents, blésité, prognathisme, asymétrie. Peau, cheveux, poils. Membres. Organes génitaux).

2° *Stigmates psychiques*. Sphère intellectuelle. Sphère morale et affective. Sphère sociale (arrêt de développement intellectuel et moral ; déséquilibration : instabilité ; impulsivité ; amoralité : inaffectivité ; insociabilité .

B. SIGNES OU STIGMATES DE DÉCHÉANCE (p. 205) :

1° *Stigmates physiques* (Usure générale. Artério-sclérose. Affaiblissement musculaire. Tremblement. Paralysies).

2° *Stigmates psychiques* (Affaiblissement progressif des facultés intellectuelles, des sentiments et des affections. Amnésie graduelle. Incohérence. Affaiblissement de la conscience et de la personnalité. Automatisme psychique. Égoïsme. Oubli des convenances. Entraînements inconscients et instinctifs).

3° SIGNES DES MALADIES PSYCHIQUES (PSYCHOSES)

1° Troubles de l'idéation (p. 54) :

a. Idées délirantes et délires (de satisfaction, grandeur, richesse, invention ; d'humilité, désespoir, incapacité, ruine, indignité, auto-accusation ; hypocondriaques, de négation, transformation corporelle, énormité ; de persécution, jalousie, défense ; religieux ou mystiques ; érotiques .

b. Troubles de la mémoire et de l'attention.

2° Troubles des perceptions (p. 66) :

a. Hallucinations (ouïe, vue, odorat, goût, toucher ; cénesthésiques ; motrices).

b. Illusions.

3° Troubles de l'affectivité (p. 84) :

a. Troubles des émotions (anxiété).

b. Phobies et obsessions.

4° Troubles de la conscience et de la personnalité (p. 104).

5° Troubles de l'activité (p. 112) :

a. Troubles de l'activité générale (excitation, dépression, torpeur).

b. Mimique.

c. Langage (parole, écriture).

d. Actes.

e. Impulsions (suicide, homicide, viol, incendie, boisson et toxiques, fugue, érotisme).

4° EXAMEN PHYSIQUE

1° Troubles du système nerveux (p. 157) :

Sensibilité générale et spéciale.

Motilité.

Réflectivité.

Troubles trophiques et vaso-moteurs.

Troubles du sommeil.

2° Troubles des fonctions organiques (p. 171) :

Circulation.

Respiration.

Nutrition et assimilation. Digestion.

Humeurs. Sécrétions. Excrétions. Ponction lombaire. Analyse des liquides de l'organisme.

Température. Poids.

CHAPITRE II

TRAITEMENT

La thérapeutique psychiatrique comprend : 1° *le traitement prophylactique ou préventif ; 2° le traitement direct ou curatif.*

§ 1. — TRAITEMENT PRÉVENTIF

Le traitement préventif consiste à prévenir la folie chez les individus qui y sont prédisposés. On ne saurait formuler de règles précises à son égard : il consiste surtout dans les ressources d'une saine hygiène et d'une direction morale prudente.

Veiller, d'une façon spéciale, sur l'enfance des prédisposés, les conduire avec fermeté et douceur, ne pas les gâter, les éloigner d'un travail intellectuel excessif, retarder leurs études, d'autant qu'ils sont souvent d'une précocité surprenante ; combattre leurs mauvaises tendances et leurs mauvais instincts, leurs passions naissantes ; leur donner de préférence la vie calme et tranquille des campagnes, autant que possible hors de leur propre demeure, leur faire faire des exercices physiques, leur éviter les émotions morales violentes ; plus tard les prémunir contre les premiers entraînements passionnels, contre les excès, l'existence irrégulière, la débauche ; les placer à l'étranger dans un milieu familial bien choisi ; les diriger vers le service militaire ou le leur épargner, suivant qu'ils sont ou non susceptibles de se discipliner ; veiller attentivement, chez les femmes, à l'évolution des grands événements de la vie génitale : puberté, menstruation, grossesse, ménopause ; enfin, pour atténuer autant que possible les fâcheux effets de la dégénérescence, interdire certaines unions et favoriser les croisements heureux : tels sont les principes généraux qui doivent guider dans le traitement préventif de la folie. Chaque cas, d'ailleurs, comporte des indications spéciales, dont il faut tenir compte.

§ 2. — TRAITEMENT CURATIF

Nous diviserons les agents du traitement curatif en *agents généraux* et en *agents spéciaux*.

A. — AGENTS GÉNÉRAUX (ISOLEMENT)

Les agents généraux de la thérapeutique psychiatrique se résument dans la méthode comme sous le nom d'*Isolement*.

L'isolement consiste à soustraire le malade à son entourage habituel, au contact des personnes et des choses qui lui sont familières, au milieu dans lequel il vit. où son mal a pris naissance et s'est développé. Rien n'est pire que le maintien de l'aliéné dans sa propre demeure et la continuation de son existence au milieu des siens. Il y a là, d'un côté, l'influence de la famille sur le malade, influence fâcheuse qui empêche ou retarde la guérison ; de l'autre, l'influence du malade sur sa famille, influence non moins funeste et quelquefois même dangereuse lorsqu'il existe des enfants ou des adolescents. D'autre part, il faut tenir compte des dangers que l'aliéné peut faire courir, soit à lui-même, soit à la société, et contre lesquels sa situation dans la famille n'offre que des garanties tout à fait insuffisantes. En résumé, l'isolement est à la fois une mesure de sécurité et un puissant moyen de traitement.

L'isolement peut être pratiqué à l'hôpital, dans un établissement spécial d'aliénés, une colonie agricole ou une famille étrangère, dans un établissement pour psycho-névroses ou un Institut hydrothérapique, dans une maison de campagne. Le voyage est également un moyen d'isolement.

1° Hôpital. — ESQUIROL, le grand promoteur de l'isolement dans les asiles, avait déjà fait remarquer que cette mesure n'était pas applicable à tous les sujets atteints de psychopathie. notamment à ceux dont le trouble mental tenait à une maladie fébrile. « Tout individu qui a du délire, disait-il, ne doit pas être isolé, car au début, l'aliénation mentale simule souvent le délire aigu et fébrile. Il est facile de s'en laisser imposer à cet égard et l'erreur n'est point indifférente ; elle compromet la santé du malade, elle expose le médecin à des regrets et au blâme. Lorsqu'on est appelé auprès d'un malade qui a du délire, il ne faut point se hâter de se prononcer. Il m'est arrivé d'être appelé pour des cas semblables et de m'être opposé à l'isolement qui paraissait très urgent, à cause de la violence du délire. »

Ces réflexions d'Esquirol sont absolument justes. Malheureusement l'erreur qu'il signalait est encore possible de nos jours, ainsi que nous l'avons vu au chapitre des Infections aiguës. Cela vient de la hâte mise le plus souvent à envoyer dans les asiles tout délirant, même aigu, et aussi, il faut bien le dire, de l'absence de lieu d'observation préalable pour cette catégorie de sujets. Aussi réclame-t-on, dans tous les pays et de tous côtés, des salles spéciales d'isolement dans les grands hôpitaux, et le Congrès des aliénistes et neurologistes français, se faisant l'interprète autorisé de ce desideratum général, a émis en 1901 le vœu suivant : « Il est désirable qu'il soit créé dans les hôpitaux des salles d'isolement pour l'observation des malades délirants ou agités et que ces malades ne soient transférés dans les Asiles qu'après aliénation mentale confirmée. » Aujourd'hui cette lacune est déjà comblée dans un certain nombre d'hôpitaux à l'étranger.

En France, Bordeaux a donné l'exemple en créant en 1902, à Saint-André, un service d'isolement de délirants dont l'administration a bien voulu me charger et qui, tout en permettant une observation attentive de ces malades, est pour moi le plus précieux des éléments d'enseignement. Plus récemment un service analogue a été organisé à l'Hôtel-Dieu de Paris et confié au professeur agrégé Gilbert Ballet. sans parler de celui du professeur Déjerine, où se pratique l'isolement, en ce qui concerne plus spécialement les psychonévroses.

On va même aujourd'hui jusqu'à plaider en faveur « d'hôpitaux ouverts » pour aliénés aigus (Toulouse, A. Marie, 1904, 1905).

Dans quels cas doit-on surseoir au placement d'un délirant

dans un asile d'aliénés pour l'observer et au besoin le traiter à l'hôpital, c'est-à-dire comment en principe éviter l'erreur, signalée par Esquirol et tant d'autres, d'interner un malade au début d'une fièvre typhoïde, d'une pneumonie, d'une grippe, ou simplement atteint d'un délire toxique transitoire ?

Je ne saurais mieux répondre qu'en reproduisant ici les conclusions d'un travail de Viallon, élève de Pierret, sur les inconvénients et les dangers de l'internement chez les délirants avec états physiques graves :

« 1° Nécessité absolue pour le médecin, avant de délivrer un certificat concluant à l'internement, de rechercher si le délire n'est pas provoqué par une maladie aiguë infectieuse ;

2° Différer toujours l'internement si le malade a de la fièvre, de l'albumine, s'il présente de l'asystolie ou tout autre trouble organique grave, s'il est dans un état cachectique avancé ;

3° Redoubler surtout de prudence dans les cas de confusion mentale hallucinatoire avec agitation nocturne ;

4° Être très réservé quand il s'agit de l'internement des séniles qui, le plus souvent, sont atteints de lésions organiques graves et dont plusieurs ne délirent qu'à la suite de lésions pulmonaires, cardio-vasculaires et rénales ;

5° S'il nous était permis de formuler un desideratum, nous demanderions qu'il soit créé en dehors de l'asile, à l'hôpital par exemple, comme l'a demandé M. Régis au Congrès de Limoges à propos du délire aigu, un service d'admission où seraient retenus tous les délirants fébriles, tous les intoxiqués, les cachectiques séniles, malades ne pouvant être gardés dans leurs familles. On éviterait ainsi à ces malheureux, curables à brève échéance ou destinés à une mort prochaine, un internement toujours préjudiciable à eux ou à leur descendance. »

2° Établissement spécial d'aliénés. — Lorsqu'il s'agit non plus d'un délirant symptomatique, mais d'un véritable aliéné, l'isolement doit, en principe, avoir lieu dans un établissement spécial, *asile public* ou *maison de santé particulière* et, dans la grande majorité des cas, c'est à cette mesure qu'il faut avoir recours, parce qu'elle est préférable à toute autre.

L'établissement d'aliénés, « cet instrument de guérison »,
comme l'appelait Esquirol, réunit en effet toutes les conditions
du traitement des malades en vue desquels il est construit. Là,
l'aliéné subit spontanément, dès son entrée, les effets salutaires
d'une organisation appropriée, d'une bonne hygiène, d'une
règle fixe, d'une discipline, d'une hiérarchie dont il a constamment des exemples sous les yeux, en même temps qu'il se
trouve soumis à une surveillance active et placé entre les
mains de médecins spéciaux, expérimentés, plus à même que
personne de diriger d'une façon rationnelle le traitement de
son affection.

A. Opportunité de l'internement. — Les formalités relatives
au placement des aliénés dans les établissements spéciaux
seront indiquées en détail dans le chapitre suivant, consacré à
ces établissements et à la législation qui les régit. Nous indiquerons simplement ici les considérations principales qui doivent
intervenir, chez le praticien, dans l'appréciation médicale de
l'opportunité de l'internement. Ces considérations sont les unes
relatives au *malade*, les autres à la *maladie*.

a. *Malade*. — Parmi les *considérations relatives au malade*, il
faut retenir principalement celles qui concernent sa *situation vis-
à-vis de sa famille*, et surtout sa *position sociale*. Si l'aliéné n'a pas
de parents qui lui soient réellement attachés, s'il est seul, ou
livré à un entourage indifférent ou mercenaire, il est évident que,
quel que soit son état, son placement dans un établissement
spécial s'impose, comme la mesure la plus favorable au traitement de son affection. D'autre part, s'il appartient à la classe
moyenne ou à la classe pauvre, force est aussi, le plus souvent,
même en dehors de toute autre considération, de conclure au
placement dans un asile. Ici, en effet, l'aliéné est un embarras,
une charge pour ses parents, qui, occupés d'habitude à un travail journalier, se trouvent dans l'impossibilité de le surveiller, de le soigner efficacement, et qui d'ailleurs, dénués de
ressources, ne peuvent subvenir aux frais considérables que
nécessite un traitement méthodique à domicile. Dans la classe
riche, au contraire, la condition sociale de l'aliéné peut se

prêter aux exigences du traitement au dehors, lorsque, toutefois, il est possible.

b. *Maladie*. — *Les considérations tirées de la maladie* sont surtout relatives à son *degré de curabilité* et au caractère plus ou moins *dangereux* des tendances morbides qu'elle détermine.

α) *Curabilité*. — Toutes les fois qu'il s'agit en effet d'un *cas aigu* de psychose, surtout d'un accès de manie ou de mélancolie, c'est-à-dire d'une *forme curable*, l'isolement doit être pratiqué et aussitôt que possible, car l'expérience a prononcé d'une façon irréfutable, et elle a prouvé que la folie offrait dix fois moins de chances de guérison dans le milieu de la famille que dans un établissement spécial.

Dans l'intérêt même du malade, qui prime toute autre considération, le médecin doit donc conseiller l'isolement toutes les fois qu'il se trouve en présence d'un cas qui laisse quelques chances de guérison.

Mais ce qu'il importe d'ajouter, c'est que cette mesure doit être prise non pas au bout de quelque temps, après un retard ou des temporisations plus ou moins prolongés, mais immédiatement, aussitôt que possible, dès le début du mal, si on le peut, car le traitement dans un établissement spécial est d'autant plus efficace qu'il est pratiqué de meilleure heure. Presque toujours les familles reculent devant cette solution ; elles veulent gagner du temps, avoir, pour ainsi dire, la main forcée par les progrès de l'affection : détestable pratique qui, bien qu'ayant sa source dans un bon sentiment, fait un tort irréparable au malade, et peuple chaque jour les maisons de santé d'incurables qui eussent pu facilement guérir, s'ils avaient été isolés plus tôt. En face de ces résistances presque habituelles, le médecin doit donc insister, plaider la cause de l'aliéné, et, au besoin, réclamer l'assistance d'un confrère, dont la conclusion formelle peut donner du poids à son propre conseil.

Dans les cas de *psychopathies chroniques et incurables*, l'isolement ne s'impose pas d'une façon aussi absolue, au moins au point de vue thérapeutique, mais il existe, même dans ces cas, des considérations importantes qui peuvent rendre cette mesure nécessaire. Au premier rang de ces considérations vient se placer le caractère plus ou moins *dangereux* des tendances morbides.

β) *Caractère dangereux.* — Quel que soit, en effet, le degré de curabilité d'une affection mentale et quelle que soit aussi la condition sociale du sujet, il est absolument nécessaire de recourir à l'internement toutes les fois qu'il existe une *tendance évidente aux actes dangereux.* Dans ce cas, pour si actives que soient les résistances de la famille, le devoir strict du médecin est de passer outre et d'affirmer l'urgence de la mesure. Il est donc indispensable, on le voit, pour le médecin, de savoir distinguer les états dangereux d'aliénation mentale.

En principe, cette distinction paraît assez facile, mais dans la pratique, rien n'est plus malaisé.

C'est qu'en effet on ne s'accorde guère sur la signification qu'il faut attribuer au terme dangereux, et que, d'autre part, tout aliéné, quel que soit son état mental, est susceptible, à un moment donné, de devenir dangereux.

Un malade qui a des tendances au meurtre, au suicide, au vol, à l'incendie, est un malade dangereux, tout le monde en convient ; mais peut-on en dire autant de celui qui se borne, par exemple, à faire des achats inutiles, à refuser les aliments et les médicaments qui lui sont prescrits, ou qui, par le fait de son inconscience, exhibe en public ses organes génitaux ou prononce en société et devant ses enfants des mots grossiers et des indécences ? Il y aurait là beaucoup matière à discuter. Bornons-nous à dire que le mot dangereux, en l'espèce, nous paraît devoir être entendu dans le sens de *nuisible* et que, à défaut de criterium précis, la connaissance des tendances habituelles, dans chaque forme de psychopathie, aide à spécifier, dans la pratique, si un aliéné est ou n'est pas dangereux pour la société, pour la propriété, pour sa famille ou pour lui-même.

Nous aurons à parler de ces tendances plus loin, dans l'article consacré aux *Crimes et Délits* des aliénés. Nous mentionnons simplement ici celles qui sont le plus à redouter, en regard des états psychopatiques correspondants :

Délires systématisés de persécution. Persécutés-persécuteurs (revendications, plaintes, procès, menaces, violences, attentats contre les ennemis supposés, les médecins, etc.).

Délire mystique (jeûnes, violences corporelles, mutilations, mission homicide, sacrifices rituels, etc.).

Délire de grandeur (réclamations de richesses, de titres, de propriétés, etc.).

Délire épileptique (fureur aveugle, impulsions homicides, etc.).

Psychoses alcooliques (fugues panophobiques, violences, meurtre, suicide, uxoricide par délire jaloux, faux, abus de confiance, attentats à la pudeur, etc.).

Psychose hystérique (malignité, mensonge, dénonciation calomnieuse, auto-hétéro-accusation, empoisonnements, etc.).

Psychoses maniaques. Psychoses cycliques (colères, fureurs, destruction, violences, dipsomanie, etc.).

Psychoses mélancoliques et hypocondriaques (auto-accusation, négation d'organes, refus d'aliments, suicide).

Paralysie générale (prodigalité, achats inconsidérés, abus de confiance, faux, vols, attentats aux mœurs, violences, etc.).

Dégénérescences (impulsions de toute sorte, attentats aux mœurs, violences, etc.).

Démences (vols, attentats aux mœurs, défaut de résistance aux captations, etc.).

On voit par là que tous les états psychopathiques donnent souvent lieu à des actes dangereux ou tout au moins nuisibles. Il en est cependant, dans le nombre, qui sont plus particulièrement graves à cet égard : ce sont ceux, fait à retenir, dans lesquels dominent le symptôme *hallucination de l'ouïe* et le symptôme *impulsion*, c'est-à-dire : le *délire de persécution*, le *délire épileptique*, le *délire alcoolique,* le *délire impulsif des dégénérés,* etc.

B. Non-restraint, Open-Door. — L'asile d'aliénés a subi au cours du dernier siècle et subit encore des réformes et améliorations qui tendent à le rapprocher de plus en plus et dans la mesure du possible, d'un établissement hospitalier ordinaire.

Parmi ces réformes et améliorations, deux méritent d'être signalées ici : ce sont le *Non-Restraint* et l'*Open-Door.*

Le *Non-Restraint* consiste dans la suppression systématique de la camisole de force et, d'une façon générale, de tout moyen de contention. Proposé en Angleterre par Conolly et Gardiner-Hill en 1839, il a été, en France, importé par Morel et mis en honneur par Magnan. Aujourd'hui, le non-restraint tend généralement à prévaloir et il est déjà beaucoup d'asiles où la camisole de force a entièrement disparu. Les cellules elles-mêmes ont été remplacées, dans nombre d'endroits, par des chambres d'isolement ou des salles d'alitement.

L'*Open-Door* (porte ouverte) consiste essentiellement dans le fait de laisser circuler librement, sur parole, des aliénés dans ou hors l'asile, dont les portes sont ouvertes. Ce système est surtout pratiqué en Ecosse. En France, il a été adopté et repris, sous des formes plus ou moins identiques, par quelques médecins d'asiles, notamment par Marandon de Montyel, de Ville-Evrard. Aujourd'hui le terme d'open-door est devenu chez nous synonyme de toute méthode d'assistance visant à procurer dans les asiles la plus grande liberté possible aux malades.

Non-restraint et open-door constituent des progrès réels, mais en cela comme en tout, il faut se garder de l'absolu.

3° Colonies agricoles. — La colonie agricole est, comme l'appelle Anglade, un des succédanés de l'asile, soit qu'elle constitue elle-même une sorte d'asile agricole, soit, ce qui est le cas habituel, qu'elle forme l'annexe plus ou moins éloignée d'un asile. Elle est destinée à procurer aux aliénés la vie au grand air et le travail des champs. Il existe, en France, des colonies annexes de ce genre dans les asiles du Finistère, de Cadillac (Gironde), de la Savoie, de l'Yonne. Parmi celles de l'Allemagne, où elles sont nombreuses, nous citerons celles d'Altscherbitz, dans la Saxe prussienne, de Slup, près l'asile de Prague, de Ellen, près celui de Brême, d'Ilten, au voisinage de Hanovre.

Dans certaines de ces colonies, comme à Clermont-sur-Oise, en France, les malades vivent en commun dans une espèce de ferme-asile; dans les autres, comme à Ilten, ils sont placés isolément dans des familles du pays qui les logent et les nourrissent moyennant un prix déterminé. La colonie agricole ne convient évidemment qu'à quelques catégories d'aliénés choisis avec soin par les médecins, surtout parmi les chroniques et les convalescents. La proximité d'un asile permet d'ailleurs de les y réintégrer à la moindre alerte et la surveillance ne cesse de s'y exercer.

4° Assistance familiale. — L'assistance familiale des aliénés consiste dans leur placement dans des familles. L'origine de ce mode d'assistance est la vieille colonie belge de GHEEL, qui date de temps immémorial. Là, les aliénés, au nombre de près de 2.000. sont répartis dans une commune de plus de 10.000 hectares dont le chef-lieu comprend à lui seul 5.000 habitants. Ces aliénés se divisent en *pensionnaires* qui sont reçus chez des *hôtes* et en *indigents*. reçus chez des *nourriciers*. Une infirmerie centrale est destinée aux malades en observation, ainsi qu'à ceux qui ont besoin d'une surveillance et de soins spéciaux. Une colonie analogue s'est fondée en 1884 à Lierneux, dans les Ardennes belges et, en peu de temps, elle est devenue très prospère. L'Allemagne, l'Ecosse, la Russie possèdent aujourd'hui de ces colonies familiales et la France en a deux : celle de Dun-sur-Auron et d'Ainay-le-Château qui reçoivent des aliénés du département de la Seine.

A côté de ces colonies familiales organisées en véritables asiles et qui se suffisent à elles-mêmes pour ainsi dire, il faut citer l'*isolement familial individuel.* Ici le placement des aliénés se fait encore dans des familles étrangères de pays agricole, généralement et de préférence à proximité et à portée d'un asile ; mais ce placement est purement individuel et il n'y a rien qui rappelle la réunion des aliénés en colonie agglomérée. Ce genre d'isolement est très pratiqué en Ecosse sous le nom de *private dwelling system* (système de l'habitation privée).

L'assistance familiale est, à tous les points de vue, dans la mesure et dans la forme où elle est réalisable, une excellente méthode. Non seulement en effet, comme l'observe Ch. FÉRÉ dans la 3e édition de son ouvrage sur le « *traitement des aliénés dans les familles* » (1905). elle rend possible. pour certaines catégories de malades. l'isolement sans la séquestration. mais encore elle permet d'éliminer des asiles beaucoup d'aliénés incurables qui les encombrent et leur ôtent leur véritable destination, celle d'hôpitaux de traitement, en plaçant ces aliénés incurables, de façon souvent économique, dans des conditions de vie morale et matérielle supérieures.

Au reste, sous l'impulsion surtout de A. MARIE, qui en a été le véritable organisateur en France, on tend à étendre cette méthode à d'autres catégories d'infirmes que les aliénés, notamment aux vieillards. On essaie même, lorsque le cas le permet et comporte avant tout une assistance pécuniaire, de laisser l'aliéné dans sa propre famille, en allouant à celle-ci tout ou partie des frais de son entretien à l'asile. C'est le placement dit *homo-familial*, par opposition au placement *hétéro-familial* ou dans une famille étrangère. Cette assistance homo-familiale, qui ne réalise pas d'ailleurs un véritable isolement, se heurte à des difficultés soit d'ordre pratique, soit d'ordre administratif, et il serait nécessaire, si elle est destinée à se répandre, d'en organiser l'application.

Nous avons surtout visé dans les lignes précédentes le placement familial des aliénés indigents. Mais il est clair que ce mode d'isolement peut rendre les mêmes services pour les aliénés de la classe aisée, chez lesquels il est d'exécution plus facile. Depuis longtemps en Angleterre et depuis quelque temps en France, certaines familles s'offrent à recevoir chez elles des malades d'esprit dont l'état comporte l'éloignement de leur milieu sans nécessiter l'internement. Quelques médecins de la campagne entrent aujourd'hui dans cette voie et prennent ainsi chez eux un ou deux pensionnaires de ce genre (mélancoliques simples, aliénés chroniques, déments, dégénérés et arriérés, etc.), lorsqu'ils sont inoffensifs. C'est là, toutes les fois qu'il est possible, un mode d'isolement excellent et que nous ne saurions trop recommander. Mais il est clair que le médecin, dans ce cas, ne doit pas se borner à être l'hôte du malade ; il doit aussi devenir son directeur thérapeutique et par suite, posséder en psychiatrie des connaissances théoriques et pratiques suffisantes pour mener à bien un traitement très spécial et qui doit varier avec chaque forme de maladie et avec chaque malade. Le mieux est pour lui de s'entendre à la réception de tout pensionnaire, pour le plan à suivre, avec un spécialiste autorisé.

5° Asiles spéciaux pour les différentes catégories d'aliénés. — Les mêmes tendances modernes qui poussent à améliorer les asiles d'aliénés, à les transformer dans un sens plus libéral ou à les remplacer par des modes d'isolement moins rigoureux, poussent aussi à la création d'établissements spécialement appropriés à chacune des grandes catégories d'états psychopathiques. C'est ainsi que dans certains pays se sont fondés des asiles pour aliénés dangereux ou criminels, pour buveurs, pour épileptiques, pour dégénérés, pour déments, etc. Il est probable, sinon certain, que l'avenir ne fera qu'accentuer cette tendance à isoler les uns des autres des groupes d'individus ne relevant ni des mêmes mesures légales ni des mêmes données thérapeutiques et à leur appliquer une hospitalisation et un régime différents.

6° Établissement mixte. établissement hydrothérapique. — L'isolement de certains aliénés inoffensifs et surtout des semi-aliénés (mélancolie simple, mélancolie neurasthénique, hystérie mentale, obsessions et phobies, débilité mentale, démence et paralysie générale sans délire, etc.) peut être réalisé dans un établissement mixte, consacré à ce genre d'états intermédiaires, aux psycho-névroses, ou dans certains établissements hydrothérapiques agencés dans ce but. Il est bon en effet d'épargner la grave mesure de l'internement au malade et à sa famille toutes les fois que le traitement peut être assuré de façon méthodique et complète sans cela. Au reste les établissements privés d'aliénés tendent de plus en plus à s'annexer, dans les conditions autorisées par les règlements, une section dite de nerveux, où les malades dont nous parlons sont isolés et traités, sauf à être colloqués dans la section des aliénés si leur état mental vient à s'aggraver.

7° Maison de campagne. — L'isolement dans une maison de campagne est encore un mode de traitement possible, à défaut de l'internement. C'est celui que les familles adopteraient le plus volontiers, à la fois pour éviter les formalités et les conséquences pénibles d'une entrée dans un asile et pour vivre plus rapprochées de l'aliéné. Malheureusement, c'est un système de traitement difficile à réaliser d'une façon parfaite et qui est d'ailleurs très coûteux. La règle à suivre, en pareil cas, consiste essentiellement à organiser la maison de campagne comme une sorte de maison de santé appliquée à un seul malade. Le médecin doit choisir et disposer avec compétence, dans l'ensemble et dans les détails, le local destiné à l'aliéné et diriger soigneusement le traitement. Il ne perdra pas de vue, surtout, les trois points principaux suivants : 1º ne pas autoriser la vie en commun de la famille avec le malade et les séparer autant que possible l'un de l'autre, soit dans la même habitation, soit dans des habitations différentes ; 2º se réserver exclusivement, dans toutes ses parties, la direction morale et matérielle du traitement ; 3º assurer au malade, en même temps que des soins compétents et dévoués, une surveillance étroite, continue, intelligente, à l'aide d'individus réellement exercés à ce genre de fonctions qui demandent des qualités nombreuses et toutes spéciales. Avec une organisation de ce genre, on peut certainement traiter dans une maison de campagne un certain nombre d'aliénés (mélancoliques, paralytiques, dégénérés, confus, déments précoces, etc.), soit d'emblée, soit après un séjour sédatif préalable dans un établissement spécial.

8º Voyages. — Les voyages constituent un agent thérapeutique efficace dans l'aliénation mentale, en même temps qu'un moyen salutaire de diversion. En enlevant le malade à son milieu habituel, ils répondent, en effet, au principe même du traitement de la folie, l'isolement, en même temps qu'ils entraînent des distractions morales et physiques susceptibles de réagir favorablement sur l'esprit de l'aliéné. Mis surtout en honneur par Esquirol et quelques-uns de ses élèves qui en avaient retiré de bons effets, ils sont moins pratiqués aujourd'hui en raison des inconvénients et des dangers auxquels ils peuvent donner lieu. Sans les rejeter en principe, il convient en effet de n'y avoir recours qu'avec prudence et en s'entourant de précautions suffisantes. Ainsi, certaines formes morbides, celles, notamment, dans lesquelles les malades deviennent habituellement dangereux, sont absolument incompatibles avec ce moyen de traitement. C'est dire assez qu'on ne doit point, sauf de rares exceptions, faire voyager les maniaques dans leur période aiguë, les fous épileptiques, les persécutés et. d'une façon générale, les hallucinés. En revanche, les voyages conviennent parfaitement dans les *formes mélancoliques, particulièrement au début de la mélancolie subaiguë* ou de la *mélancolie neurasthénique*, non seulement parce qu'elles comportent une plus grande liberté pour le malade, mais aussi parce qu'elles sont plus susceptibles d'être heureusement influencées par un traitement moral. Chez elles, le voyage agit à titre d'agent curatif et peut amener la guérison ou tout au moins une amélioration notable des symptômes. Le voyage, doublé d'une cure à une station thermale ou marine bien choisie, est excellent aussi dans beaucoup de cas de psychoses arrivées à un certain degré d'amélioration, pour hâter la convalescence. On peut y avoir recours encore dans certaines psychoses chroniques, avec des sujets plus ou moins inoffensifs, mais alors il constitue un simple moyen de diversion susceptible tout au plus de déterminer une accalmie relative. Quels que soient la forme morbide et le but qu'on se propose, le médecin ne doit conseiller ou accepter le voyage d'un aliéné qu'à la condition que le malade ne soit pas accompagné d'un de ses parents, au moins les plus rapprochés : que la direction en soit confiée à un individu expérimenté, de préférence à un jeune médecin ayant quelque connaissance de ce genre d'affections : enfin que toutes les mesures de précaution soient prises pour parer, autant que possible, à toute éventualité fâcheuse et à tout accident. Il est bon aussi d'éloigner suffisamment le malade, souvent même de l'expatrier. comme aussi parfois de le changer de séjour et de lieu : enfin il faut que le voyage ait une durée assez longue, de quelques semaines, de quelques mois ou même de plusieurs années, suivant les cas. et s'il paraît produire quelque heureux effet, il importe de le prolonger jusqu'à ce que l'amélioration soit solidement établie.

B. — AGENTS SPÉCIAUX

1° Agents hygiéniques. — Le traitement hygiénique des

maladies mentales se compose des règles habituelles de l'hygiène concernant les *vêtements*, l'*habitation*, l'*alimentation*, le *coucher*, etc…

a. *Vêtements*. — Les vêtements des aliénés ne comportent pas d'indication spéciale, si ce n'est qu'ils doivent être amples et larges et surtout ne pas comprimer les vaisseaux du cou, en raison des congestions possibles chez beaucoup de malades.

b. *Habitation*. — L'habitation étant en général un établissement ou tout au moins, comme nous l'avons vu, une maison disposée *ad hoc*, nous n'avons pas besoin d'indiquer ici les règles bien connues qui doivent présider à sa construction et à son aménagement ; rappelons seulement que les chambres des malades doivent être saines, bien fermées, bien aérées, modérément chauffées et, autant que possible, au rez-de-chaussée.

c. *Alimentation*. — L'alimentation doit être saine, tonique et réparatrice ; les excitants, en particulier le vin et les alcooliques, sans être proscrits d'une façon absolue, doivent être employés avec modération. Le lait, les œufs, les potages, les viandes blanches et les légumes frais doivent constituer la base générale de la nourriture. Chez les paralytiques généraux, surtout dans les dernières périodes, on ne donnera que des aliments coupés menu, et des viandes hachées, pour éviter l'asphyxie par bol alimentaire. Enfin il faut tâcher, autant que possible, de régulariser les heures des repas chez les aliénés.

d. *Coucher*. — Le coucher, en dehors de l'alitement systématique dont nous parlerons plus loin avec les agents physiques, ne présente rien de spécial, si ce n'est chez les gâteux qui nécessitent des soins particuliers de propreté.

Le meilleur *lit de gâteux* consiste dans un lit en fer à côtés pleins, dont le fond forme un double plan incliné convergeant vers le centre qui est perforé et laisse passer les liquides dans un bassin placé au-dessous. Le lit est rempli à même de *varech* ou de laine de tourbe (CUYLITS) qu'on recouvre d'un drap. En changeant de drap tous les jours et en enlevant également chaque matin la partie de varech ou de tourbe souillée, on a très facilement un lit doux, propre et parfaitement sec. A défaut de ce lit, on peut placer dans un lit ordinaire, au lieu d'un grand matelas, trois petits matelas rangés côte à côte. Celui du milieu fait en varech, paille, balle d'avoine ou zostère, est destiné à être souillé et est remplacé tous les jours. Au-dessous, on peut disposer, sur le sommier ou sur la paillasse en paille de blé ou de maïs, une toile imperméable en caoutchouc. On peut également employer les matelas à air ou à eau. Mais le meilleur moyen, quand on n'a pas de véritable lit de gâteux à sa disposition, consiste à placer sous le drap une large et épaisse toile de caoutchouc munie, dans son milieu, d'un tuyau en forme d'entonnoir qui, s'enfonçant au centre du matelas et du sommier, conduit directement l'urine dans un récipient. On peut, grâce à ce procédé pratiqué convenablement, utiliser tous les lits quels qu'ils soient et c'est à lui que j'ai constamment recours pour les aliénés gâteux que j'ai à traiter dans une maison particulière.

On arrive de la sorte à faire coucher le malade sur un lit toujours sec et sain et à prévenir dans une large mesure, avec les adjuvants de propreté habituels, les plaies et les escarres.

2° Agents psychiques (psychothérapie). — Le *traitement moral* et la *suggestion* représentent les deux principaux agents de la thérapeutique psychique ou Psychothérapie chez les aliénés.

a. *Traitement moral.* — Le traitement moral se confond avec la *direction morale*. La direction morale est, avec l'isolement, un des agents les plus importants de la cure en psychiatrie. Elle ne doit appartenir qu'au médecin, seul en mesure par sa situation, sa profession, son autorité et son caractère de la mener à bien. La direction morale consiste donc, en fin de compte, dans l'action psychique que le médecin exerce ou fait exercer sur le malade dans le but d'arriver à la guérison. Toutes les affections mentales ne comportent pas à cet égard, les mêmes indications, et il en est qui sont plus particulièrement susceptibles d'être influencées par ce mode de traitement. Telles la mélancolie, la confusion mentale, la dégénérescence, etc...

L'action médicale s'exerce de façon bien différente suivant les cas et elle demande un tact, une habileté, un savoir-faire qui ne s'acquièrent qu'au prix d'une longue habitude.

On peut dire sans exagération que le médecin, par sa seule présence et l'influence dont il dispose vis-à-vis de ses malades, peut beaucoup sur leur guérison.

En règle générale, il doit leur témoigner la plus grande politesse et la plus grande sympathie. Pour si absorbés qu'ils soient, en effet, par leur délire, les aliénés sont toujours sensibles aux prévenances et aux marques d'intérêt qu'on leur prodigue, et c'est là un des meilleurs moyens de gagner leur bienveillance et de pénétrer dans leur esprit. Il faut les écouter, les traiter avec autorité quoique avec douceur ; leur faire sentir qu'ils ont dans leur médecin un conseiller, un appui moral ; ne pas se moquer ouvertement de leurs conceptions, même les plus déraisonnables, ni les heurter trop carrément de front ; se garder cependant de les approuver et de considérer leur délire comme l'expression de la réalité ; diriger et réglementer avec opportunité et sagacité les entrevues avec les parents ou les amis, la correspondance, les occupations, les distractions (travail manuel et intellectuel, promenades, peinture, dessin, musique, chant, spectacles, exercices religieux, etc., etc.) ; les encourager lorsqu'ils commencent à douter et faire pénétrer peu à peu la vérité dans leur esprit ; dans certains cas, lorsque leur obstination, leur indocilité, leur persistance dans une idée fixe ou l'accomplissement d'un acte morbide l'exigent, changer d'attitude, faire acte d'autorité, se montrer sévère et parler haut, sans toutefois en venir jamais aux procédés violents. Tous ces moyens sont excellents et ont une grande valeur entre les mains de praticiens expérimentés ; mais ce sont des armes à deux tranchants qu'il ne faut employer qu'avec prudence et à bon escient. On sait que LECRET avait fait du raisonnement et de l'intimidation la base d'un traitement systématique qu'il appelait *traitement moral*. Ce traitement consistait, en fin de compte, à convaincre de gré ou de force l'aliéné de ses erreurs. Érigé en principe unique, ce système n'est évidemment pas acceptable et, d'ailleurs, il n'est guère susceptible de produire des résultats bien satisfaisants. On rebute ainsi les malades, on les humilie, on les aigrit, on les oblige à se reconnaître délirants sans les convaincre. Car il ne faut pas connaître les aliénés pour ne pas savoir que leurs erreurs ne sont pas de celles qu'on arrache de vive force et qu'il faut les laisser s'user elles-mêmes et disparaître spontanément.

b. *Suggestion*. — La *suggestion thérapeutique* peut se pratiquer comme on sait de deux manières : soit *pendant la veille*, soit *pendant l'état hypnotique*. La première est aussi ancienne que la médecine elle-même et beaucoup de remèdes lui doivent, en tout ou partie, comme l'ont bien montré HACK TUKE et PARANT, leur efficacité. Ainsi d'ailleurs que le fait remarquer DOUTREBENTE, l'action morale du médecin sur les aliénés n'est pas autre chose qu'une action *suggestive*, une suggestion à l'état de veille. Quant à la suggestion pendant l'hypnose, son action en psychiatrie est contestable. A priori il est logique de penser qu'un moyen de ce genre qui est susceptible de modifier les idées, les sentiments et jusqu'à la personnalité d'un individu, peut refaire ce qu'il défait, c'est-à-dire ramener à l'état normal les idées, les sentiments et la personnalité de celui qui les a perdus. Malheureusement, l'expérience parait avoir jusqu'ici répondu négativement, au moins dans la plupart des cas.

C'est AUGUSTE VOISIN qui a tenté le premier l'application de la suggestion hypnotique au traitement des maladies mentales. Depuis, un grand nombre d'auteurs, français et étrangers, ont fait connaître les résultats de leur propre expérience à cet égard. Je citerai parmi eux : BÉNÉDICKT (de Vienne), FOREL (de Zurich), LADAME (de Genève), CASTELLI et LOMBROSO, BERNHEIM, BREMAUD, FONTAN et SEGARD, PEYRONNET, VENTRA, AMADEI, DUMONTPALLIER, OBERSTEINER, VIZIOLI, BOTTEZ et MALL, HERTER, BÉRILLON, ALGERI, PERCY SMITH et A.-T. MYERS, SEPPILI, FAREZ, etc. Il résulte de l'ensemble de ces travaux que — comme l'avait fait entrevoir BERNHEIM et comme je l'avais nettement indiqué déjà en 1884 en réponse à AUGUSTE VOISIN — les aliénés sont le plus souvent réfractaires à l'hypnotisme et que seuls les hystériques, les épileptiques, les dipsomanes et certains obsédés paraissent susceptibles d'entrer en hypnose et de bénéficier de la suggestion. Voici du reste les conclusions fort judicieuses, du travail de SEPPILI :

1º La suggestion hypnotique ne peut pas être instituée comme un moyen de traitement des maladies mentales, à cause de la difficulté d'hypnotiser l'aliéné;

2° Les résultats les plus certains de la suggestion hypnotique thérapeutique, ont été, jusqu'à présent, obtenus dans les psychoses dépendant de l'hystérie ou de la dipsomanie;

3° La suggestion hypnotique peut être employée lorsque l'aliéné s'y soumet bénévolement et en retire du profit. Le praticien s'en servira avec une grande prudence et tiendra compte des effets nuisibles qui, dans certains cas, peuvent se produire;

4° La suggestion thérapeutique faite pendant l'état de veille est le moyen le plus utile et le plus efficace de traiter les maladies mentales et c'est presque à elle seule que sont dus les effets salutaires de l'asile, qui présentent un caractère réellement suggestif;

5° Dans les cas de mélancolie sans délire, d'idées fixes, d'alcoolisme et de formes légères de stupeur, la suggestion répétée avec méthode pendant l'état de veille, dans le but de combattre les phénomènes morbides, peut être efficace;

6° Dans les formes chroniques et de paralysie, la suggestion n'a jamais donné de résultats favorables.

Les conclusions de SEPPILI restent toujours vraies. Notons simplement que dans ces dernières années la suggestion hypnotique a été appliquée de façon plus générale et plus fructueuse aux psychoses alcooliques et qu'elle a été également employée avec succès, comme je l'ai montré, dans la cure des délires oniriques d'auto-intoxication et d'infection et des idées fixes post-oniriques.

3° Agents physiques. — Les principaux agents physiques de traitement, en psychiatrie, sont : l'*alitement*, la *balnéothérapie* et l'*hydrothérapie*, l'*électrothérapie* la *massothérapie*, la *photothérapie*, etc.

A. ALITEMENT. — Le séjour prolongé au lit avait été préconisé à titre de traitement dans certains états psychopathiques par divers auteurs, en particulier par GUISLAIN. On sait aussi qu'il fait partie du traitement de la neurasthénie formulé par WEIR-MITCHELL.

Depuis quelques années cette méthode thérapeutique a pris dans la psychiatrie, notamment en Allemagne, en Russie, en Suisse, en Hollande, enfin en France où elle a été importée et préconisée surtout par SÉRIEUX et par MAGNAN, une importance considérable et justifiée. Dans la plupart des asiles aujourd'hui, des salles sont aménagées en vue du traitement systématique par le lit.

L'action favorable de l'alitement s'exerce principalement sur l'agitation et sur l'état de la nutrition. Il calme et repose le malade, et par suite réduit au minimum chez lui la consommation morbide des forces. Il agit en outre sur son moral en contribuant à lui suggérer l'idée qu'il est atteint d'une maladie ordinaire et traité comme à l'hôpital. Ajoutons que l'alitement facilite beaucoup la surveillance des aliénés et leur traitement médical, tant physique que mental.

Les inconvénients qui ont été signalés comme conséquence de l'alitement prolongé : perte de l'appétit et du sommeil, constipation, etc., sont parfois réels ; mais il est facile en général de les atténuer et même de les supprimer. Quant à l'amaigrissement et à la diminution des forces, il est possible de les constater dans les premiers temps du séjour au lit ; mais plus tard il se produit au contraire une augmentation de poids.

Les règles de la cure d'alitement ou *clinothérapie* ne sont pas encore définitivement établies, et on n'est pas tout à fait d'accord notamment sur le point de savoir si l'alitement doit être pratiqué en salles communes ou en chambres isolées, si les malades agités et calmes doivent être réunis ou séparés, si le séjour au lit doit être continu ou au contraire interrompu pour un temps dans la journée et coupé par des promenades, suivant la méthode écossaise rapportée en France par TOULOUSE. De même en ce qui concerne la durée maxima de cette cure qui, pour SÉRIEUX, ne doit pas se prolonger au delà de deux mois. En principe, toutes ces indications doivent varier nécessairement suivant les cas.

Les psychoses susceptibles de bénéficier du traitement par l'alitement sont — cela résulte des effets mêmes de cette méthode — les *psychoses aiguës généralisées : maniaques, mélan-*

coliques, toxiques et *infectieuses*. Les psychoses chroniques, où il a été étudié par Würth et les psychoses partielles ou systématisées, dans lesquelles l'activité générale et les fonctions organiques ne sont pas troublées, ne sauraient être sérieusement influencées par lui. Tout au plus pourrait-on l'utiliser dans les épisodes aigus des psychopathies chroniques, ainsi que dans les accès délirants de la paralysie générale.

L'alitement est donc l'élément par excellence de la cure des psychoses toxiques et infectieuses, c'est-à-dire de la *Confusion mentale aiguë*, du *délire onirique hallucinatoire*, de la *stupidité*, du *délire aigu*, de la *démence précoce*, formes psychopathiques dans lesquelles les troubles généraux de l'organisme sont au maximum. Il convient parfaitement aussi aux *états melancoliques*, en particulier, comme l'ont indiqué depuis longtemps Belle et Lemoine, dans les formes anxieuses et stuporeuses.

On peut l'appliquer aussi à la *manie aiguë* et il est certain que lorsque le malade accepte de rester au lit, son agitation s'atténue et son accès s'abrège. Mais il est souvent très difficile d'obtenir cette immobilité lectuaire de la part de maniaques violemment agités, que leur maladie pousse précisément à une action incessante et désordonnée. Il en est qui se relèvent constamment quoi qu'on fasse et l'action des sédatifs dont on peut s'aider n'est jamais chez eux que temporaire. Chez ces malades le bain très prolongé nous paraît préférable, jusqu'au moment tout au moins où l'alitement devient possible.

En somme, les indications de l'alitement se résument dans la formule schématique suivante, de Sérieux : « Que le cerveau soit surmené par le fonctionnement exagéré des zones motrices (état maniaque), sensitives (mélancolie), sensorielles (états hallucinatoires), ou que son activité soit suspendue par l'action d'un toxique (confusion, catatonie), dans tous ces cas il est urgent de laisser reposer l'organe intoxiqué ou surmené afin de permettre le retour à l'état normal des mutations nutritives du neurone. »

La question de l'alitement systématique en psychiatrie a été étudiée dans de très nombreux travaux récents. Nous signalerons parmi les travaux français où elle se trouve exposée dans

son ensemble ceux de Sérieux (1897), de Kéraval (1898), de
Sérieux et Farnarier (1899), de Pochon (1899), de Toulouse et
Marchand (1899), de Lacombe (1899), de Clausolle (1899), de
Magnan (1900), de Meunier (1900), de Vigouroux (1900), de Gar-
nier et Cololian (1900), de Pélas (1900), ainsi que l'article d'An-
glade du *Traité de Pathologie mentale* (1902), et le Rapport de
Trénel au Congrès de Bruxelles (1903). Les travaux étrangers
sur la question sont trop nombreux pour être cités ici.

B. Balnéothérapie. — Les bains ont été de tout temps en
honneur dans la thérapeutique psychiatrique et ils en sont l'un
des éléments principaux. On les a surtout employés à titre de
sédatif dans les états d'agitation.

Certains auteurs français tels que Brierre de Boismont (1847),
Bonnefous (1869), avaient même préconisé les bains longuement prolongés dans les formes aiguës de la folie et en particulier dans la manie. Mais cette pratique ne s'était point généralisée et n'avait point été érigée en méthode spéciale de
traitement, comme elle tend à l'être aujourd'hui en Allemagne
où elle a été reprise et expérimentée, dans ces dernières années,
sous l'impulsion de Beyer (1893), de Kraepelin (1902), de
Würth (1902).

Le bain prolongé, suivant le système actuel, doit être très
long. Les uns donnent des bains de six heures ou mieux de
douze heures, répétés tous les jours ou toutes les nuits. D'autres
font vivre le malade au bain pendant plusieurs journées, plusieurs semaines de suite. Il va de soi que cette cure par le bain
permanent nécessite des dispositions et une surveillance appropriées, destinées à permettre le renouvellement régulier de l'eau,
l'alimentation ou le sommeil de l'aliéné dans son bain, enfin
une intervention immédiate en cas de malaise, et en particulier de syncope.

Les malades, même agités, acceptent généralement assez volontiers, paraît-il, ce séjour prolongé au bain. Ils en sortent parfois,
mais si l'on a soin de laisser aux hommes comme aux femmes
une chemise longue à plis flottants qui les gêne et les refroidit
aussitôt debout, ils s'y remettent d'eux-mêmes, dans certains cas.

D'autre part, ces bains seraient très bien supportés par eux et sauf une macération des mains et des pieds sans importance, minime d'ailleurs si l'on prend la précaution d'enduire le corps d'huile (G. CAMPBELL), ils n'en éprouvent rien de fâcheux. En revanche, ils en retiraient de bons effets, en particulier du calme et du sommeil.

Toutefois, WÜRTH aurait observé au bout d'un certain temps de l'accoutumance aux bains de douze heures, comme cela existe pour les narcotiques.

La température optima du bain prolongé n'est pas la même pour tous les auteurs ni pour tous les cas. Il résulte cependant de diverses expériences, en particulier de celles de SCHÜLER concernant l'action du bain sur la circulation cérébrale, que le bain chaud excite comme le bain froid. La température des bains prolongés ou permanents doit donc osciller suivant les cas, l'état du malade et la durée même du bain, entre 28° et 36°.

Le bain prolongé ou permanent s'adresse surtout à l'*agitation de la manie*. Son effet serait plus incertain, d'après BEYER, dans l'*agitation hébéphrénique* et *catatonique* et d'après KRAE-PELIN, chez les *mélancoliques anxieux*, comme chez les *déments précoces* avec négativisme.

A côté des *bains tièdes* dont nous venons de parler, il convient de dire un mot des *bains froids*.

Les *bains froids* à 10° ou 12° ont été employés contre l'*excitation* de la *manie* par quelques auteurs et GUISLAIN les préférait aux bains tièdes. Ils sont plus indiqués et d'un usage plus général dans les *formes mélancoliques* et ALBERS (1894) en aurait obtenu de bons effets contre l'insomnie des mélancoliques anxieux chez lesquels il les donnait sous forme assez prolongée.

Les bains froids sont préconisés également dans l'*alcoolisme*, notamment dans le *delirium tremens*, par FÉRÉOL, ROUSSEAU (1880), LETULLE (1896), ANTHEAUME et SAINTON (1899), MOLINIÉ (1899), SALVANT (1901). LETULLE (1896, 1899) emploie le bain à 18°, dans lequel le malade reste jusqu'à l'apaisement qui survient au bout d'un temps variable, de six à douze minutes habituellement. Certains sujets passent brusquement à ce moment de l'état violent de délire à celui de lucidité complète. Mais il faut surveiller l'abaissement de température qui, lorsque le bain froid se prolonge, peut devenir inquiétant. Aussi convient-il de ne pas dépasser quinze minutes, de surveiller de très près le malade et de le réchauffer après par les frictions et l'enveloppement.

SALVANT fait observer que le bain froid est un mode de traitement qui vise directement l'infection et l'auto-intoxication du fébricitant et constitue ainsi (en l'absence de contre-indications vasculaires bien déterminées) une médication pathogénique et non plus uniquement symptomatique, comme les autres médications habituellement usitées en pareil cas.

BRIAND (1880), DOUTREBENTE et MARCHAND (1904) ont traité le *délire aigu* avec succès par le bain froid. Cette pratique mériterait d'être étudiée de plus près et d'être étendue aux diverses formes de psychoses toxiques ou infectieuses aiguës.

En dehors des bains tièdes et des bains froids simples, on peut utiliser en psychiatrie les *bains composés* et *médicamenteux* de toute sorte. Une mention spéciale doit être réservée au *bain général sinapisé* qui a été préconisé tout particulièrement contre les *psychoses mélancoliques.*

La question de la balnéation et de l'hydrothérapie dans les maladies mentales vient d'être discutée au congrès de Rennes (août 1905), sur un très bon rapport de PAILHAS (d'Albi). La plupart des aliénistes français ont paru s'associer aux critiques de CHRISTIAN contre le séjour des aliénés dans le bain durant des semaines et des mois et considérer avec lui cette pratique comme une sorte de moyen de contention pire que la camisole de force et que ne justifient pas des résultats thérapeutiques encore douteux.

On a également insisté sur la nécessité de perfectionner l'outillage balnéothérapique et hydrothérapique des établissements d'aliénés, ainsi que l'instruction professionnelle du personnel chargé de l'application des douches et des bains.

C. HYDROTHÉRAPIE. — Les procédés d'hydrothérapie utilisés en psychiatrie ne diffèrent pas des procédés ordinaires. Je rappellerai ici les plus connus, tels qu'ils sont indiqués par DELMAS (de Bordeaux) dans son « manuel d'hydrothérapie ».

Les appareils, formules et procédés hydrothérapiques diffèrent suivant qu'ils relèvent de l'application de la *chaleur* ou de celle du *froid*.

1° Parmi les procédés caloriques, nous citerons le *maillot sec*. Le patient, couché tout nu sur un matelas, est recouvert d'une ou deux couvertures maintenues serrées et appliquées contre lui au moyen d'un drap, dans le but de provoquer la sudation.

Le *maillot humide*. On dispose sur un lit ordinaire deux couvertures de laine par-dessus lesquelles on étend un drap préalablement trempé dans de l'eau de 8° à 12° C., puis fortement tordu. Le malade est placé nu sur le drap ; puis on l'enveloppe en interposant un pli du drap entre les jambes et d'autres plis entre les bras et le corps, de manière à ce que toute la surface de la peau soit en contact avec le drap mouillé. On replie ensuite les couvertures sur le malade en serrant assez fortement. Si on recherche les effets *toni-sédatifs*, l'enveloppement doit durer de dix à vingt minutes ; de une heure et demie à trois heures, comme pour le maillot sec, si on poursuit les effets sudorifiques.

Il existe d'autres procédés de sudation tels que les *étuves*, les *bains en caisse*, les *fumigations* et *embrocations*. On donne le nom de *bain russe* à une sudation suivie d'immersion froide, et de *bain turc* à un bain russe suivi de massage.

Je signalerai encore comme mode d'emploi du calorique le *bain tiède*, la *piscine*, la *douche de vapeur*, la *douche chaude*, la *douche écossaise* et la *douche alternative*. La douche écossaise est la douche chaude suivie brusquement de la douche froide. La douche alternative est la douche écossaise répétée plusieurs fois de suite.

2° L'application du froid se fait également par divers procédés au nombre desquels on doit mentionner : l'*enveloppement partiel* ou *général*. L'enveloppement partiel porte le nom de *ceinture*, en raison de la région le plus souvent soumise à ce procédé. Il s'opère au moyen d'une serviette imbibée d'eau froide et tordue plus ou moins dont on entoure le corps et par-dessus laquelle on met un linge sec ou une toile imperméable de façon à provoquer un bain de vapeur local.

Le *drap mouillé* sert à l'enveloppement général. Trempé dans l'eau froide et suffisamment tordu, on en enveloppe le corps et l'on pratique des frictions énergiques avec la main posée à plat.

Dans l'*immersion*, le corps est plongé dans l'eau froide. L'immersion est totale (baignoire, cuve, piscine, bassin de natation) ou partielle (demi-bain, bain de siège, de bras, manuluves, pédiluves).

Dans le *bain d'affusion*, le corps, plongé dans l'eau d'une baignoire à température moyenne, reçoit au moyen d'une pomme d'arrosoir une pluie à température plus ou moins basse.

La projection d'eau froide sur le corps constitue la *douche froide*. La douche est *générale* ou *locale*. La douche générale est dite, suivant sa forme, en pluie, en cercle, en jet, en lame, en épingle, à palette, en lance, à colonne, à jet droit, à jet brisé.

La douche locale à son tour prend, suivant les cas, les noms de douche hépatique, splénique, épigastrique, hypogastrique, ascendante, vaginale, utérine, lombaire, anale, etc., etc.

L'hydrothérapie, ramenée à ses effets thérapeutiques principaux, est *sédative*, *stimulante* ou *tonique*. D'une façon générale, les effets sédatifs résultent de l'emploi de l'eau chaude et les effets stimulants et toniques de l'emploi de l'eau froide. Toutefois ce n'est pas là une règle absolue, et la durée comme le mode d'application du liquide agissent tout aussi bien que sa température sur le résultat final. Sauf exception, la meilleure thérapeutique est celle ayant recours à des douches de moyenne pression, modérément froides ou tempérées (20° à 30°), comme début du traitement, en ayant soin de tenir compte de la saison, de la température de l'atmosphère et de l'état du temps. Quant à la durée, elle ne doit pas dépasser dix secondes au début, avec l'eau à 12°, et une demi-minute *au maximum*, si l'eau est élevée à une température de 18° à 24° (DELMAS). Au-dessus, c'est-à-dire avec la douche tiède, on peut aller à deux, trois minutes et plus.

Nous n'avons pas à faire ici la description des appareils d'hydrothérapie, aujourd'hui connus de tous. Bornons-nous à rappeler que les établissements d'aliénés doivent posséder un matériel hydrothérapique convenable et approprié aux nécessités variables de la pratique. Pour le traitement des aliénés à domicile, on peut se servir des divers appareils aujourd'hui dans le commerce. Je leur préfère une simple pompe à arrosage qui, placée dans un récipient quelconque, permet en tout temps et en tout lieu de donner des douches chaudes, froides, écossaises ou alternatives.

Nous ne passerons pas en revue toutes les affections mentales dans lesquelles l'hydrothérapie peut trouver son emploi. Bornons-nous à dire que, d'une façon générale, la douche dans les *états mélancoliques* doit être *tonique* et *reconstituante* avant tout, c'est-à-dire à pression moyenne, courte, générale et *froide;* que, dans les *états maniaques agités*, il convient de recourir à la *douche sédative*, c'est-à-dire attiédie et plus longue, ou mieux encore à l'emmaillotement prolongé à l'aide de linges trempés dans l'eau de 18° à 20° (KRAEPELIN, KRAFFT-EBING, SCHÜLE, ARNDT, SALGO, etc.); que, d'après KRAEPELIN (1902), ce même enveloppement serait le meilleur moyen de sédation contre l'excitation des *catatoniques;* enfin que les pratiques hydrothérapiques froides sont absolument contre-indiquées dans la *paralysie générale.*

D. ÉLECTROTHÉRAPIE. — L'électrothérapie, cette puissante méthode de traitement, n'a pas encore pris dans la thérapeutique des maladies mentales le rôle et l'importance auxquels elle paraît avoir droit. Comme dans l'édition précédente, nous résumerons ici quelques-unes de ses indications, d'après les travaux de ERB, KOVALEWSKY et JULES MOREL, et sur les conseils de notre ami, le professeur J. BERGONIÉ.

On emploie, en psychiatrie, les procédés électrothérapiques usuels : le *courant constant* ou *galvanisation*, le *courant interrompu* ou *faradisation*, l'*électricité statique* ou *franklinisation*, enfin les *courants de haute fréquence* de D'ARSONVAL.

a. *Galvanisation.* — La *galvanisation cérébrale*, dangereuse pour les uns (FR. FRANCK, MENDELSSOHN 1900), efficace pour les autres, serait sédative lorsque le pôle positif est au front, l'autre à la nuque, excitante si c'est l'inverse (FOVEAU DE COURMELLES, 1905). Elle est utile dans la *neurasthénie* (HUGHES, ALTHAUS), l'*épilepsie*, la période prémonitoire de la *paralysie générale* (ARNDT, HITZIG, SCHÜLE), la *lypémanie*, la *manie* (SCHÜLE, TIGGES, VON HEYDEN, WIGLESWORT, etc.). On doit commencer la galvanisation cérébrale avec un courant dont l'intensité part de 0 et augmente très lentement. Le malade ne doit ni voir des étincelles, ni cligner des paupières si l'appareil est bien réglé. La durée moyenne de chaque séance est de cinq à dix minutes.

La *galvanisation spinale* a pour but de faire passer un courant à travers la moelle épinière. Elle peut donner d'excellents résultats dans les affections médullaires et la myélasthénie, mais n'est guère employée en médecine mentale, sauf parfois dans les *psychoses avec excitation* (ARNDT et NEWTH). On peut, avec elle, employer un courant assez fort, 10 à 15 milliampères pendant environ dix à quinze minutes. Dans les maladies fonctionnelles, la durée des séances doit être moins longue que dans les maladies organiques.

La *galvanisation du grand sympathique* a été jusqu'ici insuffisamment étudiée et soulève beaucoup d'objections. Il semble, cependant qu'un certain avenir lui soit réservé, car, par l'intermédiaire du grand sympathique, nous pouvons agir sur le calibre des vaisseaux et régulariser l'afflux du sang vers les différents organes, notamment vers le cerveau. On ne connaît encore que l'action de la galvanisation sur le ganglion cervical supérieur, parce qu'il est le plus accessible au courant. En mentionnant la galvanisation du nerf sympathique, il reste donc entendu qu'il s'agit du traitement de ce ganglion. Pour pratiquer l'opération, on applique ordinairement l'électrode active dans la fosse auriculo-maxillaire, l'électrode indifférente à la poitrine, à l'occiput ou sur la colonne cervicale. Si la galvanisation doit se faire des deux côtés simultanément, on se sert d'une électrode double. Le courant, faible au début, sera augmenté graduellement. Il sera donc utile de faire intervenir le rhéostat. L'action qui revient aux différents pôles n'est pas encore bien déterminée. Les observations cliniques prouvent néanmoins que l'application du pôle positif au niveau du ganglion produit rapidement la rougeur de la face, l'afflux du sang vers la tête, une sensation de pesanteur et un léger vertige. L'application du pôle négatif, au contraire, est suivie de pâleur de la face, quelquefois de sensation de vide dans la tête et de vertige. Ces faits indiquent suffisamment le choix des pôles dans les diverses maladies. C'est ainsi qu'on doit se servir, sauf rectification ultérieure, du *pôle positif* dans la *neurasthénie*, la *maladie de Basedow*, la *lypémanie*, l'*hypocondrie* et la *démence*, et du *pôle négatif* dans la *paralysie générale*.

La *galvanisation du système nerveux périphérique* n'est guère utilisée en médecine mentale. Elle peut être appliquée cependant dans certaines psychoses à lésions des nerfs périphériques, comme la *psychose polynévritique*.

Quant à la *galvanisation centrale* et à la *galvanisation générale*, préconisées par BEARD, elles sont d'une application restreinte et assez difficile.

b. *Faradisation*. — Le *courant interrompu, induit ou faradisation* est produit par la bobine de Rumkhorff spécialement construite pour les usages médicaux. Nous recommandons un appareil à chariot donnant un courant aussi régulier que possible sur lequel on puisse monter soit une bobine à fil fin, soit une bobine à fil gros. On peut utiliser les mêmes électrodes que pour la galvanisation.

La *faradisation cérébrale* ou *spinale* ne se pratique presque pas en raison de ses résultats douteux et on a presque toujours recours à la *faradisation périphérique*. Celle-ci agit non seulement localement mais encore, par action réflexe, sur les centres nerveux. C'est en raison de cette action réflexe que la faradisation a été préconisée par BENEDIKT et ARNDT dans certaines psychoses, notamment dans les cas de *dépression psychique* et de *stupeur lypémaniaque*. Les résultats obtenus paraissent très satisfaisants. Il y a deux genres de faradisation : la *faradisation superficielle* et la *faradisation profonde*. La *faradisation superficielle* s'adresse surtout aux terminaisons nerveuses de la peau et par conséquent aux nerfs sensitifs. On la pratique à l'aide d'une électrode sèche ou de la brosse métallique. Pour faire pénétrer le courant plus profondément, jusqu'à la couche musculaire, il faut que l'électrode et la partie du corps sur laquelle elle doit passer soient suffisamment humectées.

c. *Électricité statique ou franklinisation*. — L'électricité statique est produite par des machines à frottement ou à influence. Les plus usitées en France sont celles de CARRÉ, de VOSS, de VIGOUROUX et de WIMSHURST. L'électricité statique est employée sous la forme de *bain*, de *souffle*, d'*aigrette*, de *frottement* ou *friction* et d'*étincelle*.

La franklinisation, remise surtout en honneur par CHARCOT et VIGOUROUX, donne d'excellents résultats dans certaines névroses, notamment dans l'*hystérie*, la *neurasthénie*. Elle mérite d'être vulgarisée de même dans les psychonévroses et les psychoses, en particulier dans les *obsessions* et *phobies*, dans la *mélancolie*, l'*hypocondrie*, la *confusion mentale*, la *stupeur*. On combine, dans certains cas, son usage avec celui de la galvanisation ou de la faradisation.

d. *Courants de haute fréquence.* — Nous ne pouvons que mentionner les courants alternatifs de haute fréquence, car leur emploi n'a pas encore été sérieusement tenté, croyons-nous, en psychiatrie.

La d'Arsonvalisation pourrait cependant être appliquée aux psychoses avec troubles de la nutrition, en particulier aux *états mélancoliques* et à la *confusion mentale* avec asthénie profonde.

E. MASSOTHÉRAPIE. — Le massage a été jusqu'ici peu pratiqué en médecine mentale, au moins en France. Il est utilisé davantage dans certains pays étrangers, associé ou non à l'hydrothérapie.

Je rappelle que les manipulations de massage les plus usitées sont : l'*effleurage* et le *frottement*, les *frictions*, le *pétrissage*, le *tapotement* et le *hachage* et les *mouvements passifs*. Je n'ai pas à les décrire ici. On se sert aussi, dans beaucoup de cas, du massage mécanique tel qu'il est organisé dans les instituts Zander.

Les différentes variétés de massage trouvent leurs indications spéciales en médecine mentale. Les *frictions* et les *effleurages*, associés ou non aux bains froids, sont très utiles dans la *lypémanie avec stupeur*. Un *massage général*, sous forme de *pétrissage*, est indiqué dans les différentes névroses, les *psychoses hystériques*, *hypocondriaques* et *neurasthéniques* (KOVALEWSKY) et aussi les états *confusionnels*, surtout avec *stupeur*.

F. PHOTOTHÉRAPIE, RAYONS THÉRAPEUTIQUES. AUTRES AGENTS PHYSIQUES. — On avait autrefois employé empiriquement la lumière colorée dans le traitement des psychoses, mais sans grand résultat. Les belles études de FINSEN ont récemment montré tout le parti qu'on pouvait tirer de la lumière en thérapeutique. Il serait peut-être intéressant de reprendre la question en psychiatrie sur ces nouvelles bases, comme elle a été reprise dans les maladies nerveuses (FOVEAU DE COURMELLES, 1903; JOIRE, 1903; POUSSÉPE, 1904).

DOUZA (1901) aurait déjà obtenu des effets sédatifs chez les agités avec les rayons bleus et des effets de stimulation gaie chez les mélancoliques déprimés.

On peut également recourir dans certains cas à la *radiothérapie* et BALLET a tenté quelques essais avec les rayons N.

D'autres agents physiques, d'une moindre importance cependant pour le traitement, peuvent être employés comme adjuvants dans la folie. Je citerai à cet égard : la *gymnastique*, l'*équitation*, le *jeu de billard*, le *tennis*, le *canotage*, la *natation*, mais surtout la *vélocipédie* qui, par la facilité de son emploi en tout lieu, peut convenir à beaucoup d'aliénés. Les Anglais, toujours les premiers en ces matières, ont déjà utilisé et signalé ses avantages (C. THÉODORE EWART : *Cycling for the Isane*. Mental science, 1890). J'y ai eu également recours, pour ma part, avec quelque succès, à la fois comme stimulant physique et comme dérivatif psychique dans certains cas de neurasthénie, d'obsessions, d'hypocondrie et de mélancolie, de confusion mentale. TISSIÉ est revenu récemment (1904) sur l'utilité de l'*éducation physique* dans le traitement des maladies mentales.

Il est à peine besoin de rappeler ici les bienfaits du *travail en plein air* dans la cure des psychoses.

4° Agents chirurgicaux. — a. *Grandes opérations*. — Les

états psychopathiques ne comportent pas un traitement méthodique par les grandes opérations chirurgicales.

Nous avons déjà dit (p. 558) ce qu'il fallait penser des interventions gynécologiques comme moyen de traitement de la folie.

Nous pouvons ajouter qu'on a à peu près renoncé, d'autre part, à certaines autres grandes interventions qui ont eu un instant de vogue, par exemple à la *craniectomie* dans l'idiotie microcéphalique, reconnue à la fois dangereuse et inefficace (BOURNEVILLE) et à la *trépanation* dans la paralysie générale soit simple (T. CLAY-SHAW, HARISSON CRIPPS, WAGNER, JOHN MAC-PHERSON, DAVID WALLACE, PENGRUEBER, etc.,)soit suivie de *drainage* du liquide céphalo-rachidien (BATTY TUKE: GOODALL, 1893 ; JOHN TURNER, 1896, etc.).

b. *Révulsion.* — A défaut de grandes opérations chirurgicales, certains des procédés de la petite chirurgie sont utilisés en psychiatrie. Nous citerons les principaux.

La *révulsion* est une excellente méthode thérapeutique, a laquelle on n'a peut-être pas suffisamment recours dans les maladies mentales. Les heureux résultats que détermine l'apparition spontanée des suppurations, chez les aliénés, permettent en effet de conclure *a priori* à l'efficacité de la révulsion artificielle et nombre de faits viennent, dans la pratique, confirmer cette opinion. La paralysie générale elle-même, réfractaire, on peut le dire, à tous les autres moyens de traitement, se laisse cependant influencer par la suppuration, spontanée ou provoquée et il n'est pas rare, lorsqu'on prend la maladie à son début, de la voir rétrocéder au moins temporairement sous l'influence d'une révulsion énergique.

Le meilleur mode de révulsion est le *séton à la nuque.* On peut encore recourir au vésicatoire permanent, aux cautérisations ponctuées du thermo-cautère, aux frictions irritantes, aux *abcès de fixation,* récemment mis en honneur par FOCHIER, ARNOZAN, J. CARLES, etc.; mais ces moyens sont la plupart du temps insuffisants ou très douloureux.

c. *Saignée.* — La saignée, très en usage autrefois, est tombée aujourd'hui, comme on sait, en pleine désuétude, malgré quelques tentatives isolées de réhabilitation, et, si l'on en a abusé jadis, on peut dire qu'à l'heure actuelle on n'en use peut-être pas assez.

Dans certains cas en effet, lorsque l'état congestif de l'encéphale est manifeste ou lorsque le trouble psychique est lié à un processus toxique de l'organisme, comme dans certaines poussées aiguës de la paralysie générale, les émissions sanguines peuvent avoir leur utilité.

d. *Sérothérapie*. — La *sérothérapie spécifique* n'a pas encore été sérieusement pratiquée dans la cure des psychopathies. Il est probable cependant que les progrès chaque jour croissants de cette méthode amèneront son application en psychiatrie, et il n'est pas téméraire de penser que c'est là un des traitements de l'avenir de la paralysie générale.

Déjà, parmi les essais tentés, nous avons à signaler ceux de Mairet et Vires qui ont employé chez les aliénés le sérum sanguin d'animaux et qui ont traité des maniaques avec du sérum de maniaques guéris. Nous avons à signaler aussi ceux de Lewis C. Bruce qui a soumis un certain nombre de malades atteints de psychoses aiguës, de confusion mentale et de démence précoce à des injections de sérum antistreptococcique, anti-staphylococcique, anticolibacillaire et qui même a essayé chez ces malades le sérum de chèvre immunisée à un organisme provenant du sang d'un catatonique aigu et, chez des paralytiques généraux, le sérum de chèvre immunisée à un organisme provenant du sang d'autres paralytiques généraux.

Nous citerons enfin l'emploi, chez les dipsomanes et les buveurs, du *sérum dit antialcoolique*.

Les résultats de toutes ces expériences sont encore trop nouveaux et trop incertains pour qu'on puisse faire autre chose que les indiquer.

D'autres tentatives ont été faites en Allemagne par Wagner von Jauregg (1895) et Ernst Böck (1895) son élève, ainsi que par Binswanger (1898), pour traiter les psychoses non plus par les sérums, mais par la fièvre artificiellement provoquée, par des *toxines microbiennes*. Se basant sur les heureux effets que déterminent souvent, chez les aliénés, les maladies aiguës intercurrentes ou les suppurations spontanées, les premiers de ces auteurs n'ont pas hésité à provoquer chez des délirants, dans un but thérapeutique, des processus morbides infectieux. Ils ont eu recours, pour cela, à des injections de virus plus ou moins atténués, en particulier à la tuberculine (33 cas) et à la pyocyanine (8 cas). Les résultats obtenus furent satisfaisants, notamment dans la confusion mentale hallucinatoire et le délire aigu. Les femmes et les sujets jeunes guérirent en plus forte proportion. L'action thérapeutique ne se montra pas en rapport avec la hauteur de la courbe fébrile.

AZEMAR et CATALA (1901), qui paraissent avoir ignoré les intéressantes expériences des Allemands, les ont renouvelées avec des toxines de streptocoques et des injections d'essence de térébenthine (abcès de fixation).

Leurs recherches ont été trop limitées et trop incomplètes pour qu'on puisse en tirer une conclusion, dans un sens quelconque.

En somme il y a, dans le fait de chercher à produire chez des aliénés une infection artificielle, une idée thérapeutique rationnelle et logique et qui mérite d'être poursuivie, avec toute la prudence que comporte sa mise à exécution. Il est bon de rappeler du reste que, de tout temps, on a essayé d'agir par la méthode de substitution en psychiatrie et que lorsque ALEXANDRE DE TRALLES, à Rome, préconisait de faire enivrer les aliénés, c'était certainement en vue de remplacer leur vésanie par un délire éthylique passager.

A côté des sérothérapies toxiniennes dont nous venons de mentionner les débuts incertains, il en est une autre qui a déjà été l'objet de nombreux travaux et qui tend à devenir courante dans la thérapeutique psychiatrique : c'est la sérothérapie par *injections de sérum artificiel.*

Cette sérothérapie se pratique dans les maladies mentales sous ses deux formes habituelles : les *injections sous-cutanées* de sérum *artificiel à petites doses ;* les *injections à doses massives* ou *lavages du sang.*

Nous ne ferons qu'indiquer les premières, qui n'offrent ici rien de bien spécial et qui trouvent surtout leur emploi dans les *psychoses mélancoliques* et *asthéniques* (TOULOUSE et ROUBINOVITCH, CHASLIN et SÉGLAS), ou, avec le *sérum de Trunececk,* dans les *psycho-névroses des artério-scléreux.*

Les grandes injections méritent en revanche de nous arrêter un instant.

Les premières applications de cette méthode paraissent avoir été faites en Allemagne à dater de 1891 par MERCKLIN dans le délire aigu avec prostration, par ILBERG, EMMINGHAUS, ZIEHEN,

DE BOECK, KRAEPELIN, etc., dans les psychoses avec refus de nourriture et collapsus.

Depuis, les grandes injections de sérum artificiel ont été pratiquées, étudiées et préconisées dans les états psychopathiques par un grand nombre d'auteurs, parmi lesquels nous citerons surtout BRIAND (1894), MAIRET et VIRES (1896), A MARIE (1896), RÉGIS (1898), CULLERRE (1899) dont l'article est le premier spécialement consacré, en France, à ce sujet, FEUILLADE (1899), SÉRIEUX et FARNARIER (1899), DE BOECK (1899), MASBRENIER (1900), JACQUIN (1900), E. FAURE (1900), RUGGIERO LAMBRANZI (1900), WARBASSE (1901), MARIE et BUVAT, BUVAT (1901), GASPERO (1901), DONATH (1901), WICKEL (1903), GREIDENBERG (1904), SOKALSKY (1904).

La plupart de ces auteurs, à l'exception de JOFFROY, SOKALSKY, WICKEL, vantent les bons effets des grandes injections de sérum artificiel, qui auraient surtout une action efficace sur l'état général en stimulant toutes les fonctions physiologiques et en débarrassant l'organisme de ses déchets toxiques par augmentation de toutes les sécrétions éliminatoires. La sitiophobie, l'insomnie, le gàtisme, les escarres et la plupart des complications de ce genre, disparaîtraient rapidement sous son influence en même temps que le poids se relèverait. La sérothérapie est donc indiquée principalement dans les psychoses avec participation de l'état général, en premier lieu par conséquent dans les *psychoses aiguës d'intoxication* ou *d'infection*, aussi bien *alcooliques* (MASBRENIER) que non alcooliques, soit au début, soit dans la phase asthénique qui succède à l'hyperthermie.

C'est un point sur lequel tous les auteurs sans exception ont insisté. L'accord est unanime également sur ce fait que chez les délirants les grandes injections de sérum artificiel sont faciles à pratiquer, inoffensives et qu'elles doivent être massives (500 cm³ au minimum) et fréquemment renouvelées (quotidiennement ou tous les deux ou trois jours).

Le liquide injecté a été surtout le sérum d'HAYEM, à la dose de 7gr.5 de chlorure de sodium par litre. Quelques expérimentateurs cependant tels que MAIRET et VIRES, DONATH, BRIAND, MARIE et BUVAT ont modifié la composition de ce liquide suivant les formes morbides. BUVAT préconise, avec A. MARIE. l'emploi de trois classes de sérum artificiel : 1° le *sérum chloruré* à 7,5 p. 100, indiqué dans les *psychoses toxi-infectieuses récentes* et *aiguës* et auquel on peut adjoindre 1 gramme de caféine dans les *formes dépressives* avec asthénie cardiaque ; 2° le *sérum bromuré* à 6 grammes p. 100, utilisable comme sédatif dans les *états mélancoliques* avec *agitation anxieuse*, dans les *états maniaques*, les *délires épileptiques*, etc. ; 3° le *sérum ioduré* à 2 p. 100, qui convient particulièrement aux *artériopathies cérébrales* et à la *paralysie générale*.

Tout récemment enfin (1905), A. MARIE et PELLETIER, A. MARIE et VIOLLET ont signalé d'heureux résultats obtenus par eux avec les injections d'eau de mer ou plasma de QUINTON chez des *épileptiques*, des *paralytiques généraux à accidents épileptiformes* et *à escarres*, des *déments précoces*, des *mélancoliques stupides*.

e. *Lavage de l'estomac.* — J'ai préconisé, en 1880, le lavage de l'estomac contre la *sitiophobie* ou refus de nourriture des aliénés, lié souvent, comme on sait, à un état saburral des voies digestives et ce moyen parait avoir donné de bons résultats à tous ceux qui, comme moi, l'ont mis en usage. Depuis cette époque, j'ai cherché à étendre cette méthode à la cure de la *mélancolie* elle-même qui relève très fréquemment de troubles digestifs, surtout d'une auto-intoxication gastro-intestinale et, dans bien des cas, j'ai pu, en améliorant les symptômes gastriques, améliorer concurremment les symptômes intellectuels.

Il en est de même dans les états de *confusion mentale*, où j'ai obtenu d'excellents effets. Le lavage de l'estomac mérite donc d'être utilisé en psychiatrie et il est devenu du reste d'une pratique assez courante dans la thérapeutique des psychoses d'intoxication.

f. *Alimentation forcée ou gavage.* — Nous avons déjà dit qu'un certain nombre d'aliénés, recrutés principalement parmi les mélancoliques, les hypocondriaques, les persécutés, refusaient, parfois avec obstination, toute nourriture. C'est ce qu'on désigne sous le nom de *sitiophobie*. Dans ces cas, on est obligé de faire manger de force les malades et on a recours, pour cela, à l'*alimentation forcée*.

L'alimentation forcée des aliénés comprend une foule de moyens de tout ordre et de toute espèce. Le plus pratique et le seul utilisé, on peut le dire, dans les cas rebelles, est le cathétérisme œsophagien. Je ne décrirai pas en détail ce cathétérisme, me bornant à rappeler ici les particularités principales du manuel opératoire.

Le cathétérisme œsophagien, chez les sitiophobes, doit être pratiqué par les fosses nasales et non par la cavité buccale, à cause des inconvénients et des difficultés qu'offre cette dernière voie. Le malade doit être assis ou couché dans son lit, la tête suffisamment élevée à l'aide d'oreillers. S'il est par trop agité, on peut le fixer au moyen de la camisole ou le faire maintenir par des aides.

L'instrument à employer de préférence est une sonde en caoutchouc, à parois épaisses, d'un calibre de 20 à 24 millimètres au moins, et d'une longueur considérable. Après l'avoir trempée dans de l'eau tiède, l'opérateur la prend de la main droite comme une plume à écrire à quelques centimètres de son extrémité inférieure et l'enfonce ainsi doucement et progressivement, dans la narine. De la main gauche, il couvre les yeux du malade, de façon à lui dissimuler les divers temps de l'opération et à diminuer, par suite, sa résistance volontaire.

La difficulté principale de ce cathétérisme réside dans l'arrêt de la sonde sur la base de la langue, souvent maintenue appliquée par l'aliéné contre la paroi postérieure du pharynx. Il y a là un obstacle des plus sérieux. On triomphe de la difficulté en injectant subitement une certaine quantité d'eau par la narine restée libre : le mouvement réfléxe de déglutition qui se produit ouvre passage à la sonde qui glisse alors très aisément, si on profite de ce moment pour la pousser plus loin.

Quant au diagnostic d'une fausse route dans les voies aériennes, il n'est pas souvent nécessaire, fort heureusement. Pourtant, le cas peut se présenter. On est certain que la sonde est dans l'œsophage lorsqu'elle a pénétré sans effort dans un conduit lisse et dépourvu d'aspérités et qu'elle a pu être enfoncée, *malgré sa longueur considérable*, jusqu'au pavillon ; lorsqu'il ne s'est produit aucune gêne respiratoire ni aucune raucité

de la voix, alors même qu'on a bouché la sonde ; enfin lorsqu'on
a entendu le bruit spécial des gaz de l'estomac venant éclater à
l'ouverture de la sonde. Pour plus de précautions, car on n'en
saurait trop prendre, on peut, avant de pratiquer l'injection
alimentaire, verser seulement quelques gouttes de liquide dans
la sonde et constater l'effet produit. S'il ne survient pas de
quintes de toux avec nausées, congestion de la face et efforts
pour expuer le liquide, il est à peu près certain que la sonde est
dans l'œsophage.

Le cathétérisme œsophagien terminé, on opère l'injection des
liquides alimentaires, en la faisant précéder chaque fois, suivant
les indications que j'ai posées, d'un *lavage de l'estomac*. Je me
sers pour cela du tube de Faucher que j'adapte par son extrémité inférieure, au moyen d'un ajutage en verre, à la sonde
œsophagienne, et par son pavillon à un entonnoir ordinaire. Je
puis ainsi faire successivement et commodément d'abord le
lavage, puis l'injection alimentaire.

Les liquides nutritifs, préparés à l'avance et chauffés à la température du corps, doivent être constitués par des mélanges
variés de lait, bouillon, œufs, peptones, lécithine, somatose, jus
et poudres de viande, aliment complet, chocolat, vin, huile de
foie de morue, etc., auxquels on ajoute, suivant les cas, des
toniques, des ferrugineux et tous les autres principes médicamenteux qui paraissent nécessaires.

L'opération doit être renouvelée deux fois chaque jour.

5º Agents pharmaceutiques. — Les *médicaments* utilisés
dans le traitement des états psychopathiques sont des plus
variés et leur nombre s'augmente chaque jour. Au lieu d'en faire
ici une énumération sèche et forcément incomplète, il me
semble préférable d'indiquer d'un mot et par catégories les principaux de ces médicaments.

a. *Purgatifs*. — Les purgatifs ont été en usage de tout temps
dans la cure de la folie. Ils sont employés soit pour combattre
la constipation, si fréquente chez les aliénés, soit pour opérer
une dérivation salutaire sur le tube intestinal. On peut se servir
indistinctement de tous les genres de purgatifs et les meilleurs

ne sont autres que les mieux acceptés. Dans certains cas, cependant, il convient de s'adresser aux drastiques, en particulier aux pilules à base d'aloès, qui ont pour effet de congestionner le rectum et parfois même de rétablir un flux hémorrhoïdaire disparu. Dans d'autres cas, surtout lorsqu'on veut faire à la fois de la dérivation et de la désintoxication, il est préférable d'user de calomel ou de purgatifs salins et de les renouveler fréquemment sous forme de purgations légères ou même de laxatif quotidien.

b. *Calmants, hypnotiques.* — Les hypnotiques et les calmants sont, avec les purgatifs, les médicaments les plus employés dans les états psychopathiques. Autrefois on ne se servait guère que de l'opium et de la morphine, mais la thérapeutique s'est enrichie depuis, d'une quantité considérable de substances diverses à la fois plus efficaces et moins dangereuses. Dans le nombre, je citerai les bromures alcalins, le chloral, le chloralose, l'hédonal, le méthylal, l'hypnone, le dormiol, le sulfonal, le trional, le tétronal, le véronal, le neuronal, la paraldéhyde, l'héroïne, la dionine, l'hyoscine, la duboisine, etc., etc.

Pour les détails sur l'action physiologique et l'emploi de ces médicaments, je renvoie aux récents traités de thérapeutique, en particulier à celui d'Arnozan et au rapport très documenté de Trénel au Congrès de Bruxelles (1903) sur le traitement de l'agitation et de l'insomnie dans les maladies mentales et nerveuses.

Je me borne à dire ici que les meilleurs *calmants* de l'agitation sont, suivant les cas, les bromures alcalins, le laudanum, la trinitrine (agitation des anxieux), le bleu de méthylène (Bodoxi) et surtout l'hyoscine et la duboisine, qu'on peut administrer soit par la voie buccale (Francotte), soit par la voie hypodermique, à la dose maxima de 1 à 2 milligrammes, en commençant par un quart à un demi-milligramme.

Quant aux *hypnotiques*, ceux dont l'action parait la plus efficace sont le chloral, le dormiol, le médicament composé appelé le bromidia, le sulfonal, le trional et surtout le *véronal*. Ce dernier hypnotique ne doit cependant être employé que prudemment et à petites doses chez les sujets atteints d'insuffisance rénale ou hépato-rénale, car il peut y être toxique (Mongeri,

1905). Le neuronal est encore trop nouveau pour avoir fait ses preuves.

c. *Toniques, antipériodiques.* — Les toniques tels que ferrugineux, quinquina, amers, arsenic, cacodylate de soude, arrhénal, phosphates et glycérophosphates, lécithine, etc., etc., ont une grande utilité chez les aliénés, souvent sujets à l'anémie. La quinine a été préconisée dans certaines psychoses cycliques et surtout dans la psychose paludéenne, où elle peut produire parfois de bons effets. BEELITZ (1904) a également effectué la cure systématique d'atropine dans les troubles mentaux périodiques.

d. *Stimulants diffusibles, médicaments spéciaux.* — L'emploi des stimulants : alcool, café, thé, caféine, théobromine, kola, éther, etc., est indiqué dans certaines psychoses, en particulier dans les états d'asthénie profonde.

Quant aux médicaments que peut spécialement réclamer chaque forme morbide, nous ne les énumérerons pas ici, dans ce chapitre de thérapeutique générale, les ayant indiqués avec la maladie correspondante. Ils sont d'ailleurs éminemment variables, suivant les cas. Bornons-nous simplement à rappeler les médicaments et médications *emménagogues*, la *persodine* ou persulfate de soude, utilisée chez les *siliophobes*, l'*ergotine*, les *injections d'ergotinine* dans les ictus congestifs des paralytiques généraux, etc., etc., sans parler des traitements qui s'imposent contre les maladies incidentes et les complications, notamment vis-à-vis des maladies des organes génito-urinaires.

e. *Opothérapie.* — Une mention spéciale doit être réservée dans cette rapide revue à l'opothérapie en psychiatrie.

Tous les sucs organiques ou à peu près ont été expérimentés dans les affections nerveuses et mentales : thyroïdien, parathyroïdien, thymique, pituitaire, cérébral, choroïdien, surrénal, splénique, testiculaire, ovarien, utérin, mammaire. Avec EASTERBROOK, qui a fait une étude générale de l'organothérapie dans les maladies mentales, nous dirons que tous ces produits sont loin d'être actifs et que l'*extrait thyroïdien*, l'*extrait ovarien*, l'*extrait surrénal*, l'*extrait cérébral*, enfin, paraissent seuls avoir une action réelle, plus ou moins importante.

L'*extrait thyroïdien* convient surtout aux états dystrophiques avec insuffisance thyroïdienne, dont le *myxœdeme, infantile* ou *des adultes*, est le type. Ici, comme nous l'avons dit, les résultats sont, de l'aveu de tous, remarquables. Il est contre-indiqué, en revanche, dans les états s'accompagnant d'hyperthyroïdation. Quelques auteurs cependant, tels que J. VOISIN, DEVAY, MAIRET, etc., en auraient retiré de bons effets dans le *goitre exophtalmique*.

L'extrait thyroïdien a été également employé dans les affections mentales proprement dites, soit contre un symptôme isolé, tel que le refus d'aliments ou *sitiophobie*, soit contre la maladie elle-même : *états mélancoliques, psychoses juvéniles, psychoses puerpérales, paralysie générale*, etc., etc. MAC PHAEL, L.-C. BRUCE, CLOUSTON, A. ROBERTSON, GERVER, DANA, TAMBRONI, MIDDLEMASS, SALVIOLI, WILLIAM MABON et WARREN L. BABCOCK, PILCZ, etc., se sont particulièrement occupés de cette question.

Le travail de WILLIAM MABON et WARREN L. BABCOCK (1890) qui a pour titre : « Revue des résultats obtenus par le traitement thyroïdien dans mille trente-deux cas de psychopathies » est, de tous, le plus important. Il conclut que les effets les plus favorables de ce traitement se sont manifestés dans les cas de *manie aiguë* et de *mélancolie avec crises prolongées*, dans les *psychoses puerpérales* et *climatériques*, les états *de démence stupide et primaire*. Les rechutes après guérison sont moins fréquentes avec ce traitement. Une élévation marquée de température n'est pas nécessaire pour que la guérison se produise. Mais il faut que le traitement soit continué au moins pendant trente jours et que le malade garde le lit pendant toute sa durée et même une semaine après. Un premier insuccès ne doit pas décourager et il convient de recourir à une nouvelle cure deux, trois fois ou plus encore, au besoin.

Je crois, avec ces auteurs, que le traitement thyroïdien devrait être plus couramment et plus méthodiquement utilisé en psychiatrie. Il peut donner d'excellents résultats, en particulier, dans certains cas de *démence précoce* stupide et catatonique tendant plus ou moins déjà vers la chronicité.

Le *traitement ovarien* comporte lui aussi de fréquentes indications dans les psychoses.

En effet, tous les troubles psychiques liés chez la femme a l'une des étapes de la vie génitale ou à l'une des maladies de l'appareil génito-urinaire, et ils sont nombreux, relèvent de ce traitement. Citons les *psychoses pubérales, hébéphréno-catato-niques, juvéniles* ; les *psychoses menstruelles, dysménorrhéiques et aménorrhéiques* ; les *psychoses ménopausiques,* les *psychoses puerpérales,* les *psychoses des maladies* ou des *opérations gynéco-logiques,* etc. Dans tous ces états morbides, l'opothérapie ova-rienne m'a donné des résultats favorables et dans certains cas, même, excellents.

Je l'ai également employée avec succès dans toutes les psy-choses féminines, vésaniques ou auto-toxiques, qui s'accompa-gnaient de dysménorrhée ou de paroxysmes d'agitation au moment des règles.

L'*opothérapie testiculaire* ou *orchitique,* malgré les nombreux essais dont elle a été l'objet, paraît avoir déçu, en psychiatrie comme ailleurs, les résultats qu'on en attendait. Peut-être lui trouvera-t-on dans l'avenir des applications nouvelles et plus fructueuses, notamment dans les dystrophies autres que le myxœdème, telles que l'infantilisme, le féminisme, le gigan-tisme, etc.

L'*opothérapie cérébrale* et l'*opothérapie médullaire* ne comp-tent pas non plus jusqu'ici de succès bien évidents dans les psychoses. De nouveaux essais sont cependant poursuivis actuellement avec la substance cérébrale dans certaines psy-choses telles que la *démence précoce* et j'en ai fait moi-même avec LALANNE, sans grand résultat encore, je dois le dire.

J'ai également essayé, grâce à l'amabilité de A. FLOURENS qui s'est spécialement consacré à la préparation des produits opo-thérapiques, l'*extrait de grand sympathique* de mouton contre les psychonévroses avec prédominance de troubles anxieux, vaso-moteurs et cénesthésiques. Cette préparation d'extrait de grand sympathique était si délicate et si coûteuse que j'ai dû renoncer à poursuivre ces expériences.

L'*opothérapie surrénale* a été également appliquée aux mala-dies mentales. W.-R. DAWSON (1901) a conclu de ses recherches spéciales à cet égard que les indications du suc surrénal s'adressaient surtout a la *manie aiguë* de date récente et, de façon générale, aux états d'excitation, dans lesquels il relève la pression sanguine, ordinairement affaiblie. Il ne convient pas, en revanche, aux états de mélancolie et de stupeur marquée. Dans les cas où il est nécessaire de poursuivre une action durable, l'opothérapie surrénale doit être pratiquée par la voie buccale.

Divers essais ont été tentés, dans ces dernières années, pour associer l'emploi des extraits organiques à celui d'une autre substance médicamenteuse telle que l'arsenic (MABILLE, ARNOZAN), ou même pour combiner un extrait à d'autres extraits dans la même préparation. Ces produits opothérapiques composites sont encore à l'épreuve.

CHAPITRE III

ASSISTANCE DES ALIÉNÉS[1]

OUVRAGES A CONSULTER

1° Périodiques. — *Bulletin officiel du Ministère de l'intérieur,* 1836 à 1904; Dupont, éditeur, Paris. — *Actes du Conseil supérieur de l'assistance publique. — Revue des établissements de bienfaisance et d'assistance,* 1885 à 1904; Berger-Levrault, Paris. — *Revue Philanthropique;* Masson, Paris.

2° Ouvrages généraux. — *Législation sur les aliénés et les enfants assistés.* Ministère de l'Intérieur (Berger-Levrault, 1888). — WATTEVILLE : *Législation charitable,* 1843 à 1874. *Rapport général au Ministre de l'intérieur sur le service des aliénés par MM. les Inspecteurs généraux* CONSTANS, LUNIER, DUMESNIL, 1874. — P. GARNIER. *Internement des aliénés,* Rueff, 1898. — VALLON. *La pathologie mentale au point de vue administratif,* in Traité de Pathologie mentale de G. BALLET, Doin, 1903. — SÉRIEUX. *L'assistance des aliénés en France, en Allemagne, en Italie et en Suisse* (Rapport au Conseil général de la Seine, 1008 pages, Imprimerie municipale, Paris, 1903). — J.-L. MOREL, *La réforme des asiles d'aliénés. L'assistance des aliénés en France, en Allemagne, en Suisse et en Belgique.* Gand, 1905.

Si l'on veut étudier en détail l'assistance des aliénés en France et à l'étranger et son évolution au cours du dernier demi-siècle, il faut lire le magnifique ouvrage que vient de consacrer à cette importante question un de nos aliénistes les plus distingués, le Dr SÉRIEUX, médecin en chef de l'asile de

---

[1] Je remercie ici mon distingué collègue et excellent ami le D^r JAC-QUIN, ancien chef de clinique du professeur PIERRET et médecin-adjoint de l'asile d'aliénées de Bordeaux, qui a bien voulu me prêter, pour la mise au point de ce chapitre, en particulier pour tout ce qui a trait aux établissements d'aliénés et à leur personnel médical et administratif, sa précieuse collaboration.

Ville-Evrard, chargé de mission en 1901 et 1902 par le Conseil général de la Seine.

Cet ouvrage, d'une documentation parfaite, est écrit avec une compétence et une impartialité remarquables. Comme toutes les précédentes études du même genre, il conclut malheureusement que la France, après avoir été l'initiatrice en psychiatrie, s'est aujourd'hui laissé distancer considérablement à ce point de vue par les pays étrangers, en particulier par l'Allemagne.

Parmi les plus importantes réformes constatées par lui en Allemagne, en Italie et en Suisse, Sérieux note et expose surtout les suivantes :

Subordination étroite du plan général et de la construction matérielle des établissements d'aliénés aux indications d'ordre médical ;

Segmentation de ces établissements en un grand nombre de pavillons complètement indépendants, sans souci exagéré de la symétrie (asile-village) ;

Nombre très restreint des malades dans chaque pavillon ;

Différenciation de chacun de ces pavillons grâce à une organisation matérielle et morale expressément adaptée à sa destination spéciale ;

Création de petits hôpitaux urbains de traitement ;

Aménagement de quartiers de surveillance continue, de villas aux portes ouvertes, etc. ;

Grand développement donné à la colonisation des aliénés chroniques et convalescents avec extension de jour en jour plus grande du traitement en liberté (open-door) ;

Généralisation du traitement des psychoses aiguës par le séjour au lit ;

Réalisation contre l'isolement cellulaire, suppression des moyens de contention mécanique (camisole de force, entraves), non-restraint systématique ;

Création d'établissements spéciaux, de colonies pour les épileptiques, les « nerveux », les idiots, les buveurs, les déments séniles, les aliénés criminels ;

Augmentation du nombre des médecins, des internes, des infir-

miers, *avec utilisation bien comprise de ces divers éléments du personnel médical (réforme de l'organisation du service médical)* ;

Extension de l'assistance familiale, des sociétés de patronage, des écoles d'infirmières ;

Création de cliniques psychiatriques autonomes ; grand développement donné à l'enseignement clinique des maladies mentales ; stage psychiatrique de six mois rendu obligatoire pour tous les étudiants.

Qu'on lise l'ouvrage de Sérieux, en particulier le xviiᵉ et dernier chapitre qui le résume dans son ensemble et on se rendra compte de notre infériorité présente et de ce que nous devons faire pour regagner le terrain perdu.

Nous nous bornerons ici à résumer l'état de l'assistance des aliénés en France tel qu'il existe aujourd'hui.

L'assistance des aliénés comprend : 1° la *législation* qui les concerne ; 2° les *établissements* qui leur sont consacrés ; 3° la *pratique* de cette assistance. Nous l'examinerons successivement dans ces trois parties.

ARTICLE PREMIER

LÉGISLATION

La législation qui régit en France les aliénés est constituée par la *loi du 30 juin* 1838.

A diverses reprises des tentatives ont été faites pour reviser cette loi. Citons notamment les projets ou rapports de Gambetta et Magnin, en 1870, de Th. Roussel, au Sénat, en 1884, de Reinach, en 1890, de Lafont, en 1894, enfin de Dubief, en 1896, 1902, 1904. Ces projets, très étudiés pour la plupart et qui, sans modifier l'idée générale de la loi de 1838, excellente entre toutes, l'améliorent et la complètent sur certains points (assistance des dégénérés et des épileptiques, des aliénés criminels, surveillance des aliénés traités à domicile, etc., etc.), n'ont encore pu aboutir, devant les Chambres, à une solution.

Ce n'est donc ni le moment, ni le lieu de discuter la loi

de 1838, que nous nous bornerons à transcrire ici sans commentaires. La Loi de 1838 est complétée par l'*Ordonnance royale du 18 décembre 1839* portant règlement sur les établissements publics et privés, que nous reproduisons également, enfin par le *Règlement officiel du service intérieur des asiles publics d'aliénés* du 20 mars 1857, et par quelques circulaires, décrets et instructions du Ministre de l'intérieur (Voy. Législation sur les aliénés et les enfants assistés, tome I, Berger-Levrault, 1880).

LOI DU 30 JUIN 1838 SUR LES ALIÉNÉS

TITRE PREMIER. — DES ÉTABLISSEMENTS D'ALIÉNÉS

ART. 1er. — Chaque département est tenu d'avoir un établissement public, spécialement destiné à recevoir et soigner les aliénés, ou de traiter, à cet effet, avec un établissement public ou privé, soit de ce département, soit d'un autre département.

Les traités passés avec les établissements publics ou privés devront être approuvés par le Ministre de l'intérieur.

ART. 2. — Les établissements publics consacrés aux aliénés sont placés sous la direction de l'autorité publique.

ART. 3. — Les établissements privés consacrés aux aliénés sont placés sous la surveillance de l'autorité publique.

ART. 4. — Le préfet et les personnes spécialement déléguées à cet effet par lui ou par le Ministre de l'intérieur, le président du tribunal, le procureur du roi, le juge de paix, le maire de la commune, sont chargés de visiter les établissements publics ou privés consacrés aux aliénés.

Ils recevront les réclamations des personnes qui y seront placées, et prendront, à leur égard, tous renseignements propres à faire connaître leur position.

Les établissements privés seront visités, à des jours indéterminés, une fois au moins chaque trimestre, par le procureur du roi de l'arrondissement. Les établissements publics le seront de la même manière, une fois au moins par semestre.

ART. 5. — Nul ne pourra diriger ni former un établissement privé consacré aux aliénés sans l'autorisation du gouvernement.

Les établissements privés consacrés au traitement d'autres maladies ne pourront recevoir les personnes atteintes d'aliénation mentale, à moins qu'elles ne soient placées dans un local entièrement séparé.

Ces établissements devront être, à cet effet, spécialement autorisés par le gouvernement, et seront soumis, en ce qui concerne les aliénés, à toutes les obligations prescrites par la présente loi.

Art. 6. — Des règlements d'administration publique détermineront les conditions auxquelles seront accordées les autorisations énoncées en l'article précédent, les cas où elles pourront être retirées, et les obligations auxquelles seront soumis les établissements autorisés.

Art. 7. — Les règlements intérieurs des établissements publics consacrés en tout ou en partie au service des aliénés, seront, dans les dispositions relatives à ce service, soumis à l'approbation du Ministre de l'intérieur.

Titre II. — Des placements faits dans les établissements d'aliénés

Section I. — *Des placements volontaires.*

Art. 8. — Les chefs ou préposés responsables des établissements publics et les directeurs des établissements privés et consacrés aux aliénés ne pourront recevoir une personne atteinte d'aliénation mentale, s'il ne leur est remis :

1º Une demande d'admission contenant les noms, profession, âge et domicile, tant de la personne qui la formera que de celle dont le placement sera réclamé, et l'indication du degré de parenté, ou, à défaut, de la nature des relations qui existent entre elles.

La demande sera écrite et signée par celui qui la formera, et, s'il ne sait pas écrire, elle sera reçue par le maire ou le commissaire de police, qui en donnera acte.

Les chefs, préposés ou directeurs devront s'assurer, sous leur responsabilité, de l'individualité de la personne qui aura formé la demande, lorsque cette demande n'aura pas été reçue par le maire ou le commissaire de police.

Si la demande d'admission est formée par le tuteur d'un interdit, il devra fournir, à l'appui, un extrait du jugement d'interdiction.

2º Un certificat de médecin constatant l'état mental de la personne à placer, et indiquant les particularités de sa maladie et la nécessité de faire traiter la personne désignée dans un établissement d'aliénés et de l'y tenir renfermée.

Ce certificat ne pourra être admis, s'il a été délivré plus de quinze jours avant sa remise au chef ou directeur; s'il est signé d'un médecin attaché à l'établissement, ou si le médecin signataire est parent ou allié au second degré inclusivement, des chefs ou propriétaires de l'établissement, ou de la personne qui fera effectuer le placement.

En cas d'urgence, les chefs des établissements publics pourront se dispenser d'exiger le certificat du médecin.

3° Le passeport ou toute autre pièce propre à constater l'individualité de la personne à placer.

Il sera fait mention de toutes les pièces produites dans un bulletin d'entrée, qui sera renvoyé, dans les vingt-quatre heures, avec un certificat du médecin de l'établissement, et la copie de celui ci-dessus mentionné, au préfet de police à Paris, au préfet ou au sous-préfet dans les communes chefs-lieux de département ou d'arrondissement, et aux maires dans les autres communes. Le sous-préfet, ou le maire, en fera immédiatement l'envoi au préfet.

Art. 9. — Si le placement est fait dans un établissement privé, le préfet, dans les trois jours de la réception du bulletin, chargera un ou plusieurs hommes de l'art de visiter la personne désignée dans ce bulletin, à l'effet de constater son état mental et d'en faire rapport sur-le-champ. Il pourra adjoindre telle autre personne qu'il désignera.

Art. 10. — Dans le même délai, le préfet notifiera administrativement les noms, profession et domicile, tant de la personne placée que de celle qui aura demandé le placement, et les causes du placement : 1° au procureur du roi de l'arrondissement du domicile de la personne placée ; 2° au procureur du roi de l'arrondissement de la situation de l'établissement : ces dispositions seront communes aux établissements publics et privés.

Art. 11. — Quinze jours après le placement d'une personne dans un établissement public ou privé, il sera adressé au préfet, conformément au dernier paragraphe de l'article 8, un nouveau certificat du médecin de l'établissement ; ce certificat confirmera ou rectifiera, s'il y a lieu, les observations contenues dans le premier certificat, en indiquant le retour plus ou moins fréquent des accès ou des actes de démence.

Art. 12. — Il y aura, dans chaque établissement, un registre coté et paraphé par le maire, sur lequel seront immédiatement inscrits les noms, profession, âge et domicile des personnes placées dans les établissements, la mention du jugement d'interdiction, si elle a été prononcée, et le nom de leur tuteur ; la date de leur placement, les noms, profession et demeure de la personne parente ou non parente qui l'aura demandé. Seront également transcrits sur ce registre : 1° le certificat du médecin, joint à la demande d'admission ; 2° ceux que le médecin de l'établissement devra adresser à l'autorité, conformément aux articles 8 et 11.

Le médecin sera tenu de consigner sur ce registre, au moins tous les mois, les changements survenus dans l'état mental de chaque malade. Ce registre constatera également les sorties et les décès.

Ce registre sera soumis aux personnes qui, d'après l'article 4, auront le droit de visiter l'établissement, lorsqu'elles se présenteront pour en faire la visite ; après l'avoir terminée, elles apposeront sur le registre leur visa, leur signature et leurs observations, s'il y a lieu.

Art. 13. — Toute personne placée dans un établissement d'aliénés cessera d'y être retenue aussitôt que les médecins de l'établissement auront déclaré, sur le registre énoncé en l'article précédent, que la guérison est obtenue.

S'il s'agit d'un mineur ou d'un interdit, il sera donné immédiatement avis de la déclaration des médecins aux personnes auxquelles il devra être remis, et au procureur du roi.

Art. 14. — Avant même que les médecins aient déclaré la guérison, toute personne placée dans un établissement d'aliénés cessera également d'y être retenue, dès que la sortie sera requise par l'une des personnes ci-après désignées, savoir :

1º Le curateur nommé en exécution de l'article 38 de la présente loi ;

2º L'époux ou l'épouse ;

3º S'il n'y a pas d'époux ou d'épouse, les ascendants ;

4º S'il n'y a pas d'ascendants, les descendants ;

5º La personne qui aura signé la demande d'admission, à moins qu'un parent n'ait déclaré s'opposer à ce qu'elle use de cette faculté sans l'assentiment du conseil de famille ;

6º Toute personne à ce autorisée par le conseil de famille.

S'il résulte d'une opposition notifiée au chef de l'établissement par un ayant droit, qu'il y a dissentiment, soit entre les ascendants, soit entre les descendants, le conseil de famille prononcera.

Néanmoins, si le médecin de l'établissement est d'avis que l'état mental du malade pourrait compromettre l'ordre public et la sûreté des personnes, il en sera donné préalablement connaissance au maire qui pourra ordonner immédiatement un sursis provisoire à la sortie, à la charge d'en référer, dans les vingt-quatre heures, au préfet. Ce sursis provisoire cessera de plein droit à l'expiration de la quinzaine, si le préfet n'a pas, dans ce délai, donné l'ordre contraire, conformément à l'article 21 ci-après. L'ordre du maire sera transcrit sur le registre tenu en exécution de l'article 12.

En cas de minorité ou d'interdiction, le tuteur pourra seul requérir la sortie.

Art. 15. — Dans les vingt-quatre heures de la sortie, les chefs, préposés ou directeurs, en donneront avis aux fonctionnaires désignés dans le dernier paragraphe de l'article 8, et leur feront connaître le nom et la résidence des personnes qui auront retiré le malade, son état mental au moment de sa sortie, et, autant que possible, l'indication du lieu où il aura été conduit.

Art. 16. — Le préfet pourra toujours ordonner la sortie immédiate des personnes placées volontairement dans les établissements d'aliénés.

Art. 17. — En aucun cas l'interdit ne pourra être remis qu'à son tuteur, et le mineur qu'à ceux sous l'autorité desquels il est placé par la loi.

ART. 18. — A Paris, le préfet de police, et dans les départements, les préfets ordonneront d'office le placement, dans un établissement d'aliénés, de toute personne interdite ou non interdite, dont l'état d'aliénation compromettait l'ordre public ou la sûreté des personnes.

Les ordres des préfets seront motivés et devront énoncer les circonstances qui les auront rendus nécessaires. Ces ordres, ainsi que ceux qui seront donnés conformément aux art. 19, 20, 21 et 23, seront inscrits sur un registre semblable à celui qui est prescrit par l'article 12 ci-dessus, dont toutes les dispositions seront applicables aux individus placés d'office.

ART. 19. — En cas de danger imminent, attesté par le certificat d'un médecin ou par la notoriété publique, les commissaires de police à Paris, et les maires dans les autres communes, ordonneront à l'égard des personnes atteintes d'aliénation mentale, toutes les mesures provisoires nécessaires, à la charge d'en référer dans les vingt-quatre heures au préfet, qui statuera sans délai.

ART. 20. — Les chefs, directeurs ou préposés responsables des établissements, seront tenus d'adresser aux préfets, dans le premier mois de chaque semestre, un rapport rédigé par le médecin de l'établissement sur l'état de chaque personne qui y sera retenue, sur la nature de sa maladie et les résultats du traitement.

Le préfet prononcera sur chacune individuellement, ordonnera sa maintenue dans l'établissement ou sa sortie.

ART. 21. — A l'égard des personnes dont le placement aura été volontaire, et dans le cas où leur état mental pourrait compromettre l'ordre public ou la sûreté des personnes, le préfet pourra dans les formes tracées par le deuxième paragraphe de l'article 18, décerner un ordre spécial, à l'effet d'empêcher qu'elles ne sortent de l'établissement sans son autorisation, si ce n'est pour être placées dans un autre établissement.

Les chefs, directeurs ou préposés responsables, seront tenus de se conformer à cet ordre.

ART. 22. — Les procureurs du roi seront informés de tous les ordres donnés en vertu des articles 18, 19, 20 et 21.

Ces ordres seront notifiés au maire du domicile des personnes soumises au placement, qui en donnera immédiatement avis aux familles.

Il en sera rendu compte au Ministre de l'intérieur.

Les diverses notifications prescrites par le présent article seront faites dans les formes et délais énoncés en l'article 10.

Art. 23. — Si. dans l'intervalle qui s'écoulera entre les rapports ordonnés par l'article 20, les médecins déclarent sur le registre tenu en exécution de l'article 12, que la sortie peut être ordonnée, les chefs directeurs ou préposés responsables des établissements. seront tenus, sous peine d'être poursuivis, conformément à l'article 30 ci-après, d'en référer aussitôt au préfet, qui statuera sans délai.

Art. 24. — Les hospices et hôpitaux civils sont tenus de recevoir provisoirement les personnes qui leur seront adressées en vertu des articles 18 et 19, jusqu'à ce qu'elles soient dirigées sur l'établissement spécial destiné à les recevoir, aux termes de l'article 1er, ou pendant le trajet qu'elles feront pour s'y rendre.

Dans toutes les communes où il existe des hospices ou hôpitaux, les aliénés ne pourront être déposés ailleurs que dans ces hospices ou hôpitaux. Dans les lieux où il n'en existe pas, les maires devront pourvoir à leur logement, soit dans une hôtellerie, soit dans un local loué à cet effet.

Dans aucun cas, les aliénés ne pourront être conduits avec les condamnés ou les prévenus, ni déposés dans une prison.

Ces dispositions sont applicables à tous les aliénés dirigés par l'administration sur un établissement public ou privé. ·

Section III. — *Dépense du service des aliénés.*

Art. 25. — Les aliénés dont le placement aura été ordonné par le préfet, et dont les familles n'auront pas demandé l'admission dans un établissement privé, seront conduits dans l'établissement appartenant au département. ou avec lequel il aura traité.

Les aliénés dont l'état mental ne compromettrait point l'ordre public ou la sûreté des personnes, y seront également admis dans les formes, dans les circonstances et aux conditions qui seront réglées par le conseil général, sur la proposition du préfet, et approuvées par le Ministre.

Art. 26. — La dépense du transport des personnes dirigées par l'administration sur les établissements d'aliénés sera arrêtée par le préfet sur le mémoire des agents préposés à ce transport.

La dépense de l'entretien, du séjour et du traitement des personnes placées dans les hospices ou établissements publics d'aliénés sera réglée d'après un tarif arrêté par le préfet.

La dépense de l'entretien, du séjour et du traitement des personnes placées par les départements dans les établissements privés sera fixée par les traités passés par le département. conformément à l'article 1er.

Art. 27. — Les dépenses énoncées en l'article précédent seront à la charge des personnes placées ; à défaut, à la charge de ceux auxquels il peut être demandé des aliments, aux termes de l'article 205 et suivants du Code civil.

S'il y a contestation sur l'obligation de fournir des aliments, ou sur leur quotité, il sera statué par le tribunal compétent, à la diligence de l'administrateur désigné en exécution des articles 31 et 32.

Le recouvrement des sommes dues sera poursuivi et opéré à la diligence de l'administration de l'enregistrement et des domaines.

Art. 28. — A défaut, ou en cas d'insuffisance des ressources énoncées en l'article précédent, il y sera pourvu sur les centimes affectés, par la loi de finances, aux dépenses ordinaires du département auquel l'aliéné appartient, sans préjudice du concours de la commune du domicile de l'aliéné, d'après les bases proposées par le conseil général sur l'avis du préfet, et approuvées par le gouvernement.

Les hospices seront tenus à une indemnité proportionnée au nombre des aliénés dont le traitement ou l'entretien était à leur charge, et qui seraient placés dans un établissement spécial d'aliénés.

En cas de contestation, il sera statué par le conseil de préfecture.

Section IV. — *Dispositions communes à toutes les personnes placées dans les établissements d'aliénés.*

Art. 29. — Toute personne placée ou retenue dans un établissement d'aliénés, son tuteur, si elle est mineure, son curateur, tout parent ou ami, pourront à quelque époque que ce soit, se pourvoir devant le tribunal du lieu de la situation de l'établissement qui, après les vérifications nécessaires, ordonnera, s'il y a lieu, la sortie immédiate.

Les personnes qui auront demandé le placement, et le procureur du roi, d'office, pourront se pourvoir aux mêmes fins.

Dans le cas d'interdiction, cette demande ne pourra être formée que par le tuteur de l'interdit.

La décision sera rendue, sur simple requête, en chambre du conseil et sans délai ; elle ne sera point motivée.

La requête, le jugement et les autres actes auxquels la réclamation pourrait donner lieu, seront visés pour timbre et enregistrés en débet.

Aucunes requêtes, aucunes réclamations adressées soit à l'autorité judiciaire, soit à l'autorité administrative, ne pourront être supprimées ou retenues par les chefs d'établissements, sous les peines portées au titre III ci-après.

Art. 30. — Les chefs, directeurs ou préposés responsables, ne pourront, sous les peines portées par l'article 120 du Code pénal, retenir une personne placée dans un établissement d'aliénés, dès que sa sortie aura été ordonnée par le préfet, aux termes des articles 16, 20 et 23, ou par le tribunal, aux termes de l'article 29, ni lorsque cette personne se trouvera dans les cas énoncés aux articles 13 et 14.

Art. 31. — Les commissions administratives ou de surveillance des hospices ou établissements publics d'aliénés exerceront à l'égard des personnes non interdites qui y seront placées, les fonctions d'administrateurs provisoires. Elles désigneront un de leurs membres pour les remplir : l'administrateur ainsi désigné procédera au recouvrement des sommes dues à la personne placée dans l'établissement et à l'acquittement de ses dettes ; passera des baux qui ne pourront excéder trois ans et pourra même, en vertu d'une autorisation spéciale accordée par le président du tribunal civil, faire vendre le mobilier.

Les sommes provenant, soit de la vente, soit des autres recouvrements, seront versées directement dans la caisse de l'établissement, et seront employées, s'il y a lieu, au profit de la personne placée dans l'établissement.

Le cautionnement du receveur sera affecté à la garantie desdits deniers, par privilège aux créances de toute autre nature.

Néanmoins les parents, l'époux ou l'épouse des personnes placées dans des établissements d'aliénés dirigés ou surveillés par des commissions administratives, ces commissions elles-mêmes, ainsi que le procureur du roi, pourront toujours recourir aux dispositions des articles suivants.

Art. 32. — Sur la demande des parents, de l'époux ou de l'épouse, sur celle de la commission administrative ou sur la provocation d'office du procureur du roi, le tribunal civil du lieu du domicile pourra, conformément à l'article 497 du Code civil, nommer, en chambre du conseil, un administrateur provisoire aux biens de toute personne non interdite placée dans un établissement d'aliénés. Cette nomination n'aura lieu qu'après délibération du conseil de famille, et sur les conclusions du procureur du roi. Elle ne sera pas sujette à l'appel.

Art. 33. — Le tribunal, sur la demande de l'administrateur provisoire, ou à la diligence du procureur du roi, désignera un mandataire spécial à l'effet de représenter en justice tout individu non interdit et placé ou retenu dans un établissement d'aliénés, qui serait engagé dans une contestation judiciaire au moment du placement, ou contre lequel une action serait intentée postérieurement.

Le tribunal pourra aussi, dans le cas d'urgence, désigner un mandataire spécial, à l'effet d'intenter, au nom des mêmes individus, une action mobilière ou immobilière. L'administrateur provisoire pourra, dans les deux cas, être désigné pour mandataire spécial.

Art. 34. — Les dispositions du Code civil sur les causes qui dispensent de la tutelle, sur les incapacités, les exclusions ou les destitutions des tuteurs, sont applicables aux administrateurs provisoires nommés par le tribunal.

Sur la demande des parties intéressées, ou sur celle du procureur du roi, le jugement qui nommera l'administrateur provisoire, pourra en même temps constituer sur ses biens une hypothèque générale ou spéciale, jusqu'à concurrence d'une somme déterminée par ledit jugement.

Le procureur du roi devra, dans le délai de quinzaine, faire inscrire cette hypothèque au bureau de la conservation : elle ne datera que du jour de l'inscription.

ART. 35. — Dans le cas où un administrateur provisoire aura été nommé par jugement, les significations à faire à la personne placée dans un établissement d'aliénés seront faites à cet administrateur.

Les significations faites au domicile pourront, suivant les circonstances, être annulées par les tribunaux.

Il n'est point dérogé aux dispositions de l'article 173 du Code de commerce.

ART. 36. — A défaut d'administrateur provisoire, le président, à la requête de la partie la plus diligente, commettra un notaire pour représenter les personnes non interdites placées dans les établissements d'aliénés, dans les inventaires, comptes, partages et liquidations dans lesquels elles seraient intéressées.

ART. 37. — Les pouvoirs conférés en vertu des articles précédents cesseront de plein droit dès que la personne placée dans un établissement d'aliénés n'y sera plus retenue.

Les pouvoirs conférés par le tribunal en vertu de l'article 32 cesseront de plein droit à l'expiration d'un délai de trois ans : ils pourront être renouvelés.

Cette disposition n'est pas applicable aux administrateurs provisoires qui seront donnés aux personnes entretenues par l'administrateur dans les établissements privés.

ART. 38. — Sur la demande de l'intéressé, de l'un de ses parents, de l'époux ou de l'épouse, d'un ami, ou sur la provocation d'office du procureur du roi, le tribunal pourra nommer en chambre du conseil, par jugement non susceptible d'appel, en outre de l'administrateur provisoire, un curateur à la personne de tout individu non interdit placé dans un établissement d'aliénés, lequel devra veiller : 1º à ce que ses revenus soient employés à adoucir son sort et à accélérer sa guérison ; 2º à ce que ledit individu soit rendu au libre exercice de ses droits aussitôt que sa situation le permettra.

Ce curateur ne pourra pas être choisi parmi les héritiers présomptifs de la personne placée dans un établissement d'aliénés.

ART. 39. — Les actes faits par les personnes placées dans un établissement d'aliénés, pendant le temps qu'elles y auront été retenues sans que leur interdiction ait été prononcée ni provoquée, pourront être attaqués pour cause de démence, conformément à l'article 1384 du Code civil.

Les dix ans de l'action en nullité courront, à l'égard de la personne retenue qui aura souscrit les actes, à dater de la signification

qui lui en aura été faite, ou de la connaissance qu'elle en aura eue
après sa sortie définitive de la maison d'aliénés.

Et, à l'égard de ses héritiers, à dater de la signification qui leur
en aura été faite, ou de la connaissance qu'ils en auront eue, depuis
la mort de leur auteur.

Lorsque les dix ans auront commencé de courir contre celui-ci,
ils continueront de courir après les héritiers.

Art. 40. — Le ministère public sera entendu dans toutes les
affaires qui intéresseront les personnes placées dans un établissement d'aliénés, lors même qu'elles ne seront pas interdites.

Titre III. — Dispositions générales

Art. 41. — Les contraventions aux dispositions des articles 5, 8,
11, 12, du second paragraphe de l'article 13 ; des articles 15, 17, 20,
21, et du dernier paragraphe de l'article 29 de la présente loi, et
aux règlements rendus en vertu de l'article 6, qui seront commises
par les chefs, directeurs ou préposés responsables des établissements
publics ou privés d'aliénés, et par les médecins employés dans ces
établissements, seront punis d'un emprisonnement de cinq jours à
un an, et d'une amende de cinquante francs à trois mille francs ou
de l'une ou de l'autre de ces peines.

Il pourra être fait application de l'article 463 du Code pénal.

ORDONNANCE

DU 18 DÉCEMBRE 1839 PORTANT RÈGLEMENT
SUR LES ÉTABLISSEMENTS PUBLICS ET PRIVÉS CONSACRÉS AUX ALIÉNÉS

Titre premier. — Des établissements publics consacrés aux aliénés

Art. 1er. — Les établissements publics consacrés au service des
aliénés seront administrés, sous l'autorité de notre Ministre secrétaire d'État au département de l'intérieur et des préfets des départements, et sous la surveillance de commissions gratuites, par un
directeur responsable, dont les attributions seront ci-après déterminées.

Art. 2. — Les commissions de surveillance seront composées de
cinq membres, nommés par les préfets, et renouvelés chaque année
par cinquième.

Les membres des commissions de surveillance ne pourront être révoqués que par notre Ministre de l'intérieur, sur le rapport du préfet.

Chaque année, après le renouvellement, les commissions nommeront leur président et leur secrétaire.

Art. 3. — Les directeurs et les médecins en chef et adjoints seront nommés par notre Ministre secrétaire d'État au département de l'intérieur, directement pour la première fois, et, pour les vacances suivantes, sur une liste de trois candidats présentés par les préfets.

Pourront aussi être appelés aux places vacantes, concurremment avec les candidats présentés par les préfets, les directeurs et les médecins en chef ou adjoints qui auront exercé leurs fonctions pendant trois ans dans d'autres établissements d'aliénés.

Les élèves attachés aux établissements d'aliénés seront nommés pour un temps limité, selon le mode déterminé par le règlement sur le service intérieur de chaque établissement.

Les directeurs, les médecins en chef et les médecins adjoints ne pourront être révoqués que par notre Ministre de l'intérieur, sur le rapport des préfets.

Art. 4. — Les commissions instituées par l'article 1er, chargées de la surveillance générale de toutes les parties du service des établissements, sont appelées à donner leur avis sur le régime intérieur, sur les budgets et les comptes, sur les actes relatifs à l'administration, tels que le mode de gestion des biens, les projets de travaux, les procès à intenter ou à soutenir, les transactions, les emplois de capitaux, les acquisitions, les emprunts, les ventes ou échanges d'immeubles, les acceptations de legs ou donations, les pensions à accorder s'il y a lieu, les traités à conclure pour le service des malades.

Art. 5. — Les commissions de surveillance se réuniront tous les mois. Elles seront en outre convoquées par les préfets ou les sous-préfets toutes les fois que les besoins du service l'exigeront.

Le directeur de l'établissement et le médecin en chef chargé du service médical assisteront aux séances de la commission ; leur voix sera seulement consultative.

Néanmoins, le directeur et le médecin en chef devront se retirer de la séance au moment où la commission délibérera sur les comptes d'administration et sur les rapports qu'elle pourrait avoir à adresser directement au préfet.

Art. 6. — Le directeur est chargé de l'administration intérieure de l'établissement et de la gestion de ses biens et revenus.

Il pourvoit, sous les conditions prescrites par la loi, à l'admission et à la sortie des personnes placées dans l'établissement.

Il nomme les préposés de tous les services de l'établissement; il les révoque s'il y a lieu. Toutefois, les surveillants, les infirmiers et les gardiens devront être agréés par le médecin en chef; celui-ci pourra demander leur révocation au directeur. En cas de dissentiment, le préfet prononcera.

Art. 7. — Le directeur est exclusivement chargé de pourvoir à tout ce qui concerne le bon ordre et la police de l'établissement, dans les limites du règlement de service intérieur, qui sera arrêté, en exécution de l'article 7 de la loi du 30 juin 1838, par notre Ministre de l'intérieur..

Il résidera dans l'établissement.

Art. 8. — Le service médical, en tout ce qui concerne le régime physique et moral, ainsi que la police médicale et personnelle des aliénés, est placé sous l'autorité du médecin, dans les limites du règlement de service intérieur mentionné à l'article précédent.

Les médecins adjoints, dans les maisons où le règlement intérieur en établira, les élèves, les surveillants, les infirmiers et les gardiens sont, pour le service médical, sous l'autorité du médecin en chef.

Art. 9. — Le médecin en chef remplira les obligations imposées aux médecins par la loi du 30 juin 1838, et délivrera tous certificats relatifs à ses fonctions.

Ces certificats ne pourront être délivrés par le médecin adjoint qu'en cas d'empêchement constaté du médecin en chef.

En cas d'empêchement constaté du médecin en chef et du médecin adjoint, le préfet est autorisé à pourvoir provisoirement à leur remplacement.

Art. 10. — Le médecin en chef sera tenu de résider dans l'établissement.

Il pourra toutefois être dispensé de cette obligation par une décision spéciale de notre Ministre de l'intérieur, pourvu qu'il fasse chaque jour, au moins, une visite générale des aliénés confiés à ses soins, et qu'en cas d'empêchement il puisse être suppléé par un médecin résidant.

Art. 11. — Les commissions administratives des hospices civils qui ont formé ou qui formeront à l'avenir dans ces établissements des quartiers affectés aux aliénés, seront tenues de faire agréer par le préfet un préposé responsable, qui sera soumis à toutes les obligations imposées par la loi du 30 juin 1838.

Dans ce cas, il ne sera pas créé de commissions de surveillance.

Le règlement intérieur des quartiers consacrés au service des aliénés sera soumis à l'approbation de notre Ministre de l'intérieur, conformément à l'article 7 de cette loi.

Art. 12. — Il ne pourra être créé, dans les hospices civils, des quartiers affectés aux aliénés, qu'autant qu'il sera justifié que l'organisation de ces quartiers permet de recevoir et de traiter cinquante aliénés au moins.

Quant aux quartiers actuellement existants où il ne pourrait être traité qu'un nombre moindre d'aliénés, il sera statué sur leur maintien par notre Ministre de l'intérieur.

ART. 13. — Notre Ministre de l'intérieur pourra toujours autoriser, ou même ordonner d'office, la réunion des fonctions de directeur et de médecin.

ART. 14. — Le traitement du directeur et du médecin sera déterminé par un arrêté de notre Ministre de l'intérieur.

ART. 15. — Dans tous les établissements publics où le travail des aliénés sera introduit comme moyen curatif, l'emploi du produit de ce travail sera déterminé par le règlement intérieur de ces établissements.

ART. 16. — Les lois et règlements relatifs à l'administration générale des hospices et établissements de bienfaisance, notamment en ce qui concerne l'ordre de leurs services financiers, la surveillance de la gestion du receveur, les formes de la comptabilité, sont applicables aux établissements publics d'aliénés en tout ce qui n'est pas contraire aux dispositions qui précèdent.

TITRE II. — DES ÉTABLISSEMENTS PRIVÉS CONSACRÉS AUX ALIÉNÉS

ART. 17. — Quiconque voudra former ou diriger un établissement privé destiné au traitementdes aliénés devra en adresser la demande au préfet du département où l'établissement devra être situé.

ART. 18. — Il justifiera :

1° Qu'il est majeur et exerçant ses droits civils ;

2° Qu'il est de bonnes vie et mœurs ; il produira à cet effet un certificat délivré par le maire de la commune ou de chacune des communes où il aura résidé depuis trois ans ; ·

3° Qu'il est docteur en médecine.

ART. 19. — Si le requérant n'est pas docteur en médecine, il produira l'engagement d'un médecin qui se chargera du service médical de la maison, et déclarera se soumettre aux obligations spécialement imposées, sous ce rapport, par les lois et règlements.

Ce médecin devra être agréé par le préfet, qui pourra toujours le révoquer. Toutefois, cette révocation ne sera définitive qu'autant qu'elle aura été approuvée par notre Ministre de l'intérieur.

ART. 20. — Le requérant indiquera dans sa demande le nombre et le sexe des pensionnaires que l'établissement pourra contenir ; il en sera fait mention dans l'autorisation.

ART. 21. — Il déclarera si l'établissement doit être uniquement affecté aux aliénés, ou s'il recevra d'autres malades. Dans ce dernier cas, il justifiera, par la production du plan de l'établissement, que le local consacré aux aliénés est entièrement séparé de celui qui est affecté au traitement des autres malades.

ART. 22. — Il justifiera :

1° Que l'établissement n'offre aucune cause d'insalubrité, tant au dedans qu'au dehors, et qu'il est situé de manière à ce que les aliénés ne soient pas incommodés par un voisinage bruyant ou capable de les agiter ;

2° Qu'il peut être alimenté en tout temps d'eau de bonne qualité et en quantité suffisante ;

3° Que, par la disposition des localités, il permet de séparer complètement les sexes, l'enfance et l'âge mûr : d'établir un classement régulier entre les convalescents, les malades paisibles et ceux qui sont agités ; de séparer également les aliénés épileptiques :

4° Que l'établissement contient des locaux particuliers pour les aliénés atteints de maladies accidentelles, et pour ceux qui ont des habitudes de malpropreté ;

5° Que toutes les précautions ont été prises, soit dans les constructions, soit dans la fixation du nombre des gardiens, pour assurer le service et la surveillance de l'établissement.

Art. 23. — Il justifiera également, par la production du règlement intérieur de la maison, que le régime de l'établissement offrira toutes les garanties convenables sous le rapport des bonnes mœurs et de la sûreté des personnes.

Art. 24. — Tout directeur d'un établissement privé consacré au traitement des aliénés devra, avant d'entrer en fonctions, fournir un cautionnement, dont le montant sera déterminé par l'ordonnance royale d'autorisation.

Art. 25. — Le cautionnement sera versé, en espèces, à la caisse des dépôts et consignations, et sera exclusivement destiné à pourvoir, dans les formes et pour les cas déterminés dans l'article suivant, aux besoins des aliénés pensionnaires.

Art. 26. — Dans tous les cas où, par une cause quelconque, le service d'un établissement privé consacré aux aliénés se trouverait suspendu, le préfet pourra constituer, à l'effet de remplir les fonctions de directeur responsable, un régisseur provisoire, entre les mains duquel la caisse des dépôts et consignations, sur les mandats du préfet, versera ce cautionnement, en tout ou en partie, pour l'appliquer au service des aliénés.

Art. 27. — Tout directeur d'un établissement privé consacré aux aliénés pourra, à l'avance, faire agréer par l'administration une personne qui se chargera de le remplacer dans le cas où il viendrait à cesser ses fonctions par suite de suspension, d'interdiction judiciaire, d'absence, de faillite, de décès, ou par toute autre cause.

La personne ainsi agréée sera de droit, dans ces divers cas, investie de la gestion provisoire de l'établissement, et soumise, à ce titre à toutes les obligations du directeur lui-même.

Cette gestion provisoire ne pourra jamais se prolonger au delà d'un mois sans une autorisation spéciale du préfet.

Art. 28. — Dans le cas où le directeur cesserait ses fonctions par une cause quelconque, sans avoir usé de la faculté ci-dessus, ses héritiers ou ayants cause seront tenus de désigner, dans les vingt-quatre heures, la personne qui sera chargée de la régie provisoire de l'établissement, et soumise, à ce titre, à toutes les obligations du directeur.

A défaut, le préfet fera lui-même cette désignation.

Les héritiers ou ayants cause du directeur devront, en outre, dans le délai d'un mois, présenter un nouveau directeur, pour en remplir définitivement les fonctions.

Si la présentation n'est pas faite dans ce délai, l'ordonnance royale d'autorisation sera réputée rapportée de plein droit, et l'établissement sera fermé.

Art. 29. — Lorsque le directeur d'un établissement privé consacré aux aliénés voudra augmenter le nombre des pensionnaires qu'il aura été autorisé à recevoir dans son établissement, il devra former une demande en autorisation à cet effet, et justifier que les bâtiments primitifs ou ceux additionnels qu'il aura fait construire sont, ainsi que leurs dépendances, convenables et suffisants pour recevoir le nombre déterminé de nouveaux pensionnaires.

L'ordonnance royale qui statuera sur cette demande déterminera l'augmentation proportionnelle que le cautionnement pourra recevoir.

Art. 30. — Le directeur de tout établissement privé consacré aux aliénés devra résider dans l'établissement.

Le médecin attaché à l'établissement, dans le cas prévu par l'article 19 de la présente ordonnance, sera soumis à la même obligation.

Art. 31. — Le retrait de l'autorisation pourra être prononcé, suivant la gravité des circonstances, dans tous les cas d'infraction aux lois et règlements sur la matière, et notamment dans les cas ci-après :

1° Si le directeur est privé de l'exercice des droits civils ;

2° S'il reçoit un nombre de pensionnaires supérieur à celui fixé par l'ordonnance d'autorisation :

3° S'il reçoit des aliénés d'un autre sexe que celui indiqué par cette ordonnance :

4° S'il reçoit des personnes atteintes de maladies autres que celles qu'il a déclaré vouloir traiter dans l'établissement ;

5° Si les dispositions des lieux sont changées ou modifiées de manière à ce qu'ils cessent d'être propres à leur destination, ou si les précautions prescrites pour la sûreté des personnes ne sont pas constamment observées ;

6° S'il est commis quelque infraction aux dispositions du règlement du service intérieur en ce qui concerne les mœurs :

7° S'il a été employé à l'égard des aliénés des traitements contraires à l'humanité :

8° Si le médecin agréé par l'administration est remplacé par un autre médecin, sans qu'elle en ait approuvé le choix :

9° Si le directeur contrevient aux dispositions de l'article 8 de la
loi du 30 juin 1838 :

10° S'il est frappé d'une condamnation prononcée en exécution de
l'article 41 de la même loi.

Art. 32. — Pendant l'instruction relative au retrait de l'ordonnance royale d'autorisation, le préfet pourra prononcer la suspension
provisoire du directeur, et instituer un régisseur provisoire, conformément à l'article 26.

Art. 33. — Il sera statué, pour le retrait des autorisations, par
une ordonnance royale.

Dispositions générales.

Art. 34. — Les établissements, publics ou privés, consacrés aux
aliénés du sexe masculin ne pourront employer que des hommes
pour le service personnel des aliénés.

Des femmes seules sont chargées du service personnel des aliénées, dans les établissements destinés aux individus du sexe féminin.

ARTICLE II

ÉTABLISSEMENTS SPÉCIAUX

Les établissements pour aliénes sont *publics* ou *privés*. Les
premiers sont placés sous la *direction*, les seconds sous la *surveillance* de l'autorité publique (Ministère de l'intérieur). Cette
distinction est établie par le législateur de 1838.

§ 1. — ASILES PUBLICS

1° Asiles publics départementaux. — Au nombre de 52
en 1903 (voir *Annuaire de l'Internat en médecine des Asiles
publics d'aliénés de la Seine*, 1903, Vigot, p. 72), ils dépendent
directement des préfets et sont placés sous la *haute autorité* du
Ministre de l'intérieur. Dans chaque département, le Conseil
général, qui a sur l'asile une véritable autorité financière, vote
le budget, fixe les recettes et les crédits, détermine le prix de la
journée (lois de 1866 ou de 1871). Parmi ces asiles, sept sont
autonomes (Aix, Armentières, Bailleul, Bassens, Bordeaux,
Cadillac, Marseille). Ce sont des asiles qui, « jouissant d'une
dotation spéciale, sont propriétaires de leur domaine et indépen-

dants à ce titre du département et du Conseil général »
(Dr Drouineau : les Conseils généraux et les aliénés. Rev.
Philanthr. févr. 1902). La plupart des asiles départementaux,
autonomes ou non, possèdent aujourd'hui des pensionnats spécialement réservés aux aliénés payants. A leur tête est placé un
médecin-directeur. Dans quelques asiles les fonctions médicales
sont confiées à un ou plusieurs médecins chefs et les fonctions
administratives à un directeur dont le recrutement n'est subordonné à aucune règle. Nous reviendrons tout à l'heure sur leurs
attributions respectives.

Commissions de surveillance. — Dans chaque asile public il
existe une commission de surveillance composée de 5 membres
nommés par le préfet. Font exception à cette règle les asiles
publics de la Seine pour l'ensemble desquels il n'existe qu'une
seule commission de surveillance. Cette commission est appelée
à donner son avis sur le régime intérieur, sur les budgets et les
comptes, sur les actes relatifs à l'administration, etc. Elle se
réunit tous les mois dans l'asile. Ses délibérations sont trans-
crites sur un registre spécial signé par les membres présents et
confié à la garde du directeur ou du médecin directeur (voir
Ordonnance Royale du 18 décembre 1839, titre I, art. 1, 2 4,
et 5 ; Règlement du 20 mars 1857, section III, art. 5, 6, 7, 8, 9, 10 ;
et Décret du 28 juillet 1879 relatif à la fixation du nombre des
membres des commissions de surveillance des asiles publics
d'aliénés).

2º **Quartiers d'hospice.** — Ces quartiers, créés dans les
hôpitaux et hospices ordinaires et consacrés au traitement des
aliénés, sont au nombre de 18. La commission administrative
de l'hospice désigne et fait agréer par le préfet un préposé
responsable soumis aux obligations de la loi de 1838 (voir
Ordonnance du 18 décembre 1839, Titre I, art. 11 et 12). Les
médecins sont nommés, avec l'approbation du préfet, par la
commission administrative de l'hospice. Ils sont à poste fixe et
ne font pas partie, ce qui devrait être, du cadre des médecins
des asiles départementaux (exception faite depuis le 1er janvier
1902 pour le personnel médical de Nantes).

Les médecins des quartiers d'hospice de Bicêtre et de la Salpêtrière à Paris sont recrutés par un concours spécial.

Par circulaire du 2 août 1905, le Ministre de l'intérieur vient
d'informer les préfets que, conformément au vœu du Conseil
supérieur de l'Assistance publique, il est désirable que les médecins des quartiers d'hospice et des asiles privés faisant fonction d'asiles publics soient désormais recrutés parmi les méde-
cins-adjoints, nommés au concours, avec les mêmes avantages
en nature que ceux des asiles (traitement, retraites, logements).

3° Maison nationale de Charenton (**Saint-Maurice,
Seine**). — Cet asile, national ou d'État et non plus départemen-
tal, est placé sous l'autorité immédiate du Ministère de l'intérieur. Les aliénés des deux sexes y sont reçus soit comme
boursiers, soit en payant la pension. Les médecins actuels (deux
médecins-chefs) ont été nommés à la suite d'un concours sur
titres. En janvier 1904, le Ministère de l'intérieur a créé une
place de médecin adjoint recruté de même façon.

4° Colonies familiales. — Fondées par le département de
la Seine, l'une à Dun-sur-Auron (Cher) pour les hommes
(déments et aliénés chroniques), l'autre à Ainay-le-Château
(Allier) pour les femmes, ces colonies sont placées sous la direction d'un médecin assisté d'un adjoint appartenant tous deux
au cadre des médecins des asiles publics.

5° Asile prison de Gaillon (Eure). — On y place les
détenus des maisons centrales qui deviennent aliénés. Depuis
le 1er janvier 1903, cet établissement ne relève plus de l'administration pénitentiaire, mais fait partie des services de l'assistance et de l'hygiène publiques. Le service médical en est
assuré actuellement par un médecin adjoint du cadre des asiles
publics.

6° Asiles d'aliénés aux colonies. — Nos colonies ne
possèdent pas d'asile d'aliénés. Il n'en existe même pas encore
en Algérie. C'est là une très grave lacune qui, jointe à l'absence
complète de moyens spéciaux de rapatriement pour les aliénés,
rend impossible l'assistance de ces malades, civils ou militaires,

dans nos colonies. Il est urgent de porter remède à cette situation. (Voy. p. 953).

§ 2. — ASILES PRIVÉS

Les asiles privés sont, comme nous l'avons dit, sous la *surveillance* de l'autorité publique et soumis aux obligations de la loi de 1838 (voir art. 3, 4 5, 6, et ordonnance de 1839, titre II).

1° Asiles privés faisant fonctions d'asiles publics. — Ils sont la propriété de particuliers qui en désignent les médecins à l'approbation du préfet. (Voy., p. 889, circulaire du 2 août 1905.) Les départements qui n'ont pas d'asile traitent avec ces établissements pour y placer leurs aliénés (loi de 1838, titre I, art. 1 et circulaire du Ministre de l'intérieur, 31 août 1842). Par une circulaire du 15 janvier 1860, le Ministre de l'intérieur a institué une commission de surveillance auprès de chacun de ces asiles, soumise aux prescriptions de l'ordonnance de 1839, titre I, article 2. Il y a aujourd'hui environ 18 asiles de cette catégorie.

2° Maisons de santé particulières. — Actuellement au nombre de 29, elles appartiennent à des particuliers, le plus souvent à des médecins dont les obligations sont établies par l'ordonnance du 18 décembre 1839, titre II, article 17 à 36. Ces maisons sont destinées aux aliénés de la classe aisée.

§ 3. — SURVEILLANCE DES ÉTABLISSEMENTS D'ALIÉNÉS

La surveillance des établissements d'aliénés, publics ou privés, est confiée aux personnes suivantes (loi de 1838, titre I, art. 4) :

1° Les inspecteurs généraux, délégués du Ministre de l'intérieur ;

2° Le préfet dans les départements, le préfet de police à Paris, et leurs délégués les médecins inspecteurs ;

3° Les magistrats : le président du tribunal, le procureur de de la République, le juge de paix ;

4° Le maire de la commune.

Ces autorités, administratives ou judiciaires, sont chargées de visiter une fois au moins chaque trimestre les établissements privés, une fois au moins chaque semestre les établissements publics ; de recevoir les requêtes, les réclamations des personnes qui y sont placées, etc.

1º Inspecteurs généraux. — Ils sont nommés par décret sur la proposition du Ministre de l'intérieur et relèvent directement de celui-ci. Ils font des tournées d'inspection dans les établissements d'aliénés, s'assurent du fonctionnement des services administratifs et médicaux, de l'exécution des lois et règlements, et consignent dans un rapport détaillé et spécial sur chaque établissement les résultats de leur inspection. Ce rapport est adressé au Ministre. Assemblés en conseil spécial, au Ministère de l'intérieur, ils sont consultés sur tout ce qui intéresse le service des aliénés. Actuellement au nombre de 18, dont 4 inspecteurs adjoints (voir Annuaire des asiles de la Seine, *loc. cit.*, p. 37, 1903), ils sont chargés, depuis 1883, de tous les établissements de bienfaisance et d'assistance : hôpitaux, hospices, asiles d'aliénés publics ou privés, orphelinats, dépôts de mendicité, prisons, etc., etc. (voir Décrets des 24 et 25 février 1901, arrêté ministériel du 1er mars 1901, relatifs à la réorganisation de l'inspection générale des services administratifs du Ministère de l'intérieur). Les *inspecteurs généraux* « sont choisis, par moitié, soit parmi les préfets et les chefs de bureau de l'administration centrale, soit parmi les personnes que leurs services antérieurs ou leurs connaissances spéciales rendent particulièrement aptes à remplir ces fonctions; pour l'autre moitié, parmi les inspecteurs généraux adjoints ». Les *inspecteurs généraux adjoints* « sont choisis, soit parmi les sous-préfets, les secrétaires généraux et les sous-chefs de bureau de l'administration centrale, soit parmi les personnes que leurs services antérieurs ou leurs connaissances spéciales rendent particulièrement aptes à remplir ces fonctions. »

2º Médecins inspecteurs. — Le personnel du service d'inspection des aliénés traités dans les asiles se compose de médecins inspecteurs titulaires et de médecins inspecteurs adjoints. Ils sont nommés par le préfet (loi de 1838, titre I, art. 4) et chargés par lui de visiter, dans les trois jours qui suivent la réception du bulletin, tout aliéné placé dans un établissement privé, de constater son état mental et d'en faire un rapport (loi de 1838, titre II, section 1re, art. 9).

§ 4. — ORGANISATION MÉDICALE ET ADMINISTRATIVE DES ASILES PUBLICS DÉPARTEMENTAUX

Le personnel des asiles publics départementaux comprend : 1° le *personnel médical ;* 2° le *personnel administratif.*

A. — PERSONNEL MÉDICAL

Le personnel médical se compose, pour chaque asile, d'un ou plusieurs médecins chefs, un ou plusieurs médecins adjoints, d'un chirurgien, d'un pharmacien, d'un ou plusieurs élèves internes. A ce service médical est rattaché le personnel infirmier, laïque ou religieux.

1° Médecins chefs. — a. *Nombre.* — Il est variable suivant l'importance des asiles. Dans la plupart des asiles où les fonctions médicales et administratives ne sont pas séparées, le médecin chef est en même temps directeur (médecin directeur).

b. *Recrutement.* — Les médecins en chef sont nommés par le Ministre de l'intérieur (ordonnance du 18 décembre 1839, titre I, art. 3) et pris dans le cadre des médecins adjoints, à l'ancienneté. Ils ne sont pas à poste fixe et peuvent aller d'un asile public dans un autre.

c. *Attributions.* — Le médecin chef a sous son autorité le service médical : il remplit toutes les obligations imposées par la loi de 1838, délivre les certificats que cette loi exige (certificats de vingt-quatre heures, de quinzaine, de situation, etc.), fait un compte rendu annuel du service médical, règle le mode de placements, de surveillance et de traitement des aliénés, visite chaque jour les malades, tient ou fait tenir les registres de la loi, les cahiers de visite, de pharmacie, les observations individuelles sur chaque aliéné ; il rédige le rapport semestriel prescrit par l'article 20 de la loi de juin 1838, préside aux autopsies. Il est tenu de résider dans l'établissement, etc., etc. (voir pour les attributions du médecin chef : Loi de 1838,

Titre II, Section I, art. 8, 11, 12, 13, 14, 15 ; Section II, art. 20, 21, 23 ; Section IV, art. 30 ; Titre III, art. 41. — Ordonnance du 18 décembre 1839, Titre I, art. 5, 8, 9, 10. — Circulaire du Ministre de l'intérieur, 20 mars 1857, portant règlement du service intérieur des asiles d'aliénés, Section VIII et Section IX, art. 57 à 68).

Quand le médecin chef est en même temps directeur (*médecin-directeur*) ses attributions administratives sont celles du directeur (voy. plus loin).

2° Médecins adjoints. — a. *Nombre*. — Il est encore variable suivant les asiles.

b. *Recrutement*. — Les médecins adjoints sont recrutés à l'aide d'un concours établi sur des bases récentes. Ils ne sont pas à poste fixe et c'est parmi les médecins adjoints de la classe exceptionnelle que sont choisis, à l'ancienneté, les médecins directeurs et les médecins chefs.

c. *Concours d'admissibilité aux emplois de médecins adjoints. Règlement du concours*. — Nous croyons être utile aux étudiants qui liront ce livre en leur signalant ce débouché de la médecine qu'on ignore généralement et en leur indiquant le nouveau règlement du concours pour l'admission aux emplois de médecins adjoints des asiles publics d'aliénés, tel qu'il a été établi par les arrêtés du Ministre de l'intérieur des 6 avril, 10 mai et 14 juin 1904.

Art. 1er. — Cet article fixe la date du dernier concours qui a eu lieu le 14 juin 1904. Le concours, unique désormais, se fait à Paris, tous les deux ans environ.

Art. 2. — Les candidats devront être Français et docteurs en médecine d'une des Facultés de l'État, avoir satisfait à la loi sur le recrutement de l'armée et ne pas être âgés de plus de trente-deux ans, au jour de l'ouverture du concours ; ils devront justifier d'un stage d'une année, au moins, soit comme internes dans un asile public ou privé consacré au traitement de l'aliénation mentale, soit comme chefs de clinique ou internes des hôpitaux nommés au concours.

Leur demande devra être adressée au Ministère de l'intérieur, qui leur fera connaître si elle est agréée et s'ils sont admis à prendre part au concours. Elle devra parvenir le......, au plus tard, au Ministère de l'intérieur (premier bureau de la Direction de l'assistance et de l'hygiène publiques, 7, rue Cambacérès, qui est exclusivement chargé de l'organisation du concours).

Cette demande sera accompagnée de l'acte de naissance du postulant, de ses états de services et d'une note résumant ses titres et travaux scientifiques, du dépôt de ses publications ainsi que des pièces faisant la preuve de son stage et de l'accomplissement de ses obligations militaires.

ART. 3. — Le jury chargé de juger le résultat du concours sera composé comme suit :

1° Un inspecteur général des services administratifs du Ministère de l'intérieur, désigné par le Ministre, président ;

2° Trois professeurs, agrégés ou chargés de cours des maladies mentales, en exercice dans des Facultés ou Ecoles de médecine de l'Etat;

3° Trois directeurs médecins ou médecins en chef d'asiles publics d'aliénés ou de la maison nationale de Charenton ;

4° Enfin, un juré suppléant pris parmi les directeurs médecins ou médecins en chef des mêmes établissements.

Tous les jurés seront désignés par le Ministre de l'intérieur, sur la proposition du comité des inspecteurs généraux.

Les professeurs, les agrégés ou les chargés de cours seront choisis dans des Facultés ou Ecoles différentes. Les directeurs médecins et les médecins en chef devront eux-mêmes être pris dans des établissements différents et, en outre, appartenir à des asiles situés hors du ressort des Facultés qui auront fourni les professeurs, les agrégés ou les chargés de cours.

En cas d'absence, le président est remplacé par un autre inspecteur général des services administratifs désigné par le Ministre de l'intérieur.

S'il se produisait plusieurs absences parmi les autres membres du jury, il serait fait appel au juré suppléant pour remplacer le premier juré absent et les épreuves continueraient, de plein droit, avec les membres restants.

ART. 4. — Les épreuves seront toutes subies à Paris, sous le contrôle de l'inspecteur général, président.

Les épreuves sont au nombre de six, savoir :

1° Une question écrite portant sur l'anatomie et la physiologie du système nerveux, pour laquelle il sera accordé trois heures aux candidats : le maximum des points sera de 30 ;

2° Une question écrite portant sur l'organisation des asiles publics d'aliénés et sur la législation des aliénés, pour laquelle il sera accordé deux heures ; le maximum des points sera de 10. Les copies devront être écrites lisiblement et porter une devise : cette devise sera reproduite avec le nom du candidat et mise par celui-ci sous enveloppe cachetée;

3° Une épreuve sur titres : le maximum des points sera de 10 pour cette épreuve et les points devront être donnés lors de la correction des épreuves écrites. Il sera tenu compte de ces points en vue de l'admissibilité des candidats aux épreuves orales et cliniques. Ces épreuves sont éliminatoires ;

4° Une question orale portant sur la médecine et la chirurgie en général, pour laquelle il sera accordé vingt minutes de réflexion et quinze minutes d'exposition ; le maximum des points sera de 20 ;

5° Une épreuve clinique orale : cette épreuve portera sur un seul malade. Il sera accordé au candidat quinze minutes pour l'examen de l'aliéné y compris le temps de réflexion et vingt minutes d'exposition ; le maximum des points sera de 20 ;

6° Une épreuve clinique écrite ; cette épreuve portera sur un seul malade. Il sera accordé au candidat quinze minutes pour l'examen du malade et trois quarts d'heure pour la rédaction d'une consultation écrite : le maximum des points sera de 20.

Les épreuves cliniques auront lieu à l'asile clinique de Sainte-Anne. A partir de..., il sera interdit aux candidats de pénétrer dans les services de l'Admission et de la clinique Sainte-Anne, ainsi que dans les services de l'infirmerie spéciale du dépôt de la préfecture de police.

ART. 5. — Le nombre des places mises au concours est fixé à dix. Il ne pourra, dans aucun cas être dépassé. Aucun délai n'est garanti pour la nomination des candidats reçus au concours. Au fur et à mesure des vacances d'emploi qui se produiront dans les asiles d'aliénés, les candidats déclarés admis seront nommés suivant l'ordre de classement par mérite établi par le jury.

C'est à partir du jour de l'installation effective du médecin adjoint que commenceront à courir ses services.

Les avancements de classe pourront être accordés par le Ministre, savoir : aux directeurs, médecins et médecins en chef, après trois ans de stage, au minimum, dans la classe inférieure ; aux médecins adjoints après deux ans, au minimum dans la classe précédente.

d. *Cadres et traitements des directeurs médecins, médecins en chef et médecins adjoints des asiles publics d'aliénés* (annexe de l'Arrêté du 6 avril 1904). En vertu du Décret du 19 octobre 1894, les cadres et traitements des directeurs médecins, médecins en chef et médecins adjoints des asiles publics d'aliénés ont été établis ainsi qu'il suit :

1° DIRECTEURS-MÉDECINS

Cadres.	Traitements.
Classe exceptionnelle.	8 000 francs.
1re classe.	7 000 —
2e classe	6 000 —
3e classe	5 000 —

2° MÉDECINS EN CHEF

Classe exceptionnelle . . . . 8 000 francs.
1re classe . . . . 7 000   —
2° classe . . . .   6 000   —
3° classe . . . .   5 000   —

3° MÉDECINS-ADJOINTS
(Décret du 14 août 1905).

Classe exceptionnelle . . . . 4 000 francs.
1re classe . . . . 3 500   —
2° classe . . . .   3 000   —

A ces traitements s'ajoute la jouissance des avantages en
nature déterminés par le règlement : chauffage, éclairage, logement (voir Circulaire du Ministre de l'intérieur du 27 juillet 1846), et une retraite dont le chiffre varie suivant les départements.

C'est une chose fâcheuse que les médecins des asiles touchent
leur retraite du département où ils la prennent, après un
minimum déterminé de séjour ; cela donne lieu à des difficultés de la part des départements, qui cherchent à éviter les
fonctionnaires près de finir leur carrière. Toutes ces retraites,
comme on l'a demandé, devraient être centralisées au Ministère
de l'intérieur.

c. *Attributions.* — Le médecin adjoint est placé sous l'autorité
du médecin chef qu'il seconde et remplace en cas d'absence ;
ses fonctions sont assez mal définies (voir Règlement du service
intérieur, 20 mars 1857, Section IX, art. 68 ; Section X, art. 69
à 72. Voir aussi SÉRIEUX : *De l'assistance des aliénés ; Les médecins adjoints dans les asiles d'aliénés,* Revue de psychiatrie,
décembre 1897 ; *Réorganisation du service médical dans les asiles
d'aliénés,* Tribune médicale, 15 décembre 1897 ; Congrès des
médecins aliénistes, Toulouse, août 1897. — MALBOIS : *du Traitement des aliénés dans les asiles de province,* thèse Paris, 1900).
— COULONJOU : *Personnel médical des asiles d'aliénés.* Archives
de Neurologie, février 1905).

A la suite d'un rapport de BOURNEVILLE au Conseil supérieur
de l'Assistance publique sur « la fixation du nombre des méde-

cins dans les asiles publics d'aliénés», le Ministre de l'intérieur, par une circulaire du 8 juin 1905 vient de décider que : « les médecins adjoints doivent être maintenus et les services doivent être constitués sur la base suivante. Tous les malades rentrants de l'année, les malades réputés curables sont réservés aux médecins de direction et aux médecins chefs. Les malades chroniques sont donnés aux médecins adjoints sous le contrôle éventuel des médecins chefs. Les certificats de sortie sont réservés aux médecins-chefs. Les médecins adjoints sont convoqués aux séances de la commission de surveillance. »

3° Internes en médecine. — a. *Recrutement*. — Dans la plupart des asiles publics, les internes sont nommés au choix sur demande adressée au médecin directeur de l'établissement. Dans les asiles de la Seine et dans quelques asiles des grands centres, ils sont nommés à la suite d'un concours dont les épreuves sont en général les suivantes : 1° une question écrite ou orale d'anatomie et de physiologie du système nerveux ; 2° une question de pathologie interne et externe (voir Règlement du concours de l'Internat des asiles de la Seine, in Annuaire, *loc. cit.* p. 8).

b. *Attributions*. — Les internes en médecine sont chargés du service médical journalier, du service de garde, etc. (voy. Arrêté du 20 mars 1857, section XIII, art. 88 à 94).

Dans sa circulaire du 2 août 1905 (v. p. 888), le Ministre de l'intérieur déclare qu'il est désirable que les internes des asiles publics d'aliénés soient nommés aux concours ; que leur indemnité annuelle devrait être au minimum de 800 francs et augmentée pendant quatre ans de 100 francs d'année en année et celle des internes docteurs de 1.200 francs au minimum.

4° Pharmaciens. — Dans quelques asiles importants, il y a un pharmacien dont les attributions sont établies par l'Arrêté du 20 mars 1857, section XII, art. 81 à 87. Il est assisté d'un ou plusieurs internes en pharmacie. Dans beaucoup d'établissements, c'est une sœur hospitalière qui est chargée de la pharmacie.

5° Personnel infirmier (laïque ou religieux). — Les fonctions de ce personnel sont déterminées dans le règlement de mars 1857, sections XIV et XV, art. 95 à 107.

En France, ce personnel, recruté sans préparation ni sélection méthodiques, est trop peu nombreux et insuffisamment instruit et rémunéré (v. travaux de BOURNEVILLE, MOREL (de Mons), TAGUET, MOREL et A. MARIE (1905), etc.)

B. — PERSONNEL ADMINISTRATIF

Le personnel administratif se compose d'un directeur ou d'un médecin-directeur (quand le médecin-chef est investi des fonctions administratives), ayant sous ses ordres le receveur, l'économe, les secrétaires, employés de bureau, etc.

1° Directeur. — Il est nommé au choix par le Ministre de l'intérieur. Il est chargé, sous l'autorité du préfet et sous la surveillance d'une commission (commission de surveillance, voy. plus haut) (arrêté du 20 mars 1857, section II, art. 4), de l'administration et de la police intérieure de l'établissement, de la gestion de ses biens et revenus. Il est soumis aux obligations de la loi de 1838 et de l'ordonnance de 1839 ; ses attributions sont détaillées dans l'arrêté du 20 mars 1857, section IV, art. 11 à 26.

2° Receveur. — C'est le dépositaire des deniers de l'asile ; il est soumis aux dispositions légales qui régissent la situation des comptables publics. Il est chargé personnellement de la perception des revenus et du payement de toutes les dépenses (voy. décret du 14 juillet 1856 ; arrêté du 20 mars 1857, section V, art. 26 à 32).

3° Économe. — Il est chargé des services économiques sous l'autorité et la surveillance du directeur. Il est soumis, comme le receveur, aux dispositions légales relatives aux comptables publics (voy. arrêté du 20 mars 1857, section VI, art. 33 à 48 ; et nouveau règlement sur la tenue de la comptabilité des économes, annexe au décret ministériel du 9 septembre 1899).

4° Employés et préposés. — Voir arrêté de 1857, section VII, art. 49 à 51.

ARTICLE III
APPLICATIONS PRATIQUES

Les applications pratiques de l'assistance des aliénés se rapportent : 1° au *placement* de ces malades dans les établissements spéciaux ; 2° à *leur séjour* ; 3° à *leur sortie*.

§ 1. — PLACEMENT DE L'ALIÉNÉ DANS L'ASILE

La loi de 1838 distingue, nous l'avons vu, dans son texte, les *placements volontaires* et les *placements d'office*.

Ces deux ordres de placements diffèrent l'un de l'autre par leurs points les plus essentiels, c'est-à-dire par la catégorie des malades auxquels il s'adressent, par la qualité des personnes qui les provoquent, par les formalités légales auxquelles ils donnent lieu.

1° Placement volontaire. — Le placement volontaire s'applique à *tout individu atteint d'aliénation mentale, quelle qu'en soit la forme* (loi de 1838, titre II, art. 8). L'admission du malade est demandée par un parent, un ami, ou tout autre individu ayant avec lui quelques relations.

Pour opérer le placement volontaire d'un aliéné, il est nécessaire de présenter : a. *une demande d'admission, écrite et signée* par la personne qui la forme (les formules imprimées doivent être proscrites ; quand le requérant ne sait pas écrire, la demande est reçue par le maire ou le commissaire de police qui en donne acte) ; b. *un certificat de docteur en médecine* ; c. *une ou plusieurs pièces* établissant l'*identité* de la personne dont le placement est réclamé et de celle qui demande ce placement (le tuteur qui demande à placer un interdit doit fournir à l'appui un extrait du jugement d'interdiction).

Les familles pourvoient seules à tous les frais de séjour. Quand, au contraire, la famille ne peut fournir la dépense, la demande doit être adressée au préfet qui statue en se conformant au deuxième paragraphe de l'article 25, section III, de la loi de 1838. C'est le *placement volontaire gratuit*, qui rentre dans la catégorie des placements d'office.

Demande de placement faite par l'aliéné. — Il peut arriver que l'aliéné vienne solliciter de lui-même son internement. L'admission est soumise aux conditions de l'article 8 (loi de 1838), quand le malade peut payer sa pension, et dans le cas contraire, au paragraphe 2 de l'article 25 de la même loi.

2° Placement d'office. — Le placement d'office ne vise que les individus dont *l'état d'aliénation compromet l'ordre public et la sûreté des personnes* (loi de 1838, titre II, art. 18). C'est le préfet de police, à Paris, et les préfets, dans les départements, qui *ordonnent* le placement de l'aliéné par un arrêté.

Il suffit d'un ordre motivé du préfet énonçant les circonstances qui ont rendu le placement nécessaire. Toutefois, l'arrêté du préfet n'est pris, en général, qu'après un examen médical de l'aliéné, soit dans son domicile, soit dans un dépôt provisoire, en vertu de l'article 19 du titre II de la même loi. Le certificat médical est le plus souvent accompagné d'une enquête du commissaire de police ou du maire qui conclut à la réalité du danger que fait courir le malade laissé en liberté.

L'aliéné placé d'office est au compte du département dans lequel il a acquis son domicile de secours. La commune participe à cette dépense d'après les bases proposées par le Conseil général sur l'avis du préfet (Loi de 1838, section III, art. 25 à 28. Règlement du 15 juillet 1893. Circulaire du Ministre de l'Intérieur, 10 août 1898. Instruction ministérielle, 12 décembre 1903).

3° Certificat d'admission (ou d'internement, ou d'entrée). — Il résulte de ces dispositions que la formalité la plus importante dans le placement d'un aliéné, quelle qu'en soit la nature, volontaire ou d'office, est le certificat du médecin. Dans le placement volontaire, cette pièce est même l'unique garantie de la nécessité du placement. Aussi est-ce ce point de la loi qui a surtout donné lieu aux critiques les plus passionnées et les plus violentes. Sans parler des attaques outrées et véritablement

absurdes dont le certificat médical a été l'objet, on lui a surtout
reproché, avec quelque apparence de raison, d'être souvent
insuffisant. On a fait remarquer que dans certains pays étrangers
la loi se montrait plus sévère et qu'elle exigeait, pour l'internement d'un aliéné, le certificat de deux médecins assermentés et
ayant déjà trois années au moins de pratique.

Il est possible que la loi actuellement en préparation adopte
une réforme dans ce sens et exige désormais, pour le placement
des aliénés, un certificat de deux médecins et non plus d'un seul.
Cette disposition nouvelle, qui ne serait pas toujours facilement
réalisable, n'augmenterait guère en réalité les garanties, assurément suffisantes, de la loi de 1838. La loi actuellement existante, en effet, préoccupée avant tout de l'intérêt des malades,
avait compris qu'il importait au plus haut point de n'apporter
ni complication, ni retard dans leur placement dans les établissements spéciaux, sauf à multiplier, après l'admission. les vérifications administratives, judiciaires et médicales. Il suffit de
jeter un coup d'œil sur la loi de 1838 pour se convaincre qu'elle
n'a rien négligé pour sauvegarder à cet égard le principe de la
liberté individuelle. Il se peut que la loi nouvelle, désireuse de
pousser plus loin encore les garanties, ne reconnaisse à l'internement d'un aliéné un caractère définitif qu'après intervention de la justice. Mais cette intervention, quoi qu'on en pense
en principe, ne pourra être évidemment efficace que si les juges
se font assister d'un ou de plusieurs médecins aliénistes désignés par eux à cet effet. Sans cet appui scientifique, leur contrôle
ne saurait être qu'illusoire. L'intervention judiciaire se réduira
donc en fin de compte dans l'intervention d'un élément médical
de plus, ce qui est et sera toujours pour ainsi dire forcé, puisqu'il
s'agit, en somme, d'une question purement médicale à résoudre.
D'ailleurs, il faut bien savoir que cette disposition nouvelle et
d'autres analogues, destinées à constituer un supplément de
garanties, se tourneront non pas contre les établissements
publics ou privés que leur situation dépendante vis-à-vis de l'autorité administrative et judiciaire met à l'abri des illégalités,
mais contre certaines institutions, les domiciles des particuliers, les familles, où se produisent, ce que le public ignore, les

véritables séquestrations arbitraires accompagnées de sévices graves (PARANT, 1884 ; IZARD, Thèse Bordeaux, 1903).

Que la loi soit ou non modifiée en ce qui concerne le placement des aliénés, la formalité essentielle dans ce placement est et restera toujours le *certificat médical*, ce qui donne à cette pièce une importance et une gravité tout à fait exceptionnelles.

En France, la loi demande au certificat (Titre II, section I, art. 8) :

1° *De constater l'état mental de la personne à placer ;*

2° *De relater les particularités de sa maladie ;*

3° *D'indiquer la nécessité de la faire traiter dans un établissement d'aliénés et de l'y tenir renfermée.*

Lorsqu'il s'agit d'un placement d'office, le certificat doit spécifier, en outre, qu'il s'agit d'un aliéné dont l'état mental *compromet l'ordre public et la sûreté des personnes*. Nous n'avons pas besoin d'ajouter que le certificat, aux termes mêmes de la loi, ne doit pas avoir plus de *quinze jours de date* au moment de l'admission du malade et que le médecin qui le signe ne doit être ni médecin attaché à l'établissement, ni parent, ni allié, au second degré inclusivement, des chefs ou propriétaires de l'établissement ou de la personne qui fait effectuer le placement. Il ne faut pas omettre de le *dater*. Enfin il faut que le certificat soit écrit sur *papier timbré* à 60 centimes, exception faite s'il est délivré à un indigent pour un placement d'office ; dans ce cas, ne pas oublier d'ajouter cette mention : certificat délivré gratuitement. Il est bon aussi que la signature du médecin certificateur, surtout si elle est inconnue à l'établissement, soit légalisée par le commissaire de police ou par le maire du lieu. Mais cette légalisation, non obligatoire d'ailleurs, n'a d'autre but et d'autre effet que d'identifier la signature du médecin. Si le certificat est délivré après une consultation de deux ou plusieurs médecins, il est utile aussi qu'il en fasse mention et qu'il porte la signature de chacun d'eux.

En cas d'urgence, les chefs des établissements publics *seuls*, peuvent se dispenser d'exiger le certificat du médecin.

La loi française ne spécifiant pas une formule spéciale, officielle, de certificat, nous croyons devoir en donner une ici s'appliquant à tous les cas et que nous proposons bien plus comme un spécimen ou un cadre à remplir, que comme un véritable modèle :

Je, soussigné, docteur en médecine à..... certifie que M...... (noms, prénoms, âge, état civil, profession, domicile) est atteint d'aliénation mentale. Cette affection, qui remonte environ à....., se caractérise par les symptômes suivants (dégénérescence ou démence, nature et caractère des idées délirantes, des hallucinations, des impulsions ou tendances morbides, etc.).

(Pour un placement d'office, ajouter : l'état d'aliénation de M..... compromet l'ordre public et la sûreté des personnes).

Dans ces conditions je déclare nécessaire, tant au point de vue du traitement de la maladie que de ses conséquences possibles, que M... soit placé et retenu dans un établissement spécial d'aliénés.

En foi de quoi, etc.

A......   le......

Signature.

Il est bon d'éviter l'indication absolue de la forme morbide, à moins que le diagnostic ne soit évident. Un certificat doit être une sorte d'*inventaire de symptômes* (VALLON). Le médecin doit bien se garder de délivrer un certificat sans avoir vu le malade et sur les seuls renseignements fournis par la famille ; il faut qu'il constate lui-même les troubles mentaux soigneusement et à l'époque de la délivrance du certificat.

4° Choix de l'établissement, translation du malade. — En ce qui concerne le placement proprement dit des aliénés, le médecin doit encore intervenir pour indiquer aux familles, naturellement ignorantes à cet égard, les formalités qu'elles ont à accomplir, suivant que le placement est volontaire ou d'office. Quant à ce qui est du choix de l'établissement, c'est là une question au sujet de laquelle on ne peut poser aucune règle fixe. Tout dépend du cas particulier, du désir exprimé par les familles, de la position sociale du malade, enfin de la situation et de la nature des établissements, asiles publics ou maisons de santé, ainsi que des garanties qu'ils peuvent offrir au point de vue de la capacité et de l'expérience des médecins traitants.

La question de la translation du malade dans un établissement spécial est souvent embarrassante et peut donner lieu à de réelles difficultés. Lorsque l'aliéné est dans un état d'imbécillité, de démence ou d'excitation très vive, il n'y a guère à se préoccuper de la possibilité d'une résistance intelligente de sa part, car il se laisse habituellement déplacer et enfermer, sans s'en douter pour ainsi dire. Mais dans bon nombre de cas, comme dans la paralysie générale au début, la lypémanie, la manie raisonnante et surtout la folie systématisée, il n'en est plus de même ; le malade se tient sur ses gardes, se doutant plus ou moins qu'il est sur le point d'être interné ; en sorte qu'il faut alors prendre des précautions pour éviter, de sa part, révolte, scandale et violences.

Lorsque le cas présente des difficultés, il vaut mieux en référer au médecin de l'établissement choisi et s'en rapporter à son expérience. Il est souvent nécessaire d'user d'un subterfuge simple et commode (achat, visite, promenade) qui permet d'amener le malade, à son insu, dans l'établissement.

§ 2. — L'ALIÉNÉ DANS L'ASILE

1° Formalités légales. — Lorsque le malade est entré dans l'asile, la loi continue son contrôle et exige l'envoi dans les vingt-quatre heures : 1° d'un bulletin d'entrée avec toutes les pièces produites pour le placement ; 2° de la copie du certificat d'internement ; 3° d'un certificat du médecin de l'établissement (certificat de 24 heures). Ces pièces sont adressées par le directeur aux représentants de l'autorité : le préfet de police à Paris, le préfet dans les départements (loi de 1838, section I, titre II, art. 8). Notification du placement est faite par le préfet au procureur de la République (art. 10). Quand il s'agit d'un placement dans un établissement privé, la loi exige en outre (art. 9), dans les trois jours, un rapport du médecin inspecteur adressé au préfet dans les départements, au préfet de police à Paris (voir plus haut, médecins inspecteurs).

a. *Certificat de vingt-quatre heures* (Loi de 1838, art. 8). — Appelé encore *certificat immédiat*, il est rédigé, après examen du malade, par le médecin en chef ou par le médecin directeur de l'établissement (Règlement du 20 mars 1857, section IX, art. 58, § 2). Il conclut à la nécessité de maintenir le malade dans l'asile, ou au moins à son maintien provisoire pour permettre une plus longue observation.

b. *Certificat de quinzaine* (Loi de 1838, art. 9). — C'est une nouvelle pièce légale que le médecin en chef ou le médecin directeur de l'établissement, quinze jours après le placement, adresse au préfet. Ce certificat corrobore ou modifie s'il y a lieu le certificat de vingt-quatre heures.

c. *Certificat de situation.* — En dehors de ces formalités légales, les représentants de l'autorité administrative ou judiciaire peuvent demander l'avis du médecin de l'établissement sur l'état mental d'un interné. Cet avis fait l'objet du certificat dit de situation.

d. *Registre matricule* (Loi de 1838, art. 12 et 18). — Il y a dans chaque établissement, public ou privé, un registre matricule appelé aussi *registre de la loi*, sur lequel sont inscrits, outre les noms, profession, âge, domicile des personnes placées, volontairement ou d'office, dans l'établissement, et autres pièces, les certificats d'admission, de vingt-quatre heures et de quinzaine; le médecin chef y consigne, tous les mois, les changements survenus dans l'état mental de chaque malade, les sorties, les décès.

e. *Rapport semestriel ou rapport des maintenus.* — Ce rapport, prescrit par l'article 20 de la loi de 1838, est rédigé tous les six mois par le médecin des asiles publics. Il y est fait mention de l'état de chaque aliéné, de la nature de sa maladie et des résultats du traitement. Le préfet prononce sur chacun individuellement, ordonne son maintien dans l'établissement ou sa sortie.

2° Condition juridique et administrative des aliénés internés. — Au point de vue juridique trois cas peuvent se présenter :

1° L'aliéné est mineur; sa situation juridique est celle de tous les mineurs et est réglée par le Code civil, titre X.

2° L'aliéné est majeur, mais il est interdit ou pourvu d'un conseil judiciaire (voir p. 962 le paragraphe spécial à l'interdiction et au conseil judiciaire).

3° L'aliéné est majeur, ni interdit, ni pourvu d'un conseil judiciaire.

Nous étudierons brièvement ce dernier cas. La condition juridique des aliénés majeurs non interdits, ou non pourvus d'un conseil judiciaire est définie par la loi de 1838.

A. Capacité civile. — L'incapacité de l'aliéné n'est pas absolue, et lorsque l'interdiction n'a pas été prononcée, ses actes ne sont pas nuls de plein droit, mais simplement annulables. Cette pensée du législateur se révèle dans l'article 39 de la loi de 1838. De sorte que si un aliéné interné contracte mariage, celui-ci est valable, mais il peut être fait opposition par un ascendant qui doit provoquer l'interdiction.

Malgré tous les avis contradictoires et les discussions qui ont eu lieu sur le sujet, l'aliénation mentale, même suivie d'internement, n'est pas, par elle-même, en France, une cause de séparation de biens, de divorce ou de séparation de corps. Le mari interné garde en principe la puissance maritale et le droit d'autorisation, sauf à la femme de demander l'*autorisation de justice*, en s'adressant aux tribunaux.

Le mari interné conserve en droit tous les attributs de la puissance paternelle, mais en fait, dès qu'il est interné, la mère prend le gouvernement des enfants.

Enfin l'interné garde la jouissance de ses droits civiques, politiques et électoraux, mais l'exercice en est suspendu tant que dure son internement.

B. Protection légale. — La loi de 1838, dans sa sollicitude, a voulu protéger l'aliéné interné dans sa personne et dans ses biens (voir S. Garnier : *Protection de la fortune des malades, dans les établissements d'aliénés*, Ann. méd. psych., janv. févr., 1903). Ce soin est dévolu aux personnes suivantes :

a. *Administrateur provisoire*. — Tout aliéné placé dans un établissement public est, de ce fait, pourvu d'un administrateur provisoire (section IV, art. 31 et règlement du 20 mars 1857, section III, art. 8). C'est un membre de la commission de surveillance désigné chaque année, qui remplit ces fonctions d'*administrateur légal* ; ses pouvoirs se bornent au recouvrement des sommes dues à l'aliéné, à l'acquittement de ses dettes, à la vente de son mobilier après autorisation du président du tribunal civil, etc.

Sur la demande des parents, de l'époux et de l'épouse, sur celle de la commission administrative ou sur la provocation d'office du procureur de la République, le tribunal civil pourra conformément à l'article 497 du Code civil, nommer un *administrateur provisoire* aux biens de toute personne non interdite placée dans un établissement d'aliénés, public ou privé (art. 32). Cet administrateur provisoire est nommé pour trois ans ; ses pouvoirs sont les mêmes que ceux de l'administrateur légal, et cessent pareillement dès que le malade est sorti de l'asile (art. 37).

b. *Administrateur spécial ad litem.* — Il est prévu par l'article 33 pour représenter en justice l'aliéné. Il est nommé par le tribunal civil à la demande de l'administrateur provisoire ou du procureur de la République. Le mandat de cet administrateur est spécial à l'affaire pour laquelle il a été conféré.

c. *Curateur à la personne.* — Il est prévu par l'article 38 pour veiller : a. à ce que les revenus de l'aliéné soient employés à adoucir son sort et à accélérer sa guérison ; b. à ce que le malade soit rendu au libre exercice de ses droits dès que sa situation le permettra. Le curateur à la personne est nommé par le tribunal en chambre du conseil à la demande de l'intéressé, de ses parents, de l'époux ou l'épouse ; ou d'office sur la demande du procureur de la République. Il ne pourra être choisi ni parmi les héritiers présomptifs de l'aliéné, ni parmi les administrateurs provisoires. Ses fonctions cessent en vertu de l'article 37.

3° L'aliéné et le règlement du service intérieur. — Le règlement du service intérieur qui émane de la circulaire du Ministère de l'intérieur du 20 mars 1857 est une sorte de complément à la loi de 1838 et à l'ordonnance de 1839. Nous en avons déjà parlé en étudiant l'organisation médicale et administrative des asiles publics. Il précise, dans les asiles publics départementaux et dans les quartiers d'hospice, quelques points de la situation des aliénés internés qu'il importe au moins de rappeler brièvement. Nous n'insisterons pas sur les articles 131 à 137 de la section XIX qui ont trait au régime alimentaire ; les articles 138 à 149, section XX, portent sur le coucher, l'habillement, les mesures de propreté ; les occupations intellectuelles et distractions font l'objet de la section XXII, art. 164 à 166. La question du travail des malades employé comme moyen thérapeutique, son organisation, la rémunération des travailleurs (pécule), sont réglées par les articles 150 à 163, section XXI. Un arrêté du Ministre de l'intérieur, du 19 décembre 1892 a apporté quelques modifications et additions à ce règlement, relatives au pécule.

A. RAPPORT DES ALIÉNÉS AVEC LE DEHORS. — a. *Visites* (section XXIII, art. 167 à 169). — Les parents ou amis d'un aliéné peuvent le visiter aux jours et heures déterminées par le règlement spécial de l'asile, sauf contre-indications d'ordre médical. Le permis de visite doit être signé du médecin en chef.

b. *Correspondance*. — Toutes les lettres, requêtes, réclamations adressées par le malade à l'autorité judiciaire ou administrative ne pourront être supprimées ou retenues par les chefs d'établissements (loi de 1838, art. 29), sous les peines portées au titre III de la même loi, art. 41. Quant à la correspondance privée, rien ne la réglemente. Le médecin fera bien de la diriger lui-même, suivant l'état du malade.

B. TRANSFERT. — Tout malade indigent interné dans l'asile d'un département où il n'a pas acquis son domicile de secours est transféré dans l'asile du département qui lui doit assistance (voir, pour la question du domicile de secours, la loi du 15 juillet 1893, titre II, art. 6 à 9, sur l'assistance médicale gratuite ; voir aussi la circulaire du Ministre de l'intérieur du 24 mai 1901). La circulaire ministérielle du 22 mars 1895 réglemente quelques points relatifs aux transferts.

C. ÉVASIONS. — En l'absence de toute réglementation, la conduite à tenir est la suivante : le médecin en chef rédige un certificat indiquant l'état mental de la personne évadée, faisant connaître si elle est ou non dangereuse. Ce certificat est transcrit sur le registre de la loi et envoyé au préfet dans les départements, au préfet de police à Paris (VALLON).

D. DÉCÈS, SUICIDE, MEURTRE. — Ces questions sont réglementées par les articles 127 et 128, section XVIII de la circulaire du 20 mars 1857, ainsi conçue : « En cas de décès d'un aliéné, le directeur est tenu d'en donner avis dans les vingt-quatre heures à l'officier de l'état civil et de faire inscrire sur un registre spécial les détails et les renseignements nécessaires à la rédaction de l'acte de décès. » En cas de décès par suite de *suicide* ou de *meurtre*, le directeur appelle un officier de police à constater, avec le médecin en chef, l'état du cadavre et les circonstances se rapportant au décès. Le médecin en chef rédige un procès-verbal qui est transcrit sur le registre de la loi à la suite des annotations mensuelles.

4° Sortie de l'aliéné hors de l'asile. — Il y a lieu de distinguer, comme pour les formalités d'admission du malade à l'asile, des règles spéciales qui diffèrent suivant que le placement a été volontaire ou d'office, et des règles communes aux deux placements.

A. RÈGLES SPÉCIALES AUX PLACEMENTS VOLONTAIRES. — a. *Sortie par guérison*. — Le malade doit quitter l'établissement dès que le médecin a constaté et déclaré sur le registre de la loi par un *certificat dit de guérison*, que la guérison est définitive (loi de 1838, titre II, section I, art. 13). La déclaration du médecin est communiquée aux personnes auxquelles le malade guéri devra être remis et au procureur de la République s'il s'agit d'un mineur ou d'un interdit.

b. *Sortie réclamée*. — Tout malade cessera d'être retenu dans l'asile dès que la sortie sera requise par les personnes suivantes (loi de 1838, titre II, section I, art. 14) : le curateur à la personne, l'époux ou l'épouse, les ascendants s'il n'y a pas d'époux ou d'épouse, les descendants s'il n'y a pas d'ascendants, et, avec l'autorisation du conseil de famille, toute personne autre que celles énumérées, les frères et sœurs par exemple. Le conseil de famille prononcera également en cas de dissentiment entre les ascendants et les descendants.

S'il s'agit d'un aliéné mineur ou interdit, seul le tuteur peut réclamer la sortie.

Pour la sortie, par guérison ou réclamée, des placements volontaires, le directeur ou le médecin directeur en donnera avis, dans les vingt-quatre heures au préfet de police à Paris, au préfet, sous-préfet ou maire dans les départements (art. 15) ; mais il n'y a pas d'intervention de la part de l'autorité administrative. Cependant le préfet peut toujours ordonner la sortie immédiate des personnes placées volontairement (art. 16).

c. *Opposition à la sortie.* — Si le médecin de l'établissement est d'avis que l'état mental du malade *pourrait compromettre l'ordre public et la sûreté des personnes* (art. 14), cet avis est transmis au préfet dans les départements ou au préfet de police à Paris, qui peut alors transformer le placement volontaire en placement d'office et ordonner de surseoir à la sortie, en vertu de l'article 21.

B. RÈGLES SPÉCIALES AUX PLACEMENTS D'OFFICE. — Ici c'est l'autorité administrative (préfet ou préfet de police) qui toujours intervient et ordonne la mise en liberté du malade par un *arrêt de sortie,* soit à la suite de la réception du bulletin semestriel (art. 20), soit lorsque le médecin déclare par un certificat de *guérison à fin de sortie* que le malade peut être mis en liberté ou qu'il constate qu'il n'est pas atteint d'aliénation mentale au moment du placement.

C. RÈGLES COMMUNES AUX DEUX SORTES DE PLACEMENT. — Les aliénés dont la sortie est permise et ordonnée ne peuvent être remis qu'aux ayants droit sur leur personne ou à des représentants dûment autorisés (Règlement de mars 1857, art. 125).

En aucun cas, l'interdit ne pourra être remis qu'à son tuteur et le mineur qu'à ceux sous l'autorité desquels il est placé par la loi.

Les chefs, directeurs ou préposés responsables, ne pourront, sous les peines portées à l'article 120 du Code pénal, retenir une personne placée dans un établissement d'aliénés dès que sa sortie aura été ordonnée par le préfet ou par le tribunal, ni lorsque cette personne se trouvera dans les cas énoncés aux articles 13 et 14 de la loi de 1838.

Enfin lorsque la sortie a eu lieu, la réadmission ne peut se faire qu'après l'accomplissement des formalités prescrites pour la première admission.

D. RECOURS JUDICIAIRE. — La personne placée, son curateur, le tuteur si l'aliéné est interdit ou mineur, tout parent, tout ami, la personne qui a provoqué le placement, le procureur de la République pourront se pourvoir devant le tribunal du lieu où se trouve l'asile (tribunal de première instance), lequel pourra intervenir soit contre la décision du préfet, soit contre l'avis du médecin de l'établissement, s'opposant à la sortie.

La décision sera rendue, sur simple requête, en chambre du conseil et sans délai ; elle ne sera point motivée. Cette décision est le plus souvent prise après avis du médecin, qui dresse un *certificat de situation*, ou après rapport de médecin-expert, commis spécialement par le tribunal.

E. SORTIES D'ESSAI, CONGÉS. — La sortie d'essai, mesure intermédiaire entre l'internement et la liberté, diffère de la sortie définitive en ce que le malade est remis à sa famille *pour un nombre de jours déterminé*.

C'est une véritable libération provisoire ou conditionnelle d'une durée variable, dont le terme est fixé par le médecin (voir LEGRAIN : *La convalescence des aliénés*, rapport présenté au nom de la 4e section, Conseil supérieur de l'assistance publique, 11 février 1898. MAHÉ, *Les sorties d'essai dans les asiles*, l'Assistance publique, 15 juillet 1901 ; etc...).

En cours de sortie, le malade, s'il rechute, peut être ramené dans l'asile sans aucune formalité. Au contraire, à l'expiration du terme convenu, le malade est considéré comme sorti définitivement. A partir de ce moment, il ne pourra être réintégré qu'avec les formalités légales d'admission.

Malgré l'utilité et l'avantage de ces sorties conditionnelles que personne ne conteste, nous devons dire qu'à l'heure actuelle elles ne sont pas réglementées et qu'elles attendent encore la sanction officielle de la loi. Si elles sont pratiquées dans beaucoup d'asiles, ce n'est qu'aux risques et périls des administrations et des médecins.

A cette question se rattache l'étude de la *convalescence des aliénés*, de la *protection des aliénés guéris*, des *sociétés de patronage*, etc... Nous renvoyons ceux que ces problèmes intéresseraient aux rapports et travaux de BOURNEVILLE au Conseil supérieur de l'Assistance publique (1891), de GIRAUD, de Mᵐᵉ MARIE, de RODIET, au Congrès d'assistance de Bordeaux(1903), au travail de A. MARIE (Revue de psychiatrie, novembre 1903), enfin aux discussions et vœux adoptés par le Conseil supérieur de l'assistance publique (11 juin 1902).

PRATIQUE MÉDICO-LÉGALE

La pratique médico-légale, en psychiatrie, comprend naturellement deux parties : 1° celle relative au *droit criminel* ou à la *responsabilité* ; 2° celle relative au *droit civil* ou à la *capacité*. Nous les envisagerons en deux chapitres distincts, que nous ferons suivre d'un court appendice consacré à l'état actuel de l'*enseignement psychiatrique* en France et à l'étranger et d'un autre reproduisant quelques *rapports médico-légaux*.

OUVRAGES A CONSULTER

LEGRAND DU SAULLE : *La folie devant les tribunaux*, Paris, 1864 : *Traité de médecine légale et de jurisprudence médicale*, Paris, 1874 : *Traité de médecine légale*, 1886. — A. MOTET : *Les aliénés devant la loi*, Paris, 1866. — TARDIEU : *Etude médico-légale sur la folie*, Paris, 1872. — A. MOTET : *Aliénés criminels*, Ann. méd.-psych., janvier 1874 : *Des mesures à prendre à l'égard des aliénés dits criminels*, Ann. méd.-psych., mars 1879. — MAX SIMON : *Crimes et délits dans la folie*, 1886. — FUSIER : *Capacité juridique et liberté individuelle*, Th. de Doct. en Droit, Grenoble, 1886. — COUTAGNE : *La folie au point de vue judiciaire et administratif*, Lyon, 1887-1888. — DUPONCHEL : *Traité de médecine légale militaire*, 1890. — MAUDSLEY : *Le crime et la folie*, 1891. — ALLAMAN : *Des aliénés criminels*, Th., Paris 1891. — MARANDON DE MONTYEL : *Les aliénés dits criminels*, Ann. méd.-psych., 1891 ; *Contribution à l'étude des aliénés poursuivis, condamnés, acquittés*, Arch. d'Anthrop. crimin., p. 401, 1900. — PROAL : *Le crime et la peine*, Paris 1892. — GAROFALO : *La criminologia*, Paris, 1892. — LOMBROSO : *Nouvelles recherches de psychiatrie et d'anthropologie criminelles*, 1893 : *L'homme criminel*, Paris, 1895. — J. FALRET : *Les aliénés et les asiles d'aliénés*, Paris, 1893. — PACTET : *Aliénés méconnus e. condamnés par les tribunaux*, Th., Paris, 1893. — GARNIER et LEGRAIN : *Les aliénés et la magistrature*, Arch. de Neurologie, 1894. — BALLET : *Des mesures législatives à prendre contre les délinquants irresponsables*, V° Congrès pénitentiaire international, 1895. — PA-

RANT : *Les impulsions des épileptiques*, Bordeaux-Toulouse. 1895. — GARRAUD : *Précis de droit criminel*, Paris, 1895. — FÉRÉ : *Dégénérescence et criminalité*, 1895. — COLIN : *Les aliénés criminels*. Rev. de Psychiatrie, novembre. 1897. — MOREL : *Nécessité d'un service psychiatrique dans les prisons*, Ann. méd.-psych., p. 472, 1897. — M. DE FLEURY : *L'âme du criminel*, Paris, 1898. — DUBIEF : *Rapport sur la loi de 1838*, 1898. — GARNIER : *Internement des aliénés*, (Thérapeutique et Législation), Paris, 1898. — KRAFFT-EBING : *Médecine légale des aliénés* (traduction Rémond), Paris-Toulouse, 1900. — PACTET et COLIN : *Les aliénés devant la justice (aliénés méconnus et condamnés)*, collect. Léauté ; *Les aliénés dans les prisons (aliénés méconnus et condamnés)*, collect. Léauté 1902. — ALOMBERT-GOGET : *L'internement des aliénés criminels*, Lyon, 1902. — J. DE MATTOS : *Os alienados, nos tribunaes*, Lisbonne, 1902. — P. KOVALEWSKY : *La psychologie criminelle*, 2 vol., Paris, 1903. — JOSÉ INGEGNIEROS : *Simulacion de la locura*, Buenos-Ayres, 1903. — SAPORITO : *Sulla delinquenza e sulla pazzia dei militari*, 1 vol., Naples, 1903. — VALLON : *La pathologie mentale au point de vue administratif et judiciaire*, in Traité de Pathologie mentale de Ballet, Paris, 1903. — SÉRIEUX : *L'assistance des aliénés en France, en Allemagne, en Italie et en Suisse*, 1903. — CRAMER : *Gerichtliche Psychiatrie*, Iéna, 1903. — DUBUISSON : *Essai sur la folie au point de vue médico-légal*, Arch. d'Anthrop. crimin., septembre, 1904. — J. MOREL : *La réforme des asiles d'aliénés. L'assistance des aliénés en France, en Allemagne, en Italie, en Suisse, en Belgique*, Gand, 1905. — DALLEMAGNE : *Les stigmates anatomiques de la criminalité*, collect. Léauté ; *Les stigmates biologiques et sociologiques de la criminalité*, collect. Léauté ; *Les théories de la criminalité*, collect. Léauté. — TARDE : *Criminalité comparée; Les anciens et les nouveaux fondements de la responsabilité morale*. — LACASSAGNE : *Précis de médecine judiciaire*. — DU CAZAL et CATRIN : *Médecine légale militaire*, collect. Léauté. — Louis MAILLARD, greffier au Tribunal civil de la Seine : *Traité des expertises judiciaires: Guide pratique et théorique à l'usage des experts, avec formules;* Paris, 1901. — Comptes rendus des Congrès internationaux de médecine légale, d'aliénation mentale et d'Anthropologie criminelle, etc., etc.

CHAPITRE PREMIER

DROIT CRIMINEL (RESPONSABILITÉ)

Nous diviserons ce chapitre en trois articles : 1° *Responsabilité pénale des aliénés ;* 2° *Crimes et délits des aliénés ;* 3° *Expertise psychiatrique.*

ARTICLE PREMIER

RESPONSABILITÉ PÉNALE DES ALIÉNÉS

1° Irresponsabilité absolue des aliénés. — La *capacité d'imputation*, dont découle la responsabilité pénale est, comme disent Krafft-Ebing et Rémond, l'état dans lequel se trouve l'individu qui est capable de choisir entre l'accomplissement et la non-exécution d'un acte qualifié par le Code crime ou délit, et de prendre une détermination dans l'un ou l'autre sens.

Cet état de l'individu suppose à la fois : 1° la liberté de juger, de discerner (libertas judicii), c'est-à-dire la faculté de faire le départ entre ce qui est bien et ce qui est mal, entre ce qui est utile et ce qui est nuisible, entre ce qui est légal et ce qui est illégal ; 2° la liberté de se décider, de se déterminer (libertas consilii) sur les motifs fournis par la faculté de juger.

Lorsque ces conditions psychologiques sont remplies, la capacité d'imputation existe. Elle n'existe pas, et partant, il y a *irresponsabilité*, lorsque ces conditions psychologiques de la capacité d'imputation manquent ou que l'une d'elles fait défaut. C'est ce qui a lieu chez les enfants et chez les aliénés.

En France, *l'âge du discernement*, qui constitue chez l'adolescent le criterium légal de la capacité d'imputation (Krafft-Ebing, Rémond) est fixé à seize ans (art. 66 du Code pénal).

Cette fixation, différente d'ailleurs suivant les pays, puisque en Allemagne elle est retardée jusqu'à dix-huit ans, est absolument arbitraire, car l'âge de l'évolution mentale et du discernement varie avec chaque individu.

Il y a là une source de difficultés possible, comme en témoigne un cas récent de meurtre où LANDE, PITRES et moi, avons considéré un garçon de seize ans et quarante jours, non aliéné, ni dégénéré à proprement parler, mais retardé et inculte, comme ayant une intelligence au-dessous de son âge, c'est-à-dire comme ayant agi sans discernement. Dans ces conditions, la Cour d'assises ne pouvant ni le condamner, ni l'interner dans un asile d'aliénés, ni le placer dans une maison de correction, le remit en liberté, ce qui était, de l'aveu de tous, une mauvaise solution (voy. thèse SIBENALER, 1905-1906).

Il y aurait lieu de reviser le Code à cet égard et de reculer comme en Allemagne l'âge légal du discernement, au moins dans certains cas.

En ce qui concerne les aliénés, leur irresponsabilité est consacrée par l'article suivant du Code pénal :

Art. 64 : « *Il n'y a ni crime ni délit lorsque le prévenu était en état de démence au temps de l'action ou lorsqu'il a été contraint par une force à laquelle il n'a pu résister.* »

Le terme générique de *démence* comprend ici, bien entendu, l'aliénation mentale tout entière. C'est l'avis unanime des commentateurs.

Ainsi la loi française décharge l'aliéné de la responsabilité de ses actes. Toutes les législations d'ailleurs, anciennes et modernes, ont admis l'irresponsabilité criminelle des aliénés. Mais une question s'est posée. Cette irresponsabilité est-elle égale et totale pour tous les aliénés, quelle que soit la forme de leur psychose ? Il existe à cet égard deux théories. L'une, défendue entre autres par LEGRAND DU SAULLE, soutient que certains aliénés, ceux atteints notamment de délire systématisé, de *monomanie*, comme on disait autrefois, ne sont irresponsables qu'en partie et pour les actes ayant rapport avec leur délire, tandis qu'ils sont responsables pour tout le reste. C'est la thèse de la *responsabilité partielle*, adoptée par les législations de certains pays qui n'admettent l'irresponsabilité de l'aliéné que lorsqu'il est établi que l'acte incriminé est la conséquence directe du délire.

D'autres auteurs considèrent comme contraire à la réalité des faits et comme impossible d'ailleurs à effectuer en pratique ce partage de la personnalité en deux fractions, l'une morbide et irresponsable, l'autre saine et responsable, et ils proclament énergiquement le principe absolu de l'*irresponsabilité entière* dans la folie, sous toutes ses formes.

Les arguments présentés par ces auteurs, en particulier par J. Falret, tranchent la question et établissent nettement qu'en droit comme en fait, tout individu atteint d'aliénation mentale confirmée est, par cela même, irresponsable. Outre que cette doctrine est aussi précise qu'absolue, elle a encore l'immense avantage de substituer à des éléments d'appréciation erronés et arbitraires, comme ceux basés sur le degré d'extension ou de limitation du délire, sur la portée de son retentissement vis-à-vis des idées, des sentiments et des actes, etc..., un criterium positif et d'ordre purement médical, à savoir l'existence ou la non existence de l'aliénation mentale. Avec le principe de l'irresponsabilité totale, tout se réduit en effet, à apprécier s'il y a ou s'il n'y a pas folie.

Un état de folie confirmée, quel qu'il soit, ne saurait donc comporter de responsabilité partielle ; il implique toujours l'irresponsabilité absolue. En d'autres termes, on ne peut être à la fois fou et responsable, à un degré quelconque.

2° Responsabilité atténuée des semi-aliénés. — Si un état de folie confirmée entraine, dans tous les cas, l'irresponsabilité absolue, il n'en est pas de même évidemment des états pathologiques moins graves. Les partisans les plus convaincus de l'irresponsabilité absolue des aliénés ont admis eux-mêmes, en termes formels, la responsabilité simplement atténuée des semi-aliénés et J. Falret a dit à cet égard : « Mais si nous n'admettons pas la responsabilité partielle des aliénés ainsi comprise, portant sur certains faits et non sur certains autres, *dans le même moment*, nous sommes tout disposés, au contraire, à l'admettre *dans des moments différents*. Nous sommes tout préts à proclamer qu'il est des moments, dans la vie des individus, où l'on doit reconnaître soit leur responsabilité entière, comme dans les périodes de prédisposition, d'intermittence ou d'intervalles lucides, soit leur responsabilité incomplète ou atténuée, comme dans les périodes d'incubation, de rémission plus ou moins complète ou de convalescence. Nous admettons aussi que la question de la responsabilité complète ou incomplète peut être discutée dans certains états de trouble mental, en dehors de la folie proprement dite, comme la démence apoplectique et l'aphasie, l'hystérie, l'épilepsie et l'alcoolisme. C'est sur ce terrain restreint, étranger à l'aliénation mentale ou à la folie confirmée, que nous admettons la responsabilité partielle, incomplète ou atténuée. »

Les principaux états morbides dans lesquels J. Falret admet cette graduation de la responsabilité pénale sont les suivants :

1° Les *premières périodes des maladies mentales : période d'incubation* et *periode prodromique ;*

2° La *démence apoplectique* et *l'aphasie ;*

3° Les états d'*intervalles lucides, d'intermittence* et de *rémission ;*

4° Les *périodes de prédisposition* à la folie ;

5° L'*hystérie*, à laquelle on peut joindre le *somnambulisme* et l'*hypnotisme ;*

6° L'*épilepsie ;*

7° L'*alcoolisme ;*

8° Les états d'*imbécillité* ou de *faiblesse d'esprit* native.

« Ce sont là, dit Falret, des états mixtes, intermédiaires entre la raison et la folie, dans lesquels il est permis de discuter le degré de responsabilité, d'admettre la responsabilité entière ou la responsabilité atténuée selon les cas, et où il n'y a pas lieu d'appliquer le criterium de l'irresponsabilité absolue que, pour notre part, nous admettons, sans exception, pour tous les cas d'aliénation mentale réellement confirmée, ou nettement caractérisée. »

Il nous semble difficile de ne pas se rallier à l'opinion si juste de J. Falret, et de ne pas reconnaître avec lui que, lorsqu'il s'agit d'aliénation mentale avérée, il ne peut être question que d'irresponsabilité absolue, la responsabilité atténuée devant être réservée pour les états de trouble mental qui tiennent le milieu entre la raison et la folie.

On comprend qu'il soit impossible de discuter successivement ici le degré de responsabilité qui appartient aux divers états de semi-aliénation dont nous venons de parler; non seulement parce que la question comporterait des développements excessifs, mais encore parce qu'on ne saurait fixer à cet égard de règles générales applicables à tous les cas. C'est ainsi que dans l'hystérie, dans l'épilepsie, dans l'alcoolisme, dans la déséquilibration d'esprit, la responsabilité peut varier, suivant le sujet et suivant le moment, depuis la simple atténuation la plus légère jusqu'à l'irresponsabilité complète. Il s'agit donc avant tout d'une question d'espèce, dans laquelle l'atténuation de la responsabilité doit être en proportion de l'atteinte pathologique.

Dans la pratique, on est convenu d'admettre trois degrés d'atténuation, assez compréhensifs pour s'appliquer à la totalité des cas. « L'humanité, disais-je aux jurés dans un procès récent, ne se divise malheureusement pas, psychologiquement, en deux catégories tout à fait distinctes : d'un côté les sains d'esprit, entièrement responsables; de l'autre les aliénés, entièrement irresponsables. Entre les deux existe une vaste province, dite zone frontière ou mitoyenne, peuplée d'individualités tarées à divers degrés et comportant, par suite, des responsabilités très différentes.

« Bien qu'on ne puisse pas mesurer le degré de responsabilité de ces intermédiaires au millimètre, on peut cependant établir pour eux, à ce point de vue, comme une échelle proportionnelle, en se servant d'une notation assez précise pour marquer trois degrés progressifs dans l'atténuation : 1° *atténuation légère* ; 2° *atténuation assez large* ; 3° *très large atténuation.* »

Ce sont en effet les trois termes dont on se sert habituellement.

Cette connaissance de la responsabilité atténuée et de son mode d'application en pratique a d'autant plus d'importance pour le médecin-expert que, dans un grand nombre de cas soumis à son examen, dans le plus grand nombre, pourrait-on dire, il s'agit d'états pathologiques incomplets, intermédiaires, comportant non une irresponsabilité absolue, mais une responsabilité atténuée.

ARTICLE II

CRIMES ET DÉLITS DES ALIÉNÉS

Nous ne prétendons point faire ici une étude complète des crimes et des délits commis par les aliénés. Nous voulons seulement, en énumérant les principaux d'entre eux, indiquer : 1° *leurs caractères généraux; 2° leurs caractères particuliers dans chacune des grandes formes de psychopathies.*

§ 1. — CARACTÈRES GÉNÉRAUX

Tous les crimes et tous les délits, quels qu'ils soient, peuvent se rencontrer dans les psychopathies, en sorte que, au point de vue de leur nature même, les actes pathologiques ne diffèrent en rien des autres. Les plus fréquents cependant sont l'*homicide* et la *tentative d'homicide* par les armes diverses ou par le poison, les *attentats à la pudeur* et les *viols*, le *vol*, l'*incendie*, les *faux en écriture*, les *diffamations* et *dénonciations calomnieuses*, etc., etc.

1° *Dans certains cas, l'acte lui-même et les circonstances qui l'accompagnent portent le cachet manifeste de l'aliénation* de l'individu qui l'a accompli. Ainsi des homicides ou tentatives d'homicide sont exécutés par des aliénés dans un état d'*agitation délirante* et de *fureur maniaque* qui ne peut laisser aucun doute sur la situation d'esprit du sujet. Dans d'autres cas, ils sont le résultat d'une *impulsion* subite, instantanée, dont la violence même et l'imprévu suffisent à révéler le caractère pathologique. Souvent aussi le délit, attentat à la pudeur ou vol, est tellement niais, ridicule. *inconscient*, qu'il porte en lui-même la marque de la *démence*. Ou bien l'aliéné ne prendra *aucune précaution* pour se cacher, et semblera choisir, pour l'accomplissement de son méfait, le moment où il ne peut manquer d'être pris. D'autres fois encore, il *se dénoncera lui-même, en se vantant* de son crime ou de son délit comme d'une chose parfaitement naturelle et même, au besoin, méritoire. Dans certains cas, *il oubliera* totalement le fait dont il s'agit, et en aura perdu jusqu'au souvenir. Enfin, l'acte accompli peut n'avoir même *aucun semblant de but* ou d'excuse, comme lorsque l'aliéné frappe tout à coup, dans la rue, un individu qu'il ne connaît pas, ou qu'il vole un objet qui ne peut lui être d'aucune utilité.

2° Mais si les crimes et les délits qui ont les aliénés pour auteurs empruntent parfois à leur origine maladive des caractères spéciaux, il est loin d'en être toujours ainsi. En effet, certains aliénés agissent sous l'influence de mobiles parfaitement déterminés, *préparent* et *organisent* leur plan de longue main, avec une patience, une opiniâtreté, une adresse, un esprit de suite, un talent de combinaison, un luxe de précautions, de ruses ou de calculs, capables de dérouter les plus habiles et les plus clairvoyants. Parfois même, comme de vrais coupables, ils peuvent *nier* l'acte commis, ou lui donner une *apparence de raison* d'être, en l'*expliquant* par des motifs plausibles et presque sensés. Rien n'est donc plus faux que cette idée admise communément que les actes criminels et délictueux des aliénés ne comportent pas de *préméditation* et sont toujours marqués au coin de l'imprévoyance, de la spontanéité et de l'absurdité. Il est des cas, au contraire, où rien ne trahit au premier abord la nature morbide de l'acte incriminé et c'est pour ce motif que l'appréciation médico-légale de certains faits est souvent si difficile à établir.

§ 2. — CARACTÈRES PARTICULIERS DANS LES PRINCIPALES FORMES DE PSYCHOPATHIES

Les crimes et délits des aliénés empruntent souvent à la forme de psychopathie dans laquelle on les observe des caractères particuliers. Nous avons déjà, en énumérant les motifs qui peuvent rendre l'internement nécessaire, signalé plus haut les principaux actes dangereux auxquels sont susceptibles de conduire les divers types de psychopathies. Nous nous contenterons donc d'indiquer ici certaines particularités relatives à ces actes qui peuvent constituer, en médecine légale, un indice de quelque valeur.

1° Psychoses maniaques. — Dans la *manie aiguë*, les crimes et délits sont rares, bien que ce soit là l'état de folie qui paraisse le plus effrayant, et cela parce que les malades sont incapables de concevoir un acte quelconque et qu'ils sont plutôt automatiquement *destructeurs* que réellement dangereux. Pourtant, lorsque l'agitation est poussée au paroxysme de la fureur, elle peut être le point de départ d'un *homicide*, accompli dans des conditions de violence et de surexcitation délirante qui ne peuvent laisser aucun doute sur sa véritable origine.

Dans les états maniaques moins aigus, en particulier dans l'*excitation maniaque*, où le désordre cérébral n'est pas aussi marqué, les crimes et délits, en particulier les *actes de violence* et les *vols*, se rencontrent assez fréquemment.

2° Psychoses mélancoliques. — Les crimes et délits sont rares dans les psychoses mélancoliques qui donnent lieu surtout, ainsi que nous l'avons vu, à de la tendance au *suicide*.

Pourtant l'*homicide* peut s'y rencontrer, mais par suite d'un mécanisme spécial et tout à fait caractéristique. Le mélancolique tue non pas des individus qu'il redoute ou qu'il hait, mais au contraire les êtres qui lui sont le plus chers, et cela par affection même, pour leur épargner soit les misères de la vie, soit la honte et le déshonneur qui pourraient, croit-il dans son délire, leur venir de lui. Le plus souvent, dans ce cas, le mélancolique se suicide lui-même en même temps qu'il *suicide*, pour ainsi dire, ses victimes. Beaucoup de morts collectives en famille, surtout de morts de mères avec leurs enfants, reconnaissent une origine mélancolique de ce genre. Il faut les distinguer cependant des suicides familiaux non pathologiques, dans lesquels il y a d'habitude consentement mutuel, sans idée délirante provocatrice.

On peut observer encore, dans la mélancolie, le *suicide indirect*, c'est-à-dire un acte d'homicide commis par le malade dans le but de s'attirer la mort, soit par peur de se frapper de sa propre main, soit pour avoir le temps de se mettre en règle avec la justice de Dieu.

Une autre particularité médico-légale qu'il faut bien connaître, chez les mélancoliques, c'est l'*auto-accusation* ou mieux l'*auto-dénonciation* (RÉGIS). Elle consiste, comme l'indique son nom, à se dénoncer soi-même aux autorités. Au point de vue de ses rapports avec l'acte, l'auto-dénonciation comporte les quatre cas suivants que j'ai indiqués et qui sont généralement admis : 1° cas où un individu s'accuse d'un crime inexistant ; 2° cas où un individu s'accuse d'un crime réel mais que, de toute évidence, il ne peut avoir commis ; 3° cas où un individu s'accuse d'un crime réel et qu'il pourrait vraisemblablement avoir commis ; 4° cas où un individu s'accuse d'un crime réel, qu'il a véritablement commis, mais auquel il ajoute ou qu'il grossit. E. DUPRÉ complète ces quatre cas par un cinquième : 5° celui où un individu, en même temps qu'il se dénonce lui-même, dénonce un ou plusieurs autres individus, comme coupables du même crime ou délit (*auto-hétéro-dénonciation*).

L'auto-dénonciation délirante, bien étudiée dans sa séméiologie médico-légale dans la thèse de mon élève OUDARD (1900) et dans le rapport de DUPRÉ (1902), ne s'observe pas dans toutes les psychopathies. Elle est particulière à certaines d'entre elles, notamment à la *mélancolie*, aux *psychoses alcooliques* et *toxiques*, aux *psychoses dégénératives*, à l'*hystérie*.

Tous les cas d'auto-dénonciation énumérés ci-dessus peuvent se rencontrer dans la *mélancolie*. Les plus fréquents sont ceux où le sujet s'accuse d'un crime réel, mais qu'il n'a pas commis, et ceux où, s'accusant d'un crime commis par lui, il se noircit à l'excès.

Quel que soit le cas, le mécanisme de cette auto-dénonciation, chez le mélancolique, relève de sa tendance fondamentale, caractéristique, à l'idée morbide de culpabilité, d'auto-accusation. Le mélancolique se considère comme un misérable, comme un être indigne, capable de tout ; si un crime est commis, il doit en être l'auteur, comme il doit être l'auteur de tout ce qui arrive et arrivera de mal dans la famille ou même dans l'humanité : c'est sous l'influence de ces idées qu'il va se dénoncer.

3° Psychoses mélancolico-maniaques (Folie circulaire et à double forme). — Les crimes et délits, dans les psychoses mélancolico-maniaques, ne diffèrent pas de ceux des psychoses maniaques et mélancoliques isolées. Ce qui domine, dans les phases mélancoliques, c'est la tendance au *suicide*, et, dans les phases maniaques, la tendance aux *excès*, à l'*excitation*, à l'*irritabilité*, aux *violences*, aux *délits sexuels* et aux *vols*.

4° Confusion mentale, délire onirique, démence précoce (Psychoses toxiques et infectieuses). — La confusion mentale, le délire onirique, le délire aigu, la démence précoce, c'est-à-dire les grands types cliniques des psychoses toxiques et infectieuses, n'ont pas une médecine légale caractérisée et uniforme. Signalons cependant comme tendances plus particulières : les *impulsions panophobiques* au *suicide* et à l'*homicide* dans le *délire aigu* ; l'*auto-dénonciation* dans le *délire onirique* ; les *fugues* et *actes extravagants* et *violents* dans la *démence précoce*.

Il est plus intéressant de noter les crimes et délits les plus fréquents dans les principales psychoses toxiques et infectieuses.

a. *Psychoses des exo-intoxications : Alcoolisme*. — Les psychoses des exo-intoxications donnent souvent lieu à des délits et à des crimes. Les psychoses alcooliques, à elles seules, revendiquent une large part dans la médecine légale des aliénés. On y observe d'abord et surtout l'*homicide*. L'alcoolique tue, dans l'accès aigu, soit parce qu'il se croit poursuivi et en danger, soit parce qu'il voit, en la personne qui se trouve à son côté, un ennemi, un assassin, un animal féroce, soit par suite d'idées jalouses avec ou sans hallucinations, etc., etc.

Sous l'influence du même délire de rêve hallucinatoire, l'alcoolique cherche à se suicider, ou bien il croit qu'il a tué, incendié, volé, commis un méfait quelconque, ce qui peut donner lieu de sa part à une *auto-dénonciation* différente, comme on le voit, par son origine et son mécanisme, de l'auto-dénonciation du mélancolique.

Dans les *psychoses alcooliques chroniques*, les sujets sont plutôt enclins, par suite de leur déchéance intellectuelle et morale, aux *abus de confiance*, aux *vols*, aux *outrages* et aux *attentats à la pudeur*. En l'absence des symptômes délirants et hallucinatoires aigus, le diagnostic médico-légal, dans les crimes et délits de l'alcoolisme et des autres intoxications chroniques, peut être difficile, et, dans la plupart des cas même, c'est la question de *responsabilité atténuée* qui se pose.

b. *Psychoses d'auto-intoxications. Psychoses génitales.* — Les crimes et délits sont rares dans les psychoses d'auto-intoxications et ce n'est guère que dans les *psychoses génitales* qu'on les rencontre.

Dans les *psychoses pubérales*, l'impulsivité peut se traduire par une tendance morbide à *l'incendie*, au *vol*, à la *fugue*, au *meurtre*, et il ne faut jamais oublier de rechercher cette cause chez les jeunes criminels, notamment chez les jeunes filles *incendiaires*.

Dans les *psychoses menstruelles*, dans celles surtout liées à des troubles de la menstruation et s'accompagnant d'anémie et d'hystérie, l'impulsion la plus fréquente est l'impulsion au *vol*, particulièrement sous forme de *vol à l'étalage*.

Dans les *psychoses ménopausiques*, c'est aussi la tendance délictueuse au *vol* qui domine.

Dans les *psychoses de la grossesse*, il en est de même. Il est à noter que dans tous ces états il existe plutôt des troubles psychiques élémentaires qu'une psychose complète et que par suite, la tendance impulsive doit être manifestement établie par l'expert.

Dans les *psychoses puerpérales*, on observe fréquemment et cela se conçoit, *l'infanticide*.

Le cas le plus difficile est celui où l'infanticide a eu lieu aussitôt après l'accouchement chez une femme ne présentant pas de trouble mental évident au moment de l'expertise et où l'excuse invoquée est, par suite, celle de la *folie transitoire*. Pour résoudre la question il ne suffit point de dire, avec VALLON, que la folie transitoire n'existe pas en tant que folie autonome et qu'elle n'est qu'un épisode symptomatique d'une autre psychose. Même en admettant cette opinion, il resterait encore à établir si l'inculpée n'a pas eu, au sortir de son accouchement, un de ces épisodes délirants ou impulsifs.

D'ailleurs, même en l'absence d'une psychose antérieure, l'acte de l'accouchement succédant à un long état de gestation, c'est-à-dire d'auto-intoxication, ne peut-il, par l'ébranlement, par les douleurs qu'il provoque, déterminer non pas peut-être une *folie transitoire*, l'expression est mauvaise, mais une *obnubilation passagère* de l'intelligence, durant laquelle la responsabilité est, sinon détruite, au moins amoindrie ?

Je sais bien que nous devons le moins possible ouvrir la porte aux discussions de ce genre. Mais ce n'est pas une raison suffisante pour tenir cette porte entièrement fermée. D'ailleurs, l'expert a des moyens de reconnaître s'il y a eu ou non obnubilation transitoire, non seulement par la diminution plus ou moins grande de la conscience et du souvenir, mais aussi par toutes les autres circonstances relatives à l'acte et à son auteur.

c. *Psychoses d'infection.* — Les psychoses des *infections aiguës* ont les mêmes caractères cliniques que les psychoses des intoxications aiguës. Au point de vue médico-légal, on y observe aussi les *impulsions panophobiques* au *suicide* et à l'*homicide* et les *auto-dénonciations délirantes*, mais à un moindre degré.

Les psychoses des *infections chroniques* ne donnent lieu à des délits et à des crimes que rarement et seulement lorsque le délire revêt la forme hallucinatoire et de persécution.

5° Psychoses systématisées. — Dans les psychoses systématisées, c'est l'*homicide* qui domine, et *on peut dire que c'est dans cette forme morbide qu'il est le plus fréquent.*

Les *délirants mystiques*, comme nous l'avons vu, croient souvent avoir reçu du ciel la mission de frapper un personnage plus ou moins en vue qu'ils considèrent comme représentant la cause hostile à Dieu sur la terre, et alors, froidement, par calcul, avec préméditation, ils *assassinent* ce personnage ; plus fréquemment encore, ils *immolent en holocauste leurs propres enfants* ou même les premiers individus venus, persuadés qu'ils sont d'être de la sorte agréables à Dieu. Leur air de prophète et d'inspiré, leur délire, les conditions mêmes de leur attentat suffisent en général à les faire reconnaître, bien que leur lucidité apparente, leur calme et la réticence derrière laquelle ils se retranchent, rendent parfois l'appréciation difficile.

Les *persécutés*, nous n'avons cessé de le répéter, sont, *de tous les aliénés, les plus dangereux*. Chez eux, c'est surtout l'*homicide* qui est à craindre ; car, se croyant l'objet de persécutions imaginaires, d'injustices, de séquestrations arbitraires, et se considérant comme les victimes d'un complot organisé, ils en arrivent à se poser eux-mêmes, contre leurs ennemis fictifs, en *persécuteurs* et en *agresseurs*.

Il existe, à cet égard, deux grandes catégories de malades. Les uns, les plus nombreux, basent leurs idées de persécution sur des troubles sensoriels divers et notamment sur des hallucinations de l'ouïe qui deviennent l'élément fondamental de leur existence et finissent par les diriger et les égarer de plus en plus dans leur délire. Ce sont les *persécutés hallucinés*. Les autres, raisonnables en apparence, échafaudent sur une circonstance plus ou moins saillante de leur vie tout un système de conceptions délirantes parfaitement cohérentes, appuyées sur un semblant de réalité, et qui, défendues par eux avec autant d'art que de conviction, s'enchaînent presque toujours avec la plus grande logique. Ces malades, non hallucinés en général, et plus partiellement atteints dans leurs facultés, sont les *persécutés raisonnants*. Nous les avons étudiés au chapitre des psychoses des dégénérés (p. 419).

Hallucinés ou raisonnants, les persécutés sont, on ne saurait trop le redire, les aliénés les plus dangereux et une large part des crimes pathologiques peut certainement leur être attribuée. Plus encore peut-être que les hallucinés, qui frappent surtout par impulsion, sous l'influence d'une hallucination ou sous l'empire d'une exaltation passagère, les persécutés dégénérés sont à craindre dans leurs actes, et cela parce que leur délire, qu'ils raisonnent, est essentiellement un *délire de revendication*, et qu'ils méditent et accomplissent à froid, pour ainsi dire, le *meurtre* qu'ils ont conçu.

Parmi les principaux de ces délires de revendication, dont nous avons donné plus haut la description, rappelons celui des *persécutés*, des *ambitieux* et des *inventeurs*, des *processifs* (Querulanten Wahnsinn des Allemands) avec sa variété curieuse de *délire raisonnant de dépossession*, celui des *érotiques* et des *jaloux*, des *mystiques* et des *politiques*, parmi lesquels figurent au premier rang les *régicides*.

Ces malades, les pires de tous, sans contredit, sont ceux qu'il est le plus difficile de faire accepter comme tels par les magistrats et par le public en raison de leur lucidité, et cela n'est point sans compliquer de beaucoup en l'espèce, le rôle du médecin expert.

Les aliénés atteints de délire systématisé, les persécutés notamment, ne se bornent pas à l'homicide ; ils peuvent aussi, quoique plus rarement, se livrer à d'autres actes délictueux ou criminels, notamment au *viol*, au *vol*, à l'*incendie*.

6° Dégénérescences. — Les dégénérés, depuis les *dégénérés supérieurs* ou *déséquilibrés simples*, jusqu'aux *dégénérés inférieurs* (imbéciles et idiots), sont avant tout des *impulsifs*.

Nous avons longuement insisté sur ce point dans la description des dégénérescences et nous avons indiqué les principaux crimes et délits auxquels ces malades pouvaient être poussés sous l'influence de leurs impulsions.

Aux *dégénérés supérieurs* appartiennent de préférence, avons-nous dit, les impulsions psychiques, les obsessions impulsives avec toutes leurs variétés, se traduisant rarement en actes.

Aux *dégénérés moyens* les impulsions plus graves : *impulsions toxicomaniaques*, *impulsions sexuelles*, impulsions au *vol*, à l'*homicide*, au *viol*, à l'*incendie*, à l'*assassinat sexuel*, etc.

Deux tendances morbides doivent être signalées particulièrement chez les dégénérés moyens et inférieurs : l'*homicide familial*, revêtant surtout la forme du *parricide* et les *perversions sexuelles* désignées sous le nom de *bestialité*, *nécrophilie*, *vampirisme*.

Les impulsions des dégénérés sont plus ou moins irrésistibles et plus ou moins automatiques, tout en restant le plus souvent conscientes et mnésiques, suivant que la dégénérescence est plus ou moins accentuée.

Une mention à part doit être faite aux *dégénérescences instinc-*

tives qui constituent ce que l'on a appelé la *psychose criminelle* et dans lesquelles doivent être rangés les *criminels-nés* de LOMBROSO. C'est dire que les délits et les crimes y sont communs. Nous répétons que les caractères des criminels-nés au point de vue psychique et physique, tels qu'ils ont été indiqués par LOMBROSO et ses disciples, n'ont rien d'absolument spécifique et ne s'éloignent pas des autres caractères ou stigmates de la dégénérescence.

7° Démences. — Dans les états de *démence*, de même que dans les dégénérescences profondes, l'acte criminel ou délictueux est le plus souvent puéril, absurde, inconscient, quelquefois automatique. Le *meurtre* est relativement rare, à moins que la démence ne se complique de délire et d'hallucinations. C'est surtout à des *attentats à la pudeur*, à des *viols*, à des *vols* qu'on a affaire dans ces cas. Les attentats à la pudeur des déments, comme ceux des dégénérés, peuvent être le fait d'une excitation génésique plus ou moins grande, auquel cas ils portent le cachet de la salacité et même de la violence bestiale ; mais plus fréquemment encore ils sont niais et sans but. C'est en effet parmi ces malades que se recrutent principalement les *exhibitionnistes* de LASÈGUE, chez lesquels il faut distinguer surtout, avec MAGNAN, les *obsédés impulsifs*, qui sont des dégénérés, les *alcooliques chroniques*, se laissant aller par suite de la diminution de leur sens moral, enfin les *déments*, qui agissent de façon inconsciente en exhibant en public leurs organes génitaux.

Après les attentats à la pudeur, on peut observer chez les déments, les *vols*, l'*incendie*. Tous ces actes, quels qu'ils soient, portent le cachet de la déchéance mentale dont ils relèvent.

8° Paralysie générale. — La période prodromique de la paralysie générale, surtout lorsqu'elle revêt la forme excitée, donne souvent lieu à des actes pathologiques de toute nature, parmi lesquels les *délits*, à défaut de *crimes*, tiennent une large place. C'est au point que cette période a été, de la part de LEGRAND DU SAULLE, l'objet d'une étude particulière sous le nom de *période médico-légale* de la paralysie générale. Le délit le plus fréquent est le *vol* ; vient ensuite l'*attentat à la pudeur*, enfin le *faux en écriture*, l'*abus* de *confiance* et, rarement, l'*homicide* ou la tentative d'homicide. Quel que soit l'acte commis, il présente des caractères particuliers qui suffisent, la plupart du temps, pour permettre de le rattacher *à priori* à sa véritable origine. Les vols des paralytiques généraux, qui ont été plus spécialement analysés, sont, en effet, caractéristiques. Le paralytique dérobe à un étalage, sans précaution et avec la candeur de l'inconscience, un objet insignifiant, par exemple un méchant parapluie, une paire de bottines, un pantalon, un paquet de choux, un œuf, une friandise sans valeur. Il ne sait que faire quelquefois de l'objet volé, et il lui arrive de le donner presque aussitôt, par charité, à un misérable. Il est tellement peu conscient de l'acte qu'il accomplit qu'il s'y livre sans se cacher, aux yeux de tous, et souvent même réclame l'assistance d'un inconnu pour l'aider dans son larcin. Tel ce paralytique cité par MAGNAN, qui, voulant s'emparer d'un tonneau de vin, emprunta le secours d'un sergent de ville ; celui-ci, trompé par tant de naturel et de bonne foi, aida en effet le malade à rouler son tonneau. Le *vol du paralytique*, comme du reste tous les délits qu'il commet, *est un vol absurde, niais, un vol de dément;* car c'est manifestement à son état de démence que le paralytique doit d'agir ainsi, comme il lui doit le caractère également absurde et niais de ses conceptions délirantes. C'est là plus qu'il n'en faut pour dépister une paralysie générale, même commençante, et les experts n'hésitent généralement pas, lorsqu'ils ont affaire à un vol accompli dans ces conditions par un homme d'une quarantaine d'années, alors même que les signes physiques de la maladie ne seraient pas encore très manifestes.

C'est également sur ces signes de déchéance mentale et en particulier d'affaiblissement de la mémoire constatés chez un délinquant ayant eu jusque-là un passé honorable, que J. MAXWELL conseille aux magistrats de se baser pour soupçonner l'existence d'une paralysie générale.

9° Épilepsie. — Avec le délire de persécution, *c'est l'épilepsie qui fournit le plus fort contingent de crimes et de délits pathologiques*. Les caractères spéciaux que ces actes empruntent à la grande névrose dont ils sont issus ont été parfaitement étudiés et mis en lumière. Ces caractères, d'ailleurs, sont si tranchés qu'ils permettent de rapporter l'acte commis à l'épilepsie, alors même que les signes extérieurs de cette affection, et, en particulier, les crises convulsives, n'existeraient pas, comme dans l'épilepsie larvée, dans le vertige et dans l'absence. Ces particularités distinctives consistent essentiellement dans ce fait que *l'acte de l'épileptique*, qui est ordinairement un *crime*, surtout un *meurtre* ou un *incendie*, s'accomplit sous forme d'une *impulsion brusque, instantanée, violente,* se reproduisant souvent à des intervalles plus ou moins réguliers, et *dont le malade ne garde aucun souvenir au sortir de sa crise.* Parfois même, il y a de *l'amnésie rétrograde* (SÉGLAS).

Cette *amnésie si profonde*, qui fait qu'un assassin ou un incendiaire ne se rappelle absolument rien de ce qui s'est passé et de ce qu'il a fait, *appartient en propre à l'épilepsie* et ne se retrouve nulle part ailleurs avec les mêmes caractères. C'est ce qui a souvent permis à des médecins expérimentés, en face d'un acte de ce genre, non seulement d'en reconnaître la nature maladive, mais encore d'en faire le point de départ d'un diagnostic complet et de soupçonner une épilepsie ignorée qui, en effet, devenait évidente, au bout d'un temps plus ou moins long.

Il ne faut pas oublier toutefois que l'amnésie absolue n'est pas constante dans les accès, par suite dans les impulsions épileptiques, et que d'autre part, ainsi que l'a bien établi J. MAXWELL, elle peut s'y montrer sous forme d'*amnésie retardée.*

Un épileptique, au sortir d'un meurtre qu'il vient de commettre, le reconnaît et l'avoue. Le lendemain, il déclare qu'il ne sait ce dont on veut lui parler. On est porté à voir là de sa part une ruse, un fait de simulation ; cela peut être, mais cela peut être aussi de l'amnésie retardée, c'est-à-dire de l'amnésie qui n'est survenue que plus ou moins longtemps après l'accomplissement de l'acte incriminé.

Il est relativement facile d'apprécier, au point de vue médico-légal, les délits et les crimes liés chez les épileptiques à des phases d'accès. Il n'en est pas de même lorsque le délit ou le crime a été accompli en dehors de tout accident épileptique. Ici, l'irresponsabilité ne saurait être, dans tous les cas, fatale et absolue, et, le plus souvent, c'est d'une responsabilité plus ou moins atténuée qu'il s'agit.

10° Hystérie. — Tous les actes morbides, tous les délits et tous les crimes peuvent être relevés chez les *hystériques*.

Certains auteurs estiment qu'on a trop noirci ces malades et qu'on a mis sur leur compte non seulement les méfaits qui leur appartenaient en propre, mais encore ceux qui revenaient à d'autres états morbides, en particulier à la *dégénérescence*.

Laissant de côté la question purement théorique des rapports qui peuvent unir l'hystérie et la dégénérescence (hystérie-dégénérescence ou hystérie associée à la dégénérescence), nous dirons que c'est à n'en pas douter lorsque l'hystérie s'accompagne de dégénérescence qu'elle donne surtout lieu à des actes médico-légaux. Les *dégénérés hystériques*, ainsi que l'indique mon élève Pareau (1899), représentent à eux seuls les deux tiers des inculpés que j'ai eu à examiner dans ma carrière d'expert. C'est donc là une particularité importante et qu'il faut connaître.

Mais, cela étant, il n'en est pas moins vrai que l'hystérie, isolée ou associée, a un domaine médico-légal des plus étendus et que les délits et les crimes qui en relèvent lui empruntent fréquemment des caractères spéciaux, parfois même caractéristiques.

Les plus fréquents des actes médico-légaux, dans l'hystérie, sont : les *imputations* et *revendications mensongères*, soit *hétéro-dénonciations*, soit aussi *auto-hétéro-dénonciations* (Dupré), les *simulations de viols*, *d'attentats*, de *blessures*, les *escroqueries*, les *abus de confiance*, les *vols*, *vols à l'étalage surtout*, les *incendies*, les *attentats aux mœurs*, les *violences* et les *homicides* par revolver, vitriol, *empoisonnement*, l'*infanticide* et les *rapts d'enfants*, etc., etc.

Ce qu'il y a de particulier dans les délits et les crimes de l'hystérique, c'est qu'ils ne ressemblent pas aux autres. L'hystérique ne fait rien comme tout le monde ; ses actes délictueux et criminels ont un cachet étrange, mystérieux, romanesque, tenant à la fois du drame, de la féerie et du feuilleton ; ce sont des inventions incroyables, des tromperies sans égales, des habiletés, des duplicités consommées, des lettres anonymes, des soupçons portés sur des tiers, des révélations de la tombe ou du ciel, etc., etc. Et avec cela, parfois, des imprévoyances grossières et naïves.

On peut bien dire que, lorsqu'un acte criminel se présente avec des caractères de ce genre, il porte l'empreinte hystérique.

La responsabilité pénale des hystériques est une question complexe et souvent fort difficile à résoudre en pratique, car elle y peut varier, ainsi que nous l'avons dit, depuis la responsabilité complète ou très légèrement atténuée jusqu'à l'irresponsabilité absolue. Tout dépend du cas et du moment.

Il est clair, en effet, qu'une hystérique délirante ou atteinte de troubles psychiques manifestes aura une responsabilité moindre qu'une hystérique sans délire et sans troubles psychiques et que sa responsabilité sera différente suivant que l'acte incriminé aura été commis dans une phase délirante ou en plein état de rémission.

Il ne suffit donc pas de constater qu'un délinquant est hystérique pour conclure relativement à sa responsabilité. Il faut, pour apprécier le cas, déterminer si l'acte qui lui est reproché relève directement de son hystérie ou a pu être influencé, dans une mesure plus ou moins grande, par cette hystérie. La conclusion peut donc être éminemment variable.

Ainsi que l'a fort justement dit LEGRAND DU SAULLE, « parmi les hystériques les unes sont responsables ; les autres, et c'est peut-être le plus grand nombre, partiellement responsables ; quelques-unes seulement tout à fait irresponsables ».

La médecine légale de l'hystérie se lie en partie à celle du *somnambulisme* et des *états hypnotiques*.

Nous n'avons rien à ajouter, sur ce point, à ce qu'en ont dit les auteurs, en particulier PITRES et GILLES DE LA TOURETTE. De façon générale, un acte accompli en *état second* entraîne l'*irresponsabilité absolue* de son auteur. Mais il est bien d'autres considérations que soulève cette question et que nous ne pouvons étudier ici : par exemple celle relative au degré de résistance que peut opposer un individu à l'hypnose ou à une suggestion criminelle réalisable à l'état second ou à l'état de veille ; par exemple encore le droit que peut avoir l'expert de se servir de l'hypnose au cours de sa mission et sa conduite en présence des renseignements ainsi obtenus, suivant qu'ils sont favorables ou nuisibles à l'accusé ou qu'ils mettent en cause un tiers, etc., etc.

Ce sont là des situations heureusement assez rares, mais très délicates, et où l'expert fera bien d'agir avec prudence et circonspection, au besoin même de s'éclairer, sur ce qu'il peut et doit faire, auprès d'un magistrat.

ARTICLE III

EXPERTISE PSYCHIATRIQUE

Nous nous proposons de diviser cet article en trois paragraphes distincts dans lesquels nous étudierons successivement : 1° *l'expertise psychiatrique en général* ; 2° *l'expertise psychiatrique dans l'armée* ; 3° les *aliénés méconnus et condamnés* et les *aliénés criminels*.

§ 1. — EXPERTISE PSYCHIATRIQUE EN GÉNÉRAL

1° Expertise et expert. — *L'expertise* est une voie d'instruction ; son but est d'éclairer les juges dans les cas difficiles, douteux ou obscurs et de suppléer aux connaissances spéciales qui leur manquent pour résoudre une question et pour porter un jugement décisif.

L'expert est l'homme de l'art chargé de fournir ces éléments d'appréciation. Lorsqu'il agit en vertu d'une délégation de l'autorité judiciaire, il prend proprement ce titre d'expert ; si la délégation, au lieu d'émaner de la justice, est amiable et du fait des parties, le médecin n'est plus qu'un simple mandataire, non soumis aux dispositions du code de procédure. Dans le premier cas, le résultat écrit de ses investigations se nomme un *rapport* ; dans le second cas, une *consultation*. Quoi qu'il en soit et bien que procédant d'une origine différente, au fond sa mission est la même ; elle tend au même but, elle lui impose les mêmes devoirs. Ce qui s'applique à l'une s'applique donc aussi à l'autre.

En Allemagne et dans certains autres pays encore, la loi fait un devoir aux tribunaux de s'aider de l'assistance d'un médecin légiste pour constater l'état mental d'un individu. En France, il est facultatif aux magistrats d'ordonner une expertise, soit d'office, soit sur la demande des parties ; ils sont les appréciateurs souverains de l'opportunité de cette mesure. L'obligation de recourir à l'expertise n'est imposée aux tribunaux que dans quelques matières spéciales désignées par la loi, et au nombre desquelles on regrette de ne pas voir figurer, comme en Prusse, l'aliénation mentale.

L'expertise suppose nécessairement de la part du juge une ou plusieurs questions précises adressées à l'homme de l'art, et de la part de celui-ci une réponse, un avis personnel et motivé.

Voilà donc le rôle de l'expert nettement défini. L'expert est moins qu'un arbitre ; il est plus qu'un témoin ; il diffère du premier en ce que sa décision n'a rien d'impératif, et du second par l'étendue, l'importance et le caractère scientifique de son témoignage. Dans aucun cas, le médecin expert ne doit sortir du cercle de ses attributions pour usurper le rôle d'avocat, encore moins celui de juge. Il ne saurait prétendre à interpréter ou à appliquer la loi, et doit se garder de se laisser aller à de dangereux empiètements. Il ne doit tendre qu'à une fin : éclairer la conscience des juges et préparer les décisions impartiales de la cour.

En matière criminelle, la question généralement posée à l'expert est celle-ci : « *L'inculpé était-il en état de démence ou sain d'esprit au moment où il a accompli l'acte qui lui est reproché ?* »

Souvent aujourd'hui, le magistrat demande encore à l'expert « *si l'inculpé est entièrement irresponsable ou bien s'il est responsable, et dans quelle mesure* ».

Au fond, tout se réduit, on le voit, à une question de diagnostic.

Ainsi posé sur le terrain de la pathologie et de l'observation médicale, le problème se simplifie, se dégage de ses incertitudes métaphysiques et se réduit à deux termes corrélatifs, solidaires et inséparables, sur lesquels doit porter également l'examen de l'expert : le fait et son agent, l'acte et son auteur.

Les considérations dans lesquelles nous sommes entré, relativement aux crimes et aux délits chez les aliénés, nous dispensent de revenir une fois encore sur ce point. Nous nous bornerons à répéter, en ce qui concerne le fait ou l'acte, que, d'une façon générale, on ne doit pas accorder à cet élément d'expertise *pris isolément* une valeur absolue ; il mérite assurément d'être pris en sérieuse considération par le médecin légiste ; mais il doit, pour acquérir tout son relief et toute sa valeur médico-légale, ne pas être envisagé d'une manière abstraite et ne jamais être séparé de son agent.

Quant à ce qui a trait à l'individu, à l'auteur de l'acte, c'est évidemment lui qui doit être l'objet principal de l'investigation du médecin. Et cette investigation, pour être complète, doit porter non seulement sur les troubles psychiques, mais encore sur l'habitus extérieur et sur l'ensemble de l'organisme ; non seulement sur l'état actuel et sur les phénomènes présents, mais aussi sur la conduite passée du sujet, sur ses antécédents, sur ses actes antérieurs.

2° Voies et moyens de l'expertise. — L'expertise médico-légale, pour être bien conduite, doit être basée sur les trois moyens de diagnostic suivant : *l'enquête*, *l'interrogatoire*, *l'observation directe et suivie*.

a. *Enquête*. — L'enquête consiste à prendre tous les renseignements susceptibles d'éclairer l'expert sur l'individu et sur son état mental ; à s'enquérir de ses prédispositions héréditaires et de ses antécédents morbides, de ses goûts, de ses penchants, de ses habitudes, de son genre de vie avant et après l'explosion de la folie ; des causes certaines ou présumées de celle-ci, de la date de son début, de son mode d'invasion et de développement, de ses phénomènes les plus saillants et de ses symptômes les plus caractéristiques, enfin des circonstances et des détails particuliers de l'acte imputé.

Ces renseignements peuvent être puisés à des sources diverses : auprès des parents, des amis et des voisins de l'inculpé ; dans la visite des lieux qu'il a habités et dans l'examen de ses écrits ; dans les dires, les attestations et les certificats des médecins : dans le dossier judiciaire.

Les pièces judiciaires et les témoignages médicaux présentent un caractère spécial d'authenticité qui leur donne, aux yeux de l'expert, une valeur exceptionnelle. Il n'en est pas toujours ainsi, en revanche, des renseignements fournis par les proches ou par les amis, vis-à-vis desquels l'expert ne saurait trop se mettre en garde.

Nous ne reviendrons pas sur l'inspection du domicile du sujet et sur l'analyse de ses écrits, dont nous avons déjà parlé plus haut au chapitre du diagnostic pratique de l'aliénation mentale (p. 811 à 827).

b. *Interrogatoire.* — De même, en ce qui concerne l'interrogatoire de l'individu, ne pouvons-nous que renvoyer au même chapitre du diagnostic pratique, où cette question a été traitée avec les plus grands détails. Nous nous bornerons à mentionner ici les quelques particularités relatives à l'interrogatoire médico-légal.

Il y a presque toujours avantage réel à ne recourir à l'interrogatoire qu'après l'enquête, c'est-à-dire lorsque déjà des renseignements nombreux et précis ont fait connaître les idées habituelles et dominantes de l'aliéné, permis de soupçonner son genre de maladie et montré la meilleure voie à suivre pour le questionner. On évite ainsi bien des tâtonnements ; on s'épargne d'inutiles longueurs et on possède les données nécessaires pour imprimer à l'interrogatoire une direction plus méthodique et plus efficace.

Il faut en présence de l'inculpé, bannir tout appareil, toute solennité et toute apparence de rigueur. L'attitude de l'expert doit être celle d'un médecin et non d'un juge d'instruction. Tout ses efforts doivent tendre à dissiper les défiances ou les craintes du malade, à gagner son entière confiance, à fixer son esprit distrait ou préoccupé. De la précision et de la clarté dans les questions, de la simplicité dans le langage, de la bienveillance et de la douceur dans les paroles et dans les manières, beaucoup d'habileté, de tact et de finesse, telles sont les qualités et les dispositions qu'il convient à un expert d'apporter dans l'interrogatoire médico-légal des aliénés.

Dans les formes périodiques, rémittentes ou transitoires de la folie, le sujet peut avoir recouvré sa raison au moment de l'exploration. Une telle épreuve n'aurait alors aucune valeur, et même elle risquerait fort d'entraîner à des conclusions erronées. Il ne faut pas perdre de vue que, dans certains cas, le délire s'affaisse d'une manière rapide et tombe subitement. Mais alors il n'est pas rare qu'un nouvel accès éclate pendant ou après le jugement et vienne ainsi confirmer l'authenticité du premier. De là, pour l'expert, le précepte de procéder à l'interrogatoire, autant que possible, pendant la période active de la folie ; de là aussi la nécessité pour lui de recourir fréquemment au troisième moyen d'investigation, à l'observation directe et suivie.

c. Observation directe et suivie. — Toutes les fois que l'enquête et l'interrogatoire n'ont pas suffi pour dissiper les doutes de l'expert et pour fixer son jugement, il y a en quelque sorte force majeure d'y suppléer par l'observation personnelle. Beaucoup d'aliénés ont assez d'empire sur leur esprit pour en imposer au public et se contenir devant les magistrats et les médecins. Mais, livrés à eux-mêmes, ils jettent le masque et lâchent la bride à toutes les conceptions extravagantes. A l'aide d'une surveillance assidue, persévérante, habilement conduite et pratiquée à leur insu, on peut parvenir à les prendre sur le fait et comme en flagrant délit d'aliénation mentale.

Mais c'est surtout dans les cas complexes et lorsque le diagnostic présente des difficultés que l'observation directe et suivie du sujet devient un moyen précieux, pour l'expert, d'arriver à s'éclairer complètement.

Les principales difficultés qui peuvent se présenter à cet égard sont : la *dissimulation*, la *simulation* et l'*allégation* de la folie. Nous allons dire un mot sur chacun de ces points.

3° Folie dissimulée. — Il existe certaines formes de folie, en particulier les *folies systématisées*, dans lesquelles les malades sont naturellement conduits, par une sorte de tendance pathologique, à user de réticence et à *dissimuler* leur délire avec assez d'habileté quelquefois pour en imposer à des yeux non prévenus. L'expert ne doit pas se borner à interroger, même plusieurs fois, ces inculpés. Ce mode de recherche ne pourrait amener dans l'espèce que des résultats insuffisants ou trompeurs. Il faut les soumettre à l'épreuve d'une observation personnelle et soutenue; scruter leurs sentiments et leurs instincts; porter sur leurs actes un contrôle attentif et une surveillance scrupuleuse; faire, s'il est possible, l'inventaire de leur vie; questionner la femme, les enfants, les proches, c'est-à-dire les témoins habituels et les victimes ignorées de leurs extravagances ou de leurs fureurs.

4° Folie simulée. — Un individu se présente avec les symptômes apparents de la folie : il a intérêt à se faire passer pour aliéné. La folie est-elle feinte ou réelle ? Telle est la question que doit se poser toujours un médecin. Avec TARDIEU, nous examinerons successivement : 1° les *formes de la folie simulée;* 2° les *procédés de simulation;* 3° les *moyens de découvrir la simulation.*

a. *Formes de la folie simulée.* — Toutes les formes de la folie ne se prêtent pas également à la simulation, et il y en a qui, par la facilité particulière qu'elles semblent offrir, tentent plus ordinairement les imposteurs. De ce nombre sont : la *manie aiguë,* dont l'état d'excitation, la loquacité, la gesticulation désordonnée paraissent en effet des plus aisés à contrefaire ; la *démence,* dont l'élément essentiel, la perte de l'intelligence et de la mémoire, paraît un simple jeu à réaliser ; la *mélancolie* et surtout la *mélancolie avec stupeur,* qui ne demande en apparence au simulateur que le masque de l'immobilité et de l'inertie ; la *folie ambitieuse* et en général toutes les *folies partielles* qui, par ce fait qu'elles roulent souvent sur un nombre d'idées plus ou moins fixes et plus ou moins restreintes, présentent un thème moins complexe et un rôle moins difficile à soutenir. Mentionnons encore les *folies toxiques* et, en particulier, la *folie alcoolique,* souvent simulée par certains criminels qui espèrent échapper aux rigueurs de la loi en essayant de rejeter l'acte commis sur les effets passagers de l'intoxication. Il faut joindre enfin à cette énumération l'*épilepsie* et la *folie épileptique* qui tiennent toujours l'une des premières places lorsqu'il s'agit de simulation, et l'*obsession impulsive* (CLÉMENT CHARPENTIER et PAUL KAHN, 1905).

José INGEGNIEROS, de Buenos-Ayres, qui vient de consacrer un très important ouvrage à la simulation de la folie, indique par ordre de fréquence, parmi les psychoses simulées : les *phénomènes délirants ou paranoiaques* (27 p. 100); les *syndromes maniaques* (25 p. 100) ; les *syndromes dépressifs* (17 p. 100); les *états confuso-démentiels* (17 p. 100); les *épisodes psychopathiques* (13 p. 100).

b. *Des procédés de simulation.* — « Je ne crois pas, a dit GEORGET, qu'un individu qui n'aurait pas étudié les fous pût simuler la folie au point de tromper un médecin qui connaîtrait bien cette maladie. » En effet, rien n'est plus difficile à contrefaire que l'aliénation mentale. Imbus de cette opinion vulgaire que tous les actes des fous sont extravagants, que tous leurs discours sont insensés, les gens qui empruntent le masque de la folie se livrent à des gesticulations immodérées, à des actions ridicules, à des divagations incohérentes. Aux questions qu'on leur adresse, ils font invariablement des réponses niaises et absurdes, sans suite et sans lien, dans lesquelles ils prennent le contre-pied de tout ce qu'on leur demande, si bien qu'au lieu de l'image et du tableau fidèle de la folie, ils n'en donnent que le travestissement burlesque et la grossière parodie. Dans l'exemple de DEROZIER, rapporté par MOREL, à la demande qui lui est faite sur son âge, l'imposteur, qui avait hésité, répond : 245 fr. 35, ou bien 5ᵐ,75 ; à une question sur sa famille, ses frères, ses enfants, il répond de même : *J'en ai fourni beaucoup de coupons.* Dans un second interrogatoire, on demande à DEROZIER s'il fait jour, il répond qu'il fait nuit ; son âge, il dit qu'il est le roi de Beauvais; on lui demande la main droite, il donne invariablement la main gauche ; la main gauche et il donne la main droite. Il y a, dans toutes ces réponses et dans tous ces actes, l'intention évidente et calculée de tromper, de chercher l'absurde, qui s'accommode mal avec les caractères de la vraie folie, si naturelle, si logique et si vraie dans toutes ses manifestations, même les plus extravagantes.

Ainsi, fait important à retenir, le véritable aliéné est un malade chez qui se déroulent sans effort et sans apparat les divers symptômes de la folie ; le simulateur est un comédien qui joue un rôle et qui ne peut s'empêcher de *charger* et de *grimacer à faux* sous le masque dont il s'est revêtu.

Une autre particularité importante, dans la simulation, c'est l'*inexactitude du tableau clinique* présenté par le sujet qui, s'il reproduit certains symptômes du type de folie adopté, en omet d'autres tout aussi essentiels ou les remplace par certains dont l'existence est inconciliable avec cette forme mentale. De même, l'imposteur incapable de réaliser dans ses étapes successives le processus régulier de l'affection qu'il simule, persiste indéfiniment dans la même attitude et dans le même rôle, ou, au contraire, modifie ses allures et ses discours suivant qu'il se sent plus ou moins surveillé ou qu'il croit mieux faire en agissant d'autre sorte. On connaît le cas rapporté par MONTÉ-GYA, dans lequel les médecins chargés d'examiner un prévenu soupçonné de simulation, dirent devant lui, et de façon à être entendus, qu'ils avaient des doutes sur la réalité de sa folie pour plusieurs raisons : la première, c'est qu'il répandait la nourriture qu'on lui donnait ; la seconde, c'est qu'il ne soupirait pas ; la troisième, c'est qu'il ne fixait ses regards sur aucun objet. La ruse réussit et le simulateur modifia sa comédie, de manière à lever immédiatement les doutes des experts.

c. Moyens de découvrir la simulation. — Bien qu'il n'existe pas, à proprement parler, de méthode particulière pour découvrir la simulation, il est cependant quelques règles spéciales dont la connaissance peut être, en cette circonstance, des plus utiles au médecin.

« Un premier principe, dit TARDIEU, qu'il ne faut jamais négliger dans ces cas, c'est de ne se prononcer qu'après une observation prolongée, répétée, persévérante, incessante pour ainsi dire, et faite sinon directement, du moins indirectement par les soins de personnes suffisamment exercées et familiarisées avec les fous. » C'est pour ce motif qu'il est toujours préférable, comme cela se fait habituellement, de transférer le sujet dans un asile d'aliénés où il est plus efficacement observé, où il peut, au contact de vrais malades, modifier son rôle de façon à se trahir, enfin, où il en arrive parfois à se lasser de son séjour dans un tel milieu, et à renoncer à sa simulation.

De tout temps, on a recommandé comme procédé propre à découvrir la simulation, les *moyens de rigueur et de répression* envers l'individu suspecté, tels que l'emploi du chloroforme ou de l'éther, les vésicatoires, les moxas, les ventouses scarifiées, les cautérisations au fer rouge, les douches énergiques, etc. Inutile de dire que tous ces moyens doivent être absolument proscrits.

C'est, en effet, uniquement à son expérience et à sa sagacité que le médecin doit faire appel pour découvrir la vérité. Des interrogatoires multipliés et bien conduits, une observation rigoureuse, une surveillance sans trêve : tels sont ici encore les moyens les plus propres pour arriver à ce résultat.

Une des règles principales, dans une expertise de ce genre, consiste à soumettre à un examen attentif les diverses *fonctions physiques* de l'individu. En effet, c'est surtout de ce côté que la simulation est pour lui difficile et même, pour certains symptômes, impossible. Il y a là l'*insomnie*, à laquelle les pseudo-aliénés ne songent guère ; l'*analgésie*, si fréquente chez les véritables fous ; l'*irrégularité de l'appétit*, la *constipation*, et surtout les *troubles* de la *circulation* et de la *respiration*, si caractéristiques dans les psychoses généralisées, et qu'il est évidemment impossible de contrefaire. Ainsi, le faux mélancolique, pour si habilement qu'il prenne le masque de la torpeur, n'arrivera jamais à présenter cet abaissement de la température, cette lenteur du pouls et de la respiration et surtout ce refroidissement violacé des extrémités, qui sont si manifestes dans la véritable mélancolie. Au besoin, on peut user du thermomètre et du sphygmographe, comme Voisin l'a fait pour la simulation de l'épilepsie.

Un autre signe est l'état du *regard*, sur lequel A. Laurent a judicieusement insisté dans son excellente monographie sur la simulation de la folie. « Le regard du simulateur, a dit cet auteur, est furtif, mobile, sournois. La figure signale un état forcé, un désaccord choquant et significatif. Le criminel simulateur ne saurait donner à son regard l'expression égarée et excitée qui appartient au maniaque. On n'y reconnait que l'effronterie et non de l'aberration d'esprit. Il ne produira pas davantage l'expression véritablement indifférente, affaissée du dément, du paralytique, fixe du stupide, fière et orgueilleuse du monomaniaque, etc. Il ne saurait dissimuler l'attention qu'il porte à toutes les paroles et à tous les mouvements de celui qu'il sait chargé de scruter ses discours et ses gestes ; et bien souvent il baisse les yeux, se méfiant de l'expression que peut trahir son regard. »

Une différence à signaler encore entre le véritable aliéné et le faux aliéné, c'est que le premier est plutôt porté généralement à *dissimuler* sa folie, et, en tout cas, à la nier et à se défendre de cette imputation, tandis que le simulateur au contraire, cherche à *mettre sa folie en évidence*, s'en vante pour ainsi dire, et n'extravague jamais tant que lorsqu'il se trouve en face de ceux qui sont appelés à l'examiner et à le juger.

Il ne faut pas oublier, dans les expertises de ce genre, que la folie *peut avoir éclaté après l'accomplissement de l'acte incriminé*. Il faut se souvenir aussi, que le sujet, déjà plus ou moins véritablement aliéné ou dégénéré, peut simuler ou plutôt *charger, exagérer son délire* (sursimulation de José Ingegnieros), ou même encore dissimuler son délire et en simuler un autre (Vigouroux, 1904). Les faits de ce genre sont couramment observés, si bien qu'on admet généralement aujourd'hui à juste titre qu'il faut être plus ou moins aliéné pour simuler la folie. Notons enfin que la *simulation* prolongée de la folie peut, à la longue, avoir un *fâcheux retentissement* sur les facultés du sujet et même troubler plus ou moins profondément son intelligence. Des simulateurs découverts ont avoué qu'ils se sentaient devenir fous et qu'ils ne recommenceraient pas, fût-ce pour sauver leur tête, à jouer un pareil rôle. « Vous ne pouvez croire ce que j'ai souffert, avouait à Morel Derozier démasqué. J'ai cru devenir réellement aliéné et j'avais plus de crainte encore de tomber fou que d'aller au bagne. »

5º Folie alléguée. — Un délit ou un crime vient d'être commis ; le prévenu est entre les mains de la justice ; il ne simule pas actuellement la folie, mais il proteste, soit personnellement, soit par la bouche de son défenseur, que sa raison s'est égarée tout à coup au moment de l'action, et que c'est sous l'influence de ce délire momentané qu'il a accompli son attentat. Sans doute, dans les cas de cette nature, l'analyse minutieuse des circonstances qui ont précédé, accompagné ou suivi l'acte incriminé, peut fournir de très utiles indications ; cependant l'expert doit se souvenir expressément que les faits de folie soudaine et transitoire s'observent rarement, pour ne pas dire jamais, chez des personnes absolument saines d'esprit et de corps, mais qu'ils sont en général l'indice ou le résultat d'une prédisposition héréditaire ignorée, de vertiges méconnus, d'une méningo-encéphalite imminente, d'une aliénation mentale latente ou à la période d'incubation. Il doit surtout songer en pareil cas à la possibilité d'une épilepsie plus ou moins larvée ou d'une intoxication passagère, interne ou externe, et rechercher par suite si le sujet présente des signes de ces états pathologiques ou si la psychose transitoire invoquée offre bien les caractères de celle de l'épilepsie ou des intoxications.

Il se peut enfin que l'inculpé allègue une crise d'impulsion obsédante, par exemple au vol et que dressé par d'habiles complices, comme dans le fait curieux que viennent de rapporter Charpentier et Kahn, il fournisse sur sa prédisposition et son impulsion supposées les détails les plus circonstanciés et les plus vraisemblables.

Le plus compétent des experts pourra peut être alors se laisser abuser. Mais si l'expertise se prolonge ou aboutit à l'internement, le simulateur arrive à se lasser et n'hésite pas à invoquer sa simulation même pour sortir de l'asile.

Il est probable d'ailleurs qu'ici encore il s'agit d'individus plus ou moins tarés, déséquilibrés, c'est-à-dire de sursimulation plutôt que de simulation complète.

6º Rapports médico-légaux. — Son expertise finie, il reste au médecin à formuler le résultat de son examen et à exposer ses conclusions sous forme d'une pièce écrite qui porte, comme nous l'avons dit, le nom de *rapport médico-légal*.

Nous donnons, à la fin du chapitre suivant, quelques exemples de rapports médico-légaux.

§ 2. — EXPERTISE PSYCHIATRIQUE DANS L'ARMÉE

S'il existe une *médecine légale militaire*, différente en beaucoup de points de la médecine légale judiciaire (LACASSAGNE), la *partie psychiatrique* en est sans contredit l'un des chapitres les plus importants. Malheureusement, ce chapitre n'est point fait et c'est à peine si l'on trouve quelques indications à cet égard dans les traités spéciaux de médecine légale militaire, comme ceux de DUPONCHEL, de DU CAZAL et CATRIN, etc., dans les Revues de médecine militaire, le journal *Le Caducée*, et dans certains articles spéciaux, étrangers ou français, comme ceux de GRANJUX.

Mêlé depuis longtemps, aux côtés de mon maître et ami le professeur MORACHE et de mes distingués collègues les médecins de l'hôpital militaire de Bordeaux et de l'École principale de Santé de la marine, aux questions de psychiatrie médico-légale militaire, j'ai maintes fois appelé l'attention sur leur intérêt et leur gravité, notamment dans des thèses d'élèves (LACAUSSE : Les dégénérés dans le service militaire. th. de Bordeaux, 1889 ; — FERRIS : Criminalité et justice militaire. th. de Bordeaux, 1896 ; — CAVASSE : Les dégénérés dans l'armée coloniale. th. de Bordeaux, 1902 ; — KAGI : La démence précoce dans l'armée, th. de Bordeaux, 1905).

Adoptant, sauf de légères modifications, le plan suivi par DU CAZAL et CATRIN dans leur « Médecine légale militaire », j'envisagerai successivement : 1º les *expertises relatives aux entrées dans l'armée* ; 2º les *expertists relatives au séjour dans l'armée* ; 3º les *expertises relatives aux sorties définitives de l'armée*. J'y joindrai deux autres paragraphes concernant ; 4º *l'expertise et l'assistance psychiatriques dans les armées en campagne* et *aux colonies et le rapatriement des aliénés* ; 5º *les formes les plus communes de l'aliénation mentale chez les militaires*.

1° Expertises relatives aux entrées dans l'armée. — Parmi les aliénés militaires, il en est qui le sont devenus surtout sous l'influence de causes occasionnelles : alcoolisme, syphilis, insolation, maladies des pays chauds, shocks traumatiques, moraux et physiques, blessures et opérations, etc., etc. Mais beaucoup étaient déjà des prédisposés et même des malades antérieurement. Cela est surtout vrai pour les soldats, parmi lesquels il existe un nombre de tarés constitutionnels, de *dégénérés*, beaucoup plus grand qu'on ne serait tenté de le croire au premier abord. Certains régiments même, comme les *compagnies de discipline*, la *légion étrangère*, etc., sont pleins de « fortes têtes » travaillées par leur « cafard », c'est-à-dire de dégénérés.

Or les dégénérés sont la plaie de l'armée, à laquelle ils sont incapables de s'adapter par le fait de leur instabilité et de leur impulsivité. Si bien qu'on est conduit à reconnaître qu'au lieu de leur laisser parcourir toutes les étapes des rigueurs disciplinaires jusqu'au Conseil de guerre, en donnant à tous le plus mauvais exemple, il serait plus logique et plus juste de les arrêter à l'entrée du service militaire. Le conseil de revision ne sert guère, en fait, qu'à l'élimination des non-valeurs physiques ; il devrait servir de même à l'élimination des non-valeurs mentales.

C'est la thèse que j'ai toujours soutenue, en ce qui me concerne.

Cela est licite et même obligatoire puisque, dans la nomenclature des maladies, infirmités ou vices de conformation qui constituent les motifs d'exemption, figurent : 54) l'idiotie, le crétinisme, l'aliénation mentale ; 55) la paralysie générale progressive ; 56) le delirium tremens à accès fréquents et intenses ; 57) l'épilepsie.

Cette élimination des dégénérés à l'entrée dans l'armée, difficile, il faut en convenir, dans l'état actuel des choses, pourrait cependant, je crois, arriver à s'effectuer.

GRANIER a proposé, dans ce but, d'exiger à la revision un certificat du médecin de la famille, et, au besoin, d'un expert spécialiste. Mais ces moyens, d'exécution délicate dans la pratique, ne s'appliquent guère qu'aux conscrits sollicitant d'eux-mêmes une réforme et non à ceux, ignorés ou dissimulés, qu'il s'agit de dépister.

Le médecin principal Famechon (septembre 1905), estime qu'il ne faut pas compter, pour élucider les antécédents des recrues, sur les renseignements de l'intéressé ou des parents (simulation, exagération, dissimulation), ni sur le certificat du médecin de la famille (secret professionnel). Il préférerait que le maire de la commune signalât les tares mentales ayant ou non donné lieu à un internement, comme « infirmité de notoriété publique. »

J'estime pour ma part que c'est au médecin militaire, le véritable expert, en l'espèce, qu'incombe avant tout le soin d'opérer la sélection, en s'aidant dans son examen direct des fiches sanitaires, pièces et documents, officiels et privés, mis ou à mettre à sa disposition.

Une condition prime donc toutes les autres. Il faut que le médecin militaire soit aussi familiarisé avec les tares psychiques qu'avec les tares physiques et qu'il sache distinguer un débile d'esprit ou un pré-délirant, comme il sait distinguer un débile de corps ou un pré-tuberculeux. La constatation directe des stigmates corporels et intellectuels de la dégénérescence, au besoin un examen rapide des antécédents, permettraient souvent ce diagnostic. Assurément tous les dégénérés ne seraient pas reconnus à la revision ; mais on y arrêterait les plus tarés, ce qui serait beaucoup, sans compter que les douteux pourraient être recommandés à une observation ultérieure.

Cet examen mental doit d'ailleurs être plus ou moins rigoureux suivant qu'il s'agit d'*appelés*, de *bons absents* ou d'*engagés* (Granjux), les anomalies psychiques dominant dans les deux dernières catégories de soldats, mais surtout dans la dernière. Dès le début de mes recherches j'ai en effet noté ce fait, confirmé par d'autres observateurs, notamment par J. Cazeneuve dans sa thèse récente : « Engagement volontaire et dégénérescence mentale » (Lyon. 1905), que les déséquilibrés et dégénérés s'observent surtout chez les *engagés volontaires*. Quand une famille ne sait plus que faire d'un jeune homme qui a commis les mille et une sottises, c'est-à-dire qui neuf fois sur dix est un dégénéré, elle l'oblige à s'engager, si bien que l'armée devient ainsi le refuge des individus dont elle aurait le plus à se garer, des tarés mentaux.

Les statistiques de Granjux, de Jourdin (1903), d'Uzac (1905), d'Antheaume (1905), montrent également que dans les compagnies de discipline, où le nombre des engagés en arrive à égaler celui des appelés (Uzac), la proportion des aliénés est beaucoup plus considérable que dans le reste de l'armée.

La conclusion s'impose. Il faut, de toute nécessité, que les médecins militaires se montrent très sévères dans l'acceptation d'un engagé et complètent son examen somatique par un examen psychique aussi sérieux que possible, basé à la fois sur une attestation autorisée de ses antécédents cérébraux et sur leur propre observation. Les conditions dans lesquelles est délivré le *certificat d'aptitude* dans les cas d'engagement permettraient plus facilement qu'au conseil de revision une enquête de ce genre.

Ce que nous disons au sujet de l'entrée des soldats dans l'armée s'applique aussi à l'entrée des futurs officiers dans les *écoles militaires*, bien qu'ici la sélection mentale se soit déjà faite pour ainsi dire d'elle-même par la difficulté des programmes d'admission.

Entre le *conseil de revision* et l'*incorporation* s'interpose la *revue de départ*, qui comprend un examen fait par l'autorité militaire assistée d'un ou de plusieurs médecins.

Il y a là une seconde inspection médicale qui, bien que rapide et portant sur tous les hommes du contingent, peut permettre de reconnaître quelques dégénérés ayant échappé à la première inspection ou dont l'état mental s'est, depuis, aggravé.

Enfin si un dégénéré a franchi, méconnu, les étapes du *conseil de revision* et de la *revue de départ*, il est encore possible de l'arrêter à la *visite d'incorporation* qui s'opère dans des conditions plus favorables au point de vue d'un diagnostic de ce genre. D'autant que, ici, dans les cas douteux ou difficiles, le médecin peut recourir à l'envoi à l'hôpital avant de se prononcer d'une façon formelle et décisive.

En résumé, et nous insistons fortement là-dessus, il est absolument nécessaire d'*éliminer de l'armée à la revision les dégénérés psychiques*, comme on y élimine les dégénérés physiques. C'est un devoir pour la société et c'est aussi le meilleur moyen de diminuer, dans une large mesure, la criminalité militaire.

Divers auteurs étrangers, en particulier STIER (1903), PELLE-GRINI (1904), ILBERG (1905), insistent aussi sur la nécessité d'éviter l'incorporation des tarés mentaux, et le second va jusqu'à dire que « fournir des armes perfectionnées à des épileptiques, à des fous moraux, à des dégénérés, c'est plus qu'une imprudence, c'est une aberration. »

2⁰ Expertises relatives au séjour dans l'armée. — Qu'il s'agisse de prédisposés, victimes avant tout de leur constitution défectueuse, ou de malades frappés accidentellement, les troubles psychopathiques sont relativement très fréquents chez les militaires durant leur séjour dans l'armée. Les facteurs étiologiques y existent en effet au maximum, surtout dans les colonies.

Le médecin militaire peut donc être appelé à intervenir, au point de vue psychiatrique, et cela dans les conditions et les circonstances les plus diverses.

D'habitude le trouble psychique a été la cause d'une infraction plus ou moins grave aux règlements ou à la discipline et le médecin agit par suite en qualité d'expert. C'est le cas que nous prendrons pour exemple.

Il ne faut pas hésiter à dire qu'à l'heure actuelle les choses se passent de façon assez défectueuse et cela pour plusieurs raisons.

Et d'abord, très souvent, aucune expertise n'a lieu. Un soldat a accompli un acte de désertion, il a injurié ou frappé son supérieur, cela suffit : il est jugé et condamné sans qu'on songe même à le soumettre à un examen mental. GRANJUX, très autorisé en la matière, a déclaré que « dans les nombreuses années passées par lui dans les corps de troupe, jamais il n'avait été appelé à se prononcer sur l'état mental d'individus traduits en conseil de guerre ou de discipline ».

Parfois cependant le médecin militaire est consulté, voit l'inculpé et fait un rapport. Mais outre que les médecins militaires n'ont pas toujours les connaissances très complètes, et la longue expérience pratique qui sont nécessaires pour apprécier des états si spéciaux et si délicats, beaucoup ont trop de tendance encore à suspecter la *simulation* et à conclure dans ce sens.

Enfin, même lorsque le médecin militaire a relevé l'existence d'un trouble mental, le conseil de guerre, peu convaincu ou désireux de faire prévaloir avant tout le principe de discipline, passe outre et condamne l'accusé.

Pour toutes ces raisons, le nombre des « aliénés méconnus » est notablement plus grand en justice militaire qu'en justice ordinaire, ainsi que Taty, Pactet et Colin, Saporito et la plupart des auteurs l'ont bien fait ressortir.

Aussi qu'arrive-t-il ? C'est que le trouble mental de la plupart de ces aliénés méconnus finit par crever les yeux et qu'ils sont dirigés tôt ou tard sur un asile d'aliénés. Les soldats de la légion étrangère, internés de préférence à l'asile de Moulins, y ont été l'objet d'une bonne étude de la part de A. Marie (1900).

Nous devons dire d'autre part, que les autorités compétentes du Ministère de la guerre et du Ministère de la justice ne repoussent jamais les réductions de peine, même considérables et portant jusqu'à des dizaines d'années, demandées en faveur des condamnés militaires aliénés, ainsi que le remarque Colin en ce qui concerne ceux observés par lui à l'établissement de Gaillon.

Tout cela est bien, mais comme il serait mieux d'éviter l'erreur au lieu de la réparer tardivement et incomplètement ; comme il serait préférable, ainsi que la stricte justice en fait à tous un devoir, d'épargner à un malade et à sa famille la flétrissure d'une condamnation !

Que faudrait-il pour cela ? Il suffirait : 1° que tout militaire en prévention de conseil de discipline ou de conseil de guerre fut l'objet d'un examen mental de la part du médecin de corps ; 2° que les médecins militaires soient astreints durant leurs études, à un stage psychiatrique avec examen probatoire, comme cela a lieu dans divers pays étrangers, notamment en Allemagne, ainsi que nous le verrons plus loin ; 3° que dans certains cas d'expertise mentale difficiles, les médecins militaires soient autorisés à se faire assister, sur leur demande, par des médecins spécialistes.

Ces réformes, qui s'imposent, se trouvent condensées et formulées dans le vœu suivant adopté par le Congrès de Marseille (1899), auquel je l'avais présenté :

« Le Congrès émet le vœu que l'expertise medico-légale soit organisée devant les tribunaux militaires de terre et de mer comme elle l'est devant les tribunaux ordinaires et en particulier que l'examen mental de tout militaire en prévention soit pratiqué par les médecins du corps, avec adjonction possible, sur leur demande, d'experts civils pris sur la liste dressée chaque année par le tribunal du ressort. »

En attendant la réalisation plus ou moins prochaine (!) des améliorations réclamées par ce vœu, il faut que tous les futurs médecins militaires sans exception, durant leur temps d'études aux Écoles de Lyon et de Bordeaux, et, si possible, durant leur stage aux Écoles d'application, se livrent sérieusement à l'étude des maladies mentales, à la fois dans les livres, dans les cours et surtout *dans des cliniques où ils puissent voir de près les aliénés*. Depuis trois ans que mon service de clinique psychiatrique est ouvert à l'hôpital Saint-André de Bordeaux et que j'y puis recevoir des stagiaires, nombre d'élèves de l'École de santé navale s'y sont fait inscrire, quelques-uns durant deux trimestres consécutifs, et ils ont puisé dans cette fréquentation quotidienne des délirants des notions suffisantes pour prendre goût à la psychiatrie et n'y être pas complétement étrangers.

CHAVIGNY nous apprend aussi que depuis juin 1905, sur l'initiative du directeur VAILLARD, un stage obligatoire a été organisé à la clinique du professeur PIERRET, à Bron, pour les élèves de l'École de santé militaire de Lyon.

Ajoutons enfin que le Congrès de neurologie et psychiatrie de Rennes (août 1905), sur l'initiative de GRANJUX, a émis une série de vœux dont l'un demande que le stage au Val-de-Grâce (où sont déjà utilisés les éléments des divers services), comprenne en outre l'assistance à l'enseignement psychiatrique donné par la Faculté.

Il y a, dans tout cela, un commencement d'impulsion qui, espérons-le, ne s'arrêtera pas.

3º Expertises relatives à la sortie de l'armée. — L'expertise psychiatrique peut intervenir chez les militaires au sujet de la sortie de l'armée dans des circonstances diverses, principalement dans le cas d'*internement* dans un asile d'aliénés et dans le cas de *réforme*.

La demande d'internement est faite, lorsqu'il s'agit de militaires, par le général commandant la subdivision, qui joint à cette demande : 1° un certificat de visite et de contre-visite concluant à la nécessité de la translation dans un établissement spécialement consacré au traitement des aliénés ; 2° un rapport du médecin traitant constatant l'état mental, les particularités de la maladie, la nécessité de faire traiter le malade dans un établissement spécial et de l'y tenir renfermé ; 3° l'état signalétique et des services du militaire, fourni par le corps, auquel il est demandé par le médecin chef de l'hôpital qui provoque l'évacuation de l'aliéné.

Le médecin militaire peut encore intervenir au point de vue mental dans les cas de *mise en réforme* ou de *retraite*. C'est à lui, en effet, qu'il appartient de spécifier si les blessures ou infirmités du sujet sont dépendantes ou indépendantes du service militaire, c'est-à-dire s'il a droit ou non à la réforme n° 1, avec pension, ou à la retraite.

La classification, édictée par la décision ministérielle du 23 juillet 1887, des blessures ou infirmités ouvrant des droits à la pension, suivant les catégories fixées par les lois des 11 et 18 avril 1831, énonce, à la 4° classe, « l'*altération grave des fonctions cérébrales* (abolition de la mémoire, de la parole, imbécillité, démence, aliénation mentale, etc...), résultant de *blessures de la tête, congestion, insolation, méningo-encéphalite, fatigues du service, etc...* ».

On comprend combien un diagnostic causal de ce genre est difficile lorsqu'il s'agit de maladies qui, comme les psychoses, reconnaissent le plus souvent une étiologie multiple.

Il est des cas, cependant, où l'origine professionnelle d'un trouble cérébral, chez des militaires, est très évident, lorsqu'il s'agit par exemple d'*insolation*, de *paludisme*, de *shock traumatique*, etc... Il en est d'autres où cette origine, sans être exclusive, a une part suffisante pour être mise en relief par le médecin,

par exemple, quand un *surmenage* excessif a précédé l'éclosion
de la maladie mentale.

**4° Expertise et assistance psychiatriques des armées en
campagne et aux colonies, rapatriement des aliénés. —**
Quelques auteurs avaient déjà attiré l'attention sur les cas de
folie survenus chez les militaires au cours de récentes guerres.
PAUL JACOBY, d'Orel, vient de revenir sur cette intéressante question, au sujet de laquelle il émet des considérations nouvelles et
intéressantes. Il fait remarquer très justement, à propos de la
guerre russo-japonaise, que les batailles modernes, terrestres et
navales, par la soudaineté, l'étendue et l'horreur de leurs
ravages, agissent de plus en plus à la façon des catastrophes
cosmiques, des tremblements de terre, par exemple, qui déterminent de véritables épidémies de troubles psychiques. Comme
dans les grands sinistres collectifs, en effet, on voit des soldats,
éperdus, affolés, fuir automatiquement devant eux, égarés,
inconscients, hallucinés parfois, ne sachant plus ce qu'ils font,
en proie à ces « nouvelles formes de maladies, apparentées aux
névroses traumatiques et hystériques d'origine industrielle »
(JACOBY).

Cela étant, JACOBY fait remarquer avec raison que, tandis que
l'assistance médicale est prévue et assurée pour les autres maladies et les accidents de la guerre, rien n'a été fait encore en ce qui
concerne les troubles psychiques, de sorte que, dans une guerre
où le théâtre des opérations se trouve aussi éloigné que dans la
guerre actuelle, les malheureux soldats aliénés sont ou abandonnés à eux-mêmes ou, ce qui est presque aussi fâcheux, con-
voyés à la distance de 9 à 10.000 kilomètres pour être ramenés
en Russie. Notre collègue conclut à la nécessité d'une *assistance
psychiatrique pour les armées en campagne*, consistant, par
exemple, en hôpitaux improvisés dans des localités suffisamment éloignées de la base des opérations et du passage des
troupes.

La juste croisade entreprise par JACOBY n'a pas tardé à porter
ses fruits. Le comité de la Croix-Rouge russe a décidé, en effet,
d'adjoindre aux chirurgiens militaires des praticiens spécialisés

dans le traitement des psychoses, à qui incombera le soin de l'hospitalisation provisoire des délirants. D'autre part le czar, par une décision du 12 octobre 1904, a ordonné la création de deux hôpitaux spéciaux, l'un à Kharbine, l'autre à Moukden, pour les hommes dont les facultés mentales sont atteintes.

Voilà donc un premier pas fait dans la voie de l'assistance psychiatrique des armées en campagne. Il faut espérer que la question n'en restera pas là et que l'exemple donné par la Russie sera suivi par toutes les nations, aujourd'hui surtout où les peuples européens sont exposés à des guerres très éloignées et très prolongées.

La solution adoptée par la Russie d'hôpitaux spéciaux pour délirants, improvisés à des distances suffisantes du champ des opérations, est certainement la meilleure. Au besoin même, des pavillons spéciaux, annexés aux hôpitaux de campagne ordinaires, suffiraient, à condition d'en confier la direction médicale à des spécialistes. Les psycho-névroses ou psychoses par shock moral, celles qui prédominent dans les grands cataclysmes et les grandes batailles, sont en effet dans la grande majorité des cas essentiellement aiguës, transitoires et curables en quelques jours ; d'autre part, aucun traitement ne convient mieux aux psychoses aiguës, sous toutes les formes, que le traitement par l'alitement. On pourrait donc, je le répète, à défaut d'hôpitaux spéciaux, annexer des pavillons pour délirants aux hôpitaux de campagne ordinaires.

La lacune signalée par PAUL JACOBY nous amène à en signaler une autre plus grave encore, en ce sens qu'elle vise un mal non plus temporaire, mais permanent : c'est *l'absence complète d'asiles d'aliénés et d'assistance psychiatrique dans nos colonies*, beaucoup plus vastes et plus populeuses cependant que la France elle-même.

Un médecin sanitaire maritime, le Dr F. DE RIBIER, qui s'était particulièrement occupé de cette question, m'avait communiqué ses vues dans un article où il envisageait à la fois les difficultés créées par cette absence d'établissements spéciaux dans nos colonies et par le manque de réglementation et d'installation spéciales sur les grands paquebots pour le rapatriement des aliénés. J'ai publié récemment cet intéressant article dans le « Caducée », juste au moment où son auteur succombait, victime de sa vie professionnelle aux pays chauds.

Je ne puis, avec lui, qu'insister ici sur ces deux points : 1° la nécessité de créer sans retard dans nos colonies des *asiles spéciaux*, ou, ce qui serait peut-être préférable et plus simple, des *services de délirants annexés aux hôpitaux généraux*, confiés à des médecins spécialistes, et analogues à nos *quartiers d'hospice* français ; 2° la nécessité d'organiser à bord des bâtiments de l'État, de paquebots ou de cargo-boats, des installations convenablement appropriées pour le *rapatriement* des aliénés, dans le genre de celles que la Compagnie nationale de navigation a pris l'initiative de réaliser sur ses navires types Cholon ou Chodoc.

J'ajoute que ces créations, indispensables en temps de paix, rendraient des services inappréciables en cas de guerre dans nos colonies et par là constitueraient un élément important de cette assistance psychiatrique des armées en campagne dont nous parlions plus haut.

5° Principales formes d'affections mentales chez les militaires. — Ces affections varient suivant qu'il s'agit des *officiers* ou des *soldats*, des militaires de la *métropole* ou des *colonies*.

En ce qui concerne *les colonies*, je ne saurais trop insister sur ce point que toutes ou presque toutes les *maladies des pays chauds*, telles que le *paludisme*, *l'insolation*, à plus forte raison les intoxications par la *morphine*, *l'opium*, etc., s'accompagnent très fréquemment de troubles psychiques, ayant les caractères cliniques des psychoses toxiques ; d'où l'erreur trop fréquente consistant à les mettre sur le compte de *l'alcoolisme*, au grand détriment des intérêts et de l'avenir du sujet. Cette notion des délires dans les maladies tropicales, de leur fréquence et de leur similitude avec le délire alcoolique est l'une des plus importantes pour le médecin militaire aux colonies.

L'affection mentale la plus fréquente chez les *officiers* est de beaucoup la *paralysie générale*. Tous les auteurs, dans tous les pays, ont relevé le fait et nous l'avons rappelé plus haut à l'article paralysie générale. Viennent ensuite les *psychoses traumatiques*, les *psychoses alcooliques* et les *diverses véranies : états maniaques, délires systématisés, états mélancoliques.*

Chez le *soldat*, toutes les formes psychopathiques peuvent se rencontrer : *alcoolisme, délires systématisés, états maniaques* et *mélancoliques, épilepsie, nostalgie, suicide épidémique,* etc... Mais, ainsi que nous l'avons déjà dit plus haut, c'est *la dégénérescence,* avec ou sans délire, qui prédomine.

Mon distingué collègue et ami italien FILIPPO SAPORITO, médecin du manicôme civil et judiciaire d'Aversa, qui a publié en 1903, un très remarquable ouvrage spécial : « *Sulla delinquenza e sulla pazzia dei militari* », avec une magistrale préface du professeur GASPARE VIRGILIO, insiste à chaque page de cet ouvrage sur ce fait que la dégénérescence domine à peu près exclusivement dans les psychopathies des militaires. Sur 85 soldats aliénés observés par lui à l'asile, tous étaient des dégénérés, les uns sans délire, d'autres avec épilepsie, d'autres avec délire, quelques-uns enfin, bien rares (5 sur 85) ayant greffé de la simulation sur leur dégénérescence.

SAPORITO, qui a une expérience très grande des aliénés militaires, va jusqu'à dire qu'ils se ressemblent tellement les uns aux autres que, qui en voit un, les voit tous, et qu'un spécialiste habitué peut facilement dire en parcourant un asile : « voici un militaire ».

Il trace, pour justifier ses vues, un tableau précis de cet état psychopathique typique des militaires et le résume ainsi :

« Les caractères essentiels de la folie des militaires sont : du côté étiologique et pathogénétique, une intervention du facteur hérédité moindre que celle des facteurs de débilitation inhérents à la vie militaire et agissant par le mécanisme de l'auto-intoxication; du côté symptomatique, la prédominance presque exclusive des formes psychasthéniques, dégénératives, avec syndromes de torpeur, d'automatisme, de confusion mentale, d'hébétude. »

Nous n'avons qu'une particularité à ajouter à ces indications de SAPORITO, qui note incidemment lui-même la terminaison habituelle de la dégénérescence avec délire, chez les militaires, par la démence rapide et profonde. C'est la fréquence très grande, parmi les psychoses des soldats, de la *démence précoce*, avec ou sans dégénérescence antérieure. Cette notion, très importante, a été bien mise en lumière dans sa toute récente thèse, par mon élève Kagi (1905) et, à l'étranger, par Ilberg (1905).

Les deux états psychopathiques prédominants, chez les soldats, étant la *dégénérescence* et la *démence précoce*, il est presque naturel de voir dès l'abord, chez eux, des *simulateurs*, car rien n'est susceptible d'éveiller l'idée d'une supercherie comme les extravagances d'attitude, d'expression, de mimique, de paroles et d'actes que l'on observe chez les dégénérés et surtout chez les déments précoces qui, par leurs grimaces, leurs tics, leurs stéréotypies, leur négativisme, etc., ont précisément pour caractéristique extérieure de paraître jouer la comédie et se moquer des gens. Il y a là un fait clinique à ne jamais perdre de vue en l'espèce.

Cela montre combien l'expert doit observer, réfléchir, attendre, avant de conclure et surtout de prononcer ce mot de *simulation*. Il faut qu'il sache bien qu'en matière d'aliénation mentale, la simulation est rare, même dans le milieu militaire et que, lorsqu'elle existe, elle n'est le plus souvent qu'un élément surajouté à un état psychopathique réel. Il faut qu'il sache enfin que les états psychopathiques qui éveillent le plus l'idée de simulation, comme la dégénérescence et la démence précoce, sont précisément les plus communs de ceux qu'on observe chez les soldats.

Telles sont, en substance, les principales considérations spéciales qui s'appliquent à l'expertise psychiatrique dans l'armée. Pour tout le reste, cette expertise se confond avec l'expertise psychiatrique ordinaire, dont les règles lui sont applicables, y compris ce qui concerne les rapports médico-légaux.

§ 3. — ALIÉNÉS MÉCONNUS ET CONDAMNÉS, ALIÉNÉS CRIMINELS

1° Aliénés méconnus et condamnés. — Malgré les progrès de la pratique judiciaire en ce qui concerne les graves problèmes de l'irresponsabilité pathologique, le nombre des aliénés *méconnus* et *condamnés* devant les tribunaux de tout ordre est encore très considérable et « c'est par centaines, comme disent PACTET et COLIN, qu'on pourrait compter les aliénés enfermés dans les prisons, les colonies pénitentiaires d'enfants et les pénitenciers militaires ».

Beaucoup d'auteurs, depuis VINGTRINIER (1853) et PARCHAPPE (1865), ont insisté sur cette question des aliénés méconnus et condamnés. Citons parmi eux, BAILLEUL (1890), PACTET (1891), P. GARNIER (1892), H. MONOD (1894), TATY, RÉGIS, GRANJUX, GIRAUD MABILLE (1895-1896), MONOD (1900), LECALVÉ (1903), PENTA (1903), E. RUDIN (1903), etc., etc.

Les aliénés peuvent être méconnus et condamnés, ainsi que l'indiquent PACTET et COLIN : 1º par le tribunal des flagrants délits ; 2º par suite du défaut d'expertise ; 3º par suite du rejet des conclusions de l'expert ; 4º par suite du refus d'ordonner une expertise ; 5º par suite d'erreur des experts.

Parmi les réformes proposées pour remédier à cet état de choses et énumérées, entre autres, par PACTET et COLIN, il faut citer : 1º les mesures préventives destinées à diminuer le nombre des crimes des aliénés, et, en particulier, l'internement aussi prompt que possible des aliénés ; 2º l'examen médical obligatoire de tout prévenu après son arrestation ; 3º l'attribution exclusive des expertises concernant l'état mental aux médecins aliénistes, seuls réellement compétents en l'espèce ; 4º le contrôle de l'état mental des détenus dans les prisons par les médecins du service pénitentiaire desquels il conviendrait d'exiger, au moment de leur nomination, la justification de connaissances réelles en psychiatrie et par des médecins inspecteurs aliénistes, ainsi que cela se pratique déjà en Belgique ; 5º la revision des procès des aliénés méconnus et condamnés sur appel du procureur général, dans les deux mois de la condamnation, suivant les indications et l'exemple donnés par GIRAUD (1895), etc., etc.

Tous les types de psychopathies peuvent se retrouver dans les prisons (v. p. 36). Les plus fréquentes sont les dégénérescences, que PENTA a constatées dans un tiers des cas chez 2.080 criminels, les démences, la paralysie générale, l'épilepsie, l'hystérie, le délire systématisé, etc.

2° Aliénés criminels. — Actuellement, en France, il n'existe pas de *législation spéciale* ni d'*asile spécial* pour les aliénés ayant commis des crimes, c'est-à-dire pour les *aliénés dits criminels*.

Ceux de ces individus qui ont été l'objet d'un non-lieu ou acquittés pour cause d'irresponsabilité sont généralement mis par la justice à la disposition de l'autorité administrative qui a seule qualité pour les placer d'office dans un asile d'aliénés.

Mais les magistrats ne sont pas tenus d'agir de la sorte, pas plus que le préfet n'est tenu d'ordonner le placement des individus ainsi mis à sa disposition. Première et importante lacune dans la loi.

En second lieu, lorsque l'aliéné dit criminel a été interné, rien ne le distingue plus des autres aliénés. Il peut sortir de l'asile de la même façon qu'eux, et sa sortie n'est entourée d'aucune garantie particulière. La société se trouve donc complètement désarmée vis-à-vis de ces individus car ils échappent à la fois à la répression des criminels et à la surveillance suffisamment prolongée que nécessitent les aliénés dangereux.

Des hommes compétents, tels que BLANCHE (1880), MOTET (1890), ont proposé, pour remédier à cet état de choses, de conférer à l'autorité judiciaire, au cas d'acquittement ou de non-lieu, le placement d'office et aussi la libération de l'aliéné.

Beaucoup d'autres auteurs tels que COLIN, VALLON, ALOMBERT-COGET, OLIVIER, etc., ont adopté cette manière de voir et proposé que la sortie des aliénés dits criminels d'un asile n'eût lieu qu'après une expertise médico-légale ordonnée par le parquet, et c'est à cette disposition que concluent la plupart des projets de loi destinés à réformer la loi de 1838.

D'un autre côté, les aliénistes, en grande majorité, réclament la création d'un asile spécial, dit *asile d'aliénés criminels* ou *asile de sûreté*, pour les aliénés ayant été l'objet d'un non-lieu ou acquittés en justice, ainsi que pour les condamnés devenus aliénés et pour les aliénés trop dangereux des asiles ordinaires.

Le Congrès de Pau (1904) qui a discuté la question des mesures à prendre à l'égard des aliénés criminels, sur un rapport très documenté de KÉRAVAL, a adopté les trois vœux suivants : « 1º *surveillance par l'autorité judiciaire des aliénés dits criminels; ceux-ci seraient placés, maintenus et libérés par la magistrature; 2º création d'asiles d'aliénés criminels; 3º installation, à titre d'essai, de l'établissement de Gaillon pour recevoir, sous le couvert de la loi de 1838, ceux des aliénés particulièrement dangereux que les médecins traitants des asiles signaleraient à l'autorité administrative comme incompatibles avec l'hospitalisation des asiles ordinaires.* »

Mais ce sont là uniquement des projets et des vœux, dont la réalisation prochaine est plus que douteuse, si l'on s'en rapporte à la façon dont les réformes et les progrès de ce genre se trouvent enrayés depuis si longtemps dans notre pays. Le député CRUPPI, en présence de l'impossibilité où se trouvent nos Parlements de faire voter, depuis 1880 (25 ans), le nouveau projet de loi sur les aliénés, a eu l'heureuse idée d'en détacher la partie relative aux aliénés criminels et aux expertises médico-légales. Ses efforts sont restés vains, comme tous les autres. De même, au lendemain du jour où, en attendant la création d'asiles d'aliénés criminels, le Congrès des aliénistes demandait l'affectation de l'établissement de Gaillon aux aliénés dangereux, les Chambres ont repoussé, faute des quelques crédits nécessaires, ce modeste commencement d'amélioration.

Pendant ce temps, ainsi qu'on peut s'en convaincre en parcourant les documents spéciaux, en particulier le bel ouvrage de SÉRIEUX sur l'assistance des aliénés à l'étranger, cette question des aliénés criminels est presque partout parfaitement réglementée et organisée et la plupart des pays d'Europe et les États-Unis possèdent des asiles pour aliénés criminels, des asiles prisons, des établissements de réforme, etc., qui donnent pratiquement les meilleurs résultats.

Cette situation précaire menace de durer encore en France. C'est pourquoi, revenant à une solution que nous préconisions avec LANDE, déjà en 1890, nous voudrions que, dès maintenant, ainsi que l'article 20 de la loi de 1838 le permet, la sortie de tout aliéné interné à la suite d'un examen médico-légal n'ait lieu qu'après avis conforme et motivé du parquet, le plus souvent à la suite d'un nouvel examen médico-légal. Nous ne nous illusionnons pas d'ailleurs sur le sort de cette solution, si facile cependant à faire passer dans la pratique.

CHAPITRE II

DROIT CIVIL (CAPACITÉ)

De même que l'aliéné perd, au point de vue criminel, sa *responsabilité*, de même il perd, au point de vue civil, sa *capacité*.

Nous allons examiner : 1° d'abord les mesures de protection instituées par la loi vis-à-vis des individus dont les facultés intellectuelles sont troublées (*interdiction, conseil judiciaire, administration provisoire*) et leur mode d'application en pratique ; 2° ensuite les principaux actes de la vie civile dans les cas de trouble mental (*mariage, donations et testaments, puissance paternelle, témoignage en justice, assurances sur la vie*) ; 3° enfin les applications de la loi de 1898 sur les *accidents du travail* et le *secret médical* en psychiatrie.

Nous terminerons ce chapitre par deux paragraphes annexes dont l'un sera consacré à quelques indications sur l'*Enseignement de la Psychiatrie* en France et à l'étranger, l'autre à la reproduction de quelques *rapports médico-légaux* destinés à servir d'exemples.

§ 1. — INTERDICTION, CONSEIL JUDICIAIRE, ADMINISTRATION PROVISOIRE

1° Interdiction. — L'interdiction est la mesure légale qui enlève à un individu l'exercice de tout droit civil et lui donne un *tuteur* qui prend soin de sa personne et de ses biens.

a. *Législation.* — L'interdiction est réglée par une législation spéciale contenue dans les articles 489 à 512 du Code civil :

ART. 489. — Le majeur qui est dans un état habituel d'imbécillité de démence ou de fureur, doit être interdit, même lorsque cet état présente des intervalles lucides.

Art. 490. — Tout parent est recevable à provoquer l'interdiction de son parent. Il en est de même pour l'un des époux à l'égard de l'autre.

Art. 491. — Dans le cas de fureur, si l'interdiction n'est provoquée ni par l'époux, ni par les parents, elle doit l'être par le procureur du roi, qui, dans les cas d'imbécillité ou de démence, peut aussi la provoquer contre un individu qui n'a ni époux, ni épouse, ni parents connus.

Art. 492. — Toute demande en interdiction sera portée devant le tribunal de première instance.

Art. 493. — Les faits d'imbécillité, de démence ou de fureur seront articulés par écrit. Ceux qui poursuivront l'interdiction présenteront les témoins et les pièces.

Art. 497. — Après le premier interrogatoire, le tribunal commettra, s'il y a lieu, un administrateur provisoire pour prendre soin de la personne et des biens du défendeur.

Art. 498. — Le jugement sur une demande en interdiction ne pourra être rendu qu'à l'audience publique, les parties entendues ou appelées.

Art. 499. — En rejetant la demande en interdiction, le tribunal pourra néanmoins, si les circonstances l'exigent, ordonner que le défendeur ne pourra désormais plaider, transiger, emprunter, recevoir un capital mobilier, ni en donner décharge, aliéner ni grever ses biens d'hypothèques, sans l'assistance d'un conseil nommé par le même jugement.

Art. 503. — Les actes antérieurs à l'interdiction pourront être annulés si la cause de l'interdiction existait notoirement à l'époque desdits actes.

Art. 504. — Après la mort d'un individu, les actes par lui faits ne pourront être attaqués pour cause de démence, qu'autant que son interdiction aura été prononcée ou provoquée avant son décès, à moins que la preuve de la démence ne résulte de l'acte même qui est attaqué.

Art. 505. — S'il n'y a pas d'appel du jugement d'interdiction rendu en première instance, ou s'il est confirmé sur l'appel, il sera pourvu à la nomination d'un tuteur ou d'un subrogé tuteur à l'interdit, suivant les règles prescrites au titre : *De la minorité, de la tutelle et de l'émancipation*. L'administrateur provisoire cessera ses fonctions et rendra compte au tuteur s'il ne l'est pas lui-même.

Art. 506. — Le mari est, de droit, le tuteur de sa femme interdite.

Art. 507. — La femme pourra être nommée tutrice de son mari. En ce cas, le conseil de famille réglera la forme et les conditions de l'administration, sauf le recours devant les tribunaux de la part de la femme qui se croirait lésée par l'arrêté de sa famille.

Art. 508. — Nul, à l'exception des époux, des ascendants ou des descendants, ne sera tenu de conserver la tutelle d'un interdit au delà de dix ans. A l'expiration de ce délai, le tuteur pourra demander et devra obtenir son remplacement.

Art. 509. — L'interdit est assimilé au mineur, pour sa personne et pour ses biens : les lois sur la tutelle des mineurs s'appliqueront à la tutelle des interdits.

Art. 510. — Les revenus d'un interdit doivent être essentiellement employés à adoucir son sort et à accélérer sa guérison.

Selon les caractères de sa maladie et l'état de sa fortune, le conseil de famille pourra arrêter qu'il sera traité dans son domicile, ou qu'il sera placé dans une maison de santé, et même dans un hospice.

Art. 511. — Lorsqu'il sera question du mariage de l'enfant d'un interdit, la dot, ou l'avancement d'hoirie, et les autres conventions matrimoniales seront réglés par un avis du conseil de famille, homologué par le tribunal sur les conclusions du procureur du roi.

Art. 512. — L'interdiction cesse avec les causes qui l'ont déterminée ; néanmoins, la mainlevée ne sera prononcée qu'en observant les formalités prescrites pour parvenir à l'interdiction, et l'interdit ne pourra reprendre l'exercice de ses droits qu'après le jugement de mainlevée.

Il résulte donc des termes de la loi que le majeur qui est dans un état habituel d'imbécillité, de démence ou de fureur, doit être interdit, même lorsque cet état présente des intervalles lucides. Il est superflu de faire ressortir ce qu'il y aurait d'insuffisant dans cette formule, si les trois termes, *imbécillité*, *démence* et *fureur* avaient en jurisprudence le sens rigoureux et précis qu'ils ont aujourd'hui dans les nomenclatures nosologiques. Mais les jurisconsultes et les magistrats, en donnant à ces mots une acception plus large, admettent dans la division de l'article 489 toutes les personnes frappées de cette incapacité notoire à laquelle le législateur a voulu subvenir, quelle que soit la forme de l'état psychopathique qui l'engendre. L'essentiel, c'est que cet état psychopathique soit *habituel*. Cette condition est nécessaire pour rendre recevable toute demande en interdiction. Les psychoses aiguës, les accès isolés, accidentels, rares et passagers de folie sont rejetés par les tribunaux comme insuffisants. Il n'est pas besoin toutefois que l'aliénation mentale soit *continue*; d'après le texte même de la loi, les *inter-*

valles lucides ne sont pas un obstacle au succès de l'instance. Ce dernier point comporte, toutefois, quelques réflexions.

b. *Intervalles lucides*. — On désigne comme nous le savons, en médecine mentale, sous le nom générique d'*intervalles lucides*, l'ensemble des retours temporaires, passagers, et plus ou moins complets de la raison chez les aliénés (voy. p. 39).

Il existe trois sortes d'intervalles lucides :

1° La *rémission* ou *rémittence*, qui consiste dans une atténuation plus ou moins marquée des symptômes de la maladie. La rémission peut s'observer d'une façon accidentelle dans la plupart des formes de folie. Dans les *folies systématisées primitives* dont l'essence est chronique et progressive, elle n'est jamais que passagère et peu accentuée ; dans les *folies généralisées* au contraire, qu'elles soient simples ou symptomatiques, elle s'observe fréquemment d'une façon très nette et parfois même régulière (folie rémittente). Une mention spéciale doit être réservée à la *paralysie générale*, dans laquelle la rémission ne porte guère, comme on le sait, que sur la folie surajoutée et ne peut rien sur la démence paralytique, lorsque déjà elle existe.

2° *Le moment lucide* est la suspension complète, mais momentanée, des symptômes de la folie. Il peut se montrer dans les *psychoses généralisées*, soit dans le cours de l'accès, ce qui est rare, soit plutôt au moment du déclin et, d'une façon générale, dans toutes les *formes de folie* et même dans les états de *démence*, aux approches de la mort.

3° *L'intermission* ou *intermittence*, le plus important des états de lucidité, au point de vue de la médecine légale, est un retour complet à l'état normal compris entre deux accès de folie. Elle s'observe exclusivement dans les *folies généralisées, manie* et *mélancolie*, et particulièrement chez un certain nombre d'héréditaires, chez lesquels elle alterne avec l'état morbide, de façon à constituer une *folie intermittente* ou une *folie à double forme* plus ou moins régulière. Ces aliénés, dans leur période d'intermission, doivent être considérés comme étant dans leur véritable état normal.

Si l'on examine la question médico-légale des intervalles lucides au point de vue historique, on constate que depuis l'an-

tiquité la plus reculée jusqu'au siècle actuel, la capacité et la
responsabilité des aliénés ont été admises pendant les intermittences réelles, et que tous les auteurs qui se sont succédé, ont
soutenu cette manière de voir, absolument conforme aux données de la science. Il en ressort également que la législation
relative aux intervalles lucides n'a jamais été plus complète
qu'à l'époque romaine, où ces états furent l'objet d'une réglementation aussi logique que prévoyante.

En modifiant cet état de choses, en n'établissant aucune distinction entre les intervalles lucides, en les soumettant tous
enfin à une interdiction et à une incapacité permanentes, le
Code civil s'est donc mis en opposition non seulement avec les
enseignements de la médecine et les exigences de la pratique,
mais encore avec les traditions de tous les temps et de tous les
lieux. On pourrait ajouter même que la plupart des législations
existantes sur la matière sont moins rigoureuses que la nôtre,
et que quelques-unes, comme la législation prussienne, par
exemple, admettent la validité de certains actes accomplis pendant une période passagère de raison.

La logique scientifique, la justice et la tradition exigent donc
la réforme du régime légal actuel et la reconnaissance formelle
de la valeur juridique des véritables intermissions (Régis, 1887).

c. *Procédure de l'interdiction.* — « La demande en interdiction
s'introduit par une requête adressée au Président du tribunal du
domicile de la personne qu'il s'agit d'interdire.

« Les personnes qui poursuivent l'interdiction doivent articuler par écrit les faits constitutifs de l'état d'aliénation mentale. À cet effet, elles demandent presque toujours à un ou plusieurs médecins un certificat ou une consultation détaillée
qu'elles joignent aux autres pièces.

« D'autres fois cette consultation est réclamée par le conseil
de famille qui veut s'éclairer avant de donner l'avis qui lui est
demandé par le tribunal.

« Le tribunal lui-même peut ordonner et ordonne souvent
une expertise s'il ne trouve pas dans les faits articulés, les pièces
produites et l'interrogatoire, des éléments suffisants pour asseoir
son jugement.

« Enfin la Cour, en cas d'appel du jugement rendu en première instance, peut également ordonner une expertise quand le tribunal n'en a pas ordonné ou ordonner une nouvelle expertise lorsqu'il y en a déjà eu une en première instance.

« Au cas où la personne dont l'interdiction est demandée se trouve dans un asile d'aliénés, le juge commis se transporte près d'elle (art. 496).

« Le tribunal réclame alors généralement un certificat au médecin traitant et s'en contente surtout quand il s'agit d'un médecin d'un asile public et que d'ailleurs l'interrogatoire lui a révélé l'état d'aliénation mentale.

« Pour la *levée de l'interdiction*, le médecin légiste peut avoir à rédiger une consultation ou un rapport dans les mêmes conditions que pour la demande d'interdiction. Il dira dans cette pièce si l'état d'aliénation persiste ou si au contraire il s'est produit une amélioration ou une guérison complète » (VALLON).

2° Conseil judiciaire. — À côté des aliénés que la loi frappe d'interdit, il existe une autre catégorie d'individus qui ne sont pas assez sains pour jouir de la plénitude de leurs droits civils et qui cependant sont jugés capables de se marier et de tester. C'est pour veiller à la gestion de leurs biens que la loi pourvoit ces individus d'un conseil judiciaire, sorte de demi-interdiction qui leur défend « de *plaider, transiger, emprunter, recevoir capital, mobilier, donner décharge, aliéner ni grever leurs biens d'hypothèques, sans l'assistance de leur conseil* (art. 499) ». Cette demi-interdiction s'applique aux semi-aliénés, aux vieillards dont la mémoire est affaiblie, aux personnes dont l'intelligence est bornée et voisine de l'état d'imbécillité, à celles dont les facultés mentales ont subi quelque atteinte sérieuse, sous le coup d'une maladie convulsive ou d'une lésion cérébrale.

3° Administration provisoire. — Rappelons qu'aux termes mêmes de la loi de 1838 (art. 31), les aliénés non interdits placés dans les hospices ou établissements publics d'aliénés sont, par cela même, pourvus d'une administration provisoire, exercée par les commissions administratives ou de surveillance de ces asiles.

Il peut en être de même des aliénés placés dans un établissement privé, mais dans ce cas l'administration provisoire n'est pas de droit, il faut qu'elle soit demandée.

Sur la demande ainsi faite, en général par un membre de la famille, le juge de paix provoque la réunion du conseil de famille qui statue sur l'opportunité de la mesure et nomme l'administrateur provisoire. Nous avons vu, d'après le texte de la loi, que les pouvoirs de l'administrateur provisoire étaient restreints et limités à certains droits parfaitement déterminés. Nous avons vu également que ces pouvoirs étaient temporaires et cessaient de plein droit lors de la sortie du malade de l'établissement d'aliénés (voy. p. 906).

§ 2. — ACTES DE LA VIE CIVILE ET ALIÉNATION MENTALE

1° Mariage des aliénés. — CODE CIVIL. ART. 146. — *Il n'y a pas de mariage lorsqu'il n'y a point de consentement.*

ART. 174. — *Lorsque l'opposition au mariage est fondée sur l'état de démence du futur époux, cette opposition dont le tribunal pourra prononcer mainlevée pure et simple, ne sera jamais reçue qu'à la charge, par l'opposant, de provoquer l'interdiction et d'y faire statuer dans le délai qui sera fixé par le jugement.*

Aux yeux de la loi, le mariage est un contrat civil. Or, tout contrat n'est valable que par le consentement, libre et exempt d'erreur, des parties contractantes. La folie devrait donc entraîner nécessairement la nullité du mariage si elle existait au moment où il a été célébré. Lors de la discussion du Code civil, le tribunal avait demandé en effet que l'interdiction fût considérée comme une cause dirimante, de telle sorte que le mariage de l'interdit dut être annulable alors même qu'il aurait été contracté dans une période de lucidité. Cette demande ayant été repoussée, l'article 146 est, suivant la plupart des jurisconsultes, le seul sur lequel on puisse s'appuyer pour faire annuler le mariage d'un interdit. En conséquence, il faudra, pour que l'annulation soit prononcée, qu'on établisse qu'au temps de la célébration du mariage, l'interdit, en raison de son état d'aliénation mentale, n'était capable ni de manifester sciemment et

librement sa volonté, ni de comprendre la nature et la portée
de l'engagement qu'il prenait.

Conformément aux mêmes principes, le mariage d'un aliéné
non interdit est valable s'il a été manifestement célébré pendant
un intervalle lucide et consenti à bon escient, alors même que
l'aliéné serait interné : il est annulable s'il a été contracté sans
discernement.

Si l'interdiction n'est pas, par elle-même, un cas de *nullité*
de mariage, elle a été rangée du moins par le législateur au
nombre des *causes d'opposition* (art. 174). Mais cette opposition
ne peut être formée que par un ascendant, le frère ou la sœur,
l'oncle ou la tante, le cousin ou la cousine germains, et ne peut
être maintenue, si l'aliéné n'est pas interdit, qu'à la condition
que l'opposant provoque l'*interdiction* et y fasse statuer dans
le délai fixé par le jugement.

La nomination d'un conseil judiciaire n'entraine aucune incapacité quant au droit de contracter mariage.

La folie peut-elle devenir un cas de *séparation de corps ou de
biens?* Nos codes sont muets à cet égard, mais il est clair que
l'aliénation mentale étant souvent soit une cause de malversa-
tion ou de prodigalité ruineuse; soit l'origine méconnue « d'excès,
de sévices et d'injures graves » entre époux, doit devenir ainsi,
plus d'une fois, la source indirecte et lointaine de ces sortes
d'instances.

Quant au *divorce*, il a été un instant question de l'admettre
dans certains cas déterminés d'aliénation mentale, mais ce
projet, discuté avec ardeur à diverses reprises, n'a pas abouti.

2° Donations et testaments des aliénés. — L'article 901
du Code civil dit que « *pour faire une donation entre vifs ou un
testament, il faut être sain d'esprit.* »

Cet article, dont la rédaction est très claire, a cependant
donné lieu à un grand nombre de jugements contradictoires,
parce que l'appréciation posthume de la folie est souvent très
difficile. La question est en général aisée à résoudre lorsque le
donataire était déjà frappé d'interdiction au moment de l'acte.
L'article 504 dit, en effet, qu'*après la mort d'un individu les actes*

par lui faits ne pourront être attaqués pour cause de démence qu'autant que son interdiction aurait été prononcée ou provoquée avant son décès; à moins que la preuve de la démence ne résulte de l'acte même qui est attaqué. « D'après la loi, le testament d'un interdit *peut donc être attaqué*, mais il n'est pas dit qu'il sera toujours annulé. Les défendeurs ont, en effet, la faculté d'invoquer la circonstance d'un intervalle lucide qui, une fois démontré, peut faire valider l'acte, surtout si les dispositions testamentaires sont judicieuses et sages » (LUTAUD).

Mais la question est bien plus compliquée lorsque le donateur est mort sans avoir été frappé d'interdiction. « Il faut alors, dit LINAS, établir la démonstration posthume de l'état mental au moment de la confection de l'acte. L'acte est déclaré valable si la cour décide que l'auteur était sain d'esprit à l'époque où ses dispositions ont été prises, quelque signe de folie qu'il ait pu donner avant ou après. Certaines bizarreries d'humeur, des excentricités de goût, des travers de conduite et même la simple faiblesse d'esprit ou l'altération de la mémoire, telle qu'on l'observe chez les vieillards, ne suffisent pas pour rendre recevable une demande d'annulation; il faut que les faits articulés soient assez précis pour caractériser la démence et pour donner une démonstration complète de l'aliénation mentale. Cependant la nullité d'une donation ou d'un testament peut être prononcée dans le cas où divers moyens de captation, intrigues, supercheries, pressions, intimidation ou autres influences pernicieuses ont été mis en jeu pour abuser de la faiblesse d'esprit du donateur; les artificieuses et coupables obsessions ne sont que trop souvent employées au milieu des défaillances et des terreurs de l'agonie. » Il en est de même chez les déments.

3° Puissance paternelle. — L'état habituel et notoire de folie, qui empêche l'aliéné de contracter un mariage valable, le prive aussi de consentir au *mariage de ses enfants* (art. 149). L'aliénation doit même, tant qu'elle existe, entraîner la perte de la *puissance paternelle*.

A cette incapacité d'exercer la puissance paternelle on peut ajouter celle qui prive les aliénés interdits du droit d'être tuteurs ou membres des conseils de famille (art. 442).

Ces diverses sortes d'incapacité ne sont pas de droit. Elles doivent être réclamées par les parents, avec certificats à l'appui.

4° Témoignage des aliénés. — Bien que la loi soit muette sur le point de savoir si le *témoignage des aliénés* peut être admis devant les tribunaux, il est permis de dire cependant que ces malades ne sont guère susceptibles d'être entendus qu'à titre de renseignement, le trouble de leur esprit leur enlevant presque toujours les qualités nécessaires pour faire un bon témoignage.

5° Assurances sur la vie dans la folie. — L'aliénation mentale est habituellement rangée parmi les affections qui constituent une contre-indication à *l'assurance sur la vie*, et il résulte de certains précédents que la police d'assurance peut être annulée lorsque l'assuré n'a pas déclaré qu'antérieurement il a été atteint d'une affection mentale, même lorsqu'il ignorait avoir été atteint de cette affection et que son omission a été involontaire.

On voit donc à quelles contestations peut donner lieu l'existence de l'aliénation dans la question des assurances sur la vie.

De toutes les affections mentales, celle qui, par sa nature comme par son évolution, entraîne le plus de difficultés au point de vue médical, dans cette question d'assurances, est sans contredit, la *paralysie générale progressive*.

§ 3. — ACCIDENTS DU TRAVAIL ET ALIÉNATION MENTALE
SECRET MÉDICAL

1° Accidents du travail. — Les accidents du travail déterminent très fréquemment des troubles du système nerveux consistant non seulement en ces états de névroses ou de psychonévroses qui ont reçu le nom de *névrose traumatique,* mais encore en véritables *pychoses*.

Aux termes de la loi du 9 avril 1898, le médecin aliéniste peut donc être appelé et tend en fait à être commis de plus en plus fréquemment dans les cas de ce genre, soit par le juge de paix, soit par le tribunal ou la cour, s'il y a appel.

Il s'agit là, en somme, d'une expertise psychiatrique ordinaire, mais d'une expertise psychiatrique rendue particulièrement difficile par la nature habituelle des états morbides en jeu et par l'intervention possible de deux autres facteurs : l'*auto-suggestion* et la *simulation*.

Ainsi que l'indique VALLON, les principales questions que l'expert est appelé à résoudre en pareil cas sont les suivantes :

1° Quels sont les troubles morbides observés ?

2° Ces troubles sont-ils réels ou simulés ?

3° Ces troubles proviennent-ils du traumatisme en tout ou partie ?

4° Quelle incapacité de travail entraînent-ils, complète, incomplète, permanente ou temporaire ?

La question de *simulation* est de toutes la plus difficile à résoudre, d'autant que, ici encore, la simulation n'est souvent qu'un élément surajouté à des troubles réels et que, d'autre part, il peut y avoir du grossissement des symptômes, surtout dans les états de psycho-névroses, par auto-suggestion inconsciente ou par obsession, sans simulation proprement dite, auto-suggestion et obsession cessant d'habitude avec la fin du procès.

Il est souvent utile, pour résoudre cette question de simulation en même temps que pour fixer de façon précise la nature et la gravité de certaines lésions, de recourir à des examens complémentaires de spécialistes, examen oculaire, auriculaire, électrique, radiographique, etc.

Une autre difficulté, très sérieuse aussi, consiste à déterminer si les troubles psychiques dépendent réellement et exclusivement du traumatisme, ou bien s'ils relèvent d'une autre cause ou enfin si le traumatisme a été simplement un facteur d'aggravation.

En ce qui concerne les psycho-névroses et en particulier la neurasthénie traumatique, il n'est pas rare en effet qu'on se trouve en présence d'un individu déjà neurasthénique antérieurement ou manifestement prédisposé à le devenir.

En ce qui concerne les troubles psychiques, on peut également avoir affaire à un intoxiqué, par exemple à un alcoolique chro-

nique, chez lequel le traumatisme n'a été que l'agent provocateur d'une psychose éthylique. La distinction est d'autant plus
délicate que, ainsi que nous l'avons vu dans la partie descriptive
de cet ouvrage, les psychoses traumatiques offrent tous les
symptômes des psychoses d'intoxication en général et des
psychoses alcooliques en particulier.

D'après mon expérience, une des formes les plus fréquentes,
sinon la plus fréquente, de neurasthénie traumatique, est la
neurasthénie avec artério-sclérose. Cette notion est importante
parce qu'elle éclaire certains points obscurs des psychoses traumatiques. Elle permet de comprendre en effet pourquoi, en
dehors même de toute question d'impressionnabilité nerveuse,
les effets du shock sont si différents suivants les sujets au point
de vue de l'intensité et de la gravité. Les individus en puissance
ou en imminence d'artério-sclérose sont manifestement plus
disposés à la neurasthénie traumatique, et présenteront une
neurasthénie sérieuse, durable, accompagnée de symptômes
organiques, aggravés ou mis en évidence par l'accident (voy.
thèse FAURÉ, 1905-1906).

Beaucoup d'auteurs, en particulier GAYOT (1904), FRANCOTTE
(1905), HUGUENIN (1905), tendent également à accorder à l'état
antérieur, aux diathèses, une influence importante sur les
névroses traumatiques.

« Au point de vue de la nature de l'incapacité du travail,
nulle règle générale ne peut être tracée : c'est toujours une
question d'espèce. Il en est de même de la terminaison de la
maladie : celle-ci peut guérir plus ou moins rapidement, elle
peut à la longue entraîner la mort. L'expert devra donc se
tenir, ici plus que jamais, sur une prudente réserve. Il montrera
les éventualités possibles, il indiquera la plus probable, mais il
se gardera d'affirmations catégoriques sur la durée de la maladie, sur sa curabilité ou au contraire son incurabilité. Les événements pourraient lui infliger de fâcheux démentis » (VALLON).
Cela est d'autant plus vrai qu'en fait de conséquences du traumatisme sur le système nerveux, il faut toujours tenir compte
de la possibilité d'accidents tardifs ou d'aggravation ultérieure
d'accidents légers au début. Aussi ne peut-on qu'approuver la

modification à l'article 19 de la loi de 1898, votée par les Chambres en décembre 1904, portant que « au cours des trois années pendant lesquelles peut s'exercer l'action en revision, le chef d'entreprise pourra désigner au président du Tribunal un médecin chargé de le renseigner sur l'état de la victime. Cette désignation dûment visée par le président, donnera audit médecin accès trimestriel auprès de la victime ».

2° Secret médical. — Depuis quelques années, sous l'influence surtout de l'opinion absolue de Brouardel, la rigueur du secret professionnel tend à s'accentuer de plus en plus en médecine.

Naguère encore, les aliénistes n'hésitaient pas à répondre, avec la réserve et la discrétion voulues, aux questions qui leur étaient posées par des parents ou des tiers autorisés, et j'ai moi-même, dans les précédentes éditions de cet ouvrage, consacré un chapitre de déontologie aux réponses à faire par le médecin lorsqu'il est interrogé, à propos d'un mariage, par exemple, sur les *chances d'hérédité* dans les familles d'aliénés.

La doctrine actuelle des maîtres, judiciaires et médicaux, m'oblige à supprimer ce chapitre et, malgré les conclusions contraires de Thivet, Favreau, Toulouse, etc., à dire avec Vallon, Decante et V. Parant (fils) que *le secret médical, en psychiatrie comme ailleurs, est absolu* et régi par l'article 378 du Code pénal édictant que, *hors le cas où la loi les oblige à se porter dénonciateurs,* les médecins qui auraient révélé les secrets à eux confiés seront punis d'un emprisonnement d'un mois à six mois et d'une amende de cent francs à cinq cents francs.

L'exécution stricte de cet article est manifestement préjudiciable aux intérêts du médecin, des familles, des compagnies d'assurances, des administrations, à ceux même de la justice : lorsque, par exemple, l'aliéniste refuse de parler dans les cas d'exemption du service militaire, d'assurances sur la vie, d'accidents du travail, de recensement de population, d'instance en séparation, divorce, annulation de donations ou testaments, etc.

Mais, malgré toute considération, le médecin fera bien d'être prudent et de ne rompre le secret professionnel que dans les circonstances où la loi l'y oblige ou le lui permet explicitement, comme dans la délivrance d'un certificat d'internement. Encore n'est-il pas, même dans ce cas, à l'abri des difficultés; car ce même certificat, que la loi l'autorise à délivrer, il lui est interdit de le produire, fut-ce pour sa défense, sous peine de violation du secret professionnel et de condamnation.

APPENDICE I

ENSEIGNEMENT DE LA PSYCHIATRIE EN FRANCE ET A L'ÉTRANGER

Il est affligeant de constater et de dire que tandis que dans la plupart des pays étrangers l'*enseignement des maladies mentales* a été organisé sur des bases sérieuses et mis en harmonie avec les nécessités du temps présent, en France, pays par excellence de la psychiatrie, cet enseignement est resté à l'état rudimentaire.

Certaines de nos Universités ne sont pas encore dotées d'enseignement psychiatrique ; dans l'une, celle de Bordeaux, cet enseignement existe, représenté par un professeur adjoint, chargé de cours ; seules les Facultés de Paris, de Lyon, de Montpellier et de Toulouse possèdent en cette matière si importante une chaire magistrale.

Mais, même dans ces dernières, l'assistance aux cours est facultative et il n'y a ni stage obligatoire, ni même stage organisé. La clinique psychiatrique de la Faculté de Bordeaux est, croyons-nous, la seule qui, par le fait de son installation dans un hôpital général, compte actuellement des stagiaires régulièrement inscrits et permette une épreuve de clinique mentale au cinquième examen de doctorat.

Je n'ai garde d'oublier l'*enseignement psychiatrique libre* qui, aujourd'hui comme du temps des Falret père, des Baillarger, des Morel, des Lasègue, des Falret fils, se continue à Sainte-Anne, à la Salpêtrière, à Bicêtre, à Villejuif, etc., etc., en province même, de façon à la fois brillante et fructueuse. Mais cet enseignement, on le comprend, est tout aussi facultatif que l'enseignement officiel.

Ajoutons, pour être complet, que depuis deux ans il a été

institué à Paris un *diplôme de médecine légale* précédé de cours et d'examens dans lesquels la psychiatrie, clinique et médico-légale, occupe un rang important. Mais cet enseignement ne s'adresse encore qu'à quelques auditeurs de bonne volonté.

Enfin, le Conseil de l'Université de Paris, faisant droit à des vœux souvent exprimés, notamment par le premier président DELCURROU au Congrès des aliénistes de Bordeaux (1895) et plus récemment par le Congrès de l'Union internationale de Droit pénal (juin 1905), vient de voter le projet de création à la Faculté de droit, à la rentrée des cours (1905-1906), d'un *certificat d'études de sciences pénales*. L'enseignement, donné par des professeurs des Facultés de droit et de médecine, comprendra, entre autres matières, la médecine mentale et la médecine légale avec composition sur l'une ou l'autre de ces branches à l'examen.

Par comparaison avec ce qui se fait à l'étranger, cela est peu de chose, et il faut avoir le courage de dire que nous piétinons sur place. Tous ceux qui, dans ces dernières années, ont visité les cliniques psychiatriques de l'étranger, en particulier celles de l'Allemagne, comme RÉMOND, CRUCHET, SÉRIEUX, etc., tiennent le même langage et ont poussé le même cri d'alarme.

Voici, sur ce chapitre, les conclusions de SÉRIEUX, dans son beau livre (1903), déjà cité, sur l'assistance des aliénés, en France et au dehors, couronné par l'Académie de médecine de Paris. Nous ne saurions mieux faire que de nous rallier entièrement aux vœux qui y sont émis, et de souhaiter, dans l'intérêt des futurs médecins français, civils et militaires, et pour l'honneur de notre pays, de les voir bientôt se réaliser :

« Si après cette longue enquête sur l'organisation de l'enseignement de la psychiatrie dans l'ancien et le nouveau monde, nous examinons les conditions dans lesquelles est donné ce même enseignement en France, il nous faut avouer que tout est à organiser. Aux vingt chaires de clinique de maladies mentales d'Allemagne, aux dix chaires italiennes, aux cinq chaires suisses, nous n'avons à opposer que quatre chaires analogues (Paris, Lyon, Montpellier, Toulouse), mais sans stage obligatoire. Aucune de nos Universités provinciales ne possède de clinique psychiatrique autonome, ni quelque établissement qu'on puisse comparer aux belles cliniques de

Halle, de Wurzbourg, etc. Que les admirables résultats de la décentralisation scientifique telle qu'elle est pratiquée dans les divers pays d'Europe, ouvrent les yeux de ceux dont dépend l'avenir de nos jeunes Universités ! Qu'ils cessent de considérer l'enseignement des maladies mentales comme une clinique accessoire d'importance secondaire ; qu'ils ne se contentent plus d'installations rudimentaires, imparfaites, alors qu'en Allemagne, en Suisse, en Italie, en Autriche, en Russie, existent des établissements cliniques modèles. Des villes universitaires aussi considérables que Lille, Nancy, Toulouse, Bordeaux, ne peuvent moins faire pour l'enseignement des maladies mentales que telles Universités de petits États allemands, situées dans des villes de 14 et 20.000 habitants et qui viennent de dépenser l'une plus d'un million, l'autre près de deux millions pour des cliniques psychiatriques de 100 et 130 lits.

Nous avons dit plus haut les services multiples que rendent les cliniques de psychiatrie : il est superflu d'insister sur les préjudices irréparables que la prolongation de l'état de choses actuel entraînerait, non seulement pour les malades et pour l'instruction professionnelle du corps médical, mais encore pour les Universités ellesmêmes et pour la société, si intéressée nous le répétons, à une bonne organisation de la médecine mentale. Si des mesures n'étaient prises en vue de mettre fin aux errements actuels, les progrès de la psychiatrie, de l'assistance des aliénés, ceux aussi de toutes les sciences qui ont pour but l'étude de l'esprit humain, ces progrès seraient gravement compromis en France. Ne serait-ce pas méconnaître les traditions d'un pays qui a été l'initiateur dans l'enseignement des maladies mentales : ne serait-ce pas porter atteinte au développement de sa culture scientifique et préparer la décadence d'études qui ont jeté sur la médecine française, au cours du XIX⁰ siècle, un si vif éclat ?

Fermement convaincus du danger que présentent les lacunes en question et de la nécessité d'y porter remède sans retard, nous émettrons les vœux suivants :

1° FONDATION DANS CHAQUE VILLE UNIVERSITAIRE D'UNE CLINIQUE PSYCHIATRIQUE AUTONOME DE 60 à 100 LITS. — Cette clinique, située dans la ville même (hôpital urbain) ou à proximité immédiate, servirait de bureau d'admission pour les malades placés d'office ou volontairement Annexion à la clinique psychiatrique d'une section spéciale de neuropathologie, d'un service de consultations externes, de laboratoires divers, de chambres pour pensionnaires payants, etc. ;

2° PERSONNEL MÉDICAL NOMBREUX. — Un médecin (y compris chef de clinique, internes, externes ou stagiaires) pour 10 malades au plus :

3° RÉORGANISATION DU RECRUTEMENT DU CORPS ENSEIGNANT en s'inspirant des institutions qui ont assuré la prospérité des Universités alle-

mandes, suisses, russes, autrichiennes, etc. Création d'un corps de
« maîtres de conférences » analogue à celui des privat-docents.
Remplacement dans une large mesure, des *concours*, par la *concurrence ;*

4° ORGANISATION DE COURS CLINIQUES PAYANTS ET DE COURS GRATUITS
d'une durée de trois semaines environ, analogues au « cours de
vacances » des Universités étrangères, pour l'enseignement pratique
de la psychiatrie, de la neuropathologie, de la médecine légale des
aliénés, etc ;

5° ORGANISATION DU STAGE PSYCHIATRIQUE sur les bases suivantes :
a) *Pour tous les étudiants* : Stage psychiatrique d'une durée
d'un semestre à raison de trois heures par semaine (deux leçons de
une heure et demie), soit quarante-huit présences et soixante-douze
heures de leçons. Examen psychiatrique spécial (oral ou clinique),
avec applications médico-légales.
b) *Pour certaines catégories de médecins* : Médecins des établissements pénitentiaires et des maisons de corrections.
Médecins des armées de terre et de mer.
Médecins-experts.
Médecins des établissements publics et privés d'aliénés, d'idiots,
d'épileptiques, de nerveux.
Médecins-inspecteurs des maisons de santé.
Stage psychiatrique de durée variable (une à plusieurs années)
avec examens écrit, clinique et oral.
Pour quelques-unes de ces catégories, les candidats devraient avoir
rempli les fonctions d'interne ou de chef de clinique dans un asile
public ou dans une clinique universitaire ;

6° CRÉATION D'UN CONCOURS SPÉCIAL pour les places de médecin des
asiles d'aliénés situés à proximité des villes universitaires ;

7° RÉFORME DE L'ORGANISATION DU SERVICE MÉDICAL dans les asiles
d'aliénés situés à proximité des villes universitaires sur les bases
suivantes : un médecin chef de service pour 250 malades, avec les
collaborateurs suivants :
a) *Un assistant*, docteur en médecine, ancien interne des asiles,
nommé sur la présentation du chef de service ;
b) *Un interne*, nommé au concours pour un an ou deux ans ;
c) *Deux stagiaires* (docteurs ou étudiants).

(SÉRIEUX, p. 414 à 417).

APPENDICE II

RAPPORTS MÉDICO-LÉGAUX

Nous allons donner ci-dessous un certain nombre de rapports médico-légaux afférents à quelques-unes des principales situations qui se rencontrent dans la pratique psychiatrique. Nous les diviserons en deux catégories, suivant qu'ils ont trait au *droit criminel* ou au *droit civil*.

§ 1. — DROIT CRIMINEL

1°

Folie systématisée. — Délire de persécution à forme de délire de sorcellerie. — Hallucinations. — Réactions dangereuses. — Menaces de mort. — Examen médico-légal. — Irresponsabilité. — Internement.

Nous soussignés, Dʳ L. LANDE, Dʳ E. RÉGIS, commis par ordonnance en date du 16 janvier 1902, de M. X... juge d'instruction, à l'effet d'examiner le nommé K... Etienne, âgé de soixante-sept ans, domicilié à P..., inculpé de menaces de mort par écrit, après avoir prêté serment, consulté le dossier et examiné l'inculpé, avons rédigé le rapport suivant.

1° FAITS

Depuis plusieurs années, K... poursuit de ses invectives et de ses injures écrites le curé de J..., qu'il connaît à peine, l'accusant de toutes sortes de méfaits et l'appelant « le plus grand criminel de France ». Lassé en fin de compte, de ces outrages, adressés par cartes postales, le curé de J... se décida, au mois de juillet 1900, à porter plainte. Le procureur, après enquête, ayant constaté que K... paraissait atteint de trouble mental, et ne pouvant, dans ces conditions, le poursuivre, signala cette situation au sous-préfet de T... qui, le 18 août 1900, écrivit au maire de P..., le priant de faire une enquête d'urgence accompagnée de certificat médical.

Grâce à l'imprudente ignorance du maire de P... qui répondit
que « K... était, comme tant d'autres, un ennemi déclaré du clergé
et notamment du curé de J..., mais qu'il n'était nullement atteint
d'aliénation mentale », les choses en restèrent là pendant plus d'un
an. Mais pendant ce temps K..., dans la progression de ses menaces,
en arrivait le 20 octobre 1901 à écrire au maire de J... que si le
dimanche suivant, vers les dix heures, il n'avait pas fait expulser le
curé du presbytère par la gendarmerie, il ferait feu sur lui. Le juge
d'instruction de T... décerna contre lui un mandat d'amener.

A la maison d'arrêt de T..., K... fut l'objet d'un examen médico-
légal de la part du Dr V... Cet examen aboutit à cette conclusion
que K... était un aliéné persécuté, que ses menaces de mort avaient
été écrites sous l'influence de ses idées délirantes, qu'il devait, par
conséquent, être tenu pour irresponsable.

Il estimait toutefois, qu'il y avait lieu de le soumettre à une observation continue, impossible à réaliser dans une prison comme
celle de T...

C'est dans ces conditions que nous avons été appelés à notre tour
à examiner l'état mental de K..., transféré au fort du Hâ.

2° EXAMEN ET CONCLUSIONS

K... est un homme de soixante-sept ans, déjà vieilli et fatigué. Il
vit seul, éloigné de sa femme dont il est séparé et de ses nombreux
enfants dont il ignore jusqu'au nom et à la résidence, bien qu'il
invoque souvent son affection pour eux.

Il est de plus en procès avec son frère pour question d'intérêt et
a soutenu récemment une autre contestation judiciaire contre son
propriétaire pour refus de quitter son logement.

K... ne paraît pas avoir d'antécédents héréditaires au point de
vue vésanique et lui-même n'a jamais été sérieusement malade en
dehors de l'affection mentale dont il est atteint.

Cette affection mentale date certainement déjà de longues années.
K... fait remonter en effet à douze ou treize ans la première apparition du curé de J... qui, la nuit, passant par la cheminée, vint le
secouer, l'appeler et lui parler.

Depuis cette époque et surtout depuis sept à huit ans, K... voit la
main du curé dans tout ce qui lui arrive de mal et dans tout ce
qui arrive de mal également dans le pays. Sous l'influence de préjugés malheureusement augmentés, semble-t-il, par des lectures mal
comprises et par de malicieuses excitations de gens du pays, il est
arrivé à considérer le curé de J... comme une sorte de loup-garou,
« courant la galipante et les chiens la nuit », pénétrant dans les maisons pour faire du bruit dans les greniers, tracassant et volant les
gens, allumant des incendies, ravageant les récoltes, en un mot
comme un suppôt de Satan, comme un sorcier du moyen âge.

Le pouvoir de ce démon s'est surtout exercé sur lui. Depuis sept à huit ans, le curé le possède, il lui parle nuit et jour sans le laisser dormir, il lui donne de mauvais conseils, le pousse au·vice, lui fait sentir des odeurs puantes, des odeurs de malin esprit, de guenon, de fou. Il lui a fait sortir des fourmillements et des bouffioles dans le derrière, lui a retiré le nerf de façon que le testicule gauche est devenu aussi sec que s'il était mort, par arrêt de la circulation, tandis que le testicule droit est devenu énorme (le malade a une hernie inguinale droite avec hydrocèle volumineuse faisant en effet paraître le testicule gauche et la verge rétractés). Il lui a fait voir en rêve des femmes non vêtues pour l'exciter à s'en servir.

Pour lutter contre ces maléfices, il est obligé de prier Dieu. Il fait cinq fois « Notre Père » et cinq fois « Je vous salue Marie ». « Ça repousse la tentation, avec la grâce de Dieu ».

Une fois, il y a quelques années, il communia à l'occasion de la confirmation de sa fille. Lorsque le prêtre fut arrivé à lui, il alla chercher au fond du ciboire une hostie spécialement préparée à son intention. Dès le lendemain, il éprouva des sensations épouvantables, la diablerie. Il fallut que deux ou trois personnes lui fissent « la manœuvre de Satan », autrement il était perdu. Du reste après la communion, et en particulier après le Jubilé, il meurt ainsi trois ou quatre femmes par semaine, tuées par les hosties diaboliques.

Il représente le ciel, et le curé l'enfer. Il a même un certain pouvoir. Il a guéri quatre petits enfants en faisant des prières.

C'est ainsi que peu à peu, par degrés, d'année en année, K... en est arrivé à considérer le curé de J... comme le plus grand criminel de la terre et par se croire chargé d'en purger le pays et de le remplacer au presbytère comme chef des ecclésiastiques.

Cela explique ses cartes postales de reproches et d'injures au curé, puis ses dénonciations à l'évêché, au parquet, enfin les menaces d'expulsion et de mort qu'il a faites.

Tout cela est venu lentement, progressivement, comme il arrive en pareil cas.

Il n'y a donc pas de doute à avoir sur l'état mental de K... C'est un aliéné persécuté et halluciné chez lequel le délire de persécution a revêtu le caractère de délire de sorcellerie qu'il revêt encore parfois dans les campagnes et chez les gens ignorants. Il a parcouru toutes les étapes de sa folie systématisée progressive et en est aujourd'hui à la période d'état.

Il est fort difficile de préciser d'une façon certaine si K..., déjà dangereux par ses écrits, puisqu'il calomnie publiquement un homme, est tout prêt à mettre ses menaces à exécution et à commettre un meurtre.

Ce qui est certain, c'est qu'il peut le faire. La progression même de son délire et de ses idées délirantes indique bien qu'il devient de plus en plus dangereux et qu'il est arrivé à cette limite où il suffit d'un rien pour pousser l'aliéné dans la réalisation de son impulsion morbide.

Aussi n'hésitons-nous pas à conclure à la fois à son irresponsabilité et à son internement dans un asile d'aliénés.

L. LANDE. — E. RÉGIS.

2°

Psychose alcoolique. — Délire hallucinatoire à forme jalouse. — Idées de vengeance pathologique. — Menaces de mort. — Examen médico-légal. — Irresponsabilité. — Internement.

Nous, soussigné, docteur en médecine, chargé du cours des maladies mentales à la Faculté, aliéniste expert près les tribunaux, nommé par jugement en date du 7 mai 1902, du tribunal de Bordeaux (4ᵉ Chambre) à l'effet d'examiner le nommé R... Pierre, inculpé de menaces de mort et de port d'armes prohibées, serment préalablement prêté, avons aussitôt procédé à cet examen dont nous consignons les résultats dans le rapport suivant.

1° FAITS

R... est un homme de quarante-sept ans, marié, cordonnier de profession, habitant B... depuis 1887. Il a deux enfants : une fille de vingt-six ans et un fils de vingt-quatre ans qui habitent la Drôme, chez leurs grands-parents. Il vit séparé de sa femme depuis 1880 et ne l'a revue durant ce long intervalle, que trois ou quatre fois. Pendant longtemps R... s'est parfaitement accommodé de cette existence sans se préoccuper autrement de ce que faisaient les siens. Mais dans ces dernières années il a commis de tels excès de boisson que son cerveau s'est troublé et que, à l'occasion d'une simple circonstance de famille, survenue il y a dix-huit mois, il s'est mis à délirer et en est arrivé par degrés à concevoir les actes les plus dangereux, dans l'exécution desquels il a été heureusement arrêté.

Voici, très sommairement relatée, cette histoire pathologique :

Au mois de juillet 1900, R... reçut une lettre d'un jeune homme lui demandant sa fille en mariage. Sa fille consultée accepta et sa femme lui écrivit également pour donner son consentement. Malheureusement il avait bu ce jour-là plus de dix absinthes. Son esprit égaré par la boisson se fixa sur ce fait que la lettre de sa femme qu'il croyait à Arcachon, venait de la Drôme. Toute la nuit il revint sur ce détail, « calcula là-dessus » et comprit qu'« il y avait quelque chose ». Le lendemain il but encore de l'alcool sans pouvoir manger et se replongea de plus belle dans son idée fixe.

Ayant adressé plusieurs lettres à sa fille et même une dépêche au maire de sa commune sans avoir de réponse, il devint « comme fou » et pris de l'idée que sa fille avait pu s'embarquer à son insu avec le jeune homme en question, il vint à Bordeaux, s'informant auprès de tous les navires en partance et demandant à consulter toutes les listes de passagers.

De retour à B..., il eut à ce moment, à n'en pas douter, une véritable crise de délire éthylique, durant laquelle il passa vingt jours sans manger ni dormir, ne buvant que des boissons alcooliques.

Il engagea alors suivant son expression une « polémique » épistolaire avec sa fille, mais surtout avec sa femme, qu'il commença d'injurier.

Peu à peu ses troubles cérébraux s'accentuèrent davantage et il en vint à éprouver des hallucinations de l'ouïe, à entendre des voix. Ces voix, qui se produisaient surtout le soir à la tombée de la nuit, après ses libations de la journée et ses nombreux apéritifs (il est allé jusqu'à boire 15 litres en 3 heures), lui parlaient grossièrement de sa femme et de sa fille. Elles disaient : « Sa femme fait la vie : elle a un amant, il n'en sait rien », ou bien : « R... fait voir la photographie de sa fille, c'est une p.....: il la croit pucelle, elle a été violée par l'amant de sa femme ; elle a accouché, elle est à Bordeaux. » Ne comprenant pas qu'il s'agissait là d'hallucinations et croyant à la réalité des faits révélés par ces voix, R... adressait lettres sur lettres à sa femme et à sa fille, leur enjoignant de lui dire si tout cela était vrai. Il alla jusqu'à écrire au curé de sa commune, dans la Drôme, pour lui demander si sa fille était enceinte comme on le prétendait à B... Le curé répondit qu'il ne comprenait pas pareille question.

Il vint alors à Bordeaux pour s'éclairer. Sans avoir encore à ce moment d'idées précises, il s'était déjà muni d'un tranchet. Mais après une démarche suivie d'altercation dans une maison où il supposait sa femme cachée, il s'en retourna.

De retour à B... ses voix lui parlèrent de plus belle. « On se foutait de lui : on répétait sans cesse que sa femme et sa fille avaient des enfants ». Cela le troublait, il ne pouvait penser à autre chose, travaillait peu, dormait mal, mangeait à peine, ne faisait que boire.

Au mois d'octobre 1901, ayant entendu dire par les voix que sa fille s'était fait enlever et était devenue la maîtresse du cuisinier de l'hôtel S..., il écrivit au patron de l'hôtel. N'en recevant pas de réponse, il se rendit de nouveau à Bordeaux où il trouva non sa fille, mais sa femme qu'il accabla de sottises et d'injures et qui eut toutes les peines du monde à le calmer en affirmant qu'elle se conduisait bien et que sa fille, toujours très sage, n'avait pas quitté le pays. Mais à peine fut-il revenu à B... que ses hallucinations reparurent et redoublèrent. Il entendait toutes sortes de choses. On disait par exemple que l'amant de sa femme « avait voulu voir si les jambes de la fille étaient faites comme celles de la mère ». Plus il pensait à cela, plus il buvait, et plus il buvait, plus il s'enfonçait dans son délire.

Un jour, le 8 décembre 1901, en plein marché, il fut le jouet d'une véritable scène hallucinatoire. Il aperçut tout à coup devant lui un individu de grande taille et de force herculéenne qui lui dit : « Manant, je b... ta femme depuis dix-huit ans ; j'ai violé ta fille ; elles sont pleines toutes les deux. Tiens les voilà qui vendent des marrons de ton côté. » Cela dit, il s'éclipsa et R..., tournant la tête, aperçut en effet une jeune fille qui vendait des marrons et qui ressemblait à sa fille.

Il est resté convaincu que l'individu, sa femme et sa fille sont venus à B... à ce moment, et croit qu'on trouverait facilement trace de leur passage dans les hôtels si on faisait une enquête.

C'est à dater de ce moment que l'idée de se venger est venue à R... Il s'est mis à ruminer son plan et a arrêté qu'il « détruirait » d'abord l'homme, puis sa femme ; il se contenterait de souffleter violemment sa fille.

Pour accomplir la première partie de ce programme délirant. R... demanda partout des renseignements sur l'ennemi de son honneur. Personne ne put évidemment lui en fournir puisqu'il s'agissait d'un mythe n'existant que dans son imagination malade. Mais cela ne le satisfit point, et il déclara que pour avoir son adresse, il « enverrait du plomb dans les côtes de quelqu'un ».

Toutefois, ne pouvant aboutir de ce côté, il songea à commencer ses opérations de vengeance par sa femme. Avant de passer à l'exécution, il résolut de voir son fils et de le mettre au courant de ses projets. Il lui écrivit donc pour lui demander de venir au Carnaval. Son fils répondit qu'il ne pourrait venir à B... qu'à la Pentecôte.

Il décida alors d'attendre jusque-là. Mais torturé de plus en plus par son idée fixe, « la patience lui échappa ». Il craignit d'ailleurs que sa femme ne disparût avant d'être frappée.

C'est ainsi que le dimanche 1er avril, au sortir d'une crise d'ivresse tellement forte qu'il fit une chute sur la tête et que des agents durent le ramener chez lui, il prit le parti d'en finir tout de suite.

Après avoir vainement marchandé un revolver à B..., et muni d'un tranchet, il prit le train et arriva à Bordeaux dans la nuit. Son premier soin fut d'aller à l'hôtel pour demander si sa femme y était toujours. Rassuré sur ce point, il se rendit dans un débit où le patron, s'apercevant qu'il portait un tranchet dans sa poche, le lui fit enlever à son insu, puis il erra de-ci, de-là. Au matin il achète aux abords du Pont. au marché de la ferraille, un revolver de 6 francs, le fait charger par un armurier de la place Richelieu, va boire une absinthe, marche pendant deux heures pour bien arrêter son plan de conduite et se rend à l'hôtel où, grâce à la précaution prise par sa femme de faire répondre qu'elle était absente au cas où il la demanderait, il ne put mettre son projet à exécution et se fit désarmer, non sans peine, après avoir déclaré, en montrant son revolver, qu'il ne sortirait qu'après lui avoir brûlé la cervelle.

Telle est l'histoire pathologique de R... Elle est, de la façon la plus nette et la plus évidente, celle d'un alcoolique qui, jouet de ses suggestions hallucinatoires, en arrive à être dominé par des idées délirantes de jalousie et à concevoir et à exécuter les actes les plus dangereux.

2° EXAMEN ET CONCLUSIONS

L'examen direct de l'inculpé confirme ce diagnostic, établi sur l'évolution des troubles psychiques. R... a présenté et présente en effet les symptômes caractéristiques de l'intoxication alcoolique, en particulier : la dyspepsie avec pituite matutinale, le tremblement, le visage vultueux, les yeux brillants et dilatés, enfin et surtout le mauvais sommeil avec cauchemars, visions d'animaux, rêves fréquents de sa femme et de sa fille dans des situations et des postures indécentes.

Il reste toujours convaincu de la réalité des faits que lui ont révélé les hallucinations et, par suite, il reste prêt à réaliser son programme de vengeance pathologique.

Il ne peut donc y avoir aucun doute dans le cas de R...

C'est un aliéné atteint de folie alcoolique qui n'a agi, dans les faits qui lui sont reprochés, que sous l'influence de son délire et de ses hallucinations.

Il est, par conséquent, irresponsable et doit être interné dans un asile d'aliénés, où il devrait par prudence être maintenu jusqu'au moment où toute trace de conceptions maladives aurait disparu chez lui, et où il y aura quelque chance de ne pas les voir réapparaître, avec leurs conséquences dangereuses, au moindre excès de boisson.

E. RÉGIS.

Bordeaux, le 10 mai 1902.

3°

Délire raisonnant de persécution sous forme de délire de dépossession. — Refus de reconnaître la validité de jugements et de quitter sa propriété, vendue sur saisie. — Défense à main armée et menaces de mort. — Examen médico-légal. — Irresponsabilité. — Internement.

Nous, soussignés, Dʳˢ LANDE, PITRES et RÉGIS, docteurs-médecins, médecins-experts du tribunal de Bordeaux, commis par jugement du tribunal de L..., en date du 15 mars 1894, à l'effet d'examiner l'état mental du sieur V... (Julien), jardinier, actuellement détenu à la maison de L... inculpé d'arrachage d'arbres fruitiers et de menaces de mort sous conditions, après avoir prêté serment, pris connaissance des diverses pièces du dossier, et procédé à l'interrogatoire dudit V..., avons résumé, dans le rapport ci-dessous, le résultat de nos constatations.

1° FAITS

L'histoire de V..., réduite aux faits essentiels de la cause, est la suivante :

Agé aujourd'hui de quarante-cinq ans, il s'est marié en 1876, sous le régime de la communauté réduite aux acquêts, avec une femme qui, tant en argent qu'en mobilier, lui a fait un apport global de 1.500 francs. Tout d'abord le ménage a marché convenablement, mais bientôt le désaccord est survenu, et en 1886, V... est condamné par le tribunal correctionnel de L.... à 5 francs d'amende pour voies de fait envers sa femme et son enfant.

De nouvelles querelles surviennent par la suite, et, à plusieurs reprises, sa femme introduit contre lui une instance en séparation de corps pour sévices. Mais les choses s'arrangent tant bien que mal, et elle reprend la vie commune.

En 1892 enfin, n'y tenant plus, et après une discussion très vive dans laquelle son mari s'était montré plus violent et plus brutal que d'habitude, la femme V... quitte le domicile conjugal et se retire avec ses enfants chez ses parents, où elle est restée depuis cette époque.

L'affaire vient devant le tribunal de L...., qui, le 3 juillet 1893, prononce le divorce en faveur de la demanderesse et condamne V.... à restituer les biens revenant à sa femme et à lui servir une pension mensuelle de 30 francs.

V... fait appel et la cause vient à nouveau devant la Cour de Bordeaux qui, le 20 février 1894, confirme purement et simplement l'arrêt du tribunal de L...

Sur refus persistant de V... d'exécuter les clauses du jugement, on procède à la liquidation, puis à la saisie de ses biens, et on vend ses meubles le 1er septembre et son enclos le 10 décembre 1894.

Lors de ces ventes, V... laisse faire et ne dit rien. Mais il n'en reste pas moins dans sa propriété, et lorsque l'acheteur veut en prendre possession, il refuse de la quitter, se déclarant toujours chez lui. En même temps, et comme pour bien affirmer ses droits, il continue de faire acte de propriétaire en arrachant des arbres fruitiers et en cultivant le terrain.

C'est en vain que les autorités interviennent et cherchent à l'expulser. V... prend une attitude dangereuse et, armé tantôt d'une bêche, tantôt d'un fusil, menace de mort le commissaire de police, les gendarmes et l'huissier qui se présentent tour à tour.

On se saisit enfin de lui par surprise, et il est écroué à la maison d'arrêt, où il est l'objet de la part des docteurs Z... et Y... d'un examen médico-légal qui conclut qu'il jouit de ses fonctions cérébrales et qu'il est responsable de ses actes. Mais, le jour de l'audience venu, il refuse de s'y rendre.

C'est dans ces conditions, et en présence de l'attitude étrange de l'inculpé, que le tribunal a jugé nécessaire de le soumettre à un nouvel examen pour lequel nous avons été commis.

2° EXAMEN

Bien qu'un peu défiant tout d'abord, V... nous a bien accueillis et, très calme, très maître de lui, il a répondu convenablement à toutes nos questions. Ses explications, quoique un peu confuses et dénotant une intelligence médiocre, constituent cependant dans leur ensemble une sorte de thème suivi qui peut être résumé ainsi :

Les difficultés survenues dans le ménage auraient eu pour origine, d'après lui, la conduite imprudente de sa femme qui, malgré ses avis, fréquentait une femme de mauvaises mœurs. Ses beaux-parents, au lieu de le soutenir, la montaient contre lui, et il n'est pas éloigné de penser qu'ils auraient voulu entraîner leur fille au mal. Du reste, s'étant rendu à B..., chez son beau-frère et sa belle-sœur, « il y vit ce qu'il ne devait pas y voir », et refusa dès lors d'y retourner, ce qui augmenta l'animosité de la famille à son égard.

À partir de ce moment, V... semble croire qu'il y a un véritable coup monté contre lui, et dans tout ce qui arrive, il voit la main de la famille de sa femme et de celle-ci elle-même, agissant sous son inspiration.

Il ne nie pas les injures et les violences auxquelles il s'est livré à différentes reprises dans son ménage : mais il était poussé à bout. Tantôt, c'est parce que sa femme refusait de rompre avec des voisins et voisines qui lui étaient hostiles et se conduisaient mal ; tantôt c'était parce qu'elle ne voulait pas renvoyer une domestique « qui était de connivence avec ses beaux-parents », battait ses enfants et l'empêchait d'occuper le lit conjugal ; tantôt c'est parce qu'elle refusait absolument de quitter le pays pour aller vivre loin de ceux qui lui en voulaient.

Si les dires de V... sont vrais, il semble que, depuis longtemps, il était en proie à des idées, sinon à du délire de persécution, et que, dans ses actes de violence, il ait agi sous l'influence de ces conceptions.

Ce qui tendrait à prouver la réalité des idées morbides de persécution chez V...., c'est qu'il n'en fait pas étalage, et qu'il faut, au contraire, pour les saisir, lui en arracher en quelque sorte l'aveu. Voici, du reste, à cet égard, deux faits très significatifs et qu'il ne nous a révélés qu'à grand'peine.

En 1892, il ressentit des malaises subits et constata qu'il lui venait « des boutons sur toute la tête ». L'année suivante les mêmes phénomènes se reproduisirent. Alors, il eut l'idée que cela provenait de son tabac à priser, *acheté par sa femme*. Ayant jeté le tabac qui lui restait, il acheta lui-même sa provision, et, à dater de ce moment,

tout disparut comme par enchantement. Il refuse d'en dire plus long
là-dessus ; mais à travers ses réticences, on devine qu'il croit que sa
femme a voulu l'empoisonner.

Autre fait : à quarante-deux ans, il n'avait encore, suivant son
expression, que « quatre dents à dire ». Or, ayant pris de la tisane
de salseparille, dès la deuxième fois il éprouva un violent dégoût
et ses dents se mirent à tomber toutes seules, sans lui faire de mal.
Ce n'était pas du poison cette fois, croit-il, ce devait être de l'*encens*.

C'est dans ces conditions, et alors que V... se trouvait dans la
situation d'esprit que nous venons d'indiquer, que sa femme s'est
séparée de lui et qu'est survenu le procès en divorce. Il est à présumer que V... n'a vu là qu'une nouvelle machination conçue par la
famille de sa femme. En tout cas, la solution de ce procès et les
complications d'intérêt qu'il a entraînées pour lui ont déplacé ses
inquiétudes, ouvert un nouveau courant à ses idées délirantes, et
à dater de ce moment, ce n'est plus tant au point de vue de sa situation morale qu'au point de vue de ses intérêts matériels, qu'il s'est
cru persécuté.

« A force de travail et de privations, dit-il, j'ai amassé une dizaine
de mille francs. Si j'étais obligé de rembourser ce qu'on me réclame,
avec les 30 francs par mois de pension à payer pendant vingt et un
ans, ça ferait 6.000 francs, et j'en aurais jusqu'à l'âge de soixante et
un ans. Ils me mettent dans cette position que, quoique je fasse, ça
me ruine. » Et il ajoute : « Je n'ai pas chassé ma femme ; si mes
beaux-parents veulent garder les enfants, qu'ils les élèvent à leurs
frais. »

Ne voyant dans sa condamnation par les tribunaux qu'une manifestation d'hostilité ayant pour but de provoquer sa ruine, on comprend que V... ait cherché à s'y opposer de toutes ses forces.

Pour cela il a interprété les choses à sa façon, et s'est créé une
sorte de droit et de procédure à lui, essentiellement basés sur ce
principe que, tant qu'il ne donnait pas son acquiescement par sa
signature ou par sa présence, les jugements prononcés et les actes
faits étaient entachés de nullité. Ainsi, le jugement de la Cour d'appel
de Bordeaux a été, suivant lui, *prononcé*, mais non *rendu*, parce
qu'il n'y a pas eu de plaidoiries et qu'il n'a pas signé. De même, la
vente de ses meubles est nulle, parce qu'on a procédé comme pour
une *vente volontaire* et non comme pour une *vente sur saisie*, et qu'on
a fait payer au vendeur et non à l'acheteur le sou du franc. De même
encore, la vente de son enclos n'existe pas, parce que l'administration ne peut pas l'*enregistrer* s'il ne donne pas sa signature, et qu'il
ne l'a pas donnée. Enfin, s'il ne s'est pas présenté à l'audience, c'est
parce que « en y allant, on aurait pu rendre un jugement ; n'y allant
pas, on ne le pouvait pas ».

Partant de là, V... considère qu'il est toujours chez lui dans son
enclos, et c'est pourquoi il n'a rien voulu écouter des sommations

qui lui étaient faites, répétant toujours : « Si vous avez des droits, faites-les valoir » ; ou bien : « Je n'ai rien à faire avec M. le procureur ; s'il veut me voir, qu'il vienne. »

Il est difficile de savoir si, le cas échéant, V... aurait mis ses menaces à exécution et fait usage de ses armes. Cela est possible : car, bien que nous ayant dit à un moment que son fusil n'était pas chargé, et qu'il savait qu'il ne serait pas nécessaire d'en faire usage, il a ajouté, quand nous lui avons représenté que s'il avait tué quel-qu'un il aurait été sévèrement condamné :« Que voulez-vous que ça me fasse, un honnête homme ne doit rien craindre. »

En tout cas, ce qui est certain, et c'est là pour nous un point très important, c'est qu'aussitôt sorti de prison, V... rentrera dans son enclos, ce qui peut donner lieu à de nouvelles difficultés, et peut-être à de nouveaux actes de violence de sa part. Nous avons tenu à l'in-terroger sur ce point, et il a répondu : « Si on me lâche, j'irai chez moi. Si l'acquéreur est là, j'irai chez le procureur ; si le procureur n'agit pas, j'agirai avec la loi ; sinon, il y aura le procureur général, après il y aura le ministre. Si ces Messieurs me donnent tort, je garderai le tort. »

Faut-il se fier à cette déclaration, et faut-il croire qu'en dernière analyse, V.... après avoir épuisé toutes les juridictions, finira par passer condamnation et se tenir coi ? Il est pour le moins permis d'en douter : car d'habitude, les individus de ce genre, dominés par leur idée fixe, ne cessent, quelquefois pendant de longues années, de poursuivre leurs revendications maladives.

Ceci nous amène à dire que les sujets du type de V... existent, qu'ils ont déjà donné lieu à des difficultés judiciaires analogues, et qu'ils ont été récemment étudiés, au point de vue médico-légal, dans un intéressant travail, par le Dr PAILHAS et que nous joignons à titre de document à ce rapport. Nous pensons que ce travail a ici son intérêt, et qu'on saisira mieux, par un rapprochement qui s'impose, la véritable nature du sujet.

3° Résumé et Conclusions

Il nous paraît ressortir des données qui précèdent et de l'examen physique que nous avons fait de lui, que V... est un individu débile d'intelligence, sans trace évidente d'alcoolisme, en proie depuis longtemps à des idées de défiance et de jalousie qui, sous l'in-fluence des circonstances, ont pris une forme particulière, celle du délire processif ou de chicane, « *paranoia quærulanten* », comme l'appellent les Allemands, variété du délire raisonnant de persécu-tion.

V... est donc un persécuté raisonnant ou *persécuté-persécuteur*, c'est-à-dire un de ces individus qui, avec des apparences de logique et de raison, se croient l'objet d'injustices imaginaires et, sous l'em-

pire de ce délire systématisé. cherchent par tous les moyens possibles, en particulier par les moyens violents, à donner satisfaction à
leurs droits soi-disant lésés.

Comme tous les malades de cette nature, il ne nous parait pas douteux que V... puisse, par la suite. redevenir dangereux.

Etant donné le mélange de délire et de raison qui existe chez ces
sujets, il est difficile de faire un départ exact entre l'un et l'autre,
c'est-à-dire d'établir nettement s'ils sont ou non responsables de
leurs actes, la mesure en ces matières échappant à une appréciation
mathématique. Ce qu'on peut dire, c'est que V... agit de plus en plus
sous l'influence de ses idées fixes, et par suite qu'il est dominé par
une force à laquelle il ne saurait résister. Par là, c'est un irresponsable.

Si V..., une fois dehors, après condamnation ou non. devait rester
en repos, il serait possible de le remettre en liberté : mais, comme il
continuera de poursuivre, selon toute apparence, ses revendications
maladives, et cela, au besoin, par des actes violents et susceptibles
de compromettre à nouveau la sécurité publique, nous estimons que
le mieux serait de le placer dans un établissement d'aliénés et de l'y
tenir renfermé jusqu'au jour où ses conceptions délirantes parai-
traient s'être suffisamment atténuées pour supprimer de sa part les
dangers auxquels elles exposent en ce moment.

L. LANDE. — A. PITRES. — E. RÉGIS.

Bordeaux, le 26 mai 1894.

4°

*Désertion militaire par fugues impulsives. — Condamnation à
4 ans de prison par le conseil de guerre. — Auto-accusation
délirante de meurtre. — Dégénérescence hystérique. — Examen
mental. — Irresponsabilité. — Internement.*

1° FAITS

Le nommé M... (Henri), âgé de dix-huit ans, est un soldat engagé
du 144° de ligne. condamné en octobre 1892 à quatre ans de prison pour désertion à l'intérieur et évacué de la prison sur l'hôpital
militaire de Bordeaux pour y être mis en observation à raison de
son état mental. que nous avons examiné avec le médecin en chef,
M. CHALLAN DE BELVAL.

Depuis son arrestation, en effet, M... a manifesté une attitude
assez étrange. Indifférent à sa situation d'inculpé militaire et aux
conséquences qui pouvaient en découler, il n'a eu. semble-t-il, qu'une
préoccupation : se dénoncer et se faire reconnaitre comme l'auteur

de divers crimes de droit commun accomplis antérieurement, en particulier de l'assassinat d'un marchand de vins de la rue de la Gaîté, qui fit beaucoup de bruit à Paris il y a quelques années.

Ces aveux, formulés et maintenus avec la plus grande énergie, ont eu un certain retentissement dans la presse et ont provoqué une enquête de la part du parquet de Paris. Cette enquête a démontré de la façon la plus positive que M... ne pouvait être coupable du crime dont il s'accusait, attendu que ce crime avait été commis non au mois de septembre 1889, comme il le prétend, mais le 11 mars 1886, et qu'à cette époque M..., à peine âgé de *onze ans*, était interne dans le pensionnat des frères Saint-Nicolas de la rue de Vaugirard. Malgré l'évidence, M... a continué de soutenir qu'il en était réellement l'auteur.

C'est dans ces conditions que nous avons eu à l'observer et à l'examiner au point de vue mental. Cet examen, particulièrement délicat et que nous avons dû compléter par l'étude attentive du dossier et de divers autres documents, nous a finalement conduits aux résultats suivants, que nous résumons dans leurs points essentiels.

2° EXAMEN

M... est dans toute l'acception scientifique du mot, un *dégénéré*. Nous n'avons pu élucider d'une façon complète ses antécédents héréditaires, très probablement mauvais, mais nous savons qu'il a eu dans la jeunesse une fièvre typhoïde des plus graves qui a dû exercer une action fâcheuse sur son développement intellectuel.

Ce qui est certain, en tout cas, c'est que M... présente physiquement et psychiquement les stigmates classiques de la dégénérescence, en particulier : une asymétrie cranio-faciale croisée, diverses malformations osseuses et auriculaires et, avec une intelligence en apparence vive et subtile, un défaut d'équilibre complet des facultés.

Aux stigmates de dégénérescence se joignent divers troubles névropathiques (céphalalgies, pollakiurie, hyperhydrose), parmi lesquels des accidents nettement hystériques, tels que altérations de la sensibilité et crises convulsives dont une s'est déroulée sous nos yeux.

Cette déséquilibration mentale, véritable pierre de touche de la dégénérescence, qui consiste dans un défaut constitutionnel de proportion et d'harmonie entre les divers éléments intellectuels et moraux et se traduit par de l'instabilité, un manque absolu de suite dans la conduite de la vie, une difficulté plus ou moins complète d'adaptation au milieu social, souvent aussi par des idées fixes, des obsessions, des impulsions, se retrouve de la façon la plus nette chez M... Quoique très jeune encore, il a déjà fait plusieurs métiers sans s'attacher à aucun, sans se fixer jamais, échappé de l'école où il n'a plus voulu retourner, il a été successivement commis de nouveautés, employé de banque, garçon coiffeur, restant à peine quelques semaines ou quelques mois dans chaque place que, satisfait ou non, il abandonnait un jour brusquement, par une sorte de besoin irrésistible de changement et de déplacement.

A certains moments, du reste, cette tendance à l'impulsion s'est manifestée chez lui sous une forme plus précise et plus grave, par exemple lorsque, étant garçon coiffeur, il était pris de l'envie, en rasant un client, de lui couper *quelque chose*. « Cela, écrit-il lui-même, me fit réfléchir pendant longtemps, car je n'en voulais à personne et je me demandai ce qui pouvait bien me produire une pareille tentation. Je n'en parlai jamais, ça me semblait trop drôle ; j'y faisais attention sans y faire attention, comme d'une chose que je *ressentais instinctivement*. » Les faits de cette nature ne peuvent laisser place au doute et sont absolument confirmatifs de la dégénérescence mentale.

A côté de ces tendances impulsives, M... fait preuve également d'idées et de goûts anormaux. Très épris de liberté, du théâtre, du café-concert, de la vie de Paris qu'il entrevoit à travers le prisme de son imagination malade, surtout dans ses vices et dans ses crimes, il s'est formé des êtres et des choses une conception bizarre, mélange de mysticisme, de fatalisme, de pessimisme, de naïveté et d'orgueil absurdes. Il ne peut, par exemple, s'empêcher d'exprimer à plusieurs reprises cette idée « que tout ce qui est grand l'attire, autant le mal que le bien, qu'il trouve le mal beau et qu'il a rêvé souvent *de lui donner une certaine illustration* ». Cette espèce d'aveu, de profession de foi échappée aux indiscrétions de sa plume, a pour nous une importance particulière, car c'est là sans doute qu'il faut chercher le mobile de l'auto-accusation actuelle, que M... ne veut ni avouer ni expliquer.

Incapable de travailler régulièrement et de gagner sa vie, M... est poussé par son père à s'engager. Il ne proteste pas, se laisse faire et signe, car il est sans volonté. Le jour fixé, on le conduit au train et il arrive à Bordeaux. Mais au lieu de se rendre à la caserne, poussé par on ne sait quoi, il s'installe à l'hôtel, y reste quelques jours et retourne chez ses parents. Son père cette fois fait le voyage avec lui et le présente à la caserne, où il reçoit d'un officier un accueil encourageant. Quelques heures après, M... repartait encore et regagnait Paris. Du 10 mars 1892, époque de son entrée au corps, jusqu'au 20 septembre 1892, jour où il est déclaré déserteur, c'est-à-dire en six mois à peine, il s'est livré à cinq absences illégales, c'est-à-dire à *cinq fugues*, pour lesquelles il a été condamné à diverses peines, notamment à 60 jours de prison. Le reste du temps, il l'a passé presque tout entier à l'infirmerie.

Lors de sa dernière fugue, au moment où il a été arrêté comme déserteur, M..., porteur d'un revolver, tentait de pénétrer par escalade dans la maison de son père qui, d'après les documents versés au dossier, paraît redouter quelque mauvais parti de la part de son fils. Il faut noter que M... avait déposé une partie de ses effets militaires chez un cordonnier de Paris où on les a effectivement retrouvés sur ses indications. L'autre partie est restée introuvable malgré les renseignements qu'il a pu fournir.

Il est impossible de ne pas reconnaître, d'après le nombre et le caractère des fugues de M..., qu'en les exécutant il a agi comme il l'avait toujours fait jusqu'alors, en *impulsif*, cédant spontanément à la sollicitation du moment, incapable d'apprécier la portée de son acte et la gravité de son manquement à la discipline militaire.

S'il nous était permis de placer ici une réflexion d'ordre plus général, nous dirions que les *dégénérés* constituent une véritable plaie pour l'armée. *Engagés* pour la plupart, soit spontanément, soit sur l'intervention de leur famille, ils sont inaptes à supporter l'existence régulière, laborieuse et soumise du soldat. C'est parmi eux que se recrutent bon nombre des indisciplinés, des déserteurs, des délinquants qui alimentent la prison et le conseil de guerre, et qui sont d'un si fâcheux exemple pour leurs camarades.

Quant aux aveux criminels de M..., ils nous paraissent relever également de sa dégénérescence mentale. Nous avons dû nous demander tout d'abord si, en s'accusant ainsi, M... ne jouait pas un rôle, dans un but quelconque. Mais outre que le bénéfice qu'il eût pu retirer de cette façon d'agir est tout à fait problématique, il faut ajouter qu'à aucun moment M... n'a essayé de se poser en aliéné et qu'il s'est toujours énergiquement défendu d'être en proie à un délire quelconque, à des hallucinations, à des symptômes de folie. M... n'est donc pas un simulateur, mais un malade qui, en se donnant comme un criminel et un assassin, a obéi non pas à un calcul mais à une sollicitation morbide de son esprit.

Reste à rechercher quelle a été cette sollicitation. Ici, la solution est plus difficile et nous ne pouvons qu'indiquer les probabilités.

L'auto-accusation chez les aliénés, ainsi que cela a été démontré dans des travaux récents, s'observe surtout dans la lypémanie et dans la psychose alcoolique. Dans la lypémanie, elle est une des formes du délire de culpabilité ou criminalité imaginaires qui torture les malades et les pousse à s'accuser de forfaits horribles pour lesquels l'échafaud les attend. Dans la psychose alcoolique, elle est le résultat des hallucinations fantastiques qui déroulent aux yeux des sujets des scènes de meurtre, de pillage ou d'incendie qu'ils croient perpétrer eux-mêmes et pour lesquels ils vont ensuite de bonne foi se dénoncer aux autorités. Il est de notion courante qu'à Paris, toutes les fois qu'un crime retentissant est commis, un certain nombre d'aliénés viennent s'en déclarer les auteurs et que, presque toujours, il s'agit soit de lypémaniaques, soit d'alcooliques.

M..., on peut l'affirmer, n'appartient pas à ces deux catégories de délirants : il ne présente en effet aucun des signes classiques de l'alcoolisme ou de la lypémanie.

Mais à côté de ces malades, il en est d'autres encore qui peuvent parfois s'accuser de forfaits imaginaires : ce sont, comme l'a fort bien indiqué le Dr CULLERRE dans son rapport au Congrès de médecine mentale de La Rochelle sur les *faux témoignages des aliénés devant la justice*, les *dégénérés*.

Chez les dégénérés, le point de départ de l'auto-accusation peut varier. Ce peut être, comme chez les hystériques, et cela a lieu surtout, par suite, chez les dégénérés hystériques, un rêve devenu à ce point objectif qu'il persiste à l'état de veille et prend les caractères de la réalité. Ce peut être aussi une invention forgée de toutes pièces par le malade qui, sans y ajouter foi aucunement, cherche ainsi à se mettre en évidence pour acquérir à sa façon la célébrité.

C'est cette dernière hypothèse que nous croyons devoir retenir en ce qui concerne M..., car c'est celle qui répond le mieux à ce que nous connaissons de lui, de sa nature, de son tempérament, de ses idées antérieures, de son désir déjà ancien de donner au mal une certaine illustration. Nous pensons que M... sait parfaitement qu'il n'est pas coupable des méfaits dont il s'accuse et qu'en se donnant comme l'auteur d'un grand assassinat, il a obéi à une suggestion morbide de son cerveau déséquilibré, à l'envie de se glorifier dans le mal, sans calculer quelles pouvaient être les conséquences de son faux aveu, pas plus qu'il n'a calculé les suites de ses nombreuses désertions[1].

---

[1] Dès le lendemain de la rédaction et de la remise de ce rapport, M..., vaincu par nos sollicitations, écrivit au médecin en chef de l'hôpital militaire une longue lettre dans laquelle il donnait la clef de son auto-accusation. Il expliquait qu'à l'époque où le crime fut commis, on en parla beaucoup dans le quartier où vivaient ses parents. Son imagination fut frappée. Il avait toujours cela dans l'esprit. Il en vint à en rêver. « Des cauchemars me travaillaient la nuit. Je me mettais à la place de l'assassin, je voyais la victime me montrant son cou, me reprochant mon crime. Je me voyais moi-même dans un torrent de feu, hideux, le regard atroce. Je me réveillais en sueur, songeant au châtiment. Je voyais la Cour d'assises, l'échafaud. En un mot, je ne faisais que méditer sur ce sujet.

« Petit à petit je m'y habituai ; c'était pour moi un secret dont j'étais heureux de connaître tous les détails, que je nourrissais de tous mes instants. Un jour, en passant devant la distillerie (lieu du crime), étant sur le trottoir devant la maison, je détournai la tête et jetai un regard dans l'établissement avec orgueil, puis je m'éloignai rapidement, emportant avec moi mon secret. » A diverses reprises M... fut tenté de se dénoncer, mais résista. Son idée fixe diminuait d'ailleurs d'intensité suivant les moments. Enfin, pris de désespoir après sa condamnation en Conseil de guerre, il n'y tint plus et s'accusa.

Nous avons tenu à joindre au rapport cette note complémentaire parce qu'elle éclaire d'un jour particulier et intéressant, dans ce cas, la genèse de l'auto-accusation. Il s'agit, on le voit, d'un événement réel qui, frappant fortement l'imagination d'un enfant, éveille en lui une idée forte laquelle, passant dans son onirisme nocturne, dans son subconscient d'hystérique, arrive par degrés à transformer un rêve,

3° CONCLUSIONS

En résumé, nous croyons pouvoir conclure de la façon suivante :

1°. M... est un dégénéré atteint de débilité mentale avec déséquilibration intellectuelle et psychique, accidents hystériques et tendance aux impulsions irrésistibles ;

2° En se livrant à ses fugues, c'est-à-dire à ses actes de désertion militaire, et en s'accusant faussement de crimes, il a obéi à des entraînements morbides dont il doit être considéré comme irresponsable ;

3°. Il est absolument inapte à la vie militaire et, en raison des dangers qu'il pourrait faire courir à la société, il doit être interné dans un établissement spécial d'aliénés.

CHALLAN DE BELVAL. — E. RÉGIS.

Bordeaux, le 8 février 1893.

5°

Exhibitionnisme. — Outrages publics à la pudeur. — Dégénérescence avec tics et actes impulsifs. — Responsabilité atténuée. — Condamnation avec bénéfice de la loi Bérenger.

Louis B... est un jeune homme de vingt ans, de bonne famille et bien élevé. Il a été arrêté sur la plainte des domestiques d'une maison située en face de celle qu'il habitait, pour s'être livré maintes fois, depuis un certain temps, à des exhibitions indécentes et à des actes de masturbation dans des moments où des bonnes apparaissaient à sa vue.

Sur la demande des parents, qui ont déclaré le jeune homme faible d'esprit, nous avons été commis pour éclairer ce point par le magistrat chargé de l'instruction.

L'inculpé a dans sa famille certains précédents psycho et surtout névropathiques. Quant à lui, avec toutes les apparences d'une constitution des plus saines et des plus robustes, ce n'en est pas moins un sujet déjà touché par la dégénérescence, un déséquilibré.

Physiquement, nous relevons chez lui une conformation cranienne anormale, avec exagération de la partie frontale et avancement pro-

une fiction, en une conviction non entière peut-être, mais suffisante pour le pousser à une auto-dénonciation.

On remarquera que nous avions songé à ce mécanisme psychologique chez le sujet, mais que, voyant surtout en lui le dégénéré et non l'hystérique, nous avions penché pour une interprétation plus directement en rapport avec sa dégénérescence. Ce qui prouve bien que, dans l'association hystéro-dégénérative, l'hystérie peut, tout comme la dégénérescence, revendiquer sa part d'influence sur les déterminations et les actes morbides.

gnathique du menton : une profondeur excessive de la voûte palatine ; des stries dentaires.

Nous relevons aussi l'existence, au cou, de paquets ganglionnaires,
surtout du côté droit, pour lesquels un traitement régulier aux eaux
de Salies a été suivi.

Notons enfin, qu'il y a quatre ans, Louis B... a fait une chute de
bicyclette accompagnée de perte de connaissance qui a notablement
accentué des maux de tête déjà existants et qui se révèle encore
sous la forme d'une cicatrice frontale apparente.

Au point de vue mental, les symptômes dégénératifs sont plus
manifestes.

L'intelligence est très médiocre, le jugement mal formé, la
mémoire vague, la volonté des plus débiles.

Il en résulte une insuffisance et une instabilité d'esprit qui n'ont
pas permis jusqu'ici et qui ne permettront sans doute jamais à l'inculpé de rien faire de sérieux et de bien.

Mais il y a plus : les sujets de la catégorie du jeune Louis B...
sont le plus souvent des *impulsifs*, c'est-à-dire des individus poussés
malgré eux à des actes quelconques.

Or, Louis B... est sujet depuis l'enfance, mais surtout depuis
l'époque de la puberté, à des manifestations impulsives, qu'il appelle
des *manies*. Tout d'un coup, il se sent porté à exécuter tel ou tel
acte, le plus souvent banal et vulgaire : tourner sur lui-même, porter
la main à son nez, tirer sa chaussette, marcher sur tel endroit des
pavés, toucher un mur, tapoter son paletot, etc... Et cela souvent un
nombre de fois déterminé coup sur coup, trois fois, six fois, neuf fois,
par exemple. Il a comme une sorte d'idée que s'il n'obéissait pas,
il lui arriverait quelque malheur. S'il est seul, il réalise habituellement l'acte-tic sans essayer de s'y soustraire. S'il est en compagnie,
il tente parfois de résister et si l'obligation est trop impérieuse, il se
laisser aller en se dissimulant.

Il résulte de cela que, comme la plupart de ses congénères,
Louis B... est un impulsif et qu'il se trouve placé à ce point de vue
entre l'obsédé simple, dont la volonté est encore suffisamment active
et qui ne succombe que rarement, et le dégénéré inférieur, chez
lequel il n'existe plus ni volonté ni résistance.

Cette déséquilibration manifeste doit nécessairement se retrouver
dans le domaine de la sexualité de l'inculpé et en particulier dans les
actes délictueux qui lui sont reprochés. Masturbateur invétéré, incor-
rigible, il est souvent pris de l'envie de montrer ses organes génitaux, de se masturber devant les bonnes de la maison d'en face.
Ces envies, ces sollicitations, sont, dit-il, comparables à celles qui le
poussent à accomplir les actes dont nous avons parlé. Parfois, suivant le moment, il s'exécute aussitôt : d'autres fois, il essaie de se
dominer, il marche dans la chambre et en sort même, mais dans
certains cas, il est pour ainsi dire obligé de revenir.

Il ajoute que les faits qui lui sont reprochés ne sont pas contestables bien qu'exagérés, mais que « c'était plus fort que lui, qu'il faisait ça comme ça, inconsciemment ».

Il dit encore que dans ces moments, il n'éprouvait ni honte ni remords, qu'il ne comprenait pas la portée de ses actes ; mais qu'aujourd'hui il s'en rend bien compte, qu'il est désespéré. Nous remarquons cependant que tout cela est dit avec une sorte de tranquillité et d'indifférence, et qu'au fond il n'a pas une notion bien exacte, étant donnés son nom et le rang de sa famille, de la déplorable situation dans laquelle il s'est mis. Ses doléances et ses regrets portent bien plus sur le côté matériel que sur le côté moral de cette situation et il se plaint davantage des petites privations d'hygiène et de confort qu'entraîne son emprisonnement que de la grave déconsidération qui peut en résulter pour lui et les siens.

En dehors de ces particularités, nous n'avons trouvé chez l'inculpé ni délire, ni hallucinations, ni aucun des symptômes constitutifs de l'aliénation mentale proprement dite.

Nous concluons donc, ainsi qu'il suit :

1° Louis B... n'est pas atteint de folie. Mais c'est manifestement un déséquilibré, à intelligence et à volonté faibles et sujet à des impulsions ;

2° Dans ces conditions, sa responsabilité en général et en particulier vis-à-vis des faits qui lui sont reprochés, doit être considérée comme atténuée.

L. LANDE. — A. PITRES. — E. RÉGIS.

6°

Alcoolisme probable. — Simulation de folie. — Responsabilité. — Condamnation.

Nous soussigné, docteur en médecine, chargé du cours des maladies mentales à la Faculté, aliéniste expert près les tribunaux, commis par ordonnance de M. X..., juge d'instruction du tribunal de Bordeaux, à l'effet d'examiner l'état mental du nommé C... Charles, inculpé de vol, après avoir prêté serment et avoir interrogé à diverses reprises ledit C..., consigné à la disposition de la justice à l'hôpital Saint-André, avons résumé dans le rapport suivant le résultat de notre examen.

1° EXAMEN

C... a été transféré le 19 mai 1900 de la prison du Fort du Hà à l'hôpital Saint-André sur un certificat du médecin de cet établissement, en raison de sa surexcitation violente et de l'impossibilité de le maintenir.

Nous l'avons vu dès le 21 mai aux cellules d'admission provisoire de l'hôpital et effectivement nous l'avons trouvé dans un état de grande agitation. Il ne restait pas un instant en place, allait, venait, poussait parfois des cris ; tout son corps et en particulier ses membres supérieurs étaient agités de secousses convulsives analogues à celles des états choréiformes.

L'attitude générale et l'expression du visage de C... étaient, dès le premier aspect, celles d'un individu qui simule ou qui exagère un trouble mental. La tête en particulier restait toujours baissée et le regard toujours fuyant.

A l'interrogatoire, cette impression d'une simulation ou tout au moins d'une exagération se confirmait par la prédominance des deux particularités suivantes : 1° Oubli inexplicable et anormal, vu l'absence de toute cause d'amnésie de ce genre, de toutes les charges pesant sur l'inculpé, notamment des faits relatifs à sa dernière arrestation ; 2° tendance marquée, évidente, à se donner comme ayant la tête malade par suite d'excès de boisson, avec désir nettement exprimé d'aller, pour être soigné, prendre des douches à l'asile de Cadillac.

Aussi et dès notre première visite, restâmes-nous convaincu que C... simulait, au moins en grande partie, la folie, malgré l'existence chez lui de quelques symptômes, tels que hallucinations visuelles, terrifiantes, pouvant à la rigueur être considérés comme réels.

Notre conviction n'a fait que se fortifier, au cours des interrogatoires ultérieurs, par la persistance de l'attitude gauche et peu naturelle de l'inculpé, par la diminution et même la cessation de ses mouvements convulsifs dans les moments où il ne se sentait pas observé, enfin par son désir de plus en plus nettement exprimé d'être envoyé à l'asile des aliénés.

Quant à son oubli des faits dont il est accusé, nous avons pu en insistant constater qu'il n'était pas réel et C... nous a conté en quelques mots, mais à sa façon et en se donnant comme un simple comparse ignorant de ce qu'on lui faisait faire, le vol auquel il a participé.

Nous considérons donc C... comme simulant la folie et, d'après les constatations rétrospectives que nous avons pu faire, comme n'ayant présenté antérieurement et en particulier au moment de l'acte qui lui est reproché, aucun trouble mental sérieux.

Un point seul mérite quelques réserves. Il est possible que C... soit, comme il le dit, un alcoolique adonné à l'absinthe et aux apéritifs depuis de longues années, et que, par suite, les hallucinations visuelles qu'il prétend éprouver soient réelles. Certains de leurs caractères, en particulier leur nature (visions de Boers armés qui apparaissent dans sa chambre, le poursuivent, le menacent et le frappent) et leur heure d'apparition qui n'a lieu que la nuit soit au coucher, soit au réveil, sembleraient indiquer qu'il en est ainsi.

Il est rare cependant que les accès aigus ou subaigus de délire

alcoolique se manifestent si tard après la cessation des libations et
il eût été plus naturel, dans l'espèce, de voir le délire survenir chez
C... dans les premiers jours de son emprisonnement.

D'ailleurs, même en admettant qu'à l'heure actuelle l'inculpé ait
réellement des hallucinations nocturnes d'origine alcoolique, ces
troubles psychiques sont de date récente. Antérieurement, soit dans
le cours de ses nombreux séjours au fort du Hâ, soit à l'époque du
dernier vol qui lui est reproché, C... n'a jamais présenté de perturbation mentale appréciable.

2° CONCLUSIONS

Nous concluons donc ainsi qu'il suit :

1° C... est un individu qui, à l'heure actuelle, simule la folie ou exagère tout au moins les troubles psychiques d'origine alcoolique dont
il peut être atteint ;

2° Antérieurement, et en particulier au moment de l'acte qui lui
est reproché, C... ne se trouvait pas atteint d'un trouble mental :

3° Il peut donc être considéré comme jouissant à ce moment de sa·
responsabilité.

E. RÉGIS.

§ 2. — DROIT CIVIL

1°

Rapport médico-légal relatif à une demande en interdiction.

Nous soussigné, Dr E. RÉGIS, chargé du cours de psychiatrie à
l'Université de Bordeaux, aliéniste-expert près les tribunaux, expert
commis aux termes d'un jugement rendu par le tribunal de première instance de Bordeaux, le 6 avril 1902 et confirmé, sur opposition, le 20 juillet 1902, entre le sieur I..., négociant, demeurant à
Bordeaux, rue..... n°..... ayant Me X... pour avoué, demandeur
d'une part, et la dame D.... sans profession, demeurant à.....
rue..... ayant Me Z... pour avoué, défenderesse. d'autre part,
duquel jugement le dispositif est ainsi conçu : « ..... Ordonne en
outre que par M. le Dr Régis. médecin à Bordeaux. lequel prêtera
serment devant M. le Président du siège ou sera en cas d'empêchement remplacé par ordonnance de ce magistrat rendue sur simple
requête, il sera procédé à l'examen de la personne et de l'état mental de ladite dame D..., à l'effet de rechercher et d'indiquer les
troubles dont elle peut être atteinte et si elle est en état de diriger
sa personne et ses biens » ;

Après avoir prêté serment le 10 juin 1902 devant le tribunal de
1re instance de Bordeaux et avoir consulté au greffe du Tribunal

civil les résultats de l'enquête, avons procédé à plusieurs reprises
en notre domicile à l'examen de la dame D...

1° FAITS

M. I... poursuit l'interdiction de Melle D...., sa nièce, s'appuyant
sur ce fait que, après avoir montré de tout temps, par la bizarrerie
de sa conduite et de ses allures, qu'elle ne jouissait pas d'un équilibre absolu au point de vue mental, elle est arrivée à un état d'esprit qui ne lui permet pas de diriger sa personne et ses biens.

Le conseil de famille, réuni le 15 novembre 1900, fut d'avis que
Mlle D... étant atteinte de monomanie, de bizarreries et de craintes
superstitieuses, se trouvait dans l'impossibilité absolue de s'occuper
de sa personne et de ses biens, que l'interdiction s'imposait et que
vu la situation lamentable dans laquelle elle avait laissé tomber ses
affaires, il était indispensable, en outre, de la pourvoir d'un conseil
judiciaire.

Mlle D... subit l'interrogatoire judiciaire prescrit par la loi, le
18 décembre 1900, et le 20 du même mois elle fut pourvue d'un administrateur provisoire en la personne du demandeur.

Le 27 décembre 1900, M. I... assigna Mme D... en vue de son interdiction, s'appuyant sur une longue série de faits qu'il s'offrait à
prouver, et le 5 février 1901, le tribunal rendait le jugement sus-men-
tionné, nous commettant en qualité d'expert et autorisant l'enquête
offerte par le demandeur.

Ce jugement ayant été confirmé après opposition de Mlle D..., l'enquête a eu lieu le 10 octobre 1901. Nous avons pu en prendre communication au greffe du tribunal.

Tels sont les faits.

2° EXAMEN

Mlle D... est âgée de soixante-neuf ans. Elle est fille unique d'un
père mort, nous dit-elle, à cinquante-neuf ans d'une maladie de la
moelle épinière avec impotence complète des jambes, et d'une mère
morte à quatre-vingt-six ans d'une maladie de cœur.

Ses antécédents personnels au point de vue pathologique sont
assez chargés. Elle aurait eu dans l'adolescence de l'anémie, des
crises nerveuses avec perte complète de connaissance, enfin, à vingt
ans un transport au cerveau dont elle faillit mourir.

Depuis, elle n'aurait plus eu de maladie grave, mais elle est restée
impressionnable et d'une sensibilité telle que sous l'influence d'une
contrariété, d'une émotion, d'une simple audition musicale, elle
éprouve des palpitations, de la constriction de la gorge, de l'étouffement, en un mot les signes de la crise de petite hystérie.

Elle a, de plus, des hallucinations hypnagogiques, c'est-à-dire des
hallucinations de l'avant-sommeil consistant dans l'apparition de

figures grimaçantes ou dans celle de ses parents morts qui semblent lui parler.

Elle est enfin arthritique, hémorrhoïdaire, avec tendance à l'artériosclérose. Cette artério-sclérose se traduit à la fois par des spasmes vasculaires, de la dureté des artères, du vertige, de la diminution de l'acuité auditive, des bruits subjectifs de l'oreille ressemblant à des chuchotements ou au roulement d'une voiture.

Les autres organes paraissent sains et Mlle D... est relativement bien portante pour son âge.

Mlle D... a certainement été de tout temps une déséquilibrée. Ce qu'elle raconte elle-même de sa manière de penser et d'agir en toutes choses ne laisse aucun doute à cet égard.

La déséquilibration revêt chez elle une forme particulière : *le mysticisme*.

A l'en croire, elle est passionnée depuis l'âge de sept ans pour la théologie, la vraie science, qu'elle a étudiée seule ou avec des prêtres, voulant ainsi acquérir par l'esprit, par la conviction, la foi qu'elle avait seulement par le cœur, par le sentiment.

Dans cette voie, elle en est arrivée à des croyances et à des superstitions délirantes qui ont retenti et retentissent encore sur tous les actes de sa vie.

Elle est convaincue que Dieu l'inspire. Elle éprouve à certains moments, notamment dans le recueillement de la prière ou de la bénédiction, un plaisir, un ravissement célestes.

Cette inspiration lui donne l'amour des grandes choses, et elle se sent poussée par Dieu vers les arts, en particulier vers la musique. Elle a composé nombre de morceaux de toute espèce.

En revanche, elle méprise les choses matérielles, qui ne sont pas dignes de l'occuper. Elle a renoncé au mariage, pensant que Dieu exigeait d'elle ce sacrifice. Elle a même composé, sans le livrer à l'impression, un livre sur « l'abus de la loi dans le mariage ».

Elle s'est également astreinte à vivre en dehors de la société, de ses usages et de ses obligations, se confinant dans une claustration de plus en plus étroite, seule depuis la mort de sa mère avec une vieille tante dont l'état d'esprit ne parait guère meilleur que le sien.

Son horreur pour les choses matérielles s'est accrue sous l'influence de cette conviction que si Dieu la protège, le Génie du mal cherche à lui nuire par « des guignons », « des peines », « des choses qui lui arrivent et sur lesquelles elle ne comptait pas », comme « les guignons de ses maisons ».

Mlle D... croit en effet que tous les ennuis qu'elle a éprouvés dans sa vie, petits ou grands, notamment dans la location de ses immeubles ou dans ses rapports avec ses semblables, étaient non le résultat du hasard, de son imprévoyance ou de ses bizarreries, mais l'effet d'une intervention surnaturelle malfaisante. Elle en est venue par là à voir en toutes choses un présage de malheur et à ne plus s'occuper de rien, même de ses intérêts les plus immédiats.

Ainsi se trouvent expliqués et le déplorable état dans lequel elle a laissé tomber ses affaires et les nombreux faits d'extravagance qui lui sont imputés et qu'elle ne conteste pas pour la plupart.

Elle reconnaît par exemple qu'elle refuse d'écrire ou de signer même ses reçus, et nous apprend qu'il y a quelques jours elle a retourné à son avoué une lettre chargée, n'ayant pas voulu apposer sa signature sur le cahier d'émargement du facteur.

Si elle a agit ainsi, c'est qu'elle tient à ne pas « changer les circonstances », c'est-à-dire à ne rien modifier à ce qui a été fait par son père et sa mère. Elle n'aime pas d'ailleurs à s'occuper des affaires de ce monde ; elle croit que Dieu lui réclame ce sacrifice et qu'elle ne doit s'intéresser qu'aux choses de l'Éternité.

De même, elle refuse les pièces de monnaie portant le nombre 13 : c'est depuis qu'elle a eu des malheurs, « des guignons » à celle de ses maisons portant le numéro 13, le numéro de Judas.

Pour des motifs analogues, elle refuse de rien faire un vendredi ou un des jours anniversaires de la mort de ses parents ou grands-parents, réservant ces jours-là pour elle, pour des idées plus sérieuses et plus saintes.

Elle n'envoie pas chercher du pain chez le boulanger un vendredi ou un 13 ; elle a refusé un jour de payer quelqu'un parce qu'il était 4 heures moins 20, heure à laquelle son père était mort, etc., etc.

On voit nettement, par ces données, ce qu'est l'état mental de Mlle D... et à quel point il est profondément troublé.

En apparence, Mlle D... n'est qu'une excentrique, intelligente et lucide ; en réalité c'est une malade, de tout temps déséquilibrée et arrivée par degrés aujourd'hui à de véritables idées délirantes de mysticisme et de superstition qui retentissent fâcheusement sur toutes les actions de sa vie

Ce qui fait la gravité d'un état psychopathique, non seulement au point de vue du pronostic, mais surtout au point de vue de la responsabilité criminelle et de la capacité civile, ce n'est ni sa complexité, ni son acuité : c'est surtout le degré d'influence qu'il exerce sur les déterminations de l'individu.

Or, il suffit d'examiner l'existence de Mlle D... pour constater que tout chez elle porte l'empreinte de son trouble mental : depuis son aspect, sa tenue, son attitude, sa façon de s'alimenter, de se loger, de vivre, jusqu'à sa manière d'être et d'agir dans ses rapports sociaux et dans la gestion de ses affaires.

Elle est donc entièrement dominée par ce trouble mental : elle n'est pas libre de ses actes.

3° CONCLUSIONS

1° Mlle D... a été de tout temps une déséquilibrée ;

2° Elle est, actuellement et depuis déjà de longues années, une véritable aliénée, atteinte d'idées délirantes de mysticisme et de superstition :

3° Ces idées délirantes la dominent entièrement et retentissent sur tous ses actes. Elle est absolument incapable de diriger sa personne et ses biens.

E. Régis.

2°

Rapport médico-légal sur un cas d'accident de chemin de fer, neurasthénie traumatique.

Nous soussignés, Dʳ A. Pitres, professeur de clinique médicale, Dʳ E. Régis, chargé du cours des maladies mentales, Dʳ F. Villar, professeur agrégé à la Faculté de médecine, domiciliés à Bordeaux, experts commis aux termes d'un jugement rendu par le tribunal de première instance de Périgueux, le ...... entre le sieur P... Jules, négociant, demeurant à T...   rue   . n°   , ayant Mᵉ X... pour avoué, demandeur, d'une part, et la Compagnie des chemins de fer de Paris à Orléans, dont le siège est à Paris, place Valhubert n° 1, ayant Mᵉ Z... pour avoué, défenderesse d'autre part, duquel jugement le dispositif est ainsi conçu : « Pour ces motifs, le tribunal après en avoir délibéré, conformément à la loi, dit que par MM. Pitres, Régis et Villar, docteurs en médecine à Bordeaux, experts que le tribunal commet à cet effet, P... sera vu et visité à l'effet de rechercher la nature et la gravité des blessures qu'il a reçues dans l'accident du 15 mars 1901, de donner leur avis sur les conséquences desdites blessures, tant dans le passé que dans l'avenir, dit qu'ils déposeront au greffe du tribunal civil de Périgueux le rapport dressé par eux à la suite de leurs opérations pour, sur ledit rapport, être ensuite requis et statué ce que de droit »;

Après avoir prêté serment le ..... entre les mains du président du tribunal de première instance de Bordeaux, avons procédé à plusieurs reprises, ensemble ou isolément, à l'examen de M. P..., en présence de M. le Dʳ X..., médecin de la Compagnie des chemins de fer d'Orléans.

1° Faits

Le 15 mars 1901, vers 10 heures du matin, le train n° 74, allant de Bordeaux à Périgueux, dans lequel M. P... occupait une place sur la banquette avant d'un wagon de 3ᵉ classe, fut pris en écharpe à la station de R... par le train n° 862, allant de Périgueux à Bordeaux.

D'après le récit de M. P..., le wagon où il se trouvait fut renversé. Il perdit connaissance. Revenu à lui, sans aucun oubli des faits antérieurs, il sortit du wagon et entra dans la gare de R... attendant avec d'autres blessés le train de secours. Il avait été violemment contusionné au côté droit de la tête, à l'orbite du même côté, à la région dorsale et lombaire et portait en outre au niveau du pouce gauche une blessure qui fut soignée et suturée par des médecins de Périgueux appelés sur le lieu de l'accident.

De retour à Bordeaux, il reçut les soins du Dr X... son médecin ordinaire et du Dr Z... spécialiste pour les maladies de l'oreille qui ont délivré le premier à la date du 2 avril 1901, le second à la date du 15 mai 1901, les certificats versés au dossier.

A la suite de son accident, M. D... resta un mois et demi dans un repos complet, sa blessure du pouce, ses contusions et surtout l'ébranlement cérébral qu'il avait subi ne lui permettant aucun travail.

Depuis, il a repris ses occupations mais il se sent notablement inférieur à ce qu'il était auparavant.

2° EXAMEN

A. EXAMEN CHIRURGICAL. — Sur le pouce de la main gauche existe une petite cicatrice, à peine visible, se confondant avec le pli qui sépare la première phalange de la deuxième. La flexion de l'extrémité de ce doigt se fait peut être un peu moins facilement que du côté opposé. Les diverses régions contusionnées n'offrent rien de particulier à signaler. Au toucher, le pariétal droit est simplement un peu épaissi.

Quelques craquements au niveau de l'épaule gauche. Pas de signe de torticolis. On constate seulement l'existence d'une douleur qui part du côté gauche de la nuque et se prolonge jusqu'au-dessous de l'omoplate, douleur qui peut être due, comme le pense M. P..., à quelque mouvement forcé de la région au moment de l'accident.

B. EXAMEN MÉDICAL. — a. *Appareil respiratoire*. — L'examen de l'appareil respiratoire ne révèle rien de spécial.

b. *Appareil digestif*. — Il en est de même de l'appareil digestif.

L'appétit est bon, les digestions aisées. Pas d'état saburral ni de constipation.

c. *Appareil circulatoire*. — Du côté de l'appareil circulatoire on note :

Cœur de volume normal, dont la pointe bat dans le 5e espace intercostal, au-dessous et un peu en dedans du mamelon. Bruits sourds, second bruit fort, éclatant, prolongé à la base au foyer aortique, où s'entend aussi un souffle extra-cardiaque. Pouls régulier, légèrement tendu, marquant 60 pulsations à la minute.

Artères développées, sinueuses, particulièrement celles de la région temporale qui deviennent très apparentes à certains moments et dans certaines attitudes congestionnantes.

Hémorrhoïdes déjà anciennes, légèrement fluentes de temps à autre, dans les efforts de défécation.

Etat variqueux des jambes. Veines très dessinées aux membres supérieurs, surtout au dos de la main.

d. *Appareil génito-urinaire.* — Rien à signaler au point de vue génito-urinaire. Urines physiologiques, sans sucre et sans albumine. Puissance génésique conservée.

e. *Système moteur.* — Le système musculaire est bien développé. Les forces paraissent intactes et les mouvements normaux.

f. *Sensibilité générale.* — La sensibilité générale est parfaite à tous les modes et sur toutes les parties du corps. Les réflexes tendineux sont conservés.

g. *Sensibilité spéciale :* 1° *Vue.* — M. P... se plaint que depuis quelque temps sa vue a baissé notablement, qu'il se fatigue vite à lire, à voir, particulièrement, comme le comporte sa profession, lorsqu'il compte les fils des tissus.

Après avoir constaté nous-mêmes que ses yeux ne présentaient aucune lésion apparente, hormis l'existence d'un léger cercle péricornéen, nous avons jugé utile de le soumettre sur ce point à l'examen d'un spécialiste.

Voici quel a été le résultat de cet examen, pratiqué par M. le professeur agrégé Lagrange :

« L'acuité visuelle de chaque œil est normal ainsi que le champ visuel et le sens chromatique. Les réflexes lumineux, ceux de l'accommodation et de la convergence sont également normaux. La musculature extrinsèque et intrinsèque de l'œil n'a subi aucune altération. L'examen ophtalmoscopique ne montre aucune altération dans les membranes profondes. La seule particularité intéressante présentée par le malade concerne sa réfraction : en effet M. P... est hypermétrope de 1 dioptrie et à son âge (42 ans) cette hypermétropie commence à devenir très gênante. Pour le travail de près, lecture, écriture, etc., etc., la vue devient rapidement indistincte et difficile, et de très bonne foi le blessé peut imputer à son accident ce qui est uniquement le résultat du vice de réfraction dont il est atteint. Il est en effet constant que les hypermétropes de 1 dioptrie doivent, pour voir de près, commencer à porter des verres à l'âge de quarante ans.

2° *Ouïe.* — M. P... se plaint aussi d'avoir eu des bourdonnements d'oreilles, aujourd'hui disparus sous l'influence d'insufflations, et d'entendre moins bien.

M. le Dr Moure, à l'examen duquel nous l'avons soumis, a constaté ce qui suit :

« Le malade affirme d'abord que son audition n'est pas altérée. Néanmoins à l'examen fonctionnel on constate :

1° Que la perception cranienne a disparu des deux côtés ;

2° La perception auditive à la montre forte est de 30 centimètres pour le côté droit, 50 centimètres pour le côté gauche ;

3° Le rinne est positif des deux côtés et le galton parfaitement perçu jusqu'à son extrême limite.

A l'examen objectif, l'appareil de transmission ne présente aucune lésion appréciable.

Les trompes sont parfaitement perméables des deux côtés. Le malade ne se plaint pas de bourdonnements. Les claquements qu'il a entendus à la suite de son accident ont aujourd'hui complètement disparu ; il ne lui en reste plus de traces.

Étant donné que ce malade a travaillé autrefois au milieu du bruit dans une minoterie, il y a lieu de se demander quelle part d'influence peut avoir eu cette profession sur la diminution de son acuité auditive et en particulier sur la disparition de sa perception cranienne, fait assez fréquent dans ces cas. »

h. *Système nerveux.* — Du côté du système nerveux nous relevons chez M. P... les symptômes suivants :

1° *Vertiges* datant, dit-il, de l'accident. Ces vertiges débutent par des bruits confus dans les oreilles et dans la tête, du trouble dans la vision et se caractérisent essentiellement par une sorte d'absence avec conscience vague de l'ambiant, sans perte de connaissance cependant et sans mouvements convulsifs, mais qui obligent le malade à s'asseoir. Très variables de fréquence et d'intensité, ces vertiges ou absences surviennent particulièrement dans les moments où il est occupé ou ennuyé.

2° *Maux de tête* constants, ayant leur maximum au niveau du pariétal droit, siège de la contusion, et s'irradiant de là dans tout le crâne. Cette céphalée, qui se traduit par la sensation d'un poids entraînant la tête du côté droit, s'augmente considérablement par la fixation de l'attention, surtout le soir. Elle s'exagère aussi par la pression exercée sur le pariétal.

3° *Sommeil.* — Le sommeil qui après l'accident était d'abord très mauvais est devenu peu à peu meilleur. Il est cependant encore troublé par des rêves non plus sinistres, mais pénibles et roulant sur des détails de la vie professionnelle.

4° *Tremblement.* — Lors de nos premiers examens, les 15 et 20 juillet, nous avions constaté chez M. P... un tremblement très marqué et très rapide des mains et de la langue. Au moment de notre dernier examen, le 6 décembre, nous ne retrouvons ce tremblement que du côté des mains, sous forme d'une vibration beaucoup plus légère.

5° *État psychique.* — C'est surtout au point de vue psychique que M. P... se sent modifié depuis son accident. Cette modification se traduit principalement par de *l'incapacité au travail*, de la *diminution de l'attention* et de la *mémoire* et des *altérations de caractère*.

M. P... n'a plus, dit-il, la même aptitude au travail qu'autrefois. Au début et pendant quelque temps, il lui était difficile de s'occuper de son commerce. Aujourd'hui il s'en occupe mais moins bien et au prix d'un effort et d'une fatigue assez rapide.

Il a beaucoup de peine à fixer son attention. Il y arrive, mais durant peu de temps. Lorsqu'il veut concentrer longtemps son esprit, ses yeux se troublent, sa céphalée s'augmente, il est obligé de s'arrêter.

Les troubles psychiques qui le frappent le plus sont ceux de la mémoire. Dès les jours qui ont suivi l'accident il s'est aperçu que sa mémoire é ait devenue très infidèle, notamment pour les faits du moment. Il oubliait les choses au fur et à mesure qu'il les percevait et il a dû, pour ce motif, s'astreindre à écrire sur des carnets ou des petits papiers que nous avons pu voir, en effet, tous les détails des moindres actes qu'il lui fallait accomplir.

Il oubliait facilement, en outre, les faits du passé, ainsi que les noms et les mots, ce qui le gênait souvent pour parler et pour écrire.

Cette amnésie qui est surtout, comme on voit, une amnésie actuelle ou de fixation, n'a, d'après M. P.... aucune tendance à disparaître. Elle est toujours des plus marquées et malgré toutes les précautions qu'il peut prendre, lui nuit beaucoup dans son commerce. La semaine dernière, il a oublié, dit-il, d'écrire à un client, ce qui lui a attiré des reproches de la part de son frère.

Le caractère de M. P... aurait également changé depuis un an ; il manque de patience, est devenu vif, violent, irritable et s'emporte souvent contre les siens, pour de simples futilités.

De plus, sa sensibilité morale s'est accrue et il se surprend parfois à être ému et à pleurer sans raison suffisante, par exemple en face d'un enterrement quelconque.

Enfin, il est plus triste. En dehors de la préoccupation de son procès qu'il paraît avoir à un certain degré, il est hanté par l'idée qu'il ne guérira probablement pas. La persistance de certains symptômes, en particulier de ses troubles de mémoire, lui fait croire qu' «il doit avoir quelque chose qui lui sera funeste un jour : autrement ça devrait être passé depuis longtemps. »

3° Résumé et Conclusions

A. Résumé. — De l'ensemble de ces faits, il résulte que chirurgicalement, M. P... ne présente actuellement rien de particulier à signaler et qu'à ce point de vue on peut le considérer comme guéri depuis longtemps.

Au point de vue médical il présente une série de symptômes qui figurent la symptomatologie habituelle de la neurasthénie d'origine traumatique. Céphalée à point de départ et à maximum au niveau du siège de la contusion cranienne, adynamie psychique, difficulté de fixer l'attention, troubles de la mémoire d'évocation et surtout de fixation, irritabilité, tristesse légère, hypocondrie.

A ces symptômes de neurasthénie s'en joignent d'autres tels que : vertiges, diminution de l'acuité visuelle et auditive, hypertension cardiaque et artérielle, varicosités, hémorrhoïdes, léger cercle péricornéen, qui paraissent être chez M. P... l'indice d'un commencement d'artério-sclérose.

Cette association symptomatologique se rencontre fréquemment à des degrés divers dans les cas de traumatismes, particulièrement à la suite des collisions de chemin de fer, en sorte qu'il est permis de se demander si les shocks de ce genre ne déterminent pas de préférence les accidents neurasthéniques, surtout les accidents durables, chez les individus en imminence ou en état d'artério-sclérose.

Plusieurs faits observés par nous sembleraient l'indiquer.

L'accident de chemin de fer dont M. P... a été victime n'a pu assurément provoquer de toutes pièces ce début d'artério-sclérose : tout au plus a-t-il pu en favoriser et en hâter l'éclosion, comme cela a lieu parfois.

Quant à l'état neurasthénique constaté, nous estimons qu'il est surtout dû au shock traumatique qu'a subi M. P... ; que cet état neurasthénique est de nature à nuire de façon sensible à l'exercice de sa profession ; enfin que cet état doit, selon toute apparence, se terminer par la guérison, mais qu'il peut persister encore pendant un temps plus ou moins long sans qu'il soit possible dès maintenant de fixer sa durée avec quelque précision.

B. CONCLUSIONS. — 1° M. P... a subi, dans l'accident du 15 mars 1901, un traumatisme qui a occasionné une légère blessure au pouce de la main gauche, une forte contusion crânienne au niveau du pariétal droit et une perte momentanée de connaissance sans amnésie rétrograde ;

2° Les conséquences locales de cette blessure et de cette contusion ont été des plus légères et il n'en reste plus trace aujourd'hui.

Les conséquences générales ont été plus sérieuses et plus durables. Elles se sont traduites par les symptômes d'un état neurasthénique à prédominance psychique qui persiste encore aujourd'hui :

3° Cet état neurasthénique, par la fatigue intellectuelle, les troubles de l'attention et de la mémoire qu'il provoque, est de nature à nuire à M. P... dans l'exercice de sa profession.

Il guérira selon toute apparence, mais il n'est pas possible de dire même approximativement, au bout de combien de temps.

PITRES. — RÉGIS. — VILLAR.

3°

Rapport médico-légal sur un cas d'accident par électrocution, hystéro-traumatisme.

Je soussigné, docteur en médecine, chargé de cours à la Faculté de médecine de Bordeaux, expert près les tribunaux, désigné par les parties, sur indication du bureau d'assistance judiciaire et en vue d'un règlement amiable, à l'effet d'examiner la dame S..., victime d'un accident par électrocution survenu le 15 juillet 1902, après avoir procédé à cet examen en présence du médecin de l'intéressée et de celui de la Compagnie d'assurances X..., et m'être entouré de tous documents et renseignements utiles ai, en conscience et de bonne foi, rédigé le rapport suivant.

1° FAITS

Mme S... est une jeune femme de vingt-cinq ans, de bonne constitution et de bonne santé habituelle, mère d'une enfant de quatre ans, qu'elle a nourri. Elle a toujours été un peu sensible, mais n'avait jamais présenté de troubles nerveux jusqu'à l'époque de son accident.

L'accident a eu lieu le 15 juillet 1902.

Mme S... qui en a conservé un souvenir très précis, le raconte elle-même : mais, dès les premiers mots, elle est prise d'une véritable crise nerveuse consistant en secousses convulsives des mains, cris, soupirs profonds, pleurs spasmodiques, etc., qui interrompt pendant un certain temps notre examen. La crise passée, Mme S... reprend son récit.

Elle raconte que le fil électrique rompu lui tomba d'abord sur la main gauche. Éprouvant comme une brûlure profonde, elle voulut se dégager, mais le fil s'enroula autour de son corps et elle tomba trois fois. Elle finit cependant par s'échapper et par arriver sur le trottoir opposé, où on la recueillit. Aussitôt, elle se jeta à terre en proie à une violente crise de nerfs avec cris, sanglots, mouvements désordonnés, mais sans perte de connaissance. Puis on l'accompagna chez elle où elle se rendit à pied, étant soutenue. Elle resta assise, très énervée, jusqu'au coucher.

La nuit se passa dans un demi-sommeil, troublé par le cauchemar revécu de l'accident et par une nouvelle attaque de nerfs.

Le lendemain Mme S... se trouva abattue, triste, inquiète, incapable de rien faire, hors d'état de penser à autre chose qu'à l'accident de la veille.

Depuis, malgré le temps écoulé, et malgré les soins, elle est restée ainsi. Le jour, elle songe constamment à l'électrocution dont elle a été victime ; c'est une idée fixe, une obsession qu'elle ne peut dominer. Cela l'entretient dans une frayeur perpétuelle qui ne lui permet pas de sortir seule, de s'occuper.

La nuit, elle continue de dormir fort mal. Elle a toujours le même cauchemar ; on l'entend crier, gémir ; on la réveille et elle a alors une crise de nerfs débutant par des sensations constrictives qui partent des jambes, montent et se continuent par du raidissement, des pleurs, des convulsions, sans perte de connaissance.

Ces crises, qui ont lieu régulièrement toutes les nuits, ne surviennent plus guère dans la journée, sauf lorsqu'on parle à Mme S... de son accident et qu'on le lui fait raconter, ainsi que cela s'est produit devant nous.

Pour terminer l'histoire des faits, nous devons dire que Mme S... a été régulièrement soignée par son médecin, le Dr D..., et visitée à plusieurs reprises par le médecin de la Compagnie d'assurances, le Dr T... qui, à la date du 29 juillet, du 14 août, du 24 août et du 24 septembre 1902, a dressé, en de brefs rapports qui nous ont été communiqués, le résultat de ses constatations.

Ces rapports signalent que Mme S... est atteinte d'hystéro-traumatisme avec troubles de la sensibilité, de la motilité, crises nerveuses, cauchemars, et que cet état persiste malgré une certaine amélioration.

2° EXAMEN

L'examen que nous avons fait de l'état actuel de Mme S... nous a donné des résultats absolument conformes à ceux obtenus par nos confrères et indiqués dans les rapports du Dr T... Voici, résumés, les principaux de ces résultats :

Etat général. — Pas d'amaigrissement. La malade a plutôt augmenté de poids.

Appareil digestif. — Appétit médiocre depuis l'accident. Boit surtout du lait. Cependant pas d'état saburral marqué, pas de dilatation d'estomac, pas de constipation.

Appareil respiratoire. — Rien de particulier à signaler. Essoufflement et étouffements d'origine nerveuse.

Appareil circulatoire. — Battements de cœur. Palpitations fréquentes. Pouls rapide, impressionnable. Refroidissement des extrémités. Pas de lésions cardio-vasculaires.

Appareil génito-urinaire. — Menstruation régulière mais devenue très douloureuse, surtout le premier jour des règles. Leucorrhée plus abondante qu'autrefois. Besoin fréquent d'uriner dans la journée. Urine épaisse, déposant abondamment. L'analyse pratiquée sur ma demande, le 6 mars 1903, par le Dr Z... et annexée au présent rapport, montre l'absence de sucre, d'albumine et de tout autre élément anormal. Elle révèle uniquement un dépôt uratique très abondant, une réaction hyperacide et un léger degré d'azoturie, le rapport *urée* étant d'environ un quart au-dessus de la normale.

Système nerveux. a. *Sensibilité.* — Mme S... est sujette, depuis son accident, à de la céphalée. Cette céphalée, qui survient par crises, surtout le soir, se traduit par une sensation douloureuse occupant le cuir chevelu, particulièrement le côté gauche, depuis le front jusqu'à la région moyenne du crâne. Cette sensation l'oblige parfois à défaire ses cheveux. Il lui semble que cela la soulage.

La malade éprouve aussi de la douleur dans le dos, au niveau de la colonne dorsale, sous forme de pression accompagnée d'étouffement, et dans les deux jambes, sous forme de rétraction forcée.

La sensibilité aux divers excitants : contact, piqûre, pincement, température, est complètement abolie sur la presque totalité de la surface cutanée, en particulier à la tête, à la face, à la poitrine, au dos, aux membres supérieurs et inférieurs. C'est à peine si on trouve en quelques rares points, notamment au niveau de l'aile droite du nez, ainsi que l'avait déjà constaté le Dr T..., la persistance d'un certain degré de sensibilité.

La sensibilité de la langue et des muqueuses est également abolie.

La sensibilité profonde paraît conservée. La pression des deux ovaires est légèrement douloureuse.

La sensibilité gustative, qui avait totalement disparu après l'accident, est encore aujourd'hui très diminuée, surtout à droite.

La sensibilité olfactive est affaiblie. Mme S... reconnaît les odeurs, mais il faut les placer au contact des narines pour qu'elle les perçoive.

Bruits subjectifs (bourdonnements) dans les oreilles. Diminution de l'acuité auditive. La montre est entendue à 40 centimètres à gauche et 30 centimètres à droite.

Acuité visuelle amoindrie, surtout à droite. Conservation du réflexe à la lumière. Diminution très grande du réflexe à l'accommodation. Pas de perte de la vision des couleurs. Rétrécissement concentrique du champ visuel très marqué des deux côtés, surtout à gauche.

Les réflexes cutanés, tels que les réflexes plantaires et abdominaux, sont complètement abolis des deux côtés. Les réflexes tendineux sont au contraire exagérés. Le réflexe cornéen n'existe plus. Le réflexe pharyngien est très amoindri.

b. *Motilité.* — Sensation de faiblesse et de fatigue. La contraction musculaire est peu énergique. L'effort est très limité.

La marche s'exécute lentement, à petits pas, avec hésitation. La malade ne se sent pas solide sur ses jambes. Cependant elle n'a pas de sensation de perte d'équilibre. Elle n'a pas de signe de Romberg.

Tremblement des mains avec oscillations légères et rapides, plus marqué et plus étendu à certains moments.

L'état de la sensibilité et de la motricité observé chez Mme S... m'a paru nécessiter un examen spécial au point de vue électrothérapique. Le Dr N..., qui a pratiqué cet examen, le résume ainsi : « Tous les muscles du corps et leurs nerfs moteurs réagissent normalement aux diverses excitations galvaniques et faradiques, tant au point de vue quantitatif qu'au point de vue qualitatif. — Peut-être les interosseux dorsaux de la main gauche sont-ils légèrement hypoexcitables par rapport à leurs homologues du côté droit. — La sensibilité électrique présente en revanche l'anomalie la plus nette, consistant en une anesthésie complète de tout le revêtement cutané pour les excitants employés à l'exploration des muscles. La sensation particulièrement pénible produite par l'électrolyse, en faisant agir les bords de l'électrode d'examen sur la peau jusqu'à rubéfaction très marquée, faisait défaut dans tous les points examinés.

« Dans l'examen de la face, le passage de l'électrode au niveau des lèvres et du menton fait apparaître, soit avec le courant galvanique, soit avec le faradique, des phénomènes douloureux dans le territoire des nerfs dentaires. — Les pituitaires et conjonctives semblent anesthésiées profondément ».

Ces résultats de l'exploration électrique confirment do tous points les altérations constatées par nous du côté de la sensibilité cutanée et permettraient d'écarter, s'il était nécessaire, toute hypothèse de simulation.

c. *Sommeil*. — Le sommeil reste toujours mauvais, coupé par des cauchemars qui rappellent l'accident et par des crises nerveuses.

d. *État mental*. — L'intelligence de Mme S... est restée intacte. Elle a intégralement conservé sa mémoire, sa lucidité, son jugement, la saine appréciation de toutes choses. Elle n'a ni délire, ni hallucinations, ni illusions, ni impulsions morbides.

Mais le shock traumatique qu'elle a subi a tellement ébranlé sa sensibilité nerveuse que, depuis, elle est devenue d'une émotivité pathologique extrême.

Elle vit dans des inquiétudes et des transes perpétuelles. Elle a peur de tout et de rien : de ce qu'elle voit, de ce qu'elle entend, de ce qui peut arriver, et elle s'affole au moindre retard de son mari. C'est un véritable état de panophobie. En même temps, le souvenir de son accident la hante comme une obsession qu'elle ne peut chasser ; il lui semble revoir la scène, entendre et sentir le fil électrique. Alors elle éprouve des malaises, des énervements et verse des pleurs, ce qui amène une détente et la soulage. Elle est encore incapable de s'occuper, malgré son bon vouloir.

3° RÉSUMÉ ET CONCLUSIONS

Les résultats de l'examen que nous avons fait de Mme S... ne permettent aucun doute sur la nature et sur le caractère des phénomènes morbides qu'elle présente. Il s'agit, comme l'a indiqué le Dr T..., d'une névrose traumatique à forme hystérique, d'hystéro-traumatisme.

Cet état d'hystéro-traumatisme est essentiellement caractérisé chez elle par une anesthésie complète de la surface cutanée à tous les excitants, par de l'adynamie musculaire, par des crises de petite hystérie, par des troubles du sommeil, enfin par un état permanent d'anxiété, de panophobie avec idée obsédante de l'accident et incapacité de tout travail.

Depuis cinq mois cet état n'a subi qu'une amélioration toute relative et il persiste à l'heure actuelle sous la même forme et à un degré des plus accusés.

Cela étant, quelles conclusions peut-on formuler au point de vue de la gravité de la maladie chez Mme S..., et au point de vue de sa durée ?

La névrose traumatique dont est atteinte Mme S... n'a pas, par elle-même, une grande gravité en ce sens qu'elle ne s'accompagne d'aucune lésion organique et qu'elle ne compromet en rien l'existence.

Mais, si elle n'est pas grave *quoad vitam*, elle n'en est pas moins sérieuse par le bouleversement profond qu'elle a déterminé dans la santé physique et mentale de Mme S... et par l'incapacité de travail qui en résulte.

Il est donc très important de se demander si cette maladie est *curable* et quelle peut être sa *durée*.

Curable, elle l'est à n'en pas douter. On peut même dire que la guérison est non seulement possible, mais probable. Mais, autant qu'on puisse être affirmatif en ces matières qui échappent à des prévisions rigoureuses, il est à présumer que la guérison, si elle est probable, se fera en revanche plus ou moins longtemps attendre et restera incomplète.

Elle se fera plus ou moins longtemps attendre, non seulement parce que l'hystéro-traumatisme est susceptible d'avoir une durée fort longue, mais aussi parce que, après cinq mois, les symptômes fondamentaux persistent ici à un degré très caractérisé.

Elle restera incomplète. Il est permis de penser en effet que les troubles somatiques présentés actuellement par Mme S... disparaîtront entièrement, même les troubles de la sensibilité cutanée, pourtant si profonds.

Par contre, il y a bien des chances pour que son émotivité, ébranlée à fond par le shock qu'elle a subi, ne reprenne jamais complètement son équilibre et pour qu'elle reste à tout jamais une nerveuse, impressionnable et inquiète à l'excès.

Telles sont, en résumé, les constatations résultant de l'examen de l'état présent et telles sont les déductions et prévisions qu'on en peut tirer au point de vue de l'avenir.

E. RÉGIS.

Bordeaux, le 10 janvier 1903.

TABLE DES MATIÈRES

LIVRE PREMIER

PATHOLOGIE GÉNÉRALE

LIVRE III

PRATIQUE PSYCHIATRIQUE

PREMIÈRE PARTIE

PRATIQUE MÉDICALE

DEUXIÈME PARTIE

PRATIQUE MÉDICO-LÉGALE

TABLE ALPHABÉTIQUE

DES NOMS D'AUTEURS

TABLE ALPHABÉTIQUE DES MATIÈRES